# ESSENTIAL OF PUBLIC HEALTH

# 공중보건학

저 자 전국 공중보건학 교수편

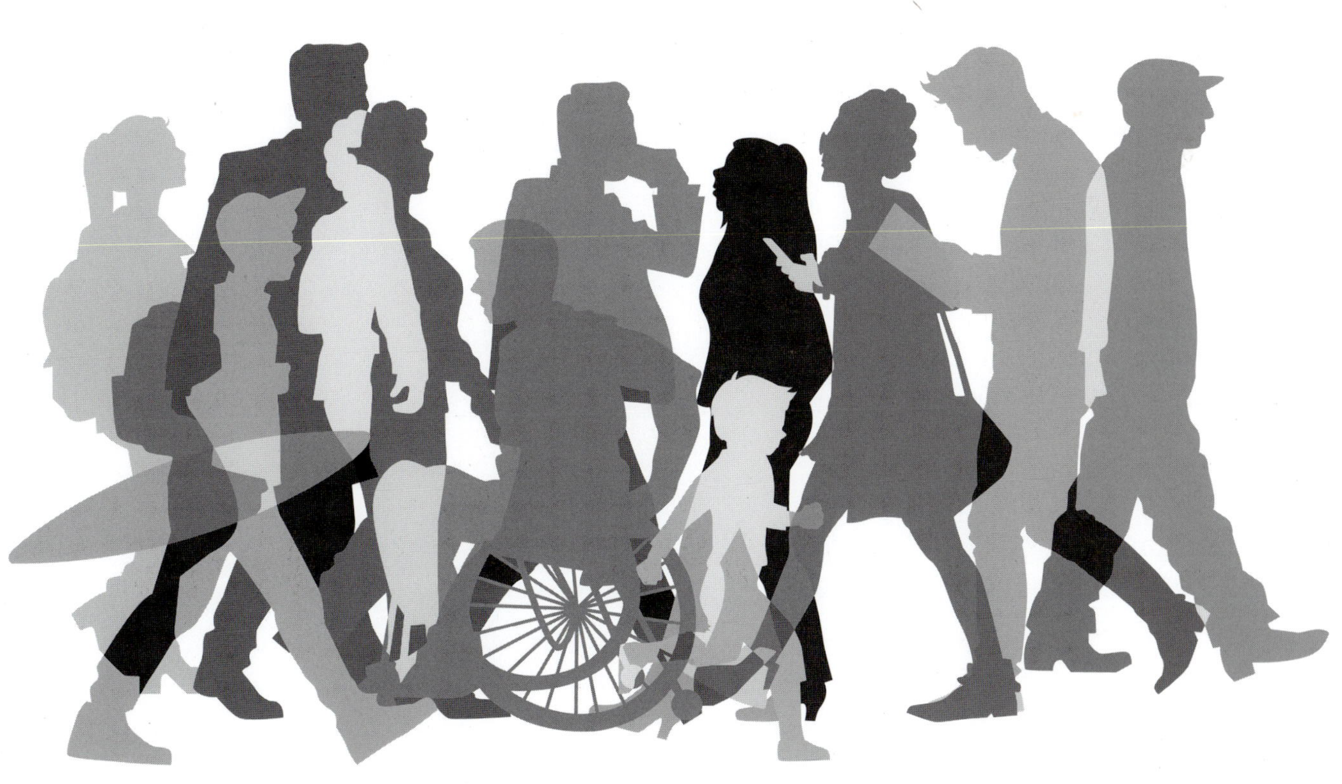

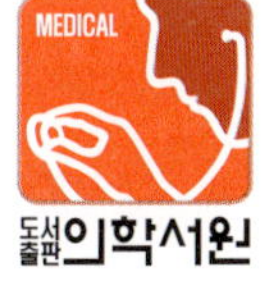

# 머리말

모든 사람이 건강을 누리며 살 권리, 즉 건강권은 인간의 기본적 권리로 인식되고 있습니다. 세계보건기구 헌장에 수록되어 있는 건강권은 건강해질 권리를 의미한다는 것이 아니라 정부가 모든 사람들이 가능한 건강해질 수 있도록 여건을 조성해야 한다는 것을 의미하고 있습니다. 정부가 국민의 건강권을 보장하기 위해서 해야 할 일은 보건의료서비스의 이용에서부터 건강하고 안전한 작업 및 근로조건, 적절한 주거 및 영양 식품 등에 이르기까지 매우 폭이 넓습니다. 건강이 인간이 누려야 할 기본권이라는 인식은 건강에 대한 정부의 책임과 역할을 확대하고 있으며, 이와 더불어 인구 집단의 건강문제를 다루는 보건이 더욱 중요하게 부각되고 있습니다.

이 교재는 크게 5부로 구성되어 있습니다. 제1부에서는 보건이 무엇인지 이해를 돕기 위하여 건강과 질병의 개념, 보건의 개념, 보건의 역사를 다루었습니다. 제2부에서는 보건에 대한 분석방법으로서 보건의 기초 학문인 역학과 역학적 분석방법, 역학의 문제점과 한계에 대한 고민, 보건의 측정, 보건통계 등을 다루었습니다. 특히 역학을 다루면서 생기는 윤리적 문제, 범하기 쉬운 오류, 역학적 혼란 상황과 윤리적인 문제 등에 대해서 함께 고민해 볼 수 있도록 하였습니다.

제3부에서는 보건 관리로서 우리나라의 보건행정, 감염성 질환 및 만성퇴행성 질환의 관리, 보건사업, 현장 중심의 산업보건과 학교보건, 흡연과 음주 등의 건강위험요인 관리에 관한 내용을 다루었습니다. 제4부 환경과 건강에서는 환경위생, 환경보존, 식품과 건강, 기생충과 건강 및 손상을 포함하였습니다. 특히 손상 부분은 안전의 중요성이 어느 때보다도 중요한 화두가 되고 있는 시기에 보건학을 배우는 사람들에게 손상에 대한 기본 개념에서부터 손상의 원인 분석, 단계별 예방정책 제시를 통하여 실제로 응용할 수 있도록 구성하였습니다.

마지막으로 제5부 보건의 과제에서는 미국의 9/11테러와 허리케인 참사로부터 얻는 각종 재해에 대응하는 보건 분야의 활동 경험을 수록하여 우리나라에서도 향후 다가올 각종 재해에 맞서 보건분야에서 대응해야 할 것들이 무엇인지 참고할 수 있도록 하였으며, 또한 우리나라 국민건강증진종합계획의 평가와 달성해야 할 과제를 다루었습니다. 그리고 각 부의 마지막에는 해당 부의 내용과 관련된 예상문제를 수록하였습니다.

이 교재를 통해 보건학을 쉽게 이해하고, 다양한 보건 관련 분야와 보건의 새로운 이슈에 대해 현장에서의 적용과 대응에 도움이 되기를 바랍니다. 또한 보건 관련 각종 시험을 준비하는 수험생들에게도 도움이 되기를 바라며, 끝으로 이 책이 나오기까지 많은 노력을 해주신 도서출판 의학서원 이승수 사장님과 편집부 여러분께 깊은 감사를 드립니다.

저자 일 동

# 목차

## 제Ⅲ부 보건의 관리

## 제Ⅴ부 보건의 과제

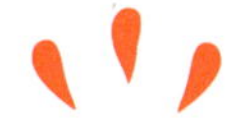

# 제 I 부

# 공중보건의 개념

# 제1장 공중보건의 개념

## 1 공중보건의 개념

보건은 위생(衛生)으로부터 시작하였다. 위생이란 말은 중국의 고전 '장자'에서 유래되었으며, 위생을 뜻하는 hygiene은 그리스 신화에서 유래한 것으로 건강을 상징하는 여신 Hygeia로부터 나온 말이다. 기원전 2세기경에 이탈리아의 의학자 Galenus가 'Hygiene'이란 단어를 최초로 사용한 것이 효시가 되었다. 지금도 독일에서는 위생학으로, 일본에서는 공중위생학으로 불린다. 보건을 뜻하는 Public Health는 과거에는 공중보건으로 번역하여 사용해왔으나 최근에는 공중이라는 말을 빼고 '보건'으로 번역하여 사용하고 있다.

보건학이란 지역사회의 인구 집단을 대상으로 질병예방과 건강증진, 생명 연장을 목표로 하는 학문이다. 그렇다면 다른 학문과 구분되는 보건의 특징은 무엇일까? 보건이란 무엇일까? 혹자는 시스템과 제도를 보건이라고 하고, 다른 누군가에게는 전문가들과 의료진들이 하는 일을 의미할 수도 있다. 어떤 사람에게는 정부 차원에서 벌이는 예방접종을 생각할 수도 있고, 개인 차원에서 손을 씻는 행위 등을 떠올릴 수도 있다. 이처럼 보건은 다양한 정의와 이미지를 가지고 있지만 보편적으로 윈슬로우(C.E.A. Winslow)의 정의와 IOM(Institute of medicine)의 정의로 설명할 수 있다.

### 1) 공중보건의 정의

#### (1) 공중보건에 대한 윈슬로우(C.E.A. Winslow, 미국 예일대학 교수)의 정의

공중보건(Public Health)이란 "조직화된 지역사회의 노력을 통하여 질병을 예방하고, 생명을 연장시키며, 신체적 · 정신적 효율을 증진시키는 기술과 과학이다."라고 정의하였다.

조직화된 지역사회의 노력에는 ① 환경위생 개선, ② 감염병 관리, ③ 개인위생에 관한 보건교육, ④ 질병의 조기 발견과 예방적 치료를 할 수 있는 의료 및 간호 서비스의 조직화, ⑤ 모든 사람이 자기의 건강을 유지하는 데 적합한 생활수준을 보장받을 수 있는 사회적 제도를 발전시키는 것을 포함하고 있다.

Winslow의 공중보건의 정의는 포괄적이고 미래 지향적이며, 공중보건의 대상이 개인의 건강이 아니라 지역시회 주민의 긴깅임을 강조하고, 단순히 질병의 예방뿐만 아니라 수명연장과 신체적 · 정신적 효율의 증진을 달성하기 위한 접근 방법으로 조직화된 지역사회의 노력을 제시하였다. 즉, 보건 사업의 최소단위는 지역사회이고, 지역사회 주민 전체를 대상으로 수행하는 것을 말하며, 여기에서 조직화된 노력이란 보건의료 인력과 예방 및 재활 등 모든 문제를 해결하기 위한 지역사회 전체 주민의 자치 조직을 통한 사회구성원의 공동 노력을 의미한다.

윈슬로우는 누구나 건강한 삶과 자신의 수명을 누릴 권리가 있다는 것을 강조하면서 보건을 질병 치료에 제한하지 않고 보건교육, 보건행정, 보건 관계 법규의 세 가지 요소를 중시하는 포괄적인 것으로 보았다. 또한, 개인을 대상으로 하지 않고 지역사회에 전 국민에 이르는 넓은 범위를 대상으로 삼았다는 점, 보건을 위한 지역사회 전체 주민의 참여를 중시했다는 점이 주목할 만하다. 윈슬로우의 공중보건의 정의는 오늘날에도 적용되고 있으며 가장 주류가 되고 있다.

### (2) 미국 IOM(Institute of Medicine)의 보건 정의

미국은 1980년대에 들어서며 막대한 보건 관련 예산으로 보건을 등한시하고 의료 관리에만 치중한 정책을 펼친 결과 에이즈(AIDS)가 확산되고 청소년 임신 등 수많은 사회적 문제들이 야기되었다. 이에 1988년 미국 보건정책의 자문기관인 국립의학 연구소 IOM은 '보건의 미래(The Future of Public Health)' 연구 결과를 발표하기에 이르렀다. '보건의 미래'를 통해 IOM은 보건의 목표를 "주민들의 건강보장을 통해 사회의 이익을 추구하는 것(Fulfilling society's interest in assuring conditions in which people can be healthy)"이라고 주장했다. IOM은 보건의 핵심 요소를 다음과 같이 제시하였다.

- 사정(Assessment)
- 정책 개발(Policy development)
- 보장(Assurance)

이는 기존의 보건 상태를 사정해서 적절한 정책을 개발하고 국민들에게 그 혜택이 돌아가도록 보장하는 것을 의미한다. IOM의 보건은 윈슬로우의 의견과 비슷하지만, 보건의 초점이 질병을 막고 수명을 늘리는 것으로부터 삶의 질을 높이는 복지측면으로 조금 더 이동하였다는 것을 알 수 있다.

위의 세 가지 핵심요소는 이후 다른 위원회를 통해 10대 핵심 보건서비스로 구체화 되었다.

〈표 I -1-1〉 10대 핵심 보건서비스

| 사정(Assessment) |
|---|
| 1. 지역사회 건강 문제 확인을 위한 건강수준 모니터<br>2. 지역사회 건강 문제와 건강위해성 진단 및 조사 |
| 정책개발(Policy Development) |
| 3. 건강문제에 대해 정보제공, 교육, 능력 부여<br>4. 건강문제를 확인하고 해결하기 위한 지역사회 파트너십 가동<br>5. 개인과 지역사회 건강 노력을 지원하는 정책과 사업 개발 |
| 보장(Assurance) |
| 6. 건강을 보호하고 안전을 보장하는 법규정 강화<br>7. 필요로 하는 개별 보건서비스와 연계 및 보건서비스 제공 보장<br>8. 충분한 보건서비스와 보건 인력 보장<br>9. 효과성, 접근성, 개별 및 인구집단 보건서비스의 질 평가 |
| 지식 지원(Serving All Functions) |
| 10. 건강문제에 대한 새로운 통찰과 혁신적 해결을 위한 연구 |

## 2) 공중보건학 관련 학문

### (1) 위생학과 공중위생학

위생학(hygiene; sanitation)은 실험 위생학의 이념에 입각하여 개인과 환경과의 관계를 규명하며, 이것을 기초로 환경을 개선하여 질병을 예방하고 건강을 유지, 증진하는 학문이다. 사회가 발전함에 따라 개인의 건강 문제가 개인의 문제에 국한되지 않고 사회 전체에 영향을 끼침으로써 보다 많은 사람들이 공중위생에 대한 인식을 갖게 되었고, 이에 따라 공중위생에 대한 연구 분야가 공중위생학이라는 용어로 사용되기 시작했다. 즉, 넓은 의미의 위생학이라 함은 공중위생학 또는 보건학을 말하는 것이다.

### (2) 보건(public health)과 예방의학(preventive medicine)

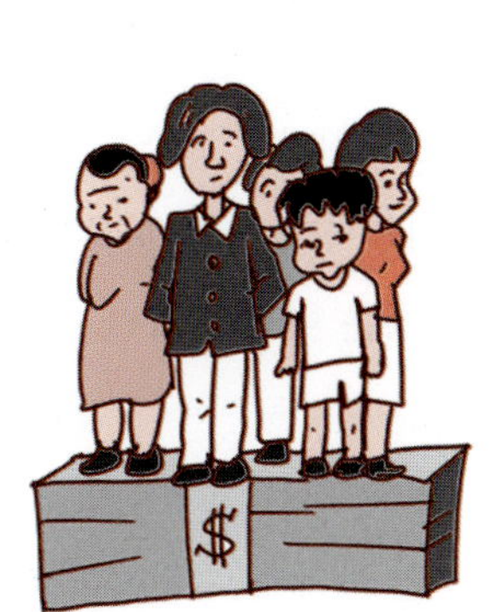
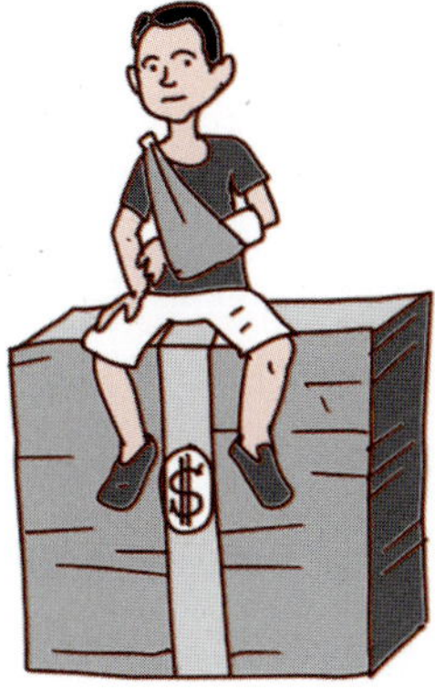

〈그림 I -1-1〉 보건과 의료

보건과 예방의학은 모두 질병의 예방을 통해 인간을 건강히 살 수 있게 하는 역할을 한다는 점에서 유사성이 있다. 그러나 두 학문 간에는 분명한 차이점이 존재한다. 예방의학은 어디까지나 의학의 한 분야이다. 따라서 질병을 예방하는 데에 목적이 있고 개인에게 진료를 하는 식의 방법으로 그 역할을 수행한다. 반면에 보건은 다루는 범위부터가 광범위하다. 예방의학이 개개인을 다루었다면 보건은 최소 단위로 지역사회를 다룬다. 목표 또한 더욱 더 포괄적이다. 보건의 목표는 지역사회(혹은 국가나 전 세계)의 육체적, 정신적 건강을 향상시키고 역량을 강화시키는 데 있다.

〈표 Ⅰ-1-2〉 보건과 예방의학

| 구분 | 보건 | 예방의학 |
|---|---|---|
| 목적 | 육체, 정신적 건강과 역량 강화 | 질병의 예방 |
| 대상 | 지역사회 전체 | 개인 |
| 방법 | 보건 관리와 의료봉사 | 예방접종 |

### (3) 사회의학(Social Medicine)

오늘날의 사회는 점차 더 복잡해져 가고 질병을 일으키는 원인도 과거의 단순한 사회형태에서처럼 간단하지 않다. 그러므로 현대사회에서는 단순히 생물학적인 장애만을 질병의 대상으로 취급해서는 충분하지 않다. 이러한 관점에서 보건학을 일종의 사회과학이라고 하며, 사회의학이란 건강을 저해하는 요인을 생물학적인 측면에서만 보지 않고 사회적 맥락에서 이해하고 이를 제거하여 문제를 해결하고자 하는 분야이다.

### (4) 지역사회 의학(Community Medicine)

Kit G. Johnson은 “지역사회 의학이란 갖가지 다른 환경하에서 의료혜택을 주는 측과 받는 측의 상호관계를 이야기하는 역동적인 과정을 말하는 것”이라고 주장하였다. 지역사회 의학 또는 보건학은 인간생활을 둘러싼 물리화학적, 생물학적, 사회학적 환경의 변이성, 인구증가와 사회구조의 변화, 의료수혜의 불균형, 사회 요구의 다양성 등으로 인한 의료환경의 변화에 대응하여 보건학과 예방의학을 의료분야에 적용시키는 새로운 개념으로 모든 국민에게 포괄적인 보건 서비스를 제공하기 위해 1970년대 후반부터 발전된 분야이다.

이는 의료공급자와 수혜자간의 상호작용을 뒷받침하고 돕는 정부 또는 지역사회가 보건문제를 해결하고 건강을 증진시키기 위해 상호 협력하여 지역사회의 모든 주민에게 포괄적인 의료를 제공하는 것을 목적으로 한다. 지역사회의학의 개념상의 특징은 다음과 같다.

① 지역사회 주민의 참여

② 의사 이외의 각급 의료요원의 활용

③ 효율의 개념을 살려 우선순위를 정하고 전달 체계를 수립하여 총괄적인 의료를 꾀하는 점

## 3) 보건 체계와 가치

보건의 정의가 무엇이고, 무슨 역할을 하는지는 이해할 수 있지만 대체 보건이 무엇이냐는 질문에 즉답하기는 어려울 것이다. 따라서 이번에는 보건을 하나의 사회적 기업으로 생각해보고 실제적인 보건의 체계에 대해 알아보기로 한다.

### (1) 보건 체계(System)

보건은 기존의 지식과 기술로 대상이 되는 인구 전체에게 가장 효과적인 지원을 추구한다. 보건은 이를 수행하기 위해 건강증진을 위한 문제를 인식하고, 총체적인 행동으로 여러 학문 분야를 넘나든다. 치료보다는 예방에 중점을 두는 것과 정부와 국가의 정책과의 관련성 또한 보건의 의제이다. 이 활동들은 지역사회의 모든 구성원들이 만들어 나가는 것이다.

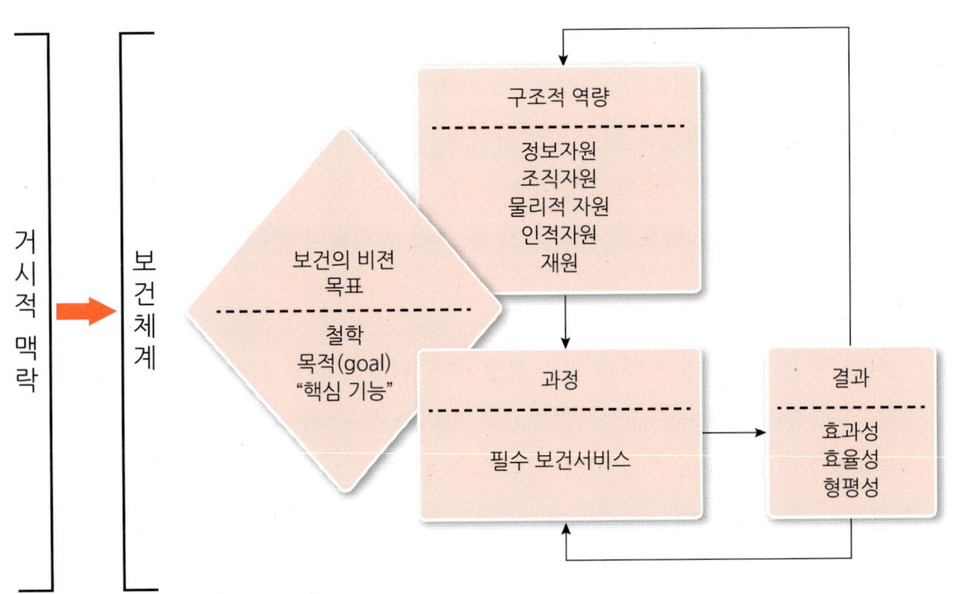


〈그림 Ⅰ-1-2〉 보건 체계의 개념적 틀

보건이 무엇인지 알기 위해서는, 이렇게 다양한 관점에서 서로 분리된 모습들이 각각 무엇을 의미하고 어떤 연관이 있는지를 이해해야 한다. 자동차 회사를 예로 들면, 회사의 목표는 소비자들에게 자동차를 제공하는 것이다. 이 관점에서 보면 회사의 기능을 수행하기 위해 투입되는 자원(Input)과 자동차의 생산과정(Process), 산출물(Output)과 결과(Outcome)를 살펴볼 수 있다.

공급되는 자원에는 철, 고무, 플라스틱뿐만 아니라 인적자원인 노동자들, 생산기술, 첨단 설비, 지원 서비스 등이 있어야 자동차가 생산될 수 있다. 자동차를 생산하는 과정을 간략하게 줄이면 디자인, 제조, 부품 조립, 소비자에게 판매, 수리 및 관리 등이 있을 것이고, 이 과정들이 '소비자에게 자동차를 제공한다.'는 추상적인 목표를 구체화하는 방법이다. 산출물은 소비자들이 구매하는 장소에 전시된 자동차들이고, 결과는 만족한 고객들과 회사의 이익으로 볼 수 있다.

보건은 자동차를 만드는 것보다 훨씬 더 추상적이긴 하지만 IOM의 보건을 적용하면, 보건에서 투입되는 자원에는 인력, 재원, 조직, 정보력 등이 해당된다. 이 자원들을 조정해 지역사회의 건강을 사정(Assessment)하고 효과적인 대책을 세우는 것이 보건의 생산과정이고, 이 과정에서 생겨나는 결과는 건강과 삶의 질의 향상으로 볼 수 있을 것이다.

위의 모델에서 보건의 절차와 필수적인 서비스들은 이해하고 평가하기가 쉽지 않기 때문에 보건 분야의 전문가들은 지금도 보건정책의 시행을 이해하고, 측정하고, 측정값을 결과에 연관 짓는 것을 알기 쉽도록 특징을 만들고자 노력 중이다. 이 시도들은 보건이 무엇이고, 무엇을 하고, 어떤 역할을 하고, 어떤 절차인지를 연결하여 일목요연하게 시스템의 구성요소들을 관찰할 수 있도록 해줄 것이다.

### (2) 보건의 특성

보건은 독특한 특징을 많이 가지고 있다. 가장 먼저 '사회 정의 사상(Social Justice Philosophy)'과의 일치성을 들 수 있다. 보건은 단지 학문으로서의 역할이 아닌 사회의 불평등을 없애고 전체가 행복할 수 있도록 추구한다. 그 밖에도 정치적인 성격을 띠는 것과 다루는 범위가 계속 확장되고 있다는 점, 새로운 문제와 논점들이 시간이 흐르며 바뀌는 점, 정부와의 연관성, 기초학문으로 다양한 학문들을 다루는 점, 치료보다는 예방을 목표로 한다는 점 등 여러 특징들이 있다.

#### ① 사회 정의

사회 정의는 보건의 기원이 되는 사상이다. 윈슬로우가 누구나 자신의 건강과 수명을 누릴 권리가 있다고 주장하였듯이 보건은 사회적으로 정의를 실현하는 데에서 시작하였다. 그렇기 때문에 사회정의 사상을 바탕으로 보건을 이해하는 것이 필수적이며 그로 인해 직면할 가능성이 있는 갈등과 문제들을 이해하는 것은 더욱 중요하다.

사회정의 사상은 1848년에 처음으로 그 개념이 등장했다. 즉 이 시기에 현대적인 보건이 처음 등장했다고도 볼 수 있다. '정의'는 사회 구성원들 모두가 공평하게 사회적 이익을 얻고 공평하게 사회적 부담을 질 방법을 찾는 추상적인 사상이다. 사회적 이익으로는 행복, 수입, 혹은 사회적 지위 등이 있을 수 있고, 사회적 부담으로는 개인 활동의 제한, 세금 납부 등을 포함한다. 정의는 이익과 부담의 분배가 공평함을 지시하고, 불공정성은 이익과 부담이 불공평하게 분배되었을 때 발생한다. 의료 서비스 혹은 건강 그 자체를 사회적 이익으로 간주한다면 보건과 사회 정의와의 관계는 명확해진다. 만일 적절한 조치가 취해지지 않는다면 가장 중요한 보건정책 문제도 해결되지 않은 채로 남을 것이다.

사회정의 사상에 기초한 보건은 사회적 기업으로서는 사회적, 윤리적 장벽을 넘어서는 것이 필수적인 도전임을 알 수 있다. 과학적 지식을 넓히는 것은 총체적인 가치관을 변화시켜 이미 알고 있는 것들을 실행하는 것보다 유용하지 않을 수도 있다. 흡연과 음주운전에 대한 인식의 변화 등 최근 보건의 성공사례들은 이 주장에 힘을 실어준다. 위의 발전들은 과학의 발전이 아닌 사회규범(Social

Norms)의 변화로 이루어진 것이다.

### ② 정치적 성격

보건의 받침대 역할을 하는 사회정의 사상은 정치적 갈등을 낳기도 한다. 보건은 전체 인구를 대상으로 하기 때문에 정치적으로 관련된 사항을 결정할 때 구성원들 간에 서로 다른 문화와 가치관이 충돌할 수 있다. 이 과정에서 긴장과 갈등이 생길 수 있으며 보건기관은 정부 내부의 지도자들과 외부의 보건 지지자들 사이에서 곤경에 처하기도 한다.

### ③ 보건 범위의 확대

전통적인 보건의 범위는 생물학 요인, 환경, 생활습관, 의료 서비스 조직을 포함한다. 각각의 분야에는 건강에 영향을 주는 많은 요인이 있다. 최근 수십 년 동안 새로운 공공정책 문제들이 보건 분야에 많이 진입했다. 보건에 관한 복합적이고 심층적인 관점은 보건 정책 시행의 지침이 되었다.

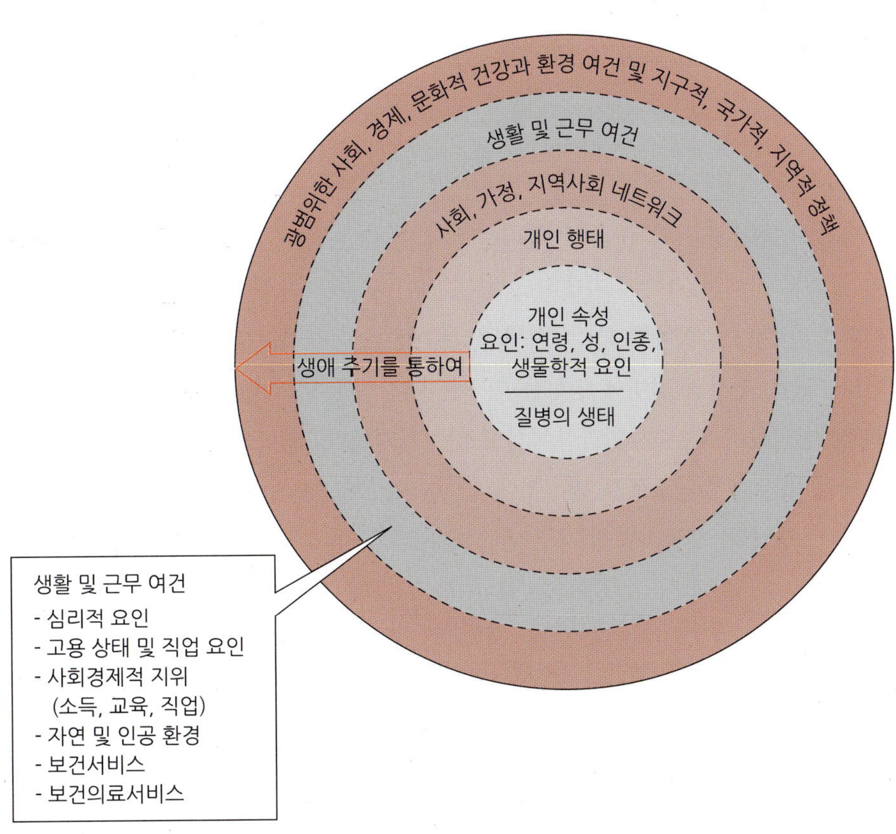


〈그림 Ⅰ-1-3〉 건강 결정 요인의 범위

### ④ 정부와의 관련성

보건의 네 번째 특징은 정부와의 관련성이다. 많은 사람들이 정부 주도의 정책만을 보건으로 생각한다. 정부가 총체적으로 각 요소들이 제 역할을 수행하는지를 보고 보건의 목표를 달성하는 데 중요한 역할을 하는 것은 사실이다. 정부 주도가 될 때만이 하수도 관리, 산업보건과 안전, 전염병 관리, 소비자 제품의 안전, 약물의 효능과 안전성 등과 같이 개인의 권리를 제한하는 대규모 보건정책을 펼칠 수 있기 때문이다. 정부는 또한 어떤 보건문제가 다루어져야 하는지를 결정하는 역할도 가지고 있다. 이 역할들은 정부가 사회 구성원들의 삶의 질을 높이기 위해 존재한다는 사상에서 유래된다.

정부가 보건에 영향을 주는 방법은 크게 두 가지이다. 보다 큰 수준에서 정부는 보건정책을 조정하여 사회적, 환경적 조건을 변화시켜 보건에 영향을 줄 수 있다. 예를 들면, 교육, 고용, 주택 산업, 공공 안전, 아동복지, 환경오염 통제, 산업재해방지, 그리고 가족부양을 위한 정책들을 통해서 보건 수준을 향상시키는 것이다. IOM의 보건 목표에 의하면 이 정책들의 시행으로 말미암아 지역사회의 주민들이 건강해질 수 있는 여건이 조성된다.

또한, 우리나라를 포함한 많은 국가에서 넓은 범위의 예방과 의료 서비스에 대한 접근성을 공평하게 하기위해 정부를 통한 조치를 마련한다. 우리나라의 건강보험이나 의료급여제도가 그 예가 될 수 있다.

### ⑤ 과학에 기초

가장 독특한 보건의 관점 중 하나는 보건이 많은 다른 사회적 움직임으로부터 지속적으로 분리되어 왔다는 점에서 과학에 기초하고 있는 점이다. 이러한 관계는 물리적 환경에 존재하는 위험성뿐만 아니라 인간의 생물학적 특성, 미생물, 매개체를 이해하고 관리하는 의학과 물리학에서 분명히 나타난다. 또한, 건강과 질병에 영향을 미치는 인간의 문화와 행태를 이해하는데 영향을 주는 인류학, 사회학, 심리학과 같은 사회과학에서도 마찬가지이다. 역학과 보건통계학의 정량적인 학문도 보건의 실제적 방법과 수단으로서 필수적이다. 따라서 보건학의 5가지 기초 학문분야로 역학, 보건통계학, 환경학, 경영학, 행동과학이 자주 언급된다.

### ⑥ 예방에 초점

보건 전문가들에게 보건과 유사한 단어를 한마디로 표현하라면 아마도 '예방'이라고 할 것이다. 일반적으로 예방은 어떠한 일의 발생 가능성을 감소시키고 만약 어떤 일이 발생하였을 때는 손상을 최소화하는 활동을 말한다.

예방적 노력들은 결과가 눈에 보이지 않기 때문에 종종 지속성이 결여되며, 결과가 눈에 보이지 않기 때문에 예방사업을 개발하거나 예방적 노력에 지지를 보내려고 하지 않는다. 이렇듯 지지자들을 찾기 어려운 것은 부분적으로는 보건이 가진 다학제적 특성의 결과이다. 즉 유력한 학문분야가 없어 사람들을 이해시키고 보건의 성과를 인정받기가 어렵다. 또 다른 관점으로는 보건의 가치가 하향평가를 받으면 보건의 예방적 노력에 대한 혜택은 생겨나지 못한다. 물론 이러한 인식의 부재에도 불구하고 전략으로서의 예방은 성공적이며 미래에 큰 잠재적 성과를 가져올 것이다.

#### ⑦ 독특한 문화

독특한 문화는 보건의 마지막 특성으로서 강점과 약점을 모두 갖고 있다. 보건 전문가들을 연결시키는 기반은 일반적인 교육이나 훈련도, 일반적인 업무경험이나 작업환경의 단위를 통해서도 아니다. 보건은 일반적인 연결이 예술이나 방법론 등 다양한 학문이 기여할 수 있는 의도된 결과를 향한 단위라는 점에서 독특하다. 결과적으로 보건 전문가에는 인류학자, 사회학자, 심리학자, 의사, 간호사, 영양사, 법률가, 경제학자, 정책학자, 사회복지사, 노동학자, 경영학자, 위생학자, 공학 전문가, 역학 전문가, 보건통계학자, 노인 전문가, 장애 전문가 및 수십 개의 다른 전문가 및 학문분야를 포함한다.

이러한 다학문 분야 및 다학제적 접근은 전문가들 사이에서 독특하며 보건이 정말 하나의 전문분야가 맞는가라는 의문을 갖게 한다. 보건 분야에서 공식적으로 훈련받지 않은 다양한 전공의 보건 분야 종사자들로 인해 전문 인력을 특성 짓기 어렵다. 많은 관점에서 보건은 전문가로서 보다는 하나의 움직임 혹은 운동으로 보는 것이 보다 합리적일 것이다.

### (3) 보건의 가치

보건의 가치를 어떻게 측정할 수 있을 것인가? 수명연장과 질병예방, 이로 인한 경제적 절감 효과 등은 차후에 다루기로 하고 여기에서는 미국의 여론조사 결과를 통해 보건의 가치를 어떻게 생각하고 있는지 살펴보기로 한다.

최근 미국에서 시민들을 대상으로 보건에 대한 중요도를 여론조사한 결과 '매우 중요'하게 생각하고 있는 것으로 나타났다. 이를 구체적으로 살펴보면 다음과 같다.

- 예방이 결핵, 홍역, 독감, AIDS와 같은 감염성 질환 확산을 예방하는 데 있어 매우 중요하다(91%).
- 질병의 원인과 예방을 위해 연구를 수행하는 것이 매우 중요하다(88%).
- 질병예방을 위해 예방접종이 매우 중요하다(87%).
- 사람들이 안전하지 못한 물, 공기오염, 독성물질 등에 노출되지 않도록 보장하는 것이 매우 중요하다(86%).
- 폭력으로부터 사망과 손상을 감소시키는 업무가 매우 중요하다(85%).
- 보다 건강한 생활습관, 영양, 금연을 권장하는 것이 매주 중요하다(68%).
- 직장에서, 가정에서, 길거리에서 사고로부터 사망과 손상을 줄이는 업무가 매우 중요하다(66%).

1999년도에 모든 미국인들을 대상으로 여론조사한 결과에서는 전체 미국인의 46%가 '질병으로부터 인구를 보호하는 보건'이 '아픈 사람을 치료하는 의료' 보다 더 중요하다고 응답하였다고 한다(30% 정도는 의료가 보건보다 더 중요하다고 응답, 22%는 둘 다 똑같이 중요, 3%는 무응답). 다만 이 여론조사에서는 보건이 건강과 삶의 질에 공헌한 바는 밝혀내지 못했다.

1965년도에 McKeown은 "건강은 19세기 후반까지만 의미 있게 진보되어 왔으며 최근까지 의료의 진보는 거의 이루어지지 않았다."고 결론을 내렸다. 이러한 결론은 1900년 이후 미국에서 출생 시 기대수명 25~30년의 증가는 보건의 예방적 노력에 책임이 있다는 최근의 연구결과가 뒷받침해주고 있다. 이 주장은 연장된 출생 시 기대수명 30년 중 단 5년 만이 의료 서비스의 결과라는 근거에 기반하고 있다. 여기서 5년은 치료를 통해서 3.7년, 임상예방 서비스(예방접종과 건강검진)를 통해 연장된 1.5년을 합한 것이다. 나머지 25년은 사회정책이나 지역사회 활동, 개인적 결정 등의 형태로 나타난 예방적 노력으로부터 초래된 것이다.

20세기 초반에 신생아와 아동 질병에 영향을 주는 감염성 질환 예방을 목표로 많은 결정과 사업들이 있어왔다. 20세기 후반에는 심혈관 질환을 포함한 성인들의 만성질환 감소를 통해서 기대수명이 연장되어 왔다. 1981~2000년도에 잉글랜드와 웨일즈에서 수행된 현대의 질병 치료와 인구 집단의 위험요인 연구를 통해서 79%의 평균수명은 주요 위험요인의 감소가 기여한 것으로 밝혀졌으며, 단지 21%만이 관상동맥질환의 치료 및 수술이 기여한 것으로 밝혀졌다.

미국은 20세기에 가장 두드러진 보건성과로 다음을 제시하고 있다. 우리나라 보건성과도 미국적 상황과 크게 차이는 없지만, 이 시기에 다른 큰 특징 중 하나는 1995년 국민건강증진법의 제정과 이를 기반으로 한 건강증진기금 확보 및 건강증진사업의 활성화가 가장 두드러진 성과라고 볼 수 있겠다.

**〈표 Ⅰ-1-3〉 미국의 10대 보건성과(1900~1990년)**

- 예방접종
- 교통안전
- 산업보건
- 감염성 질환 통제
- 심혈관질환으로부터 사망 감소
- 안전하고 건강한 식품
- 모아건강
- 가족계획
- 음용수 불소화
- 건강위해인자로서 흡연에 대한 인식

# 제2장 건강과 질병

## 1 건강의 개념

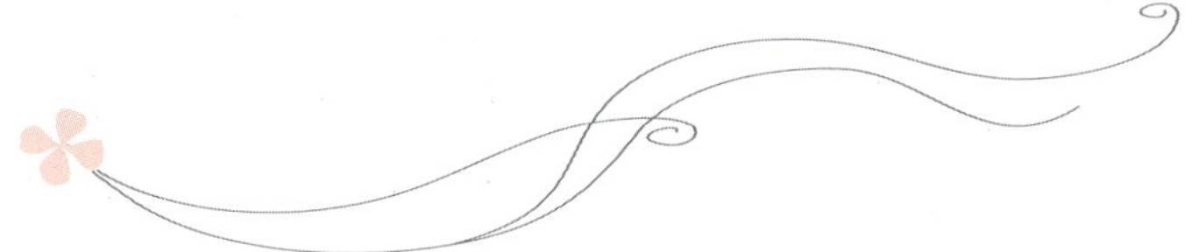

### 1) 건강개념의 변천

Health의 어원은 hale(강건한, 기운찬, 결점이 없는, 상처가 없는) 또는 whole(상처가 없는, 원래 그대로)이라는 단어에 접미사 'th'가 붙어서 추상명사화 된 것이다. Health는 '원기왕성, 완전한'이라는 어원적 의미를 가진 'whole'이 'hale'로 변형되어 사용된 것이다.

건강에 대한 개념은 질병 양상, 과학철학 사조, 삶의 가치관 등의 변화 등과 같은 시대적 상황에 따라 변천해 왔다. 고대나 중세기에는 질병을 신의 저주나 천벌로 여기며 운명으로 받아들였다. 고대 그리스의 건강개념은 히포크라테스에 의해 형성되었는데 그 후 19세기경까지는 육체적 건강을 건강의 개념으로 받아들였으며, 19세기 중반부터는 육체적 건강과 정신적 건강을 불가분의 관계로 받아들이다가 20세기 중반부터는 육체적 건강에 정신적 건강은 물론 사회적 건강 영역까지 포함되었고, 최근에는 영적인 건강도 함께 추가해야 한다는 주장도 있다.

#### (1) 신체적 건강개념

19세기까지만 해도 건강은 '신체적으로 질병이 없는 상태'로 이해되어 왔다. 당시의 시대적 상황은 건강 상실의 대부분이 급성 감염병에 의한 것이었으며 정신과 육체가 따로 분리되어 있다는 이원론적 사고가 지배적이었다. 이원론적 과학철학 사조에서 정신은 신의 몫이고 육체는 마치 기계와 같은 것으로, 질병은 신체 부속 일부가 고장이 나서 생긴 것이며 이를 고치면 건강이 회복되는 것으로 보았는데 이는 감염병의 단일 원인으로 병원균이 발견되는 당시의 시대적 상황과도 잘 부합하였다.

#### (2) 심신의 건강개념

19세기 중반 이후부터 정신건강과 신체건강은 따로 뗄 수 없는 불가분의 관계로 이해하는 심신 건강의 개념으로 이해되어 왔는데, 이러한 변화가 나타난 이유는 고혈압, 당뇨병 등과 같은 복합 요인에 의한 만성질환이 늘어나고 환자 자신은 몸이 아픈데(Illness) 당시의 의학적 지식으로는 이상이 발견되지 않은 경우도 많았기 때문이다. '건전한 정신은 건강한 신체로부터(A sound mind in a sound body)'는 심신의 건강을 잘 표현해주는 말이다.

### (3) 다차원적 생활개념으로서의 건강개념

20세기 중반 이후부터는 세계보건기구(World Health Organization; WHO)가 규정한 바와 같이 신체적, 정신적 건강 외에도 건강의 영역이 사회적, 정서적인 부분에까지 확대되고 1999년도에는 영적(靈的)인 차원을 추가하여 정의하는 등 보다 복잡하고 다차원적인 개념으로 건강을 정의하고 있다.

1948년 WHO 헌장 전문에서는 건강을 "단지 질병이 없고 허약하지 않은 상태만을 의미하는 것이 아니라 육체적, 정신적, 사회적으로 완전한 안녕 상태"로 정의하고 있다. 사회적 안녕이란 인간은 사회 구성원으로서 복잡한 사회적 환경 속에서 각자의 기능과 역할을 충실히 수행해나갈 수 있는 상태를 나타내는 생활개념적인 의미이다.

사회적 안녕이 중요한 이유는 진정한 건강은 사회구성원으로서 자신의 역할과 기능을 충실히 하는 것이며, 인간과 동물을 구별하는 척도가 되고, 삶의 가치와 보람을 창출하는 핵심 개념이기 때문이다.

1988년 세계보건기구 집행 이사회에서는 건강의 정의에 영적 안녕을 추가하기로 하였으나 1999년 총회에서 의결되지 않아 1948년 규정된 정의가 지금까지도 계속 사용되고 있다. 1957년에 WHO는 보다 실용적인 건강의 정의를 내렸는데 "유전적으로나 환경적으로 주어진 조건하에서 적절한 생체기능을 나타내고 있는 상태"라고 하였다. 즉, 연령, 성, 지역사회 및 지역 등 기본적인 특성에 따라 정해진 기준가치의 정상 범위 내에서 정상적으로 기능을 영위하고 있는 사람이 건강하다고 보는 것이다.

1948년 WHO 헌장 전문에 수록된 건강 정의는 오늘날에도 건강을 이해하기 위해 가장 많이 인용되고 있고 인간의 보편적인 문화적 가치까지 고려하고 있다는 점에서 긍정적인 평가를 받고 있는 반면에 건강이 완전하다는 것 자체가 불가능하고 또한 끊임없이 변화되는 동적인 과정임에도 불구하고 질병에 걸리지 않으면 건강하다는 이분법적이고 정적인 과정으로만 표현했다는 점에서 비판을 받기도 한다.

### (4) 기타 건강개념들

건강은 한마디로 정의하기란 쉽지 않기 때문에 여러 학자들은 건강을 어떻게 정의하고 있는지 정리해 보고자 한다.

먼저 블랙스터(Blaxter M)는 건강을 적극적인(Positive) 정의와 소극적인(Negative) 정의로 구분하였다. 적극적인 정의에서 건강은 신체적인 적합(Physical fit)을 의미하거나 정신적으로나 사회적으로 안녕한 상태를 의미한다. 예를 들면 "나는 운동하기에 신체적으로 적합하다."고 인식하거나 "나는 정신적으로 안정되어 다른 사람과 같이 살아갈 수 있다."고 인식하는 것이다. 소극적인 정의에서 건강은 아픈 증상이 없거나 질병이 없는 것을 의미한다.

파슨스(Parsons T, 1891~1957)는 건강을 개인의 사회적 기능 측면에서 그 기능의 역할 및 임무수행과 연결시켜 "건강이란 개개인이 사회적 역할과 임무를 효과적으로 수행할 수 있는 최적의 상태"라고 보았다.

뉴만(Newman)은 "단순히 질병이 없는 것만으로 건강이라 할 수 없고, 모든 자질, 기능, 능력이 신체적 으로나 정신적으로 또는 도덕적인 면에서도 최고로 발달하고 완전히 조화된 인간만이 진실로 건강한 자이다."라고 하였다.

왈시(Walsh)는 "건강이란 자신이 특수한 환경 속에서 효과적으로 기능을 발휘할 수 있는 능력"으로 정의하였다.

윌리(Wylie)는 "건강은 주위 환경에 대한 인간의 완전하고 계속적인 적응이며, 유기체가 외부환경에 부단히 잘 적응하여 나아가는 것"으로 정의하였다.

버나드(Claude Bernard)는 "건강이란 외부환경의 변화에 대하여 내부 환경의 항상성이 유지되는 상태"로 보는 '항상성설'을 주장하였다. 질병이란 항상성이 깨어진 상태이며, 건강도가 높으면 외부환경이 크게 변하여도 내부 환경을 유지하는 능력이 크고 생체에 가해지는 여러 가지 물리적, 정서적 자극에 견디며 적응하는 폭이 커진다고 하였다.

두보스(Rene Dubos)는 "건강은 단순히 질병이 없거나 육체적으로 허약하지 않을 뿐만 아니라 완전한 신체적, 정신적, 사회적 그리고 영적으로 안녕한 역동적 상태이다(Health is a dynamic state of complete physical, mental, social and spiritual well-being and not merely the absence or infirmity)."라고 하였다.

듄(Herbert L. Dunn, 1959)은 건강, 불건강은 유동적으로 변화하는 상태이기 때문에 인간의 건강 상태는 최고의 건강에서 죽음 직전의 건강까지 연속선상에 있다고 주장했다.

한편 윌슨(Wilson)은 독특하게도 신체적 조건과 무관한 주관적인 개념으로서 건강을 정의하였는데 "건강이란 행복하고 성공된 생활을 조성하는 인체의 상태로서 신체장애가 있다 해도 건강하다고 할 수 있는 경우가 있다. 오늘날 의학기술로 판단하기에 아무런 이상이 없고 심리적으로도 문제가 없으며, 보기에 사회적으로 훌륭히 일을 해낼 수 있다고 생각되는 사람도 본인이 충족감을 느끼지 못하고 삶의 보람을 찾지 못한다면 주관적으로 건강하다고 볼 수 없다."라고 하였다.

## 2) 건강모형

건강은 다양한 요인에 의해 결정된다. 따라서 건강을 결정하는 요인들을 통해 건강을 이해하기 위한 다양한 학설들이 제시되고 있다.

### (1) 생의학적 모형(Biomedical Model)

생의학적 모형은 데카르트의 정신 · 신체 이원론의 등장과 세포이론 및 세균설이 만들어진 후 발전하기 시작하였다. 이 모형은 사회, 문화, 인간의 일상생활에 관한 설명 없이 오로지 생물학적 구조와 과정에서 발생하는 장해만을 강조하고 있다. 질병은 분명한 실체를 가지고 있으며 이러한 실체는 징후와 증상을 관찰함으로써 알아낼 수 있다. 질병은 정상상태에서 벗어난 것으로 이해된다. 생의학적 모형의 주요 특징은 다음과 같다.

### ① 정신 · 신체 이원론

인체를 정신이 배제된 기계와 같은 존재로 인식한다. 질병은 세포가 비정상적인 상태로 변화된 것을 의미하며, 비정상적인, 다시 말하면 고장 난 기계를 고치는 것을 치료로 본다.

### ② 특정 병인설

특정 질병의 발생은 특정 병인에 의해서 발생한다고 본다. 이 개념은 감염병 중심의 질병구조에서는 설득력을 가졌으나 오늘날 만성질환을 설명하기에는 한계가 있다.

### ③ 전문가 중심 의료체계

질병 과정의 복잡한 생물학적 변화에 대한 지식과 치료기술을 가지고 있는 의사만이 건강문제를 해결할 능력을 가지고 있으므로 치료적 의료에 자원을 집중해야 한다고 강조한다.

### ④ 치료 중심

특정부위에 문제가 발생할 경우 그 부위에 수술을 하거나 해당 병균을 죽이는 식의 해법을 사용한다. 따라서 일단 병리적인 상태가 발생하고 난 뒤에 질병을 발견하기 때문에 예방보다는 치료를 더 중시한다.

### ⑤ 질병개념 중심의 건강개념

이 모형은 질병을 중심으로 질병에 걸리지 않는 상태를 건강으로 간주하고 있을 뿐 건강개념에 대해서는 별도로 규정하지 않고 있다. 따라서 질병에 대해서는 알 수 있지만, 건강에 대해서는 여전히 알 수 없다.

이러한 생의학적 모형은 많은 한계점을 가지고 있다. 우선, 질병 발생에 영향을 주는 사회적 요인, 환경 요인, 행태 요인 등 다양한 요인을 규명하는 데 한계가 있으며, 만성퇴행성 질환의 발생과 증가를 설명해 주지 못한다. 또한, 의학이 기술 만능주의에 빠지는 결과를 가져왔으며 의학의 효능이 과대평가되었다는 점과 인간을 사회적 환경적 맥락에서 보지 못하고 환자를 전인적 존재가 아닌 수동적 대상으로 취급했다는 점에서 비판을 받고 있다.

## (2) 역학적 모형(Epidemiological Model)

건강을 병인(Agent), 숙주(Host), 환경(Environment)간의 상호작용의 결과로 보는 개념이다. 병인에는 생물학적, 화학적, 물리적, 정신적 병인이 있으며, 숙주 요인에는 유전적 소인, 사회계급, 개인 또는 집단의 습관 및 심리적, 생물학적 특성, 연령, 성별, 인종, 결혼상태, 영양상태 등이 포함된다. 환경적 요인에는 생물학적, 사회적, 물리적, 화학적 환경과 경제적 환경 등이 있다.

이 모형에 따르면 병인, 숙주, 환경이 평형이 이루고 있을 때 건강을 유지하게 되는데, 병인이 우세하거나 환경이 병인에 유리하게 작용하게 되면 균형이 깨져 질병이 발생한다. 이때 가장 중요하게 작용하는 요인이 환경 요인이다. 환경이 숙주에게 유리하면 건강이 더욱 증진되는 반면에 병인에게 유리한 환경이 만들어지면 질병이 발생하는 것이다.

역학적 모형은 건강을 설명하는 데 있어 환경의 중요성을 강조하면서 이러한 환경의 복잡성으로 인한 여러 가지 한계점을 내포하고 있다. 질병 관련 환경 요인은 매우 많기 때문에 원인을 특별히 규명해내기 어렵다. 또한 여러 환경 요인이 동시에 작용하기 때문에 어느 환경 요인이 가장 강력하게 작용했는지 알기 어렵고, 환경이 질병 발생에 직접 작용하기보다는 간접적으로 작용하며, 환경이 매우 다양하고 복잡하기 때문에 질병 발생에 영향을 미치는 기전을 확인하기가 어렵다는 점에서 한계점을 가지고 있다.

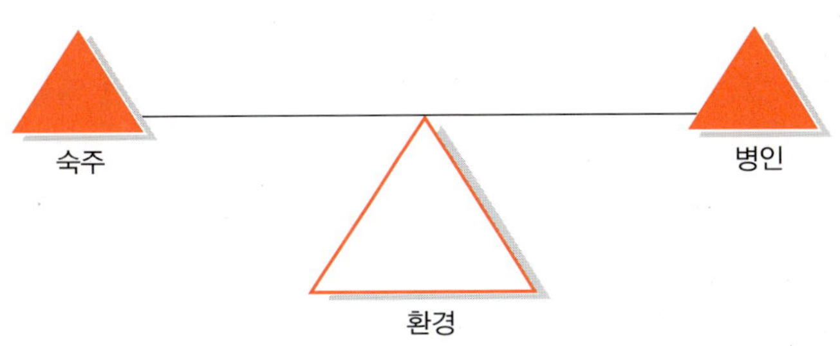


〈그림 Ⅰ-2-1〉 역학적 모형

### (3) 사회 · 생태학적 모형(Socio-Ecological Model)

이 모형에 의하면 건강은 개인의 유전적 요인과 경험적 요인을 포함하는 숙주 요인과 물리적 · 사회적 외부환경 요인, 개인의 행태 요인에 의해 결정된다.

#### ① 숙주 요인

내적 요인(Intrinsic Factor)이라고도 하며 선천적 · 유전적 소인과 후천적 경험적 소인이 숙주 요인에 포함된다. 숙주 요인은 질병에 대한 감수성(Susceptibility)과 관련이 있다.

#### ② 외부환경 요인

외적 요인(Extrinsic Factor)이라고도 한다. 생물학적 환경에는 병원체, 질병 매개 곤충, 기생충의 중간숙주 등이 포함되며, 사회적 환경으로는 인구, 직업, 관습, 경제수준 등이, 물리적 환경에는 계절의 변화, 기후, 실내 및 실외 환경 등이 포함된다.

#### ③ 개인행태 요인

이 모형의 가장 큰 특징은 개인행태 요인을 건강을 결정하는 주요 요인에 포함하였다는 점이다. 과거 감염성 질환 구조에서 오늘날 고혈압, 당뇨병, 암 등과 같은 만성퇴행성 질환 중심으로 질병구조가 바뀌게 되면서 질병을 예방과 건강증진을 위해서는 개인의 건강한 생활습관이 매우 중요하게 부각되고 있다.

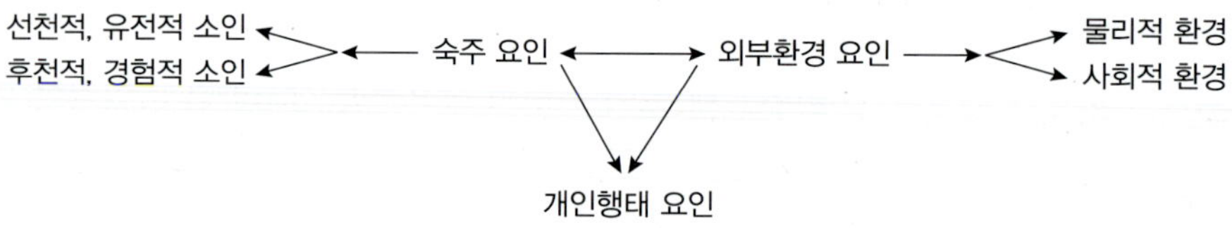


〈그림 Ⅰ-2-2〉 사회 · 생태학적 모형

### (4) 전인적 모형(Holistic Model)

인간은 자신을 둘러싼 가정과 지역사회의 구성원이며 각 개인은 그들 간에 또는 외부환경과 다양한 상호작용을 하고 있는데, 여기에서 건강이란 사회 및 내부 상태가 역동적인 균형을 이루고 있는 상태이다. 이 모형은 건강을 단순히 이분법적으로 보지 않고 건강 및 질병의 정도에 따라 연속선상에 있는 것으로 파악하고 있다. 따라서 질병은 다양한 복합 요인에 의해서 발생하며, 치료의 목적은 단순히 질병을 제거하는 것만이 아니라 개인이 더 나은 건강을 성취할 수 있도록 건강을 증진시키고 자기 관리 능력을 향상 시키는 넓은 개념으로 이해한다. 전인적 모형의 네 가지 구성요소는 환경, 생물학적 특성, 생활습관, 보건의료체계이다.

이 모형이 다른 모형과 다른 특징은 건강의 개념에 보건의료체계 요인을 포함하고 있는 점이다. 이는 보건의료체계의 운영관리상태에 따라서 건강수준이 달라질 수 있음을 의미하는데 보건의료체계에는 예방, 치료, 재활 요소를 모두 포함한다.

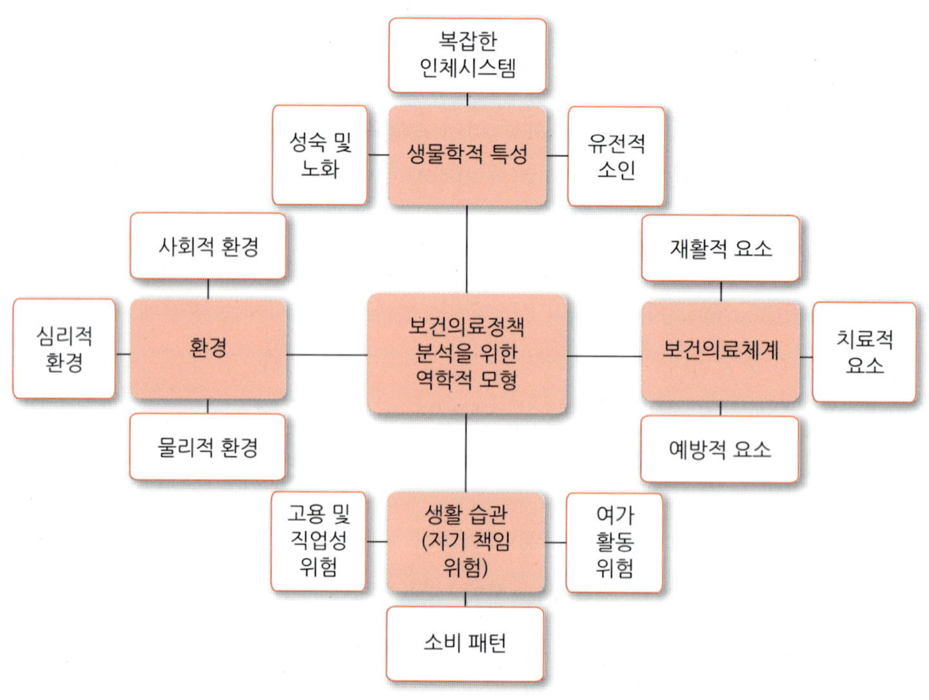


〈그림 Ⅰ-2-3〉 전인적 모형

### (5) 웰니스 모형(Wellness Model)

웰니스(Wellness)란 개념은 던(Dunn HL)에 의해 처음으로 소개되었는데, 던은 이를 '개인의 생활환경 내에서 각자의 가능한 잠재력을 극대화하는 통합된 기능수단'으로 정의하고, 가로와 세로를 각각 건강 축과 환경 축으로 구분하는 웰니스의 사분면을 제시하였다. 상위 수준의 웰니스에 도달한 개인은 고차원적인 기능을 하고 미래와 개인의 잠재력에 긍정적이 되며, 개인의 기능에 있어 신체적, 정신적, 영적인 영역에서 전인적인 통찰을 이룬다는 개념이다.

이 모형 또한 한계점을 가지고 있는데 주관적인 인지나 지각 상태의 측정이 어렵고 웰니스를 판단하는 기준이 불명확하며, 웰니스의 의미에 건강을 넘어선 행복, 삶의 질 등 다른 광범위한 개념들이 포함되어 있다는 점이다.

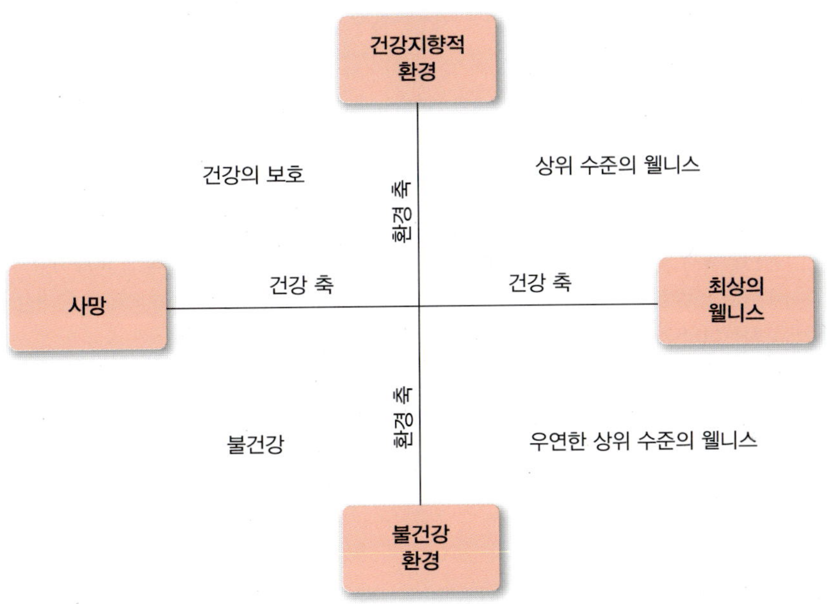


〈그림 Ⅰ-2-4〉 웰니스 모형

## 3) 건강의 척도와 장애 요인

일반적인 관점에서 개인의 건강 상태를 판단하는 척도 및 건강장애요인은 다음과 같다.

※ 개인 건강의 척도

① 무병하고 신체의 기능장애가 없어야 한다.
② 신체의 존재에 대하여 의식적으로 느끼지 말아야 한다.
③ 좋은 식욕과 안정된 몸무게를 유지해야 한다.
④ 충분한 수면과 심신이 안락하여야 한다.
⑤ 정서적 안정과 사회생활이 조화롭게 이루어질 수 있어야 한다.
⑥ 일상생활에 삶의 보람을 느끼고 적당한 정력과 쾌활감이 있어야 한다.

※ 건강의 장애 요인

① 유전적 요인, 가정 요인
② 모체환경, 지역사회 환경
③ 식생활과 영양적 요인
④ 각종 전염병과 비전염성 질병
⑤ 자신이나 가족의 생활양식
⑥ 직장 환경
⑦ 불의의 사고와 재난
⑧ 각종 공해 요인, 보건이나 의학발달의 수준
⑨ 보건정책 및 국제적 유대감 결여 등

## 4) 건강의 측정

보건에 관련된 자료를 가지고 지역사회 구성원들의 건강 상태를 측정하는 것은 단순한 일로 보일 수 있다. 그러나 단순한 시점에서 건강을 진단하면 전체적인 밑그림을 반영하지 못할 때가 있는데, 그 이유는 가장 널리 쓰이는 건강상태 측정방법이 건강 그 자체보다 사망률(Mortality)과 질병을 다루기 때문이다. 건강이 질병이 없는 상태라는 오래된 오개념은 질병상태를 측정하기가 상대적으로 건강 자체를 측정하는 것보다 쉽기 때문에 더욱 짙어진다. 실제로 가장 널리 통용되는 건강의 지표는 건강도 질병도 아닌 죽음(사망률)에 초점을 둔다.

사망률을 건강의 지표로 삼는 것은 문제가 많지만, 사망률에 관한 자료가 쉽게 사용 가능하기 때문에 많은 곳에서 지역사회 구성원들의 건강을 설명하는 데 사용된다. 그러나 이러한 방식은 모순이 있다. 사망률에 관한 자료는 '살아있는 구성원'에 대한 정보를 간접적으로밖에 나타낼 수 없기 때문이다. 불행하게도 유병률(Morbidity : 장애, 부상 등)은 사망률보다 더 이해하고 사용하기가 어렵다. 그러나 최근에는 다양한 자료를 수집하고 이해할 수 있게 되면서 건강을 측정하기에 더욱 좋은 상황이 되고 있다. 오늘날 사망률과 유병률에 대한 자료는 의료기관과 보건 조직 및 기타 의료 서비스 공급자들의 진료기록과 학교, 회사, 등의 설문조사 자료들을 포함한다. 각종 보건지표와 역학적 측정에 대해서는 제2부에서 자세히 다루기로 하겠다.



## 2 질병의 개념

### 1) 건강 · 병 · 질병개념

건강과 그에 영향을 미치는 요인 간의 관계는 복잡하다. 건강은 정의하기도 쉽지 않고 측정하기는 더 더욱 어려운 개념이다. 결과적으로 건강의 개념이 지금과 같은 모습으로 바뀌는 데는 오랜 시간이 걸렸다. 대부분의 역사에서 사람들은 건강을 단순히 질병이 없는 상태로 받아들였다. 지속적인 약탈과 전염병들로 얼룩진 일상에서 건강은 능동적으로 추구하는 가치보다는 수동적으로 질병이나 부상이 없는 상태로 인지되는 것이었다.

그러나 질병에 대한 연구로 지식이 확대되고, 예방의학의 발전과 전염병의 통제가 가능해지면서 건강을 적극적인 관점에서 생각하게 되었다. 일반적으로 사람들은 '건강'과 '질병'을 동일선상에 위치하면서 서로 반대되는 상태로 생각한다. 하지만 이 건강과 질병에 대한 일차원적인 모델은 현실에 잘 맞지 않는다. 그 이유는 질병이나 장애가 있어도 건강할 수 있기 때문이다. 가령 휠체어 달리기 올림픽 메달리스트를 건강하지 못하다고 할 수 있을까? 반면에 신체적으로 아무런 이상이 없어도 정신적으로 고통받거나 기분이 좋지 않을 수 있다. 이처럼 건강과 질병은 서로 다른 범위를 포함한다. 하지만 질병과 건강이 독립적인 것 또한 아니다. 질병이나 장애를 앓고 있는 것은 그 자체만으로 건강하지 않다고 볼 순 없지만, 일반적으로는 상관관계가 있다.

환자들이 생각하는 '병'과 의사들이 말하는 '병'은 다른 개념이라고 할 수 있다. 환자들이 생각하는 '병'은 원인이나 기전과 상관없이 신체적, 정신적, 사회적으로 지나친 괴로움이 일정 기간 경과한 주관적인 '병고'이며, 의사들이 말하는 '병'은 객관적 기준과 분류에 따라 판단한 의학적 진단 결과의 산물인 것이다. 질환(Illness)은 개인적, 사회 심리적 차원의 개념으로 환자의 개인적인 질병 경험을 의미하는 반면에 질병(Disease)은 생물학적 차원의 개념이라는 점에서 차이가 있다.

### 2) 질병 결정 요인

건강하기 위해선 무엇이 필요할까? 건강을 질병이 발생하는 현상을 바탕으로 해석한 뉴턴의 인과론을 기반으로 질병의 주요 결정 요인을 유전, 환경, 성(Gender), 생활습관, 사회문화 및 경제, 정치적 요인으로 보고 있다.

### ① 유전적 요인

유전적 요인이 질병 발생에 영향을 준다는 많은 연구결과가 있다. 그러나 유전 요인 자체는 인위적으로 조작이 가능하지 않다. 다만 유전적 요인이 다른 요인과의 교호작용에 의해 감수성에 영향을 미치는 요인의 하나로 여겨질 경우 교호작용을 하는 다른 요인을 제거함으로써 감수성을 낮출 수는 있을 것이다.

### ② 환경 요인

환경 요인에는 생물학적, 물리적, 화학적 환경 및 사회적 환경이 있다. 생물학적 환경에는 세균, 바이러스, 기생충 등과 같은 병원체와 질병 전파에 관여하는 파리, 모기 등의 매개체가 있으며, 물리적, 화학적 환경에는 열, 냉, 공기, 물, 소음 등과 여러 가지의 화학오염물질이 해당된다. 사회적 환경에는 보건의료체계, 사회보장 및 의료보험, 고용, 실직, 교육, 범죄율 및 사회 안정성, 개인의 사회적 지지 정도, 지역주민의 사회참여와 의사결정 권한, 새로운 보건 지식을 받아들이는 주민들의 태도, 관습, 정보교환이나 의사소통 기전과 유용성, 대중매체 등이 포함된다.

### ③ 성별(Gender) 요인

건강과 질병 현상, 평균 수명에 성별 차이가 뚜렷하게 보이고 있다. 성별 요인도 인위적으로 조작이 불가능한 요인이기 때문에 성 자체를 결정 요인으로 해석하지는 않는다. 따라서 성 관련 요인은 성별에 따른 문화적, 행태적 특성에 대한 차이 등으로 설명되고 있다.

### ④ 생활습관 요인

흡연, 음주, 신체활동, 식이, 개인위생 실천, 사회활동, 작업 형태 등이 모두 생활습관 요인에 해당된다. 생활습관 요인은 특히 만성질환 중심의 오늘날 상병구조에서 질병 발생에 가장 크게 기여하는 중요한 결정 요인으로 알려지고 있다.

### ⑤ 정치적 요인

정치는 사회경제적 부문과 보건의료체계에 영향을 주어 인구집단의 건강에 영향을 미친다. 정치적 영향을 받아 보건의료정책의 방향이 결정되며, 결정된 정책은 보건의료서비스 제공조직과 전달체계, 사회보장 및 의료보험제도와 직접적으로 연결되어 국민 건강의 결정 요인으로 작용한다.

### ⑥ 사회경제적 요인

직업 유무와 직종, 주거 및 작업환경, 교육수준, 경제수준, 가족 상태 등을 모두 포괄하여 사회경제적 계층을 이룬다. 사회계층과 건강수준과의 관련성은 많은 연구를 통해서 밝혀지고 있는데, 1980년 영국의 블랙(Black D.)은 보고서(Black Report)를 통해 전문직에 비해 비숙련 육체노동자의 사망과 이환율이 높다고 보고하였다. 1990년대 중반에 수행된 많은 연구에서도 사회경제적 수준이 높은 사람들은 그렇지 못한 사람들에 비해 건강하게 더 오래 살고 더 나은 건강상태를 유지하며, 사회경제 계층에 따라 발생하는 질병 양상에도 차이가 있음을 밝히고 있다.

### ⑦ 사회문화적 요인

전통과 관습 등 서로 다른 문화는 서로 다른 가치와 행동양식을 형성하며 건강 결정 요인으로 작용한다. 건강에 대한 견해도 문화권에 따라 차이가 커서 피지 사람들은 뚱뚱한 것을 경제적으로 풍요와 건강의 상징으로 인식하고 있다. 이 밖에도 종교적인 이유로 피임을 금기시하는 국가 중에는 미성년 임신이 증가하여 미성년 산모의 건강과 신생아의 건강이 위협을 받고 있는 경우도 있으며, 전통적으로 여아의 할례의식을 시행하는 곳에서는 비위생적인 절차로 인한 감염과 후유증으로 여아들이 고통을 받고 있다. 이렇듯 문화와 가치에 따라서 건강과 질병에 대한 인식과 견해가 달라 건강에 영향을 준다.

이상에서 언급한 건강 결정 요인들이 실제로 건강에 얼마만큼 기여하는지를 연구한 결과들이 많이 나와 있다. 〈표 I -2-1〉에서 보는 바와 같이 건강을 결정하는 여러 요인들 중에서 건강행동이 차지하는 비율이 미국이나 호주는 물론 우리나라에서도 가장 높은 것으로 보고되고 있다.

**〈표 I -2-1〉 건강 결정 요인의 기여율**

| 건강 결정 요인 | | | 미국[1] | 미국 CDC[2] | 호주[3] | 대한민국[4] |
|---|---|---|---|---|---|---|
| 대분류 | 중분류 | 소분류 | | | | |
| 개인적 요인 | 개인적 특성 | 생물의학적 요인 | – | 19.0 | | 9.0 |
| | | 정서적 요인 | – | | | × |
| | 사회경제제적 특성 | 개인의 사회경제제적 요인 | 40.0 | – | × | × |
| | 건강 행동 | 건강형태 | 40.0 | 51.0 | 39.0 | 22.0 |
| | | 보건의료이용 | | | | × |
| 사회적 요인 | 보건의료서비스 제공 환경 | 건강증진 | 10.0 | 10.0 | × | × |
| | | 보건의료서비스 | | | × | × |
| | 사회적 환경 | 사회적 환경 요인 | – | 20.0 | × | × |
| | 물리적 환경 | 물리적 환경 요인 | 10.0 | | 2.0 | 4.0 |

주: 1) Peppard PE. Kindig D, Jovaag A et at(2004). Un initial attempt at ranking population health outcomes and determinants. Wisconsin Medical Journal. 103(3):52~56
2) 미국 CDC
3) AJHW 1999
4) 정영호(2006. 3). 우리나라 국민의 건강결정요인분석. 한국보건사회연구원
×: 미규명
(보건복지부(2011). 제3차 국민건강증진종합계획. 83쪽 재인용)

## 3) 질병발생 모형

질병은 어느 한 가지 요인으로 발생하지 않는다. 다양한 요인들의 상호작용에 의해 질병이 발생하는데 역학적 삼각형 모형, 수레바퀴 모형 및 거미줄 모형을 통해 알아보기로 하자.

### (1) 역학적 삼각형(Epidemiological Triangle, 3대요인설)

질병발생을 설명하는데 널리 사용되고 있는 대표적인 모형으로, 인간이 질병에 이환되는 것을 병인, 숙주, 환경의 세 가지 요소로 설명한다. 즉 개인 혹은 지역사회의 건강상태는 병인, 숙주, 환경 요인들이 평형을 이루어 어느 한쪽으로도 기울지 않는 상태를 말하며 이중 어느 한 가지 요인이라도 변동을 일으켜 평형이 깨지고 한쪽으로 기울어진 상태일 때 질병 혹은 유행이 발생된다는 것이다. 이 모형은 감염성 질환을 잘 설명하는 모형인 반면, 선천성 질환 등 유전적 소인이 있는 질병이나 비감염성 질환의 발생을 설명하는 데에는 한계가 있다.

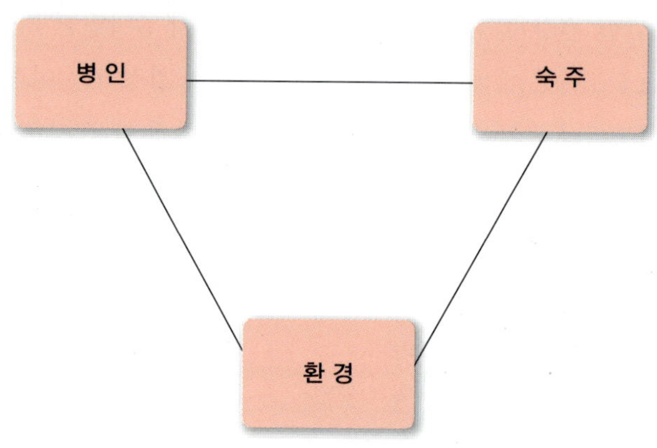


〈그림 I-2-5〉 역학적 삼각형

#### ① 병인

포괄적인 관점에서 볼 때 병인은 환경 요인에 포함될 수 있다. 그러나 질병발생에 없어서는 안되는 요소로 작용하였을 경우에는 이를 병인(Agent)으로 부른다. 병인은 크게 생물학적, 화학적, 물리적 병인으로 구분할 수 있는데 세균, 바이러스, 리케차, 기생충 등은 생물학적 병인, 농약, 중금속 등은 화학적 병인, 열, 중력, 기압 등은 물리적 병인에 포함된다.

#### ② 숙주

숙주 요인이란, 출생 시에 이미 결정되어 있는 유전적 요인과 출생 후 외부환경과의 상호작용에 의해 결정된다. 구체적으로 생활행태, 생물학적 요인, 방어기전과 면역 등이 숙주 요인에 포함된다.

- **생활행태**: 병인과의 접촉을 억제하거나 용이하게 하는 요소로 위생습관, 성생활, 식품의 저장과 요리습관, 식습관, 취미, 사회적 관습 등이 있다.
- **생물학적 요인**: 감염에 대한 숙주의 저항력을 감소시키거나 증가시키는 요소로 연령, 성, 인종, 전반적인 건강수준, 영양섭취, 면역반응 등이 있다.
- **일반적인 방어기전**: 병원체가 숙주의 내부 기관에 침범하는 것을 막아주는 외부의 보호벽을 말한다.
- **면역**: 특별 방어기전, 수동면역, 능동면역, 집단면역 등이 영향을 미친다. 숙주의 면역은 항체가 어

디서 유래되었으며 어떤 방법으로 얻어졌느냐에 따라 4가지로 분류한다. 숙주가 감염을 받아 생긴 면역을 능동면역이라 하고, 다른 숙주가 획득한 면역을 주입받으면 피동면역이라 하는데, 각각 면역이 자연 상태에서 생겼으면 자연면역, 아니면 인공면역이다. 자연적으로 감염되어 획득한 면역은 자연능동면역, 간염백신을 맞아 생긴 면역은 인공능동면역, 신생아가 어머니로부터 받은 면역은 자연피동면역이고, B형 면역글로불린을 주입받으면 인공피동면역이다.

### ③ 환경

환경이란 숙주를 둘러싸고 있는 생물학적, 물리화학적, 사회경제적 환경을 말한다. 이들 환경은 서로 영향을 미치기 때문에 완전히 분류해서 생각할 수는 없다. 즉 병원체 · 숙주에 작용하거나 또는 병원체 · 숙주 관계에 작용하여 질병발생에 직접적으로 또는 간접적으로 영향을 미치는 경우가 많기 때문이다.

생물학적 환경과 물리화학적 환경은 앞에서 설명하였으므로 생략하기로 한다. 사회적 환경이란 인구 밀도와 분포상태, 자연자원의 활용, 경제 형태와 수준, 정치적 조직 능력, 과학적, 문화적 발전, 사회적 관습이나 도시화 등이 포함되며 의료보장제도도 사회적 요인의 하나로 건강에 영향을 미친다.

## (2) 수레바퀴 모형(Wheel Model)

인간숙주를 중심으로 숙주의 내적 요인인 유전적 요인과 숙주를 둘러싸고 있는 생물학적 환경, 물리적 환경 및 사회적 환경과의 상호작용에 의해서 질병이 발생한다는 학설이다. 이 모형에 따르면 질병의 종류에 따라서 수레바퀴를 구성하는 면적의 크기가 달라진다. 이 모형에서 질병 발생에 기여하는 비중은 질병에 따라 다르다. 즉, 유전병들은 유전적 요인이 큰 비중을 차지하며 홍역과 같은 질병의 경우 유전적 요인은 별로 중요하지 않고 숙주의 면역 상태와 생물학적 환경이 발병에 더 큰 영향을 미친다. 수레바퀴 모형은 질병발생에 대한 원인 요소들의 기여 정도를 표현함으로써 역학적 분석과 보건정책 개발에 도움을 준다.

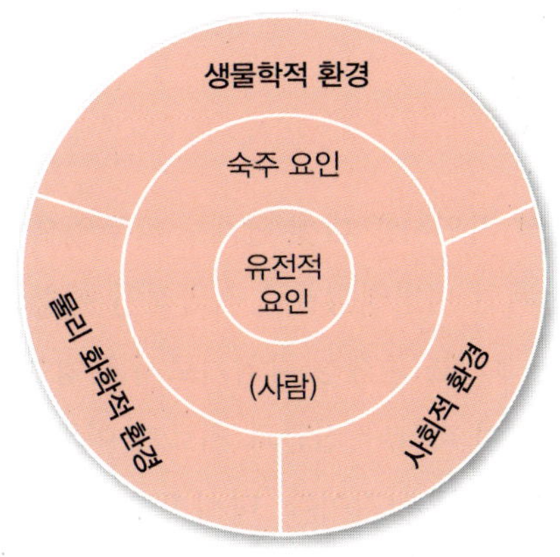


〈그림 Ⅰ-2-6〉 수레바퀴 모형

### (3) 거미줄 모형(Web of Causation, 원인망)

맥마혼(MacMahon B.)에 의해 제시된 모형으로, 질병이 발생하기 위해서는 여러 가지의 직접 및 간접적 요인들이 거미줄처럼 서로 얽혀 복잡하게 작용하는데, 이러한 복잡한 원인 요소의 망 중 몇 개의 단계만 차단하면 질병발생을 예방할 수 있다고 설명한다. 이 모형은 특히 비감염성 질환의 발생을 이해하는데 효과적이다.

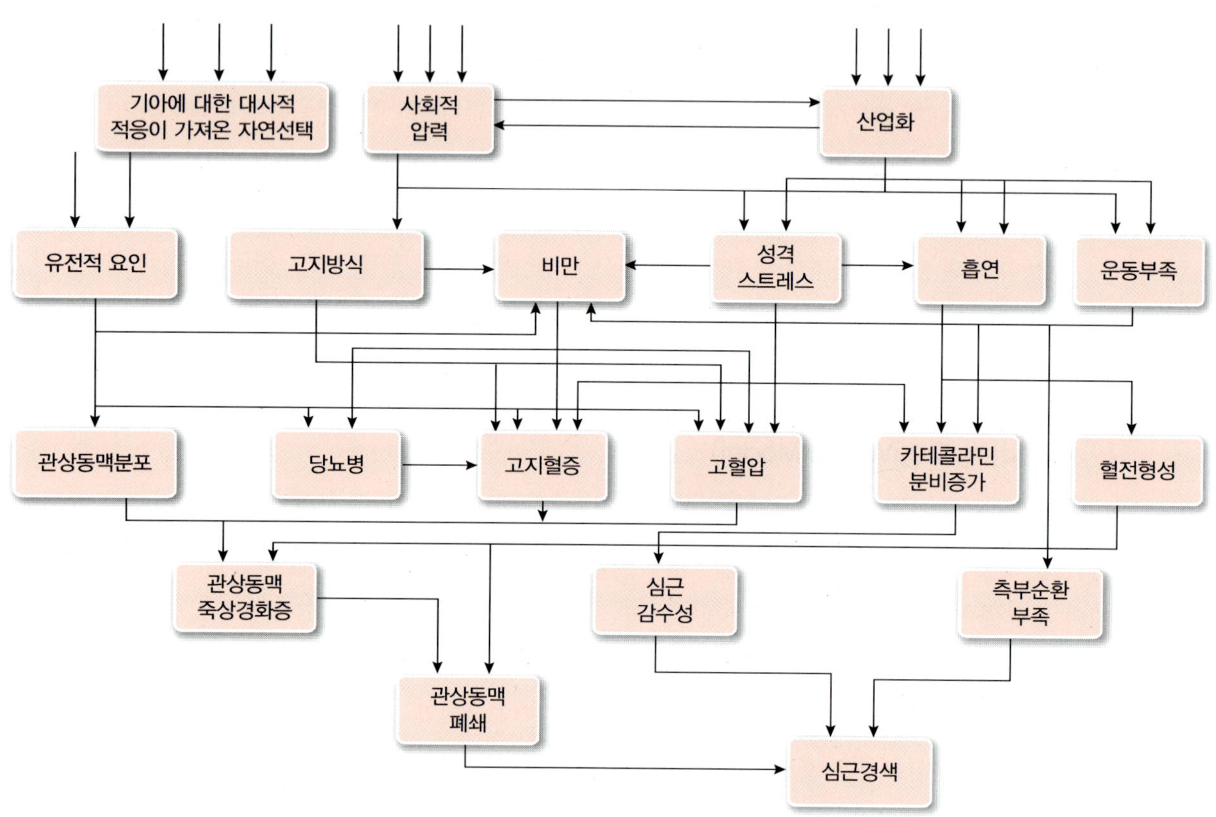


〈그림 Ⅰ-2-7〉 심근경색에 대한 거미줄 모형

## 4) 질병의 자연사와 예방 대책

Leavell과 Clark는 질병의 자연사를 다섯 단계로 나누었으며, 각 단계마다 예방적 조치를 제시하였다. Ⅰ기는 병원성이 없는 단계인 비병원성기로 적극적인 예방의 시기이다. Ⅱ기는 초기 병원성기로 소극적인 예방 시기를 말한다. Ⅲ기는 불현성 감염기로서 질병이 중증화되는 것을 예방하는 시기이다. Ⅳ기는 발현성 질환기로서 증상이 나타나 진단과 치료가 이루어지는 임상의학의 시기이며, Ⅴ기는 회복기로 재활과 사회생활 복귀를 돕는 시기이다. 다시 말해 질병을 치료하면 회복되지만 후유증이나 불구가 되었을 때는 사회에 완전한 복귀를 할 수 있도록 재활의학이 주가 되는 시기이다.

과거에는 의료가 발현성 질환기에서 진단과 치료에 역점을 두었으나, 현대 의료는 질병관리를 종합

〈표 Ⅰ-2-2〉 질병의 자연사와 예방대책

| 1차적 예방 | | 2차적 예방 | | 3차적 예방 |
|---|---|---|---|---|
| Ⅰ<br>비병원성기<br>(적극적 예방) | Ⅱ<br>초기병원성기<br>(소극적 예방) | Ⅲ<br>불현성 감염기<br>(중증화 예방) | Ⅳ<br>발현성 질환기<br>(진단과 치료) | Ⅴ<br>회복기<br>(무능력의 예방) |
| 환경위생개선<br>건강증진 | 특수 예방<br>– 예방접종 | 조기진단, 치료<br>집단 검진 | 악화방지<br>장해 제한 | 재활<br>사회생활 복귀 |

적이고 포괄적으로 하기 위한 적극적인 예방활동이 포함된 세 가지 차원의 예방을 전부 연계하여 다루고 있다.

### (1) 1차 예방: 질병발생 억제 단계(상병발생 이전, 비병원성기, 적극적 예방수단)

건강한 개인에게 질병이나 특정 건강문제가 발생하기 전에 예방하거나 만일 발생하더라도 그 정도를 약하게 하는 것으로서 건강증진, 환경개선, 특수예방 등 진정한 의미의 예방을 말하며, 이것은 증상의 발견이나 치료가 아니고 개인이 신체적 또는 정신적으로 최대 기능을 발휘할 수 있도록 하는 활동으로서 질병이나 불구를 가진 사람보다는 건강한 개인에게 적용되고 있는 예방활동이다.

① 목적: 건강의 유지 증진, 저항력 증진

② 건강증진: 보건교육, 균형있는 영양섭취, 운동

③ 건강보호: 개인 및 환경위생, 사고예방, 근로여건 개선, 산업재해 예방, 제도적 규제

### (2) 2차 예방: 조기발견과 조기치료 단계

숙주의 병적 변화시기로서 질병초기, 임상질환자 때 집단 검진을 통해 조기 발견하여 치료함으로써 질병이 더 이상 진전하지 않고 정지하게 한다든가, 병의 진전을 지연시켜 고통 및 비용을 줄이고 효율적으로 치료하고자 하는 단계이다.

① 목적: 질병조기 발견, 조기치료, 악화방지, 확산 예방, 장애기간 단축, 건강회복, 조기사망 예방 등

② 건강진단 및 조기치료: 환자발견 조사, 건강검진(정기, 선택적), 적절한 치료, 입원치료, 가정간호

### (3) 3차 예방: 재활 및 사회복귀 단계

3차 예방은 병에 걸린 후 그 잔재 효과를 최소한으로 줄이는 것으로 의학적 재활, 직업적 재활, 사회적 재활(영적 상담지도) 등 질병의 재발방지, 잔여기능의 최대화 및 재활 활동이 필요한 단계이다.

① 목적: 신체적, 정신적 기능장애의 경감, 회복 및 사회복귀

② 의학적 재활: 병원, 재활시설 이용, 재활교육 훈련, 작업치료

③ 직업적 재활: 직업훈련, 사회생활 재적응 훈련, 산업체 장애자 고용과 공공기관 채용 확대

# 제3장 보건의 역사

Health의 어원은 hale(강건한, 기운찬, 결점이 없는, 상처가 없는) 또는 whole(상처가 없는, 원래 그대로)이라는 단어에 접미사 'th'가 붙어서 추상명사화 된 것이다. Health는 '원기왕성, 완전한'이라는 어원적 의미를 가진 'whole'이 'hale'로 변형되어 사용된 것이다. 건강에 대한 개념은 질병양상, 과학철학 사조, 삶의 가치관 등의 변화 등과 같은 시대적 상황에 따라 변천해 왔다.

## 1 세계 보건의 역사

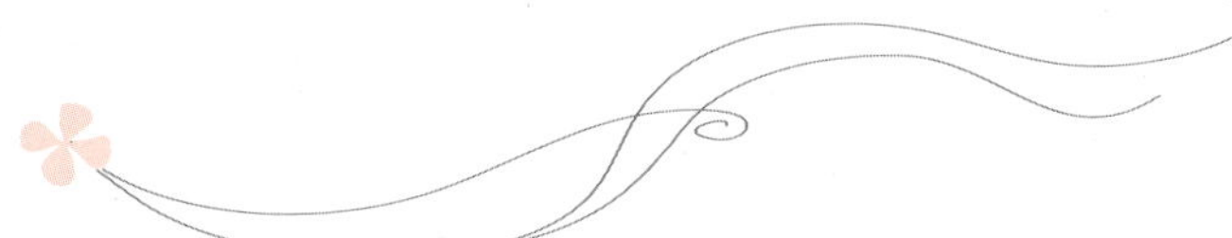

### 1) 고대: 보건 태동기(기원전~A.D 500년)

고대시대에는 대부분 질병을 초자연적인 현상으로 이해하여 금기를 어겨서 신을 노하게 하거나 악령이 씌워져서 질병이 발생한다고 인식하였기 때문에 질병에 대한 치료 역시 주술, 제사, 제물을 바치는 주술사의 의식에 의존했다. 그러나 이집트에서는 위생학이 발달하였고 파피루스(Papyrus) 두루마리에 질병과 치료에 관한 기록이 전해지고 있으며, 인도에서는 질병예방을 일상생활에까지 확장하여 우물, 하수, 쓰레기 처리장 등의 위생시설을 발달시키는 등 고대시대부터 보건에 대한 인식을 가지고 있었던 것으로 보인다.

이 시기 그리스에서는 처음으로 질병에 대한 과학적 접근이 있었다. 히포크라테스(Hippocrates)는 질병을 신의 저주나 죄의 결과가 아닌 기후와 오염된 물 등의 외부환경에서 비롯된다고 설명했다. 그는 인체의 혈액, 점액, 황담즙, 흑담즙이 불균형하게 분비되어 질병이 야기된다는 '4체액설'을 주장하였다. 그리스의 의학은 후에 로마에 그대로 계승되었다. 히포크라테스 학설의 계승자인 갈레누스(Galenus A.)는 생활환경이 더렵혀져 생기는 환경적 인자인 장기(Miasma), 다시 말하면 나쁜 공기가 병을 일으킨다는 '장기설(Miasma Theory)'을 주장하였는데 이 학설은 17세기까지 지배적이었다.

## 2) 중세: 보건의 암흑기(A.D 500~1500년)

중세시대는 보건 역사에서도 암흑기로 평가되고 있다. 당시 기독교가 지배적인 사상이었으며, 세상을 이성적으로 접근하기보다는 신을 중심으로 해석하였다. 이처럼 종교적인 사상에 의해 질병을 기도와 회개를 통해 제거하고자 하였고 그리스와 로마의 의학을 받아들이지 않았기 때문에 사망률도 높았으며, 각종 전염병들이 창궐하던 시기였다. 14세기에는 흑사병이 유럽을 휩쓸어 전체 인구 중 1/4에 달하는 많은 사람들이 목숨을 잃었다. 이때 전염병에 대응하기 위해 환자를 격리시키고 오염된 배는 입항을 금지하는 등 현대의 전염병 대응방법과 유사한 조치를 취하였는데 이는 후에 검역의 시초가 되었다.

## 3) 르네상스: 보건의 부흥기(1600~1750년)

르네상스시대는 중세 봉건 사회가 붕괴되고, 근대적인 과학기술과 보건 사상이 뿌리를 내리기 시작한 시기이다. 중세와는 다르게 발전하는 과학기술과 사회적인 인식수준의 발달 덕분에 의학과 보건학도 제자리를 찾아가기 시작하였다. 현미경을 발명한 레벤후크(Leeuwenhoek)는 처음으로 세균을 관찰하여 질병의 원인을 과학적으로 밝혀냈고, 이탈리아의 라마치니(Ramazzini)는 근세의 직업 형태가 변화하는 것을 반영하여 '노동자 질병론(De Morbis Artificum Diatriba)'을 발표하여 노동자들의 건강 문제를 다루었다.

이처럼 르네상스시대에 들어서 비로소 '직접적인' 보건 사상이 싹트기 시작했다. 당시의 업적들은 근대 보건의 기틀을 닦아놓았으며, 당시의 과학기술의 발전은 해부학과 생리학의 기초가 되었다.

## 4) 근대: 보건의 혁명기(1750~19세기 말)

근대 유럽은 산업혁명으로 급속한 산업화를 이루었다. 독일의 프랭크(J.P. Frank)는 저서 '전의사경찰체계(Medizinishe Polizei)'에서 국민의 건강은 국가의 책임이라 주장하였으며 이를 통해서 근대에는 보건의 필요성에 대한 인식이 자리 잡았다는 것을 알 수 있다. 제너(Jenner E.)와 스노우(Snow J.), 채드윅(Chadwick E.)은 당시엔 과학적으로 완전하게 확립되지 않았던 보건 분야의 선구자들이다. 제너는 파스퇴르와 코흐가 질병에 대한 과학적 원리를 밝혀내기 전인 1798년 우두접종법을 개발해냈다. 제너의 우두접종법은 19세기 전 유럽에 퍼졌고 세계보건기구는 1977년에 지구상에서 천연두가 완전히 박멸되었음을 발표하였다.

스노우는 공동우물을 중심으로 콜레라의 대규모 발생을 관찰하여 콜레라의 원인이 오염된 물 때문이라는 것을 밝혀냈다. 그리고 각각 템스강 상류와 하류의 물을 마신 지역의 감염을 관찰하여 데이터를 모으고 분석하여 1855년 '콜레라의 전염방법에 대해(On the Mode of Communication of Cholera)'를 저술하였다. 스노우의 업적은 갈레누스의 장기설을 완전히 몰아내고 전염병의 감염을 입증하는 계기를 마련하였으며 채드윅은 공공보건에서의 정부의 역할과 책임을 수립하는데 큰 역할을 했다. 그는 런던의 노동자계층을 중심으로 크게 유행한 열병을 조사하여 'Fever Report'를 정부에 보고하였고, 1842년 전염병에 대처하기 위해 저술한 '노동자 계층의 위생 상태 보고서(The Sanitary Condition of the Labouring Population)'는 정부 차원에서의 공공보건의 뼈대가 되었다. 채드윅의 보고서에 힘입어 영국에서는 1848년에 세계 최초로 보건법(Public Health Act)이 제정되고 보건국(General Board of Health)이 설치되었다.

19세기 후반에는 코흐(Koch R.)가 결핵균, 콜레라균을 발견하는 등 세균에 대한 연구가 진행되었고 파스퇴르(Pasteur L.)는 백신을 개발하여 전염병 예방과 치료에 획기적인 발전을 가져와 현대의학의 아버지로 불리게 된다. 이 시기에는 세균이 특정 전염병을 발생시킨다는 사실이 연구결과를 통해 밝혀지면서 질병의 예방법과 치료법에 대해 학자들이 관심을 가지게 되었으며, 그로 인해 세균학, 면역학이 확립되는 등 의학의 눈부신 발전이 두드러졌다.

### 5) 오늘날의 보건(19세기 말 이후)

19세기 말 이후 보건의 발전은 미국과 영국이 이끌었다. 미국은 20세기에 들어서면서 주 단위와 지역 단위의 보건을 강조하였다. 그러나 대공황 이후 연방정부의 필요성이 커지며 보건 또한 연방정부 차원에서의 규모로 확장되었다. 한편 영국은 제2차 세계대전 이후 '요람에서 무덤까지'를 슬로건으로 발달된 사회보장제도를 갖추었다.

보건을 위한 범세계적인 움직임도 주목할 만하다. 1948년 세계보건기구(World Health Organization: WHO)가 발족되어 1977년 'Health for all by the year 2000'을 목표로 1차 보건의료의 확립을 추구했다. 1972년엔 스톡홀름에서 'The only one earth'를 슬로건으로 인간환경선언을 하였고, 1973년에는 국제환경기구(United Nations Environment Program)가 설립되었다. 1992년 리우데자네이루에선 각국의 정상이 모여 '리우환경선언'을 선포하여 전 세계의 보건환경을 보존하기 위한 노력이 추진되고 있다.

## 2 우리나라 보건의 역사

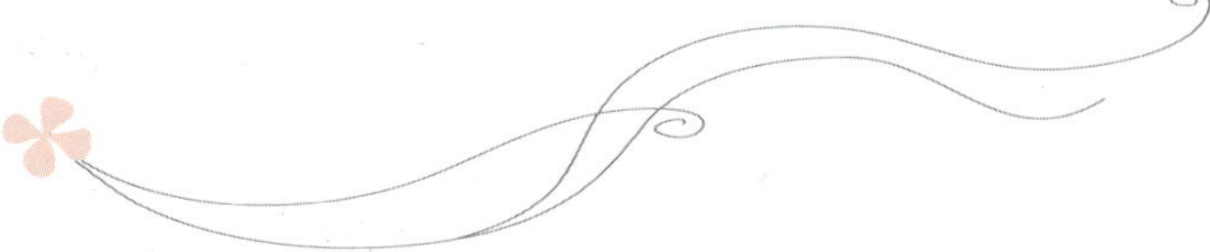

### 1) 삼국시대, 중국 의학의 도입

우리나라에 의학이 본격적으로 도입된 것은 고구려가 중국 의학을 받아들이기 시작하면서부터였다. 고구려는 왕족을 치료하는 '시의'라는 의사계급을 두었다. 백제에는 '약부'라는 관서가 있었고 의박사, 채약사, 약사주 등의 관직도 있었다고 한다. 이에 반해 신라는 상대적으로 중국 의학의 도입이 늦었지만 김무가 저술한 김무약방은 일본 의학이 발전하는 데 큰 영향을 미쳤다.

삼국을 통일한 뒤에 통일 신라는 당 문화를 받아들여 약전, 보명사 등 의료행정기관을 두었다. 의학교육제도는 효소왕 때에 본초경, 감월경 등을 도입하였다. 고려 성종 때는 의박사를 지방으로 파견하여 의학교육을 시행하였다.

## 2) 대한제국과 일제 강점기, 전염병 예방규칙과 신의학 교육의 시작(1879~1910년)

조선시대 말 청나라의 간섭에서 벗어난 완전한 독립국이라는 뜻에서 우리나라는 국호를 대한제국으로 개칭하였다. 1896년에는 각 지방에 종두세칙이 공포되었고, 여러 가지 전염병이 유행함에 따라 전염병예방규칙이 공포되었다. 1908년에는 제세규칙이 공포되고 서울 시내 오물 청소에 대한 규정이 마련되었다. 한편 1899년에는 의학교 관제가 공포되고 신의학교육이 시작되었으며, 초대 교장으로 지석영이 임명되었다. 1844년에 서양식 의료기관이었던 왕립병원인 광혜원이 서울에 설립되었고 그 후 제중원으로 개칭되었다.

일제 강점기 우리나라 보건의료는 미국 의학과 일본 의학이 병행 발전하였다. 그러나 일본 의학은 일본인 거류민의 보호를 위주로 의료 사업에 국한되었으며, 보건행정은 당시 총독부 경무총감부의 위생과에서 관장함으로써 경찰에 의한 보건행정이 실시되었다. 현대 의료시설로는 자혜의원이 전국의 23개소에 설치되어 지방의료기관의 중추가 되었으며, 후에 시 · 도립병원으로 명칭이 바뀌었다가 1983년도에 지방공사의료원이 되었다. 해방 전까지 우리나라의 보건사업은 환경위생, 전염병예방 등에 국한된 좁은 의미의 보건사업에 주력해 왔다.

## 3) 해방 이후, 보건의료 관계법령과 보건행정체계 구비(1945~)

1945년 8월 15일 해방과 더불어 오늘날과 같은 넓은 의미의 미국식 보건 사상이 도입되었다. 남한에 진주한 미군은 1945년 9월에 법령 제1호로 위생국을 설치하고 총독부의 경무국 위생과를 폐지하였다. 같은 해 10월에는 위생국이 보건후생국으로 개칭되고 의무과 직무가 부과되었다. 그 후 보건후생국이 보건후생부로, 각 도에 설치한 보건후생부를 도보건후생국으로 개편되었다. 미군정시대 보건후생부는 규모나 인원, 예산 면에서 다른 부에 비해 막강하였다. 과거 경찰에서 관장하던 위생사무도 보건후생부와 도보건후생국으로 이양되어 거의 완전한 보건행정체계를 구비하게 되었다.

## 4) 대한민국 정부 수립 이후, 복지, 안전, 질병관리, 건강증진 강화(1948~)

1948년도 대한민국 정부 수립 이후 사회부 직제를 신설하여 비선실, 보건국, 후생국, 노동국, 주택국, 부녀국을 설치하였으며, 그 후 보건부를 신설하고 산하에 비서실, 의정국, 약정국, 방역국을 두었다. 1955년에는 정부조직법을 개정하여 보건부와 사회부를 통합한 보건사회부 직제가 공포되었으며, 1963년도에는 노동청이 신설되어 보건업무로부터 독립을 하였다.

1994년도에는 보건사회부를 보건복지부로 개편하여 복지업무를 강화하기 시작하였으며, 1996년도부터 식품과 약품의 안전성과 유효성을 검토하기 위한 목적으로 식품의약품안전본부를 설치, 운영하다가 1998년도에 식품의약품안전청(KFDA)으로, 2013년도에 식품의약품안전처(MFDA)로 승격 · 개편하였다. 또한, 2003년도에는 전염병 연구 및 관리, 생명과학 연구 및 교육훈련 수행 등을 목적으로 질병관리본부(KCDC)를 설치하였다.

1995년도에는 보건소법을 지역보건법으로 개정하여 보건교육 및 건강증진사업을 강화하였으며, 특히 같은 해에 제정된 『국민건강증진법』을 통해 담배세에 건강증진부담금을 부과하고 건강증진기금을 조성하여, 금연, 절주, 운동, 영양 등 국민의 건강한 생활양식과 건강한 환경을 지원하기 위한 다양한 사업을 개발하여 추진하고 있다.

## 연습문제

**1.** **건강의 현대적 개념을 가장 잘 표현한 것은?**

① 생태학적 개념
② 사회/생태적 개념
③ 정신/신체개념
④ 생활개념
⑤ 생의학적 개념

**2.** **건강한 상태를 가장 잘 표현한 것은?**

① 신체적으로 완전한 상태
② 정신적으로 완전한 상태
③ 질병이 없고 허약하지 않은 상태
④ 신체적, 정신적으로 완전한 상태
⑤ 신체적, 정신적, 사회적으로 완전히 안녕한 상태

**3.** **세계보건기구 헌장이 정하고 있는 건강개념은?**

가. 신체적　　나. 정신적　　다. 사회적　　라. 경제적

① 가, 나, 다
② 가, 다
③ 나, 라
④ 라
⑤ 가, 나, 다, 라

**4.** 건강을 기능주의적 관점에서 “각 개인이 사회적인 역할과 임무를 효과적으로 수행할 수 있는 최적의 상태” 라고 정의한 자는?

① Talcott Parson
② Walsh
③ Claude Bernard
④ Galenus
⑤ Winslow

**5.** 사회적 안녕(Social Well-being)이란?

① 사회질서가 잘 확립된 상태
② 보건의료제도가 발전된 상태
③ 사회복지제도가 잘 발달된 상태
④ 각자의 기능과 역할을 충실히 수행할 수 있는 상태
⑤ 외부환경의 변화에 대하여 내부환경의 항상성이 유지되는 상태

**6.** 가장 적극적인 의미의 예방활동으로 볼 수 있는 것은?

① 건강증진 활동
② 조기발견 조기치료 활동
③ 집단검진 활동
④ 예방접종 활동
⑤ 중증화 예방활동

**7.** 2차 예방활동에 해당하는 것은?

① 생활환경개선
② 조기발견과 조기치료
③ 의학적 재활
④ 예방접종
⑤ 사회복귀

1. ④ 2. ⑤ 3. ① 4. ① 5. ④ 6. ① 7. ②

**8.** 질병의 자연사에 따른 예방적 조치가 바르지 않은 것은?

① 비병원성기: 건강증진 활동
② 초기 병원성기: 생활환경개선
③ 불현성 감염기: 중증화의 예방
④ 발현성 감염기: 악화방지
⑤ 회복기: 재활 및 사회생활 복귀

**9.** 병원체, 숙주, 환경이 평형을 이룰 때 건강을 유지하게 된다는 지렛대 이론(lever theory)을 주장한 자는?

① F. G. Clark
② Claude Bernard
③ John Gordon
④ John Graunt
⑤ M. V. Pettenkofer

**10.** Winslow는 공중보건을 "조직화된 지역사회의 노력을 통하여 질병을 예방하고, 수명을 연장시키며, 신체적 · 정신적 효율을 증진시키는 기술이며 과학"이라고 정의하였다. 공중보건을 달성하기 위한 지역사회의 노력으로 적절하지 않은 것은?

① 개인위생에 관한 보건교육
② 환경위생 개선과 감염병 관리
③ 질병의 치료와 재활 중심의 간호 및 의료서비스의 조직화
④ 건강의 유지에 적합한 생활수준을 보장받을 수 있는 사회제도의 발전

**11.** 공중보건의 궁극적 목표는?

① 건강과 장수의 생득권 실현
② 질병 치료의 과학화
③ 의료취약지 해소
④ 의료전달체계의 효율성 고양
⑤ 적절한 식생활과 영양개선

**12.** **지역사회(Community)의 구성요소가 아닌 것은?**

① 인구
② 생활공간
③ 조직
④ 동질감
⑤ 재원

**13.** **보건사업의 최소 단위는?**

① 개인
② 가족
③ 사업장
④ 지역사회
⑤ 국가 전체

**14.** **보건의 가장 중요한 건강관리 대상은?**

① 개인
② 가족
③ 환자
④ 노약자
⑤ 주민

**15.** **위생학(Hygiene)이라는 용어를 최초로 사용한 사람은?**

① John Snow
② M. V. Pettenkofer
③ Claude Bernard
④ Claudius Galenus
⑤ J. P. Frank

8. ② 9. ③ 10. ③ 11. ① 12. ⑤ 13. ④ 14. ⑤ 15. ④

**16.** **공중보건학과 전통의학에 대한 설명이 바르지 않은 것은?**

① 공중보건학의 대상은 지역사회 주민이며, 의학은 개인이나 가족이다.

② 공중보건학의 방향은 사회 · 환경적 요인 추구이며, 의학은 병인의 생물학적 요인 추구이다.

③ 공중보건학의 책임소재는 공공조직에 있으나 의학은 개인이나 가족에게 있다.

④ 공중보건학적 문제해결은 보건서비스를 통해서 실시하고 의학은 진료와 투약을 통해서 실시한다.

⑤ 공중보건학적 진단은 임상적 진단에 의하는데 반하여 의학은 통계적 방법으로 한다.

**17.** **보건학의 연구영역과 가장 관계가 적은 것은?**

① 지역사회보건학

② 건설의학

③ 사회의학

④ 지역사회의학

⑤ 임상의학

**18.** **공중보건의 역사를 고대기–중세기–여명기–확립기–발전기로 구분하여 볼 때 중세기에 대한 설명으로 옳은 것은?**

① 나병, 흑사병, 천연두, 홍역 등 크고 작은 감염병이 대유행하였으며, 검역병이 제정되어 최초로 검역소가 설치 운영되었다.

② 산업혁명으로 공중보건의 사상이 싹트기 시작한 시기로, 스웨덴에서는 최초의 국세조사가 이루어졌고 제너에 의해 우두종두법이 개발되었다.

③ 인류최초의 위생법전인 '레위기'가 쓰여졌으며, 건강은 혈액, 점액, 황담, 흑담의 4가지 체액의 균형에 의해 유지된다고 하였다.

④ 질병은 자연적으로 발생하는 것이 아니라 세균이나 미생물에 의해 발생한다는 새로운 학설이 대두되고, 콜레라에 관한 역학조사를 통해 감염병 발생 원인을 입증하였다.

**19.** 의료공급자와 수혜자, 정부 또는 지역사회가 상호 협력하여 지역사회의 보건문제를 해결하고 포괄적인 의료를 제공하는 것을 목적으로 하는 것은?

① 사회의학
② 건설의학
③ 예방의학
④ 공중위생학
⑤ 지역사회보건학

**20.** 최근 보건의료사상이 지향하는 공중보건의 개념은?

① 1차 보건의료
② 행태적 보건의료
③ 생태학적 보건의료
④ 포괄적 보건의료
⑤ 생의학적 보건의료

**21.** 공중보건사업을 계획할 때 가장 중요한 기초자료가 되는 것은?

① 국세조사자료
② 영양상태
③ 경제지표
④ 보건통계자료
⑤ 건강보험이용실태

**22.** 공중보건사업의 주체로서 가장 바람직한 것은?

① 관할 보건소장
② 중앙정부
③ 시, 도
④ 시, 군, 구
⑤ 지역사회의 자치조직

16. ⑤ 17. ⑤ 18. ① 19. ⑤ 20. ④ 21. ④ 22. ⑤

## 23. 공중보건학적 사고라고 볼 수 없는 것은?

① 지역사회의 보건수준 평가는 각종 보건통계자료에 근거한다.
② 주민의 건강과 사회/환경적 요인과의 관계를 규명한다.
③ 지역사회내의 인구집단 모두를 연구대상으로 한다.
④ 질병의 유행의 발생기전과 치료방법을 개발한다.
⑤ 보건사업의 계획, 집행, 사업의 효율성 및 사업 수행 후 그 결과를 평가한다.

## 24. 공중보건사업 수행의 3대 요소는?

① 보건정책, 환경위생, 보건교육
② 보건행정, 보건관계법규, 보건교육
③ 보건행정, 보건관계법규, 건강증진
④ 환경보전, 보건관계법규, 감염병 관리
⑤ 보건행정, 모자보건, 학교보건

## 25. 알마아타 선언의 철학적 배경은?

① 환경권
② 인권
③ 일조권
④ 노동권
⑤ 건강권

## 26. 1차 보건의료와 관련이 있는 것은?

① 교토의정서
② 오타와(Ottawa)헌장
③ 몬트라올의정서
④ 라우환경선언
⑤ 알마아타(Alma-Ata)회의

**27.** **1차 보건의료의 필요성이 대두된 이유와 관계가 가장 적은 내용은?**

① 일부 특수계층에만 의료수혜가 이루어지고 있기 때문에
② 계층간에 건강 향유의 격차가 심화되어 가고 있기 때문에
③ 현대의료가 비인간화 되어가고 있기 때문에
④ 지역사회의 의료기술을 고급화할 필요가 있기 때문에
⑤ 건강문제의 대부분은 예방이나 간단한 치료로 해결할 수 있기 때문에

**28.** **1차 보건의료의 4가지 접근방법이 아닌 것은?**

① 접근성
② 수용성
③ 일관성
④ 급성질환 관리
⑤ 심신장애자의 사회의학적 의료

**29.** **개인위생이라는 개념이 공중보건의 개념으로 전환된 시기는?**

① 1차 보건의료 채택
② 산업혁명 이후
③ 오타와 헌장을 채택
④ UNEP 설립
⑤ 세계보건기구 탄생 이후

**30.** **검역제도의 기원이 된 감염병은?**

① 콜레라
② 페스트
③ 결핵
④ 한센병
⑤ 두창

**31.** **최초로 공중보건법을 제정한 나라는?**

① 영국
② 미국
③ 독일
④ 스웨덴
⑤ 일본

23. ④ 24. ② 25. ⑤ 26. ⑤ 27. ④ 28. ④ 29. ② 30. ② 31. ①

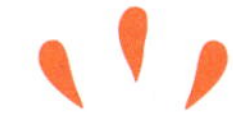

제 Ⅱ 부

# 보건의 분석방법

# 제1장 보건의 기초학문 역학

## 1 역학의 정의

20세기 위대한 보건학자인 C.E.A. Winslow는 역학을 "보건의 진단적 학문분야"라고 불렀다. 영어로 'Epidemiology'라고 하는 역학의 어원은 희랍어에서 기인한 것으로 'Epi'는 '무엇에 관한(Upon)'이란 뜻이고 'Dem'은 '인구(People, Population)'라는 의미이며, 'Ology'는 '학문(Science)'을 의미한다. 'Epidemic(=Upon the People)'이라는 말은 B.C. 3세기경 Hippocrates의 저서에서 처음 사용되었으며, 본래의 의미는 인간집단에서 발생하는 전염병에 관해 연구하는 학문으로 사용되어 왔다.

여러 학자들은 역학에 대해 다음과 같이 정의를 내리고 있다.

**Macmahon**는 "역학은 인간집단에 발생하는 질병빈도 분포와 이들의 결정 요인에 관한 연구"라고 하였다.

**Stallybrass**는 "역학은 전염병의 주요 원인, 전파 및 예방을 연구하는 과학이며, 특히 유행적 증후를 취급하는 학문"으로 정의하였다.

**John. E. Gordon**은 "역학이란 인간집단 내의 질병과 상해의 집단적 형태를 연구하는 의학생태학의 한 분야"로 보았다.

**G. W. Anderson**은 "역학은 모든 질병발생을 연구하는 학문"으로 정의하였다.

**Greenwood**는 "역학은 모든 질병을 집단 현상으로 연구하는 학문"이라고 하였다.

**Clark**는 "역학이란 인간의 집단사회에서 일어나는 질병, 불구, 무능력 또는 사망의 발생과 분포에 영향을 주는 여러 가지 요인을 연구하는 학문이다."라고 정의하였다.

**Maxcy**는 "역학이란 인간사회에서 질병의 발생과 분포를 결정하는 여러 가지 요인과 조건의 관련성을 연구하는 보건학의 한 분야로서, 보건학적 인류를 괴롭히는 여러 가지 질병의 원인을 규명하여 지역사회의 공공기관으로 하여금 질병의 예방 및 관리를 위하여 효과적으로 이용할 수 있도록 연구하는 학문이다."라고 하였다.

국제 역학회에서 "역학은 인구집단 내에서 발생하는 질병의 빈도와 분포를 결정하는 요인들에 관하여 연구하는 학문이다."라고 정의하였다.

이와 같은 여러 개념을 종합 정리하면 역학이란 인간집단에서 발생 · 존재하는 질병의 분포를 관찰하고 그와 관련된 요인을 규명하여 그 질병의 관리와 예방을 강구함으로써 인구의 건강증진을 목적으로 하는 과학 또는 학문이라고 할 수 있다.

이들 정의 중에서 공통적인 특성을 종합해 보면,

첫째, 역학의 주요 연구대상은 인구집단이다.

둘째, 역학의 연구과제는 집단 구성원들 중에서 발생하는 건강에서 사망에 이르기까지 모든 사건의 자연사와 이 사건의 변수별 분포 및 이 분포의 결정 요인들이다.

셋째, 역학의 궁극적인 목적은 인구집단의 건강증진을 위한 수단을 개발하는 것이다.

## 2 역학의 변천

원래 역학과 보건의 주요 관점과 범위는 천연두, 페스트, 디프테리아, 백일해, 콜레라, 성홍열과 같은 감염병 관리를 포함해왔다. 주요 목적은 질병이 확산되거나 재발을 막는 것이었다. 역학의 범위도 시대의 흐름에 따라 다소 변해왔으나 감염성 질환의 통제는 전 세계를 통해 아직도 높은 우선순위를 차지하고 있다.

역학의 역사를 거슬러 올라가 보면 감염병 발생의 가장 극적인 사례 중 몇 가지는 자연적 또는 수동적 면역을 갖추지 못한 사람들이 그러한 감염병과 접촉하게 되었을 때 나타났다. 예를 들면, 멕시코의 원주민인 Aztec을 정복한 소수의 스페인 사람들은 천연두의 도움 없이는 정복이 불가능했을 것으로 보기도 하는데, 즉 아즈텍 사회에 천연두가 전파됨으로써 스스로를 방어할 수 있는 사회적 능력이 감소되었던 것이다. 이와 같은 사실은 J. Cook 선장이 감염병 전파 때문에 무력해진 하와이를 손쉽게 정복할 수 있었다는 사례에서도 찾아볼 수 있다. 즉 천연두, 성홍열, 결핵 등과 같은 질병의 전파로 인해 아메리카 원주민들을 쉽게 정복할 수 있었던 것이다.

역사적으로 중요한 역학자들을 중심으로 역학의 발전과정을 살펴보기로 하자.

### (1) 히포크라테스

최초의 역학자라고 할 수 있는 히포크라테스는 그의 저서 'Epidemic'에서 질병의 발생이 기후 등의 환경이나 생활양식에 의한다고 설명했으며, 인체의 모든 생물학적 현상을 건, 습, 열, 냉의 4가지 요소로 분류하여 질병의 발생이 인간 생활에 미치는 기후의 영향이라는 역학적인 해석을 주장하였다. 기원전 5세기에 인간 질병의 전파에 개인의 내적 환경과 외적 환경이 관련된다는 점을 처음으로 제시하였으며, 질병발생이 초자연적인 힘보다는 환경이나 생활양식에서 비롯한다는 점을 과학적인 근거로 설명하고자 노력하였다.

질병발생이 주거지역, 기후, 식생활, 주택 등의 환경 요인과 관련이 있음을 인식하였고, 질병발생현상을 개인뿐 아니라 집단현상으로 취급하는 숫자적 개념을 가지고 관찰, 기록하였으며, 지역의 특성과 다른 풍토병 및 시간에 따라 분포 양상이 변동하는 유행병을 구분하였다.

### (2) John Graunt

1662년 John Graunt라는 영국의 상인이 런던 주민의 출생과 사망을 일주일마다 분석하여 처음으로 인구집단에 대한 질병의 양상을 수량화하였다. 분석결과 남자가 여자보다 출생률과 사망률이 높다는 점을 발견하였고, 영아사망률과 흑사병이 나타난 연도의 특성을 분석함으로써 통상적으로 수집된 자료가 제공하는 질병에 관한 정보의 가치를 인식하여 근대 역학의 기초를 마련했다.

### (3) John snow(1813~1858년)

영국의 의사였던 John Snow는 런던의 콜레라 유행의 기원을 밝히기 위한 가설검증을 시도하였고, 콜레라 유행 조사에 역학적 관찰법을 응용하여 기술역학의 표본적 방법을 제시하였으며, 콜레라의 치사율을 지역적인 분포로 비교하여 상수도 급수시설에 따라 큰 차이가 있음을 확인하고 이러한 사실을 근거로 오염된 물을 관리함으로써 콜레라 예방에 크게 기여하였다.

런던에서 발생했던 콜레라의 2차 유행을 관찰하면서 콜레라는 인간의 상호 왕래를 통해 전파된다는 점, 콜레라 환자와 밀접한 접촉을 하는 사람들 중에서 주로 발병자가 생긴다는 점, 빈곤과 군집생활을 하는 사람과 관련이 있는데, 이는 특히 오물과 관련이 있다는 점, 임상적, 병리학적으로 보아 콜레라는 주로 위장관을 침범하는 질병이라는 점 등을 토대로 하여 환자의 위장관을 통해서 배설되는 특수한 세포 성분인 병원독을 건강한 사람이 삼킴으로써 발생된다는 가설을 정립하였다.

이후 이 가설은 1853~1854년에 다시 런던에서 발생했던 콜레라의 3차 유행 시에 증명되어 Broad Street의 펌프가 콜레라 발생의 요인임을 밝혀내고 펌프를 철거하여 그 물을 마시지 못하도록 하였는데, 그 후로 콜레라 환자 발생이 감소하고 끝내는 종식되었다.

### (4) Clara Louise Maass

간호사였던 Clara Louise Maass는 전염성 질환의 원인 연구에 기여한 사람으로 20세기 초에 황열의 원인균을 분리, 동정하는 연구에서 모기가 질병의 보균자가 된다는 사실을 증명하는데 결정적인 공헌을 하였다.

### (5) Goldberger

펠라그라(Pellagra)는 스페인의 Casal에 의해 1735년부터 한센병의 일종이자 독립된 질환으로 기재해 왔었다. 그 후 1914년 Goldberger의 기술 역학적 접근을 통해 펠라그라의 원인이 영양결핍에 기인한다는 것을 밝혀냈다. Goldberger는 펠라그라 환자가 이른 봄에 많이 발생하고 저소득층과 고아원, 정신병원, 시설의 수용자들 중에서 발생한 반면 수용시설에 근무하는 의사나 간호사들 중에는 펠라그라 환자가 없다는 점에 주목하였다. 특히 옥수수를 주식으로 하며 고기나 우유 섭취가 적은 사람들에게서 발생한다는 점에서 주식인 옥수수가 이 질병의 원인일 것이라는 생각을 하게 되었다.

이에 펠라그라가 영양결핍에 기인한다는 것을 입증하고자 2명의 죄수에게 동물성 단백질이 없는 식사를 공급하여 인위적으로 펠라그라 환자를 만들고 이들 환자의 분비물을 자기 자신과 부인 외 건강한 사람들의 인후 점막에 묻혀서 펠라그라가 발병하지 않음을 확인함으로써 이 질병이 전염병이 아니고 영양결핍증임을 실험역학적으로 입증하였다. 즉 임상의사의 정확한 진단, 질병분포가 상이한 것에 대한 가설(기술역학), 가설의 증명을 위하여(분석역학) 환자-대조군 연구와 전향성 연구를 실시했던 것이다.

#### (6) Doll, Hammond, Dorn 등

Doll, Hammond, Dorn 등은 각각 의사집단, 지역사회 주민집단 또는 군복무 후 정부가 시행하는 생명보험에 가입한 가입자 집단을 대상으로 이들의 흡연 습관을 조사하고 후에 사망하는 경우, 폐암으로 사망하였는가의 여부를 철저히 조사하여 흡연과 폐암과의 관계를 입증하였다. 이들의 공통 소견은 흡연과 폐암발생의 사이에는 통계학적으로 유의한 연관성이 있다는 점이다. 이 연구에 의해 흡연과 폐암발생 사이에 인과관계가 있다는 결론에 도달할 수 있는 기초가 되었다고 볼 수 있다.

이와 같이 질병의 원인을 찾기 위한 역학적 노력은 끊임없이 지속되고 있다. 현대의 역학자들은 사람들을 건강하게 유지시켜주는 변인을 찾아내려고 한다. 그들은 B형 간염과 AIDS를 포함하여 아동학대, 낙태, 가정폭력 및 전염병과 같은 다른 건강에 관련된 현상과 함께 만성질병 상태의 원인, 사고 등을 분석하는데 노력을 기울인다. 또한, 건강의 분포에 영향을 미치는 사회적 및 신체적 요인들을 연구하는데 중요성을 두고 있다.

## 3 역학의 역할

1853~1854년에 런던에서 최초로 역학적 방법론을 질병 연구와 통제를 위해 사용한 사람은 근대 역학의 아버지라고 불리는 영국의 의사 John Snow였다. 스노우는 1848년 런던에 창궐했던 콜레라 유행에 관심을 갖고 있던 중 특히 폐기물로 오염이 심한 템스강 부분에서 끌어온 물을 공급하는 두 민간회사에 의해 제공된 물을 사용하는 곳에서 사망률이 높은 것에 주목했다. 민간회사 두 곳 중 Lambeth 회사가 오염이 되지 않은 템스강의 다른 부분으로 물 공급원을 바꾼 이후 그 회사의 물을 공급받는 지역의 콜레라 사망률은 급감하였으나, 물 공급원을 바꾸지 않은 Southwark & Vauxhall 회사에서 물을 공급받는 지역의 콜레라 사망률은 변화가 없었다는 점에 주목하고 콜레라가 오염된 물에 의해 확산되었을 것이라는 가설을 세웠다. 1853년 다시 런던 중심가에 극심한 콜레라가 유행하자 콜레라 사망자가

발생한 가정을 방문하여 어느 회사에서 공급하는 물을 사용하는지 조사하였다. 그 결과 Southwark & Vauxhall 회사의 물 공급을 받는 가정에서의 콜레라 사망률이 Lambeth 회사에서 제공한 물을 사용하는 가정에 비해 8.5배나 높은 것으로 나타났다. 이 결과는 콜레라로 인한 사망이 급수원과 관계가 있다는 확실한 증거가 되었다.

영국 정부에서 정기적으로 수집한 출생과 사망 자료의 일부로서 콜레라 사망에 대한 자료가 없었더라면 스노우의 가설은 결코 검증되지 못했을 것이다. 이제는 모든 선진국에서 출생, 사망 및 기타 생정 통계 자료를 수집하고 있다.

많은 사람들이 죽어가기 전에 질병 유행을 확인하기 위해 정부에서는 관리가 필요한 특정 질환에 대해서는 진단과 동시에 보고가 이루어지는 역학감시 체계를 활용한다. 역학감시 대상이 되는 질환은 대부분은 적절한 조치가 이루어진다면 확산이 방지되는 감염성 질환들이다.

역학이란 용어가 처음 사용되었을 때 그 연구의 대상이 된 질병은 대부분 전염성이 강한 감염병들이었고, 따라서 역학은 감염병이 창궐했던 시대에 이를 예방하고 관리할 목적으로 발달되어온 학문이었기 때문에 1930년대까지 연구내용의 대부분은 감염성 질환이었다. 그러나 면역학, 보건학 및 세균학이 발달되고 비감염성 만성질환으로 질병구조가 바뀌어감에 따라 역학적 연구 내용도 감염성 질환에서 비감염성 질환으로 확대되었다.

역학적 연구는 현재 여러 가지 만성퇴행성 질환인 암, 심혈관계 질환, 당뇨병, 고혈압 및 교통사고와 자살 등까지 영역이 확대되고 있으며, 국민의 건강유지와 증진을 목표로 하는 보건학에서는 필수적인 학문분야이다. 즉 국민 또는 지역사회 주민의 건강수준을 측정하고 그것의 보건문제가 무엇인지를 분명하게 파악할 뿐 아니라, 그 질병이 원인을 밝혀내어 문제를 해결하기 위한 보건사업의 우선순위를 결정하고 수행하고자 하는 보건사업의 계획과 집행과정, 투입된 자원에 대응되는 효과를 평가하는데 주도적인 역할을 하는 학문이다.

역학의 정의에서 언급한 바와 같이, 질병에 대한 역학적 활동은 인구집단의 질병 및 질병관련 요인들의 분포자료를 통해 질병과 요인의 관계 그리고 질병의 원인을 찾아냄으로써 그 결과를 질병예방 활동에 적응하려는데 목적이 있다. 역학은 다음과 같은 역할을 통해 역학의 목적 달성에 기여한다.

## 1) 질병발생 원인규명

역학의 역할 중 가장 중요하고도 공헌이 큰 부분은 질병의 예방을 위해 질병이 발생하게 되는 원인을 규명하는 일이다. 또한, 궁극적인 목표는 질병발생을 예방하는 것이고 나아가 건강증진수단을 개발하는 것이다. 예를 들면, 1970년대 말에 월경하는 여성들 사이에 열이 나고 저혈압이 발생하며 피부발진이 발생하는 사례가 1980년대까지 50차례 보고되었는데, 그중 3명이 사망하여 "독성쇼크증후군"으로 명명한 뒤 대조군을 선정하여 이들과 비교하였다. 그 결과 성병, 질의 감염, 성교 빈도 또는 월경 중 성교행위 등에 대하여는 아무런 차이를 보이지 않았으나, 환자의 100%가 탐폰을 사용한 데 비해 대조군은 83%가 탐폰을 사용한 것에서 차이가 났으며, 특히 환자집단은 대조집단에 비해 Rely 사의 탐폰을 유의하게 많이 사용하는 것으로 드러났다. 또 이러한 증상은 탐폰을 사용하지 않는 사람에 비해 사용하는 사람이 10배 높았다.

20세기의 흑사병이라고 하는 후천성 면역결핍증은 1983년 병의 원인균이 인간면역결핍바이러스(HIV)라는 것으로 밝혀졌으나, 항원의 빈번한 변이성 때문에 지금까지도 백신개발이 이루어지지 않아 주로 전파차단을 통한 예방에만 의존하고 있다.

원인을 규명해 나가는 전략을 보면, 사건의 자연사와 발생 양상에서 기술된 자료를 근거로 가설을 설정하고 이 가설을 설명하기 위한 실험적 · 분석적 연구를 실시하여 원인 혹은 유행기전을 찾아낸 다음 새로운 가설의 설정과 이를 증명하기 위한 연구를 반복한다. 병원체의 동정 혹은 원인적 연관성을 확정지은 후 이들의 예방적 효과를 현지에서 실험하여 그 실효성이 확인되면 원인규명의 목적을 성취한 것이다.

## 2) 질병의 자연사에 관한 기술

질병을 이해하려면 질병의 발생 초기부터 끝까지 진행되는 과정, 즉 생리적 상태 혹은 이상 상태의 모든 사상이 발생하여 끝날 때까지의 자연사(自然史)를 알아야 한다. 이 과정은 어떤 요인이 질병 진행에 어떻게 영향을 미치는지 알게 해줌으로써 그 관련성 여부와 정도를 밝혀주고 질병에 대한 치료효과에 대해서도 판단하게 해준다.

감수성기(의학적인 처치를 하지 않은 자연상태에서의 시기), 임상질환전기(증상이 나타나기 전의 시기), 이환기(증상이 나타난 시기), 회복기, 사망에 이르기까지의 모든 정보 등을 질병의 자연사(Natural History of Disease)라고 하는데 역학은 이 과정에서 일어나는 모든 현상을 관찰하고 기술한다. 특히 질병의 임상적 특징, 검사 결과 및 임상경과 등 자연사에 관한 통계는 임상의들에게 진단 기준이 되며 예후를 추정하는 데 아주 유용하게 쓰인다.

이 외에도 건강수준과 건강 및 질병양상(사망률, 유병률, 발생률 등)에 관한 기술, 모집단 및 인구동태에 관한 기술, 새로운 보건기술 지표의 개발(예를 들면 삶의 질을 평가하는데 평균수명만으로 부족하므로 건강수명을 보건지표로 개발) 등이 있다.

## 3) 질병발생 또는 유행의 감시

질병의 발생 및 유행을 방지하려면 항상 질병의 이상 상태를 감시하여야 하며 질병 유행 상황 파악, 문제점 발견, 관리 대책 수립 및 결과의 평가 등 질병유행의 감시역할이 필요하다. 1986년 구소련의 체르노빌에서 발생한 원전 화재사고 등으로 주변지역에 방사능이 유출되어 급 · 만성으로 암의 발생, 기형아의 발생, 어린이 백혈병의 발생 등 많은 건강장애가 발생하였고 반경 15km 이내에 거주한 24,000명의 사람 중에서 15명의 추가 암사망자가 발생하였다.

## 4) 건강수준과 질병양상에 관한 기술

건강상태를 측정하는 여러 가지 보건지수의 기술뿐 아니라 이들을 결정하는 요인들, 즉 그 특정지역사회를 둘러싼 환경인 정치, 사회적 체계, 문화, 민속적 규범, 인구밀도, 주민들의 건강과 질병에 대한 전통적인 의식구조, 보건문제 해결을 위한 지역사회의 조직된 노력, 경제구조, 그 지역의 물리적, 생물학적 환경 등을 관련시켜 기술한다.

## 5) 임상분야의 활용

역학적인 원리와 방법을 임상의학의 연구에 적용하는 분야를 임상역학(Clinlcal Epidemiology)이라고 하는데, 환자의 치료를 위한 치료약제 및 수술효과의 측정(임상실험), 진단검사방법의 정확성을 판정해주는 감수성 및 특이성의 측정, 각종 생물학적인 변이(Variation)의 분포 및 정상치와 비정상치의 구분 등에 기여한다.

## 6) 연구전략 개발

인간의 건강에는 전혀 영향을 미치지 않으면서도 어떤 특정 요인의 존재나 부재가 건강에 미치는 결과를 명백히 증명해 줄 수 있는 연구방법, 즉 원인-결과의 관계를 규명하기 위해 필요한 여러 가지 과학적인 방법을 개발하는데 많은 공헌을 하고 있다.

## 7) 보건의료기획과 평가를 위한 자료제공

의료보장이 발달함에 따라 제한된 보건의료자원을 국민에게 효율성 있게 제공하느냐 하는 문제가 중요시 되고, 따라서 이를 위한 효과적인 의료 전달체계와 보건의료기획이 더욱 중요하게 부각되었다. 이러한 보건사업기획을 위하여 지역주민의 건강 정도를 측정하는 많은 자료가 필요하게 되었으며, 이 자료의 상당 부분이 역학에 의해 가능하게 되었다. 예를 들면 역학자료를 활용하여 보건사업의 필요도를 측정, 평가하고 새로 도입될 사업계획 및 설계에 대한 평가, 사업의 진행과정과 그 효율성에 대한 평가, 실제 그 사업에 의해 얻어진 효과에 대한 평가를 한다.

# 제2장 역학의 원리 및 분석방법

역학적 연구방법이란 역학을 기초로 하고 통계학적인 방법과 사회과학적 방법을 응용하여 질병의 예방을 위해 질병의 원인 및 전파에 관계되는 요인, 환경, 숙주와의 모든 관계를 연구하는 고유의 방법을 말한다. 역학은 인간집단을 대상으로 하여 그 속에서 발생하는 모든 생리적 상태의 기술뿐 아니라 건강문제 등의 원인 규명과 그 예방 대책을 강구하는 학문으로 다양한 연구방법의 개발을 통해 건강증진을 추구하여왔다.

역학적 연구방법은 집단 관찰을 통해서 질병의 분포 및 자연사를 파악하고, 질병발생 요인을 명백히 규명하며, 집단의 역학적 진단과 대책을 수립하는 것이다.

역학적 조사방법은 실험(Experiment)과 관찰(Observation)로 구분되는데, 그중에서 실험연구는 조사자가 어떤 요인은 통제할 수 있기 때문에 가장 쉽게 이해할 수 있는 방법인 반면 인간을 대상으로 하는 연구이기 때문에 윤리적인 문제가 뒤따를 수 있는 제한점이 있으므로 조사자는 관찰적 접근을 사용한다. 따라서 인간을 대상으로 하는 연구의 대부분은 관찰연구이다.

관찰연구란 어떤 조사대상에 대해서 실험적 처치나 자극을 가하지 않고 자연 상태 그대로 비교하고 평가하며 분석해 보는 간단한 관찰과 통계적 처리에 이르기까지의 관찰연구를 말하며, 실험연구는 화학요법에 의한 약물복용이 어떤 효과가 있는지 등을 조사하는 아주 제한된 방법만이 이용된다.

역학적 연구설계 방법은 검증하려는 가설의 유무에 따라 기술연구와 분석연구, 실험연구로 나누고 연구시점에 따라 전향성 혹은 후향성 연구로 구분한다.

**※ 역학조사 사이클(Epidemiologic Study Cycle)**

역학조사는 기술역학적 조사, 분석역학 또는 실험역학적 조사 및 이론역학적 조사 등으로 구분하기도 하지만 이는 하나의 역학조사 사이클로 이해되는데 기술역학적 조사를 통해서 얻어진 자료를 수집 분석하여 질병발생에 대한 가설을 설정하고, 이 가설의 진실유무를 확인하기 위해 분석역학적 조사로 더욱 상세히 분석하여 가설을 입증한 결과를 근거로 수식화하는 이론역학으로 이루어지는 일련의 연구를 역학조사 사이클이라고 한다.

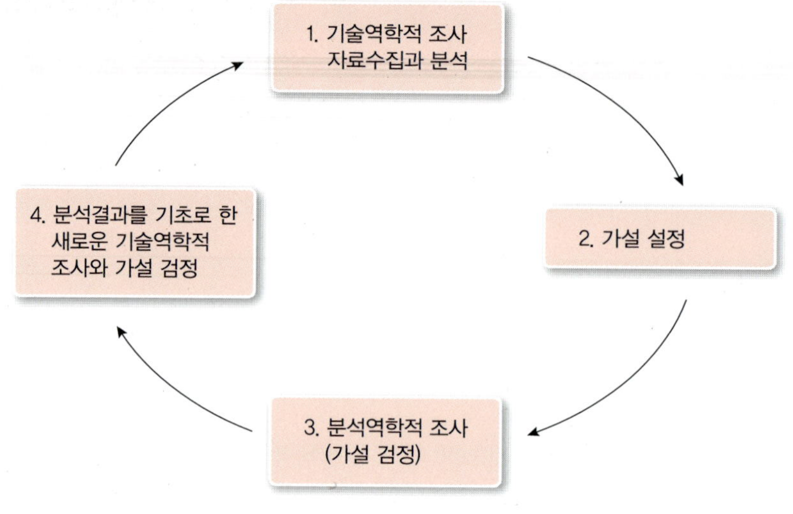


〈그림 Ⅱ-2-1〉 역학조사 사이클

## 1 역학적 연구방법

역학적 연구방법은 크게 관찰연구(Observational Study)와 실험연구(Experimental Study)로 구분한다. 관찰연구란 어떤 실험적 자극이나 행위를 가하지 아니한 자연 상태에서 일어나는 현상으로부터 정보를 수집하여 비교 · 분석하는 연구를 말하고, 실험연구란 직접실험을 통한 연구방법으로 이론상으로는 가장 이상적인 방법이나 인간을 대상으로 하는 연구에서 이 방법을 적용하기에는 아주 제한적일 수밖에 없다. 따라서 대부분의 역학적 연구방법은 관찰연구에 의존하게 된다.

관찰연구는 기술역학과 분석역학으로 구분한다. 기술역학은 생태학적 연구(Ecological Study), 사례보고(Case Report), 사례군 보고(Case Series) 등이 있으며, 분석역학은 단면조사 연구, 환자-대조군 연구, 코호트 연구, 코호트내 환자-대조군 연구(Nest Cast-Control Study)를 포함한다. 실험연구에는 임상연구(Clinical Trial)와 지역사회연구(Field Trial)가 있다.

역학적 방법의 적용에서 가설을 수립하는 때에는 단면연구와 생태학적 연구가, 가설을 검정하는 때에는 코호트 연구와 환자대조군 연구가, 새로운 치료와 예방의 효과를 측정하고자 하는 때에는 임상실험과 지역사회연구가 주로 사용된다.

기술역학은 단순한 상황의 설명으로 1단계 역학이라고도 하며, 분석역학은 인과관계를 증명하기 위하여 사용되므로 2단계 역학, 그리고 이론역학을 3단계 역학이라고도 한다.

## 1) 기술역학(Descriptive Epidemiology)

기술역학이란 인구집단 내에서 발생하는 생리적 상태, 질병, 사망 등의 규모와 분포를 사람, 장소, 시간의 세 가지 측면에서 기술하는 제1단계의 역학적 연구방법이다. 즉, 인구집단에서 질병이나 건강수준의 분포양상, 발생경향을 파악하여 가설을 설정하는 것이다. 이 분야는 특정 지역의 건강수준과 보건의료 수요 추정에 필요한 정보를 제공하며 특정 질병의 지리적, 계절적 분포와 어떤 특성을 갖고 있는 사람에게 흔히 발병하는지를 나타낸다. 이러한 질병의 자연사나 치료방법 도입에 따른 질병 경과의 변화 등은 분석연구에서 검증할 가설을 제공하기도 한다.

### (1) 사람

#### ① 연령(Age)

연령은 질병과 사망 등의 건강문제에 가장 큰 영향력을 행사하는 변수이다. 연령별 사망률은 60세 이후가 되면 급격히 증가한다. 또한, 연령은 질병의 크기는 물론 질병의 위중도와 발생하는 질병의 종류에도 영향을 준다. 예를 들면 호흡기질환이나 백혈병은 소아에게, 관절염 등의 만성퇴행성 질환은 연령이 높아질수록 증가하는 것을 볼 수 있다.

#### ② 성(Gender)

성별에 따라 건강문제의 종류, 규모, 분포가 차이가 나는 것은 잘 알려진 사실이며 이러한 차이는 성호르몬, 성별, 생활습관의 차이로 설명하고 있으나 설명이 곤란한 경우도 많다. 특히, 질병력은 여성이 남성보다 높으나 사망률은 여성보다 남성이 높은 것이 세계적으로 공통된 현상이다.

#### ③ 인종

인종이나 종족별로 유전적 소인이 다른 점 이외에도 관습, 생활습관이 크게 다를 가능성이 많기 때문에 건강문제가 다르게 나타난다. 물론 우리나라와 같이 단일민족국가의 경우 국내에 국한된 연구에 있어 종족은 변수가 될 수 없으나 다민족 국가에서는 기술역학에 중요한 변수로 기여한다.

#### ④ 결혼상태

결혼상태는 미혼, 결혼, 이혼, 사별 등으로 측정하며, 질병과 사망률 등의 건강문제에 영향을 주는 것으로 알려져 있다. 수녀나 미혼의 여성에게 자궁암은 흔하지 않으나 유방암은 많으며, 결혼한 사람들은 결혼하지 않은 사람들보다 정서적 질환의 유병률이 낮은데, 선후관계는 아직 알려져 있지 않다.

#### ⑤ 사회, 경제적 수준

사회, 경제 수준 역시 건강문제에 절대적인 영향을 행사한다. 따라서 질병이나 사망 등의 건강문제를 연구할 때 사회 경제적 수준을 통제하지 않으면 그 영향력을 정확히 측정하지 못할 가능성이 크다. 구체적으로, 건강 관련 정보를 습득할 수 있는 능력을 나타내는 교육수준, 보건의료 수요를 결정하는 수입 정도, 유해물질의 취급이나 스트레스 등과 관련한 직업 등의 변수를 각 사회의 특성에 따라 함께 고려하여 상, 중, 하 등의 서열변수로 측정한다. 흔히 사회, 경제 수준이 높을수록 건강문제는 낮은 것이 일반적이나, 건강문제 발생의 혼란변수로 작용하는 경우가 많으므로 반드시 확인하여야 한다.

### (2) 장소

#### ① 지역

열대성 질환(Tropical Disease)이라는 말은 이 지역에서만 발생하는 질병이 있다는 것을 의미한다. 여기서 열대지역은 그곳에 사는 사람과 기후라는 물리적, 생물학적 환경이 해당 질병의 발생에 유리한 조건을 제공한다는 것을 의미한다. 질병의 지역적 분포를 유행 범위에 따라 다음과 같이 분류한다.

첫째, 범세계적 분포(Pandemic)는 전 세계적으로 발생하거나 유행하는 것으로 독감이 대표적이다.

둘째, 전국적(Epidemic)은 한 국가에서 전반적으로 질병이 발생하는 것으로 우리나라의 경우에는 장티푸스가 토착화되어 있다.

셋째, 지방적(Endemic)은 일부 지역에 특수하게 발생하는 것으로 우리나라의 낙동강유역에서 많이 발생하는 간디스토마의 경우가 이에 해당한다.

넷째, 산발적(Sporadic)은 일정한 지역이나 전국적 현상보다는 일부 지역에서 산발적으로 발생하는 질병양상으로 렙토스피라증 등이 해당된다.

#### ② 국가

국가마다 건강문제의 규모와 양상은 다르다. 이는 정치, 사회, 경제 수준 및 기후, 관습, 종교, 문화, 인구구조 등이 다르며 또한 이들이 복합적으로 작용하기 때문이다. 성 · 연령이 통제된 사망률과 보통 출생률 등은 국가 간에 비교되는 중요한 보건지표이다. 다만 국가 간의 유병률을 비교할 경우 진단기준, 질병발생 신고율, 질병 분류체계 등을 먼저 검토해야 하고 국가에 따라 특정질병 규모의 차이가 큰 것이나 또는 그 이유를 설명하려는 가설은 분석 연구의 가설을 제공하기도 한다.

### (3) 시간

시간은 모든 건강문제의 변화 추이와 원인 추정에 기본이 되는 조건 중의 하나로, 건강문제의 시간적 변동에 따라 유행의 발생이 결정되며 계절적으로 발생이 변화되는 질환, 전염성 질환의 주기변동, 건강문제의 장기적 변동의 측면에서 변화의 파악은 기술역학의 중요한 부분이 된다.

#### ① 추세 변화(Secular Trend: 장기 변화)

장기적 변화로 수십 년 혹은 백 년에 가까운 정도의 기간을 취하여 그 기간 동안에 질병 분포의 변화를 관찰하였을 때 증가 혹은 감소의 경향을 보이는 것으로, 일반적으로 10년을 단위로 질병의 발생과 사망률을 추적한다. 예를 들면 장티푸스(30~40년 주기), 디프테리아(10~24년 주기), 인플루엔자

(약 30년 주기)가 속한다. 선진국에서 위암과 자궁경부암은 20~30년 전부터 차차 줄고 있으며, 폐암은 증가하고 있는 반면, 대장암과 유방암은 큰 차이가 없다. 또한, 최근까지 거의 없어지거나 감소일로에 있던 많은 감염성 질환들이 1990년대에 들어 다시 증가하는 경향을 보이는데, 이러한 것이 바로 추세변동의 관찰 결과이다.

### ② 주기적 변화(Cyclic Fluctuation)

감염성 질환 중 호흡기질환은 수년의 간격을 두고 반복하여 증가하는 현상을 보인다. 질병발생빈도가 수년 간격으로 일정한 기간을 두고 반복되는 경우를 말하며 예를 들면 홍역(2~3년), 백일해(2~4년), 인플루엔자 A형(2~3년), B형(4~6년), 일본뇌염(3~4년)이 속한다. 이는 일정 지역 내 인구 구성원 중 해당 질병에 대한 면역을 갖고 있는 사람들이 감소하는데 걸리는 시간 또는 원인균 자체의 항원성이 변화하는데 소요되는 시간 등이 주기변동을 일으키는데 관계할 것으로 추측된다.

### ③ 계절적 변화(Seasonal Fluctuation)

계절에 따라 건강문제의 발생과 양상이 변화하여 질병발생분포가 1년을 주기로 발생이 많은 달이나 계절이 있을 때를 말한다. 여름철에 소화기계 전염병이나 수인성 질환이, 겨울철에 급성 호흡기질환, 유행성출혈열은 6월과 11월 말에 발생빈도가 높으며 가을철에는 늦은 홍수로 발생하는 렙토스피라증이 많이 발생한다. 특히 매개 곤충과 원인균이 증식하기 불리한 조건의 계절에는 해당 감염질환의 발생률이 크게 떨어진다.

### ④ 단기 변화(Short-Term Fluctuation)

시간별, 날짜별 또는 주 단위로 질병 양상이 변하는 것을 말하며 급성 전염병의 집단 발생이 여기에 속한다.

### ⑤ 불규칙 변화, 불시 유행(Irregular Fluctuation)

일일 변화, 돌연 유행이라고 하며 질병이 일시적으로 국한된 지역에 발생될 때의 현상으로 수인성 감염병, 호흡기질환, 외래 감염병, 대기오염이나 수질오염 등이 속한다. 흔히 외국 등 외부에서 들어온 감염병인 경우이며 콜레라, 페스트 등이 가능한 예이다. 이들은 다시 풍토병, 유행, 범유행으로 구분된다.

**※ 기술역학에서 반드시 포함되어야 할 내용**

① 인구학적 특성: 연령, 성별, 인종, 결혼이나 경제적 상태, 직업이나 가족 상태
② 지역적 특성: 국가나 지역사회의 특성
③ 시간적 특성: 질병 유행의 주기적, 계절적 변화
④ 질병발생의 원인적 특성: 질병의 특성 등

## 2) 분석역학(Analytical Epidemiology)

분석역학은 제2단계의 역학적 방법이며 기술역학의 정보를 기초로 얻은 가설을 검증하기 위하여 수행하는 연구방법을 포함한다. 즉, 기술학적 방법으로 얻은 자료를 가지고 실제로 질병의 원인이 되는 요인이나 속성과 질병과의 인과관계를 규명하는 연구방법이다. 질병발생의 'Why'를 규명하려는 2단계적 역학이다.

질병발생의 요인들에 대하여 어떤 가설을 설정하고 이를 실제로 조사해서 얻은 자료를 분석하여 이 가설이 옳은지 그른지를 특별히 설계된 조사를 통해 검정하는 것을 내용으로 하며, 질병발생 요인과의 인과관계를 밝히기 위한 역학적 방법이다.

가설을 검증하기 위한 역학적 연구방법에는 단면조사 연구(Cross-Sectional Study), 환자 – 대조군 연구(Case-Control Study) 및 코호트 연구(Cohort Study)의 세 종류가 있다. 분석역학에서 단면조사는 구체적 가설을 가지고 이를 검정하기 위한 조사이고, 기술역학적 조사는 가설 없이 상황 판단을 위한 사실 현황 조사라는 점에서 차이가 있다.

### (1) 단면조사 연구(Cross Sectional Study): 상관관계 연구

#### ① 개념

일정한 인구집단을 대상을 특정한 시점 또는 기간 내에 어떤 질병 또는 상태의 유무를 조사하고 그 인구집단의 개개 구성 요원이 갖고 있는 각종 속성(연령, 성별, 사회경제적 요인, 교육정도, 인종, 종교, 거주지 등)과 연구하려는 질병과의 상관관계가 있는지의 여부를 규명하는 연구방법으로 단면조사 연구 또는 상관관계 연구(Correlation Study)라고도 한다.

단면조사 연구의 가장 좋은 예는 설문조사(Survey)로서 한 시점에서 원인으로 생각되는 요인들과 해당 질병이 있는 집단을 동시 조사하여 대상집단의 특정한 질병에 대한 이환율을 알아낼 수 있기 때문에 이환율 연구(Prevalence Study)라고도 한다. 이 연구는 특정한 시점 또는 짧은 기간 동안 대상 인구집단의 질병별 유병률과 연구하고자 하는 속성의 유무를 동시에 조사한 후, 이들 간의 원인적 연관성을 찾는다.

단면조사는 구체적 가설을 설정해 이를 검정하기 위한 조사이며 기술역학은 가설 없이 질병 또는 어떤 불건강한 상태의 과거 및 현재에 대한 상황판단을 위한 유병상태 연구(Prevalence Study)라는 점에서 차이가 있다. 단면조사에서는 유병률을 계산할 수 있으나, 발생률은 계산할 수 없다. 그러므로 원인을 찾는 연구에서 사용하지 않으며 인구집단에서 추출하여 질병의 원인보다는 분포를 평가하는 것이다.

#### ② 분석

단면조사 연구가 시행된 시점과 기간에 따라 시점유병률과 기간유병률을 산출할 수 있으며, 노출요인과 질병의 연관성을 측정하기 위해 유병비교위험도(Prevalence Relative Risk, PRR)와 유병교차비

(Prevalence Odds Ratio, POR)를 계산한다. 유병비교위험도(PRR)는 특정 요인에 노출된 경우에 질병에 걸린 사람이 더 많은지를 나타내며, 유병교차비(POR)는 '대조군에 비한 환자군에서의 노출 위험'을 의미한다.

| | | 질병유무 | |
|---|---|---|---|
| | | 질병(+) | 질병(−) |
| 위험 요인 | 위험(+) | a | b |
| | 위험(−) | c | d |

- 유병률 산출방법: 단위 인구당 유병률 = [(a+c)/(a+b+c+d)]× 단위 인구수
  (예, 인구 1,000명당 유병률 = [(a+c)/(a+b+c+d)]× 1,000)
- 유병비교위험도(PRR) = 노출군의 유병률 / 비노출군의 유병률 = [a/(a+b)/c/(c+d)]
- 유병교차비(POR) = 노출군의 질병대응비 / 비노출군의 질병대응비 = (a/b)/(c/d) = ad/bc

### ③ 장 · 단점

단면조사 연구는 비교적 단시간에 대상집단으로부터 다양한 자료를 수집할 수 있고 비용이 저렴하다는 장점이 있는 반면에 일정 시점의 연구이기 때문에 의심되는 요인의 시간적 전후관계나 원인요인을 찾아내기 쉽지 않고 빈도가 낮은 질환이나 이환기간이 짧은 급성기 질환에 사용할 때 세심한 주의가 필요한 단점을 가지고 있다.

**※ 단면조사 연구의 장점**

- 비교적 단시간 내에 결과를 얻을 수 있다.
- 한 번에 대상 집단의 질병 양상과 규모를 파악할 수 있다.
- 동시에 여러 종류의 질병과 발생 요인과의 관련성을 조사할 수 있다.
- 비교적 단시간에 자료를 수집할 수 있어 비용이 저렴하다.
- 일반화하기 쉽다.

**※ 단면조사 연구의 단점**

- 일정한 시점에서의 조사이므로 질병발생과 질병의 원인으로 의심되는 요인이나 속성과의 시간적인 전후관계를 규명하기 어렵다.
- 복합 요인 중에서 원인 요인만을 찾아내기 어렵다.
- 인구집단이 커야 하며 빈도가 낮은 질병이나 이환기간이 짧은 급성 전염병에 대해서는 일반적으로 시간적으로나 공간적으로 한 번의 관찰 또는 측정으로 연구가 실시되기 때문에 세심한 주의를 기울여야 한다.
- 현재나 과거 사항만을 주대상으로 하므로 예측력이 낮다.

### (2) 환자-대조군 연구(Case-Control Study, 후향성 연구)

#### ① 개념

환자-대조군 연구에서는 어떤 질병에 이환된 집단을 대상으로 하여 환자군을 선택하고, 이환되어 있지 않은 건강한 대조군을 선정하여, 가설된 위험 요인을 과거에 갖고 있었는지 또는 그 위험 요인에 노출되었는지의 여부를 비교, 검토함으로써 위험 요인과 질병발생과의 인과관계를 연구하는 방법이다. 즉 두 군 간에 질병의 원인 또는 위험 요인이라고 의심되는 요인이 과거에 노출된 정도를 비교하여 질병유무와 연구하고자 하는 요인과의 상관관계를 대응위험도로 제시한다.

환자-대조군 연구에서는 환자군을 가장 먼저 선택해야 하는데 환자군은 확실한 진단 등 일정한 기준에 의해 선택해야 한다. 또한, 환자군으로 영입하는 기간의 명시가 필요한데, 방법은 환자군으로 선택한 인구집단 중에서 한 시점에 해당 질병을 갖고 있거나 또는 일정 기간에 발생한 모든 환자를 이용할 수도 있고, 표본 추출에 의할 수도 있다.

실제로 각 병원에서 확진된 환자를 대상으로 하는 경우가 많으며, 일부는 건강보험이나 생명보험 가입자, 학교나 군대 또는 산업장 등으로부터 진단된 환자를 환자군으로 선택하기도 한다. 환자군이 선정되고 나면 대조군을 선택하는데 대조군 선정에서 가장 중요한 것은 비교성(Comparability)이 높아야 한다는 점이다. 즉 두 집단의 연령, 성, 인종 및 경제상태 등이 환자군과 비슷하여야 한다. 하지만 이러한 대조군은 실제로 불가능하므로 연령과 성 등의 인구학적 변수를 고려하여 대조군을 구한 뒤 분석단계에서 차이점을 통제한다.

환자군과 대조군과의 차이를 줄이고 연구자의 선택편견을 줄이기 위해 대조군의 선택에 표본추출법(Sampling Method)과 짝비교(Matching Method) 방법을 이용하기도 한다.

#### ② 분석

환자-대조군 연구에서는 요인과 질병발생과의 연관성을 알아보기 위해 '환자군에서의 위험 요인 노출/비노출 비'에 대한 '대조군에서의 위험 요인 노출/비노출 비' 또는 '위험 노출군에서의 질병 있음/없음 비'에 대한 '위험 요인 비노출군에서의 질병 있음/없음 비'의 두 대응비(Odd) 간의 비(Ratio)인 교차비(Odds Ratio)를 산출할 수 있다. 질병유무로 하든 위험 요인 유무로 하든 대응비에 대한 비인 교차비는 모두 같다.

| | | 질병유무 | |
|---|---|---|---|
| | | 질병(+) | 질병(−) |
| 위험 요인 | 위험(+) | a | b |
| | 위험(−) | c | d |

- 노출여부에 따른 교차비(Odd Ratio) = (a/b)/(c/d) = ad/bc
- 질병여부에 따른 교차비(Odd Ratio) = (a/c)/(b/d) = ad/bc

### ③ 장 · 단점

환자-대조군 연구는 대상자 수가 적고 이미 질병이 발생한 환자와 대조군을 비교하는 연구이므로 시간과 비용면에서 효율적인 장점도 있으나 대상자 선정과 대상자의 기억에 의존해야 한다는 약점도 갖고 있다.

**※ 환자-대조군 연구의 장점**

- 비교적 비용이 적게 든다.
- 빠른 시일 내에 결론을 얻을 수 있다.
- 희귀한 질병을 조사하는데 적절하다.

**※ 환자-대조군 연구의 단점**

- 환자의 기억력이 정확하지 않으면 착오가 생길 수 있다.
- 대조군의 선정이 어렵다.
- 상대위험도밖에 얻을 수 없다.

## (3) 코호트 연구(Cohort Study)

### ① 개념 및 종류

코호트 연구에서 '코호트'란 로마시대의 군대 단위를 지칭했던 것으로 현재의 '중대'에 해당하며 명칭이 암시하듯 같은 환경에 노출된 집단을 의미한다. 어떤 특정 기간에 출생한 사람의 집단은 출생 코호트(Birth Cohort)라고 하며, 어떤 특정 기간에 결혼한 사람의 집단은 결혼 코호트(Marriage Cohort)라고 하는데 시간적인 개념이 포함되어 있다는 것이 특징이다. 이 연구는 연구하고자 하는 질병이 발생하기 전의 연구대상, 즉 코호트에 대하여 위험 요인으로 의심되는 요인들을 조사하여 장기간 관찰한 후, 이들 중에서 발생한 질병의 정도와 위험 요인과의 상관관계를 비교위험도로 제시한다.

코호트 연구는 질병의 원인과 관련되어 있다고 짐작되는 어떤 요소를 가진 인구집단과 갖지 않은 인구집단을 계속해서 관찰하여 양 그룹에서 질병의 발생률을 서로 비교해 보는 연구방법이다. 즉, 어떠한 질병의 요인에 폭로된 집단과 폭로되지 않은 집단의 비교 연구라 할 수 있는데 이를 일명 '폭로-비폭로 연구(Exposure-Non Exposure Study)라고도 한다. 폭로-비폭로 연구는 시간적인 면에서 그 연구대상을 과거에 이미 일어난 사건에 두느냐(후향성, Retrospective) 또는 앞으로 일어날 사건에 두느냐(전향성, Prospective)에 따라서 두 가지로 구분한다.

과거에 이미 일어난 사건에 대한 연구인 후향성 코호트 연구는 과거의 기록에 의해 원인이 되는 요소를 먼저 분류하고, 거기에 따른 질병발생의 결과를 관찰하고 분석한다. 앞으로 일어날 사건을 연구

대상으로 하는 전향성 코호트 연구는 질병발생의 어떤 요인이나 속성에 폭로된 인구집단과 폭로되지 않은 인구집단 간에 앞으로 어떤 결과가 있는지를 비교하고 연구하는 것이다. 전향적 연구의 경우 연구 시작 시점부터 특정 건강문제에 대한 요인이 있는 코호트와 없는 코호트로 나누어 각 집단에서의 질병발생을 비교하는 방법으로 코호트 연구 전체를 대별하기도 한다.

반면, 후향적 연구는 코호트 연구의 특별한 경우로 자료는 질병 또는 사건이 발생하기 전에 수집되었지만 관찰하고자 하는 질병은 연구하고자 하는 시점에서 이미 발생한 경우이다. 즉 과거로 거슬러 올라가며 연구한다는 측면에서 환자-대조군 연구의 장단점을 두루 갖는다. 흔히 입사 또는 입학할 때 시행하는 신체검사 결과가 문서로 보관되어 있고 이들의 건강상태가 수십 년간 추적된 자료로 남아있을 때 이 연구를 시행할 수 있다.

후향성 코호트 연구와 환자-대조군 연구의 가장 큰 차이점은 환자-대조군 연구에서 대조군에 해당하는 집단이 후향성 코호트 연구에서는 이미 결정되어 있는 동일한 코호트에서 오지만 환자-대조군 연구에서는 비교성을 고려하여 새로이 선정해야 한다는 것이다.

코호트 연구를 설정할 때는 연구하고자 하는 질병 여부를 진단하여 이미 질병을 갖고 있는 사람은 제외하여야 하며, 정기적 또는 비정기적으로 관찰하고자 하는 질병의 발생을 찾아내는 기전이 필요하다. 장기간 관찰하는 동안 설정한 코호트의 구성원이 이민, 이사 등으로 추적 관찰할 수 없는 부분이 커지면 연구수행에 결정적 타격이 된다.

### ② 분석

코호트 연구는 특정 위험 요인에 노출된 집단과 노출되지 않은 집단을 관찰하고 질병의 위험도를 측정, 비교하여 위험 요인과 질병간의 인과관계를 밝히는 데 활용된다. 이를 위해서는 먼저 두 집단의 질병발생률을 파악한 뒤에 질병발생률의 크기를 비교한다.

일반적으로 인구 1,000명당 질병발생률은 다음과 같이 계산한다.

$$1{,}000\text{명당 발생률} = \frac{\text{일정 기간 동안 그 인구집단에서 새롭게 발생한 환자 수}}{\text{동일한 기간 내 해당 질병이 발생할 가능성이 있는 인구집단 내 인구의 수}} \times 1{,}000$$

그런데 코호트 연구와 같이 오랜 기간에 걸쳐 연구가 진행되는 경우 전체 연구기간 동안 지속적으로 대상자를 관찰할 수 없게 되거나 추적이 불가능해져 각 개인마다 관찰 기간에 차이가 발생한다. 이런 경우에는 각 개인들의 관찰 기간의 합인 인년(Person-Year)을 사용한다. 예를 들어, 전체 연구기간이 10년인데 전체 대상자 100명 중 80명은 10년간 관찰하고, 10명은 5년간, 10명은 3년간 추적관찰 하였다면 인년(person-year)은 (80인×10년)+(10인×5년)+(10인×3년), 900인년이 된다. 인년을 사용하여 발생률을 산출하는 것을 평균 발생률이라고 한다.

$$1{,}000\text{인년당 발생률} = \frac{\text{일정 기간 동안 인구집단에서 새롭게 발생한 환자 수}}{\text{총인년(해당 기간 동안 각 대상자의 관찰 기간의 총합)}} \times 1{,}000$$

코호트 연구를 통해서 특정 요인에 노출된 집단과 비노출집단의 질병발생률의 비를 산출한 것이 비교위험도(Relative Risk, RR) 또는 상대위험도이다.

| | | 추적조사 결과 | | 합계 | 질병발생률 |
|---|---|---|---|---|---|
| | | 질병(+) | 질병(−) | | |
| 위험 요인 | 노출 | a | b | a+b | a/(a+b) |
| | 비노출 | c | d | c+d | c/(c+d) |

$$\text{비교위험도(Relative Risk, RR)} = \frac{\text{노출군의 발생률}}{\text{비노출군의 발생률}} = [a/(a+b)]/[c/(c+d)]$$

### ※ 비교위험도 계산 방법 예시

| | 추적조사 결과 | | 합계 | 질병발생률 (연간 1,000명당) |
|---|---|---|---|---|
| | 심혈관질환 발생(+) | 심혈관질환 발생(−) | | |
| 흡연자 | 84 | 2,916 | 3,000 | 28.0 |
| 비흡연자 | 87 | 4,913 | 5,000 | 17.4 |

$$\text{비교위험도} = \frac{\text{노출군의 발생률}}{\text{비노출군의 발생률}} = \frac{28.0}{17.4} = 1.61$$

**[결과해석]**

- 비교위험도가 1보다 큰 경우: 해당요인에 노출되면 질병의 위험도가 증가한다.
- 비교위험도가 1보다 작은 경우: 해당요인에 노출되면 질병의 위험도가 감소한다.

앞에서 살펴본 비교위험도는 위험 요인의 노출과 질병의 인과관계를 밝히는데 유용한 지표이다. 따라서 특정 위험 요인의 노출이 질병발생에 기여하는 정도가 얼마인지를 알아보기 위해서 기여위험도(Attributable Risk, AR)를 산출한다. 기여위험도는 특정 원인의 노출이 질병발생에 직접 기여한 정도 또는 분율(Proportion)을 의미하며 노출군과 비노출군의 발생률의 차이(노출군의 발생률 − 비노출군의 발생률)로 계산한다. 노출집단의 위험도 중에서 해당 노출이 기여한 정도가 얼마인지는 기여위험도 분율(Attributable Fraction, AF)로 나타낸다.

$$\text{기여위험도(Attributable Risk, AR)} = \text{노출군의 발생률} - \text{비노출군의 발생률}$$

$$\text{기여위험 분율(Attributable Fraction, AF)} = \frac{\text{노출군의 발생률} - \text{비노출군의 발생률}}{\text{노출군의 발생률}} \times 100(\%)$$

**※ 흡연으로 인한 심혈관질환의 기여위험도 및 기여위험 분율 계산 방법 예시(앞의 표에서)**

- 기여위험도(Attributable Risk, AR) = 노출군의 발생률 − 비노출군의 발생률

$$= 28.0 - 17.4 = 10.6(1{,}000\text{명당})$$

- 기여위험 분율(Attributable Fraction, AF) = $\dfrac{\text{노출군의 발생률} - \text{비노출군의 발생률}}{\text{노출군의 발생률}} \times 100(\%)$

$$= \frac{28.0 - 17.4}{28.0} \times 100 = 37.9\%$$

**[결과해석]**

- 흡연자들이 모두 금연을 할 경우 심혈관질환의 37.9%를 감소시킬 수 있다.

### ③ 장 · 단점

코호트 연구의 건강한 사람을 대상으로 하는 전향성 조사와 질병이 있는 환자를 대상으로 하는 후향성 조사에 대해 각각의 장점과 단점을 살펴보기로 하겠다.

먼저, 전향성 조사는 건강한 사람을 대상으로 조사하는 방법으로 역학적으로 매우 의미있는 연구이지만 비용이 많이 들고, 희귀질환에는 적용이 어려우며, 장기간 진행된다는 점에서 여러 가지 문제점을 가지고 있다.

#### [전향성 연구의 장점]

- 속성 및 요인에 편견이 들어가는 일이 적어 객관성을 유지할 수 있다.
- 상대위험도와 귀속위험도를 모두 구할 수 있다.
- 추적 관찰하게 되므로 비교적 정확한 정보를 얻고 연구결과의 일반화가 가능하다.
- 다른 질병과 속성과의 관계를 알 수 있다.

#### [전향성 연구의 단점]

- 많은 대상자가 필요하고 조사 기간이 길어 오랜 기간 동안 관찰하므로 많은 시간과 비용이 든다.
- 질병발생률이 낮은 희소질병은 부적절하다.
- 조사대상자의 무관심이나 이주, 불이행, 사망 등으로 정확한 조사가 불가능하다.
- 시간의 흐름에 따라 조사방법과 기준에 변동이 올 수 있다.
- 관찰 기간 중 대상자의 속성에 변화가 올 수 있다.
- 연구대상자가 도중 탈락, 자금 부족, 기록 보존의 어려움도 있다.
- 연구대상자라는 사실을 알게 되어 조사에 영향을 줄 수 있다.

후향성 코호트 연구는 질병이 있다고 진단된 환자를 대상으로 잡고 이와 조건이 비슷한 대조군을 잡아 그 원인이 되는 요인에 폭로되었는가를 조사하여 두 집단을 비교하는 방법으로 다음과 같은 장단점이 있다.

**[후향성 연구의 장점]**

- 연구가 비교적 용이, 시간과 조사 비용이 적게 든다.
- 발생률이 낮은 연구도 가능하다.
- 적은 연구 대상자로도 연구가 가능하다.
- 연구 결과를 짧은 시간 내에 얻을 수 있다.

**[후향성 연구의 단점]**

- 기억이나 기록에 의존하여 수집되므로 불확실할 수 있다.
- 환자의 편견이나 주관에 치우칠 수 있으므로 객관성이 부족하다.
- 조사대상자의 기억상실로 착오가 오기 쉽고 대조군의 선정이 어렵다.
- 직접 산출할 수 없고 상대위험도만 간접적으로 비교할 수 있다.

### 3) 실험역학(Experimental Epidemiology)

실험역학은 분석역학에서 나온 위험 요인을 감소 혹은 소멸시키는 중재방법의 효과를 검증하는데 이용하는 역학적 연구방법이다. 객관적인 연구결과를 얻기 위해 실험역학은 반드시 위험 요인을 줄이거나 없애는 중재방법을 적용하는 실험군(Experimental Group)과 실험이 이루어지지 않은 집단 즉, 대조군(Control Group)을 추적 관찰하여 조작(Manipulation, Intervention)의 효과를 비교함으로써 대조군에서 특정 건강문제의 감소효과를 검증한다. 따라서 연구대상자를 장기간 추적 관찰한다는 점에서 코호트 연구와 비슷하나, 분석역학의 관찰방법과 달리 연구자의 조작이 개입된다는 점이 다르다.

실험역학 연구과정은 연구에 적합한 대상자들의 특성과 모집방법을 결정하는 것으로부터 시작한다. 이때 연구대상자의 선정 기준은 연구가설 검증에 적합하도록 설정하여야 하며 동시에 배제기준도 설정하여야 한다. 마지막으로 적절한 표본 수를 산정하고 대상자 모집계획을 세워야 한다. 대상자가 모집되고 나면 다음 단계로 주소, 성명, 연령, 성 등 대상자들의 특성과 연구하려는 질병의 유무를 조사한 후 무작위 할당(Random Assignment)을 통해 실험군과 대조군을 구분한다.

무작위 할당이란 실험 대상에 각기 다른 조작을 가할 둘 혹은 그 이상의 집단을 확률적으로 나누는 방법으로, 각각의 실험대상자가 각 집단에 배정될 확률이 같도록 할당하는 방법이다. 이것을 확률할당이라고도 하는데 이러한 확률할당의 이유는 혼란변수의 집단별 분포를 동일하게 하는 데 있다.

연구자 및 대상자의 영향력을 배제하기 위해 연구자는 실험 수행 시에 연구대상자는 물론 이들과 접촉하는 어떤 연구 인력도 연구대상자 개개인이 실험집단에 속하는지 비교집단에 속하는지를 모르게 하여야 하며 이를 위해 대조군에게 위약(Placebo)을 투여하기도 하는데, 이러한 방법을 이중맹검법(Double Blind Method)이라 한다.

실험연구는 성격상 연구대상자들의 적극적인 참여와 협조가 필요하다. 하지만 처음에는 참여하기로 동의하였더라도 실험이 진행되는 동안 부작용이 생긴다든지, 깜박 잊고 약을 먹지 않는다든지, 마음이 바뀌어 참여를 거부한다든지 등의 여러 가지 이유로 연구지침을 따르지 못하는 경우가 발생한다. 따라서 추후 관찰 기간 동안 어떻게 연구 지침을 잘 따르도록 하느냐 하는 것이 실험의 큰 관심사 중의 하나이기 때문에 계획단계에서부터 이에 대한 고려가 있어야 한다.

실험의 중요한 장점은 다른 어떤 관찰역학적 방법에서 얻어진 결과보다 타당성(Validity)이 높다는 점이다. 왜냐하면, 조작을 통해 혼란변수(Confounding Variable)의 영향을 가장 잘 통제할 수 있기 때문이다. 따라서 위험 요인과 질병과의 인과관계에 가장 결정적인 정보를 제공하며 실험의 결과는 대조군을 기준으로 한 실험군의 건강문제 관리효과를 상대위험도, 기여위험도 등으로 검증한다.

### (1) 임상실험 연구(Clinical Trial)

임상실험 연구는 연구대상을 실험군과 대조군으로 나눌 때 개개인을 무작위로 할당(Randomization)하는 방법으로 주로 병원이나 임상실험 연구기관에서 이루어진다. 임상실험 연구는 크게 건강문제가 있는 환자들을 대상으로 새로운 치료제나 중재방법의 효과를 검증하는 치료실험과 연구하려는 질병에 이환되지 않은 사람들을 대상으로 어떤 약품이나 행위가 예방효과가 있는지 측정하는 예방실험으로 나뉜다. 이해를 돕기 위해 관상동맥 수술연구(Coronary Artery Surgery Study)의 임상실험 연구 사례를 보면, 이 연구를 통해 경 · 중등도의 협심증 환자들을 두 집단으로 무작위 할당하여 한 집단에서는 관상동맥우회술(Coronary Artery Bypass Surgery)을 실시하고, 다른 집단에는 약물치료를 하여 5년간 추후 관찰한 결과 두 집단간 유의한 사망률의 차이를 볼 수 없었다는 결론을 도출하였다.

그 밖에도 임상실험 연구는 개인 환자를 대상으로 그 환자의 증상과 질병의 양상을 기초로 인구집단이나 지역사회를 조사 대상으로 확대 비교하여 역학적 요인을 규명하는 학문으로 임상의학에서 활용되며, 백신의 효과측정, 새로운 치료 약품, 처치 방법 등의 효과 규명을 위하여 널리 사용되고 있다.

### (2) 지역사회실험 연구

임상실험 연구가 연구대상에 있어 개개인을 무작위로 할당하는 방법인 반면, 지역사회실험 연구(Community Trial)는 집단을 단위로 할당하는 방법으로 주로 지역사회에서 이루어진다. 예를 들면 불소의 충치예방효과를 알아보기 위해 몇 개의 수원지를 두 집단으로 확률할당한 후 이중 한쪽 집단의 수원지에만 불소를 투여함으로써 그 수원지의 물을 마시는 사람들이 자동적으로 실험군이 되게 하는 것이다.

기술역학이나 관찰역학에서 연구자는 단순히 일어나고 있는 현상을 관찰할 뿐이지만 실험에서는 연구자가 능동적으로 조작을 가함으로써 윤리적 문제가 따르게 된다. 이미 해롭다고 알려진 약품이나 행위를 할 때 해롭다고 생각되는 인자를 제거함으로써 이 인자의 영향을 간접적으로 측정할 수는 있다.

마찬가지로 치료에 도움이 되는 약품을 실험에 적용할 경우 비교집단에는 이를 투여하지 않게 되는데 이 또한 윤리적인 문제를 내포하게 된다.

두 번째 문제점은 비용이다. 실험은 많은 사람들을 대상으로 조작을 가하고 주기적으로 광범위한 신체검사를 시행하기 때문에 관찰역학적인 방법보다 더 많은 비용이 든다. 하지만 이러한 제한점에도 불구하고 실험역학은 필수적이다. 혼란변수의 영향을 통제함으로써 역학적 연구 중 가장 결정적인 정보를 제공하며, 어떤 연구가설은 실험을 통해서만 검증할 수 있는 경우도 있다.

# 제3장 역학의 문제점 및 한계

## 1 인간을 대상으로 하는 연구

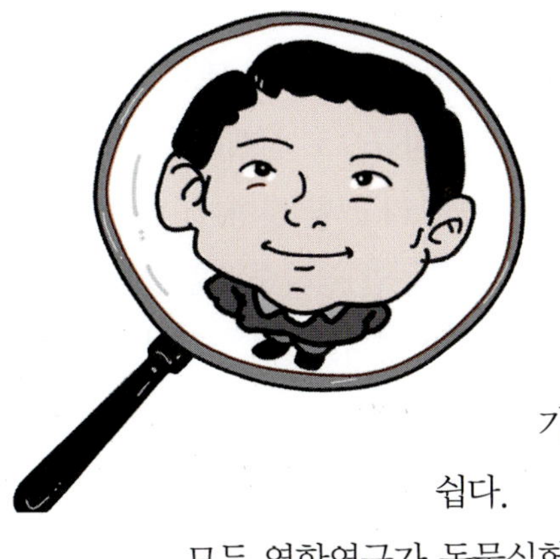

많은 역학연구의 궁극적 목적은 질병의 원인을 찾는 것이다. 첫 단계는 노출과 질병간의 가능한 연관성을 관찰하는 것이고, 두 번째 단계는 원인과 영향관계에 대한 가설을 만드는 것이며, 세 번째 단계는 공식 역학 연구를 통해서 가설을 검증하는 것이다. 공식 연구를 통해 어떤 질환의 원인에 노출이라는 결론을 강력하게 주장할 수 있지만 그러한 결론에 도달하기까지 많은 잠재적 오류를 범한다. 복잡한 결정 요인을 가지고 오랜 시간에 걸쳐 발생하는 만성질환 연구는 특히 오류를 범하기 쉽다.

모든 역학연구가 동물실험보다는 인간을 대상으로 연구하는 것이 유리하지만 실제로는 한계가 있다. 각각의 역학연구 방법에는 장점과 단점이 있다.

저지방 다이어트가 심장질환 위험을 낮춘다는 가설을 검증하는 역학 설계를 생각해 보자. 평균적으로 다른 국가에 비해 이미 고지방 식사를 섭취하고 있는 경우에는 윤리적으로 다른 식이 습관을 가진 나라의 사람들과 비교가 가능할 것이다.

중재연구의 가장 엄격한 형태인 무작위 할당 실험은 쥐 실험과 가장 흡사하다. 연구자들이 대상집단을 무작위의 두 그룹으로 할당하여 한 그룹은 앞으로 5년간 저지방 식이를 엄격하게 제한하도록 지시를 받고, 다른 한 그룹은 평소와 같이 고지방 식이를 계속 섭취하도록 한 뒤, 연구자들이 두 그룹의 심장질환 증후를 관찰하여 만일 가설이 맞다면 저지방 식이를 섭취한 사람들은 거의 아프지 않을 것으로 기대될 것이다.

그러나 실제로 연구자들은 그 결과에 실망할 가능성이 있다. 그러한 환경에 놓인 인간들의 행동을 통제하기가 불가능하기 때문이다. 만일 실험이 쥐를 사용하여 이루어진다면 연구자들은 그 쥐에 할당된 식사만을 제공하여 두 그룹 간의 상대적 노출이 확실해질 수 있다. 그러나 사람을 대상으로 할 경우 실험에 참여하기로 동의를 충분히 한 대상자라 할지라도 실험 기간 동안 내내 실험에서 허용된 식이 만을 섭취할 것이라고 보기는 어렵다. 실험군에 속한 사람들은 유혹을 이기지 못하고 연구에서 탈락되거나 먹은 것에 대해 거짓말을 할 수도 있다. 반대로 대조군에 속한 사람들은 자신의 건강을 염려하여 스스로 지방섭취량을 줄일 가능성이 있다. 실험대상자가 중병으로 실험적 치료만이 유일한 희망이라면 모를까 그렇지 않은 대부분의 실험대상자들이 연구 기간 동안 그들의 행동을 제한해야 하는 실험에서 성공할 수 있을 것이라는 기대는 비현실적이다.

식이 섭취 가설을 검증하기 위해 무작위 할당 실험 대신에 코호트 연구를 시도할 경우에도 문제가 발생한다. 코호트 연구를 위해서는 심장질환이 없는 대규모의 사람들을 선택하여 그들의 섭취습관을 세밀하게 질문하고 5년간 관찰한 뒤 저지방 식사를 해온 사람들과 고지방 식사를 해온 사람들을 비교하기 때문에 연구 대상자들에게 특정 행동변화를 요구하지 않는다. 그러나 이러한 경우에도 사람들이 자발적으로 저지방 식이를 선택하여 일상적으로 고지방 식이를 하는 집단과 다른 관점에서 차이가 날 수 있다. 저지방 식이 그룹은 일반적으로 건강에 더 많은 관심을 가지고 있을 가능성이 있으며, 흡연 가능성도 더 낮고 운동을 더 열심히 할 가능성이 높기 때문에 단지 저지방 식이로 인해 심장질환의 위험성이 낮아졌다고 단정 지을 수는 없다.

이 문제를 피하기 위해 환자-대조군 연구를 선택했을 경우에도 연구 자체가 가지는 문제점을 피해갈 수 없다. 환자-대조군 연구를 위해서는 이미 심장질환을 가진 사람을 환자군으로 선택하게 되는데, 대상 환자는 병원을 방문하여 심장발작으로부터 회복하기 위해 진료를 받으려고 할 것이다. 연구자는 심장질환을 가진 환자군과 심장질환을 갖지 않은 대조군에 대해 과거 5년 동안 식사습관을 질문하고 고지방 식이를 섭취해왔는지 또는 저지방 식이를 섭취해왔는지를 분류해야 한다. 만일 연구자의 가설이 맞다면 심장발작을 경험한 환자군은 대조군에 비해 더 높은 지방 식이를 섭취한 것으로 나타나야 한다. 그런데 사람들은 과거에 자신이 먹은 것을 기억하기 어렵고, 그 동안 자신을 얼마나 방치해왔었는지 받아들이기 어려울 것이다. 따라서 환자-대조군 연구에서 얻는 정보조차도 신뢰성을 보장하기 어렵다.

이러한 어려움들은 역학적 연구방법을 통해서 내려질 수 있는 결론이 타당하지 않음을 의미하는 것은 아니다. 여러 가지 연구에서 나타나는 다양한 유형의 오류들은 어떤 연구설계를 선택하고 어떻게 결과를 해석하느냐에 따라 달라진다.

# 2 오류의 근원

새로운 건강 연구결과에 대한 뉴스는 혼란스러울 때가 있다. 종종 다양한 물질의 건강 효과에 대한 보고들에서 모순점이 발견되는데, 커피가 심장질환의 원인으로 보고됐다가 또 다른 연구에서는 그러한 효과가 없는 것으로 발표된다. 또한 귀리가 암을 예방하는 것으로 보고되기도 하고 별다른 효과가 없다고 보고되기도 한다. 생선류가 심장에 좋다는 연구결과도 있고, 생선에 독성 화학물질이 축적되어 있어서 건강에 해로울 수 있다고도 한다. 이러한 모든 모순적인 보고들이 사람들로 하여금 뉴스를 신뢰하지 못하게 하고 어떻게 건강을 보호할지에 대해 모호하게 한다. 지금까지 대부분의 이러한 뉴스들은 역학적 연구결과에 근거하고 있는데, 그러한 연구는 가능한 오류의 근원과 보고의 진실성을 이해하는 데 유용하다.

잘못된 결론으로 유도하는 가장 흔한 원인 중의 하나는 보고된 결과가 단순히 **무작위 변이**(Random Variation)로 인한 것이며 연관성이 우연히 나타난 데 있다. 일반적으로 만성질환 역학연구는 타당한 결론을 도출하기 위해서 많은 대상자를 필요로 한다. 만성질환의 원인은 복합적이고, 가능한 원인에 노출되고 나서 오랜 시간이 경과한 뒤에 질병이 발생해 원인과 효과 관계가 확실하지 않기 때문이다. 예를 들면 심장 속의 탄환이 사망의 원인이거나, 홍역예방접종을 받지 않은 아이와의 10~12일 동안의 노출이 아이들 홍역발생의 원인인 경우와 같이 노출과 질병 간 연관성이 낮을수록 더 많은 집단의 사람들이 연관성을 확인하기 위해 연구되어야 한다. 너무 작은 집단의 대상자들을 연구하게 되면 원인-효과의 연관성을 놓치게 되거나 우연히 허위의 연관성이 나타날 수 있다. 흡연과 폐암의 관련성 연구결과가 설득력을 가지는 것은 매우 많은 수의 대상자들이 연구에 포함되었기 때문이다.

잘 설계된 연구에서는 수많은 오류를 피할 수 있다. 가령 앞에서 제시된 저염 식이 코호트 연구에서는 흡연과 운동이 혼란변수로 나타나 연구결과가 무효화될 수 있다. **혼란변수**(Confounding Variables)는 노출과 관련된 요인으로 질병을 발생시키며 독립적으로 영향을 준다. 이와 같은 오류는 1980년대 커피가 췌장암의 원인으로 제시되었으나 다른 연구에서는 동일한 결과가 나오진 않았던 것이 하나의 사례이다. 커피를 많이 마시는 사람 중 대부분이 동시에 흡연을 하고 있었고, 결국 암은 커피가 아닌 흡연이 원인이었다. 혼란변수로서 흡연에 의한 오류를 제거하기 위해 연구자들은 비흡연자들을 대상으로 연구를 할 수도 있으며, 대안으로 혼란변수의 효과를 조정하기 위한 통계적 기법도 사용할 수 있다. 그런데 커피 연구에서는 암을 진단받기 전 5년간의 흡연에 대해서만 보정을 하였기 때문에 혼란변수의 보정 기간이 충분하지 않았다.

혼란변수에 대한 흥미로운 연구사례는 1999년에 발표되어 널리 알려진 것으로 어린이들을 불을 켠 방에서 재우면 근시가 될 가능성이 높다는 연구였다. 그러나 추후 연구에서 연구자들이 부모의 시력을 조사한 결과 근시를 가진 부모들은 시력이 좋은 부모들에 비해 아이들의 방에 불을 켠 채로 둘 가능성이 더 높다는 것을 알아냈다. 그러므로 어린이들의 근시는 불빛에 노출되어서 라기보다는 부모로부터 물려받은 유전적 조건 때문에 근시가 될 가능성이 더 높았던 것이다.

**편견**(Bias) 또는 계통적(Systematic) 오류를 연구에서 범하게 되는 경우는 매우 많다. **선택 편견**(Selection Bias)은 환자-대조군 연구를 위해 대상자를 선택할 때 특히 문제가 된다. 예를 들면, 심장질환 환자군을 심장발작으로부터 회복 중인 입원환자로 선택하고 대조군을 지방 소화가 매우 힘든 소화기계통 질환을 가진 입원환자로 하였다면 심장질환에 대한 지방질 섭취의 효과가 과장되어 나타날 것이다. 만일 대조군을 평소대로 고지방 식이를 하는 교통사고 환자를 대상으로 하였다면 그 결과는 다르게 나올 것이다. 선택 편견은 연구에 참여하는 대상자를 선택하는데 있어서 선택되거나 선택되지 않은 사람들 간에 계통적 차이가 있을 때 발생할 가능성이 높다. 예를 들면, 전자기장 노출이 어린이 암 발생을 높인다는 환자-대조군 연구에서, 환자군의 연령과 성별에 맞추어질 때까지 무작위로 전화를 돌려서 대조군을 선택하여 환자군과 비교하였다. 그 결과 환자군에서 대조군에 비해 전자기장 노출이 더 많았다는 것을 알아냈다. 그러나 환자군은 사회, 경제적 수준이 낮고, 교통이 밀집된 지역에서 살 가능성이 높으며, 어머니가 흡연할 가능성이 더 높다는 것을 발견했어야 했다. 이는 무작위 전화번호 추출이 편견을 만든 것으로, 가난한 가족은 전화를 가지고 있을 가능성이 거의 없고 자동응답기와 재발신 기능을 가지고 있을 가능성도 낮기 때문에 대조군은 혼란을 주는 빈곤관련 요인에 덜 노출되었음이 분명하다.

선택 편견의 극단적인 예는 Hite의 여성과 남성의 관계에 대한 연구에서 나타났다. 남성에 대한 여성의 태도, 성관계 등에 대해 묻는 10만 부의 설문지가 배부되었으나 4,500부만이 회수되었다. 설문지 분석 결과 84%의 여성이 성관계에 불만족하는 것으로 나타났으며 이 결과가 널리 발표되었다. 낮은 응답률은 대부분 불만족하는 여성들이 설문에 적극적으로 응답하여 선택 편견이 작동했음을 암시해준다.

오랜 기간 동안 수행되는 코호트 연구에서는 연구가 종료되기 전에 대상자가 중도 탈락하거나 추적이 불가능해지는 것으로부터 편견이 발생한다. 건강한 상태로 남아있는 대상자와 병으로 탈락하는 대상자의 비율이 다를 경우 결과가 왜곡된다. 추적이 불가능한 대상자들은 시설에 들어가거나 가족들과 함께 사는 추적이 가능한 대상자들에 비해 심각한 건강문제를 가지고 있음을 의미한다. 어떤 역학연구이든지 높은 탈락률은 결과에 대해 의심을 갖게 한다.

보고 편견(Reporting Bias)이나 회상 편견(Recall Bias)은 환자-대조군 연구에서 흔히 나타나는 문제이다. 노출이 동일한 경우라도 연구집단과 대조군 집단이 체계적으로 다르게 보고됐을 때 발생한다. 대상자들이 자신의 식이섭취에 대해 보고한 것은 신뢰할 수 없다. 예를 들면, 저체중인 사람은 지속적으로 자신의 지방섭취를 과도하게 보고하려할 것이고, 비만인 사람은 더 적게 보고하려할 것이기 때문이다. 이와 유사하게 음주와 어떤 질환과의 관련성 연구에서 과음하는 경향이 있는 사람은 음주량을 더 적게 보고하기 때문에 보고 편견이 발생한다. 선천성 기형의 원인을 찾으려는 환자-대조군 연구는 특히 회상 편견이 심하다. 기형아를 출산한 어머니는 기형의 원인이 무엇이었을까에 대해 몰두하는 한편 건강한 아이를 출산한 어머니는 어떤 특별한 노출에 주목할 가능성이 더 적다.

## 3 원인과 효과 제공

오류를 피하기 위해 아무리 잘 설계된 역학연구라 해도 대부분 원인과 효과를 증명할 수 없다. 그래서 역학자들은 주로 원인보다는 위험 요인으로 표현한다. 그러나 어느 정도 확실한 원인과 효과 관계를 만드는 데 필요한 몇 가지 요소가 있다.

첫째, 연구 대상자의 수가 많은 대규모 연구는 소규모 연구에 비해 타당성 있는 결과를 가져올 가능성이 높다. 둘째, 원인의 노출과 질병 간의 연관성이 강할수록 상대위험도나 귀속위험도가 더 높아 진정한 원인–효과 관계가 있을 가능성이 높다. 예를 들면 레이증후군(Reye's Syndrome)에 대한 환자–대조군 연구에서 바이러스에 감염되어 있는 동안 아스피린의 노출에 대한 귀속위험도는 42.7%라는 것이 밝혀졌다. 경구용 피임약과 유방암 사이의 관련성을 연구하는 환자–대조군 연구에서 귀속위험도가 2.3%인 것에 반해 코호트 연구에서는 상대위험도가 1.5%인 것이 밝혀졌다. 레이증후군 연구에서 아스피린이 어린이들의 레이증후군의 원인일 가능성이 높은 반면 유방암 연구는 어떤 오류의 가능성이 있거나 대안 설명이 필요할 것이다. 이러한 결과에도 불구하고 일반적으로 호르몬에의 노출은 유방암의 위험 요인으로 받아들여지고 있다.

셋째, 원인의 노출과 질병위험에 대한 용량–반응 상관관계는 질병의 원인으로서 노출을 지지하는 근거가 된다. 낮은 수준의 엑스선에 오랜 기간 노출되면 건강에 부작용을 가져왔다는 초기의 근거들은 다양한 양의 방사선에 노출된 의사들의 사망률을 비교하는 연구로부터 나왔다. 방사선에 거의 노출되지 않는 안과의사나 이비인후과의사들의 기대여명이 가장 길었으며, 중간 정도 노출되는 내과의사들의 기대여명은 중간 수준으로 밝혀져 용량–반응 효과를 확인하여 노출되는 방사선의 양이 많을수록 기대여명에 더 큰 영향을 미친다는 결론을 도출하였다.

넷째, 역학적 근거는 이미 알려진 노출과 질병 간의 연관성에 대한 생물학적 설명이 있을 때보다 확실해진다. EMFs(전자기장, Electromagnetic Fields)가 백혈병과 다른 암종의 원인이라는 연구는 전자기장이 생물학적 효과를 가진다고 알려진 기전이 없었기 때문에 결과에 의문을 받아왔다. 그러나 생물학적 설명을 찾기 전에 다른 수많은 노출이 질병의 원인으로 확인되어 왔다. 예를 들면, 흡연이 심장질환의 주요 원인이라는 강력한 역학적 근거들은 생물학적 설명이 있기 오래전부터 존재해왔으며, 그 기전은 여전히 잘 설명되지 못하고 있다.

역학적 결과가 타당하다는 가장 중요한 표시는 다른 조사와 일관성이 있다는 것이다. 만일 독립적으로 설계되고 수행된 여러 연구에서 동일한 결론이 나온다면 그 결론이 편견이나 다른 오류로부터 나왔을 가능성이 희박하다.

# 4 호르몬대치요법 역학연구: 혼란스러운 결과

50세 이후 여성이 폐경기가 되면 자연적으로 분비되던 여성호르몬인 에스트로겐이 급격하게 감소된다. 이 시기에 많은 여성들이 밤낮으로 나타나는 열감과 성적 활동을 방해하는 질 건조증 등의 폐경기 증상으로 고통을 받는다. 에스트로겐 처방이 이러한 증상을 완화시켜주면서 1960년대에 이 치료법이 널리 유행하였다. 에스트로겐은 여성들에게 "영원한 여성스러움"을 지켜주는 보증수표로 홍보되었다. 많은 수의 폐경기 여성들은 더 젊게 보이고 젊음을 느끼고 싶은 희망으로 에스트로겐을 복용하였다. 1970년대에 여성들이 복용하는 에스트로겐이 자궁암의 위험성을 증가시킨다는 증거가 나타났을 때 다른 호르몬제인 프로게스테론을 추가로 처방하는 것으로 그 문제를 피해갔다. 프로게스테론은 에스트로겐이 다른 기관에 미치는 긍정적인 효과를 유지하면서 자궁에 미치는 영향을 줄여주는 것으로 인식되었다. 이처럼 여성호르몬이 여성들을 보호해준다는 좋은 이유들이 있었다. 심혈관질환 비율은 중년기 남성에 비해 여성이 훨씬 낮다가 폐경기 이후가 되면 비슷해진다. 또 여성은 나이를 먹을수록 골다공증이 더 많아지고 뼈가 얇아져 골절이 유발된다. 따라서 여성호르몬 요법이 여러 문제로부터 여성들을 보호해줄 것으로 여겨졌다.

많은 역학연구 결과가 에스트로겐이 심혈관 질환과 골다공증으로부터 보호 역할을 한다는 것을 지지하였다. 1976년도부터 연구되어온 '간호사의 건강 연구' 대규모 코호트 연구에서 호르몬요법을 받은 여성은 심혈관질환 위험이 61% 더 낮고, 고관절 골절 위험이 75% 더 낮은 것으로 나타났다. 다만 이들 연구에서 유방암의 위험이 미미하게 증가하는 것으로 나타났으나 많은 여성들에게는 가치 있는 거래로 보였다. 그로 인해 1999년에 미국에서 38%의 폐경기 여성들이 호르몬요법을 받았다.

2002년 7월, 호르몬요법은 보이는 것만큼 효과적이지 않다는 뉴스가 터져 나왔다. 이전의 긍정적 증거들은 모두 관찰연구에서 나온 것들이었다. 그동안 대규모 임상연구, Women's Health Initiative(WHI)가 1991년부터 수행되어 왔었으나 2002년도에 연구자들은 위험성이 편익을 초과한다는 결과에 근거하여 이 연구를 조기에 중단했다. 에스트로겐과 프로게스테론을 복용하는 무작위로 할당된 여성들에게서 위약을 투여한 여성에 비해 유방암의 위험성이 더 높아진다는 결과는 놀랄만한 것도 아니었다. 더 놀라운 사실은 호르몬제를 복용한 여성들에게서 심장발작, 뇌졸중, 혈액응고의 위험성이 더 높다는 것을 알아냈던 것이다. 실험군에 속한 여성들의 고관절 골절위험이 더 낮고, 결장암 발병이 더 낮게 나타나는 긍정적인 효과는 위험성을 상쇄하기에 충분하지 않았다.

WHI 연구결과에 대한 뉴스는 호르몬대치요법이 여성들의 심장질환 발생 예방효과가 있다는 코호트 연구로부터 나온 근거를 부인하는 것으로 보였다. 그러나 WHI는 역학연구의 가장 확실한 방법(Gold Standard)의 임상실험 연구였으며, 오류가 발생할 가능성이 가장 낮았다. 뉴스가 나오자 많은 여성들이 호르몬요법을 중단하였으며, 6개월 동안 호르몬제의 판매량이 50% 감소하였다.

그 연구결과가 발표된 이후 역학자들을 왜 두 연구가 모순적인 결과를 보였는지 이해하기 위해 고심해왔다. 여전히 많은 의문이 풀리지 않고 있지만, 하나의 중요한 요인은 선택편견으로 보인다. 관찰연구에서 호르몬제제 복용을 시작한 여성들은 복용하지 않은 여성에 비해 보다 건강한 습관을 가지고 있었다. 그 밖에도 두 유형의 연구에 참여한 여성들간 생물학적 차이(간호사 건강연구에 참여한 여성들이 WHI에 참여한 여성보다 더 젊고 날씬함), 코호트 연구는 치료 시작 직후에 나타나는 부작용을 누락하는 경향이 있는데 심혈관질환 위험은 치료 시작 후 첫해에 가장 높은 데서 오는 오류 등이 있었다. WHI의 결과를 지지하는 근거가 2006년도에 정기적으로 수집된 암 관련 자료로부터 나왔는데 유방암 발생이 2003년과 2004년에 의미있게 감소하였고, 많은 여성들이 호르몬치료를 중단한 결과와 일치한다. 현재 호르몬요법은 폐경기 증상 완화를 위해 단기간만 사용하도록 권고되고 있다.

## 5 역학의 윤리

대부분의 역학연구는 관찰연구로 잠재적 위험성이 거의 없으나, 개입연구를 하는데 있어서는 예외가 있다. 요즘 들어 강력한 윤리적 제한이 많은 인간을 대상으로 하는 연구에 적용되고 있다. 이러한 규정들은 2차 세계대전 동안 수용소 포로들을 대상으로 임상연구를 했던 Dr. Joseph Mengele의 남용에 대한 반작용으로 개발되었다. 그러나 임상연구에 대한 윤리적 남용은 나치의 전쟁포로에만 국한하지 않았다. 한 때 임상연구자들은 실험대상자들의 권리에 대해 전체적으로 고려하지 않고 가난한 환자나 죄수 또는 정신시설 수용자와 같은 감금되어 있는 사람들을 대상으로 하였다. 임상연구에 대한 윤리적 규정은 1972년도 Tuskegee 매독연구[1] 뉴스가 사회에 충격을 주면서 마련되었다.

매독은 최근의 AIDS와 같이 수백 년 동안 윤리적 혐오감을 주는 두려운 질환이었다. 성적 접촉에 의해 전파되는 매독은 예측할 수 없는 질병경과로 실명, 심장질환, 치매, 마비 등의 무서운 증상을 야기하였다. 간혹 토끼의 매독 치료에 효과를 보여온 비소가 함유된 살바르산이라는 약물로 치료를 하곤 하였지만 인간에게는 항상 효과적인 것도 아니면서 치명적이었다. 어떤 학자들은 질병 그 자체보다도 치료하는 것이 상황을 더 악화시키는 게 아닐까 하는 의심을 갖기도 하였다. 이러한 결론은 20세기 초기 초반에 수행된 Norwegian의 '치료하지 않은 매독연구'를 통해 매독에 걸리고 나서 20년이 지난 후에 약

---

1) 터스키기(Tuskegee) 매독연구(1932~1972)는 앨라배마 터스키기 주변에 거주하는 400명의 가난하고 대부분이 문맹인 아프리카계 미국인 소작농들을 대상으로 수행된 매독의 자연적 진행경과와 그것의 치료에 대한 임상연구였다. 이 연구는 피실험자들에 대한 적절한 치료 절차도 없이 수행되었다는 사실로 악명 높았으며, 이 때문에 임상연구에서 환자들을 보호하는 방법에 대한 중요한 변화들이 만들어졌다. 터스키기 매독 연구의 대상이 된 개인들은 환자동의서(Informed Consent)를 받지도 않았고, 자신들의 병명에 대한 진단을 듣지도 못했다. 대신 그들은 자신들이 "나쁜 피"를 갖고 있다고 전해 들었고 무상으로 치료를 받을 수 있었다. 결정적으로, 1947년에 페니실린이 매독에 대한 표준적인 치료법이 되었다. 이러한 발견 이전에 매독은 만성적이고, 고통스럽고, 치명적인 질병으로 발전하는 경우가 빈번하였다. 그러나 터스키기의 과학자들은 페니실린으로 모든 매독환자들을 치료하고 연구를 종료시키기보다는 오히려 이 질병이 어떻게 퍼지고 사람을 죽게 하는지에 대한 연구를 계속하기 위해 페니실린의 사용과 그것에 대한 정보를 그들에게 제공하지 않았다. 이 지역의 다른 사람들은 이용할 수 있는 매독 치료 프로그램을 피실험자들은 이용할 수 없도록 하였다. 이 연구는 1972년 언론에 알려질 때까지 계속되었고 결국 윤리적, 도덕적인 문제로 중단되었다. 터스키기 매독연구는 미국 임상연구에서 의사와 환자 사이의 신뢰에 대한 가장 큰 윤리적 위반의 사례 중의 하나로 자주 인용된다. 터스키기 매독연구는 벨몬트(Belmont) 보고서로 정리되었고, 국가조사위원회(National Human Investigation Board)의 설립과 의료기관내 임상시험심사위원회(Institutional Review Board, IRB) 설치 의무의 계기가 되었다.

75%의 환자들의 증상이 없어졌다는 결과로 지지되었다.

1932년 미국 보건국과 터스키기 연구소 학자들은 당시 인구의 40%가 매독으로 고통을 받던 알라바마주 메콘 카운티에서 매독에 걸린 400명의 흑인을 대상으로 유사한 연구를 수행하였다. 연구목적은 질병의 경과를 관찰하기 위한 것으로, 대상자들에게 치료를 제공하지 않았다. 당시 보편적인 연구가 아니었고 대상자들이 가난한 흑인으로 교육을 받지 못했기 때문에 연구자들은 연구의 목적이나 절차에 대해 설명하지 않았고, 연구대상자들에게 동의를 받지도 않았다. 대상자들에게 '나쁜 피'로 얘기를 하고 무상 치료와 신체검진, 무료 점심, 무료 장례를 조건으로 참여를 부추겼다. 1940년대에 페니실린이 발견되어 매독의 표준치료법이 되었으나 터스키기 대상자들은 1972년 사실이 밝혀질 때까지 항생제 치료를 받지 못했다.

대상자들이 항생제 치료를 받았을 경우 어떤 신체적인 위해가 있었을지에 대해서는 약간의 의문이 있다. 질병의 경과가 복잡하고 생존자들 대부분은 페니실린 발견 당시까지 치료하기에 너무 늦었을 수도 있기 때문이다. 그러나 이 연구는 대상자를 속였다는 점에서 수많은 윤리적 문제점을 가지고 있다. 연구대상자들에게 매독이 무엇인지, 어떤 연구에 참여하는지 알려주지 않았고 본인들이 치료를 받고 있는 것으로 믿게 하였다. 나아가 대상자들에게 하는 요추천자 검사는 고통이 수반되고 척수액을 뽑기 위해 바늘을 사용하여 마비와 같은 잠재적인 부작용을 가지고 있었다. 이러한 처치는 백인이나 중류계층의 미국인들에 의해 용인될 수 없었던 것으로 많은 비평가들이 이 연구를 인종차별로 결론을 내렸다.

1972년 터스키기 연구 공론화에 이어 인간 대상의 실험연구에 대한 규정이 마련되면서 미 연방정부의 연구비를 받는 모든 연구기관은 이 규정에 따라야 하게 되었는데, 규정에 의하면 모든 연구대상자들에게 연구의 목적과 위험성, 편익에 대한 정보를 알려줘야 한다. 대상자들의 연구참여 동의는 자발적이어야 하며, 연구수행 전에 IRB(Institution of Review Board)위원회의 승인을 받아야 한다. IRB위원회는 지역사회 대표와 다른 학자들로 구성되며 편익이 위험성을 상회하는지, 연구대상자들에게 실제로 동의서를 받을 기회가 주어졌는지 등의 관점에서 연구설계가 잘 되었는지에 대해 동의해야 한다. 임상실험은 치료군이 대조군에 비해 분명하게 더 낫거나 나쁜 결과가 보일 경우에 억제된다. 가령, 심장발작을 예방하기 위한 아스피린의 효과성 연구에서 아스피린을 투여한 집단이 위약을 투여받은 집단에 비해 심장발작의 위험성이 명백히 더 낮아질 결과로 보이는 것이 한 예가 될 수 있다.

오늘날의 엄격한 윤리지침이 있더라도 임상실험에서는 그러한 실험이 실행되어야만 하는지, 누가 참여하고, 동의서를 받는 것이 실제로 가능한지, 검증되지 않은 치료가 임상실험을 떠나서도 유용한지 등 수많은 쟁점이 있다.

이러한 모든 논쟁은 수년 전 AIDS 유행과 함께 전면에 드러났다. 사람들은 AIDS를 절망적인 불치의 병으로 생각하였으며, 따라서 많은 사람들이 정치적으로 행동하였다. AIDS에 감염된 사람들은 모든 신약개발에 필요한 효능성 검사를 위한 임상실험을 기다릴 시간이 없다고 주장하였다. 그들은 지푸라기라도 잡고 싶은 심정으로 즉각적으로 쓸 수 있는, 실험실에서 효과를 보인 어떤 신약이라도 투여받기를 원했다. 또 다른 논쟁은 그 신약들이 제대로 작용하는지 과학적 검증이 없었기 때문에 수년 동안 사용되어 온 쓸모없는 치료의 역사에 대한 것이었다. 이것은 실로 개인을 사회에 저항하게 하는 윤리적 딜

레마였다. AIDS환자를 위험에 빠뜨릴 수 없어서 미래의 환자들에게 효과성이 검증된 약을 사용할 수 있도록 현재의 AIDS환자들이 치료를 받겠다는 것을 거부할 수 있을까? 그러나 다행히도 검증되지 않은 AIDS 치료에 대한 압력은 임상연구를 통해 효과성이 검증된 신약의 개발로 어느 정도 누그러졌다.

18세기 의사들이 거의 모든 병을 치료하기 위해 유혈(Bleeing)을 사용한다는 것은 널리 알려져온 사실이다. 이 치료에 대한 논쟁은 오늘날에는 바보스러운 것으로 밝혀졌지만, 당시 사람들에게 치료 효과가 없다는 것에 대한 근거가 없었다. 이와 유사하게 1930~1950년대 류마티스 열과 급성 인후염 합병증을 예방할 수 있다는 믿음으로 50% 이상의 어린이들에게 편도선 절제술이 시행되었지만 실제로 이런 잇점에 대한 근거는 없었다. 오늘날 편도선 절제술은 급성 인후염의 진단과 치료를 더 어렵게 하는 것으로 알려져 있다. 이미 널리 사용되고 있는 치료에 대한 무작위 통제시험은 어렵다. 그 이유는 적극적 치료가 효과적이라고 믿고 있을 경우, 실험대상자들이 무작위로 통제군이 되어 치료약 대신에 위약(Placebo)을 투여받으려 하지 않기 때문이다.

실제로 그러한 일이 1990년대 유방암 치료에 선행하여 골수이식을 받는 환자에게서 나타났다. 한 환자가 보편적 화학요법을 받으면 40~45% 정도의 확률로 5년을 더 살 수 있는 기회가 있는데 여성의 골수를 제거하는 절차를 통해 보통보다 더 많은 항암제 용량을 투여한 다음 골수를 이식하면 이론적으로 암 생존 기회를 더 높일 수 있다. 그러나 그 절차 자체가 힘들고 위험이 수반되어 5% 정도가 치료의 합병증으로 사망한다. 비용 또한 2억 정도로 많이 소요된다. 미국 국가암연구소는 3개의 대규모 유방암에 대한 골수이식 실험을 지원하였다. 임상실험을 위해서는 여성을 무작위로 골수이식군과 보편적 항암요법군으로 할당해야 한다. 그런데 많은 여성들이 생존을 위한 마지막 희망으로 인식된 가장 공격적인 치료를 받기를 원했기 때문에 실험에 참여하기를 거부했다. 따라서 여성들에게 실험군에 들어가기를 강요하고 절차를 선택할 기회를 박탈하는 것이 윤리적으로 문제가 될 것인지에 대해 의문이 있었다. 한편, 이식이 실험 외부에서 행해질 경우 병원과 의사가 얻는 재정적 이득으로 인한 이해당사자 간의 갈등(Interest of Conflict)이 있기 때문에 비윤리적이라고 할 수 있는가? 보험회사는 살린다는 보장없이 이러한 비싸고 힘든 절차에 대해 보상해주기 위해서 법률자료와 정책 절차를 강요하였다.

불행하게도 궁극적으로 충분한 수의 여성들이 임상실험에 참여하였고, 다른 국가에서도 가설검증에 참여하였다. 1999년도에 부정적 결과들이 나오기 시작했고 2004년도에는 발표된 여러 연구의 결과를 분석하여 대조군에 비해 실험군은 부작용과 실험관련 사망이 더 많다는 결론을 얻었다. 이 연구가 없었더라면 골수이식은 편도절제술이나 유혈과 같이 유방암 치료의 표준이 되었을 것이다.

# 6 약물임상시험의 이해관계 충돌(Conflicts of Interest)

역학연구는 특히 신약을 처방하는 임상실험과 같이 수많은 돈이 걸려있는 경우에 이해관계충돌이 보고되는 결과에 종종 영향을 준다. 미국의 경우 신약이 승인을 받으려면 무작위 통제실험을 해야 한다. 제약회사들이 승인을 받기 위해서는 신약의 안전성과 효능을 수립하기 위한 연구를 실행해야 하고 이 결과를 FDA(Food and Drug Administration)에 보고해야 한다. 종종 이 연구결과들이 의학저널에 투고되고 평판 있는 저널에 발표되면 신약의 효과성에 대한 신뢰성을 더하게 된다.

무작위 통제실험이 약품을 연구하기 위한 최선의 방식이고, FDA의 전문가들이 제약회사가 수행한 연구결과를 검토하므로 FDA의 승인을 받으면 약품이 실제로 안전하고 효과적이라는 근거로 여겨지고 있다. 그러나 1990년대와 2000년대 초반 FDA 승인을 받은 약품의 위해성에 대한 발표가 쇄도하자 승인을 받았던 임상실험에 대해 의문이 제기되었다. 어떤 약품은 위해한 부작용이 발생했다는 뉴스가 나온 후에 시장에서 퇴출되었고, 어떤 다른 약품은 포장박스에 약이 심각한 부작용을 초래할 수 있으므로 주의 깊게 처방해야 한다는 “Black Box Warnings” 경고 문구를 붙이도록 하였다.

위해한 부작용은 임상시험에서 희귀하게 나타나거나 연구대상자 수가 너무 적으면 간과되기 쉽다. 그러나 제약사가 고의로 승인과정에서 부작용 정보를 축소할 수도 있다. 실제로 제약회사가 고의로 약물이 실제보다 더 안전하고 보다 효과적으로 보이도록 했다는 증거들이 나오고 있다.

또한, 제약회사들은 의사-연구자들이 회사에 우호적인 결과를 가져오도록 재정적 유인을 사용한다. 심한 경우 제약회사가 임상연구를 설계하고 이것을 실행하기 위한 연구자를 찾아 연구자들에게 비용을 지불한 다음, 회사가 분석하고 결과를 해석하여 무엇이 발표되어야 하는지 결정한다. 심지어는 연구자가 자신의 연구를 수행한 경우에도 회사에서 수행하는 연구의 자문위원으로, 자문위원회나 상담국의 위원으로, 또는 회사 주식 소유자로 활동하면서 수당을 받는다. 이러한 것들이 연구자들로 하여금 회사의 상품에 대해 우호적이도록 하는 경향이 있다.

최근까지 제약회사가 지원하는 연구에서 연구결과에 대한 발표를 할 것인가에 대해 회사가 결정권을 가졌었다. 이것은 강력한 발표 편견(Publication Bias)을 가져왔는데, 실험이 긍정적 결과를 가져오면 발표하고 그렇지 않은 경우 함구되었다. 실제로 이러한 경향은 치료 효과가 나타나지 않은 논문에 대해서는 관심을 갖지 않는 의학저널의 선호도에 의해 나타났다. 2005년 초반, 저명한 저널에서 부정적 결과가 감춰지지 않도록 임상실험 데이터 구축을 시작할 때 등록하지 않은 임상실험보고는 발표하지 못하도록 하는 방침이 만들어졌으며, 2007년에 제정된 법을 통해서 지금은 국가 의학도서관의 지원을 받는 모든 공적 데이터에 실험은 반드시 등록을 하도록 규정하고 있다.

# 제4장 보건의 측정

## 1 보건통계: 불확실성(uncertainty)의 이해

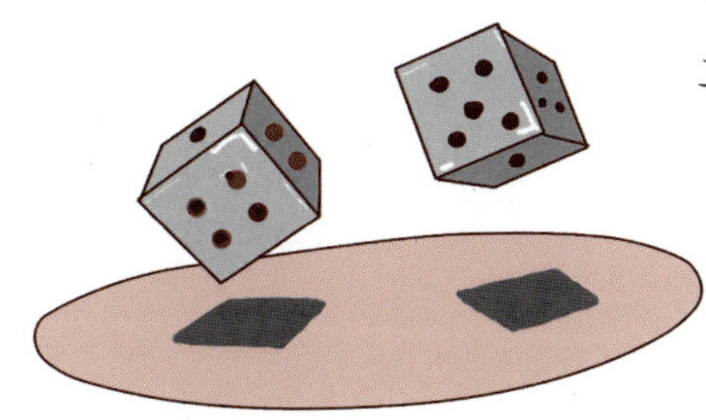

역학은 통계에 의존한다. 실제로 모든 보건 분야에서 자료를 제공하고 해석하기 위해 통계에 의존하고 있다. 통계는 인구집단의 건강을 숫자로 기술하고 이 숫자의 해석을 돕는 학문을 의미한다.

통계학은 정보추출을 위한 자료를 분석하는데 사용되는 일련의 개념과 방법이다. 보건학은 자료를 해석하기 위한 데이터의 수집과 통계 사용에 의존하는데, 자료를 원인과 효과, 건강 위험성, 질병 치료에 관한 정보로 변환시킬 수 있도록 해준다.

건강은 많은 요인(유전, 건강행태, 감염성 미생물 및 환경적 화학물질에의 노출 등)에 의해 결정되고 복잡한 방식으로 상호작용하기 때문에 언제 어떻게 특정 요인이 특정 건강에 영향을 주는지가 분명하지 않다. 인간을 대상으로 수행할 수 있는 연구의 종류에는 윤리적, 논리적으로 제약이 있기 때문에 동물을 대상으로 한 생의학적 연구에서 도출될 수 있는 결론을 얻기에 한계가 있다. 학자들은 체계적으로 적용한 통계적 개념과 방법에 의해서만 일부 사람들의 건강을 변화시키는 원인이 될 수 있는 여러 가지 원인 중에 한 가지 영향을 가려낸다. 그러나 종종 건강에 미치는 영향을 확실하게 보여주는 통계가 단순히 우연적 발생에 의한 것일 수도 있다. 역학의 문제와 한계는 통계학의 주제인 불확실성에 의해 많은 부분 확인된다.

### 1) 불확실성의 학문

사람들은 과학이 그들이 걱정하는 건강문제에 대한 해답을 제공해주길 기대한다. 많은 경우 과학은 이러한 기대를 충족시켜왔다. 그러나 그 해답은 사람들이 원하는 만큼 명확하지 않다. 과학은 인간면역결핍바이러스(Human Immunodeficiency Virus; HIV)가 AIDS의 원인임을 밝혔다. 그러나 한 여성이 HIV 양성인 남성과 성관계를 하였다고 해서 확실하게 AIDS에 걸리는 것은 아니다. 그 여성이 단 한 번 무방비한 성교로 바이러스에 감염될 확률은 약 1,000명 중 1명이다. 이와 유사하게, 조기 유방암의 치

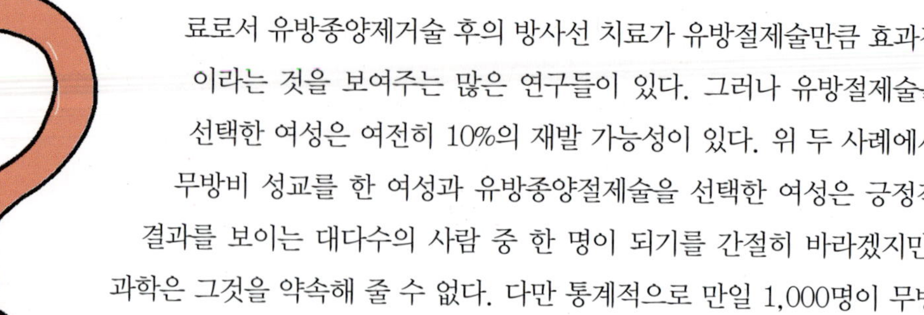

료로서 유방종양제거술 후의 방사선 치료가 유방절제술만큼 효과적이라는 것을 보여주는 많은 연구들이 있다. 그러나 유방절제술을 선택한 여성은 여전히 10%의 재발 가능성이 있다. 위 두 사례에서 무방비 성교를 한 여성과 유방종양절제술을 선택한 여성은 긍정적 결과를 보이는 대다수의 사람 중 한 명이 되기를 간절히 바라겠지만, 과학은 그것을 약속해 줄 수 없다. 다만 통계적으로 만일 1,000명이 무방비로 HIV 남성과 성교를 하였다면, 아마도 999명은 운이 좋을 것이고, 1명은 그렇지 않을 것이다. 그리고 조기 유방암으로 유방종양절제술과 방사선 치료를 받은 100명의 여성 중 90명은 암이 완치될 것이고 10명은 재발한다고 말할 수 있다.

많은 경우, 확실성의 정도를 알려주기에 자료가 불충분하거나, 자료가 있다고 하더라도 모호해서 타당한 결론을 내릴 수가 없다. 역학연구를 통해 모순적인 결과가 나오는 것도 흔한 일이다. 이처럼 편견이나 혼란변수를 포함한 많은 오류들이 검정되는 가설에 부적절한 요인으로 작용하여 결과에 영향을 준다.

## 2) 확률(Probability)

과학자들은 확률을 계산하여 불확실성을 수량화한다. 실험적 결과를 포함한 모든 연구 결과들은 우연한 영향에 의한 것일 수 있기 때문에 확률은 이와 유사한 상황일 때 미래에는 어떻게 발생할 것인지에 대한 다양성과 과거 결과의 빈도를 기술하는데 사용된다. 아리스토텔레스는 "확률은 일상적으로 발생하는 것"이라고 하였다. 통계학자들은 대부분의 사람들이 생각하는 것보다 더 자주 비확률적으로 발생한다는 것을 알고 있다.

연구에서 확률의 정도는 p 값으로 표시한다. p 값은 관찰된 결과가 우연에 의해서만 발생하였을 확률을 표시한 것이다. p 값이 0.05인 경우엔 같은 시험을 100회 반복할 경우 같은 값이 95회, 다른 값이 5회 나올 수 있다는 의미이다.

실험결과의 확실성의 정도를 나타내는 또 다른 방법은 신뢰구간(Confidence Interval)으로 실제 결과가 나올 수 있는 값의 범위를 뜻한다. 신뢰구간이 좁을수록 무작위 오차의 가능성이 낮다. 신뢰구간은 정치적 여론조사 결과 'A 정치인의 지지율은 50±3%'와 같이 오차의 한계로 표현되는데, 이때 신뢰구간은 47%가 될 수도 있고 53%가 될 수도 있다는 의미이다.

연구집단이 매우 크면 무작위 편차가 발생할 가능성이 낮다. 많은 수의 사례는 연구에 검정력을 부여하기 때문에 연구대상의 집단이 큰 역학연구는 보다 더 강력하고 연구결과가 타당성이 있을 가능성이 높다.

연구를 설계할 때 통계학자들은 필요한 연구집단의 크기를 계산하여 효과적인 연구표본의 크기를 찾는다. 검정력이 낮은 연구는 **위음성**(False-Negative, 실제로는 효과가 있는데 없는 것으로 나옴) 결과를 가져올 가능성이 있다. **위양성**(False-True) 결과는 실제로는 효과가 없는데 연구에서는 효과가 있는 것으로 나타나는 것이다. 많은 이유가 환자군과 대조군 간의 차이를 가려낼 수 있을 만큼의 충분한 대상자를 확보하지 못하여 발생한다. 역학연구에서 흔히 나타나는 이와 같은 약점은 뉴스에서 종종 보고되는 모순적인 결과의 이유일 것이다.

## 3) 진단검사 통계

위험인구를 찾아내고 치료가 잘 되는 질병을 조기에 진단하는 것은 보건에 있어서 최선의 수단이다. 진단검사가 매우 정확할 것 같지만, 어느 정도는 위음성이나 위양성이 나타난다. 검사가 매우 민감(Sensitive)하면 위음성이 거의 나타나지 않는데 이를 민감도라고 한다. 또한, 검사가 매우 특이(Specific)하면 위양성이 거의 나타나지 않는데 이를 특이도라고 한다. 민감도가 매우 높은 검사들은 반대로 매우 특이하지 않다. 대부분 보건에서 실시하는 건강검진 프로그램은 심각한 질병을 가진 개인을 놓치지 않도록 민감도 검사(Sensitive Test)가 요구된다. 그러나 많은 사람들에게 검사를 받도록 권유하기 위해 선택된 검사는 비용이 저렴하고 민감하지만 특이도는 낮다. 양성이 나오면 처음 검사가 정확했는지 확인하기 위해 보다 민감도가 높은 검사를 한다. 예를 들면, 민감도가 높은 유방조영술에서 덩어리가 발견되면 그 덩어리가 암종인지 알아보기 위해 추가적으로 조직검사를 한다.

희귀한 질환에 대해 진단검사를 하면 위양성 비율이 실제 양성인 사람보다 더 높게 나와서 불필요하게 건강한 사람들로 하여금 추가적인 검사를 받게 한다. 실제로 이러한 상황이 1987년 미국의 일리노이와 루지애나주에서 결혼 전 HIV 검사를 의무적으로 받게 하여 발생하였다. 일반적으로 HIV는 이성 간 성교를 하는 인구집단에서는 감염률이 낮은데도 불구하고 많은 건강한 사람들을 놀라게 했다. 물론 추가 검사 결과 HIV 양성은 거의 나타나지 않았다. 어떤 커플은 검사받기가 귀찮아 다른 주로 가서 결혼을 하기도 하였다. 이 프로그램은 일 년 만에 중단되었다. 검사결과의 위양성 문제는 40대 여성들에게 왜 유방조영술 검사를 받게 하는지 의문시되는 이유이다.

진단검사가 기대한 만큼 편익이 없는 것들도 있다. 전립선암 검사나 흡연자 대상의 폐암 검사의 경우가 그렇다. 특히 폐암의 경우 X-ray를 통해 확인되는 대부분의 환자들은 증상으로 고통을 받고 의학적 치료나 수술을 하기에는 너무 늦어버린 경우가 많다.

# 2 보건통계의 개념

통계는 다양한 의미를 내포한다. 어떤 사람은 통계를 숫자나 과제를 처리하는 것으로 생각하기도 하고, 또 어떤 사람들은 통계를 다수의 정보를 수집하고 제시하는 방법으로 생각하기도 하나 대다수의 사람들은 통계를 불확실한 사실에 대해 결정을 내리는 데 도움을 주는 도구로 생각한다. 일반적으로 통계학이란 숫자로 된 자료를 수집, 관리, 분석, 제시, 해석하는 학문으로 정의하는데 보건분야의 자료를 수집, 관리, 분석, 제시하는 것을 보건통계라고 한다.

통계학은 크게 기술통계(Descriptive Analysis)와 추론통계(Inferential Analysis)로 분류할 수 있다. 기술통계학에서는 주로 자료의 수집, 정리, 요약하여 현상을 기술하는 데 관심이 있으며, 기술내용으로는 평균(Mean), 중위값(Median), 최빈값(Mode) 등이 많이 이용되고, 산포의 정도를 나타내는 분산(Variance), 표준편차(Standard Deviation), 왜도(Skewness), 첨도(Kurtosis) 등이 있다.

추론통계학은 모집단으로부터 표본(Sample)을 추출하여 표본조사에서 얻은 자료로 모집단의 특성을 일반화하여 설명하는 것을 말한다. 추론통계는 추정과 가설검증으로 구분되는데, 추정은 한 표본의 특성을 통해 그 표본이 속해 있는 모집단의 특성을 추정하는 것이다. 예를 들어 새로 태어난 여아들의 평균 체중을 알고자 할 때 인구집단 전체에서 태어난 여아 전체의 체중을 측정하기는 용이하지 않으므로 인구집단 전체의 특성을 대표할 수 있는 표본을 선정한 뒤 그 표본의 체중을 이용하여 인구집단 전체 여아의 체중을 추정해 볼 수 있다. 가설검증은 연구자가 설정한 두 변수간의 예상되는 관계를 통계분석 방법을 이용하여 검정하는 것이다.

## 1) 모집단과 표본

모집단을 사람들이 모여있는 집단으로만 생각하는 경향이 있다. 그러나 모집단을 구성하는 것은 자료의 성격에 따라 물체, 동물, 식물 등 연구자가 설명하려고 하는 모든 집단이 될 수 있다. 구체적으로 모집단의 정의는 조사하고자 하는 특성 혹은 물체들의 집합이라고 할 수 있다. 예를 들어 서울특별시 거주자인 유방암 환자의 특성을 조사하고자 한다면 서울특별시에 거주하는 사람 중 유방암 환자 전체가 모집단이 된다.

연구자가 모집단의 특성을 이해하고자 할 때 모집단 전체로부터의 자료수집이 불가능하고 또 효율적이지도 않으므로 모집단의 일부인 표본을 선정한다. 위의 유방암 환자의 예에서 서울특별시 거주 유방암 환자 중 어떠한 구내에 거주하는, 혹은 어떤 종합병원에서 치료받은 유방암 환자들을 표본으로 선정할 수 있다. 통계량(Statistics)은 표본의 특성을 측정한 것이며 모수는 모집단의 특성을 측정한 것이다.

모집단 전체를 대상으로 통계자료를 수집하는 조사를 전수조사(Complete Survey)라 하고 표본을 이용하여 조사하는 것을 표본조사(Sample Survey)라고 한다. 표본조사를 하는 이유는 다음과 같다.

- 전수조사가 현실적으로 어렵거나 불가능하다.
- 순간적인 모집단의 특성을 파악할 수 있다.
- 비용, 시간, 노력 등의 경제적 이득이 있다.
- 표본통계량으로 모수의 추정이 가능하다.

표본이란 연구대상 전체에서 즉, 모집단에서 선택된 일부를 말하며, 이런 표본을 선택하는 과정을 표본추출이라고 한다. 표본추출에서는 표본이 모집단을 대표할 수 있는지의 여부인 대표성이 가장 중요하다. 표본이 모집단의 속성을 거의 갖고 있다면, 표본의 속성으로부터 도출한 결과를 모집단에 일반화하여 적용할 수 있을 것이다. 이처럼 추출한 표본으로부터 도출한 결과를 통해 모집단의 속성을 추측하는 것을 모집단 추론(Population Inference)이라고 한다.

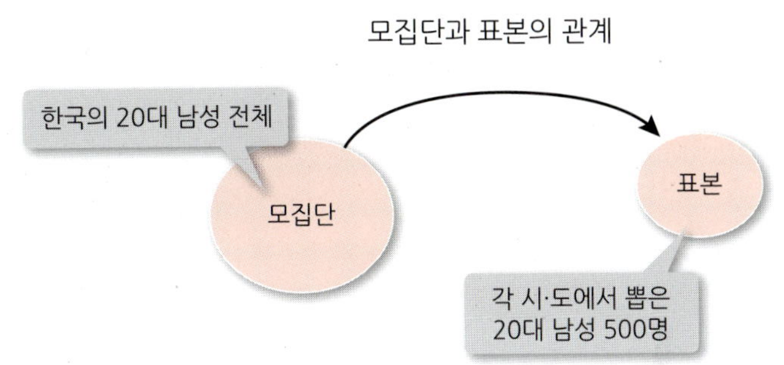


□ 한국의 20대 남성의 평균 신장을 알아보기 위하여 각 시·도에서 20대 남성 500명을 뽑아 조사

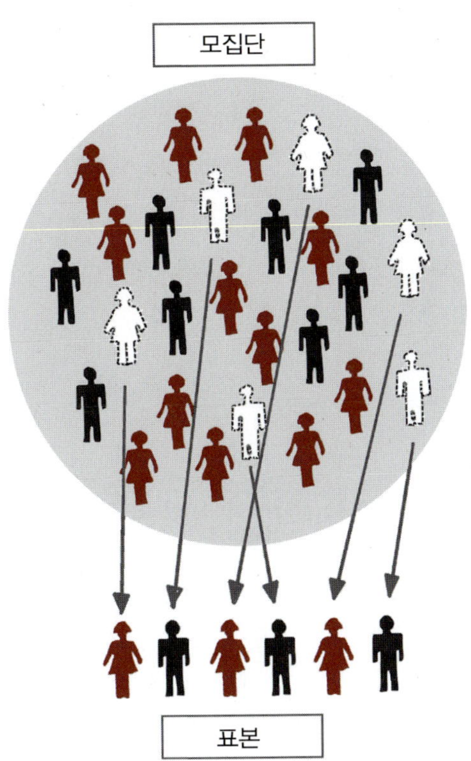


〈그림 Ⅱ-4-1〉 모집단으로부터 표본추출과정

## 2) 자료 수집과 표본추출

통계자료를 수집하는 방법은 연구자가 직접 관찰하거나 조사하여 얻는 방법과 기존의 자료를 활용하는 방법이 있다. 연구자가 필요에 의해 직접 수집한 자료를 1차 자료(Primary Data)라 하고, 국가기관이나 통계청 등 공신력 있는 기관이나 다른 연구자가 생산한 자료를 연구에 활용하는 것을 2차 자료(Secondary Data)라고 한다. 여기에서는 1차 자료를 과학적이고 체계적으로 수집하기 위한 방법으로 모집단의 일부인 표본을 추출하는 방법에 대해서 다루고자 한다.

모집단에서 표본을 추출하는 표본추출법(Sampling)은 확률표본추출법(Probability Sampling)과 비확률표본추출법(Non-Probability Sampling)이 있으며, 주로 확률표본추출법이 이용되는데 그 이유는 비확률표본추출을 하는 경우 모집단에 그 결과를 적용할 수 없고, 개인의 편견이 개입될 수 있기 때문이다. 확

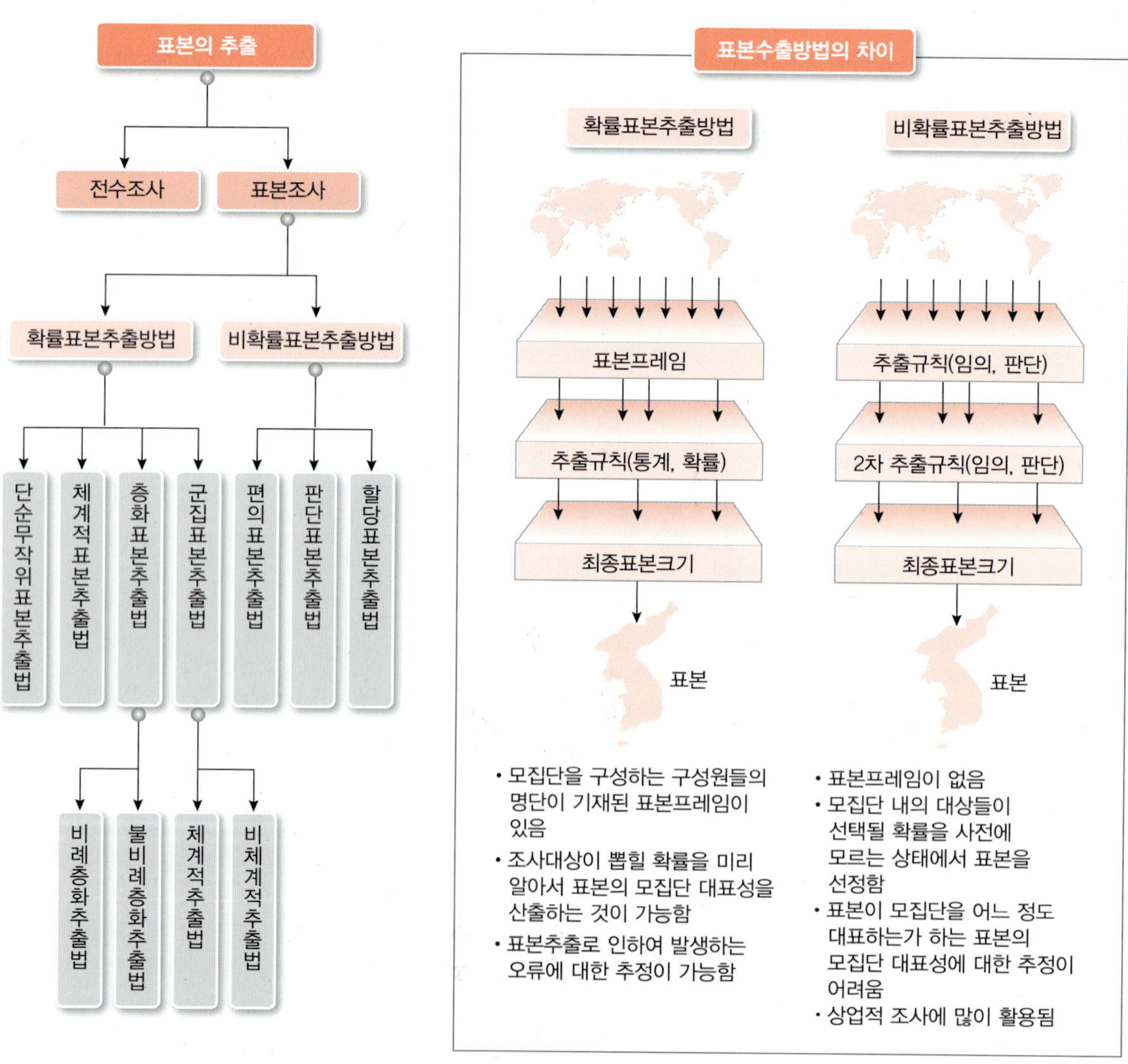


〈그림 Ⅱ-4-2〉 표본추출방법 비교

률표본추출법에는 단순무작위표본추출, 계통무작위표본추출, 층화표본추출 및 집락표본추출방법, 무작위 번호 걸기 등이 있다.

비확률표본추출법은 임상연구에서 확률추출보다 실제적으로 더 자주 활용되는 표본추출방법으로 확률표본추출이 사실상 불가능하거나 모집단을 정확하게 규정지을 수 없는 경우 또는 표본오차(Sampling Error)가 큰 문제가 되지 않거나 반드시 확률표본추출을 해야 할 필요성이 없는 경우에 쓰이게 된다. 비확률표본추출법에는 편의표본추출(Convenience Sampling), 할당표본추출, 유의표본추출, 지원자표본추출, 눈덩이표본추출방법 등이 있다.

### (1) 확률표본추출

#### ① 단순무작위표본추출(Simple Random Sampling)

모집단에 있는 모든 대상이 동일한 확률로 추출될 기회를 갖게 하는 방법이다. 표집틀이 작을 경우 종이 조각에 이름을 써서 그릇에 담고 잘 섞은 후 바라는 표본크기에 도달할 때까지 한 번에 한 개를 뽑거나, 표집틀이 클 경우 주로 난수표(Table of Random Numbers)를 이용하여 표본을 추출한다. 난수표는 0에서 9까지의 각 숫자를 동일한 비율로 무질서하게 배열한 표로서, 주로 컴퓨터 프로그램의 특정한 계산 알고리즘을 통해 생산한다.

난수표를 이용하기 위해선 반드시 모집단 대상자에 대한 정보 리스트, 즉 표집틀을 확보해야 한다. 표집틀은 모집단 각 대상자에게 고유한 번호가 지정돼 있어야 하며, 난수표를 사용하여 뽑은 숫자가 모집단 각 대상자에게 부여한 고유 번호와 일치할 경우, 그 대상자를 표본으로 추출하면 된다. 단순무작위표본추출은 이상적인 방법이나, 대부분의 모집단의 경우 표본을 추출할 수 있는 목록이 없기 때문에 실제적으로 진정한 단순무작위표본추출을 한다는 것은 어렵거나 거의 불가능하다.

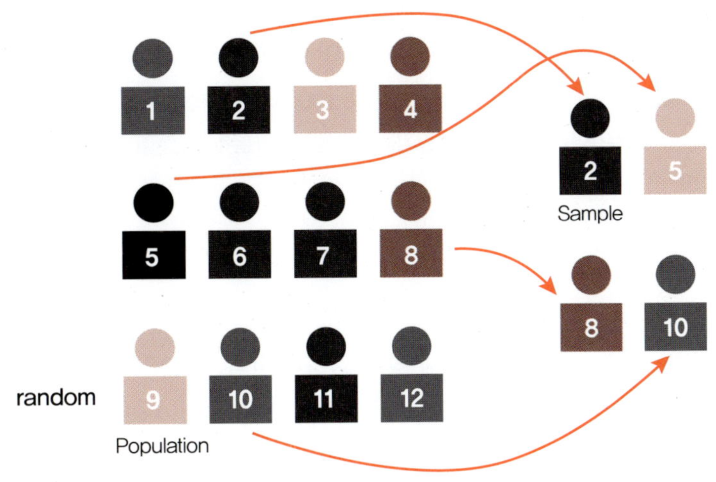


〈그림 Ⅱ-4-3〉 단순무작위표본추출

**※ 단순무작위표본추출의 예: 10부제 운행에 대한 자가용 운전자 의식조사 실시**

서울 거주 자가용 운전자의 모집단을 50,000명이라고 가정하고 500명을 무작위 추출할 경우, 컴퓨터에서 50,000개의 난수와 일련번호를 발생시킨 후 50,000개 중 500개를 추출한다.

### ② 계통무작위표본추출(Systematic Random Sampling)

연구자가 모집단 목록에서 무작위 출발점을 선택하고 그 지점에서 모집단의 N번째인 모든 구성원을 포함한다. 체계적표본추출이라고도 한다. 일단 목록의 끝에 도달하면 원했던 표본 크기를 얻게 된다. 모집단이 클 경우에 효과적이고 모집단 전체에 걸쳐 공평하게 표본을 추출할 수 있으므로 단순무작위표본추출에 비해 대표성이 높다.

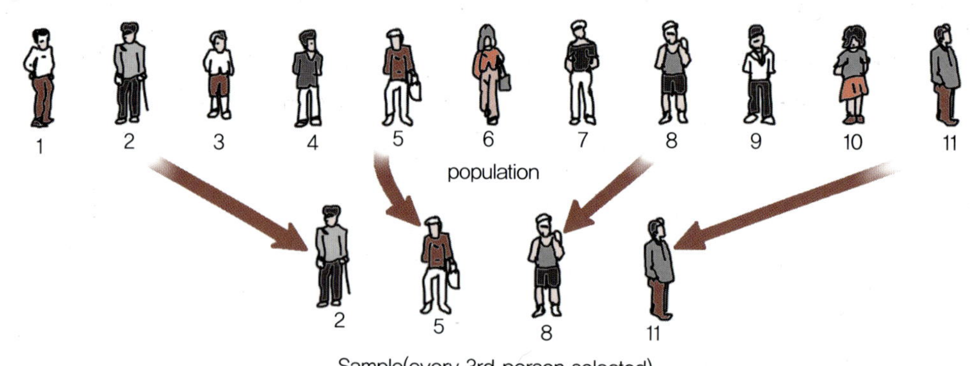


〈그림 Ⅱ-4-4〉 계통적 표본추출

**※ 계통무작위표본추출의 예: A지역 공무원 100명을 체계적으로 추출할 때**

만일 A 지역의 공무원 모집단이 300명이고 그중 100명을 체계적으로 표본추출할 경우, 전체모집단수를 표본의 수(300÷100=3)로 나누어 표본추출 간격을 계산한다. 표본추출 간격이 3이므로 공무원 목록에서 임의의 공무원을 1번으로 설정하고 계속적으로 3번째 공무원마다 표본을 추출한다.

### ③ 층화무작위표본추출(Stratified Random Sampling)

모집단을 연령, 성별, 인종, 사회경제 상태, 진단, 지역, 기관의 유형 등의 특성에 따라 층(Stratum)으로 나누고 각 층에서 다음의 방법으로 표본을 추출하는 방법이다.

- 동수할당법(Equal Allocation): 각 층에서 같은 수의 표본을 뽑는 방법
- 비례할당법(Proportion Allocation): 각 층의 크기에 비례하는 표본 n개를 할당하여 추출하는 방법
- 최적할당법(Optimum Allocation): 층별로 표본 수를 할당할 때 평균의 표준오차를 최소화하는 방법

층화무작위추출은 연구자가 대표성을 성취하는데 중요한 모집단 내 변수를 알고 있는 상황에서 사용한다.

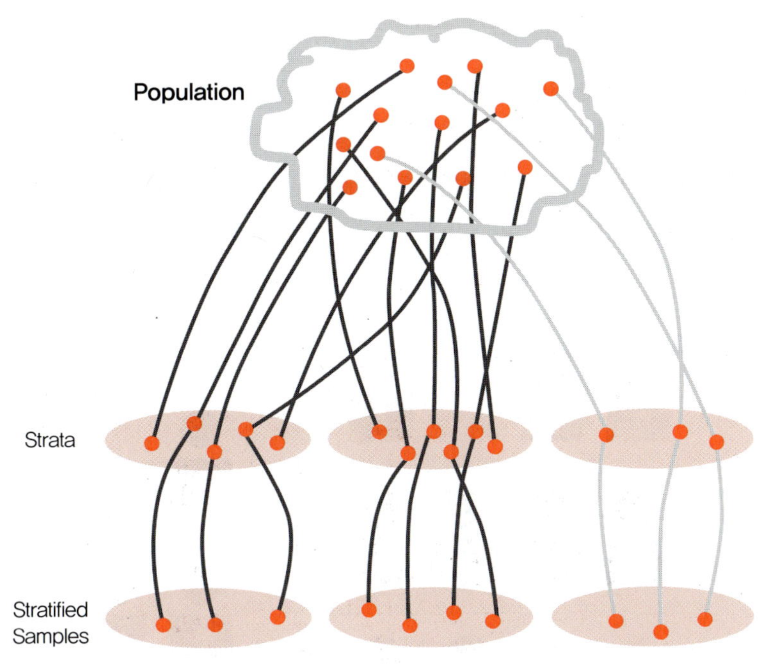


〈그림 Ⅱ-4-5〉 층화표본추출

**※ 층화무작위표본추출의 예: 현대자동차 아반떼 사용자 만족도 조사**

서울 거주 현대자동차 사용자 모집단을 1만 명이라고 가정하고 표본오차범위 내에서 2,000명을 표본추출하려고 한다. 만약 모집단 1만 명의 남녀 비율이 7 : 3 이라면 표본 역시 7 : 3의 비율인 1,400명 : 600명이 된다.

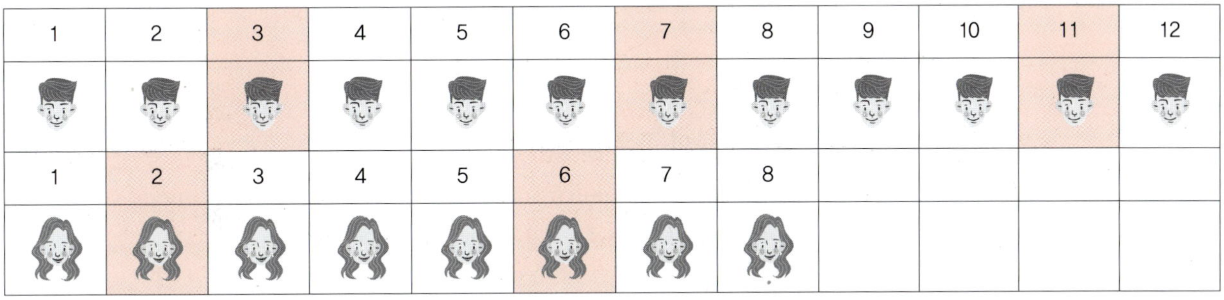

| 1 | 2 | 3 | 4 | 5 | 6 | 7 | 8 | 9 | 10 | 11 | 12 |
|---|---|---|---|---|---|---|---|---|---|---|---|
| | | | | | | | | | | | |
| 1 | 2 | 3 | 4 | 5 | 6 | 7 | 8 | | | | |
| | | | | | | | | | | | |

〈그림 Ⅱ-4-6〉 층화무작위표본추출의 예

### ④ 집락표본추출(Cluster Sampling)

집락표본추출은 군집표본추출이라고도 하며 모집단의 대상들을 개인단위로 추출하지 않고 여러 개의 집락(cluster)으로 묶고 이 집락을 표본으로 추출하여 추출된 군집 내의 대상들을 조사하는 방법이다. 이러한 방법은 모집단의 목록이 불완전한 경우, 지리적으로 조사지역이 너무 크게 분산되어 있어 시간과 비용이 많이 소요되는 경우에 유용한 방법이다.

집락표본추출은 모집단의 구성원들을 확인할 수 있어야 하고, 어떤 특성에 따라 범주화할 수 있어야 한다는 점에서 층화표본추출 방법과 유사하다. 층화표본무작위추출에서는 층화성격을 공유하는 집단을 층(Stratum)이라고 부르지만, 집락표본추출에서는 이런 집단을 집락(Cluster)이라고 부른다.

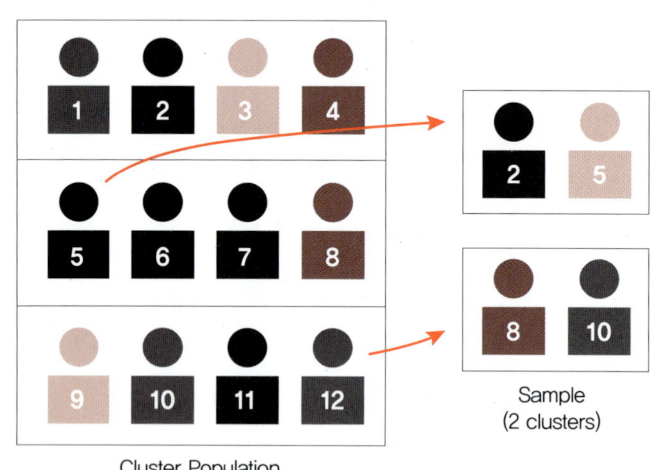


〈그림 Ⅱ-4-7〉 집락표본추출

다단계 집락표본추출 방법은 2단계 이상의 집락표본추출 단계를 거쳐 최종 조사단위를 선정하는 방법이다. 예를 들어 국내 거주자를 대상으로 흡연여부를 조사한다면 먼저 시 · 도를 무작위로 선정하고 다시 구 · 군을 추출하고 여기에서 다시 동 · 읍을 선정한다. 그리고 마지막으로 주민등록부 등을 사용하여 특정한 표본을 무작위로 선정하는 방법이다.

**※ 층화표본추출과 집락표본추출의 공통점과 차이점**

층화표본추출과 집락표본추출은 확률표본추출방법으로서 모집단을 몇 개의 하부 집단으로 나눈다는 점에서 동일하나 하부집단의 특성에 차이가 있다. 층화표본추출의 경우 하부집단이 동질적으로 구성되나 집단간의 차이는 이질적이다. 반면에 집락표본추출의 경우 하부집단은 이질적으로 구성되나 집단간 차이는 동질적이다.

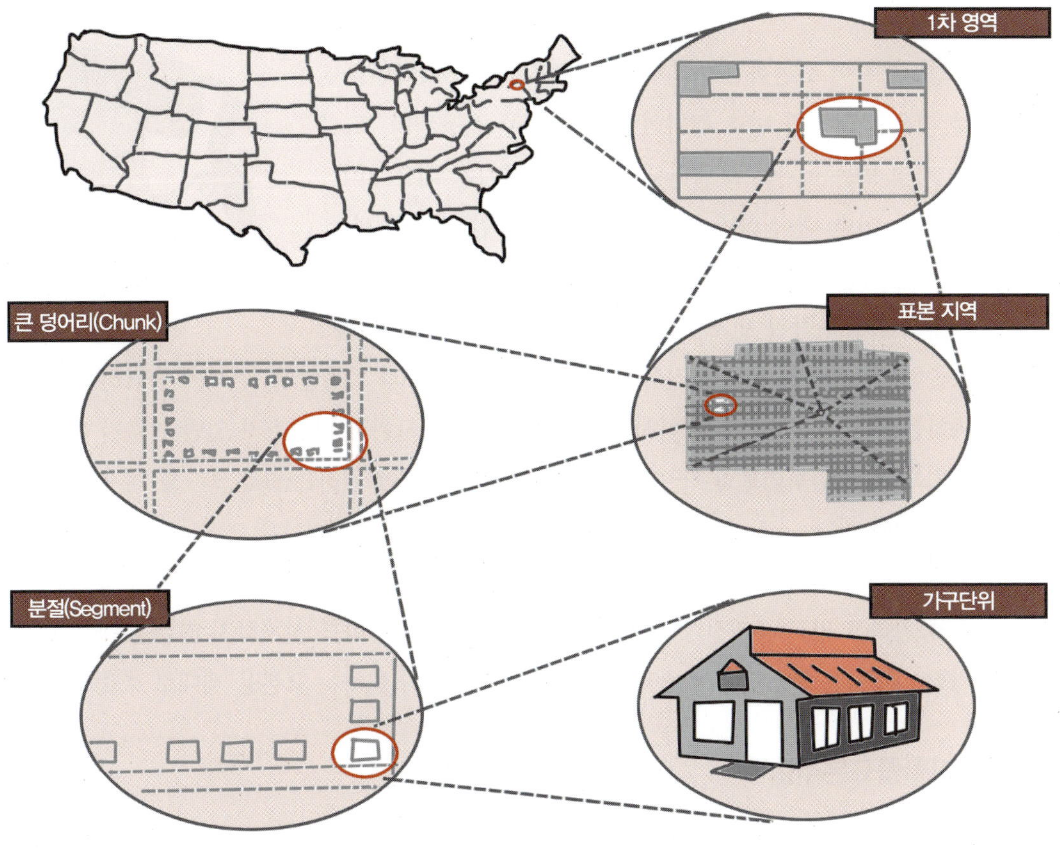


〈그림 Ⅱ-4-8〉 다단계 집락표본추출

〈표 Ⅱ-4-1〉 층화표본추출과 집락표본추출 비교

| | | 표본수출법 | |
|---|---|---|---|
| | | 층화표본수출 | 집락표본수출 |
| 공통점 | | 확률표본수출, 모집단을 몇 개의 하위집단으로 나눔 | |
| 차이점 | 표본추출단위 | 하위집단의 구성 요소 | 하위집단 전체 혹은 일부 |
| | 하위집단 구성 | 동질적 | 이질적 |
| | 집단간 차이 | 이질적 | 동질적 |

### ⑤ 무작위 번호 걸기(Random Digit Dialing: RDD)

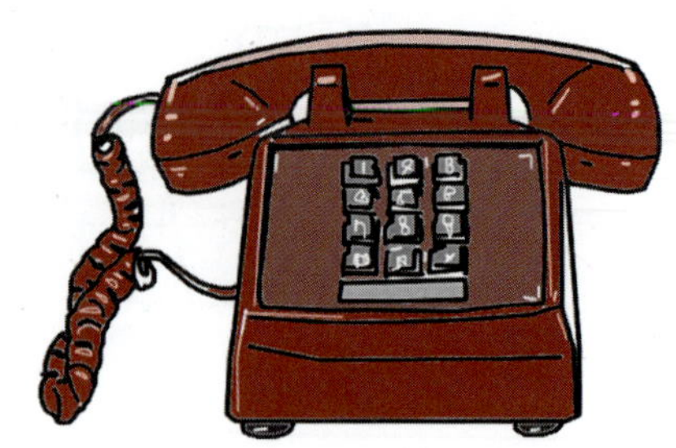

전화사용이 보편화된 이후 각종 여론조사에서 전화번호부를 활용한 무작위 번호 걸기의 방법이 자주 사용된다. 도시나 지역 또는 국가의 모집단 목록을 이용하기란 쉬운 일이 아니다. 이럴 때 전화번호부를 이용하여 확인할 수 있다는 점을 활용한 '무작위 번호 걸기'를 사용한다.

연구자가 무작위 번호 걸기를 사용하여 무작위 표본을 추출하고자 할 때, 무작위 전화번호로 연락해 사람들과 접촉한다. 전화에 응답하고 선정된 기준을 충족하는 누구라도 표본에 포함시킬 수 있다. 그러나 모든 전화번호가 일반 거주자 번호는 아니거나 팩스번호 혹은 업무번호일 가능성도 있다. 그렇기 때문에 원하는 표본크기를 얻기 위해서는 많은 전화를 걸어야 한다.

최근 들어 인터넷 전화 사용인구의 증가와 전화번호부에 번호 등재를 원치 않는 가구들이 급속도로 증가하고 있고 휴대전화 이용도가 높아 별도로 집 전화를 설치하지 않는 가구도 있을 수 있다. 이러한 가구들은 모집단에서 배제되기 때문에 연구자가 원하는 표본을 제대로 추출하기 어렵다.

## (2) 비확률표본추출

비확률표본추출은 모집단의 속성을 대표할 수 있는 가능성이 낮고 모집단에 있는 어떤 대상자가 표본으로 선택될지 알 수 없기 때문에 표본추출 오류를 산출할 수 없는 단점이 있는 반면, 확률표본추출에 비해 비용이 적게 들고 방법이 쉽다는 장점이 있어 실제로 표집틀을 구하기 어려운 경우에 비확률표본추출방법이 사용되기도 한다.

### ① 편의표본추출(Convenience Sampling)

편의표본추출은 연구자와 가까이 있어 손쉽게 접근할 수 있는 사람들을 표본으로 선택하는 방법이다. 길거리 면접과 같이 우연히 무계획적으로 표본을 추출하기 때문에 우연표본추출 또는 무계획표본추출이라고도 한다. 사회과학 연구에서 매우 일반적으로 사용하지만, 편의표본에서 정확한 모집단 추론을 내리는 것은 사실상 어렵다. 표본의 대표성을 추정하기 어렵기 때문에 조사결과를 일반화하는 것도 무리가 있다. 예를 들면 성인남녀들의 브랜드 인지도 조사를 위해 특정 장소에서 지나가는 행인의 일정 인원만큼 행하는 조사와 같은 것이다. 따라서 신속한 조사결과를 요할 경우에 사용하나, 접근이 용이한 조사대상을 선정하므로 표본이 편중되기 쉬우며 오차의 개입을 방지할 방법이 없다. 그럼에도 불구하고 편의표본추출은 사전조사(Pretest)나 특정 연구 목적을 위해 종종 사용된다.

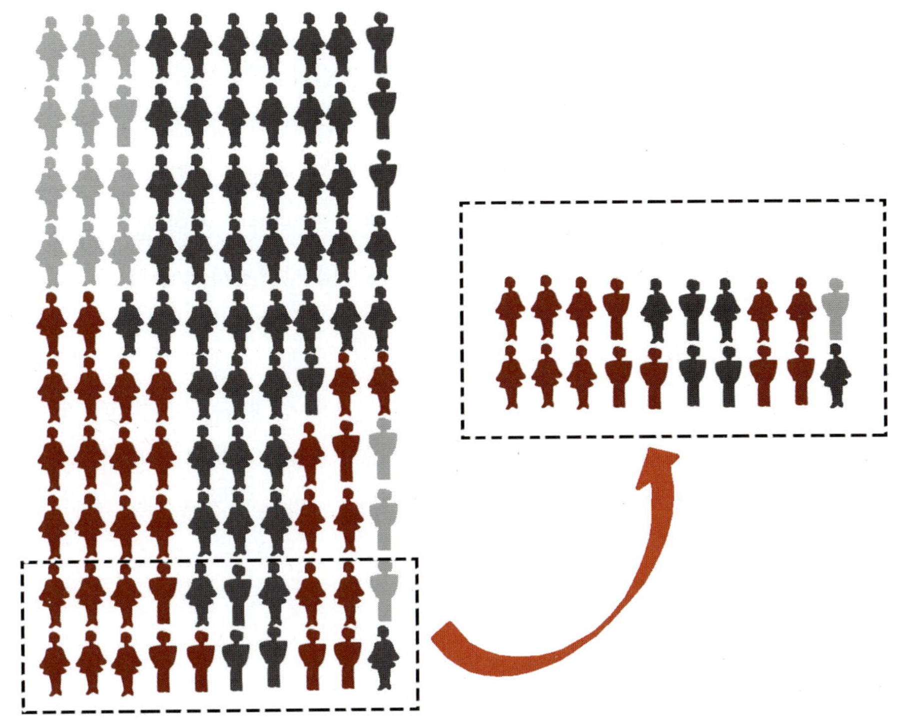

### ② 할당표본추출(Quota Sampling)

할당표본추출은 모집단이 갖는 특성의 비율에 맞추어 표본을 추출하며 마지막 표본추출단계에서 작위적인 방법을 이용하는 방법이다. 각각의 층이 전체 모집단에서 동일한 비율을 갖는다는 점에서는 층화표본추출과 비슷한 점이 있다. 할당표본추출은 다른 비확률표본추출에 비해 추출한 표본이 상대적으로 모집단의 속성을 좀 더 많이 반영할 수 있고, 표본추출이 쉽고 빠르기 때문에 비용이 적게 드는 장점이 있는 반면에, 모집단을 분류할 때 분류자의 편견이 개입되기 쉽고, 마지막 단계에서의 작위적표본추출로 인해 오차개입 가능성이 높은 단점이 있다.

**※ 할당표본추출의 예**

**〈예시 1〉 회사제품의 만족도 조사**

전체 제품이용자 중 30%를 차지하는 30대 연령에 전체 표본의 30%를 할당한다.

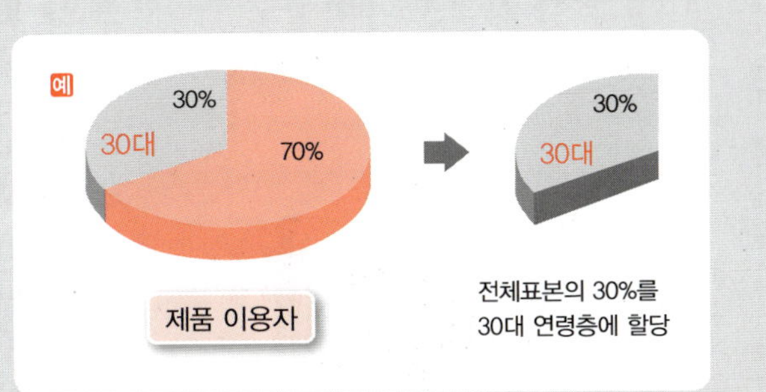


**〈예시 2〉 B 대학교 신입생 2,000명 대상 대학생활 만족도 조사**

전체 신입생 중 100명을 표본으로 추출하려고 할 때, 표본이 학생 숫자가 많은 단과대나 특정 학과에 편중될 가능성이 있으므로 단대별 또는 학과별로 몇 명씩 할당하여 표본을 추출한다.

### ③ 유의표본추출

판단표본추출 또는 목적표본추출이라고도 불린다. 연구목적에 따라 적절한 해당 분야 전문가나 특정한 조직이나 공동체 등 상대적으로 제한된 집단들을 대상으로 연구를 시도할 때 유용한 방법이다.

유의표본추출은 편의표본추출처럼 적은 시간 및 경제적 비용으로 표본을 추출할 수 있다는 장점이 있으나 표본의 대표성을 보장할 수 없고 표본오차 계산도 거의 불가능하다는 단점이 있다. 편의표본추출은 본 조사 연구 이전에 실시하는 사전조사나 시험조사에 주로 사용한다.

### ④ 지원자표본추출

지원자표본추출은 참가 희망 대상자를 표본으로 선정하는 방법이다. 연구자는 연구 대상자가 연구에 강제로 참여하도록 할 수 없기 때문에 지원자표본추출이라고 볼 수 있다. 지원자표본추출 또한 표본이 모집단의 속성을 대표할 수 있는 개연성이 낮다는 단점을 가지고 있다.

**※ 지원자표본추출의 예**

TV 프로그램 방송 중 전화 여론조사를 실시하는 경우, 주제를 방송 앞부분에 알려주고 '찬성은 1번', '반대는 2번'을 눌러 의견을 내는 간이 여론 조사로 집계결과는 방송의 마지막 부분에 말해주는 방법이다.

### ⑤ 눈덩이표본추출(Snowball Sampling)

특정 모집단의 구성원을 모집하기가 어려울 경우 처음에 1명 또는 소수의 연구 대상자를 선정하여 그들에게 또 다른 1명 이상의 연구 대상자를 소개받고, 다시 그 연구 대상자로부터 소개를 받는 방식으로 연구 참여자를 모집하는 방법이다. 이 표본추출은 각 대상자들의 인맥 네트워크를 통해 연구 참여자들을 모집하므로 네트워크표본추출이라고도 한다. 사회적으로 바람직하지 않은 직종에 근무하는 사람들(마약, 알콜 중독자 등)의 경우 모집단 구성원을 구하기가 어렵기 때문에 이 표본추출방법을 사용하면 매우 유용하다.

눈덩이표본추출도 다른 비확률표본추출 방법처럼 비용이 저렴하지만, 연구 참여자의 주관적인 판단으로 연구 참여자를 소개하기 때문에 모집단을 대표하기에는 다소 무리가 있다.

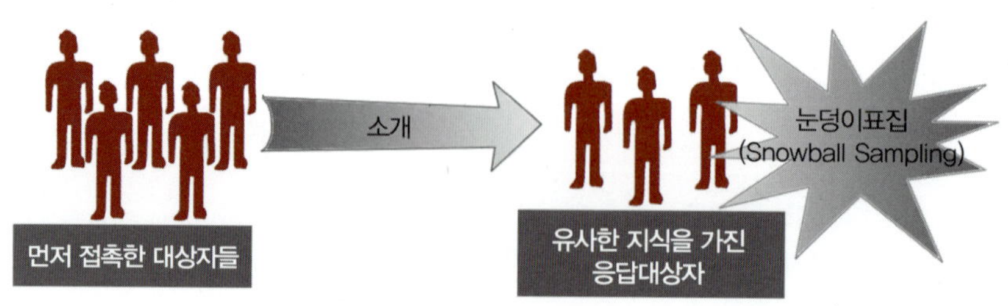


〈그림 Ⅱ-4-9〉 눈덩이표본추출방법

• 선형 눈덩이 샘플링

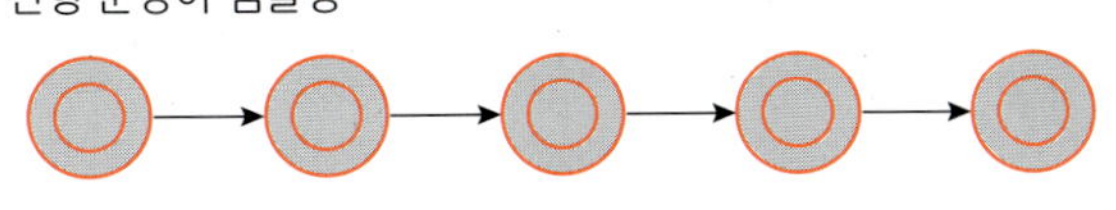

• 지수 비구별 눈덩이 샘플링

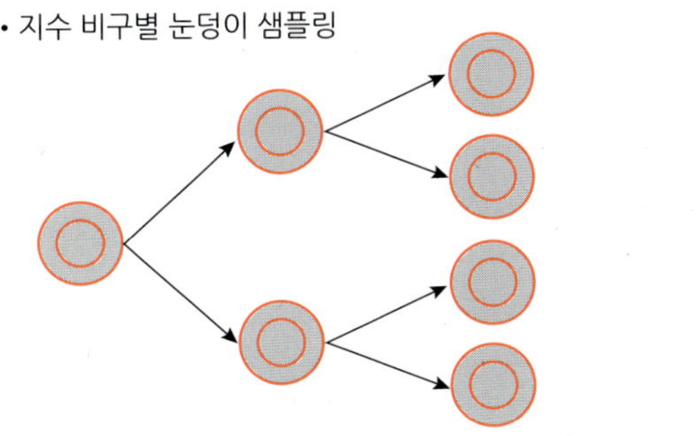

• 지수 구별 눈덩이 샘플링

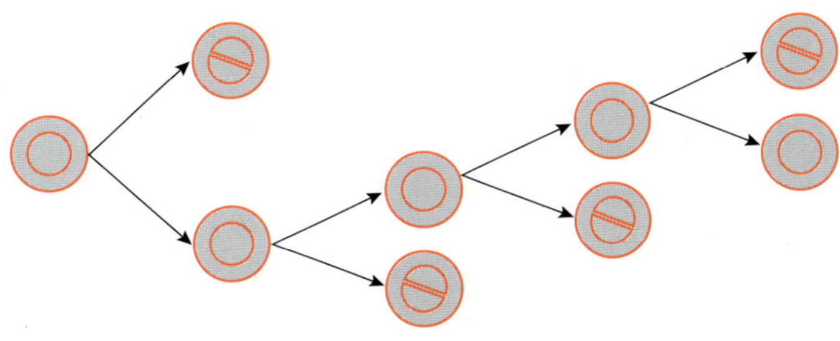

〈그림 Ⅱ-4-10〉 눈덩이표본추출의 종류

### (3) 표본조사의 오차(Error)

오차란 모수와 통계량과의 차이를 말한다. 확률표본을 사용하더라도 표본으로부터 얻은 통계량으로부터 모수를 추정하는 과정에는 항상 오차(Error)가 개입될 소지가 있다. 오차는 표본을 추출하는 과정에서 발생하는 표본추출오차(Sampling Error)와 비표본추출오차(Non-Sampling Error)가 있다. 오차의 원인과 크기를 알면 모수추정에 많은 도움이 된다.

#### ① 표본추출오차(Sampling Error)

표본추출오차에서 나타날 수 있는 오차에는 무작위오차(Random Error)와 계통적오차(Systemic Error)가 있다. 무작위오차는 우연에 의해 발생하는데, 예를 들면 적색 구슬과 백색 구슬이 있는 큰 주머니 안에서 25개의 구슬을 꺼내는 경우, 적색 구슬일 확률이 1/5인 5개가 되어야 하는데 실제로는 몇 개씩 차이가 나는 것과 같다.

계통적오차는 기본적으로 표본추출을 위한 설계가 잘못되어 자료가 한쪽으로 치우친 편견(Bias)에 의해 실제와 다른 결과가 나타나는 것이다. 예를 들면, 1936년 미국 대통령선거 당시 한 여론조사기관인 리터리 다이제스트가 전화번호부와 자동차등록대장에서 추출한 236만 명의 유권자를 대상으로

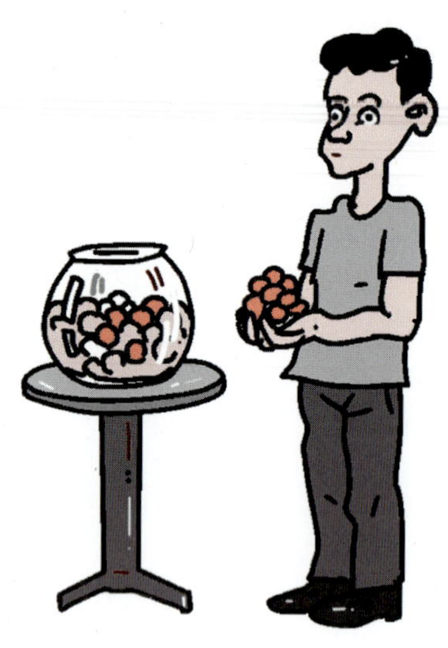

여론조사를 실시한 결과, 공화당의 랜든 후보가 지지율 57%로 민주당의 루즈벨트 후보(43%)에게 압승할 것이라는 예측을 하였으나 결과는 정반대로 민주당의 루즈벨트가 62%의 지지율로 당선이 되었다. 그 이유는 표본추출과정에서 당시 전화를 소유하고 있거나 자동차를 소유하고 있는 유권자들은 대부분 중산층 이상이며 대체적으로 보수적인 성향을 갖고 있다는 것을 간과했기 때문이다.

#### ② 비표본추출오차(Non-Sampling Error)

비표본추출오차에는 응답오차(Response Error)와 자료처리오차(Data Processing Error), 자료획득방법의 오차 등이 있다.

## 3) 자료처리방법

표본추출방법이 결정되고 난 뒤에는 표본을 이용하여 조사를 하게 되는데 어떤 상황을 어떤 방법으로 조사하여 분석할 것인가를 미리 정해두어야 한다. 이때 조사하고자 하는 어떤 속성이나 특성을 변수(Variable)라고 하는데, 이 변수는 질적변수(Qualitative Variable)와 양적변수(Quantitative Variable)로 구분한다. 사전에 조사하고자 하는 변수들을 구체적으로 정의해 두고 양적인 수준으로 측정할 것인지 혹은 질적인 수준으로 측정할 것인지 미리 검토해야 한다.

### (1) 변수의 척도

변수란 모집단 내에 존재하는 여러 개인이나 물체 혹은 사건 간의 다른 특성이라고 할 수 있으며 상수(Constant)에 비해 변화하는 수(Variable)를 말한다. 연구 대상자가 학생 집단인 경우 그들의 신장, 체중, 연령, 학점, 출신지방 등이 변수이다. 측정척도는 자료의 특성을 명명하거나, 일정한 순서를 매기거나, 양적인 값을 지정할 때 사용되는데 명목척도, 순서척도, 간격척도, 비율척도가 있다.

#### ① 명목척도(Nominal Scale)

순서 없이 어떤 범주에 속하는지만 나타내는 자료이다. 예를 들어 성별(1=남, 2=여), 결혼상태(1=기혼, 2=미혼, 3=이혼, 4=사별), 인종, 혈액형 등이다.

#### ② 순서척도(Ordinal Scale)

상/중/하나 대/중/소 등과 같이 대소관계를 말해주는 특성의 자료이다. 예를 들면 경제수준(1=하, 2=중, 3=상), 만족도(1=불만, 2=보통, 3=만족) 등과 같은 것으로 측정자료들 간에 가감승제(加減乘除)의 의미가 없다.

### ③ 간격척도(Interval Scale)

일정한 측정기준에 따라 순서대로 자료를 명명한다. 예를 들면 온도와 같이 측정자료 간의 차이를 나타낼 수 있는 것이 있다. 측정자료들을 더하고 빼는 가감(加減)은 의미가 있으나 승제(乘除)는 의미가 없다. 절대값 0의 개념이 포함되지 않는 특징이 있다. 예를 들어 물의 온도 23℃와 46℃는 숫자상으로 2배의 차이가 있지만 실제로 뜨거운 정도가 2배 차이가 나는 것은 아니다.

### ④ 비율척도(Ratio Scale)

체중이나 신장처럼 절대값 0이 존재하며, 몇 배 또는 몇 분의 1이라는 관계를 설명할 수 있는 자료로 측정치들의 가감승제가 가능하다. 예를 들면 신장(170.5cm, 169.95cm), 체중(50.9kg, 70.45kg) 등이다. 이 척도는 0(zero)의 순수한 의미가 있다. 즉, 0kg이라고 하면 무게가 0(zero)인 상태이다.

앞에서 살펴본 4가지 척도의 종류 중 명목척도와 서열척도는 질적자료(Qualitative Scale)에, 간격척도와 비율척도는 양적자료(Quantitative Scale)에 해당한다. 4가지 척도 중 최하위는 명목척도이다. 예를 들어 성별은 남, 여로 1과 2로써 구별되는데 이런 종류의 척도를 평균을 낸다면 그 평균은 아무런 의미가 없다.

간격척도와 비율척도는 수치로써 양적측정한 것을 말하며, 이 자료들은 산술과정을 통해 계산되어진다. 단 간격척도에서 0은 진정한 zero의 의미가 아니다. 예를 들어 온도를 측정하였을 때 0도란 온도가 없다는 의미가 아니라 0도 만큼 춥다는 의미이다. 어떤 자료를 측정할 때 경우에 따라서는 한 가지 변수를 여러 척도로 측정할 수 있다. 예를 들면 체중은 비율척도로 측정한 것을 간격변수화 할 수 있다. 또한, 매우 뚱뚱하다, 보통이다, 매우 말랐다와 같이 순서척도로 표시한 것을 비만과 보통인 두 가지의 명목변수로도 표시할 수 있다.

## (2) 통계자료의 정리

### ① 도수분포표

수집된 자료를 정리하여 한눈에 알기 쉽게 정리된 표를 말한다.

〈표 Ⅱ-4-2〉 서울 경기지역 조기축구회 참여자들의 직업 분포표(SPSS 통계프로그램 통해 산출)

| 직업구분 | 빈도 | 퍼센트 | 유효 퍼센트 | 누적 퍼센트 |
|---|---|---|---|---|
| 자영업 | 149 | 43.6 | 45.4 | 45.4 |
| 판매, 서비스직 | 34 | 9.9 | 10.4 | 55.8 |
| 기술, 숙련공 | 42 | 12.3 | 12.8 | 68.6 |
| 사무직 | 39 | 11.4 | 11.9 | 80.5 |
| 경영관리직 | 9 | 2.6 | 2.7 | 83.2 |
| 전문, 자유직 | 31 | 9.1 | 9.5 | 92.7 |
| 무직, 학생 등 | 24 | 7.0 | 7.3 | 100.0 |
| 합계 | 328 | 95.9 | 100.0 | |

② **도표**(Graph)

수집된 자료를 시각적으로 알아보기 쉽게 막대 도표, 히스토그램, 원 도표 등으로 나타낸다.

- **막대 도표**(Bar Graph)

명목척도나 서열척도로 측정된 변수를 동일한 폭을 갖는 막대의 길이로 도수나 상대도수를 표현한 것이다.

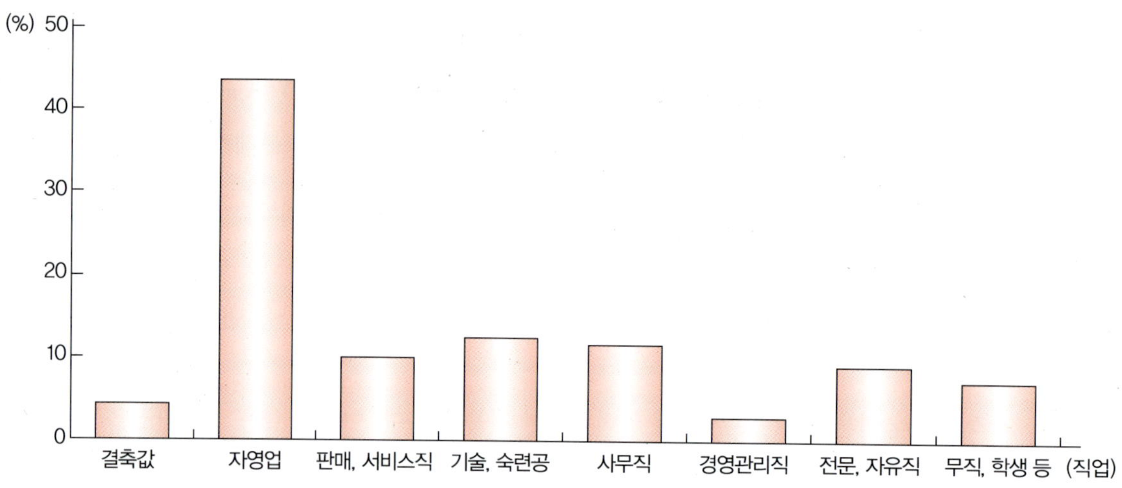


〈그림 Ⅱ-4-11〉 조기축구 참여자들의 직업 분포(막대 도표)

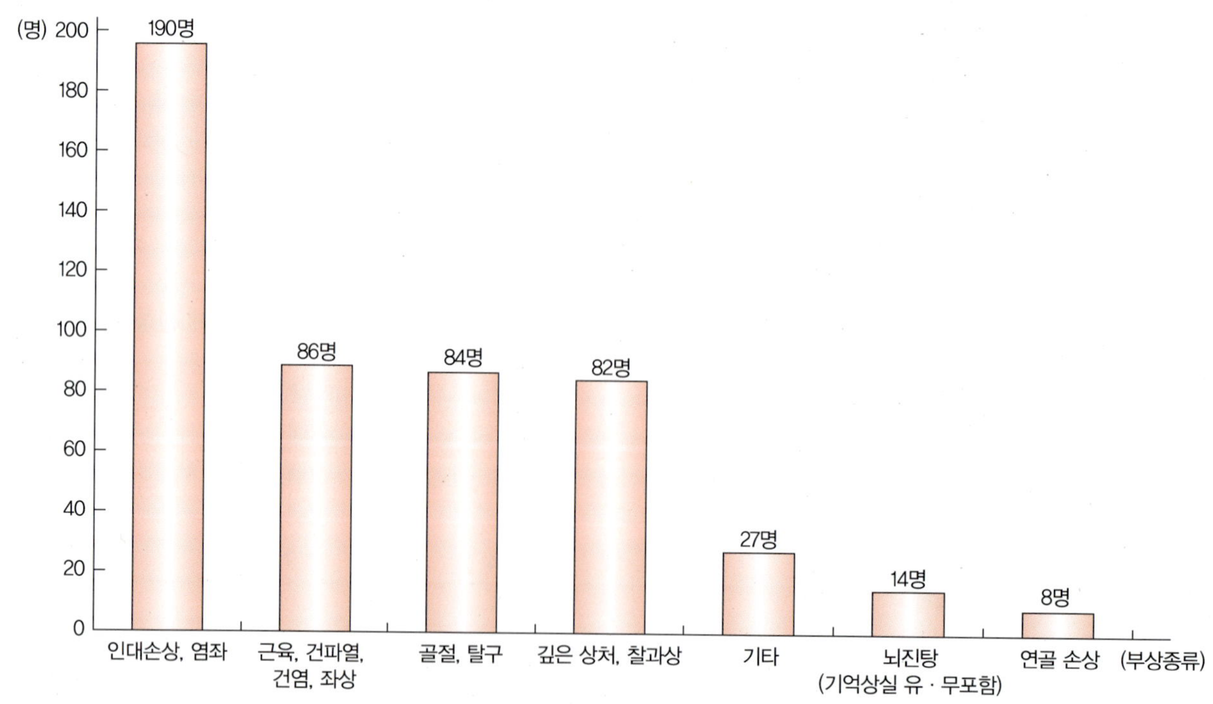


〈그림 Ⅱ-4-12〉 조기축구 참여자들의 부상 경험(막대 도표)

• **히스토그램**

간격척도나 비율척도로 측정된 변수들을 그래프로 표현하는 방법이다. 가로축에는 계급을 세로축에는 도수에 비례하는 높이의 직사각형 막대를 그린다. 히스토그램은 도수분포표에 비해 자료의 분포상태를 쉽게 알아볼 수 있으며 각 직사각형의 넓이는 각 계급의 도수에 정비례한다.

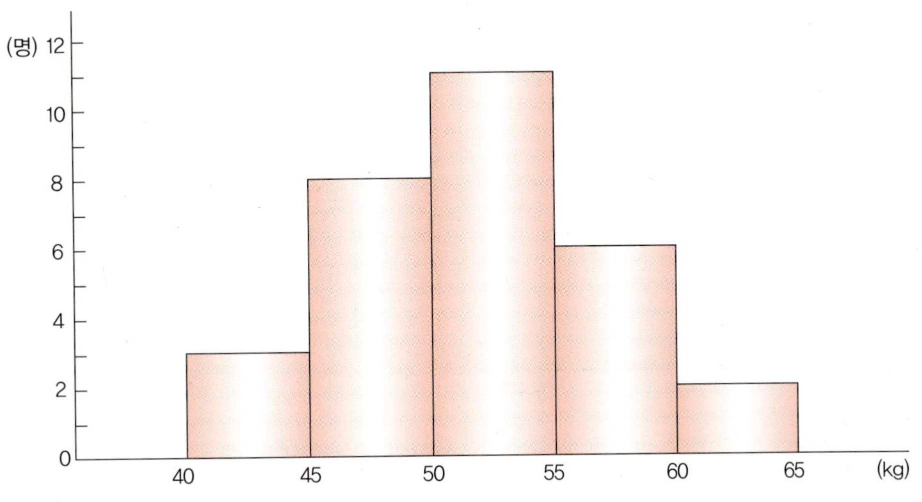


**〈그림 Ⅱ-4-13〉 학생들의 체중에 대한 히스토그램**

• **원 도표**(Pie Graph)

원을 중심으로 일정 각도 속에 포함되는 면적으로 측정값의 크기를 나타낸다. 도수분포표상의 자료를 원 도표로 나타내면 다음과 같다.

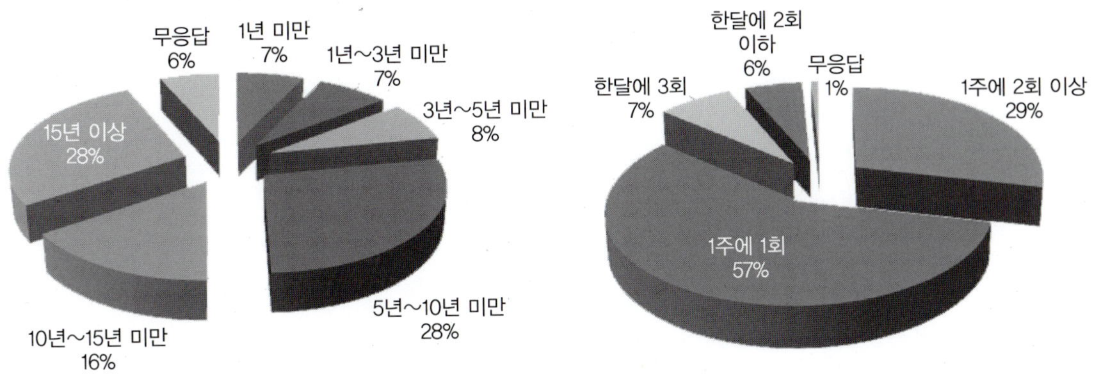


**〈그림 Ⅱ-4-14〉 조기축구 참여자 기간과 운동 횟수(원 도표)**

• **도수분포다각형**

가로축에 변수의 값을, 세로축에 측정값의 빈도수를 나타내는 히스토그램에서 각 직사각형의 윗변의 중점을 차례대로 선분으로 연결한 것이다. 양 끝에 도수가 0인 계급을 하나씩 추가하여 그 중점도 연결한다. 선 도표(Line Graph)라고도 한다.

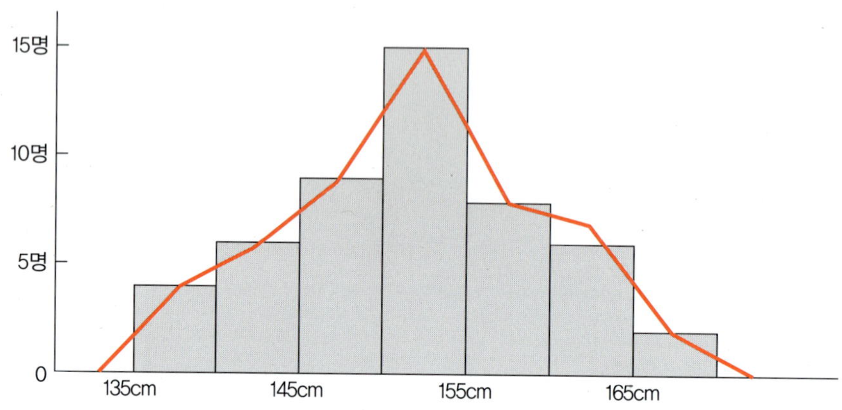


**〈그림 Ⅱ-4-15〉 신장의 도수분포다각형**

• **점 도표**(Spot Diagram)

모든 측정값을 수평선 위에 점으로 표시한 것으로 변수가 하나일 때는 일차원 점 도표를, 변수가 2개일 때는 이차원의 점 도표를 사용한다.

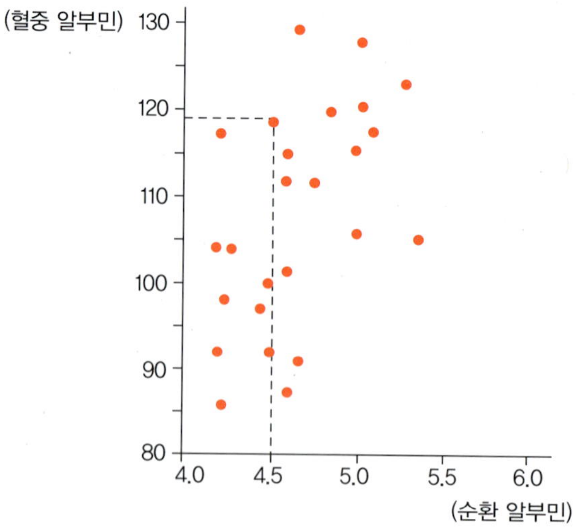


**〈그림 Ⅱ-4-16〉 혈중 알부민 농도와 순환 알부민의 관계(점 도표)**

• **레이더 차트(또는 스파이더 차트)**

어떤 측정 목표에 대한 평가항목이 여러 개일 때 항목 수에 따라 원을 같은 간격으로 나누고, 중심으로부터 일정하게 동심으로의 척도를 재는 칸을 나누어 각 평가항목의 정량화된 점수에 따라 그 위치에 점을 찍고 평가항목 간 점을 선으로 이어서 항목 간 균형을 한눈에 볼 수 있도록 해주는 도표이다. 여러 측정 목표를 함께 겹쳐 놓아 비교하기에도 편리하다. 각 항목 간 비율뿐만 아니라 균형과 경향을 직관적으로 알 수 있어 편리하다. 평가항목이 5개인 경우 오각형으로, 6개인 경우에는 육각형으로 표현한다.

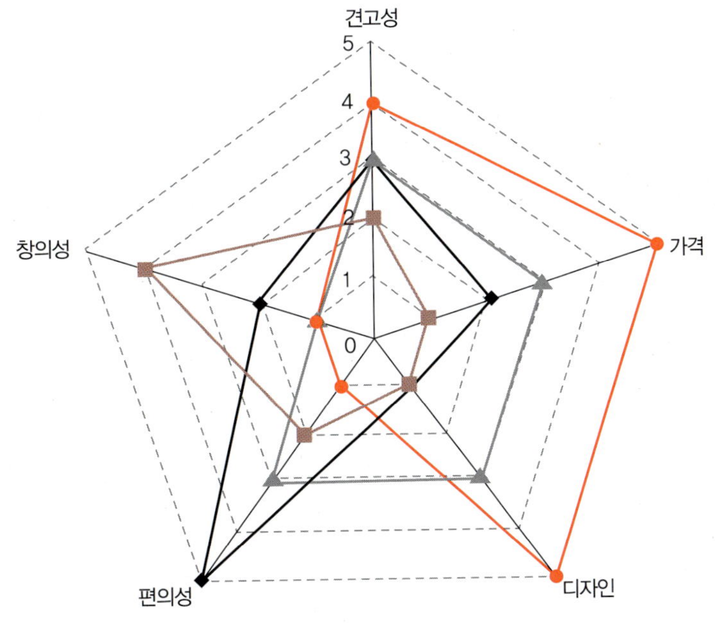


### ③ 대표값(Average)

자료의 관찰치를 수량으로 표현할 때 중심적 경향을 나타내는, 객관적이면서도 측정치를 대표하는 값을 대표치(Average)라고 하며 평균, 중앙값, 최빈값 등을 사용한다.

• **평균(Mean)**

평균에는 산술평균, 기하평균, 조화평균이 있다.

산술평균(Arithmetic Mean, M)은 모든 측정치를 전부 합하여 총 개수로 나누어 다음과 같이 산출한다. 산술평균과 각각의 측정치와의 차이를 모두 합하면 0이 된다.

$$M = \frac{x_1+x_2+x_3\cdots+x_n}{N} = \frac{\Sigma X_i}{N}$$

기하평균(Geometric Mean, G)은 분모가 비대칭일 때 사용하며, 측정치를 모두 곱하여 총 개수 N 제곱근을 구한 값이다.

$$G = \sqrt[n]{X_1 \cdot X_2 \cdot X_3 \cdots\cdots X_n}$$

$$\log G = \frac{1}{N}(\log X_1 + \log X_2 + \log X_3 + \cdots\cdots + \log X_3)$$

조화평균(Harmonic Mean, H)의 역수는 각 측정치의 역수에 대한 산술평균과 같다. 조화평균은 구간별 소요시간을 가지고 평균속도를 구하는 데 사용된다.

$$H = \frac{N}{\frac{1}{N_1} + \frac{1}{N_1} + \frac{1}{N_1} + \cdots\cdots \frac{1}{N_1}}$$

$$\frac{1}{H} = \frac{1}{N}\left(\frac{1}{X_1} + \frac{1}{X_2} + \frac{1}{X_3} + \cdots\cdots + \frac{1}{X_n}\right)$$

• **중앙값**(Median)

측정치를 크기 순서대로 배열했을 때 가장 중앙에 오는 값을 중앙값이라고 한다. 측정치의 갯수가 홀수면 측정치를 크기 순서대로 한 후 제일 가운데 속하는 측정치가 중앙치이다. 예를 들어 관찰값이 3, 5, 6, 8, 12, 13, 16이라면 중앙값은 8이다. 만일 측정치의 갯수가 짝수일 경우에는 측정치를 크기 순서대로 나열한 후 제일 가운데 있는 두 측정치를 더하여 2로 나누면 중앙값이 된다. 예를 들어 관찰값이 3, 5, 6, 8, 12, 13인 경우 6과 8사이 값인 7이 중앙치가 된다.

$$\text{측정치의 갯수가 홀수일 때 중앙값} = \frac{N+1}{2}\text{항}$$

$$\text{측정치의 갯수가 짝수일 때 중앙값} = \frac{1}{2}\left[\left(\frac{N}{2}\right)\text{항} + \left(\frac{N}{2}+1\right)\text{항}\right]$$

• **최빈값**(Mode)

최빈치는 측정치들 중에서 가장 빈도가 높은 값으로 이는 자료의 중앙 집중성을 가장 쉽게 파악할 수 있다. 정규분포에서는 정확히 중앙에 위치한다.

### ④ 산포도(Dispersion)

전체 자료를 대표하는 대표치만으로는 측정값들이 중심 위치로부터 얼마나 흩어져 있는지 그 분포를 파악하기가 어렵다. 산포도는 측정치가 중심 위치로부터 얼마나 흩어져 있는지를 나타내는 것으로 범위, 평균편차, 분산, 표준편차로 나타낸다.

• **범위**(Range)

산포성을 나타내는 가장 간단한 방법으로 최소값과 최대값의 차이를 말한다.

$$범위(R) = 최대값(Maximum) - 최소값(Minimum)$$

• **평균편차**(Mean Deviation)

측정값이 평균으로부터 평균적으로 얼마나 떨어져 있는가를 나타내준다. 측정값에서 평균값을 뺀 값을 편차(Deviation)라 하는데, 편차의 합은 항상 0이 되기 때문에 절대값 개념을 사용하여 거리의 개념으로 측정치와 평균값과의 편차에 대한 절대값 평균을 산출하여 합이 0이 되지 않도록 한 것이다. 평균값은 측정값의 오차범위를 짐작할 때 사용한다.

$$\text{평균편차}(MD) = \frac{\Sigma|X_i - M|}{N}$$

• **분산**(Variance)**과 표준편차**(Standard Deviation, SD)

분산은 편차를 제곱한 후 모두 합한 것을 총 도수로 나눈 것이고, 표준편차는 분산에 제곱근을 하여 값을 줄인 것이다. 산포도 중 표준편차가 가장 많이 사용된다.

$$\text{분산}(\sigma^2) = \frac{\Sigma(X_i - M)^2}{N}, \quad \text{표본분산}(S^2) = \frac{\Sigma(x_i - \bar{x})^2}{n-1}$$

$$\text{모표준편차}(\sigma) = \sqrt{\frac{\Sigma(X_i - M)^2}{N}}, \quad \text{표본표준편차}(S) = \sqrt{\frac{\Sigma(X_i - \bar{x})}{N-1}}$$

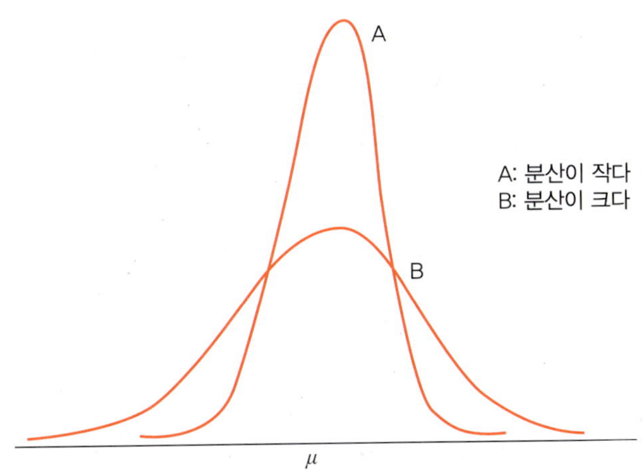


〈그림 Ⅱ-4-17〉 평균이 같고 분산이 다른 두 개의 분포

• **변이계수**(Coefficient of Variation)

두 집단 이상의 산포도를 비교할 때 두 집단의 평균 차이가 많이 나거나 측정 단위가 서로 다를 경우 주로 사용한다. 표준편차를 평균치로 나누어 상대적 변동을 측정하며 통상 100을 곱하여 백분율로 표시한다.

$$\text{변이계수}(CV) = \frac{SD}{M}(\times 100)$$

## ⑤ 비와 비율

질병의 분포와 결정 요인에 대한 연구에서 비율이 많이 사용된다.

• **비**(Ratio)

한 측정값을 다른 측정값으로 나눈 값으로 A : B 또는 A/B의 형태로 나타내는 지수이다. 성비(Sex Ratio, 남아 출생 수/ 여아 출생 수)와 사산비(Fetal Ratio, 사산아 수/ 출생아 수) 등이 있다. 예를 들어 어떤 특정 연도 남아와 여아의 출생성비는 105 : 100 또는 여아를 1로 했을 때 1.05로 표시한다. 비에서는 분자가 분모에 포함되지 않는다.

• **구성비**(Proportion) **또는 분율**

분자가 분모에 포함되는 A/(A+B)의 형태로 위의 성비를 구성비로 표현하면 다음과 같다.

$$\frac{\text{남아 출생 수}}{\text{남아 + 여아 출생 수}} = \frac{105}{105 + 100} = 0.512$$

이와 같이 구성비의 값은 0과 1사이에 위치하는데, 흔히 사용하는 것이 백분율(%)이다. 위 수식에서 전체 출생아 중에서 남아 출생아는 51.2%를 차지한다고 해석한다. 구성비의 예로 시점유병률, 치명률, 이환율 등과 전체 사망자 중에서 50세 이후의 사망자가 차지하는 백분율인 비례사망지수 등이 있다.

• **비율**(Rate)

비율은 구성비의 분모에 시간의 개념이 포함된 특수한 형태로, A/(A+B)시간으로 측정하고 특정 기간 동안 한 인구집단에 발생한 사건의 빈도를 나타낸다. 분자에 해당하는 인구는 분모에 포함되는 인구이며, 분자와 분모의 기간이 동일해야 한다. 발생률, 발병률, 기간유병률, 조사망률이 비율의 예이다.

한 달간 1천 명의 학생 중 감기에 걸렸던 환자의 수, 특정한 기간 동안 10만 명의 여성 중에 발생한 유방암의 수 등이 비율의 예이다. 비율에 시간의 개념이 포함되었다는 것은 비율이 변화의 속도와 관련이 있다는 것을 의미한다. 예를 들어 단위 시간당 출생 속도가 어떻게 변화하고 있으며, 단위시간당 사망 속도가 어떻게 변화하고 있는지를 비율로서 표현할 수 있다. 비율은 시간의 단위를 가지며 그 값은 0에서 무한대의 범위를 지닌다.

### ⑥ 정규분포(Normal Distribution)의 이해

자연계에서 관찰되는 것들의 분포를 조사해 보면 평균값에 가까이 가장 많이 분포하고 평균으로부터 멀어질수록 점점 적게 분포하여 이를 곡선으로 표시하면 평균값을 중심으로 좌우대칭인 종모양을 이루는 분포를 만들어내는데 이를 정규분포 혹은 가우스분포라고 한다. 이 분포를 함수식으로 표현한 것을 정규분포의 확률밀도함수라고 한다.

$$f(x) = \frac{1}{\sigma \quad 2\pi} e^{\frac{-1(x-x\mu)^2}{2\sigma^2}} \quad (-1 < x < 1)$$

($\mu$ = 평균, $\sigma$ = 표준편차, $\pi$ = 3.14159, $e$ = 2.71828)

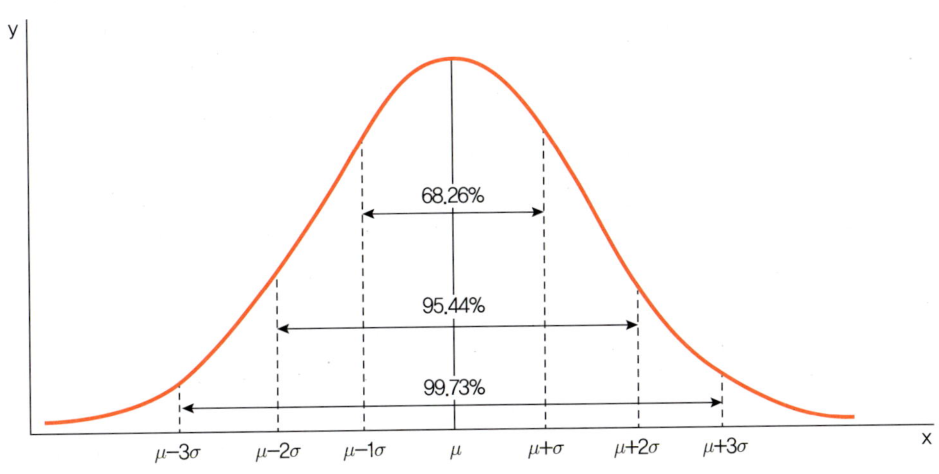


**〈그림 Ⅱ-4-18〉 정규분포에서 관찰값의 범위와 면적**

정규분포가 갖는 특징은 다음과 같다.

- 좌우대칭 종모양이며 좌우로 무한히 뻗어있다.
- 평균값, 중앙값, 최빈값은 모두 같다.
- X축 곡선 아래의 면적은 1이다.
- 평균을 중심으로 좌우 $1\sigma$의 면적은 전체의 68.26%, $2\sigma$의 범위는 95.45%, $3\sigma$의 범위는 99.73%를 차지한다.
- 정규분포의 모양과 위치는 평균과 표준편차에 의해 결정된다.

평균값 $\mu$, 분산 $\sigma^2$(표준편차=$\sigma$)의 정규분포는 N($\mu$, $\sigma$)로 표시한다. 이때 N은 정규분포를 의미한다. 정규분포를 가정하여 검정을 시행하는 경우에는 다음의 공식을 통해 평균값 0, 분산 $1^2$의 N(0,1)과 같이 변수를 표준화(Standardization)한다.

$$Z=\frac{x-\mu}{\sigma}\text{, 이를 변환하면 } f(z)=\frac{1}{\sqrt{2\pi}}e^{-\frac{1}{2}z^2}\ (-1<x<1)$$

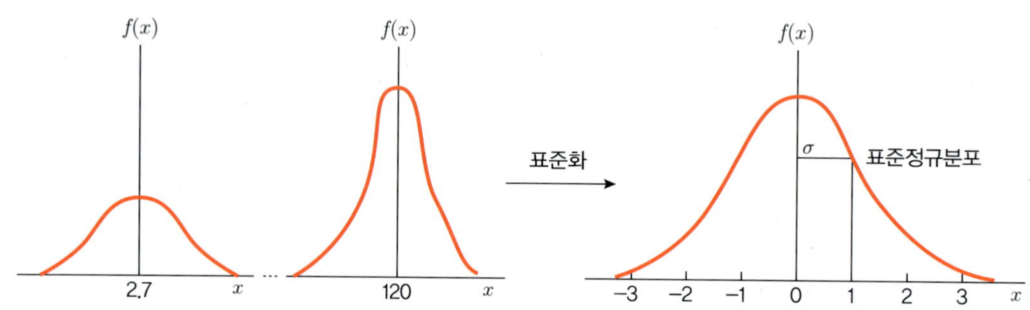


〈그림 Ⅱ-4-19〉 표준정규분포

# 제5장 보건통계 자료의 역할

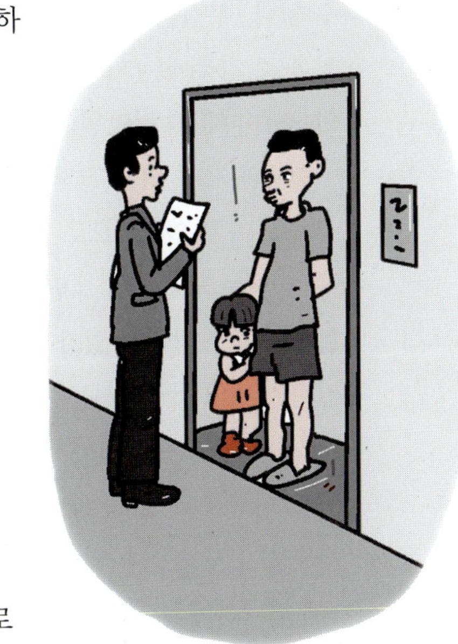

환자의 건강상태를 살펴보기 위해 혈압, 호흡, 맥박 수 등의 활력징후를 재는 것과 같이 보건분야 종사자들은 보건관련 자료를 수집하고 분석하여 지역사회의 건강수준을 검토하는데 이를 보건통계라 한다. 통계는 위험인구를 확인하고, 새로운 보건 위기를 가려내 보건 프로그램을 기획하고 평가하며 정부의 예산확보를 위해 사용된다. 이러한 통계자료들은 국가나 지역사회 수준에서 수집되는 것도 있고, 연구자들을 통해 역학, 환경보건, 사회 및 건강행태에 대한 원자료들로 수집되며, 의료기관이나 약국 등 보건의료시스템을 통해서도 수집된다.

보건통계 자료는 한 지역사회나 국가의 보건수준을 나타내거나 보건사업계획에 필요한 사전평가나 사업진행평가 및 결과평가 등에 다양하게 활용된다. 보건통계는 지역사회의 질병관리와 보건향상을 위한 모든 연구와 조사의 분석에 기초 자료로 활용할 수 있으며, 보건정책의 수립에도 방향을 제시해 준다. 보건통계가 이용되는 분야는 다음과 같다.

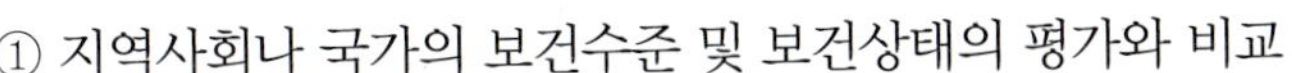

① 지역사회나 국가의 보건수준 및 보건상태의 평가와 비교
② 보건사업의 필요성 결정을 위한 자료 및 사업의 기획 · 과정 · 결과 평가
③ 국가의 보건사업 지원이나 보건입법의 제정 당위성 제공
④ 보건사업의 우선순위 결정으로 사업수행의 지휘, 관제에 활용되거나 보건사업의 절차, 분류 등 기술발전에 관여
⑤ 보건사업의 행정지침 마련
⑥ 보건사업의 방향을 설정하는 기초자료로서 사업결정 및 수행 등에 과학적 근거 제공

# 1 생정통계(Vital Statistics)

생정통계 중 출생률과 사망률이 가장 기본적이고 신뢰할만한 완성된 자료이다. 모든 출생과 사망이 의사나 조산사 등의 참여하에 출생 및 사망확인서를 통해서 기록된다. 출생신고에는 아이의 가족이나 어머니에 의해 제공된 이름, 주소, 연령 등의 정보가 비교적 상세하게 제공된다. 의료기관에서 출산에 참여한 의료인에 의해 산전기록, 출생 시 체중, 출산 합병증, 분만 등의 정보가 제공된다.

한편 사망통계는 출생통계에 비해 불확실한 부분이 많다. 사망 당시 상황과 사망에 이르게 한 원인에 대한 정보를 얼마나 잘 알고 있느냐에 따라 달라지기 때문이다. 사망자가 생존해 있는 가까운 친척이 없는 독거 노인인 경우 가족관계, 교육, 직업 등에 대한 정보를 알 도리가 없으며 사인도 정확하게 알 수 없다. 부검을 하지 않고는 정확한 사인을 알 수 없는 것이다. 또한, 여러 가지 원인이 사망과정에 영향을 준 경우에는 기저 원인과 즉각적 원인을 가려내기 어렵다. 예를 들면, AIDS나 자살의 경우 사회적인 낙인 때문에 사망원인을 허위로 기입할 수도 있다.

출생과 사망 외에 결혼, 이혼, 자연유산, 인공유산 등이 생정통계에 포함된다. 결혼과 이혼은 법적인 절차를 거쳐 의무적으로 보고되는 통계이지만 보건학적으로 그다지 관심있는 통계는 아니다. 자연유산에 대한 보고도 임신 초반에 이를 인지하기도 전에 발생한 경우가 있어 불확실하다. 인공유산의 경우에는 법적으로 금하고 있기 때문에 보고가 이루어지지 않을 수 있다. 보다 완성도 높은 인공유산 정보를 수집하기 위해 미국에서는 유산을 한 여성의 이름을 익명으로 해서 보고하도록 하는 주도 있다.

영아사망률은 보건학적으로 매우 중요한 지표이기 때문에 미국에서는 컴퓨터시스템을 설치하여 출생한 신생아가 첫 생일이 되기 전에 사망한 경우에는 보고가 되도록 연결되어 있다. 이러한 정보를 연구자들이 사용할 수 있도록 허용하여 출생확인과 사망확인 정보를 비교한 뒤 영아 사망원인을 찾는다.

우리나라에서 사망원인 통계의 수집은 가족관계의 등록 등에 관한 법과 통계법에 따라 전국 읍면동에서 신고된 사망신고서로 작성하여 보고되고 있다.

## 2 인구통계(Census)

수집된 인구통계 자료를 다양한 보건의 목적으로 유용하게 활용하기 위해서는 율(rate)로 변환해야 한다. 연령 표준화 또는 특정 연령 비율을 계산하려면 각각의 연령군의 숫자를 알아야 한다. 즉, 성별 표준화율을 계산하려면 남자와 여자의 수를 알아야 한다. 이러한 정보는 통계청에서 수집하는데 정확한 인구의 숫자를 알지 못하면 정부가 생산한 통계는 정확성을 잃는다.

인구통계 자료의 수집은 법(인구주택총조사 규칙)에 명시되어 있어서 정기적으로 수집하는데, 인구의 지리적 분포, 성, 연령 뿐만 아니라 교육, 주거, 건강보험 등 사회경제적 특성까지 다양한 정보를 포함하고 있다. 나아가 인구는 항상 유동적이고 상황이 빠르게 급변하기 때문에 통계청은 5년마다(미국은 10년마다) 인구의 추이를 추적한다. 통계청의 자료는 국가의 사회, 정치, 경제, 산업체계 운영에 필수적이며, 보건분야에서도 매우 중요한 자료이다.

인구통계는 유권자의 숫자를 파악하여 이를 근거로 국회의원의 숫자를 정하는데 사용되므로 정치적으로도 민감한 문제이다. 따라서 표본으로 추출된 가구원은 의무적으로 조사에 응해야 할 의무가 있으며, 통계적 교정은 있을 수 없다. 따라서 정확한 자료수집을 위해서 표본대상에게 사전에 우편을 발송하여 표본선정 사실을 알리고 두 번째와 세 번째 방문을 통해서 응답을 확보하려는 노력을 한다.

인구통계 조사과정에서 불가피하게 사람들이 누락되거나 중복으로 집계되기도 한다. 누락된 사람들은 노숙자, 불법체류자, 탈법자와 같이 인구집단에서 가장 빈곤하고 최저생활을 하는 사람일 가능성이 있으며, 반대로 집을 두 채 이상 보유한 부자들은 중복집계 될 가능성이 있다. 미국의 경우 2010년 인구통계 조사에서 약 천 만 명의 인구가 누락되고 36,000명이 중복집계된 것으로 추정하고 있다. 이러한 오차는 보건통계에도 체계적으로 부정확한 오차를 가져올 수 있다. 미국의 상황이 우리나라와 반드시 같다고 볼 수는 없겠지만 인구조사에서 누락과 중복집계는 피하기 어려운 문제라는 것을 인식하고 이러한 오차를 줄이기 위한 노력은 필요하다.

## 3 보건통계 자료원

우리나라의 국가통계 포털사이트(KOSIS)에서 보건분야로 분류되어 있는 통계 자료는 36종에 달한다. 통계의 생산은 보건복지부를 비롯하여 산하기관인 질병관리본부, 식품의약품안전처, 국민건강보험공단, 건강보험심사평가원, 한국보건산업진흥원, 국립중앙의료원과 타 부처에 속하는 통계청, 산업안전공단, 문화체육관광부 등에서 반기에서부터 1년, 2년, 3년, 5년마다 정기적으로 수집되고 있다. 법적인 근거를 가지고 수집하는 통계도 있지만, 승인을 받아 수집하는 경우도 있다. 복지분야로 분류되어 있는 통계 중에서 노인관련 자료와 폭력, 자살 등의 자료도 보건분야에서 유용하게 활용된다.

〈표 Ⅱ-5-1〉 보건통계 자료 수집기관 및 법적 근거

| 자료수집 기관 | 통계명칭 | 수집 주기 | 법적 근거 |
|---|---|---|---|
| 보건복지부 | HIV/AIDS신고현황 | 1년 | 감염병의 예방 및 관리에 관한 법률 제4조, 후천성면역결핍증 예방법 제5조, 제10조 |
| | 국민구강건강실태조사 | 3년 | 구강보건법 제9조 |
| | 국민의료비 추계 및 국민보건계정 | 1년 | |
| | 보건소 및 보건지소 운영현황 | 반기 | 지역보건법 지역보건법 시행규칙 |
| | 의약품 소비량 및 판매액 통계조사 | 1년 | |
| | 자살실태조사 | 5년 | |
| | 전국민 장내기생충 감염실태조사 | 5년 | |
| | 정신질환실태조사 | 5년 | 정신보건법 제4조의 2 |
| | 암등록통계 | 1년 | 암관리법 제14조 |
| | 환자조사 | 1년 | |
| | 한방 의료이용 및 한약소비 실태조사 | 3년 | |
| 질병관리본부 | 결핵현황 | 1년 | 결핵예방법, 감염병의 예방 및 관리에 관한 법률, 국민건강보험법 |
| | 공중위생관계업소 실태보고 | 반기 | |
| | 국민건강영양조사 | 1년 | 국민건강증진법 제16조 |
| | 급성심장정지조사 | 1년 | |
| | 법정 감염병 발생보고 | 1년 | 감염병의 예방 및 관리에 관한 법률 |
| | 전국 예방접종률조사 | 2년 | |
| | 지역사회 건강조사 | 1년 | 지역보건법 제4조 시행령 제5조 |
| | 청소년건강행태 온라인조사 | 1년 | |
| | 퇴원손상 심층조사 | 1년 | |
| 식품의약품안전처 | 수입식품현황 | 1년 | |
| | 식품수거 검사실적 | 1년 | 식품위생법 제22조 |
| | 어린이 식생활 안전지수 | 3년 | 어린이 식생활 안전관리 특별법 제18조 |
| 건강보험심사평가원 | 완제의약품 유통정보 통계 | 1년 | |
| | 의료기관별 급여적정성 평가현황 | | 국민건강보험법 제63조 |
| 국민건강보험공단 | 건강보험 | 1년 | |
| | 건강보험환자 진료비 실태조사 | 1년 | |
| 한국보건산업진흥원 | 병원경영 실태조사 | 1년 | |
| | 의료기기 화장품 제조 유통 실태조사 | 1년 | |
| | 의약품 · 의료기기 연구개발 실태조사 | 1년 | |
| 국립중앙의료원 | 응급의료 현황통계 | 1년 | |
| 통계청 | 사망원인 통계 | 1년 | |
| 한국산업안전보건공단 | 작업환경 실태조사 | 5년 | |
| 문화체육관광부 | 국민생활체육 참여 실태조사 | 2년 | |
| 한국보건사회연구원 | 한국의료패널 조사 | 1년 | |
| 한국한의학연구원 | 한의약산업 실태조사 | 2년 | |

## 4 자료의 정확성과 가용성

영국의 경제학자 Sir Josian Stamp(1980~1941)는 "정부는 통계를 축적하기 위해 열을 올리고 있다. 자료를 수집하고, 더하고(add), 최대로 끌어올리고, 세제곱근을 씌우고, 환상적인 도표를 준비한다."[2] 라고 말하며 통계를 지나치게 맹신하는 것을 우려한다. 여기에서 반드시 기억해야 할 것은 자료수집과정이 항상 불완전하다는 것이다. 가장 정확하게 보고되는 출생과 사망통계도 왜곡이 있을 수 있다. 인구통계가 생산하는 오차를 교정하려고 할 때는 정치적 어려움이 따른다. 조사와 자발적 보고에 의존하는 대부분의 보건관련 자료들은 더욱 더 불완전하거나 편견에 치우칠 우려가 있다.

예를 들면, 학생들을 대상으로 하는 청소년 건강행태 조사의 경우 학교를 중도 탈락한 고위험 청소년이 조사에서 배제된다.

사망확인에서 사인 보고의 오차는 Stamp가 우려한 오차에 대한 예 중에서도 특히 사망률 자료가 보건 프로그램을 기획하고 우선순위를 설정하는데 강력한 영향을 미치는 것에 대해 심각하게 우려하고 있다. 사망원인에 대한 정확한 자료는 부검을 통해서 얻어야 하지만 비용의 문제도 있고, 또한 의사들이 정교해진 진단기술로 굳이 부검을 하지 않아도 된다는 믿음 때문에 사인을 밝히기 위한 부검을 거의 실시하지 않는다.

따라서 사망원인에 대한 정보는 불확실할 수밖에 없고, 실제로 여러 연구를 통해서 부검결과가 의사의 임상적 판단과 일치하지 않는다는 증거가 발견되고 있다. 부검을 통한 정보는 미래의 환자들을 위한 의료서비스의 질을 향상시키고 생정통계의 정확성을 향상시킬 수 있을 것이다.

## 5 자료의 기밀성

누군가로부터 자료를 수집하게 되면 이 정보가 언제까지 사용되고 누가 이 정보에 접근할 수 있는지 의문을 갖게 된다. 일반적으로 정부차원에서 개인을 대상으로 수집한 모든 정보는 어떤 목적으로 수집되었든 기밀이 유지되어 개인의 동의 없이 함부로 유출되어서는 안된다. 대부분의 경우 이름이나 주소 등의 정보는 삭제되어 대용량 데이터베이스로 저장되는데, 미국의 경우 연구목적으로 연구자들이 다른 데이터베이스와 서로 맞춰볼 수 있도록 확인 번호를 남겨두기도 한다. 이러한 기법은 예를 들면, 영아 사망률의 원인을 찾기 위해 출생과 사망 자료를 맞춰볼 때 사용된다.

자료 생산기관은 기밀 자료를 다루는 데 있어 까다로운 접근 규정을 가지고 있다. 연구자는 자료의

---

2) "The Government (is) very keen on amassing statistics. They collect them, add them, raise them to the nth power, take the cube root and prepare wonderful diagram."

필요성과 기밀엄수에 대한 약속을 설명하고 확인해야 한다. 대부분의 업체는 IRB(연구윤리위원회)나 자료 보호 위원회를 두고 연구자들의 요청을 검토하고 자료 접근을 허용할 것인지 결정한다.

우리나라 국가통계 포털사이트(KOSIS)에서는 보건 분야의 통계자료를 일반인에게 무상으로 제공하고 있다. 연구목적으로 지역사회 건강조사와 같이 보다 구체적인 원자료(raw data)가 필요할 경우에는 자료 생산기관인 질병관리본부에 다음과 같은 절차를 통해 자료를 요청하여 승인을 받아 사용이 가능하다. 물론 제공되는 자료에 응답자를 식별할 수 있는 개인정보는 포함되어 있지 않다.

| 신청자 | | | 질병관리본부 | | 신청자 |
|---|---|---|---|---|---|
| 1단계 →<br>서약서 & 개인정보 수집 및 이용 동의 | 2단계 →<br>자료이용계획서 작성 | 3단계 →<br>자료요청 완료 | 4단계 →<br>자료이용계획서 검토 | 5단계 →<br>자료요청 승인 | 6단계<br>자료 다운로드 |

〈그림 Ⅱ-5-1〉 질병관리본부 원시자료 요청 절차

# 제6장 보건통계 측정

## 1 보건 수준 측정

### 1) 인구통계에 사용되는 비율

인구통계는 인구가 나타내는 각종 현상을 파악하기 위한 통계를 말하는 것으로 어느 시점에서의 인구의 크기, 분포, 구성을 알아보는 인구정태통계와 일정 기간 동안의 출생, 사망, 결혼, 이혼, 사산, 전입, 전출 등에 의한 인구 변동을 보는 인구동태통계가 있다.

#### (1) 출산통계

출산통계는 모자보건, 가족계획 등과 관련하여 건강평가의 수단으로 아주 중요한 보건학적 의미를 갖고 있으며, 최근 우리나라가 고령사회로 진입하면서 앞으로의 경제성장률을 예측함에 있어 국가경쟁력의 아주 중요한 지표가 되고 있다.

① **보통출생률**(Crude Birth Rate, 조출생률)

보통출생률은 해당 연도의 총 출생아 수를 특정 기간의 중앙 인구로 나눈 값이다. 여기서 말하는 출생은 사산을 포함하지 않으며, 사산을 포함할 때는 출산이라 한다. 보통출생률은 한 나라의 건강수준, 보건의료수준, 인구의 연령구성, 연령별 결혼율에 따라 크게 영향을 받게 된다.

$$\text{보통출생률} = \frac{\text{같은 연도의 총 출생아 수}}{\text{어떤 연도의 중앙 인구}} \times 1{,}000$$

② **일반출산율**(General Fertility Rate)

일반출산율은 가임여성인구, 즉 생식가능 여자인구 1,000명당의 출산율을 말한다. 여기서 임신가능여자(가임여성)의 연령은 일반적으로 15~49세로 한다.

$$일반출산율 = \frac{특정\ 기간\ 내의\ 총\ 출생아\ 수}{특정\ 기간의\ 15세부터\ 49세\ 여자\ 수} \times 1,000$$

### ③ 연령별 출산율(Age Specific Fertility Rate)

특정 연도에 있어서 특정 연령의 여자 인구 1,000명 중 같은 연령의 여자가 출생한 출생아 수이다. 연령별 출산율은 20대 후반이 가장 높으며, 그 후 서서히 감소하여 50세를 전후로 0이 되며 결혼연령, 유배우율, 연령별 피임실시율에 의해 크게 영향을 받는다.

$$연령별\ 출산율 = \frac{X세의\ 여자가\ 그해에\ 낳은\ 연간\ 총\ 출생아\ 수}{어떤\ 연도의\ X세의\ 여자\ 인구} \times 1,000$$

여기에서 가임여성의 연령은 일반적으로 15~49세로 하나, 국가에 따라서 15~44세를 쓰기도 하며 협의로는 20~40세로 하기도 한다.

### ④ 유배우 출산율(Legitimate Fertility Rate)

유배우 출산율에서 사용되는 유배우 여성은 결혼하여 동거하는 상태가 법률적으로 인정되는 여성만을 뜻한다.

$$유배우\ 출산율 = \frac{연간\ 총\ 출생아\ 수}{가임연령의\ 유배우\ 여자\ 인구} \times 1,000$$

### ⑤ 저체중아 출생률

경제 수준의 향상과 의료기술의 발달로 저체중아(체중이 2.5kg 이하)의 출생률은 출생아의 건강상태를 나타내는 중요한 지표이다.

$$저체중아\ 출생률 = \frac{체중\ 2.5kg\ 이하의\ 출생아\ 수}{특정\ 기간의\ 총\ 출생아\ 수} \times 1,000$$

## (2) 인구의 재생산 통계

재생산율은 한 여자가 일생동안 낳는 아기 중에서 미래의 어머니가 될 여자 아이를 몇 명이나 낳는가를 표시하는 비율로서 현재의 출생률과 사망률이 그대로 유지된다는 전제하에 다음 세대의 인구 증가할 것인가 혹은 감소할 것인가를 예측하는 데 유용하다.

#### ① 합계출산율(Total Fertility Rate)

합계출산율은 가임여성(15~49세)이 평균 몇 명의 자녀를 출산하는가를 나타내며 국가별 출산력의 수준을 비교하는 대표적 지표이다. 연령별 출산율의 총합으로 산출한다. 합계출산율이 높을수록 한 여성이 출산하는 자녀수가 많다는 것을 의미하며 합계출산율이 1.3명 이하인 경우 초저출산 국가로 분류한다. 우리나라는 초저출산 현상이 15년 이상 이어지고 있으며 2014년 기준 1.205명으로 확인되었다.

$$\text{합계출산율} = \sum_{x=15}^{49} (fx:\ X\text{세 여성의 출산율})$$

#### ② 총재생산율(Gross Reproduction Rate)

총재생산율은 한 여성이 가임기간, 즉 15~49세 동안에 출산한 여아 수의 평균치이다. 즉, 한 여성이 일생 동안 몇 명의 여아를 낳는가를 나타내는 것이다.

#### ③ 순재생산율(Net Reproduction Rate)

순재생산율은 재생산율을 산출할 때 가임기간의 각 연령에서 여자 아기를 낳는 연령별 여아출산율에 태어난 여자 아이가 죽지 않고 가임연령에 도달할 때까지 생존하는 생산율을 곱해서 산출한 것으로 여성인구의 사망 양상을 고려한 재생산율이다. 그러나 가임 연령에 도달하기 전에 사망하는 여성도 있으므로 각 연령에서의 여아출산율에 그 연령의 생존율을 곱하여 구한다. 순재생산율이 1.0%라면 인구의 증감이 없고, 1.0% 이하이면 축소 재생산이라 하여 인구의 감소를 나타내며, 1.0% 이상이면 확대 재생산이라 하여 인구가 증가하는 것을 뜻한다.

### (3) 사망통계에 사용되는 비율

사망통계는 한 국가 및 지역사회의 보건수준을 측정하는 중요한 도구이다. 사망자료로 지역사회의 건강수준을 반영해 보는 이유는 첫째, 사망은 질병상태와 달리 누구나 쉽게 정확히 식별할 수 있어서 질병통계에 비하여 파악이나 집계가 용이한 유리한 조건을 갖는다. 둘째, 거의 대부분의 나라에서 행정통계를 통하여 사망과 출생에 관한 정보를 집계하고 있다. 셋째, 사망 통계는 실제로 그 지역사회의 보건의료수준의 영향을 받기 때문이다.

#### ① 보통사망률(粗死亡率, Crude Death Rate, 조사망률)

한 인구집단의 사망수준을 나타내는 기본적인 지표로서 1년 동안 인구 1,000명당 발생하는 사망수로 표시하는 비율이다. 조사망률은 그 나라의 건강수준, 보건의료수준 이외에 연령구성에 따라 큰 영향을 받게 된다.

$$\text{보통사망률} = \frac{\text{그해의 총 사망자 수}}{\text{어떤 연구의 연앙인구}} \times 1{,}000$$

### ② 영아사망률(Infant Mortality Rate)

연간 총 출생아 1,000명당 그 연도에 발생한 0세 사망을 비율로 표시한 것으로 국가나 지역사회의 보건수준을 나타내는 대표적인 지표로서 가치가 크다.

$$\text{영아사망률} = \frac{\text{연간 1세 미만 영아 사망자 수}}{\text{연간 정상 출생아 수}} \times 1{,}000$$

영아사망률은 보통사망률에 비해 국가의 보건수준을 나타내는 지표로서 더 큰 의미를 지닌다. 보통사망률은 연령구성비에 따라 크게 영향을 받지만, 영아사망률은 12개월 미만의 일정한 연령군을 대상으로 하기 때문에 영향을 받지 않아 통계적 유의성이 크고, 또한 영아는 환경, 영양, 건강에 대한 위해 요소 등 외인성 요소에 매우 민감하여 영아사망률 역시 경제상태, 영양문제, 모자보건, 환경위생, 의료수혜 정도, 부모의 교육정도 등에 크게 영향을 받기 때문이다.

### ③ 신생아사망률(Neonatal Mortality Rate)

신생아는 생후 28일까지의 영아를 말하며, 신생아사망률은 연간 총 출생아 1,000명당 그 연도에 발생한 신생아의 사망 수를 나타낸 것이다.

$$\text{신생아사망률} = \frac{\text{그 연도의 생후 28일 미만의 신생아 사망자 수}}{\text{어떤 연도의 정상 출생아 수}} \times 1{,}000$$

**※ 알파지수(α-Index)**

영아사망률 중 신생아사망률이 차지하는 비율을 α-Index라 하는데, 이는 해당 지역의 보건수준을 나타내는 척도로 매우 중요하다. 신생아의 사망 수에 대한 영아 사망 수가 1에 가까울수록 거의 모든 영아사망이 신생아 고유질환에 의한 것이라는 뜻으로 보건수준이 매우 높다고 할 수 있다. 그 이유는 신생아기 이후의 영아사망은 많은 부분 비위생적인 주거환경, 영양, 감염 등 열악한 환경조건에 의한 것으로 저개발국가일수록 높기 때문이다.

$$\alpha\text{-Index} = \frac{\text{그 연도의 영아 사망자 수}}{\text{어떤 연도의 신생아 사망자 수}}$$

### ④ 모성사망률(Maternal Mortality Rate)

모성사망률은 연간 출생아 1,000명당 사망한 모성의 총 수의 비율이다. 모성사망은 임신, 분만, 산욕의 합병증으로 인한 것이기 때문에 원칙적으로 모성사망률의 분모는 총 임신 수가 되어야 하지만 정확하게 총 임신 수를 파악하는 것은 불가능하므로 출생 수로 대신한다.

$$\text{모성사망률} = \frac{\text{그 연도의 모성 사망자 수}}{\text{연간 총 출생아 수}} \times 1{,}000$$

### ⑤ 사산율(Fetal Death Rate or Still Birth Rate)

연간 총 출산 수(사산 수+출생 수)에 대한 그해의 총 사산 수를 말한다. 사산의 범주는 국가에 따라 다소 다르게 규정하고 있으나, 일반적으로 임신 28주(4개월) 이후의 사태아 분만을 뜻한다. 다만 WHO는 임신 20주 이상으로 규정하고 있고, 선진국에서는 이 규정에 따라 사산을 정의하고 있으므로 사산율 계산에서는 그 기준을 명시해 주어야 한다.

$$\text{사산율} = \frac{\text{그 연도의 총 사산자 수}}{\text{연간 총 출산 수(사산자 수 + 출생자 수)}} \times 1{,}000$$

### ⑥ 주산기사망률(Perinatal Mortality Rate)

임신 28주(8개월) 이상의 사산과 생후 1주 미만의 신생아사망은 주로 임신중독, 출생 시 손상, 난산, 조산아, 무산소증 및 저산소증, 조기파수 등이 주요 원인으로서 그 사망요인의 공통성이 인정되기 때문에 이 시기의 사망을 주산기사망이라 한다.

$$\text{주산기사망률} = \frac{\text{임신 28주 이상의 사산자 수 + 1주 미만 신생아 사망자 수}}{\text{28주 이상의 사산자 수 + 출생자 수}} \times 1{,}000$$

### ⑦ 유아사망률(1~4세 사망률)

유아(1~4세아)의 사망은 보건수준이 낮은 나라에서는 주로 감염증, 영양실조 등이 원인이 되고 있으나, 선진국은 사고가 주원인이 되고 있다.

$$\text{유아사망률} = \frac{\text{연간 1\textasciitilde4세 사망자 수}}{\text{1\textasciitilde4세 인구}} \times 1{,}000$$

### ⑧ 사인별사망률(Cause-Specific Death Rate)

특정 원인으로 얼마나 사망자가 발생하는가에 대한 지표이다. 사망원인을 감염병, 성인병, 직업병, 사고 등으로 구분하거나 혈관계 질환, 악성 신생물 질환, 결핵 등으로 사인군을 나누어 계산한다.

$$\text{사인별사망률} = \frac{\text{그 연도의 특정한 사인에 의한 사망자 수}}{\text{어떤 연도의 연앙인구}} \times 1{,}000$$

### ⑨ 출생성비 · 사망성비

출생성비는 여아 100명당 남아출생아의 수이고, 사망성비는 여자 사망 100명당 남자사망자 수로 나타낸다.

$$출생(사망)성비 = \frac{남아출생아(사망)\ 수}{여아출생아(사망)\ 수} \times 100$$

### ⑩ 출생사망지수(Vital Index)

인구지수라고 하며 어느 시점 동안의 사망에 대한 출생의 비율로 나타낸다.

$$출생사망비 = \frac{연간출생자\ 수}{연간사망자\ 수} \times 100$$

### ⑪ 비례사망지수(Proportional Mortality Indicator, PMI)

비례사망지수(PMI)는 연간 인구의 사망 수에 대한 50세 이상의 사망 수를 백분율(%)로 표시한 지수이다. 비례사망지수가 낮은 경우는 낮은 평균수명에 기인하는 것이며, 반대로 비례사망지수가 크면 건강수준이 높고 장수인구가 많다는 것을 의미한다. 비례사망지수는 연간 전체 사망자 수의 구성 비율로서 평균수명이나 보통사망률의 보정지표가 된다.

$$PMI = \frac{50세\ 이상\ 사망자\ 수}{총\ 사망자\ 수} \times 100$$

## 2 이환지표: 유병률 · 발생률 · 발병률

### (1) 유병률(Prevalence Rate)

어떤 특정한 시간에 전체 인구 중에서 질병을 가지고 있는 환자의 수가 얼마인가를 나타낸 것으로 기간유병률과 시점유병률이 있다. 역학적으로 볼 때 유병률은 발생률보다 그 가치가 크지는 않지만, 질병의 관리대책을 세우는데 중요한 자료이다.

$$기간유병률 = \frac{같은\ 기간에\ 이환되어\ 있는\ 환자\ 수}{일정\ 기간의\ 평균인구}$$

$$시점유병률 = \frac{어느\ 시점에서의\ 환자\ 수}{인구전체}$$

### (2) 발생률(Incidence Rate)

일정한 기간 동안 일정한 인구집단 중에서 어떤 질병이나 사건이 새롭게 발생한 환자의 비율을 의미하며 질병에 걸릴 확률이나 위험률을 추정할 수 있기 때문에 역학적으로 중요한 지표이다.

$$\text{발생률} = \frac{\text{같은 기간에 새로 발생한 환자 수}}{\text{특정한 기간에 위험에 폭로된 인구수}}$$

**※ 유병률과 발생률의 관계**

P(Prevalence rate) = I(Incidence rate) × D(Duration)

위의 공식은 발생률과 이환기간이 대체로 일정할 때 적용되는데, 급성감염병의 경우에는 이환기간이 짧기 때문에 유병률과 발생률간 큰 차이가 없으나, 이환기간이 긴 만성퇴행성 질환의 경우에는 이환기간이 길어질수록 유병률이 발생률보다 더 크게 나타난다.

### (3) 발병률(Attack Rate)

발병률은 발생률과 혼동하여 사용되는 경우가 많다. 그러나 개념상으로 다음과 같은 차이가 있다. 발생률은 1주, 1달 혹은 1년 등 일정 기간 동안 전체 인구 중 몇 명에게서 특정질환이 새롭게 발생했는지를 측정하는 반면, 발병률은 어떤 집단에서 한정된 기간 동안 어떤 질병에 노출될 위험이 있는 사람 중에 실제 그 질병이 발생한 사람의 분율로 일종의 발생률이라 할 수 있다. 발병률은 일차 발병률과 이차 발병률이 있다. 발생률은 단위 기간을 바탕으로 하지만 발병률은 특정 유행이 시작한 시기부터 끝날 때까지를 기반으로 한다. 특정 지역의 특정 질환의 유행을 조사할 때 주로 활용한다.

$$\text{발생률} = \frac{\text{질병 발병자 수}}{\text{유행기간 중 원인 요인에 접촉 또는 노출된 인구 수}} \times 100$$

이차 발병률은 발단 환자를 가진 가구의 감수성이 있는(항체를 가지고 있지 않은) 가구원 중에서 이 병원체의 최장 잠복기 내에 발병하는 환자의 비율이다. 이차 발병률은 병원체의 감염력과 전염력을 간접적으로 결정하는 데 유용하다.

$$\text{이차 발병률} = \frac{\text{질병 발병자 수}}{\text{환자와 접촉한 감수성 있는 사람의 수}} \times 100$$

### (4) 사망률(Mortality Rate)과 치명률(Case Fatality Rate)

사망률(Mortality Rate)은 단위 인구당 일정 기간 동안의 사망 수를 인구의 크기로 나눈 값이다. 일정 기간 내 사망사건의 발생 건수를 의미하는 발생률의 개념과 같다.

치명률은 질병의 심각도를 나타내는 지표로 일정 기간 동안 특정 질병에 이환된 사람 중에 그 질병으로 사망한 사람이 얼마나 되는지를 백분율로 표시한 것이다. 사망률과 치명률의 관계는 '사망률 = 발생률×치명률'로 나타낼 수 있다. 즉, 특정질병의 발생률과 치명률을 알면 그 질병의 사망률을 구할 수 있다.

$$\text{질병특수사망률} = \frac{\text{그해 특정질환에 의한 총 사망자 수}}{\text{연앙인구}} \times 100$$

$$\text{치명률} = \frac{\text{해당 기간 동안 동일한 질병에 의한 사망자 수}}{\text{일정 기간 동안 특정 질병이 발생한 환자 수}} \times 100$$

**연습문제**

주민의 수가 1,000명인 마을 내에서 1년간 장티푸스에 이환된 환자가 100명 발생, 10명이 사망하였다. 이 마을의 연간 장티푸스로 인한 사망률과 치명률은?

사망률 = 10/1,000×100 = 1%, 치명률 = (10/100)×100 = 10%

### (5) 이환율(Morbidity Rate)

일정 기간 내에 특정 인구 중 이환자 수가 얼마나 되는지를 비율로 나타낸 것으로, 그해의 일수를 이 기간의 일수로 나눈 값을 곱하여 연간의 율(연율)로 환산하는 경우가 많다. 1년을 기간으로 할 때는 인구 1,000명당의 수치로 나타내고, 각 질환별일 때는 인구 10만 명당의 수치로 나타내는 것이 보통이다. 유병률이 정적인 의미라면 이환율은 동적인 의미를 갖는다.

$$\text{이환율} = \frac{\text{연간 환자 수}}{\text{연앙인구}} \times 1{,}000$$

### (6) 감수성지수(Index of Contagion; 접촉감염지수)

감수성지수는 해당 질병에 이환될 감수성이 있는 전체 인구 중에서 실제로 병에 걸린 사람의 비율(%)을 말하며 접촉 감염지수라고도 한다. 주로, 급성호흡기계 감염병 등에 적용되는 통계이다. 환자와 접촉한 사람 중에서 예방접종을 받았거나 이미 해당 질환으로부터 회복되어 자연면역을 획득한 경우는 감수성이 없는 것으로 보아 분모에서 제외한다.

$$감수성지수 = \frac{발병자\ 수}{환자를\ 접촉한\ 감수성자\ 수} \times 100$$

Dr. Rudder는 홍역과 두창의 감수성지수가 95%로 가장 높고, 백일해(60~80%), 성홍열(40%), 디프테리아(10%), 폴리오(0.1%) 등의 순서로 나타난다고 하였다.

## 3 주관적 건강지표

건강에 대한 정의에서 살펴보았듯이 건강의 영역이 정신적, 사회적, 직업적, 영적인 영역까지 확대되어 가고 있다. 의학적으로 문제가 없더라도 본인 스스로 건강하지 않고 행복하지 않다고 느낀다면 그 사람을 건강하다고 단정 지을 수 없다. 따라서 근래 보건분야에서는 삶의 질이나 만족도 등과 같이 주관적으로 느끼는 건강상태에 대한 중요성이 부각되고 있다. 여기에서는 삶의 질 측정도구에 대해 소개하고자 한다.

삶의 질(Quality of Life, QoL)에는 '총체적 삶의 질'과 '건강관련 삶의 질'이 있다. 총체적 삶의 질 수준은 사회 전반에 걸쳐 생활수준이나 기후, 환경 등의 요소에 의해 영향을 받지만, 건강 관련 삶의 질(Health-related Quality of Life; HRQOL)은 건강과 직접 관련하여 개인이 주관적으로 평가한 건강 상태를 의미한다. 건강관련 삶의 측정 도구로는 EQ-5D, SF-36과 축약형태의 SF-12, WHOQOL 등이 있다.

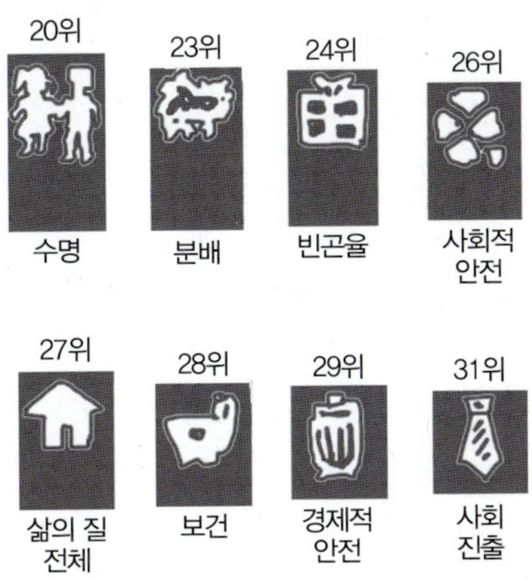


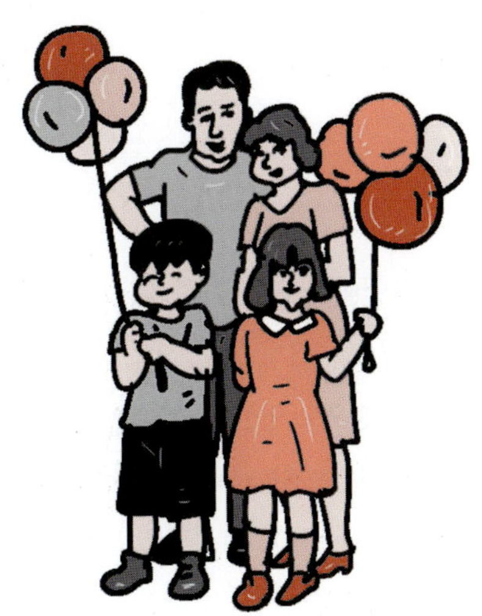

## 1) EQ-5D

자기기입식 설문조사 방식으로 운동능력, 자기관리, 일상 활동, 통증/불편, 불안/우울의 5가지 항목에 대해 '문제없음' ~ '심각한 문제가 있음'(1~3점)으로 응답하도록 만들어져 있다. 5가지 영역에 대해 가중치를 계산하여 0점(죽음) ~ 1점(완전한 삶의 질)으로 나타낸다.

삶의 질 평가 EQ-5D

**＊귀하의 건강 상태를 가장 잘 설명해 주는 하나의 항목에 표시해 주십시오.**

| | |
|---|---|
| 1. 운동능력 | □ ① 나는 걷는데 지장이 없다.<br>□ ② 나는 걷는데 다소 지장이 있다.<br>□ ③ 나는 종일 누워 있어야 한다. |
| 2. 자기관리 | □ ① 나는 목욕을 하거나 옷을 입는데 지장이 없다.<br>□ ② 나는 혼자 목욕을 하거나 옷을 입는데 다소 지장이 있다.<br>□ ③ 나는 혼자 목욕을 하거나 옷을 입을 수가 없다. |
| 3. 일상 활동<br>(예: 일, 공부, 가사일, 가족 또는 여가활동) | □ ① 나는 일상 활동을 하는데 지장이 없다.<br>□ ② 나는 일상 활동을 하는데 다소 지장이 있다.<br>□ ③ 나는 일상 활동을 할 수가 없다. |
| 4. 통증/불편 | □ ① 나는 통증이나 불편감이 없다.<br>□ ② 나는 다소 통증이나 불편감이 있다.<br>□ ③ 나는 매우 심한 통증이나 불편감이 있다. |
| 5. 불안/우울 | □ ① 나는 불안하거나 우울하지 않다.<br>□ ② 나는 다소 불안하거나 우울하다.<br>□ ③ 나는 매우 심하게 불안하거나 우울하다. |

## 2) SF-36과 SF-12

일반인이나 근로자를 대상으로 건강관련 삶의 질을 측정할 때 널리 사용되는 도구로 SF-36은 9개 하부 영역, 36개 문항(신체적 기능 10문항, 신체역할 제한 4문항, 통증 2문항, 사회적 기능 2문항, 정신건강 5문항, 감정으로 인한 역할 제한 3문항, 활력 4문항, 일반건강 5문항, 건강상태 변화 1문항)으로 구성되어 있으며, SF-12는 SF-36을 12개 문항으로 축소하여 신체기능(2문항), 신체역할 제한(2문항), 통증(1문항), 사회적기능(1문항), 정신건강(2문항), 감정적 역할 제한(2문항), 활력(1문항), 일반건강(1문항)으로 구성되며 100점으로 환산한 점수로 제시된다.

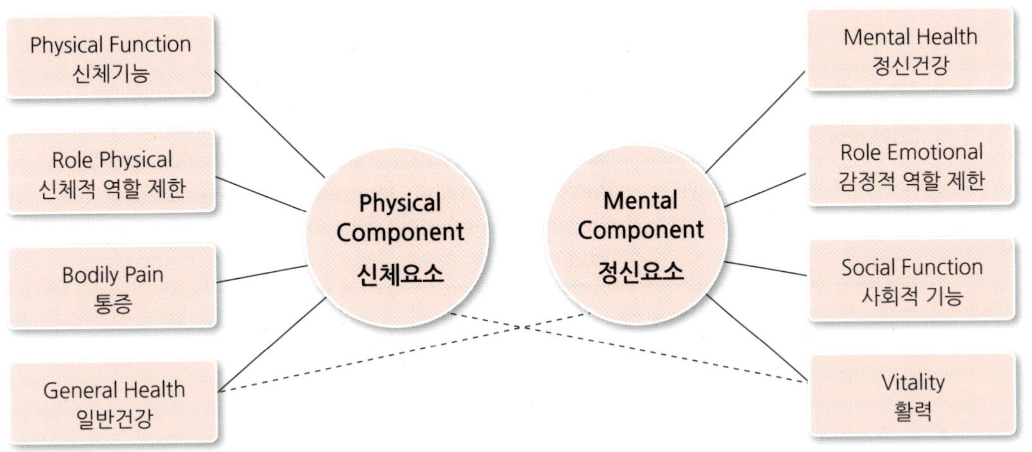


〈그림 Ⅱ-6-1〉 SF-36의 구성요소

### 3) WHOQOL-BRIEF

세계보건기구가 개발한 삶의 질 척도로 최근 2주간 주관적으로 느낀 삶의 질을 자가 평가한다. 신체건강, 심리, 사회관계, 환경 등 4개 영역에 대한 24개 문항과 전반적인 삶의 질에 대한 2문항으로 구성되어 '전혀 아니다' ~ '매우 그렇다'까지 5점 척도로 응답하게 되어있다. 세계보건기구가 개발했던 이전 버전인 총 100개 항목의 WHOQOL을 보완하여 만들어졌다.

| Domain | Facets incorporated within domains |
|---|---|
| 1. Physical Health | Activities Of Daily Living<br>Dependence on Medicinal Substances and Medical Aids<br>Energy and Fatigue<br>Mobility<br>Pain and Discomfort<br>Sleep and Rest<br>Work Capacity |
| 2. Psychological | Bodily Image and Appearance<br>Negative Feelings<br>Positive Feelings<br>Self-Esteem<br>Spirituality / Religion / Personal Beliefs<br>Thinking, Learning, Memory and Concentration |
| 3. Social Relationships | Personal Relationships<br>Social Support<br>Sexual Activity |

| | |
|---|---|
| 4. Environment | Financial Resourees<br>Freedom, Physical Safety and Security<br>Health and Social Care: Accessibility and Quality<br>Home Environment<br>Opportunities for Acquiring New Information and Skills<br>Participation in and Opportunities for Recreation / Leisusre Activities<br>Physical Environment (Pollution / Noise / Traffic / Climate)<br>Transport |

## 4 병원통계

병원통계는 병원행정, 병원이용, 병원운영 등의 통계를 총칭한다. 병원통계의 각 지표들은 건강수준을 측정하는 지표와는 거리가 있지만, 졸업 후 보건관리 기관이나 의료기관에 근무하게 될 경우에 많이 접하게 되는 통계이기에 추가하였다. 여기에서는 병원통계에 주로 사용되는 몇 가지 지표의 종류와 산출방법에 대해서만 간략하게 살펴보기로 하겠다.

### (1) 입원율(Admission Rate)

입원율은 대상인구 중 단위 인구당 연간 입원 수를 타나내는 것이다. 다음 수식은 인구 1,000명당 입원환자 수의 비율을 나타낸 것이다.

$$\text{입원율} = \frac{\text{대상인구 중 입원환자 수}}{\text{대상인구}} \times 1{,}000$$

### (2) 병상점유율(Bed Occupancy Ratio)

단위 인구가 하루에 점유하고 있는 병상의 비로서 보통 1,000명당 1일간의 재원일 수를 계산한다.

$$\text{병상점유율} = \frac{\text{1일 평균 병상점유 수}}{\text{단위 인구}} \times 1{,}000$$

### (3) 평균재원일 수(Average Length of Stay)

입원환자당 평균 재원기간을 나타내는 것으로 기간 중 퇴원환자들의 총재원일 수를 그 퇴원환자 수로 나누어 계산한다.

$$\text{평균재원일 수} = \frac{\text{기간 중 퇴원환자의 총 재원일 수}}{\text{일정 기간 중 총 퇴원환자}}$$

### (4) 병상이용률(Bed Occupancy Rate)

가용 병상 수에 대한 병상사용 수의 비율로서, 병상이용률이라고 한다.

$$\text{병상이용률} = \frac{\text{1일 평균 재원환자 수}}{\text{병상 수}} \times 100$$

$$\text{연간 병상이용률} = \frac{\text{연간 총 누적 재원일 수}}{365 \times \text{병상 수}} \times 100$$

### (5) 병상회전율(Turn Over Ratio)

일정 기간 내에 한 개의 병상을 사용한 평균 환자 수를 나타내며, 병상이용의 정도를 측정하는 자료로 사용한다. 일반적으로 평균재원일 수가 긴 병원의 병상회전율은 낮고, 평균재원일 수가 짧은 병원의 병상회전율은 높다.

$$\text{병상회전율} = \frac{\text{해당 기간 중 총 퇴원 환자 수(사망포함)}}{\text{기간 중 사용가능한 평균 병상 수}}$$

## 연습문제

**1. 역학에 대한 설명 중 사실과 다른 것은?**

① 역학은 인구집단에 발생하는 질병빈도 분포와 이들 결정 요인에 관한 연구이다.
② 역학은 질병발생 혹은 유행의 원인을 찾아내는 역할을 한다.
③ 역학의 기본 요인은 병인, 숙주, 환경이며 한 가지 이상의 요인이 작용하여 질병이 발생한다.
④ 오늘날 역학의 범위는 감염병관리에서 만성퇴행성 질환, 암, 심장질환, 당뇨병, 고혈압 뿐만 아니라 각종 사고나 자살에 이르기까지 크게 확대되었다.

**2. 역학의 정의로 틀린 것은?**

① 인구집단을 대상으로 한다.
② 역학 대상자에게 발생하는 생리적 상태 및 이상상태 유무를 파악한다.
③ 빈도와 분포를 기술하는 것은 기술역학이다.
④ 빈도와 분포를 결정하는 요인들의 원인적 연관성 여부를 근거로 밝혀내는 것은 분석역학이다.
⑤ 효율적 치료법을 개발하는 것이다.

**3. 역학적 연구방법에 대한 설명 중 옳은 것은?**

① 코호트 연구는 어떤 질병에 걸린 환자군과 건강한 대조군을 선정하여 가설 위험 요인을 과거에 갖고 있었는지 여부를 비교, 검토하여 위험 요인과 질병발생과의 인과관계를 밝히는 연구방법이다.
② 분석역학은 기술역학을 통해 얻어진 결과를 토대로 질병의 원인을 밝히기 위해 가설을 설정하고 그 가설을 검정하는 제2의 역학이라고도 한다.
③ 환자-대조군 연구는 질병의 원인과 관련되어 있다고 짐작되는 어떤 요소를 가진 인구집단과 갖지 않은 인구집단을 계속 관찰하여 양 그룹에서 질병의 발생률을 서로 비교해 보는 연구방법이다.
④ 과거에 일어난 사건에 대한 전향성 코호트 연구는 과거의 기록에 의해 원인이 되는 요소를 먼저 분류하고 거기에 따른 질병발생의 결과를 관찰, 분석한다.

**4.** **유병률과 발생률에 대한 설명으로 옳지 않은 것은?**

① 발생률(Prevalence Rate)은 전체 일정 기간 동안 대상 인구집단 중에서 특정 질병이 새로 발생한 빈도를 비율로 나타낸 것이다.

② 유병률(Incidence Rate)은 전체 지역사회 주민 중 특정 질병이나 건강문제에 이환되어 있는 사람이 얼마나 있는지를 비율로 나타낸 것이다.

③ 급성감염병은 발생률이 높고 유병률이 낮으며, 만성감염병은 발생률이 낮고 유병률이 높은 특징이 있다.

④ 감염병의 유행기간이 극히 짧은 경우에는 발생률과 유병률 간의 차이가 크다.

**5.** **위험에 폭로된 군과 비폭로군과의 발생률의 차이를 나타내는 것은?**

① 귀속위험도

② 비교위험도

③ 민감도

④ 예측도

⑤ 의양성

**6.** **감염병이 20~30년의 주기로 발생하는 현상을 무엇이라 하는가?**

① 계절적 변화

② 순환변화

③ 추세변화

④ 불시유행

⑤ 단기유행

**7.** **기술역학의 설명으로 맞는 것은?**

① 질병의 발생, 분포, 유행 등을 기술한 역학

② 2단계 역학

③ 환자－대조군 조사연구

④ 코호트 조사 연구

⑤ 3단계 역학

1.③ 2.⑤ 3.② 4.④ 5.① 6.③ 7.①

**8.** 인구 20만명 보건소에 3명의 장티푸스 환자가 신고되었다. 유행조사 시행 시 가장 먼저 조사해야 할 것은?

① 신고환자 발병 일자
② 발병 전 음식 섭취물
③ 성별 분포
④ 과거 양상과의 유행 비교
⑤ 장티푸스 보균자 조사

**9.** 질병 빈도의 측정 개념 중에서 비율에 대한 설명으로 잘못된 것은?

① 질병에 대한 사건의 위험성과 가능성을 포함하는 개념이다.
② 한 측정값을 다른 측정값으로 나눈 개념이다.
③ 분모에 시간과 장소의 개념이 포함된다.
④ 분자의 개념이 분모에 포함된다.

**10.** 보건관련 지표에 대한 설명으로 옳지 않은 것은?

① 영아사망률은 비위생적 생활환경, 질병관리 및 모자보건 수준, 영양섭취 등의 영향을 받기 때문에 한 국가의 보건수준을 나타내는 대표 지표로서 의미를 갖는다.
② 영아사망률은 연간 출생아 1,000명당 모성사망의 총 수로 임신 또는 산전관리의 원인으로 임신 또는 분만 후 42일 이내에 발생하는 산모사망을 말한다.
③ α−Index가 1에 가까워질수록 신생아 사망은 선천성 질환 등 고유질환에 의한 사망뿐이라는 의미이므로 보건수준이 대단히 높은 것으로 평가한다.
④ 일반출산률은 가임여성 인구의 출생률을 말하는 것으로 생식 가능한 15~49세 여성인구 1,000명당 연간 총출생아 수로 산출한다.

**11.** 한 국가의 경제, 사회개발 수준과 인구의 건강수준을 평가하는 대표적인 지표이며 특히 개발도상국가의 건강수준 지표로 민감한 것은?

① 영아사망률
② 비례사망지수
③ 건강수명
④ 조사망률
⑤ 모성사망률

**12.** 국가별 담배 소비량과 폐암과의 관계를 연구하는 역학적인 방식은?

① 상관관계 연구
② 단면연구
③ 코호트 연구
④ 후향성 연구
⑤ 실험연구

**13.** 질병 발생이 숙주, 환경 및 병인의 3요소로 되어 있어 상호 간의 평형이 깨지면 질병 발생이 많아진다는 이론은?

① 삼각형 모형설
② 수레바퀴 모형설
③ 건강 연속선설
④ 거미줄 모형설
⑤ 원인망 모형설

**14.** 한 나라의 보건수준을 대표하는 보건지표는?

① 노인인구의 사망률
② 조출생률
③ 영아사망률
④ 발병률
⑤ 결핵유병률

**15.** 어느 지역사회의 공중보건사업을 계획할 때 가장 중요한 기초자료는?

① 국가 경제지표
② 국가 영양상태 지표
③ 지역사회의 각종 보건통계 자료
④ 지역사회의 병원 보급률
⑤ 지역사회의 보건소 보급률

8. ④ 9. ② 10. ② 11. ① 12. ① 13. ① 14. ③ 15. ③

**16.** 임신 28주(8개월) 이상의 사산과 생후 1주 미만의 신생아사망을 알아보기 위한 지표는?

① 모성사망률
② 신생아사망률
③ 영아사망률
④ 주산기사망률
⑤ 유아사망률

**17.** 가임여성(15~49세)이 출산한 출생아 수의 크기를 나타내는 것으로 한 여성이 일생 동안 몇 명의 아기를 낳는가를 나타내는 지표는?

① 합계출산율
② 재생산율
③ 순재생산율
④ 유배우 출산율
⑤ 여성 출산율

**18.** 응답대안들을 상호배타적으로 분류하기 위한 척도는?

① 명목척도
② 비율척도
③ 순서척도
④ 간격척도
⑤ 등간척도

**19.** 통계자료를 수집할 때 표본을 조사해야 하는 경우에 해당하지 않는 것은?

① 전수조사를 실시하는 것이 현실적으로 어려울 때
② 표본추출 오차가 커져 정확성이 감소될 우려가 있을 때
③ 질병의 집단 유행 등과 같이 시급한 조치가 요구될 때
④ 표본조사만으로 적당한 오차범위 내에서 모수를 추정할 수 있을 때

**20.** 단순무작위표본추출을 약간 변형한 것으로 하나의 표본구간으로부터 n번째 난수를 추출하는 표본추출 방법은?

① 단순무작위표본추출
② 계통적 표본추출
③ 층화표본추출
④ 집락표본추출
⑤ 다단계추출법

**21.** 산술평균에 대한 편차이며 분산의 양의 제곱근은?

① 편차
② 평균편차
③ 표준편차
④ 범위
⑤ 표본오차

**22.** 유병률과 관련없는 내용은?

① 발생시기에 관계없이 조사 당시 질병이 있는 모든 사람이 대상이다.
② 이환기간이 짧으면 유병률이 낮다.
③ 어떤 시점이나 기간의 그 질환의 보유정도를 말한다.
④ 만성질환의 경우 보건정책 수립에 중요한 자료가 된다.
⑤ 질병발생의 확률을 직접적으로 나타내는 지표가 된다.

**23.** 세 집단 이상 간의 차이를 분석하기 위한 통계방법은?

① 분산분석
② T-검정
③ 카이검정
④ Z-검정
⑤ 상관분석

16. ④ 17. ① 18. ① 19. ② 20. ② 21. ③ 22. ⑤ 23. ①

**24.** **측정의 신뢰도에 대한 설명으로 가장 적절한 것은?**

① 동일한 대상을 여러 가지 다른 방법으로 측정했을 때 일관성을 보이는 것
② 측정도구가 진단에 의해 확진된 질병을 질병이 있다고 판단해 주는 능력
③ 검사결과가 질병이 없는 자를 질병이 없다고 판단해 주는 능력
④ 측정도구가 특정 질병이라고 판단한 사람들 중 실제로 그 질병을 가진 사람의 비율로서 그 측정 자체의 예측능력

**25.** **인구동태를 나타내는 통계자료는?**

① 성별
② 국세조사
③ 결혼, 이혼
④ 인구 규모
⑤ 인구수

**26.** **일정 기간 한 병상을 거쳐간 평균 환자 수를 알아보기 위한 지표는?**

① 평균 입원환자 수
② 병상가동률
③ 병상회전율
④ 병원이용률
⑤ 병상점유율

24. ① 25. ③ 26. ③

# 제 Ⅲ 부

# 보건의 관리

# 제1장 보건행정

## 1 보건행정의 개념 및 특성

보건의 목적은 질병예방, 건강증진, 건강수명 연장을 통해 궁극적으로는 국민의 삶의 질을 향상하는 데 있다. 보건행정이란 보건의 목표를 달성하기 위해 보건의 원리를 적용하여 행정조직을 통해 행하는 일련의 과정이다. 여기에서 행정조직이란 공적인 조직은 물론 사적 조직이라고 하더라도 공공의 이익을 위해 일하는 각종 단체 등도 포함된다.

### 1) 보건행정의 특징

보건행정은 이러한 보건목표를 달성하기 위하여 공공의 책임하에 행하는 모든 행정 활동을 의미한다. 보건행정은 다음과 같은 특징을 가지고 있다.

- **공공성과 사회성**: 공공의 복지와 집단의 건강을 증진하는 공공의 이익을 추구한다.
- **봉사성**: 국민을 위한 적극적인 서비스이다.
- **조장성 및 교육성**: 교육을 주된 수단으로 지역사회 주민을 교육하거나 조장함으로써 목적을 달성한다.
- **과학성**: 과학기술 발전의 기초 위에 수립된 과학행정이자 기술행정이다.

### 2) 보건행정의 범위

보건행정의 범위는 각 국가마다 처한 역사적 배경이나 사회, 정치적 이념 등에 따라 달라진다. 건강에 대한 개인의 책임을 강조하는 국가에서는 보건의료가 민간주도로 이루어지고 국가의 개입은 미미한 반면에 건강 형평성을 추구하는 한편, 국가의 책임을 강조하는 국가에서는 국가가 많은 부분에 개입하고 주도한다. 보건행정의 범위로 가장 대표적으로 인용되고 있는 것은 세계보건기구와 미국 공중보건협회에서 규정한 것이다.

**[세계보건기구 보건행정의 범위]**

① 보건관계 기록의 보존

② 보건교육

③ 환경위생

④ 감염병 관리

⑤ 모자보건

⑥ 의료

⑦ 보건간호

**[미국 공중보건협회 보건행정의 범위]**

① 보건자료의 기록과 분석

② 보건교육과 홍보

③ 감독과 통제

④ 직접적인 환경위생서비스

⑤ 개인보건서비스의 실시

⑥ 보건시설의 운영

⑦ 보건사업과 자원간의 조정

## 3) 보건행정의 요소 및 관리과정

행정조직은 법을 실행하는 조직이다. 공공의 책임하에 법을 실행하기 위해서는 조직, 인사, 예산, 법적 규제 등의 활동이 필요한데 이를 행정활동의 4대 기본요소라고 한다.

보건행정은 (1) 관리과정, (2) 의사결정과정, (3) 기획과정, (4) 정책과정을 통해 이루어진다. 관리란 일정한 목표를 달성하기 위하여 인적, 물적 자원들을 적절히 결합하여 그 운영을 지도, 조정하는 기능을 한다. 관리는 계획, 조정, 통제 등 세 가지 기능을 가지고 있는데 이러한 기능들이 반복적으로 순환하여 운영된다. 의사결정이란 여러 대안 중에서 최적의 안을 선택하는 것이다. 대안을 선택할 때 비용-효과 분석이나 비용-편익 분석 등의 경제학적 분석방법들이 동원되기도 한다. 또한, 효율성과 형평성 중 어떤 가치를 추구할 것인가에 따라서 결정이 되기도 한다. 기획은 특정 보건문제를 해결하기 위해 뒤따라야 할 행동들의 과정이다.

# 2 보건행정 시스템

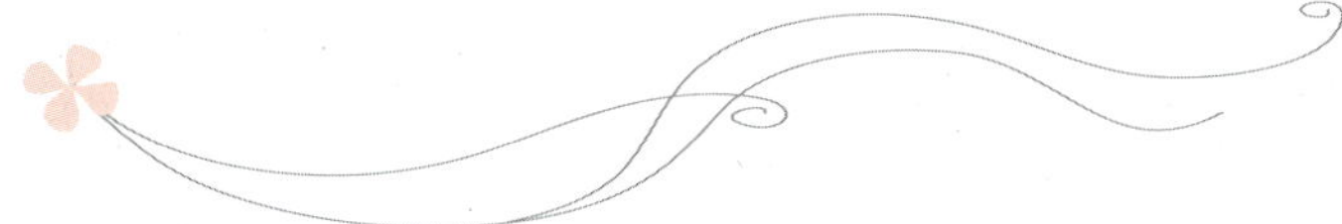



보건사업은 대부분 중앙행정조직인 보건복지부와 지방자치단체의 책임하에 이루어진다. 그런데 직접 주민을 대상으로 사업을 수행하는 시 · 군 · 구의 보건소와 읍 · 면지역의 보건지소, 시 · 도의 보건과는 행정체계상 행정자치부 소속으로 되어있다. 따라서 보건복지부는 지방보건행정기구에 대한 업무상 감독권만을 갖는다.

지역주민을 대상으로 하는 보건사업을 지역을 잘 아는 지방자치단체가 나서서 하는 것도 중요하지만, 보건사업의 성격과 내용에 따라서는 중앙정부 책임하에 수행하는 것이 필요한 이유가 있다. 보건사업을 중앙정부 책임하에 수행하는 이유는 다음과 같다.

- 감염병과 같이 지역단위에 한정해서는 목적을 달성할 수 없는 사업
- 정부 각 부처 간의 협력이 필요한 사업
- 업무의 중복을 피하고 보건사업의 일관성 유지
- 정부의 예산지원이 필요한 경우

## 1) 중앙 보건행정조직: 보건복지부

중앙보건행정은 보건복지부가 관장하고 있으며 보건복지부장관의 관장 업무를 지원하기 위한 소속기관(13개)으로 질병관리본부, 국립정신건강센터, 국립나주병원, 국립부곡병원, 국립춘천병원, 국립공주병원, 국립소록도병원, 국립재활원, 국립마산병원, 국립목포병원, 오송생명과학단지 지원센터, 국립망향의 동산관리원, 건강보험분쟁조정위원회 사무국을 두고 있다. 소속기관 중 질병관리본부는 보건복지부장관의 관장 업무 중 질병관리, 질병예방, 장기이식 등의 업무를 분담하며 본부장 소속하에 국립보건연구원과 국립검역소를 두고 있다.

### (1) 보건복지부 연혁

오늘날의 보건복지부가 탄생하기까지는 여러 차례의 신설과 기능의 통합 및 분리과정을 거쳐왔다. 1948년 보건, 후생, 노동, 주택 및 부녀문제에 관한 사무를 관장하기 위해 사회부로 신설되었다가 1949년에 노동과 주택 부분을 빼고 국민보건, 위생, 의정, 방역 및 약정에 관한 사항을 분담하는 보건부로, 1955년에는 다시 보건부에 주택, 노동, 구호, 원호 기능을 가진 사회부를 통합한 보건사회부로 신설되었다. 이후 1994년에 여성복지, 아동, 청소년, 노인, 장애인 및 사회보장에 관한 사무를 관장하기 위하여 보건사회부가 보건복지부로 개편되었으며, 2008년에는 기존의 보건복지부의 기능에 영유아 보육을 포함한 보건복지가족부로 개편되었다가 2010년에 보건복지가족부의 청소년, 가족기능을 여성부로 이관하고 다시 보건복지부로 개편되었다.

### (2) 보건복지부 직제

보건복지부는 4실 6국을 두고 약 745명의 정원으로 운영되고 있다. 각 실, 국, 과의 배치와 업무 내용은 직제표를 참조하기 바란다.

## 2) 보건복지부 소속기관

### (1) 소속기관별 주요 업무

- 질병관리본부: 국가 감염병 등의 연구 및 관리와 생명과학 연구 수행
- 국립정신건강센터: 정신장애인 진료, 정신과 의료요원 교육훈련, 정신의학 분야의 연구 수행
- 국립공주병원: 신경정신과 의료서비스 제공
- 국립나주병원: 정신과 전문진료
- 국립부곡병원: 정신질환자 및 중독질환자 진료
- 국립소록도병원: 한센인 진료, 요양, 복지 및 자활지원과 한센병에 대한 연구
- 국립재활원: 장애유형별 사업 수행
- 국립마산병원: 결핵 전문 의료기관
- 국립춘천병원: 정신질환자의 치료 및 재활, 알코올 병동, 노인병동 운영
- 국립목포병원: 보건복지부가 직접 관리, 운영하는 결핵치료 전문 의료기관
- 건강보험분쟁조정위원회: 국민의 건강보험관련 권리 구제를 위한 심판청구사건을 심리 · 재결하는 특별행정심판위원회
- 국립망향의 동산: 이국땅에서 유명을 달리한 동포들이 고국에 묻히고자 하는 소망을 이룰 수 있도록 1976년에 국가에서 건립하여 운영

### (2) 질병관리본부

질병관리본부는 보건복지부의 소속기관이기는 하지만 전문성을 가지고 질병예방, 질병관리, 장기이식 등 국민건강에 중요한 업무를 독립적으로 수행하고 있기에 별도로 다루고자 한다.

#### ① 질병관리본부의 기원

질병관리본부의 기원은 1894년 고종의 칙령으로 설치된 위생국에서 찾을 수 있다.

그 후 1935년 설립된 보건원 양성소를 모태로 하여, 1945년 해방 후 이들 기관은 조선방역연구소, 국립화학연구소 등으로 개칭되었다. 그러다 각각 독립기관으로 설립 운영되던 국립방역연구소, 국립화학연구소, 국립보건원, 국립생약시험소가 통합되어 1963년 12월 16일, 국립보건원으로 발족되었다.

## 조직도

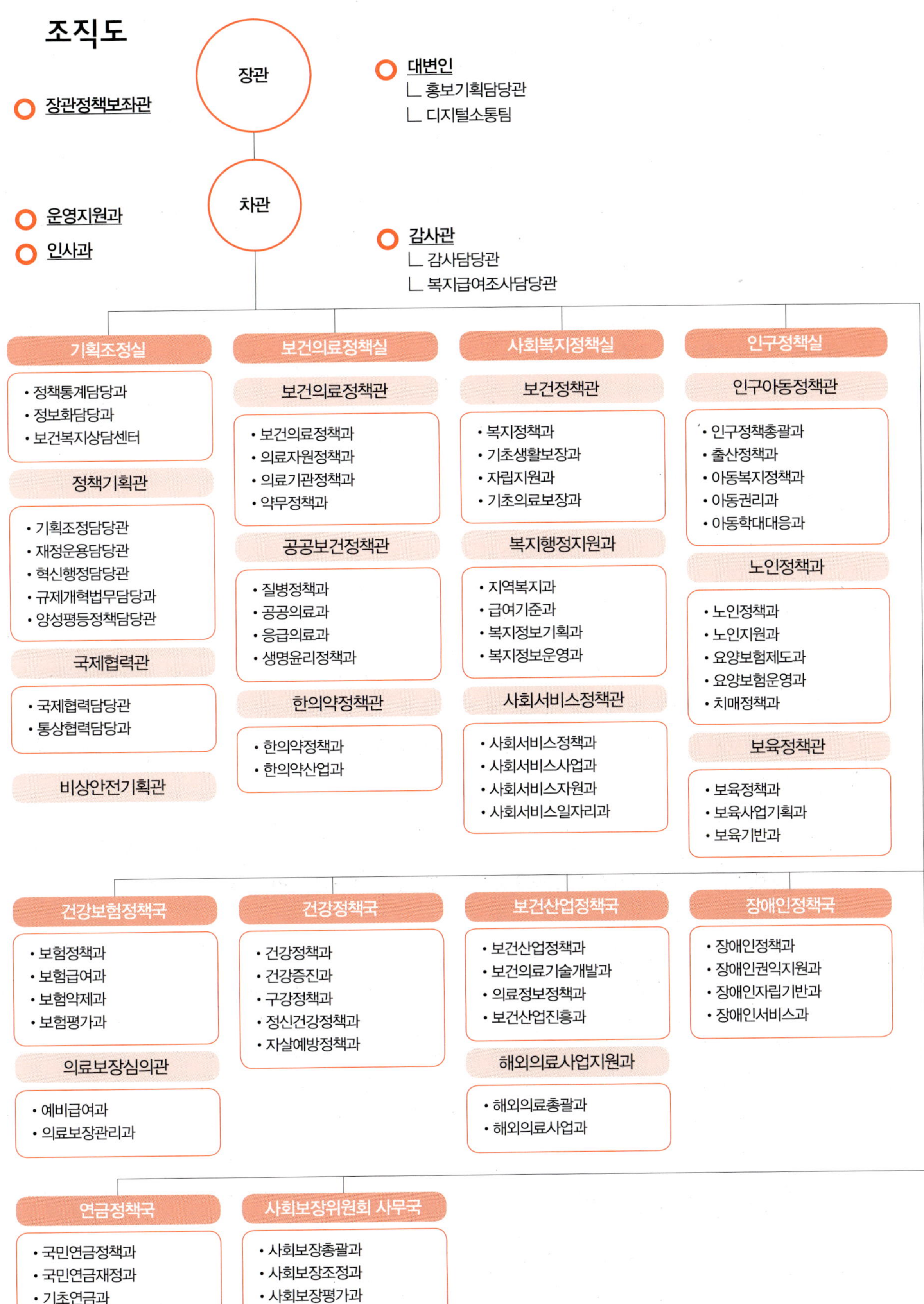


〈그림 Ⅲ-1-1〉 보건복지부 직제

현재의 질병관리본부는 국가질병연구관리 기관으로서의 업무를 보다 효율적으로 수행하고자 몇 차례 직제가 개편된 후, 국가 감염병 연구 및 관리와 생명과학연구를 수행하는 중추기관으로 발전하였다.

### ② 직제와 주요기능

질병관리본부소속하에 국립보건연구원장을 두고 7개의 센터와 전국 13개의 검역소로 운영되고 있으며, 주요 기능은 감염병 대응 및 예방, 감염병에 대한 진단 및 조사 · 연구, 국가 만성질환 감시체계 구축, 장기기증지원 및 이식 관리, 감염병, 만성질환, 희귀 난치성 질환 및 손상 질환에 관한 시험 · 연구, 질병관리, 유전체실용화 등 국가연구개발사업, 검역을 통한 해외유입 감염병의 국내 및 국외 전파방지 등의 업무를 수행하고 있다.

## 3) 지방 보건행정조직

우리나라의 중앙 보건행정조직은 '대통령–국무총리–보건복지부 장관'으로 이루어져 있는데, 지방조직은 행정자치부 산하에 소속되어 있어서 보건에 관한 사항만 보건복지부가 지휘하고 있는 이원화된 형태이다. 실제로 지방행정조직의 인사권과 예산권은 소속 부처인 행정자치부가 가지고 있어서 보건복지부는 중앙보건행정기관으로서 보건의료에 대한 기술지원만 담당하고 있는 실정이다.

지방 보건행정조직으로 시 · 도 단위에는 복지국, 복지건강국, 보건복지여성국 등이 편성되어 있으며, 시 · 군 · 구 단위에는 최일선의 사업수행 행정조직인 보건소가 있다. 주민과의 접점에서 대부분의 보건사업들이 보건소를 중심으로 이루어지기 때문에 보건행정 체계에서 보건소의 역할은 매우 크고 중요하다.

**『지역보건법 제11조』(2016. 2. 3., 2019. 1. 15. 개정) 보건소의 기능 및 업무**

1. 건강 친화적인 지역사회 여건의 조성
2. 지역보건의료정책의 기획, 조사 · 연구 및 평가
3. 보건의료인 및 「보건의료기본법」 제3조 제4호에 따른 보건의료기관 등에 대한 지도 · 관리 · 육성과 국민보건 향상을 위한 지도 · 관리
4. 보건의료 관련기관 · 단체, 학교, 직장 등과의 협력체계 구축
5. 지역주민의 건강증진 및 질병의 예방 · 관리를 위한 다음 각 항목의 지역보건의료서비스 제공
   가. 국민건강증진 · 구강건강 · 영양관리사업 및 보건교육
   나. 감염병의 예방 및 관리
   다. 모성과 영유아의 건강유지 · 증진
   라. 여성 · 노인 · 장애인 등 보건의료 취약계층의 건강유지 · 증진
   마. 정신건강증진 및 생명존중에 관한 사항
   바. 지역주민에 대한 진료, 건강검진 및 만성질환 등의 질병관리에 관한 사항
   사. 가정 및 사회복지시설 등을 방문하여 행하는 보건의료 및 건강관리사업

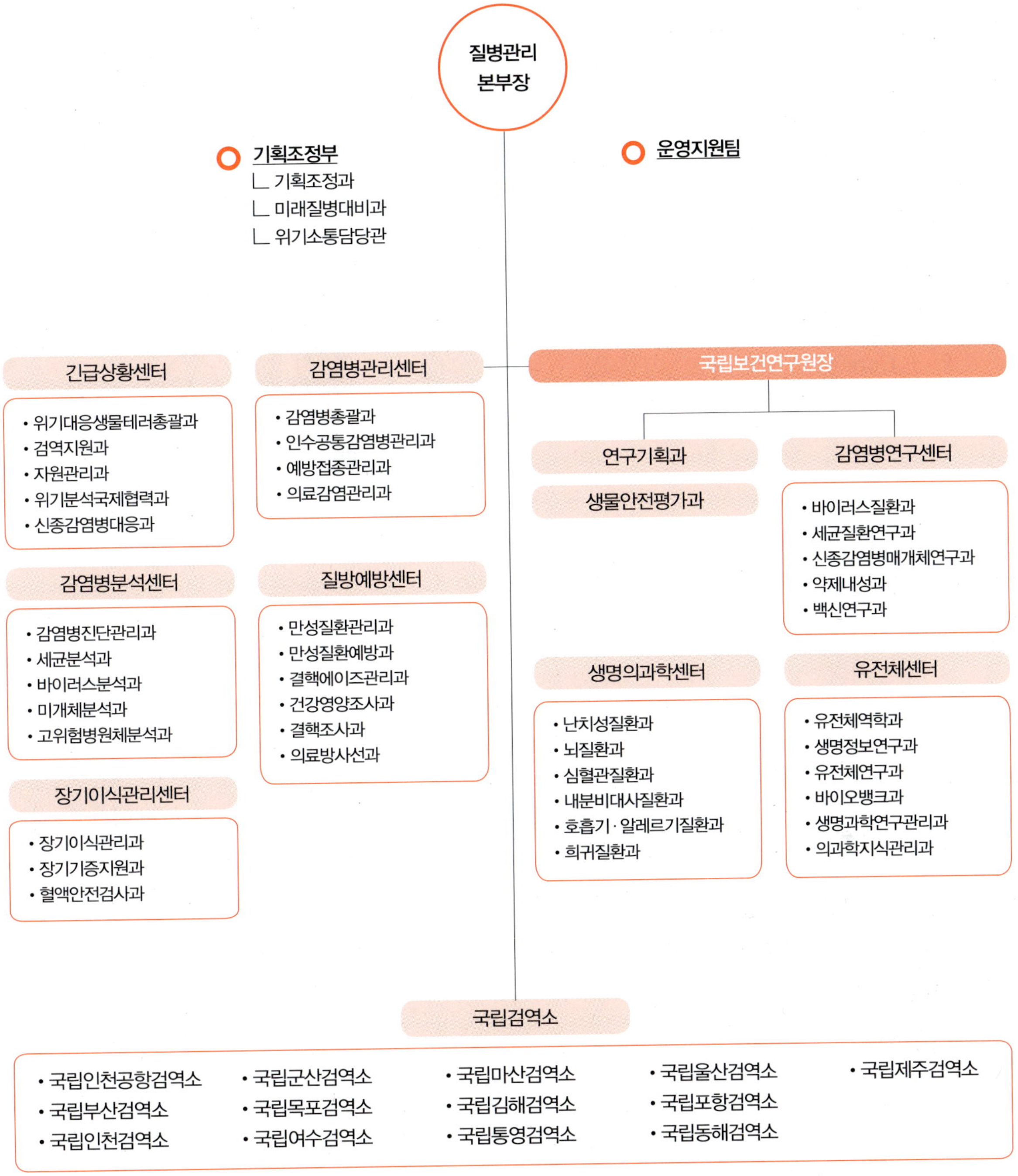

질병관리 본부장

기획조정부
- 기획조정과
- 미래질병대비과
- 위기소통담당관

운영지원팀

긴급상황센터
- 위기대응생물테러총괄과
- 검역지원과
- 자원관리과
- 위기분석국제협력과
- 신종감염병대응과

감염병관리센터
- 감염병총괄과
- 인수공통감염병관리과
- 예방접종관리과
- 의료감염관리과

국립보건연구원장

연구기획과

생물안전평가과

감염병연구센터
- 바이러스질환과
- 세균질환연구과
- 신종감염병매개체연구과
- 약제내성과
- 백신연구과

감염병분석센터
- 감염병진단관리과
- 세균분석과
- 바이러스분석과
- 미개체분석과
- 고위험병원체분석과

질병예방센터
- 만성질환관리과
- 만성질환예방과
- 결핵에이즈관리과
- 건강영양조사과
- 결핵조사과
- 의료방사선과

생명의과학센터
- 난치성질환과
- 뇌질환과
- 심혈관질환과
- 내분비대사질환과
- 호흡기·알레르기질환과
- 희귀질환과

유전체센터
- 유전체역학과
- 생명정보연구과
- 유전체연구과
- 바이오뱅크과
- 생명과학연구관리과
- 의과학지식관리과

장기이식관리센터
- 장기이식관리과
- 장기기증지원과
- 혈액안전검사과

국립검역소
- 국립인천공항검역소
- 국립부산검역소
- 국립인천검역소
- 국립군산검역소
- 국립목포검역소
- 국립여수검역소
- 국립마산검역소
- 국립김해검역소
- 국립통영검역소
- 국립울산검역소
- 국립포항검역소
- 국립동해검역소
- 국립제주검역소

〈그림 Ⅲ-1-2〉 질병관리본부 직제

〈표 Ⅲ-1-1〉 질병관리본부 · 국립보건연구원 · 국립검역소 인력 현황

| 구분 | 계 | 정무직 | 연구직 | 일반직 | 비고 |
|---|---|---|---|---|---|
| 계 | 864 | 1 | 232 | 631 | |
| 질병관리본부 | 287 | 1 | 125 | 161 | 1부 1담당관 1팀 5센터 25과 |
| 국립보건연구원 | 124 | 0 | 103 | 21 | 3센터 19과 |
| 국립검역소 | 0 | 4 | 4 | 449 | 13개소 11지소 |

# 3 사회보장과 의료보장

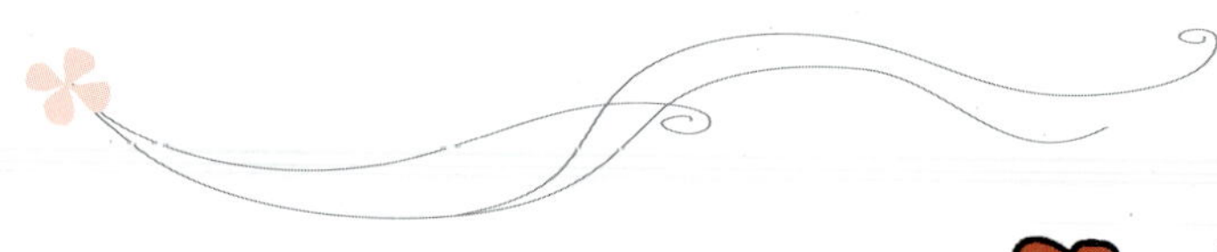

## 1) 사회보장

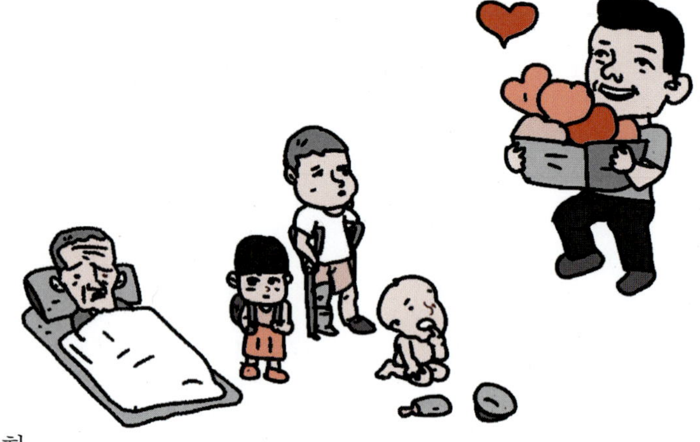

### (1) 사회보장의 개념

사회보장을 뜻하는 영어 Social Security에서 Security의 어원은 Se(=Without, 해방) + Cura(=Car, 근심 또는 괴로워하는 것)에서 비롯된 것으로 '불안을 없게 한다.'는 뜻이다. 그러므로 Social Security는 사회적 불안을 제거한다는 의미와 평온한 삶을 사회가 보장한다는 뜻으로 이해되며, 질병이나 분만 · 실업 · 폐질 · 직업상의 상해 · 노령 및 사망으로 인한 소득의 상실이나 감소 등으로 인한 경제적 곤궁에서 유래하는 근심과 불안을 제거함으로써 사회 평화를 도모하려는 것이다.

최초의 사회보장제도는 1883년 독일의 Bismark에 의해 시작된 질병보험법으로부터 출발하였으며, 사회보장이라는 말은 미국의 루즈벨트 대통령이 1934년 의회에서 뉴딜정책을 설명하면서 최초로 사용하였다.

1942년 비버리지(W. Beveridge)의 사회보험 관련 서비스 보고서(Social Insurance and Allied Service)에서는 사회보장을 다음과 같이 정의하고 있다.

"사회보장은 실업 · 질병 혹은 재해에 의하여 수입이 중단된 경우의 대처, 노령에 의한 퇴직이나 본인 이외의 사망에 의한 부양 상실의 대비, 그리고 출생 · 사망 · 결혼 등과 관련된 특별한 지출을 감당하기 위한 소득보장을 의미한다."

우리나라의 사회보장기본법 제3조 제1호에 따르면,
"'사회보장'이란 출산, 양육, 실업, 노령, 장애, 질병, 빈곤 및 사망 등의 사회적 위험으로부터 모든 국민을 보호하고 국민 삶의 질을 향상하는 데 필요한 소득 · 서비스를 보장하는 사회보험, 공공부조, 사회서비스를 말한다."라고 정의하고 있다.

우리나라의 사회보장제도에는 사회보험, 공공부조, 공공서비스, 관련복지제도가 있다.

#### ① 사회보험

국민을 대상으로 질병 · 사망 · 노령 · 실업 기타 신체장애 등으로 인하여 활동 능력의 상실과 소득의 감소가 발생하였을 때 보험방식에 의하여 그것을 보장하는 제도로, 업무상의 재해에 대한 산업재해보상보험, 질병과 부상에 대한 건강보험 또는 질병보험, 폐질 · 사망 · 노령 등에 대한 연금보험, 실업에 대한 고용보험제도가 있는데 이를 4대 사회보험이라 한다. 사회보험 중 산재보험과 연금보험, 고용보험은 소득보장, 건강보험과 산재보험은 의료보장에 속한다.



### ② 공공부조

국가 또는 지방자치단체의 책임으로 국민의 최저 생활을 보장하고 자립을 지원하는 제도로 극빈자, 불구자, 실업자 또는 저소득계층과 같이 스스로 생계를 영위할 수 없는 계층의 생활을 그들이 자립할 수 있을 때까지 국가가 재정기금으로 보호하여 주는 일종의 구빈제도이다. 소득보장으로서의 기초생활보장제도와 저소득층 대상 의료보장제도인 의료급여 제도가 공공부조에 속한다.

### ③ 사회복지서비스

국가, 지방자치단체 및 민간부문의 도움을 필요로 하는 모든 국민에게 상담, 자활, 직업소개 및 지도, 사회복지시설이용 등을 제공하여 정상적인 사회생활이 가능하도록 지원하는 제도로 사회복지사업법, 모자보건법, 심신장애자 · 아동 · 노인복지법에 의해 부녀자복지와 아동복지 및 심신장애자복지 증진을 도모하고 있다. 노인복지, 아동복지, 장애인복지, 가정복지 서비스가 있다.

### ④ 관련복지제도

그 밖에도 보건, 주거, 교육, 고용 등의 분야에서 인간다운 생활이 보장될 수 있도록 개인단위 혹은 단체로 지원하는 각종 복지제도가 있다.

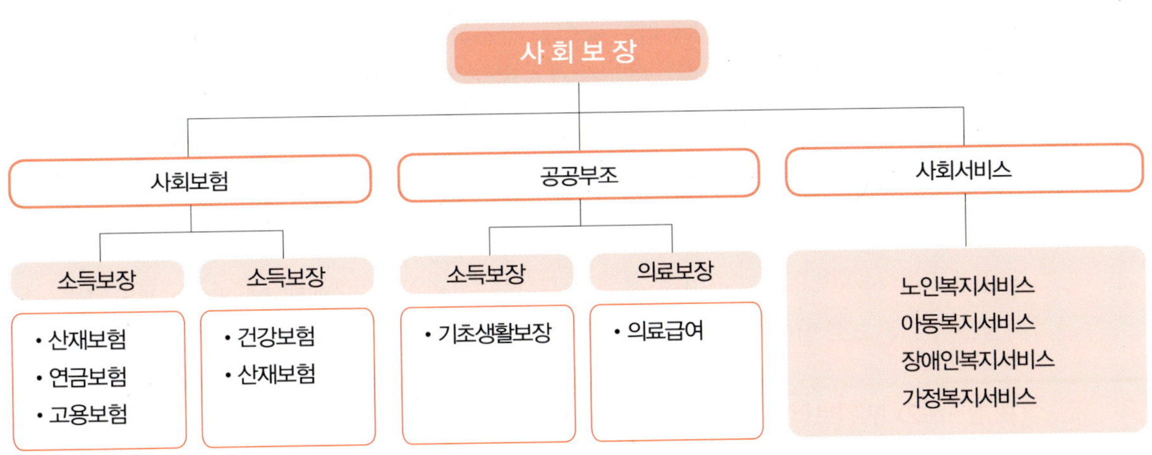


〈그림 Ⅲ-1-3〉 우리나라 사회보장 체계

## (2) 사회보장의 필요성

### ① 핵가족화

전통적 가족구조가 해체되고 핵가족화되면서 가족의 연대감이나 책임감이 결여되어 사적 생활보장 기능을 국가나 사회가 대신하기에 이르렀다.

#### ② 산업구조의 변화

과거 1차 산업에서 2, 3차 산업구조로 바뀌게 됨에 따라 가족이 본인을 대신할 수 없게 되어 실직으로 인한 수입중단은 가족의 생계를 위협하게 되었다.

#### ③ 사회통합

사회구성원의 연대의식을 제고하고 사회적 안정을 유지하기 위해서는 사회보장제도가 필요하다.

#### ④ 생존권 보장

국민의 최저한도 생존권을 보장하기 위해서 국가가 필요한 조치를 할 책임이 있다.

### (3) 사회보험과 공공부조

사회보험(Social Insurance)이란 보험의 원리와 방식을 도입하여 만든 사회경제제도이다. 보험의 원리란 보험료를 내면 반대 급부로서 급여가 주어지는 것이다. 공공부조(Public Assistance)란 자력으로 생계를 영위할 수 없는 사람에게 그들이 자력으로 생활할 수 있을 때까지 국가가 자금을 지원해 주는 일종의 구빈제도이다.

우리나라 사회보장기본법 제3조 제3호는 '공공부조'에 관해, '국가와 지방자치단체의 책임하에 생활 유지 능력이 없거나 생활이 어려운 국민의 최저생활을 보장하고 자립을 지원하는 제도를 말한다.'고 정의하고 있다. 종래에는 '공적부조'라는 용어를 사용하였으나, 1995년 12월 30일 법률 제5134호로 제정된 사회보장기본법에서 '공공부조'라는 용어를 사용하였다.

'공공부조'는 사회보장제도 중 사회보험 다음으로 큰 비중을 차지하고 있는 소득 · 자산조사 프로그램으로, 스스로 생활 유지능력이 없거나 생활이 어려운 사람들에게 국가가 대한민국헌법 제34조 제1항이 보장하는 인간다운 생활을 영위할 수 있도록 하는 제도이다. '공공부조'는 기여금을 지불하지 않는다는 측면에서 가입자들이 지불한 기여금에 의한 소득 · 서비스를 보장하는 제도인 '사회보험'과는 구별되며, '공공부조'가 사후적으로 빈곤의 문제를 해결하는 '사회안전망(Social Safety Net)'인 반면, '사회보험'은 사람들이 빈곤으로 떨어지지 않도록 미리 예방하는 제도이다.

〈표 Ⅲ-1-2〉 민간보험과 사회보험의 특성 비교

| 구분 | 민간보험 | 사회보험 |
|---|---|---|
| 목적 | 개인의 필요에 따른 보장 | 최저 생계 보장, 기본적 의료보장 |
| 가입방법 | 임의가입 | 강제가입 |
| 보험료 | 위험의 정도에 따른 부과 | 소득수준에 따른 차등 부과 |
| 보험급여 | 보험료 부담수준에 따른 차등급여 | 보험재정 조달규모에 따른 균등급여 |
| 보험료 징수 | 사적 계약에 의한 징수 | 법률에 의한 강제징수 |
| 부양성 | 없음 | 국가 또는 사회 부양성 |
| 성격 | 개인보험 | 집단보험 |
| 인플레이션 대책 | 취약 | 가능 |

〈표 Ⅲ-1-3〉 공공부조와 사회보험 비교

| 구분 | 공공부조 | 사회보험 |
|---|---|---|
| 제도내용 | 저소득층의 최저생활 보장 | 사회위험에 대한 연대적 대응 |
| 지급대상 | 선별주의 | 보편주의 |
| 적용원리 | 무차별 평등주의 | 비례원리에 따른 형평주의 |
| 자격요건 | 소득 및 자산 조사 | 기여금의 납부 |
| 재원 | 일반조세 | 보험료 및 국고 |
| 급여수준 | 최저생활보장 | 사회적 적정성 |
| 수급권의 성격 | 희박한 권리성 | 강한 권리성 |

## 2) 의료보장

### (1) 의료보장의 개념

의료보장을 사회보장제도의 하나로 보고 사회보장의 개념 속에서만 정의하기에는 여러 가지 측면에서 다른 특성이 있다. 의료보장이란 질병으로 인한 수입의 중단이나 질병치료를 위한 비용 지출이 생활에 위협이 되기 때문에 이를 사회적으로 공동 대처하기 위한 제도로, 질병으로 인한 수입중단에 대처하는 소득보장과 치료비 지출에 대비한 의료비 보장의 두 가지 역할이 포함된 개념이다. 치료비에 대한 보장 방식은 현금이나 현물(의료서비스 제공)이 될 수 있다. 최근에는 만성퇴행성 질환으로 질병구조가 바뀜에 따라 질병치료에만 머무르지 않고 한 단계 더 나아가 적극적으로 질병을 예방하고 건강을 증진하는 데까지 영역을 확대한 건강보장의 개념이 새롭게 등장하고 있다.

### (2) 의료보장과 진료비 지불제도

의료보장제도가 도입되기 이전에는 환자가 의료기관에 가서 진료를 받고 의료기관에서 책정한 수가에 따라 진료비를 직접 지불하면 되었다. 그러나 의료보장제도하에서는 환자가 병원에서 진료를 받고 진료비를 직접 지불하는 대신 의료기관이 보험자(건강보험공단)나 정부에 청구를 해서 받게 된다. 진료비 지불방식에 따라 진료행태가 달라지고 의료비 총액도 달라지는 등 지불제도는 매우 중요한 의미가 있다.

#### ① 행위별수가제도(Fee-for-Service)

진료 행위 하나하나에 항목별로 가격을 책정하는 지불방식이다. 따라서 동일한 질병을 치료하더라도 의료인에 따라서 진료행위의 종류와 가짓수가 달라지면 진료비 총액이 다를 수 있다. 우리나라는 행위별수가제를 택하고 있는데, 건강보험제도 도입 이전까지 관행수가라는 이름으로 존재해 왔으나 건강보험제도 도입 이후부터는 진료비를 지불하는 보험자가 의료기관에서 지불하는 진료비를 표준화한 '건강보험 진료수가표'를 고시하여 통제가 이루어진다.

수가는 진료 행위 하나하나에 대하여 책정되며 부과할 수 있는 가격의 상한과 하한이 제한되어 모든 의료기관에 동일하게 적용된다. 대부분 이와 같은 방식으로 수가표를 제시하기 때문에 수가표는 일종의 가격 정찰제인 셈이다. 그러나 일부 프랑스나 벨기에 같은 나라에서는 수가표가 권장가격으로 제시되어 수가표에 등재된 가격 이상으로 진료비를 책정할 수 있다.

### ② 건당 진료비제(Case Payment System)

질병별로 단일 수가를 적용하는 방식으로 (1) 진단과 무관하게 모든 의료서비스에 대하여 건당 정액의 진료비를 사전에 책정하는 방법과 (2) 의사의 진단에 기초하여 진단명 당 정액으로 진료비를 사전에 책정하는 방법이 있다. 흔히 DRGs(Diagnosis Related Groups)라고 하며 미국 Medicare에서 1983년 이후에 적용한 것이 대표적이다. 의사에 의해 병명이 진단되면 그에 따라 사전에 고시된 수가가 적용되는 것으로 서비스의 행위량과는 무관하게 책정된 진료비가 지불되어 행위별수가제도하에서 발생할 수 있는 과잉진료(Over Doctoring)를 방지하기 위한 방식이다.

### ③ 인두제(Capitation Fee)

일정 기간(주로 1년 단위) 의료기관에 등록한 사람 1인당 정액을 지불하는 방식이다. 주로 단순히 1차 진료에 한하여 적용하며, 영국과 이탈리아에서 이 방식을 적용하고 있다. 의사들간 경쟁을 유발하고 의료의 질을 확보하기 위해 연 1회 의사를 선택할 권리를 부여한다.

### ④ 예산제(Gobal Budgeting)

영국의 NHS에서 사용하던 제도로 1년간 전체 병원진료비를 위해 사용될 예산을 사전적으로 결정하여 이를 병원별로 할당하는 방식으로 일명 의료배급제(Budget Rationing)라고도 한다. 대만에서 사용되는 예산제는 총액예산제라고 하며, 1995년 전국민건강보험 실시를 계기로 1998년 치과부터 단계적으로 추진하여 이제는 건강보험에서 제공하는 모든 서비스가 총액계약방식으로 이루어지고 있다. 독일에서는 1차 진료에 대해서는 총액계약제를 사용하고 2차 이상의 진료를 하는 병원에서는 예산할당과 DRG를 병행하는 방식을 택하고 있다.

### ⑤ 봉급제(Salary)

의료서비스 공급자와 보험자 간의 노동계약에 근거하여 의료공급자에게 매월 일정액의 봉급을 지불하는 제도이다. 봉급 외에 보험에의 기여도에 따라 성과급 성격의 부가적인 보수를 지급할 수 있다. 봉급책정은 진료한 환자 수와 무관하게 업무의 양을 토대로 한다. 남미국가나 스웨덴에서 1차 진료 의사가 정부나 보험자가 설립한 의료기관에서 일할 경우에 적용되며, 만일 의사가 보험자의 시설에서 개인부담 환자를 진료할 경우에는 일정액의 사용료를 보험자에게 지불해야 한다.

### ⑥ 보너스제(Bonus Payment)

보너스제는 특별한 경우에 공급자에게 어떤 목표 달성을 위한 인센티브를 제공하는 방식으로 사용될 수 있다. 예를 들어 1차 의사에게 예방접종률 목표를 설정해 주고 이를 달성할 경우 보너스를 지

〈표 Ⅲ-1-4〉 주요 진료비 지불제도의 장 · 단점

| 지불제도 | 장점 | 단점 |
|---|---|---|
| 행위별수가제도 | • 의료인과 환자간 높은 신뢰도<br>• 의사의 환자에 대한 높은 책임감<br>• 의사의 자율성(autonomy) 보장<br>• 근무시간이 길어 서비스받을 기회 증가 | • 과잉진료로 의료비 증가<br>• 유형적인 진료에 치중<br>• 단가가 높은 고급의료에 치중<br>• 인기, 비인기 진료과목간 차이 발생<br>• 의료자본주의화 초래<br>• 높은 행정관리비 |
| 건당진료비제 | • 과잉진료 방지로 의료비 상승억제<br>• 환자 치료속도가 빠름 | • 신기술 및 신약품 적용 곤란<br>• 치료 난이도에 대해 고려하지 않음 |
| 인두제 | • 계산이 단순하여 행정관리비 절감<br>• 예방의료 촉진<br>• 수입의 평균화로 지나친 경쟁 지양 | • 과소진료 소지 발생<br>• 후송환자가 많아져 2차 기관의 대기시간이 길어짐<br>• 의료기술발달에 기여하지는 못함 |
| 예산제 | • 총의료비 억제<br>• 과잉진료의 자율적 억제 | • 첨단의료서비스 도입 동기 상실 가능성<br>• 진료비 계약교섭에 따른 의료공급 혼란 |
| 봉급제 | • 동료감시에 의한 의료인의 질 향상<br>• 진료의 양이 크게 증가하지 않음<br>• 시간과 수입의 안정으로 연구기회 많아짐<br>• 조직화된 진료에 적합 | • 서비스의 관료화<br>• 자율성 결여<br>• 진료의 계속성 결여(시간제의 경우)<br>• 보수, 승진의 불만으로 조직 이탈 |

급한다면 예방접종률이 향상될 것이다. 그러나 목표를 관찰할 수 있는 정교한 제어장치와 함께 철저한 기록시스템을 갖추어야 하기 때문에 비용억제 효과보다 행정비용이 더 들어갈 우려가 있다.

### (3) 건강보험

질병이나 부상으로 인해 발생한 고액의 진료비로 가계에 과도한 부담이 되는 것을 방지하기 위하여, 국민들이 평소에 보험료를 내고 보험자인 국민건강보험공단이 이를 관리 · 운영하다가 필요시 보험급여를 제공함으로써 국민 상호 간 위험을 분담하고 필요한 의료서비스를 받을 수 있도록 하는 사회보장제도이다.

#### ① 건강보험의 특성

**❖ 의무적인 보험가입 및 보험료 납부**

보험가입을 기피할 수 있도록 제도화될 경우 질병위험이 큰 사람만 보험에 가입하여 국민 상호 간 위험분담 및 의료비 공동 해결이라는 건강보험제도의 목적을 실현할 수 없기 때문에 일정한 법적 요건이 충족되면 본인의 의사와 관계없이 건강보험 가입이 강제되며 보험료 납부 의무가 부여된다.

**❖ 부담능력에 따른 보험료 부과**

민간보험은 보장의 범위, 질병위험의 정도, 계약 내용 등에 따라 보험료를 부담하는 데 비해, 사회보험 방식으로 운영되는 국민건강보험은 사회적 연대를 기초로 의료비 문제를 해결하는 것을 목적으로 하므로 소득수준 등 보험료 부담능력에 따라서 보험료를 부과한다.

❖ **균등한 보장**

민간보험은 보험료 수준과 계약내용에 따라 개인별로 다르게 보장되지만, 사회보험인 국민건강보험은 보험료 부담 수준과 상관없이 관계법령에 의하여 균등하게 보험급여가 이루어진다.

## ② 건강보험제도의 유형

의료보장제도는 각국의 고유한 문화와 전통을 배경으로 하는 역사적 산물로서 단순 분류에는 어려움이 있으며 대표적으로 사회보험방식(SHI: Social Health Insurance)과 국민보건서비스방식(NHS: National Health Service)이 있다.

우리나라 의료보장제도의 유형은 사회보험방식을 취하면서 전국민을 대상으로 단일한 보험자가 운영하는 국민건강보험방식(NHI: National Health Insurance)이다.

❖ **사회보험방식(SHI)**

사회보험방식은 국가가 기본적으로 의료보장에 대한 책임을 지지만, 의료비에 대한 국민의 자기 책임을 일정 부분 인정하는 체계이다.

정부기관이 아닌 보험자가 보험료를 통해 재원을 마련하여 의료를 보장하는 방식으로, 정부에 대해 상대적으로 자율성을 지닌 기구를 통한 자치적 운영을 근간으로 하며 의료공급자가 국민과 보험자 사이에서 보험급여를 대행하는 방식이다.

독일, 프랑스 등이 사회보험방식으로 의료보장을 제공하는 대표적인 국가이다.

❖ **국민건강보험방식(NHI)**

사회보험방식과 마찬가지로 사회연대성을 기반으로 보험의 원리를 도입한 의료보장체계이지만 다수 보험자를 통해 운영되는 전통적인 사회보험방식과 달리 단일한 보험자가 국가 전체의 건강보험을 관리 · 운영한다. 이러한 NHI방식 의료보장체계를 채택한 대표적인 국가로 한국과 대만을 들 수 있다.

❖ **국가보건서비스(NHS)**

국가보건서비스방식은 국민의 의료문제는 국가가 모두 책임져야 한다는 관점에서 정부가 일반 조세로 재원을 마련하고 모든 국민에게 무상으로 의료를 제공하여 국가가 직접적으로 의료를 관장하는 방식이다. 이 경우 의료기관의 상당 부분이 사회화 내지 국유화되어 있으며, 영국의 비버리지가 제안한 이래 영국, 스웨덴, 이탈리아 등의 유럽에 확산되었다.

## ③ 건강보험의 주요 기능 및 역할

❖ **의료보장 기능**

건강보험은 피보험대상자 모두에게 필요한 기본적 의료를 적정한 수준까지 보장함으로써 그들의 의료문제를 해결하고 누구에게나 균등하게 적정수준의 급여를 제공한다.

❖ **사회연대 기능**

건강보험은 사회보험으로서 건강에 대한 사회공동의 책임을 강조하여 비용(보험료)은 소득과 능력에 따라 부담하고 가입자 모두에게 균등한 급여를 제공함으로써 사회적 연대를 강화하고 사회통합을 이루는 기능을 가지고 있다.

❖ **소득재분배 기능**

질병은 개인의 경제생활에 지장을 주어 소득을 떨어뜨리고 다시 건강을 악화시키는 악순환을 초래하기 때문에 각 개인의 경제적 능력에 따른 일정한 부담으로 재원을 조성하고 개별부담과 관계없이 필요에 따라 균등한 급여를 제공하여 질병의 치료부담을 경감시키는 소득재분배 기능을 수행한다.

### ④ 건강보험제도의 연혁

1963년 말 의료보험법이 처음으로 제정된 이후 오늘날의 국민건강보험제도가 되기까지의 역사적 변천을 살펴보면 다음과 같다.

1963. 12. 의료보험법 제정
1977. 07. 500인 이상 사업장 근로자 의료보험 실시(486개 조합 설립)
1979. 01. 공무원 및 사립학교 교직원 의료보험 실시
1981. 01. 100인 이상 사업장 의료보험 적용 확대
1988. 01. 농어촌 지역의료보험 확대 실시
1988. 07. 5인이상 사업장 의료보험 적용 확대
1989. 07. 도시지역의료보험 실시 → 전국민 의료보험 실현
1997. 12. 국민의료보험법 제정
1998. 10. 지역의료보험조합(227개 조합)과 공 · 교 의료보험관리공단 통합, 국민의료보험관리공단 출범
1999. 02. 국민건강보험법 제정
2000. 07. 국민의료보험관리공단과 직장의료보험조합(139개) 통합, 국민건강보험공단 출범(의료보험 완전통합)
2001. 07. 5인미만 사업장 근로자 직장가입자 편입
2002. 01. 국민건강보험재정건전화특별법 제정
2003. 07. 직장재정과 지역재정 통합(실질적인 건강보험 통합)
2005. 07. 노인장기요양보험 시범사업 실시
2007. 04. 노인장기요양보험법 제정(법률 제8403호)
2008. 07. 노인장기요양보험 실시
2011. 01. 사회보험 징수통합(건강보험, 국민연금, 고용보험, 산재보험)
2012. 07. 포괄수가제 병 · 의원급 의료기관 당연적용(7개 질병군 입원환자)
2013. 08. 중증질환 재난적 의료비 지원사업 실시
2014. 04. 건보공단, 담배회사 상대로 손해배상청구소송 제기
2014. 07. 장기요양등급체 개편(3등급 → 5등급)
2015. 01. 간호 · 간병통합서비스 보험급여 적용(2015.12. 「의료법」 개정으로 기존 포괄간호서비스에서 간호 · 간병통합서비스로 명칭 변경)
2016. 07. 치매전담형 장기요양기관 도입
2018. 01. 장기요양 인지지원등급 신설
2019. 07. 외국인 지역가입자 당연적용 실시

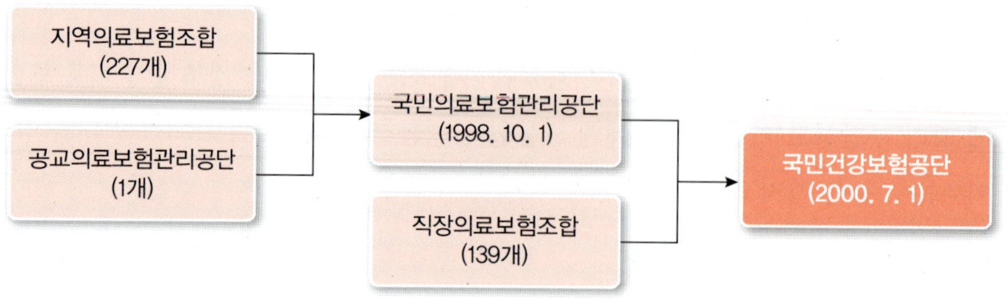


〈그림 Ⅲ-1-4〉 국민건강보험 통합단계

### ⑤ 건강보험급여

보험급여란 가입자 및 피부양자의 질병과 부상에 대한 예방, 진단, 치료, 재활, 출산, 사망 및 건강증진에 대하여 법령이 정하는 바에 따라 현물 또는 현금 형태로 제공하는 서비스를 말한다. 보험급여의 종류와 수급권자는 다음과 같다.

〈표 Ⅲ-1-5〉 보험급여의 종류

| 구분 | | 수급권자 |
|---|---|---|
| 현물급여 | 요양급여 | 가입자 및 피부양자 |
| | 건강검진 | 가입자 및 피부양자 |
| 현금급여 | 요양비 | 가입자 및 피부양자 |
| | 장애인 보조기기 | 가입자 및 피부양자 중 장애인복지법에 의해 등록된 장애인 |
| | 보인부담액 상한제 | 가입자 및 피부양자 |
| | 임신 · 출산 진료비 | 가입자 및 피부양자 중 임산부 |

## (4) 의료급여

의료급여는 국민기초생활보장대상자 등 저소득층을 대상으로 그들이 자력으로 의료문제를 해결할 수 없는 경우에 국가재정으로 의료혜택을 주는 공공부조제도로 건강보험과 더불어 의료보장정책의 중요한 수단이다.

의료급여제도는 1977년 생활보호법에 의거 의료보호에 관한 규칙이 제정되어 처음 시행되었으며, 의료보호법은 1977년 12월에 제정되어 의료보호사업이 시행되어 오다가 2005년 5월에 의료급여법으로 전면 개편되었다. 2000년 10월에 국민기초생활보장제도의 도입으로 의료급여는 생계, 주거, 교육급여와 더불어 국민의 권리로 보장받게 되었다.

**<의료급여법에 의한 수급권자, 의료급여법 제3조>**

① 「국민기초생활 보장법」에 따른 의료급여 수급자
② 「재해구호법」에 따른 이재민으로서 보건복지부장관이 의료급여가 필요하다고 인정한 사람
③ 「의사상자 등 예우 및 지원에 관한 법률」에 따라 의료급여를 받는 사람
④ 「입양특례법」에 따라 국내에 입양된 18세 미만의 아동
⑤ 「독립유공자예우에 관한 법률」, 「국가유공자 등 예우 및 지원에 관한 법률」및 「보훈보상대상자 지원에 관한 법률」의 적용을 받고 있는 사람과 그 가족으로서 국가보훈처장이 의료급여가 필요하다고 추천한 사람 중에서 보건복지부장관이 의료급여가 필요하다고 인정한 사람
⑥ 「무형문화재 보전 및 진흥에 관한 법률」에 따라 지정된 국가무형문화재의 보유자(명예보유자를 포함한다)와 그 가족으로서 문화재청장이 의료급여가 필요하다고 추천한 사람 중에서 보건복지부장관이 의료급여가 필요하다고 인정한 사람
⑦ 「북한이탈주민의 보호 및 정착지원에 관한 법률」의 적용을 받고 있는 사람과 그 가족으로서 보건복지부장관이 의료급여가 필요하다고 인정한 사람
⑧ 「5 · 18민주화운동 관련자 보상 등에 관한 법률」 제8조에 따라 보상금 등을 받은 사람과 그 가족으로서 보건복지부장관이 의료급여가 필요하다고 인정한 사람
⑨ 「노숙인 등의 복지 및 자립지원에 관한 법률」에 따른 노숙인 등으로서 보건복지부장관이 의료급여가 필요하다고 인정한 사람
⑩ 그 밖에 생활유지 능력이 없거나 생활이 어려운 사람으로서 대통령령으로 정하는 사람

법에서 명시한 의료급여 수급권자를 다음과 같이 1종과 2종으로 분류하여 의료급여기관 이용 시 종별로 외래와 입원비 무료 또는 소액의 본인부담금을 부과한다. 소액이지만 본인부담금을 부과한 것은 비용인식을 갖게 하여 병원쇼핑 등과 같은 의료서비스 남용을 방지하기 위한 자구책이다.

### ① 1종 및 2종 의료급여 수급권자

**〈표 Ⅲ-1-6〉 1종 및 2종 의료수급권자**

| 구분 | 내용 |
|---|---|
| 1종 수급권자 | • **국민기초생활보장수급자**<br>근로무능력가구, 107개 희귀난치성 질환자가 속한 가구, 시설수급자<br>• **타법적용자**<br>이재민, 의상자 및 의사자의 유족, 입양아동(18세 미만), 국가유공자, 중요무형문화재 보유자, 북한이탈 주민 5 · 18민주화운동 관련자, 노숙인<br>• **행려환자** |
| 2종 수급권자 | 국민기초생활보장 대상자 중 1종 수급대상이 아닌 가구 |

### ② 의료급여기관 이용 시 본인부담금액

〈표 Ⅲ-1-7〉 의료급여기관 이용 시 본인부담금액

| 구분 | | 1차(의원) | 2차(병원, 종합병원) | 3차(* 지정병원) | 약국 | PET 등 |
|---|---|---|---|---|---|---|
| 1종 | 입원 | 없음 | 없음 | 없음 | – | 없음 |
| | 외래 | 1,000원 | 1,500원 | 2,000원 | 500원 | 5% |
| 2종 | 입원 | 10% | 10% | 10% | – | 10% |
| | 외래 | 1,000원 | 15% | 15% | 500원 | 15% |

상기 본인부담금은 급여 청구분에 대한 것이며, 비급여 청구분은 전액 본인이 부담한다.

- 2종 장애인의 경우
  - 1차 의료급여기관 외래 진료 시 장애인 의료비에서 750원만 지원된다.
  - 1차 의료급여기관 입원과 2차 · 3차 의료급여기관 입원 · 외래 진료 시 본인부담금은 전액 장애인 의료비에서 지원된다.

※ 보건복지부장관이 지정한 25개 의료급여기관(의료급여법 시행규칙 제17조)

### ③ 의료급여 이용절차

수급권자가 의료급여를 받고자 할 경우에는 먼저 1차 의료급여기관을 거쳐야 하며, 상급 의료기관을 이용하려면 의료급여의뢰서를 통해 2차 의료급여기관으로, 2차 의료급여기관에서 3차 의료급여기관으로 단계적으로 의료급여를 의뢰해야 한다.

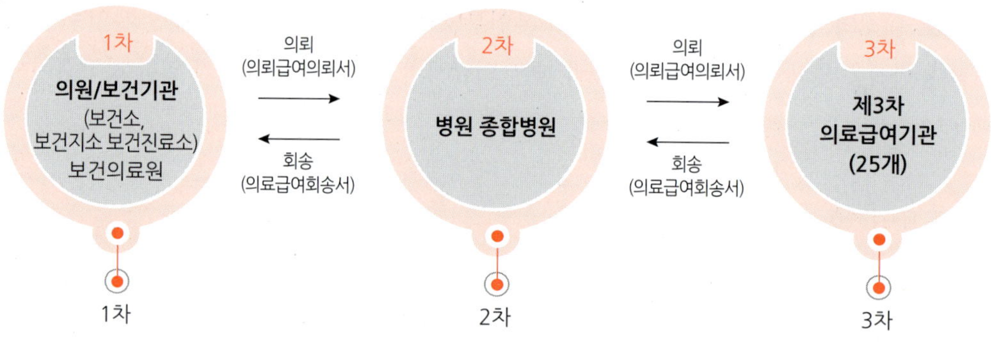


〈그림 Ⅲ-1-5〉 의료급여 이용절차 3단계

## (5) 산업재해보상보험(산재보험)

산재보험은 근로자의 업무와 관련된 질병뿐만 아니라 부상 및 사망에 관한 보상을 주목적으로 한다. 세계 각국에서 19세기를 전후하여 산업보건에 대한 관심이 높아지면서 1919년에 국제노동기구가 창립되었다. 우리나라는 1954년에 근로기준법이 제정되고 1963년 산업재해보상보험법 제정을 계기로 1964년에 정부 주관 산업재해보상제도가 시작되었다.

산업재해보상보험법은 근로자의 업무상의 재해를 신속하고 공정하게 보상하며, 재해근로자의 재활 및 사회 복귀를 촉진하기 위하여 이에 필요한 보험시설을 설치 · 운영하고, 재해 예방과 그 밖에 근로자의 복지 증진을 위한 사업을 시행하여 근로자 보호에 이바지하는 것을 목적으로 한다.



### ① 급여의 종류와 산정기준

**<산재보험 급여의 종류와 산정기준, 법 제36조>**

보험급여의 종류는 다음 각 호와 같다. 다만, 진폐에 따른 보험급여의 종류는 제1호의 요양급여, 제4호의 간병급여, 제7호의 장의비, 제8호의 직업재활급여, 제91조의 3에 따른 진폐보상연금 및 제91조의 4에 따른 진폐유족연금으로 한다. [개정 2010. 5. 20]

1. 요양급여
2. 휴업급여
3. 장해급여
4. 간병급여
5. 유족급여
6. 상병(傷病)보상연금
7. 장의비(葬儀費)
8. 직업재활급여

### ② 업무상 재해인정 기준

**<업무상의 재해의 인정 기준, 법 제37조>**

① 근로자가 다음 각 호의 어느 하나에 해당하는 사유로 부상 · 질병 또는 장해가 발생하거나 사망하면 업무상의 재해로 본다. 다만, 업무와 재해 사이에 상당인과관계(相當因果關係)가 없는 경우에는 그러하지 아니하다. 〈개정 2010. 1. 27., 2017. 10. 24., 2019. 1. 15.〉

1. 업무상 사고

가. 근로자가 근로계약에 따른 업무나 그에 따르는 행위를 하던 중 발생한 사고

나. 사업주가 제공한 시설물 등을 이용하던 중 그 시설물 등의 결함이나 관리소홀로 발생한 사고

다. 삭제 〈2017. 10. 24.〉

라. 사업주가 주관하거나 사업주의 지시에 따라 참여한 행사나 행사준비 중에 발생한 사고

마. 휴게시간 중 사업주의 지배관리하에 있다고 볼 수 있는 행위로 발생한 사고

바. 그 밖에 업무와 관련하여 발생한 사고

2. 업무상 질병

가. 업무수행 과정에서 물리적 인자(因子), 화학물질, 분진, 병원체, 신체에 부담을 주는 업무 등 근로자의 건강에 장해를 일으킬 수 있는 요인을 취급하거나 그에 노출되어 발생한 질병

나. 업무상 부상이 원인이 되어 발생한 질병

다. 「근로기준법」 제76조의2에 따른 직장 내 괴롭힘, 고객의 폭언 등으로 인한 업무상 정신적 스트레스가 원인이 되어 발생한 질병

라. 그 밖에 업무와 관련하여 발생한 질병

3. 출퇴근 재해

가. 사업주가 제공한 교통수단이나 그에 준하는 교통수단을 이용하는 등 사업주의 지배관리하에서 출퇴근하는 중 발생한 사고

나. 그 밖에 통상적인 경로와 방법으로 출퇴근하는 중 발생한 사고

② 근로자의 고의 · 자해행위나 범죄행위 또는 그것이 원인이 되어 발생한 부상 · 질병 · 장해 또는 사망은 업무상의 재해로 보지 아니한다. 다만, 그 부상 · 질병 · 장해 또는 사망이 정상적인 인식능력 등이 뚜렷하게 저하된 상태에서 한 행위로 발생한 경우로서 대통령령으로 정하는 사유가 있으면 업무상의 재해로 본다.

③ 제1항제3호나목의 사고 중에서 출퇴근 경로 일탈 또는 중단이 있는 경우에는 해당 일탈 또는 중단 중의 사고 및 그 후의 이동 중의 사고에 대하여는 출퇴근 재해로 보지 아니한다. 다만, 일탈 또는 중단이 일상생활에 필요한 행위로서 대통령령으로 정하는 사유가 있는 경우에는 출퇴근 재해로 본다. 〈신설 2017. 10. 24.〉

④ 출퇴근 경로와 방법이 일정하지 아니한 직종으로 대통령령으로 정하는 경우에는 제1항제3호나목에 따른 출퇴근 재해를 적용하지 아니한다. 〈신설 2017. 10. 24.〉

⑤ 업무상의 재해의 구체적인 인정 기준은 대통령령으로 정한다. 〈개정 2017. 10. 24.〉
[2017. 10. 24. 법률 제14933호에 의하여 2016. 9. 29. 헌법재판소에서 헌법불합치 결정된 이 조 제1항제1호 다목을 삭제함.]

### ③ 급여의 종류 및 범위

■ **요양급여**(법 제40조): 근로자가 업무상의 사유로 부상을 당하거나 질병에 걸린 경우에 진료비와 요양비를 지급한다. 다만, 부상 또는 질병이 3일 이내의 요양으로 치유될 수 있으면 요양급여를 지급하지 아니한다. 요양급여의 범위는 다음과 같다.

1. 진찰 및 검사
2. 약제 또는 진료재료와 의지(義肢) 그 밖의 보조기의 지급
3. 처치, 수술, 그 밖의 치료
4. 재활치료
5. 입원
6. 간호 및 간병
7. 이송
8. 그 밖에 고용노동부령으로 정하는 사항

▮ **휴업급여**(법 제52조): 휴업급여는 업무상 사유로 부상을 당하거나 질병에 걸린 근로자에게 요양으로 취업하지 못한 기간에 대하여 지급하되, 1일당 지급액은 평균임금의 100분의 70에 상당하는 금액으로 한다. 다만, 취업하지 못한 기간이 3일 이내이면 지급하지 아니한다.

▮ **장해급여**(법 제57조): 근로자가 업무상의 사유로 부상을 당하거나 질병에 걸려 치유된 후 신체 등에 장해가 있는 경우에 장해등급에 따라 장해보상연금 또는 장해보상일시금을 지급한다.

▮ **간병급여**(법 제61조): 요양급여를 받은 자 중 치유 후 의학적으로 상시 또는 수시로 간병이 필요하여 실제로 간병을 받는 자에게 지급한다.

▮ **유족급여**(법 제62조): 근로자가 업무상의 사유로 사망한 경우에 유족에게 지급한다.

▮ **상병보상연금**(법 제66조): 2년 이상 장기요양을 하는 재해근로자가 폐질자로 판정된 경우, 휴업급여 대신 상병보상연금을 그 근로자에게 지급한다.

▮ **장의비**(법 제71조): 근로자가 업무상 사망했을 때 그 장제를 행한 자에게 장의비(평균임금의 120일분에 상당하는 금액)를 지급한다.

▮ **직업재활급여**(법 제72조): 장해급여자가 직업재활을 위하여 직업훈련비용, 직업훈련수당과 사업주에게 장해급여자를 고용유지 하는 경우 직장복귀지원금, 직장적응훈련비 및 재화운동비를 지급한다.

### (6) 노인장기요양보험

경제발전과 보건의료의 발달로 인한 평균 수명의 연장, 자녀에 대한 가치관의 변화, 보육 및 교육문제 등으로 출산율이 급격히 저하되어 인구구조의 급속한 고령화 문제에 직면하고 있으며, 이러한 사회변화에 따른 새로운 복지수요를 충족하기 위한 것이 장기요양보장제도이다. 즉, 노화 등에 따라 거동이 불편한 사람에 대하여 신체활동이나 일상 가사활동을 지속적으로 지원해주는 문제가 사회적 이슈로 부각된 것이다.

특히, 고령화의 진전과 함께 핵가족화, 여성의 경제활동 참여가 증가하면서 종래 가족의 부담으로 인식되던 장기요양문제가 이제 더 이상 개인이나 가계의 부담으로 머물지 않아 이에 대한 사회적 · 국가적 책무가 강조되고 있다. 이와 같은 사회 환경의 변화에 대처하기 위하여 이미 선진각국에서는 사회보험방식 및 조세방식으로 그 재원을 마련하여 장기요양보장제도를 도입하여 운영하고 있다.

**〈표 Ⅲ-1-8〉 선진국 사례**

| 구분 | 사회보험방식 | 조세방식 |
|---|---|---|
| 국가 | 한국(+조세), 독일, 헝가리, 일본(+조세), 스위스(+조세), 미국(Medicate), 네덜란드, 룩셈브르크 | 오스트레일리아, 오스트리아, 캐나다, 아일랜드, 뉴질랜드, 노르웨이, 폴란드, 스페인, 스웨덴, 영국, 미국(Medicate) |

### ① 노인장기요양보험제도의 목적

고령이나 노인성 질병 등의 사유로 일상생활을 혼자서 수행하기 어려운 노인 등에게 신체활동 또는 가사활동 지원 등의 장기요양급여를 제공하여 노후의 건강증진 및 생활안정을 도모하고 그 가족의 부담을 덜어줌으로써 국민의 삶의 질이 향상하도록 함을 목적으로 시행하는 사회보험제도이다.

### ② 노인장기요양보험제도의 주요 특징

우리나라 노인장기요양보험제도는 건강보험제도와는 별개의 제도로 도입 · 운영되고 있으며, 제도 운영의 효율성을 도모하기 위하여 보험자 및 관리운영기관을 국민건강보험공단으로 일원화하고 있다. 또한, 국고지원이 가미된 사회보험방식을 채택하고 있고 수급대상자에는 65세 미만의 장애인이 제외되어 노인을 중심으로 운영되고 있다.

국민건강보험법의 적용을 받는 건강보험 가입자의 장기요양보험료는 다음과 같다.

[건강보험료액 × 8.51%(2019년도 보험료 기준)]+국가 및 지방자치단체 부담(장기요양보험료 예상수입액의 20% + 공적부조의 적용을 받는 의료급여수급권자의 장기요양급여비용)

### ③ 노인장기요양보험의 적용

#### [적용 대상]

건강보험 가입자는 장기요양보험의 가입자가 된다(법 제7조 제3항). 이는 건강보험의 적용에서와 같이 법률상 가입이 강제되어 있으며, 또한 공공부조의 영역에 속하는 의료급여 수급권자의 경우 건강보험과 장기요양보험 가입자에서는 제외되지만, 국가 및 지방자치단체의 부담으로 장기요양보험의 적용대상이 된다(법 제12조).

#### [장기요양인정]

장기요양보험 가입자 및 그 피부양자나 의료급여수급권자 누구나 장기요양급여를 받을 수 있는 것은 아니다. 일정한 절차에 따라 장기요양급여를 받을 수 있는 권리(수급권)가 부여되는데 이를 장기요양인정이라고 한다. 장기요양인정절차는 먼저 공단에 장기요양인정신청으로부터 출발하여 공단직원의 방문에 의한 인정조사와 등급판정위원회의 등급판정, 그리고 장기요양인정서와 표준장기요양이용계획서의 작성 및 송부로 이루어진다.

※ **장기요양인정 신청자격**: 장기요양보험 가입자 및 그 피부양자 또는 의료급여수급권자 중 65세 이상의 노인 또는 65세 미만자로서 치매, 뇌혈관성 질환 등의 노인성 질병을 가진 자

### ④ 노인장기요양보험 재원

노인장기요양보험에 소요되는 재원은 장기요양보험료와 국가 및 지방자치단체 부담 그리고 장기요양급여 이용자가 부담하는 본인일부부담금으로 운영된다.

- 장기요양보험료 징수

장기요양보험 가입자는 건강보험 가입자와 동일하며, 장기요양보험료는 건강보험료에 장기요양

보험료율을 곱하여(2019년도 보험료율, 8.51%) 부과 징수한다.

공단은 건강보험료와 장기요양보험료를 통합 징수하되 이를 구분하여 고지한다.

장기요양보험 가입자가 지역가입자인 경우 100% 본인이 부담하지만, 직장가입자인 경우 그 사용자와 국가 · 지방자치단체 · 사립학교가 아래와 같이 부담한다.

– 근로자인 직장가입자와 그 사용자: 각각 50% 분담
– 공무원 · 교직원인 직장가입자와 소속 국가 · 지방자치단체 · 사립학교: 각각 50% 분담(사립학교의 경우 당해 학교가 30%, 국가가 20% 분담)

• **국고 지원금**

국가는 매년 예산의 범위 안에서 당해 연도 장기요양보험료 예상 수입액의 100분의 20에 상당하는 금액을 공단에 지원한다.

• **국가 및 지방자치단체 부담**

국가와 지방자치단체는 의료급여수급권자에 대한 장기요양급여비용, 의사소견서 발급비용, 방문간호지시서 발급비용 중 공단이 부담해야 할 비용 및 관리운영비의 전액을 부담한다.

• **본인일부부담금(법 제40조)**

수급대상자가 실제 요양서비스를 받은 시점에서 장기요양기관에 본인일부부담금을 납부한다.

– 재가급여: 당해 장기요양급여비용의 100분의 15
– 시설급여: 당해 장기요양급여비용의 100분의 20
– 의료급여수급권자, 소득, 재산 등 보건복지부장관이 정하여 고시하는 일정 금액 이하인 자는 본인일부부담금을 60% 경감

### ⑤ 급여의 종류 및 내용

노인장기요양급여에는 재가급여와 시설급여가 있다. 재가급여는 기본적으로 시설에 입소하지 않고 자택에 거주하면서 방문간호나 방문목욕 등의 서비스를 받는 것으로 주 · 야간 보호, 1일 단기보호 등이 포함된다.

시설급여는 노인요양시설이나 노인요양공동생활가정에 입소하는 것이다.

### 〈표 Ⅲ-1-9〉 재가급여의 종류

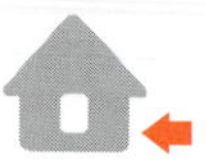

**방문요양(방문당)**
장기요양요원이 수급자의 가정 등을 방문하여 신체활동 및 가사활동 등을 지원하는 장기요양급여

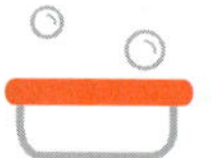

**방문목욕(방문당)**
장기요양요원이 목욕설비를 갖춘 차량을 이용하여, 수급자의 가정을 방문하여 목욕을 제공하는 급여

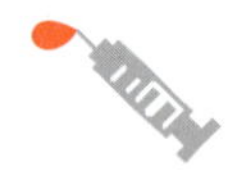

**방문간호(방문당)**
의사, 한의사 또는 치과의사의 지시에 따라 간호사, 간호조무사 또는 치위생사가 수급자의 가정 등을 방문하여 간호, 진료 보조, 요양에 관한 상담 또는 구강위생 등을 제공하는 급여

**주 · 야간보호(1일당)**
수급자를 하루 중 일정한 시간 동안 장기요양기관에서 보호하여 목욕, 식사, 기본간호, 치매관리, 응급서비스 등 심신기능의 유지 · 향상 위한 교육, 훈련 등을 제공하는 급여

**단기보호(1일당)**
수급자를 월 9일 이내 기간 동안 장기요양기관에서 보호하여 신체활동 지원 및 심신기능의 유지 · 향상을 위한 교육 · 훈련 등을 제공하는 장기요양급여

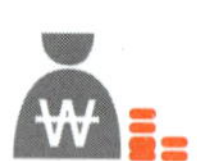

**기타 재가급여**
수급자의 일상생활 또는 신체활동 지원에 필요한 용구로서 보건복지부장관이 정하여 고시하는 것을 제공하거나 대여하여 노인장기요양보험대상자의 편의를 도모하고자 지원하는 장기요양급여
※ 휠체어, 전동 · 수동침대, 욕창방지 매트리스 · 방석, 욕조용 리프트, 이동 욕조, 보행기 등

### 〈표 Ⅲ-1-10〉 시설급여의 종류

**(구)노인요양시설**
장기요양기관으로 지정신청(2008. 4. 4) 이전 기존규정에 따라 설치 신고된 무료, 설비, 유료 노인요양시설로서 법에서 정한 5년 유예 기준에 따라 장기요양급여를 제공하는 노인요양시설

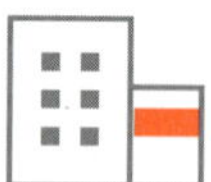
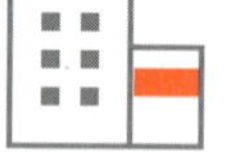

**노인요양시설(단기보호에서 전환)**
보건복지가족부령 제161호 노인복지법 시행규칙 일부개정령에 따라 단기보호를 제공하는 장기요양기관에서 노인요양시설로 전환한 시설

퍼센트

**노인요양시설 (구)노인전문요양시설**
• 노인요양시설
치매 · 중풍 등의 노인성 질환 등으로 심신에 상당한 장애가 발생하여 도움을 필요로 하는 자를 입소시켜 급식 · 요양과 그 밖에 일상생활에 필요한 편의를 제공하는 시설
• (구)노인전문요양시설
장기요양기관으로 2008. 4. 4 이전 기존규정에 따라 설치 신고된 법에서 정한 5년 유예 기준에 따라 노인전문요양시설, 유로노인전문요양시설로서 장기요양급여를 제공하는 시설

**노인요양공동생활가정**
치매 · 중풍 등의 노인성 질환 등으로 심신에 상당한 장애가 발생하여 도움을 필요로 하는 자에게 가정과 같은 주거 여건과 급식 · 요양 및 그 밖에 일상생활에 필요한 편의를 제공하는 시설

## 4 국제 보건 관련 기구

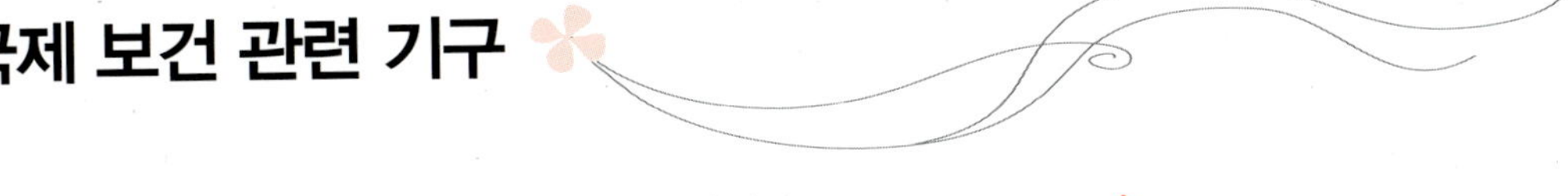

### 1) 세계보건기구(World Health Organization, WHO)

WHO는 스위스 제네바에 본부를 두고 산하에 6개의 지역사무소 즉, 서태평양 사무소(필리만 마닐라), 동지중해사무소(이집트, 알렉산드리아), 유럽사무소(덴마크, 코펜하겐), 미주사무소(미국, 워싱턴), 아프리카사무소(콩고, 브라자빌), 동남아시아 사무소(인도, 뉴델리)를 두고 있다. 우리나라는 1949년도에 65번째 회원국으로 가입하였으며 서태평양지역사무소에 속해 있다. 북한은 1973년에 138번째 회원국이 되었다.

[WHO의 주요 기능]

- 국제보건사업의 지휘 및 조정
- 회원국에 대한 기술지원 및 자료공급
- 전문가 파견에 의한 기술자문 활동 등

WHO는 전 인류의 건강 유지 증진을 목표로 다음과 같은 기능을 수행하고 있다.

- 국제검역대책
- 각종 보건문제에 대한 협의, 규제 및 권고안 제정
- 식품, 약물 및 생물학적 제제에 대한 국제적 표준화
- 과학자 및 전문가들의 협력에 의한 과학의 발전사업
- 보건통계 자료 수집 및 의학적 조사연구 사업
- 보건과 의료 및 사회보장 향상사업
- 회원국의 요청이 있을 경우에 의료봉사
- 모자보건 향상
- 감염병의 관리
- 진단검사 기준 확립
- 환경위생 및 산업보건 개선 사업
- 재해예방
- 정신보건 향상
- 보건요원 훈련 및 기술협력 사업

### 2) 유엔아동기금(UNICEF)

UNICEF는 전쟁으로 피해를 입은 지역과 전 세계의 모자보건 향상을 위해 식품과 자재 등을 공급하는 국제기구이다. 기금을 모아 모자보건 향상을 위한 식량과 물자 구입에 투자하며 BCG 예방접종과

말라리아 퇴치를 위해 노력하고 있다.

[UNICEF의 설립목적]

• 아동의 보건과 복지향상을 위한 원조사업 전개
• 개발도상국 대상 보건사업 등 사회사업 원조
• 어린이권리선언 정신에 입각한 아동권리보호 증진

## 3) 기타 보건관련 국제기구들

### (1) 유엔식량농업기구(Food and Agriculture Organization, FAO)

로마에 본부를 두고 1945년 10월에 발족했다. 목적은 ① 각 국민의 영양과 생활수준의 향상, ② 식량과 농산물의 생산과 분배의 개선 등에 있다. 우리나라는 1949년 11월 정식 가입했다. 191개의 회원국을 가지고 135개의 국가사무소를 관리하는 등 명실상부한 UN산하 최대의 국제기구이다. 총회는 2년마다 개최한다.

### (2) 국제노동기구(International Labor Organization, ILO)

전 세계적으로 노동조건과 생활수준 개선을 촉진하기 위해 만든 국제연합(UN)의 특별기구이다.

### (3) 유엔개발계획(United Nations Development Program, UNDP)

개도국에 대한 유엔의 개발 원조계획을 조정하기 위한 기관으로 유엔특별기금(UNSF)과 확대기술원조계획(EPTA)을 통합, 1966년 1월 발족됐다. 자금은 유엔과 피원조국이 부담한다. 원조계획을 결정하는 집행이사회는 선진국 12개국과 한국을 포함한 24개의 개도국으로 구성되어 있다. 사무국은 뉴욕에 소재한다.

우리나라는 1970년대와 1980년대에 UNDP로부터 자금 지원을 받은 대표적인 수혜국의 하나였으나 1993년 수혜금액보다 지원금액이 많은 순공여국이 됐다. UNDP가 발표한 1994년도 인간개발보고서에서는 탈냉전시대에 걸맞게 유엔의 개도국 원조전략을 전환해야 한다고 주장하고 있다.

### (4) 국제연합교육과학문화기구(United Nations Educational, Scientific and Cultural Organization, UNESCO)

1946년 창설된 국제연합전문기구이다. 교육 · 과학 · 문화 부문의 국제협력을 도모함으로써 세계평화에 기여한다.

그 밖에도 경제협력개발기구(Organization for Economic Cooperation and Development, OECD), 유엔마약류통제계획(United Nations Office on Drugs and Crime, UNDCP), 국제가족계획연맹(International Planned Parenthood Federation, IPPF) 등의 국제기구가 있다.

# 제2장 인구와 보건

## 1 인구의 개념

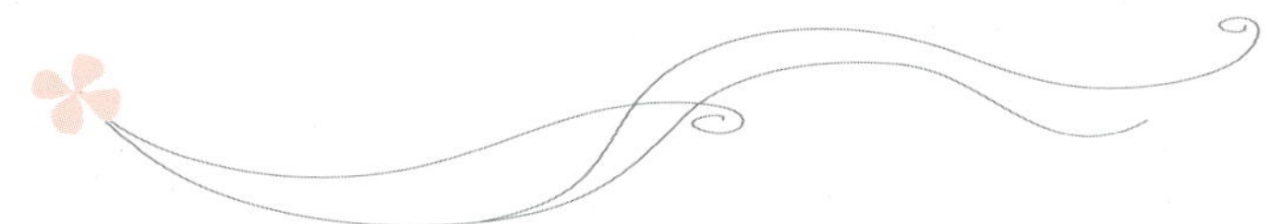

### 1) 인구론

인구(Population)는 라틴어의 민중이라는 뜻을 가진 어원 Populatio에서 비롯되었다. '인구'는 일정한 기간, 일정한 지역 내에 생존하는 인간의 집단으로 정의된다. 인구는 출생, 사망, 이동에 따라 변동하는 성질을 갖는다. '인구론'은 인구학 및 인구분석학적인 연구를 의미하는데 여기서 '인구학'은 인구의 정태적 특성이나 동태적 특성을 연구하는 학문이며, '인구분석학'은 인구의 구성이나 크기의 변화를 통계적으로 평가하는 학문을 의미한다. 인구학(Demography)란 말은 1885년 프랑스의 길라드(Achille Guillard)가 인구를 서술한다는 뜻으로 처음 사용하였다.

인구집단을 보는 관점에 따라서 인구와 유사하게 인종, 국민, 민족이라는 용어가 사용되고 있다. 인종이란 인구집단을 생물학적 및 혈연적 유전공동체로 본 것이고, 국민은 법적 관점에서 국적 공동체로 본 것이다. 또한 문화적인 관점에서 정신과 문화공동체로 본 것이 민족이다.

인간의 생리적 활동 결과로 발생하는 출생과 사망, 사회적 활동의 결과로 유발되는 인구의 이동을 합하여 인구현상이라고 하며, 이러한 인구변화를 일으키는 출생, 사망, 이동을 인구변화 과정의 3요소라고 한다.

### 2) 인구론의 발전

1662년 John Graunt는 처음으로 출생과 사망에 관한 인구의 수량적 분석으로부터 인구변화에 관련된 사망력, 출산력, 혼인력 및 인구이동에 관한 제한된 인구이론을 제시하였다. 그 후 1693년에 Edmund Halley는 처음으로 경험적 생명표를 작성하여 정지인구를 제시하였다. 그러나 인구론이 체계화되고 학문적으로 성립된 것은 18세기 말 영국의 고전 경제학 창시자인 Thomas R. Malthus(1766~1834)의 「인구론」에 의해서였다.

맬더스는 인간의 생식력과 토지의 생산력을 비교 할 때 인구는 기하급수적으로 증가하고 식량은 산술급수적으로 증가하여 자연고갈 현상이 일어나므로 도덕적인 인구억제를 주장하였는데 이를 맬더스주의(Malthusism)이라고 한다. 맬더스이론의 주요 내용은 다음과 같다.

① 규제의 원리

인구는 반드시 생존자료인 식량에 의해서 제한된다

② 증식의 원리

특별한 방해요인이 없는 한, 생존자료가 증가하면 인구도 증가한다.

③ 인구파동의 원리

인구는 증식과 규제의 상호작용에 의하여 균형에서 불균형으로, 불균형에서 균형으로 끊임없는 파동을 주기적으로 되풀이한다.

맬더스에 의하면, 인구를 생존자료와 동일하게 유지하기 위해서는 도덕적 억제로서 자녀를 부양할 능력이 생길 때까지 결혼을 연장하고 성적으로 순결을 지켜야 한다고 주장하였으며 그렇지 않을 경우 사회적 빈곤과 사회악을 제거할 수 없다고 주장하였다.

그러나 인구규제의 수단으로 만혼, 금욕 등의 도덕적 억제는 실행하기 곤란하고 오히려 매춘이나 성범죄 등 여러 가지 사회악이 유발될 가능성이 있기 때문에 Francis Place(1771~1854)는 피임에 의한 산아조절을 주장하였는데, 이를 신맬더스주의(Neo-Malthusism)라고 한다. 현대의 가족계획은 이러한 신맬더스주의를 실천한 것으로 볼 수 있다.

그 후 E. Cannan(1881~1935)은 신맬더스주의를 더욱 발전시켜 인구의 과잉을 식량에 국한할 것이 아니라 생활수준에 두어 주어진 여건 속에서 최고의 생활수준을 유지할 때 실질소득을 최대로 할 수 있다는 적정인구론(Optimum Population Theory)을 주장하였다.

### 3) 안정인구론과 정지인구론

인구이동이 없는 폐쇄 인구상황에서 인구의 성별, 연령별 사망과 가임여성의 연령별 출산율이 오랫동안 일정하게 지속되면 인구규모는 변하나 인구구조는 변하지 않고 일정한 형태를 이루는데 이를 안정인구라고 한다. 한편, 출생률과 사망률이 같아서 인구규모가 변하지 않고 일정한 수준을 유지하게 되는 경우에는 정지인구라고 한다.

# 2 인구변천이론

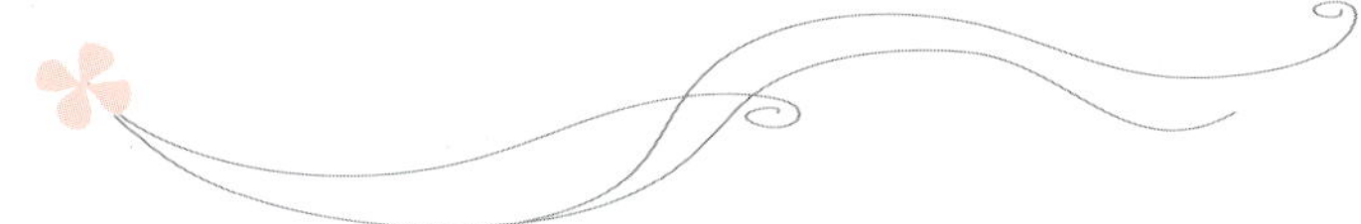

인구의 변화는 출생, 사망, 이동(전입과 전출)에 의해 결정되는데 인구는 몇 가지의 단계를 거쳐서 변천하는 것으로 알려져 있다.

## 1) Notestein과 Thompson의 학설

### ① 제1단계(고잠재적 성장단계)

수만 년 동안 세계인구가 겪어온 다산다사형(多産多死型)으로 공업화되지 못한 국가에서 볼 수 있다. 향후 인구증가가 예견된다.

### ② 제2단계(과도기적 성장단계)

높은 자연증가율을 보이는 다산소사형(多産少死型)으로 공업화에 도달한 국가에서 볼 수 있다. 과도기적 성장단계에 있지만 앞으로 안정이 예견된다.

### ③ 제3단계(인구감소 단계)

소산소사형(少産少死型)으로 인구의 급속한 증가 과정을 거친 후 감소기의 상태로 점차 인구가 현상유지 또는 감소하는 경향을 보인다.

## 2) C. P. Blacker의 인구변천 5단계

블랙커는 공업이 발달하기 이전의 농경시대로부터 기계문명이 고도로 발달한 현대사회로 변천하는 과정을 5단계로 분류하였다.

### ① 제1단계(고위정지기)

고출생률과 고사망률로 인구가 정지된다. 중부 아프리카 지역의 국가들과 인구증가 잠재력을 가진 후진국형 인구형태이다.

### ② 제2단계(초기확장기)

저사망률과 고출생률로 인구가 급격하게 증가한다. 일본과 한국을 제외한 아시아 국가로서 경제개발 초기 단계 국가들의 인구형태이다.

### ③ 제3단계(후기확장기)

저사망률과 저출생률의 경향을 나타내는 인구성장 둔화형으로 산업발날과 핵가족화 경향이 있는 국가들의 인구형태이다. 중앙아메리카와 남아메리카 등이 이에 해당된다.

### ④ 제4단계(저위정지기)

사망률과 출생률이 최저에 달하는 인구증가 정지형으로 러시아, 이탈리아, 중동 및 우리나라의 인구형태이다.

### ⑤ 제5단계(감퇴기)

출생률이 사망률보다 낮아서 인구가 감소하는 단계이다. 인구감소형 국가로는 북유럽, 북아메리카, 일본, 뉴질랜드 등이 있다.

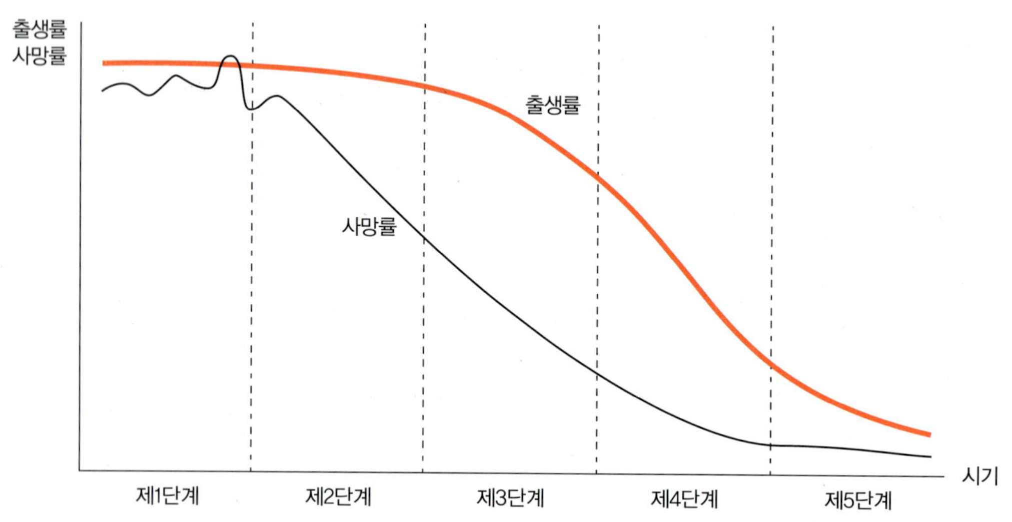


〈그림 Ⅲ-2-1〉 Blacker의 분류에 의한 단계별 출생률과 사망률

## 3 인구조사

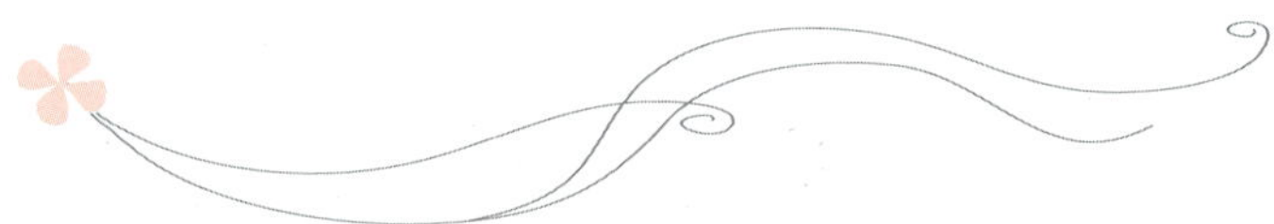

인구조사는 일정 시점에서의 인구상태를 의미하는 인구정태(State of Population)와 일정 기간 인구의 출생, 사망, 전입 및 전출 등에 의해 변동되는 인구동태(Movement of Population)로 구분한다. .

### 1) 인구정태

인구정태란 일정시점에서 인구의 상태로 인구의 크기, 성별, 연령별, 국적별, 직업별, 산업별 구조에 관한 통계치를 의미한다. 인구정태 통계로서 전국적인 규모로 조사하는 것을 국세조사(National Census)라고 한다.

국세조사를 최초로 실시한 나라는 스웨덴(1749년)이며, 근대적 의미로 국세조사를 실시한 최초의 국가는 미국(1790)이다. 우리나라는 삼국시대 이후 호구조사가 제도화된 것으로 보이며, 근대적 의미의 국세조사는 1925년도에 처음으로 간이국세조사가 실시되었고, 이후 5년마다 실시하고 있다.



## 2) 인구동태

인구동태란 일정 기간 출생, 사망, 혼인, 전입 및 전출에 의한 인구변동을 조사하는 것으로 보건분야에서 자주 활용된다. 우리나라의 인구동태에 관한 각종 비율에는 출생률, 사망률, 혼인율, 이혼률 등이 있는데, 이는 신고자료에 근거하여 조사된다.

### ① 조출생률(Crude Live-Birth Rate)

$$\text{조출생률} = \frac{\text{연간 출생률}}{\text{인구}} \times 1{,}000$$

### ② 조사망률(Crude Death Rate)

$$\text{조사망률} = \frac{\text{연간 사망수}}{\text{인구}} \times 1{,}000$$

### ③ 사산율(Still-Birth Rate)

$$\text{사산율} = \frac{\text{연간 출생률}}{\text{연간 출산수(출생 수−사산 수)}} \times 1{,}000$$

### ④ 혼인율(Marriage Rate)

$$\text{혼인율} = \frac{\text{연간 혼인 수}}{\text{인구}} \times 1{,}000$$

## 4 인구의 구성

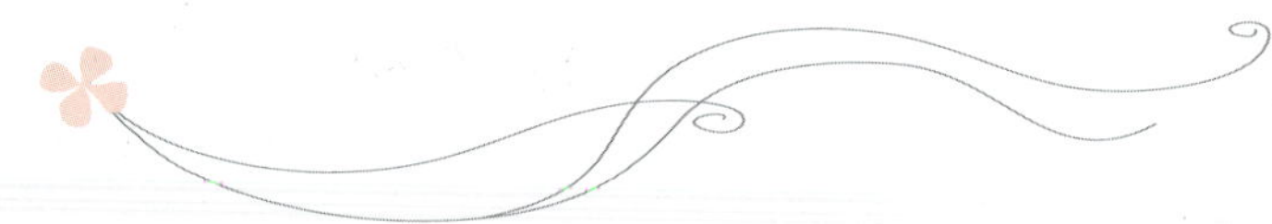

인구구성의 분류기준은 양적 기준과 질적 기준으로 구분할 수 있다. 양적기준은 연령과 같이 양을 표시한 기준이다. 질적 기준은 성별(남녀), 인종별, 사회계층별, 교육수준별, 직업별 등을 사용하는데 성별, 연령별, 출생아수별 구성을 인구분석학적 기본구성이라고 하며 성별, 연령별 인구의 도수분포표로 표시한다. .

### 1) 성별구성

남녀별 구성비는 성비(Sex Ratio)로 표시하며, 여자 100명에 대한 남자 인구의 비를 말한다.

$$\text{성비(Sex Ratio)} = \frac{\text{남자 수}}{\text{여자 수}} \times 100$$

성비는 1차, 2차, 3차로 나누는데, 태아의 성비를 1차 성비라고 하고 출생시의 성비를 2차 성비, 현재의 성비를 3차 성비라고 한다. 일반적으로 출생시의 성비는 여자 100에 대하여 남자 105이지만 영아사망률이 여자보다 남자가 높아서 결혼 적령기가 되면 거의 비슷해지며, 노령기가 되면 남자사망률이 여자보다 높아서 노령인구는 여자가 많아진다.

### 2) 연령별 구성

인구의 연령별 구성은 크게 1세 미만까지를 영아인구, 1~14세까지를 소년인구, 15~64세까지를 생산연령 인구, 65세 이후를 노년인구로 구분한다. 영아인구는 다시 초생아(생후 7일) · 신생아(생후 4주) · 영아(생후 12개월)로 세분하며, 소년인구는 유아 · 학령전기 · 학령기로, 생산연령 인구는 다시 청소년 · 중년 · 장년으로 나누기도 한다.

### 3) 인구구성의 유형

인구의 구성을 성별, 연령별로 결합하여 피라미드형, 종형, 항아리형, 별형, 기타형으로 표시한다.

#### ① 피라미드형(Pyramid Form)

0~14세 인구가 65세 이상 인구의 2배를 초과하며, 인구가 증가할 잠재력이 많은 인구증가형으로 출생률이 높고 사망률이 낮은 인구유형이다(다산다사형).

### ② 종형(Bell Form)

출생률과 사망률이 모두 낮아서 0~14세 인구가 50세 이상 인구의 2배가 되는 인구정지형이다(소산소사형).

### ③ 항아리형(Pot Form)

0~14세 인구가 65세 이상 인구의 2배 이하이며, 출생률이 사망률 보다 더 낮은 인구감퇴형으로 선진국에서 볼 수 있다(선진국형).

### ④ 별형(Star Form)

생산연령 인구가 많이 유입되는 도시에서 볼 수 있는 인구유형으로 15~49세 생산층 인구가 전체 인구의 1/2 이상을 차지한다(도시형).

### ⑤ 기타형(Guitar Form)

별형과는 반대로 생산층 인구 유출이 심한 농촌에서 볼 수 있는 유형으로 15~49세의 생산층 인구가 전체 인구의 1/2 미만을 차지하며 호로형이라고도 한다(농촌형).

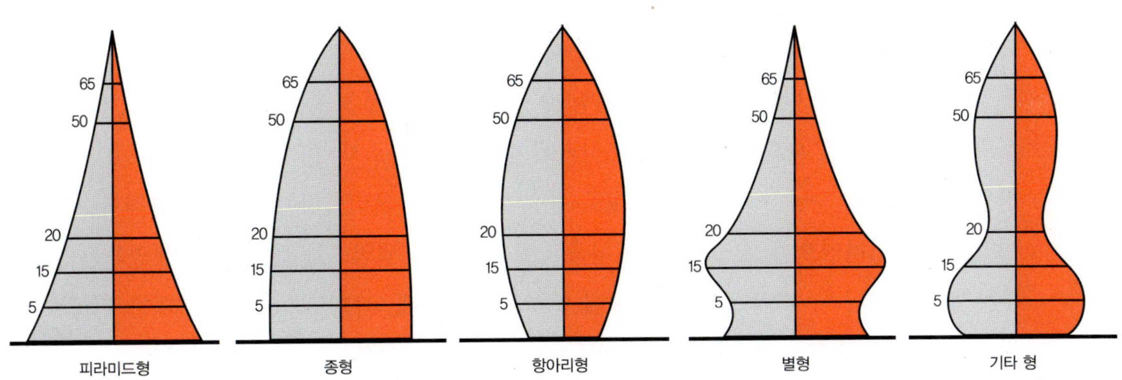


〈그림 Ⅲ-2-2〉 인구구성의 기본 유형

## 4) 부양비

부양비란 생산능력을 가진 인구와 생산능력이 없는 부양연령층(어린이와 노인인구)의 비를 나타내는 지수이다. 소년 부양비는 14세 이하 인구의 수를 생산연령 인구의 수(15~64세)로 나눈 값으로, 노년부양비는 65세 이상 노인인구 수를 생산연령 인구 수로 나눈 값으로 산출한다. 소년 부양비와 노년 부양비를 합친 것이 총 부양비이다. 우리나라의 경우 도시의 부양비가 농촌의 부양비에 비해 낮은데, 그 이유는 도시지역의 분모에 해당되는 생산연령 인구가 많기 때문이다.

① 소년 부양비 = $\frac{\text{14세 이하 인구 수}}{\text{15 ~ 64세 인구 수}}$

② 노년 부양비 = $\frac{\text{65세 이상 인구 수}}{\text{15 ~ 64세 인구 수}}$

③ 총 부양비 = $\frac{\text{14세 이하 인구 수 + 65세 이상 인구 수}}{\text{15 ~ 64세 인구 수}}$

## 5 생명표

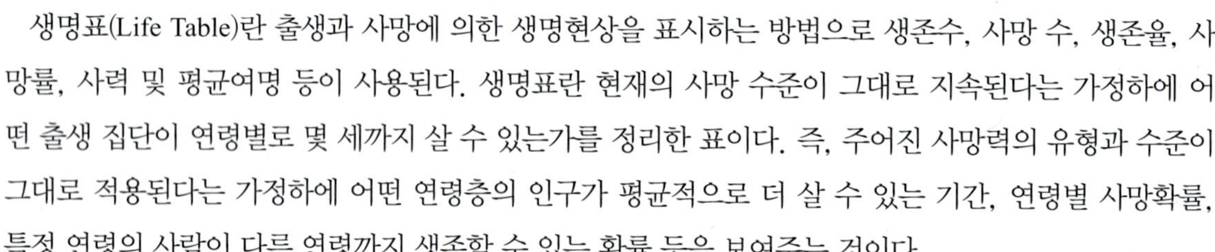

생명표(Life Table)란 출생과 사망에 의한 생명현상을 표시하는 방법으로 생존수, 사망 수, 생존율, 사망률, 사력 및 평균여명 등이 사용된다. 생명표란 현재의 사망 수준이 그대로 지속된다는 가정하에 어떤 출생 집단이 연령별로 몇 세까지 살 수 있는가를 정리한 표이다. 즉, 주어진 사망력의 유형과 수준이 그대로 적용된다는 가정하에 어떤 연령층의 인구가 평균적으로 더 살 수 있는 기간, 연령별 사망확률, 특정 연령의 사람이 다른 연령까지 생존할 수 있는 확률 등을 보여주는 것이다.

생명표는 통계청 사회통계국 인구분석과에서 작성하며 조사 주기 및 기간은 2년이다. 추계인구, 주민등록연앙인구, 사망신고자료를 토대로 산정하게 된다. 우리나라는 1980년에 최초로 1978~1979년 생명표를 작성하였으며, 1997년에는 처음으로 사망원인 생명표를 작성했다. 생명표는 인구추계 등 인구분석뿐만 아니라, 보건·의료정책수립 및 국가 간 경제, 사회, 보건수준에 대한 비교자료, 인명피해 관련 보상비, 보험료율 및 퇴직보험금(연금) 비율 산정 등의 기초자료로 이용된다.

### 1) 생존수($L_x$)

일정한 출생 수가 어느 연령(x)에 도달할 때까지 생존할 것으로 기대되는 수를 의미한다. 어느 일정 시점에서 동시에 10만 명이 탄생했다는 가정하에 0세 인구 $L_0$ = 10만이라면, $L_{100}$이 되면 생존자 수는 0에 가깝게 된다.

출생자가 절반($1/2L_x$)으로 되는 때를 반감기라고 하는데, 이는 일반적으로 1세 이후($L_1$)부터는 남자보다 여자가 많아지는 경향이 있으며 선진국의 경우에는 60~70세 이후로, 후진국의 경우에는 40~50세에 나타난다. 인구동태에서 0세 인구란 출생 후 1년 미만의 영아인구를 의미하지만 생명표에서는 출생시점을 의미한다.

## 2) 사망 수($d_x$)

x세에서 x+1세에 이르기 전까지 사망한 사람의 수를 x세의 사망 수라고 하며 이를 $d_x$로 표시한다.

$$d_x = L_x - L_x + 1$$

## 3) 생존율($p_x$)

x세의 사람 중에서 x+1세에 도달할 수 있는 자의 비율을 x세의 생존율이라고 한다. 생존율을 $p_x$로 표시하면 다음과 같다.

$$p_x = \frac{L_x + 1}{L_x}$$

## 4) 사망률($q_x$)

x세의 사람 중에서 x+1세에 도달하지 못하고 사망하는 비율을 x세에서의 사망률이라고 하며, 수식으로 표현하면 다음과 같다.

$$q_x = \frac{d_x}{L_x} = \frac{L_x - L_x + 1}{L_x}$$

## 5) 평균여명(ex)

x세의 생존자 수가 x세 이후 생존할 수 있는 연수의 평균을 x세에서의 평균여명이라고 한다. 즉, 평균여명이란 x세에 도달할 자가 앞으로 몇 년을 더 살 수 있는가에 대한 기대치를 말한다. 평균수명은 출생 직후의 평균여명이다.

## 6) 사력($\mu_x$)

x세에 도달한 자가 그 순간에 사망할 수 있는 확률이 1년간 계속된다고 가정하는 것으로 일반적으로 생명표에서 사용하지 않는다.

# 6 인구문제와 대책

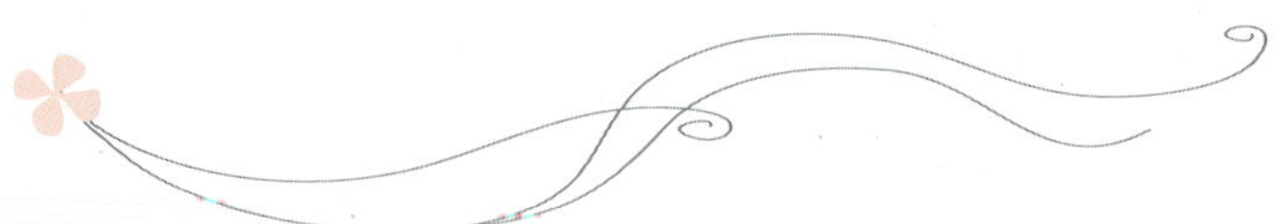

## 1) 인구증가

인구의 크기는 출생과 사망, 사회적 이동에 의해 결정되는데 이 3가지 요소를 인구변수라고 한다.

### (1) 자연증가(Natural Increase)

① 조자연증가율(Crude Natural Increase Rate) = 조출생률 – 조사망률

② 인구증가지수(동태지수) = $\frac{\text{출생 수}}{\text{사망 수}} \times 100$ (또는 조출생과 조사망률의 비)

③ 재생산률(Reproduction Rate): 여성이 일생 동안 낳은 여자 아이의 평균수이다. 어머니의 사망률을 무시하는 경우에 총재생산율이라 하고, 반대로 사망을 고려하는 경우 순재생산율이라고 한다. 재생산률 1.0은 인구의 증감이 없는 상태를, 1.0 이하는 인구의 감소를 의미한다.

### (2) 사회증가(Social Increase)

일정 지역의 전입과 전출의 차이에서 발생하는 인구의 증가로 국·내외적으로 발생한다.

① 사회증가 = 전입인구 – 전출인구

② 인구증가 = 자연증가 + 사회증가

③ 인구증가율 = $\frac{\text{자연증가} + \text{사회증가}}{\text{인구}} \times 1000$

③ 연간 인구증가율 = $\frac{\text{연말인구} - \text{연초인구}}{\text{인구}} \times 1000$

## 2) 인구와 보건문제

인구의 과잉과 과소는 보건학적으로 좋지 않은 결과를 초래한다. 인구과잉은 환경위생의 악화, 열성 유전인자의 전파, 역도태의 출현 등의 결과를 가져오기 쉽다. 또한 인구의 과소는 노동력의 부족과 부담 능력의 저하 때문에 보건정책이 완전하게 수행되기 어려워 인구자질을 저하시키는 원인이 되기도 한다.

### (1) 인류생존의 위협요소(3P)

현재 인구문제는 인구의 폭발적 성장과 인구의 불균형 분포에 의해 발생한다. 인류의 생존에 위협이 되는 요소로 '3P'가 제시되는데, Population(인구), Pollution(환경오염), Poverty(빈곤)가 포함된다. 이 중 가장 근본적인 문제가 인구이며 인구와 관련된 문제로 3M Complex(Malnutrition, Morbidity, Mortality)가 거론된다.

### (2) 세계 인구 추세

전 세계 인구는 1930년대 20억 명이었던 것이 1960년대에 30억으로 증가하고, 1999년에는 60억을 돌파하였다. 2015년 세계 인구는 73억 2천만 명으로 2000년에 비해 1.2배 증가하였으며, 향후 15년간도 유사한 속도로 증가하여 2030년에는 84억 2천만 명, 2060년에는 99억 6천만 명에 달할 것으로 전망된다.

향후 45년간(2015~2060년) 대륙별 인구는 아프리카가 2.4배, 아시아는 1.2배 증가하고, 유럽은 0.9배 감소할 전망이다. 특히 개발도상국의 인구는 세계 총인구의 2/3에 달하고 인구증가율은 2.5% 정도로 높아서 장래에 심각한 식량문제가 야기될 수 있다.

〈표 Ⅲ-2-1〉 세계와 한국의 인구규모

(단위: 백만 명, %)

| 구분 | 1960년 | | 2000년 | | 2015년 | | 2030년 | | 2060년 | |
|---|---|---|---|---|---|---|---|---|---|---|
| | 인구 | 구성비 | 인구 | 구성비 | 인구 | 구성비 | 인구 | 구성비 | 인구 | 구성비 |
| 세 계 | 3,026 | 100.0 | 6,128 | 100.0 | 7,325 | 100.0 | 8,425 | 100.0 | 9,957 | 100.0 |
| 아프리카 | 285 | 9.4 | 808 | 13.2 | 1,166 | 15.9 | 1,634 | 19.4 | 2,797 | 28.1 |
| 아 시 아 | 1,695 | 56.0 | 3,717 | 60.7 | 4,385 | 59.9 | 4,887 | 58.0 | 5,152 | 51.7 |
| 유 럽 | 606 | 20.0 | 729 | 11.9 | 743 | 10.1 | 736 | 8.7 | 691 | 6.9 |
| 라틴아메리카 | 220 | 7.3 | 526 | 8.6 | 630 | 8.6 | 717 | 8.5 | 791 | 7.9 |
| 북아메리카 | 204 | 6.8 | 315 | 5.1 | 361 | 4.9 | 403 | 4.8 | 465 | 4.7 |
| 오세아니아 | 16 | 0.5 | 31 | 0.5 | 39 | 0.5 | 47 | 0.6 | 61 | 0.6 |
| 남 북 한 | 36 | 1.2 | 70 | 1.1 | 76 | 1.0 | 79 | 0.9 | 71 | 0.7 |
| 한 국[주] | 25 | 0.8 | 47 | 0.8 | 51 | 0.7 | 52 | 0.6 | 44 | 0.4 |
| 북 한 | 11 | 0.4 | 23 | 0.4 | 25 | 0.3 | 27 | 0.3 | 27 | 0.3 |

주) 통계청(2011), 「2010-2060 장래인구추계」

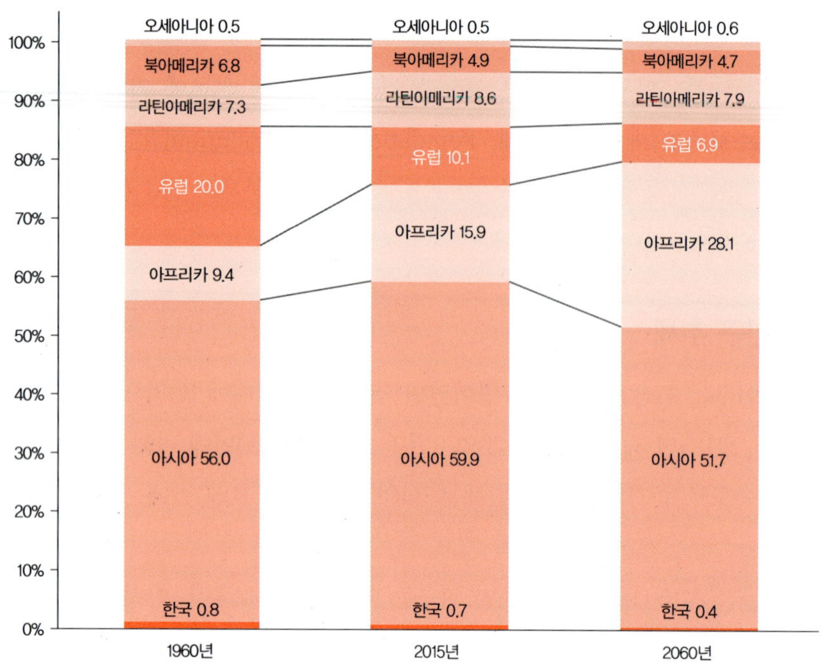


〈그림 Ⅲ-2-3〉 1960~2060 대륙별 인구비중

### (3) 우리나라 인구추이와 대책

최근 통계청 발표자료에 따르면, 우리나라 인구는 2015년 5천 1백만 명으로 2000년에 비해 1.1배로 증가하였고, 향후 15년간에는 소폭 증가에 그쳐 2030년 5천 2백만 명으로 정점에 이를 전망이다. 또한 한국의 총인구 순위는 2015년 27위에서 2030년 31위, 2060년에는 49위가 될 전망이다.

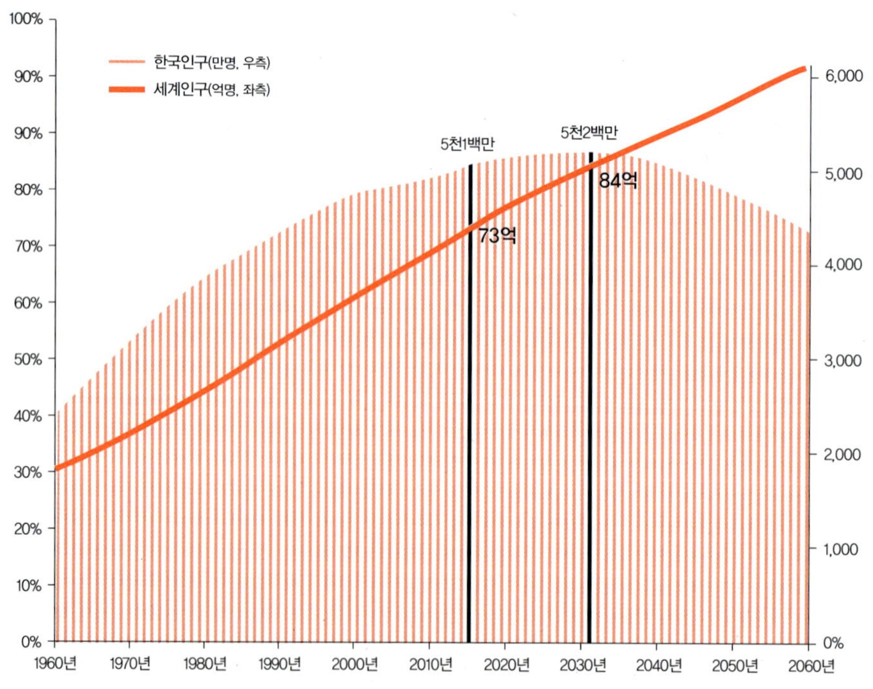


〈그림 Ⅲ-2-4〉 1960~2060년 세계와 우리나라의 인구추이

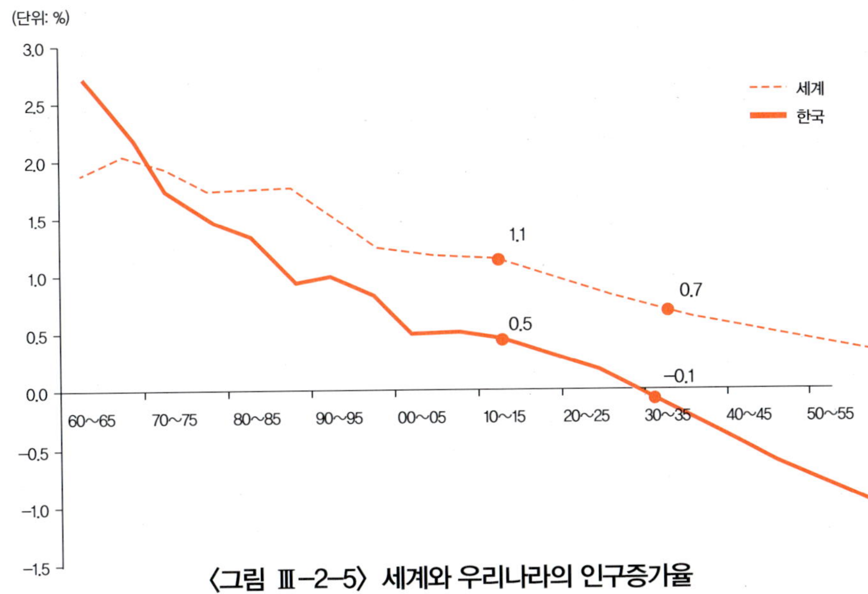


〈그림 Ⅲ-2-5〉 세계와 우리나라의 인구증가율

2015~2060년 동안 세계와 한국의 유소년 인구(0~14세) 비중은 각각 5.5%p, 3.7%p 감소하고, 생산가능인구(15~64세) 비중도 각각 3.8%p, 23.3%p 감소할 전망이다. 반면, 고령인구(65세 이상) 비중은 각각 9.3%p, 27.0%p 증가할 전망이다.

한편 한국의 생산가능인구 비중은 2015년 73.0%로 1966년(53.0%) 이후 계속 증가하여 2012년 73.1%로 정점에 이른 후 감소 중이다. 2030년에 63.1%, 2060년에는 49.7% 수준까지 낮아질 전망이다. 생산가능인구 비중 순위는 1960년 106위 수준에서 2015년 10위로 올라갔으나, 2030년 115위, 2060년 199위까지 낮아질 전망이다.

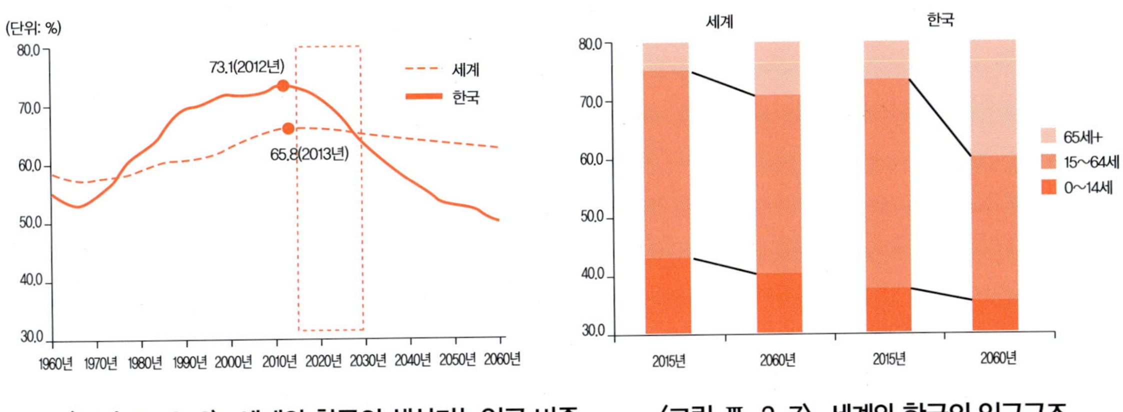


〈그림 Ⅲ-2-6〉 세계와 한국의 생산가능인구 비중

〈그림 Ⅲ-2-7〉 세계와 한국의 인구구조

한국의 고령인구 비중은 2015년 13.1%로 1960년(2.9%)에 비해 4.5배로 증가한 수준이며, 이후에도 계속 증가하여 2030년에는 24.3%, 2060년에는 40.1%까지 높아질 전망이다. 그리고 이에 따라 고령인구 비중 순위 또한 1960년 152위에서 2015년 51위, 2030년 15위, 2060년에는 2위 수준으로 높아질 전망이다. 고령인구 비율이 7%(고령화사회)에서 14%(고령사회)로 도달하는데 걸리는 기간이 18년이며,

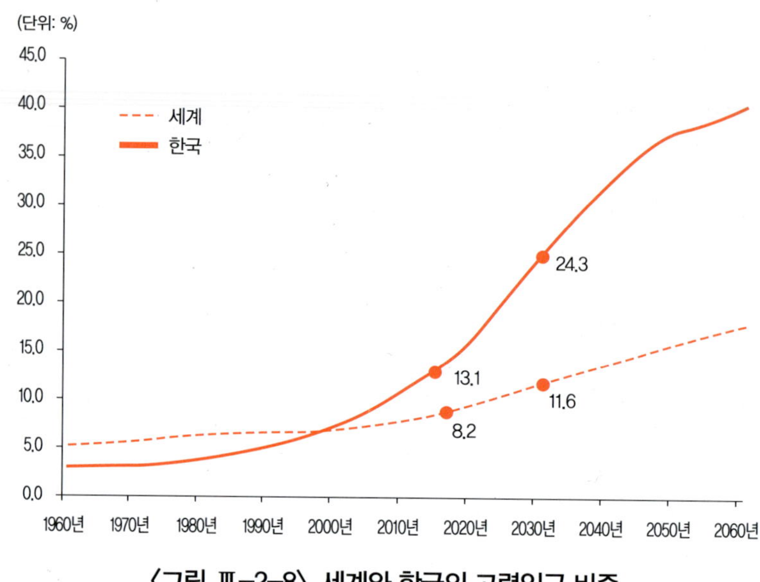


**〈그림 Ⅲ-2-8〉 세계와 한국의 고령인구 비중**

14%에서 20%(초고령사회)까지는 8년에 불과하여 다른 선진국에 비해 훨씬 빠른 속도로 고령사회에 진입할 것으로 전망된다.

앞에서 살펴본 바와 같이 우리나라 유소년인구의 감소와 급속한 노인인구의 증가는 향후 신규 노동력의 부족, 노동력의 고령화, 노인인구 부양비 증가 등의 문제를 야기한다. 이러한 문제에 대처하기 위해 출산장려정책, 생활여건 개선, 노인일자리 창출을 포함한 다양한 노인복지 대책들이 강구되고 있다.

제3장

# 질병관리

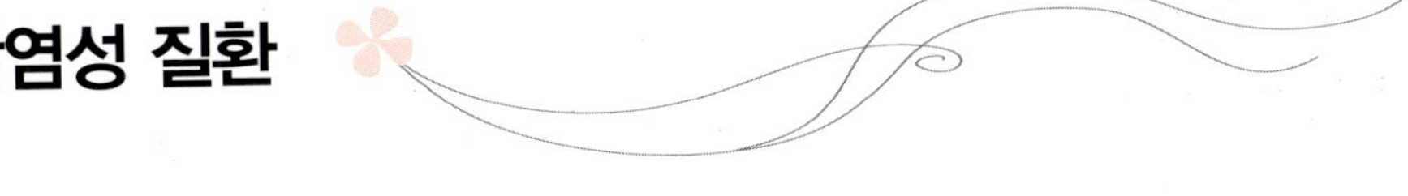

## 1 감염성 질환

### 1) 감염병의 정의

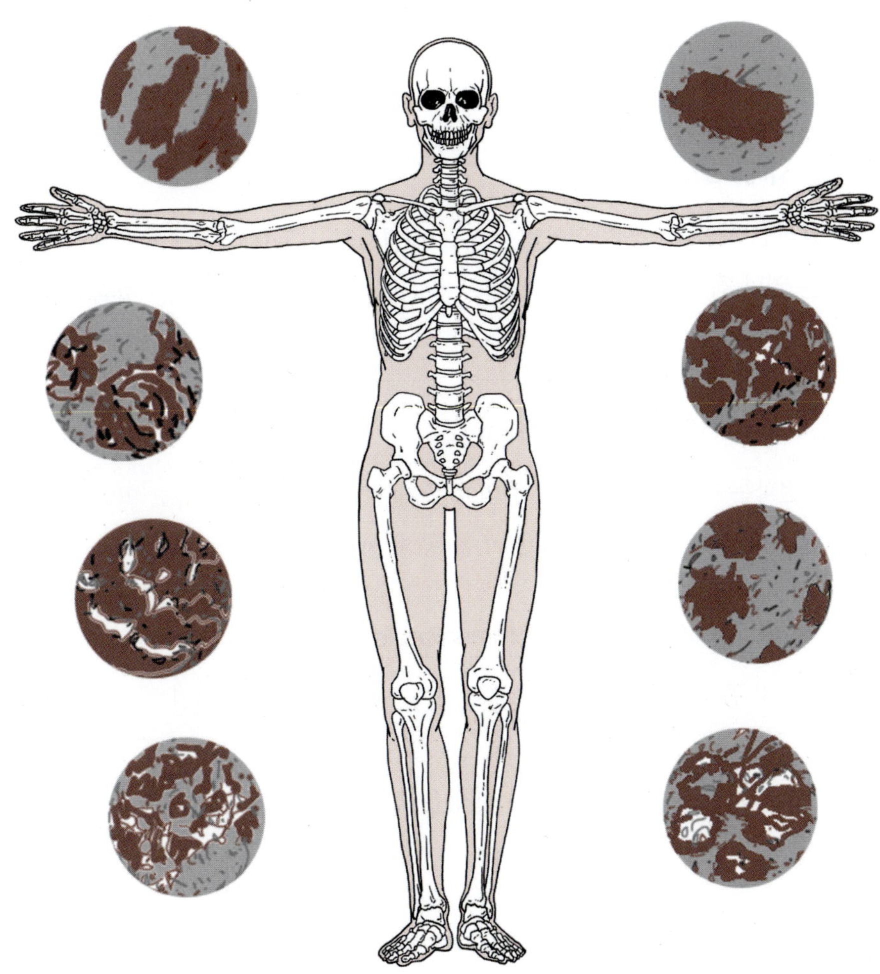

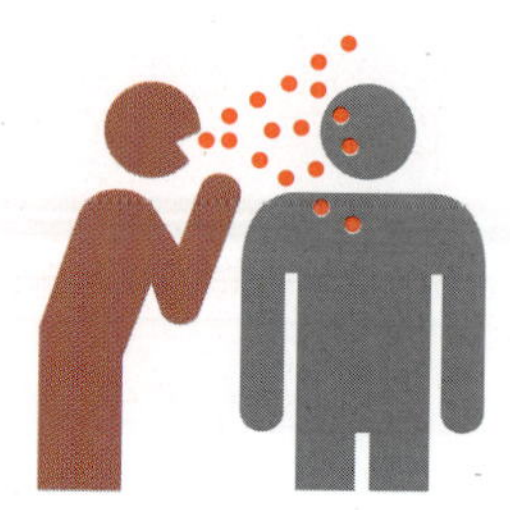

병원체의 감염(Infection)으로 인해 발병되었을 경우 이것을 감염성 질환(Infectious Disease)이라 하며, 이 감염성 질환이 전염성(Communicability)을 갖고 새로운 숙주에게 전염시키는 것을 감염병(Communicable Disease)이라고 한다. 즉, 감염병이란 각종 질병 중 한 환자를 통해 새로운 환자를 만들 수 있는 것을 말한다.

## 2) 감염병의 발생설

### (1) 종교설 시대(Religious Era)

원시적인 관념에서 선신과 악신이 있는 것으로 믿었던 이 시대는 종족의 번영이나 성공과 같이 인간생활에 좋은 일이나 영향을 끼쳤을 경우 선신의 덕이라 생각하였고, 반대로 질병이나 폭풍우, 사망 등의 경우는 악마(Demon)나 귀신같은 악신 때문이라고 믿었다. 그러므로 이러한 질병을 관리하는 방법은 재물을 바치거나 사람을 희생물로 제공하여 악마를 진정시키거나 또는 고통을 받고 있는 사람으로부터 악마를 축출하는 것이었는데, 당시 종족의 제사장이 이 모든 것을 담당하였다. 또한, 질병을 죄를 진 사람에게 노한 신이 주는 벌이라 하여 '신벌설의 시대'라고도 한다.

### (2) 점성설 시대(Astrology Era)

이후 종교적인 신벌을 반신반의하면서 하늘의 별자리 이동으로 전쟁의 발생이나 전염병의 유행, 사망 등을 점치는 일명 점성설 시대로 옮겨졌다. 이 시대에는 신벌설만으로는 만족하지 못하고, 자연에 대한 인식이 점차 높아짐에 따라 질병의 발생이 환경의 어떤 물리적 상태와 관련이 있다고 믿었던 시대이다.

### (3) 장기설의 시대(Miasma Theory Era)

전염병의 전파는 나쁜 공기나 공기 중의 유독 물질 때문에 발생된다고 믿었던 시대로, 이때는 모기가 매개하는 Malaria, Mal(나쁜) + Aria(공기)를 통해 전파된다고 생각했다.

### (4) 접촉전염설 시대(Contagious Communicable Theory Era)

15세기 말까지 종교설과 장기설이 공존했지만 16세기경부터는 인간과 인간이 서로 접촉하기 때문에 질병이 전파된다고 믿기 시작하였다. 아리스토텔레스는 페스트 환자로부터 부근의 건강한 사람에게 페스트가 전파된다고 했으며 따라서 모든 질병은 접촉에 의해 전파된다는 접촉전염설이 장기설과 함께 지배적이었다.

### (5) 미생물 병인론 시대(Microorganism Theory Era)

1676년 Antony Van Leeuwenhoek가 처음으로 세균(Bacteria)을 발견함으로써 미생물이 질병발생의 원인체라는 사실이 인정되었으며, 이로써 모든 전염병의 발생설은 종지부를 찍게 되었다. Louis Pasteur(1822~1895)의 현미경 미생물에 관한 논문 발표와 Robert Koch(1843~1910)의 탄저균과 결핵균(Tubercle Bacillus), 콜레라균(Vibrio Cholera) 등의 발견으로 미생물 병인론 시대가 열리게 되었다. 즉, 병원체의 발견으로 예방접종 백신이 계속 완성되면서 인공면역을 통해 이루어질 수 있는 새로운 전염병 예방 시대가 도래하게 되었다.

## 3) 감염병 유행의 3대 요인

감염병 유행의 3대 요인에는 감염원, 전염경로, 감수성 숙주가 있으며, 유행 조건에는 감염원이 존재하고 전파경로의 형성, 감수성 숙주의 존재가 전제되어야 한다. 그러므로 감염병이 크게 유행하려면 다음과 같은 조건이 충족되어야 한다.

① 감염원으로서 질적 양적으로 충분한 병원체를 내포하고 있어야 한다.

② 감염경로에는 전염과 숙주를 연결시키는 전파체가 많이 존재해야 한다.

③ 감수성이 높은 숙주집단이 커야 한다.

### (1) 감염원(Source of Infection)

감수성 숙주에게 병원체를 전파시킬 수 있는 근원이 되는 모든 것을 의미한다. 환자, 보균자, 감염동물, 오염 식품이나 오염 식기구 및 생활 용구 등이 있다.

### (2) 감염경로(Route of Transmission)

감염원으로부터 감수성이 있는 숙주에게 병원체가 운반되는 과정을 말하며, 접촉감염, 공기전파(비말전파), 동물 매개 전파 등의 전파체에 의한 감염 등이 있다.

### (3) 감수성 있는 숙주(Susceptible Host)

숙주의 병원체에 대한 저항력이 낮은 상태를 말하며, 감수성이 높은 인구집단은 감염병 유행이 쉬운 반면에 면역성이 높은 집단에서는 유행이 잘 이루어지지 않는다.

## 4) 감염병의 발생 과정

생물학적인 병원체가 인간에게 질병을 일으키는 데는 단 한 가지 요인만이 아니라 다양한 요인이 관여한다. 일반적으로 감염병이 유행하기 위해서는 다음의 6가지 요인을 만족시켜야 한다. (1) 병원체, (2) 병원소, (3) 병원소로부터 병원체의 탈출, (4) 전파, (5) 병원체의 새로운 숙주 내 침입, (6) 숙주의 감수성의 6개 요소가 반드시 연쇄적 관계로 존재할 때 이루어지며, 이들 6개 요소 중에서 한 요소라도 결여 또는 차단되면 감염병은 발생하지 않는다.

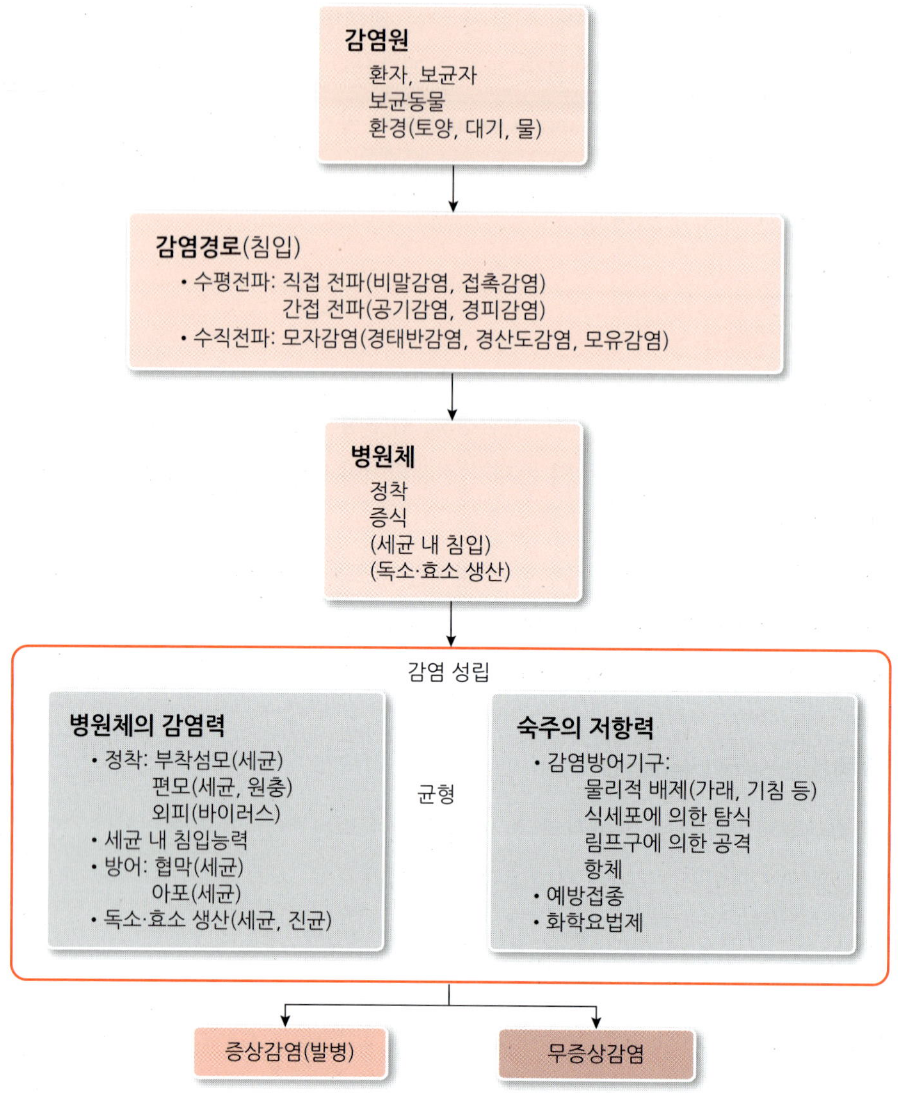


〈그림 Ⅲ-3-1〉 감염병 생성과정

### (1) 병원체(Causative Agent)

병원체는 인체에 침입하는 미생물을 말하며 감염병 발생의 직접적인 원인으로 작용하는데, 원인균의 특징에 따라 다음과 같이 분류한다.

#### ① 세균(Bacteria)

병원성 세균(Pathogenic Bacteria)은 적절한 온도와 습도의 환경조건에서 급속하게 증식하는데 장티푸스, 콜레라, 결핵, 디프테리아, 백일해, 한센병 등이 있다. 단세포로 된 병원체이지만 DNA와 RNA를 모두 가지고 있고, 광학 현미경으로 볼 수 있는 세균은 형태에 따라 다음과 같이 구분한다.

- 간균(Bacillus): 막대기 형태의 세균(장티푸스, 디푸테리아, 결핵 등)
- 구균(Coccus): 원형 형태의 세균(폐렴균, 임균, 포도상 구균, 연쇄상 구균 등)
- 나선균(Spirillum): 나선형 모양의 균(매독균)

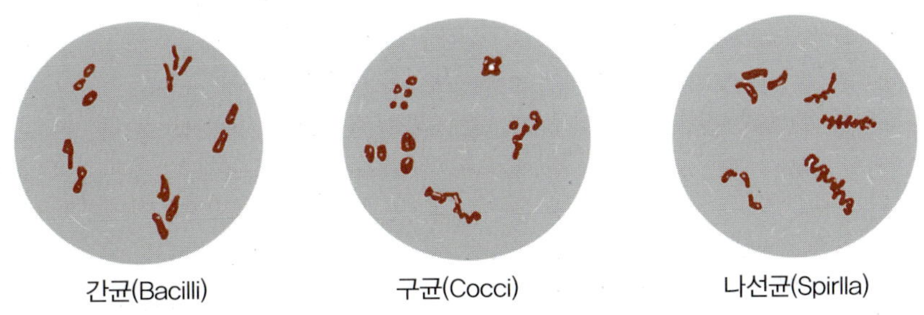


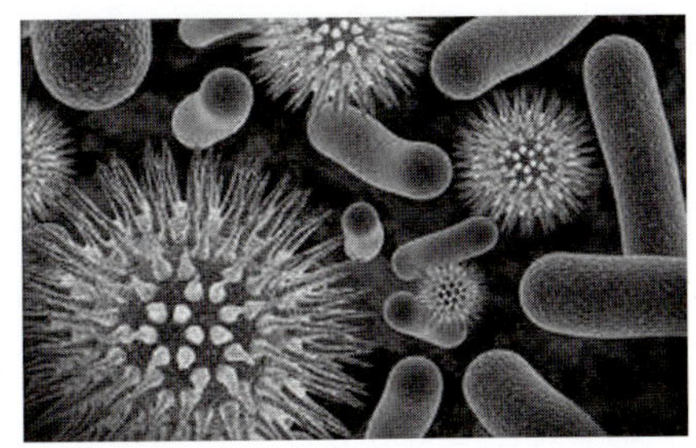

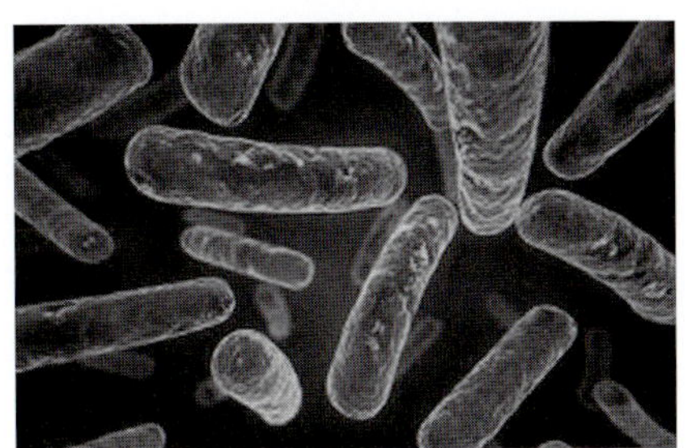

### ② 바이러스(Virus)

전자 현미경으로만 볼 수 있고 세포 내에 기생한다. 폴리오, 유행성 간염, 일본뇌염, 공수병(광견병), 유행성 이하선염, 풍진, 수두, AIDS 등의 원인이다.

### ③ 리케치아(Rickettsia)

박테리아와 크기가 흡사하며, 세포 내에 기생하는 점은 바이러스와 비슷하다. 발진티푸스와 발진열, 쯔쯔가무시병, 록키산 홍반, Q열, 참호열 등이 있다. 세균과 바이러스의 중간 크기로 살아있는 세포 안에서만 기생한다는 점에서 세균과 다르고, 세균과 유사한 화학적 성분을 갖고 있어 화학요법제에 대해 감수성이 있다는 점에서 바이러스와 구분된다.

### ④ 기생충(Parasite)

동물성 기생체로서 단세포(Protozoa)와 다세포(Metazoa)로 구분되며, 말라리아, 아메바성 이질, 회충, 십이지장충, 유구조충, 무구조충, 간디스토마, 폐디스토마 등이 있다.

### ⑤ 진균 또는 사상균(Fungus)

일종의 곰팡이균으로 무좀 및 칸디다, 각종 피부질환 등을 유발한다.

※ 병원체의 성질

① 감염력(Infectivity): 병원체가 숙주에 침입해 알맞은 기관에 자리잡고 증식하는 능력
② 병원력(Pathogenicity): 병원체가 감염된 숙주에게 질병을 발생시키는 능력
③ 독력(Virulence): 숙주에 침입한 병원체의 증식이 숙주의 생활 기능에 미치는 장애의 정도
④ 면역성(Immunogenicity): 병원체가 숙주의 특이 면역성을 길러주는 성질
⑤ 저항력(Resistance): 각종 약제에 저항하는 병원체의 저항성

### (2) 병원소(Reservoir of Infection)

병원체가 생활하고 증식하며 생존을 계속해 다른 숙주에게 전파될 수 있는 상태로 저장되는 장소를 병원소(Reservoir of Infection)라고 하며, 그 종류에는 인간병원소, 동물병원소, 토양, 먼지 등이 있다. 인간병원소의 경우 건강보균자, 회복기보균자, 만성보균자로 구분한다.

#### ① 인간병원소(Human Reservoir)

대부분 감염병은 다른 감염자로부터 오는 것이기 때문에 인간병원소는 감염병의 전파에 매우 중요한 역할을 한다. 인간병원소는 증상여부에 따라 뚜렷한 임상증상을 나타내는 현증환자(Frank Case)와 임상증상이 아주 미약하여 간과되기 쉬운 무증상 감염자(Subclinical Infection) 및 보균자(Carrier)가 있다.

- **현증환자**(Frank Case) 또는 현성감염(Apparent Infection): 병원체에 감염되어 뚜렷한 임상증상을 나타내는 사람을 말하며, 자각적 · 타각적으로 임상증상을 나타내어 전염병 관리에서 쉽게 인지할 수 있기 때문에 질병관리가 수월하다.

- **무증상 감염자**(Subclinical Infection) 또는 불현성 감염(Inapparent Infection): 임상증상이 아주 미약하여 간과되기 쉬운 환자로서 행동이 자유롭고 행동영역이 넓기 때문에 감염병 관리 측면에서 보면 감염원으로서 그 의미가 상당히 크다고 볼 수 있다. 숙주 내에 병원체가 침입은 하였으나 임상적인 증상은 나타나지 않는 것으로 면역학적 방법이나 미생물학적 방법에 의해서만 검출이 가능하며, 불현성 감염이 많기 때문에 질병발생 규모나 양상을 정확히 파악할 수 없는 경우가 많다. 또한, 불현성 감염자라도 현성 감염자와 마찬가지로 균을 배출하여 전염을 시킬 수 있으므로 감염병 관리에 특별한 관심과 대책이 필요하다.

- **보균자**(Carrier): 자각적 · 타각적으로 인지할만한 임상증상은 없는데, 체내에 병원체를 보유하여 항시 또는 때때로 균을 배출하는 병원체 보유자를 말한다. 특히 감염병 관리상 환자보다도 보균자가 무증상 감염자와 더불어 병원소로서 중요한 위치를 차지한다. 보균자는 사회생활면에서 자유로이 활동하기 때문에 전염시킬 수 있는 영역이 넓으며, 주위 사람들이 경계하지 않기 때문에 전파기회가 많고, 보균자 수가 일반적으로 환자의 수보다 많기 때문에 중요한 관리 대상이 되고 있다.

### ※ 보균자의 종류

- **건강보균자**(Health Carrier): 병원체가 숙주에 감염되어 알맞은 기관에 자리잡고 증식하고 있으나 임상증상은 나타나지 않은 상태에서 병원균을 전파시키는 사람(불현성 감염자) (예, 매독은 감염된 후 3개월 정도 지난 뒤에 증상이 나타나며, 디프테리아, 폴리오, 일본뇌염 등도 건강보균자에 의해 전파됨)
- **회복기 보균자**(Convalescent Carrier): 질병으로부터 회복이 되고 있으나 계속해서 병원균을 배출하는 환자 (예, 회복기의 장티푸스 환자는 대변으로 균을 배출)
- **잠복기 보균자**(Incubatory Carrier): 병원체가 숙주에 침입하여 임상증상이 나타나기 이전인 잠복기간 중에 균을 배출하는 사람 (예, 유행성 이하선염, 디프테리아, 홍역, 백일해, 유행성 뇌척수막염 등)
- **만성보균자**(Chronic Carrier): 임상적으로는 건강하지만 지속적 또는 간헐적으로 장기간에 걸쳐 균을 배출하는 사람 (예, 장티푸스에 감염된 사람은 담낭 내에 살모넬라균이 평생 보균하면서 간헐적으로 균을 배출)

#### ② 동물병원소

병원균의 서식지를 제공하는 토끼, 앵무새 등의 동물과 병원균의 매개체 역할을 하는 모기, 이, 진드기 등이 있다. 또한 토양에 서식하는 균으로는 탄저균, 레지오넬라, 파상풍균 등이 있고, 콜레라, 람블편모충, 주혈흡충 등은 물속에서 서식하며, 살모넬라, 리스테리아 등은 음식물에 서식한다.

병원체가 동물체 내에 있다가 인간숙주에 옮겨와 질병을 감염시키는 감염원의 역할을 하는 경우를 말하며, 사람 및 동물에 공통적으로 질병을 옮기는 질환을 인수공통감염병이라고 한다.

### ※ 동물병원소의 종류

- 쥐: 페스트(Pest), 살모넬라증(Salmonella), 발진열(Murine Typhus), 서교증, 양충병(Scruptyphus), 렙토스피라증(Leptospirosis), 와일씨병
- 소: 결핵(Tuberculosis), 탄저(Anthrax), 살모넬라증, 파상열(Brucellosis)
- 개: 광견병(Rabies), 톡소플라스마증(Toxoplasmosis)
- 돼지: 일본뇌염, 탄저, 살모넬라증, 렙토스피라증, 파상열, 선모충, 유구촌충
- 고양이: 살모넬라증, 톡소플라즈마증, 서교증
- 양: 탄저, 파상열, Q열
- 말: 탄저

## (3) 병원소로부터 병원체의 탈출

감염병의 전파는 병원소로부터 병원체가 탈출함으로써 성립되는데, 병원체의 탈출경로는 숙주의 기생 부위에 따라 다르다.

### ① 호흡계로부터 탈출

호흡기계 전염병이 주가 되며 병원체가 호흡기계를 통하여 재채기, 담화, 기침 등으로 탈출하여 공기에 의해 멀리까지 전파된다. 폐결핵, 폐렴, 천연두, 백일해, 홍역, 수두 등이 이에 속한다.

### ② 소화기계로부터 탈출

위, 장관을 통하여 분변이나 구토물로 탈출되며 소화기계 전염병이 주가 된다. 장티푸스, 콜레라, 세균성 이질, 파라티푸스, 폴리오 등이 이에 속한다.

### ③ 비뇨기계를 통한 탈출

소변이나 성기 분비물을 통하여 배출되는 것으로 대변보다 병원체의 함유율이 적다. 일반적으로 매독, 임질 등의 성병이 이에 속한다.

### ④ 기계적 탈출

곤충의 흡혈이나 주사기 등을 통해 병원체가 탈출하는 것을 말하며 혈액 속의 병원체가 몸 밖으로 나와 전파된다. 말라리아, 발진티푸스, 발진열, AIDS, 간염 등이 이에 속한다.

### ⑤ 개방병소로부터 직접 탈출

생체표면이나 농양, 피부병 등의 상처부위 혹은 점막을 통해 직접 병원체가 탈출하는 것을 말하며 한센병이 대표적이다.

## (4) 전파

병원소로부터 탈출한 병원체가 새로운 숙주까지 운반되는 수단은 매우 다양하다. 병원체의 전파 수단은 직접 전파와 간접 전파로 구분된다. 병원체는 병원소로부터 탈출하여 새로운 숙주에게 감염되어야 계속적으로 성장, 증식이 가능하다.

### ① 직접 전파

직접 전파는 병원체가 다른 숙주에게 직접적으로 전달되어 감염이 발생하는 것을 말하는데, 육체적 접촉, 재채기, 기침 등의 비말 등으로 인한 호흡기계로의 전파, 피부 접촉으로 인한 전파 등이 있다. 특히 신체의 일부가 직접 토양이나 퇴비에 접촉함으로써 파상풍, 탄저, 사상균증 및 구충증에 걸리는 경우도 있으며, 임산부가 감염되어 태반을 통해 태아에게 감염이 파급되는 경우를 태반감염(Placental Infection) 또는 수직감염(Vertical Infection)이라고 하는데, 매독, 풍진, 톡소플라즈마증 등이 있다.

### ② 간접 전파

간접 전파란 병원체가 손, 음식물, 곤충 등 어떤 매개체(Vehicle)를 통해 전파되어 감염이 성립되는 경우를 말하는데, 이때 병원체는 자연환경에서 어느 정도 생존할 수 있는 능력이 있으며 균의 양이

소량이라도 감염능력이 있어야 한다. 다시 말해 간접 전파가 이루어지기 위해서는 병원체를 옮기는 매개체가 있어야 하고, 병원체가 병원소 밖으로 탈출하여 일정 기간 동안 생존할 수 있는 능력이 있어야 한다. 간접 전파는 활성 매개체 전파, 비활성 매개체 전파로 구분할 수 있어 감염병 관리에 있어서 전파경로를 확실히 파악하여 차단한다면 질병발생을 감소시킬 수 있다.

가. 활성 매개체 전파(Animate Vehicle Borne, Anthropod Borne Transmission)

절지동물, 패류, 담수어, 개구리, 뱀 등이 매개 역할을 하는 생물학적 전파를 말한다. 주로 파리, 모기, 벼룩 등 절지동물에 의한 매개로 전파되는 것이 대부분이다.

활성 매개체에 의해 전파되는 질병은 매개충의 활동 범위가 한정되어 있고 매개충이 살기에 적당한 계절이나 기온이 있어 여기에 따라 그 범위가 지역적, 계절적으로 한정되어 있는 것이 특징이다. 절지동물에 의한 전파기전은 기계적 전파와 생물학적 전파로 나뉜다.

기계적 전파는 매개 곤충의 체표면이나 체내에 병원체가 부착, 침입하여 병원체의 변화 없이 그대로 전파되는 것을 의미하는데, 병원체가 들어있는 인축의 배설물, 혈액, 조직액 등을 매개 곤충의 체표면이나 주둥이 및 다리 등에 묻힌 후에 음식물이나 식기를 오염시키는 경우와 오물을 섭취한 후에 다시 토해내거나 분변을 통해 살아있는 병원체를 음식물에 오염시키는 경우가 있다. 장티푸스, 파라티스, 이질, 살모넬라증, 결핵, 흑사병, 회충 및 편충 같은 기생충 등 수많은 질병이 이와 같은 방법에 의해서 전파된다.

생물학적 전파는 곤충의 체내에 들어간 병원체가 감염성을 갖기 위해 일정 기간 동안 발육 또는 증식의 과정을 거쳐 전파되는 경우이다. 우리나라에서 말라리아와 사상충의 외적 잠복기간은 12일이고 일본뇌염은 10~14일이다.

생물학적 전파의 양식은 다섯 가지 유형으로 나눈다.

- **증식형 전파**(Propagative Transmission): 곤충의 체내에서 병원체가 수직적으로 증식만 한 후 인체 내로 감염되는 상태(페스트는 쥐, 벼룩의 위의 앞부분에서, 뇌염과 황열은 바이러스가 모기의 위세포에 들어가서 증식한 후에 전파, 발진티푸스나 재귀열은 이가 전파하고, 뎅기열은 모기가 옮기며, 발진열은 벼룩이 전파)
- **발육형**(Cyclo-Developmental Transmission): 곤충 체내에서 병원체가 수직 증식은 하지 않고 형태적 변화를 동반하며 단지 발육만 하여 전파(로이사상충증, 사상충은 흡혈 시에 모기의 위로 들어가 위벽을 뚫고 흉부 근육에 정착하여 일정 기간 자란 뒤에 전파)
- **발육증식형 전파**(Cyclo-Propagative Transmission): 매개 곤충 내에서 발육과 증식을 함께 거쳐 전파(말라리아는 모기가, Sleeping Sickness는 체체파리가 전파)
- **배설형**(Fecal Transmission): 병원체가 곤충의 체내에서 증식한 후에 장관을 거쳐서 분변으로 배설되어 숙주의 피부 상처 부위나 호흡기계 등으로 전파(발진티푸스는 이가 전파하고, 발진열과 페스트는 벼룩이 전파)
- **경란형**(Transovarian Transmission): 병원체가 난소 내에서 증식 생존하며, 그 안에서 부화된 다음 세대가 자동적으로 감염되어 전파(록키산 홍반열, 재귀열, 쯔쯔가무시병 등 주로 진드기 매개 질병)

나. 비활성 매개체 전파(Vehicle Borne Transmission)

비활성 매개체 전파란 우유, 물, 공기, 식품이나 토양과 같은 무생물에 의해 전파되는 것을 말하며, 특히 주사기, 침, 수건, 장난감, 식기, 침구류, 의복 등 전파수단으로서만 역할을 하는 물체를 개달물(Formite)이라 하고, 이와 같은 전파를 개달물에 의한 전염이라고 한다.

### (5) 새로운 숙주로의 침입(Entry Into New Host)

병원체가 신숙주에 침입하는 양식은 병원소로부터 탈출하는 양식과 대체로 같다. 병원체가 숙주 내로 침입하였을 때를 감염이라고 하는데, 감염된 후 임상증상이 나타나기까지는 표적장기로 이동, 균체 증식, 병리적 변화를 일으키는데 소요되는 시간이 필요하며 이 기간을 잠복기(Incubatory Period)라고 한다. 잠복기는 병원체의 특성, 감염형태, 숙주의 면역상태에 따라 그 기간이 각각 다르다. 이 기간 동안에는 인체 내 혹은 분비물에서 병원체가 발견되지 않는다. 병원체의 침입경로는 탈출경로와 일치한다. 즉 호흡기계로 탈출한 병원체는 호흡기계로 침입하고 소화기계로 탈출한 병원체는 소화기계로, 피부, 점막 및 비뇨기계 탈출한 병원체는 그 경로로 침입한다.

① 소화기를 통한 침입: 장티푸스, 콜레라, 세균성 이질, 폴리오, 파라티푸스, 브루셀라, 설사, 파상열, 살모넬라, 식중독, 간염 등

〈표 Ⅲ-3-1〉 침입구별 감염병의 종류

| 소화기 | 병원체 | 호흡기 | 병원체 |
|---|---|---|---|
| 콜레라 | 세균 | 결핵 | 세균 |
| 이질 | 세균,아메바 | 나병 | 세균 |
| 장티프스 | 세균 | 두창 | 바이러스 |
| 파라티푸스 | 세균 | 디프테리아 | 세균 |
| 폴리오 | 바이러스 | 성홍열 | 세균 |
| 전염성 간염 | 바이러스 | 수막구균성 수막염 | 세균 |
| 파상열 | 세균 | 백일해 | 세균 |
| | | 홍역 | 바이러스 |
| | | 유행성 이하선염 | 바이러스 |
| | | 폐렴 | 바이러스 |
| **점막피부** | **병원체** | **성기점막** | **병원체** |
| 트라코마 | 바이러스 | 매독 | 세균 |
| 파상풍 | 세균 | 임질 | 세균 |
| Weil's 병 | 세균 | 연성하감 | 세균 |
| 페스트 | 세균 | | |
| 발진티푸스 | 리케치아 | | |
| 일본뇌염 | 바이러스 | | |

② **호흡기를 통한 침입:** 디프테리아, 결핵, 백일해, 폐렴, 홍역, 성홍열, 두창, 감기, 볼거리, 한센병, 풍진, 수막구균성 수막염 등

③ **피부점막을 통한 침입:** 발진티푸스, 일본뇌염, 파상풍, 렙토스피라증, 유행성 각결막염, 페스트, 야토병 등

④ **성기점막을 통한 침입:** 매독, 임질, 연성하감, 에이즈 등

### (6) 신숙주의 감수성과 면역

병원체가 숙주 내로 침입하였다고 하여 모두 질병이 발생하는 것이 아니고 숙주의 상태에 따라 발병에 크게 영향을 미친다. 체내에 병원체가 침입했을 때의 방어능력을 저항력이라 하고 저항력이 클 때를 면역이라고 한다. 감수성이 있을 때에 감염 또는 발병이 일어난다.

#### ① 감수성(Susceptibility)

숙주에 침입한 병원체에 대항하여 감염 또는 발병을 막을 수 있는 능력이 안 되는 방어력의 상태를 감수성이 있다라고 한다. 흔히 '감수성지수' 혹은 '접촉감염지수'라고 명명하며 %로 나타내는데, 두창 95%, 홍역 95%, 성홍열 40%, 디프테리아 10%, 폴리오 0.1% 이하로 두창과 홍역의 감수성이 가장 높다.

#### ② 면역(Immunity)

면역이란 어떤 특정한 감염균에 대해 자기 몸을 방어하며 임상증상의 발현을 없애거나 증상발현을 가볍게 하는 능력을 말하는데, 저항력이 충분히 클 때를 '면역'이라고 하며 선천면역과 후천면역으로 나뉜다.

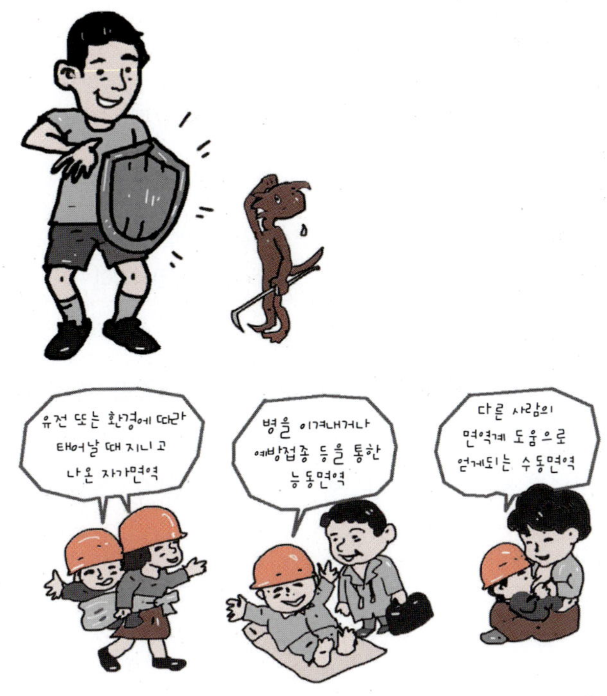

㉠ 선천면역(Inherent Immunity)

선천면역이란 그 실체가 완전히 규명된 것은 아니지만 태어날 때 모체로부터 면역(저항력)을 넘겨받는 것을 말하는데, 종족, 인종, 개인특이성 및 저항력의 개인차에 따라 달라진다.

㉡ 후천면역(Acquired Immunity)

전염병을 경과하거나 불현성 감염으로 지나는 경우, 혹은 예방접종 등에 의해서 후천적으로 얻게 되는 면역을 말한다. 능동면역과 수동(피동)면역으로 구분된다.

가. 능동면역(Active Immunity)

능동면역은 병원체 또는 독소에 의해서 생체 세포가 스스로 활동하여 생기는 면역으로서, 어떤 항원의 자극에 의해 항체가 형성되는 상태를 말한다. 즉, 숙주 자체가 스스로 면역을 갖고 어떤 물질(항원, Antigen)의 자극에 의해 생체 내 면역력(항체, Antibody)을 갖게 하는 것을 말한다.

항원(면역원)이란 간단히 말하면 생체 내에 들어가서 항체를 생산하는 물질이라고 할 수 있으며 vaccine은 생균이나 사균 모두 균 자체가 항원으로 작용할 수 있는 것을 말한다. 능동면역에는 자연능동면역과 인공능동면역이 있다.

- 자연능동면역(Natural Active Immunity): 각종 질환에 이환된 후 형성되는 면역으로 면역 지속기간은 질병에 따라 다른데, 어떤 질병은 영구 면역이 형성되는 것도 있고 반대로 그 면역기간이 아주 짧은 경우도 있다. 면역의 역가는 전염병의 종류에 따라 효력 지속기간이 다르다. 질환을 화학요법으로 치료한 경우에는 그 면역력이 오래가지 않는다.

〈표 Ⅲ-3-2〉 자연능동으로 면역되는 질병

| 항목 | 질병명 |
|---|---|
| 한 번 이환되면 두 번 이환되는 일이 드문 감염병(영구면역 잘 됨) | 두창, 홍역, 수두, 유행성 이하선염, 콜레라, 백일해, 성홍열, 발진티푸스, 장티푸수, 페스트 |
| 불현성 감염에 의해서 강한 면역이 형성되는 감염병(영구면역 잘 됨) | 일본뇌염, 소아마비 |
| 이환되어도 약한 면역만 형성되는 것 | 디프테리아, 인플로엔자, 수막구균성 수막염, 세균성 이질, 폐렴 |
| 감염면역만 형성되는 것 | 매독, 임질, 말라리아 |

- 인공능동면역(Artificial Active Immunity): 예방접종을 통해 생균백신과 사균백신 및 순화독소(Toxoid)를 사용해서 인위적으로 면역이 생기게 한 것, 즉 인위적으로 항원을 체내에 투입하여 항체가 생성되도록 하는 방법이다. 생균백신, 사균백신, 순환독소가 있다.

**※ 백신의 종류**

- **생균백신**(Living Vaccine): 병원 미생물의 독력을 약하게 하여 만든 생균의 현탁액(두창, 결핵, 폴리오, 홍역 등)
- **사균백신**(Killed Vaccine): 미생물을 물리 · 화학적 방법 방법으로 사멸시켜 만든 백신(장티푸스, 파라티푸스, 콜레라, 백일해, 일본뇌염 등)
- **순환독소**(Toxoid): 세균의 체외독소(Exotoxin)를 변질시켜서 독성을 약하게 만든 것(디프테리아, 파상풍 등)

나. 수동(피동)면역(Passive Immunity)

수동(피동)면역이란 다른 숙주에 의해 형성된 면역을 받아서 획득하는 면역으로 피동면역이라고도 한다. 자연수동면역은 태아가 모체로부터 태반을 통하여 면역력을 받거나 생후에 모유를 통하여 항체를 얻는 것을 말하며, 인공피동면역은 면역혈청, 회복기혈청, 감마글로불린 혹은 항독소 등을 주사하여 항체를 주는 방법을 말한다. 피동면역은 능동면역에 비해 면역효과는 빨리 나타나지만 체내에서 빨리 파괴되며 면역의 지속기간은 2~4주 정도로 짧은 것이 특징이다.

〈표 Ⅲ-3-3〉 백신의 종류와 질병

| 백신 종류 | 질병 |
|---|---|
| 생균백신(Living Vaccine) | 두창, 탄저, 광견병, 결핵, 황열, 폴리오, 홍역 |
| 사균백신(Killed Vaccine) | 장티푸스, 파라티푸스, 콜레라, 백일해, 일본뇌염, 폴리오 |
| 순환독소(Toxoid) | 디프테리아, 파상풍 |

## 5) 감염병 관리 방법

감염병 관리는 감염병 생성과정의 6개 요소 중 특정 요소에 대한 공격 조치를 통하여 그 요소를 제거함으로써 전파의 연쇄작용이 이루어지지 않아 감염병이 발생하지 못하게 하는 것이 원칙이다. 대표적인 방법으로는 감염원 및 전파과정의 차단, 면역력 증가, 예방되지 않은 환자의 격리, 치료 및 악화 방지를 통한 환자대책과 환경위생관리 등이 있다.

### (1) 감염병의 국내 침입 방지 관리

몇 해 전 국민들을 공포에 떨게 했던 중동호흡기증후군(Middle East Respiratory Syndrome; MERS)과 같이 감염병 중에는 토착화되지 않고 외국의 유행지역으로부터 유입되어 발생하는 것이 있는데, 이런 경우는 병원체의 유입을 완벽하게 차단하는 것이 최선의 방법이다. 따라서 유입되는 감염병을 차단하기 위해 국내에서는 검역 감염병을 지정하고 철저한 관리를 실시하고 있다.

검역의 목적은 감염병이 국내나 국외로 전파되는 것을 방지하는 것이며, 검역대상으로 항공기, 선박,

열차 등의 운송수단과 그 승무원, 승객, 소지품, 화물, 동 · 식물의 위생상태, 위생해충의 유 · 무 등을 포함하며 검역 감염병으로 콜레라, 페스트, 황열, 사스, 조류독감 등을 지정하였다.

### (2) 감염병의 전파예방

#### ① 병원소의 제거

병원소의 종류에 따라 관리 방법이 달라지는데 인수공통감염병(광견병, 우형결핵, 페스트, 탄저, 브루셀라병 등)일 경우 동물을 도살시키도록 하고, 결핵, 한센병, 콜레라, 페스트, 디프테리아, 장티푸스, 세균성 이질 등과 같이 사람이 병원소일 경우는 보균자를 조기에 색출하고 환자의 경우 격리시켜 외과적 수술이나 약물요법으로 치료하도록 한다.

#### ② 감염력의 감소

적절한 치료를 하면 환자가 완전히 치유되기 전부터 감염력이 감소된다.

#### ③ 감염경로의 차단

감염경로를 차단하는 것은 병원체가 병원소를 탈출하여 새로운 숙주로 침입하는 과정을 차단하는 것인데 이를 위해 무엇보다도 환경관리를 개선하는 것이 중요하다. 소화기계 감염병은 오염된 물이나 음식을 섭취함으로써 전파되는 감염병이기에 위생적인 상수도 관리와 소독 및 음식물 보관을 철저히 함으로써 많은 효과를 거두고 있으며, 매개충으로 전파되는 질환은 매개 곤충의 구제, 서식처의 제거 등 철저한 환경관리로 발생을 감소시킬 수 있다. 그러나 호흡기를 통해 감염되는 감기, 인플루엔자, 홍역 등은 환경이 개선된다고 하여도 예방효과가 크지 않으므로 객담의 소독이나 환자의 접촉기회를 차단하는 것이 효과적이다.

환경개선사업은 한 국가 또는 사회의 경제적인 문제와 직결되지만 상당한 시간과 노력, 재정적 문제가 수반되는 문제점이 있다.

#### ④ 병원소의 격리(Segregation)

감염된 사람이나 동물을 사회에서 격리시켜 다른 사람과 접촉하지 못하게 하는 것으로 격리(Isolation)와 건강격리(Quarantine)의 방법이 있다.

- 격리(Isolation): 감염된 사람이나 동물로 하여금 병원체를 운반하는 위험성이 지나갈 때까지 격리하는 방법으로 환자격리 또는 환축격리를 말하며, 격리의 필요 기간은 세균학적 방법을 사용한 검사실의 소견으로 결정하게 된다.
- 건강격리(Quarantine): 외부 감염병의 국내 침입을 방지하기 위한 수단으로 취해지는 검역에서 유래된 방법으로 전염병 유행지역에서 입국하는 감염의심환자나 감염환자와 접촉이 있던 사람에 대해 취해지는 강제격리를 말한다. 일반적으로 그 전염병의 최종 잠복기간을 격리 기간으로 하고 있다.

## ※ 검역과 격리

우리나라에 상주하지 못하고 해외에서 유입되지 않으면 질병이 발생하지 않는 외래 감염병의 경우 근본적으로 병원체의 유입을 차단한다.

이 방법에서 가장 중요한 것은 검역(quarantine)을 철저히 하는 것이다. 검역은 해외여행의 자율화와 외국 노동자의 국내 유입 등 국제적 인구의 이동이 활발해지고, 또 아프리카 지역이나 동남아 지역의 콜레라, 인도 및 중국 지역의 페스트 등 저개발국가의 감염의 발생이 심각하기 때문에 그 중요성이 크다.

1. 검역대상: 항공기, 선박 승무원 및 승객, 화물 및 소지품, 동식물의 위생상태, 쥐나 해충의 유무
2. 검역감염병 및 감시 기간: 콜레라 120시간, 페스트 144시간, 황열 144시간을 초과하여 감시할 수 없다. 중증급성호흡기증후군(SARS)의 경우는 최대잠복기 240시간
3. 격리 기간: 검역감염병 환자의 경우는 완치 시까지, 병원체 감염의심자는 병원체를 배출하지 않을 때까지
4. 급성감염병의 유행 방지를 위한 국내 외의 조치

**1) 우리나라의 급성감염병 관리 4단계**

- 1단계: 관심단계(Blue)로 유행감시 활동을 하는 단계
- 2단계: 주의단계(Yellow)로 신종전염병이 국내 유입되거나 국내에서 발생하는 단계
- 3단계: 경계단계(Orange)로 신종전염병의 확산방지 및 대처방안을 계획 · 점검하는 단계
- 4단계: 심각단계(Red)로 신종전염병의 확산 징후가 있을 때 즉각적 대응태세 돌입 단계

**2) 세계보건기구의 급성감염병 관리 6단계**

- 1단계: 동물 간에만 유행하는 단계
- 2단계: 동물에서 인간에게 감염되어 유행하는 단계
- 3단계: 산발적이고 소규모로 유행하는 단계
- 4단계: 지역단위로 유행하는 단계
- 5단계: 1개 대륙, 2개 국가 이상에서 전파하는 단계
- 6단계: 2개 대륙 이상에서 유행하는 단계

### ⑤ 환경위생의 관리

- 소독(Disinfection)

소독이란 물리적 및 화학적 방법으로 병원 미생물을 파괴 또는 멸살시켜 감염력이나 증식력을 없애는 조작을 말한다. 아포(Spore)[3]를 파괴할 수는 없다.

- 멸균(Sterilization)

소독과 달리 강한 살균력을 작용시켜 모든 미생물의 아포까지 멸살 또는 파괴시키는 조작으로 멸균은 소독을 내포하지만, 소독은 멸균을 내포하지는 않는다.

3) 특정한 세균의 체내에 형성되는 원형 또는 타원형의 구조로서 포자(胞子)라고도 한다. 아포가 생아포가 생기는 균은 Bacillus속균과 Clostridium속균인데, 탄저균(炭疽菌), 파상풍균, 보툴리누스균 등이다. 아포는 고온, 건조, 동결, 방사선, 약품 등 물리 · 화학적 조건에 대해서 저항력이 강하고, 악조건하에서 영양형(營養型)보다도 오래 생존한다.

#### ⑥ 감수성자의 관리

감수성자는 예방접종을 통하여 면역을 형성하고, 추가 접종을 통해 면역을 향상시킨다. 감염병 유행 시에는 정기예방접종을 실시하고 영양관리, 적절한 운동과 휴식, 충분한 수면을 취하여 질병에 대한 저항력을 높이도록 한다.

### (3) 감염병의 예방과 관리

우리나라는 『감염병의 예방 및 관리에 관한 법률』을 통하여 국민 건강에 위해(危害)가 되는 감염병의 발생과 유행을 방지하고 그 예방 및 관리를 위하여 필요한 사항을 규정하고 있다. 감염병을 제1급감염병, 제2급감염병, 제3급감염병, 제4급감염병, 기생충감염병, 세계보건기구 감시대상 감염병, 생물테러감염병, 성매개감염병, 인수(人獸)공통감염병 및 의료관련 감염병으로 분류, 지정하여 관리하고 있다.

① **제1급감염병:** 생물테러감염병 또는 치명률이 높거나 집단 발생의 우려가 커서 발생 또는 유행 즉시 신고하여야 하고, 음압격리와 같은 높은 수준의 격리가 필요한 감염병(갑작스러운 국내 유입 또는 유행이 예견되어 긴급한 예방·관리가 필요하여 보건복지부장관이 지정하는 감염병 포함)

가. 에볼라바이러스병
나. 마버그열
다. 라싸열
라. 크리미안콩고출혈열
마. 남아메리카출혈열
바. 리프트밸리열
사. 두창
아. 페스트
자. 탄저
차. 보툴리눔독소증
카. 야토병
타. 신종감염병증후군
파. 중증급성호흡기증후군(SARS)
하. 중동호흡기증후군(MERS)
거. 동물인플루엔자 인체감염증
너. 신종인플루엔자
더. 디프테리아

② **제2급감염병:** 전파가능성을 고려하여 발생 또는 유행 시 24시간 이내에 신고하여야 하고, 격리가 필요한 감염병(갑작스러운 국내 유입 또는 유행이 예견되어 긴급한 예방·관리가 필요하여 보건복지부장관이 지정하는 감염병 포함)

가. 결핵(結核)
나. 수두(水痘)
다. 홍역(紅疫)
라. 콜레라
마. 장티푸스
바. 파라티푸스
사. 세균성이질
아. 장출혈성대장균감염증
자. A형간염
차. 백일해(百日咳)
카. 유행성이하선염(流行性耳下腺炎)
타. 풍진(風疹)

파. 폴리오
하. 수막구균 감염증
거. b형헤모필루스인플루엔자
너. 폐렴구균 감염증
더. 한센병
러. 성홍열
머. 반코마이신내성황색포도알균(VRSA)감염증
버. 카바페넴내성장내세균속균종(CRE)감염증

③ **제3급감염병**: 감염병 발생을 계속 감시할 필요가 있어 발생 또는 유행 시 24시간 이내에 신고하여야 하는 감염병(갑작스러운 국내 유입 또는 유행이 예견되어 긴급한 예방·관리가 필요하여 보건복지부장관이 지정하는 감염병 포함)

가. 파상풍(破傷風)
나. B형간염
다. 일본뇌염
라. C형간염
마. 말라리아
바. 레지오넬라증
사. 비브리오패혈증
아. 발진티푸스
자. 발진열(發疹熱)
차. 쯔쯔가무시증
카. 렙토스피라증
타. 브루셀라증
파. 공수병(恐水病)
하. 신증후군출혈열(腎症侯群出血熱)
거. 후천성면역결핍증(AIDS)
너. 크로이츠펠트-야콥병(CJD) 및 변종크로이츠펠트-야콥병(vCJD)
더. 황열
러. 뎅기열
머. 큐열(Q熱)
버. 웨스트나일열
서. 라임병
어. 진드기매개뇌염
저. 유비저(類鼻疽)
처. 치쿤구니야열
커. 중증열성혈소판감소증후군(SFTS)
터. 지카바이러스 감염증

④ **제4급감염병**: 제1급감염병부터 제3급감염병까지의 감염병 외에 유행 여부를 조사하기 위하여 표본감시 활동이 필요한 감염병

가. 인플루엔자
나. 매독(梅毒)
다. 회충증
라. 편충증
마. 요충증
바. 간흡충증
사. 폐흡충증
아. 장흡충증
자. 수족구병
차. 임질
카. 클라미디아감염증
타. 연성하감
파. 성기단순포진
하. 첨규콘딜롬
거. 반코마이신내성장알균(VRE) 감염증
너. 메티실린내성황색포도알균(MRSA) 감염증
더. 다제내성녹농균(MRPA) 감염증
러. 다제내성아시네토박터바우마니균(MRAB) 감염증

머. 장관감염증
버. 급성호흡기감염증
서. 해외유입기생충감염증
어. 엔테로바이러스감염증
저. 사람유두종바이러스 감염증

⑤ **기생충감염병**: 기생충에 감염되어 발생하는 감염병 중 보건복지부장관이 고시하는 감염병
가. 회충증
나. 편충증
다. 요충증
라. 간흡충증
마. 폐흡충증
바. 장흡충증
사. 해외유입기생충감염증

⑥ **세계보건기구 감시대상 감염병**: 세계보건기구가 국제공중보건의 비상사태에 대비하기 위하여 감시대상으로 정한 질환으로서 보건복지부장관이 고시하는 감염병
가. 두창
나. 폴리오
다. 신종인플루엔자
라. 중증급성호흡기증후군(SARS)
마. 콜레라
바. 폐렴형 페스트
사. 황열
아. 바이러스성 출혈열
자. 웨스트나일열

⑦ **생물테러감염병**: 고의 또는 테러 등을 목적으로 이용된 병원체에 의하여 발생된 감염병 중 보건복지부장관이 고시하는 감염병
가. 탄저
나. 보툴리눔독소증
다. 페스트
라. 마버그열
마. 에볼라열
바. 라싸열
사. 두창
아. 야토병

⑧ **성매개감염병**: 성접촉을 통하여 전파되는 감염병 중 보건복지부장관이 고시하는 감염병
가. 매독
나. 임질
다. 클라미디아
라. 연성하감
마. 성기단순포진
바. 첨규콘딜롬
사. 사람유두종바이러스 감염증

⑨ **인수공통감염병**: 동물과 사람 간에 서로 전파되는 병원체에 의하여 발생되는 감염병 중 보건복지부장관이 고시하는 감염병
가. 장출혈성대장균감염증
나. 일본뇌염

다. 브루셀라증

라. 탄저

마. 공수병

바. 동물인플루엔자 인체감염증

사. 중증급성호흡기증후군(SARS)

아. 변종크로이츠펠트-야콥병(vCJD)

자. 큐열

차. 결핵

⑩ **의료관련감염병**: 환자나 임산부 등이 의료 행위를 적용받는 과정에서 발생한 감염병으로서 감시활동이 필요하여 보건복지부장관이 고시하는 감염병

가. 반코마이신내성황색포도알균(VRSA) 감염증

나. 반코마이신내성장알균(VRE) 감염증

다. 메티실린내성황색포도알균(MRSA) 감염증

라. 다제내성녹농균(MRPA) 감염증

마. 다제내성아시네토박터바우마니균(MRAB) 감염증

바. 카바페넴내성장내세균속균종(CRE) 감염증

## 6) 감염병의 신고

의사나 치과의사 또는 한의사가 감염병 환자 등(감염병 환자, 감염병 의사환자, 병원체 보균자)을 진단하였거나 그 시체를 검안하였을 때는 소속 의료기관의 장에게 보고하여야 하고, 보고를 받은 의료기관의 장 및 감염병병원체 확인기관의 장은 제1급감염병의 경우에는 즉시, 제2급감염병 및 제3급감염병의 경우에는 24시간 이내에, 제4급감염병의 경우에는 7일 이내에 보건복지부장관 또는 관할 보건소장에게 신고하여야 한다.

① **감염병 환자**: 감염병의 병원체가 인체에 침입하여 증상을 나타내는 사람으로서 제11조제6항의 진단 기준에 따른 의사, 치과의사 또는 한의사의 진단이나 보건복지부령으로 정하는 기관(감염병병원체 확인기관)의 실험실 검사를 통하여 확인된 사람

② **감염병 의사환자**: 감염병병원체가 인체에 침입한 것으로 의심이 되나 감염병 환자로 확인되기 전 단계에 있는 사람

③ **병원체 보유자**: 임상적인 증상은 없으나 감염병병원체를 보유하고 있는 사람

### (1) 법정 감염병 신고방법 및 절차

#### ① 신고목적

- 감염병의 발생과 분포를 신속하고 정확하게 파악

- 유행 발생의 조기 발견 및 예측과 신속한 대처
- 감염병 관리를 위한 효율적인 자원배분

② 신고의무자

- 의사, 치과의사, 한의사, 의료기관의 장, 부대장
- 일반가정에서는 세대를 같이하는 세대주 또는 세대원
- 학교, 병원, 관공서, 회사, 공연장 등 그 밖에 사람이 모이는 장소의 관리인, 경영자 또는 대표자
- 기타 신고의무자가 아니더라도 감염병 환자 또는 감염병으로 인한 사망자로 의심되는 사람을 발견하면 보건소장에게 알려야 한다.

③ 신고방법

신고의무자는 서면, 구두, 전보, 전화 또는 컴퓨터 통신 등의 방법으로 보건소장에게 지체 없이 신고하거나 알려야 한다.

- 신고서식: 감염병 발생 신고서(감염병의 예방 및 관리에 관한 법률 시행규칙[별지 제1호의 3서식])

## 7) 급성 감염병의 관리

급성 감염병은 발생률이 높고 유병률이 낮은 역학적 특성을 가지고 있다. 과거 주요 사망원인이었던 감염병은 백신의 개발과 생활환경 개선, 개인위생 향상으로 점차 발생률이 감소하고 있으나 근래 과거에 유행하던 세균성 이질, 말라리아, 홍역, 결핵 등이 재출현하고, 중증급성호흡기증후군(Severe Acute Respiratory Syndrom; SARS)이나 조류인플루엔자, 중동호흡기증후군(Middle East Respiratory Syndrome; MERS)과 같은 신종 감염병들이 새롭게 등장하고 있다. 또한 생물테러 감염의 위험에 대처해야 한다는 주장도 제기되고 있다.

감염병은 어떻게 대처하고 관리하느냐에 따라 조기에 유행을 차단하여 피해를 최소화할 수도 있고 대유행으로 국민들을 불안과 공포 속으로 몰아넣을 수도 있다. 감염병 대책은 예방접종과 감시체계, 신속한 역학조사를 통한 전파경로 차단, 개인위생, 감염병 예방을 위한 대국민 홍보와 교육 등 국가 차원의 체계적인 종합 대책이 필요하다. 여기서는 이러한 감염성 질환들의 특성과 대책에 대해 간략하게 살펴보고자 한다.

### (1) 소화기계 감염병

소화기계 감염병은 환자나 보균자의 분뇨를 통해 배출된 병원체가 식품과 음료수나 우유에 오염되어 경구로 침입한 뒤 감염을 일으키는 질병을 말한다. 장티푸스, 세균성 이질, 콜레라, 파라티푸스, 폴리오, 유행성 간염, 세균성 및 아메바성 이질 등이 있다.

### ① 콜레라(Cholera)

심한 위장장애와 전신증상을 호소하는 급성 감염병으로 발병이 빠르고 구토, 설사, 탈수, 허탈 등을 일으키며 발병 후 수시간 내에 사망하는 경우가 많다.

- **병원체**: *Vibrio Cholerae*, 한 개의 편모를 가지는 그람음성간균으로 작고 운동성이 있고 콤마모양을 하고 있으며 다른 세균이 자라지 못하는 알칼리성 환경에서도 잘 자란다. 냉동상태에서는 증식되지 않으나 균이 죽지는 않고, 56℃에서 15분간 가열하면 사멸된다.
- **병원소 및 감염원**: 병원소는 환자, 감염원은 환자의 배설물(대변, 구토물 등)에 의한 오염수, 오염 음식물, 식기 등이다.
- **전파경로**: 물 · 식품을 매개로 전파되거나 감염자의 구토물이나 대변과의 직접 접촉에 의하여(분변–구강경로) 감염된다. 잠복기는 1～3일, 대개 2～3일 정도이다(몇 시간～5일까지도 가능).
- **증상**: 임상증상으로는 쌀뜨물 같은 심한 설사(심한 경우에는 체중 1kg당 250ml 이상)가 갑자기 나타나는 것이 특징이며 종종 구토를 동반한다. 무증상 감염이 더 많고 복통 및 발열은 거의 없으나, 증세가 심한 경우에는 동반되기도 한다. 지역 내 주민의 사회경제 상태가 낮은 곳에서 집단 발생하며, 불현성 감염률은 높고 유행이 지나가면 50～60%가 면역이 된다.
- **환자관리**: 환자와 장내 배설물을 격리한다. 격리 시간은 항생제 치료 종료 48시간 후부터 24시간 간격으로 2회 대변배양 검사가 음성으로 나올 때까지이다. 다음으로 환자, 보균자의 배설물에 오염된 물건을 소독한다. 적절한 항생제 치료를 하면 장기 보균이 드물기 때문에 추적 배양검사는 필요 없다.
- **접촉자관리**: 환자와 음식, 식수를 같이 섭취한 접촉자는 마지막 폭로 가능 시점부터 5일간 발병 여부를 감시한다.
- **일반적 예방방법**: 오염된 음식물 섭취를 금하고 물과 음식물은 철저히 끓이거나 익혀서 섭취한다. 음식물을 취급하기 전과 배변 뒤에 손씻기 등 개인위생을 철저히 신경쓴다.

### ② 장티푸스(Typhoid fever)

제1군감염병 중 발생률이 높고 고열이 특징이다. 예전에는 사망률이 10% 이상이었으나 항생제 요법이 보편화되면서 사망자가 거의 없다.

- **병원체**: *Salmonella Typhi*, 아포 및 협막이 없는 그람음성간균이다. 병원체의 생존기간이 길어서 위생상태가 나쁘면 기온이 낮은 지역에서도 유행이 가능하다.
- **병원소 및 감염원**: 병원소는 환자와 보균자, 감염원은 환자와 보균자의 대소변이다. 환자의 3% 정도가 영구보균자가 되며 생성장소는 대부분 담낭으로 외과적 제거가 아니면 보균상태가 소멸

되지 않는다.

- **전파경로:** 균에 오염된 손을 통해 입으로 직접 전파, 환자 및 보균자의 대소변에 오염된 매개물을 통해 간접 전파 된다. 잠복기는 10~14일, 감염부위는 장의 임파조직, 담낭, 신장 등이다.
- **증상:** 지속적인 고열(치료하지 않는 경우 4~8주간 지속), 두통, 간장 · 비장종대, 상대적인 서맥 등을 보이며 발병 초기에 열이 단계적으로 상승하여 1주일이 지나면 40도의 고열이 몇 주일 계속된다. 환자는 권태감, 식욕부진, 느린 맥박, 임파조직의 병면, 특히 회장의 Pyer's Paches 궤양, 설사 후에 변비, 허리부분의 장미 같은 발진 등의 증상을 겪으며 때로는 아주 강하게 경과하거나 무증상일 때도 있다. 합병증으로 장천공, 장출혈, 담낭염, 독성뇌증, 뇌혈전증 등이 나타날 수 있다.
- **감수성 및 면역성:** 감수성은 전반적으로 높으며 감수성 여부는 Widal Test로 판정하고, 완쾌 후에는 일반적으로 영구면역을 얻는다. 그러나 화학요법으로 치료된 자는 영구면역을 얻기가 힘들며, 인공능동면역에는 사균백신(Vaccine)이 이용된다.
- **환자관리:** 격리기간은 항생제 치료 종료 48시간 후부터 24시간 간격으로 대변배양검사가 3회 음성으로 나올 때까지를 말한다. 환자와 보균자의 배설물에 오염된 물품 소독(크레졸 3%)을 한다.
- **접촉자관리:** 최대 잠복기간까지 발병 여부를 감시한다. 고위험군(식품업 종사자, 수용시설 종사자 등)은 검사결과가 나올 때까지 음식 취급, 탁아, 환자 간호 등을 금지하고, 장티푸스 증상 발생 즉시 의료기관을 방문하도록 한다.
- **일반적 예방방법:**
  - 손씻기 등 개인위생을 청결하게 유지한다.
  - 음식물을 날 것으로 먹지 않는다.
  - 급수 시설 및 주방용구의 소독을 실시한다.
  - 예방접종의 철저와 보건교육을 강화한다.
  - 장기보균자에 대한 관리가 중요하다(2년간 보균검사 실시).
  - 예방접종: 고위험에만 접종한다.

**※ 고위험군**

- 장티푸스 보균자와 밀접하게 접촉하는 사람(가족 등)
- 장티푸스가 유행하는 지역으로 여행하는 사람이나 파병되는 군인
- 장티푸스균을 취급하는 실험실 요원
- 간이 급수시설 지역 중 불완전 급수지역 주민이나 급수시설 관리자
- 집단 급식소, 식품위생 접객업소 종사자

### ③ 파라티푸스(Paratyphoid Fever)

때때로 장열을 일으켜서 장티푸스와 비슷한 증세를 보이지만, 그 기간이 짧고 증세가 미약하다. 때로는 위장염을 일으켜서 임상적으로 다른 식중독과 구별할 수 없는 증상을 나타내기도 한다.

- **병원체**: *Salmonella Paratyphi* A, B, C형, 우리나라는 A형보다 B형이 많고 C형은 거의 없다.
- **병원소 및 감염원**: 병원소는 환자와 보균자, 감염원은 감염자의 대소변이다.
- **전파경로**: 오염된 물 · 식품(고기, 유제품, 조개류)을 매개로 전파되거나 환자 또는 보균자의 대변과의 직접 접촉에 의하여(분변–구강경로) 감염된다. 잠복기는 1~2주일이지만 섭취균량이 많아지면 1~10일에도 발병된다.
- **증상**: 섭취균량이 많을 때는 위장염 같은 증상이 나타나기도 한다. 임상증상은 지속적인 고열, 두통, 비장종대, 발진, 설사 등 장티푸스 증상과 비슷하나 다소 경미하다.
- **감수성 및 면역성**: 감수성은 보편적이고 한번 앓고 나면 몇 년간은 재감염이 잘 되지 않으며, 균형 특이 면역항체를 갖게 된다. 잠복기는 1~2주일이지만 섭취균량이 많아지면 1~10일에도 발병한다.
- **예방대책**: 장티푸스와 동일하다.

### ④ 세균성 이질(Shigellosis, Bacillary Dysentery)

유행발생이 가장 많은 제1군감염병으로 심한 경우 대장점막에 궤양성 병변을 일으켜서 발열, 점액성 혈변을 일으킨다. 연령별로는 10세 미만에서 가장 많이 발생하고 A형 간염을 제외하고는 매년 발생건수가 가장 많다.

- **병원체**: *Shigella Species*, 급성 염증성 장염을 일으키는 그람음성간균이며 운동성이 없고, 당 분해와 혈청 반응에 의해 A, B, C, D의 군으로 나누는데, 우리나라에서는 B군이 가장 많다.
- **병원소 및 감염원**: 병원소는 환자, 감염원은 환자의 분변이다. 잠복기는 2~7일(평균 4일)이다.
- **전파경로**: 물 · 식품을 매개로 전파되거나 감염자의 대변과의 직접 접촉에 의해(분변–구강 경로) 감염된다.
- **증상**: 최근에는 학교 등 단체 급식의 확대로 식중독과 더불어 집단발생이 자주 일어나고 있으며, 가족들의 2차 발병률은 10~40% 정도로 높다. 잠복기는 1~3일, 12~96시간이며, 고열, 구역질, 구토, 경련성 복통, 후중기(Tenesmus; 실제로는 대변이 나오지 않으면서 뒤가 묵직한 증상)를 동반한 설사, 대장점막에 궤양성 병변을 일으켜 혈변 등이 나타나나, 증상이 경미한 경우나 무증상 감염도 많다. 합병증으로 용혈성 요독 증후군, 경련, 반응성 관절염, 폐렴, 수막염 등이 동반될 수 있다.
- **감수성 및 면역**: 소아가 성인에 비해 감수성이 높고, 이환 후의 면역은 불확실하지만 1950년대 항생제 도입과 환경위생 개선으로 감소 현상을 보이다가 1998년 이후로 다시 증가추세이다.
- **환자관리**: 환자의 장내 배설물을 격리하고, 항생제 치료 종료 48시간 후부터 24시간 간격으로 대변 배양검사가 2회 음성일 때까지 격리한다. 환자, 보균자의 배설물에 오염된 물품을 소독한다.

• **접촉자관리:** 환자와 음식, 식수를 같이 섭취하는 접촉자는 마지막 폭로 가능 시점부터 3일~1주일간 발병 여부를 감시한다. 고위험군(식품업 종사자, 수용시설 종사자 등)은 검사결과가 나올 때까지 음식 취급, 탁아, 환자 간호 등을 금지하고 설사 증상 발생 즉시 의료기관을 방문하도록 지도한다.

### ⑤ 장출혈성대장균감염증(Enterohemorrhagic Escherichia Coli)

출혈성 장염을 일으키는 질환으로 1982년에 발견된 후 북 아메리카, 유럽, 일본에서 유행하였으며 우리나라는 아직 집단발생 사례는 없으나 산발적 발생 사례가 있고, 점차 증가하고 있는 추세이다.

• **병원체:** *Enterohemorrhagic Escherichia Coli*
• **병원소 및 감염원:** 소, 양, 염소, 돼지, 개, 닭 등 가금류의 대변에서 shiga독소를 생성하는 E-Coli가 발견되며, 소가 가장 중요한 병원소이다.
• **전파경로:** 물 · 식품을 매개로 전파되거나 감염자의 대변과의 직접 접촉에 의하여(분변-구강경로) 감염되며, 잠복기는 3~8일 또는 2~10일이다.
• **증상:** 무증상 감염, 복통, 미열, 오심, 구토, 수양성 설사에서 혈성 설사로 이행, 비혈변성 설사, 출혈성 장염 등이 나타난다. 합병증으로는 용혈성 요독 증후군, 응고성 혈소판 감소성 자반증, 사망에 이르기까지 매우 다양하다.
• **환자관리:** 환자의 장내 배설물을 격리하고, 항생제 치료 종료 48시간 후부터 24시간 간격으로 대변배양검사가 2회 음성일 때까지 격리한다. 환자, 보균자의 배설물에 오염된 물품은 소독한다.
• **접촉자관리:** 환자와 음식, 식수를 같이 섭취한 접촉자는 마지막 폭로 가능 시점부터 2일 내지 8일간 발병 여부를 감시한다. 고위험군(식품업 종사자, 수용시설 종사자 등)은 검사결과가 나올 때까지 음식 취급, 탁아, 환자 간호 등을 금지하고 설사 증상 발생 즉시 의료기관을 방문하도록 지도한다.
• **일반적 예방대책:** 주된 감염원인 소를 비롯한 가축 사육 목장에 대한 종합적 감시와 도축장 및 육류 가공처리 과정에 대한 오염방지책을 수립한다. 육류 제품은 충분히 익혀 섭취하고, 날것으로 섭취하는 야채류는 염소 처리한 청결한 물로 잘 씻어 섭취하며, 철저한 개인위생(손씻기 등)을 실천한다.

### ⑥ A형 간염(Viral Hepatitis A)

불량한 공중위생시설과 손씻기와 같은 개인 위생습관의 결핍이 주된 원인이며, 간세포의 병변과 염증성 변화가 생기는 질병으로 간 비대와 황달을 유발한다. 흔히 볼 수 있는 급성 간염은 바이러스 간염이 대부분이다.

• **병원체:** *Hepatitis A Virus*
• **병원소 및 감염원:** 환자가 병원소, A형 간염 바이러스에 오염된 음식물 · 식품을 통해 전파된다.

- **전파경로**: 분변–구강경로나 혈액(주사기 공동사용, 수혈 등)을 통해 감염된다. 환자를 통해 가족 또는 친척에게 전파되거나 인구밀도가 높은 군인, 고아원, 탁아소에서 집단발생한다. 잠복기는 15~40일, 치명률은 2% 내외이다.
- **증상**: 발열, 식욕감퇴, 구역, 구토, 쇠약감, 복통, 설사 등 다른 바이러스 간염과 유사한 임상증상을 보인다. 소아는 거의가 증상이 없는 불현성 감염(6세 이하에서 약 50%가 무증상)을 보이나, 감염자의 연령이 높아질수록 황달 등 바이러스 간염의 임상증상 발현율이 높아지고 심해지는 경향이 있다.
- **감수성**: 치명률이 2% 내외이며 어려서 감염되면 황달 없이 면역만 생기는 비율이 높고 15세가 되면 90% 이상에서 항체가 발견된다.
- **환자관리**: 장내 배설물을 격리하고, 발병 후 2주간 또는 황달 발생 후 1주간 격리한다. 증상 발현 2주 전부터 황달 발생 후 2주까지 바이러스 배출이 가장 왕성하다.
- **접촉자관리**: 면역글로불린 투여 및 예방접종이 가능하며 노출 후 적어도 2주 이내에 투여해야 한다.

**※ 소화기계 감염병의 일반적인 예방대책**

- 감염원인 환자나 보균자를 조기에 발견, 격리, 치료 및 주변의 소독을 철저히 해야 한다.
- 보균자의 식품취급과 식품조리를 금하며 분뇨의 위생적인 폐기를 한다.
- 상하수도의 위생 관리를 한다.
- 위생해충을 구제한다.
- 식품위생의 강화, 특히 방충망이나 수세식 설비 등을 한다.
- 어패류와 식품의 처리 및 판매를 위생적으로 관리한다.
- 손을 깨끗이 씻는다.
- 환경위생 감시를 강화하며, 정기적인 예방접종을 한다.

### (2) 호흡기계 감염병

호흡기계 감염병은 환자가 보균자의 객담 또는 콧물 등의 배출로 감염되는 비말감염과 공기전파로 이루어지는 비말핵 감염 및 먼지에 의한 감염으로 이루어진다. 호흡기계 감염병에는 디프테리아, 백일해, 인플루엔자, 홍역, 결핵 등이 있다. 호흡기계 감염병 관리는 환경 개선으로는 효과가 없으므로 병원소 및 감수성 보유자 대책이 중요하며, 예방접종이 효과적인 방법이다.

**※ 호흡기계 감염병의 일반적인 특징**

- 초기에 다량의 삼출성 분비물을 배출한다.
- 대부분 보균자에게서 감수성자에게로 직접 전파된다.
- 연령, 성, 사회경제적 상태에 따라 그 발생에 많은 차이를 나타낸다.
- 계절적으로 많은 변화양상을 나타낸다.

### ① 디프테리아(Diphtheria)

인후나 코 등의 상피조직에 국소적 염증을 일으키며 장기조직에 장애를 일으키는데 체외독소를 분비하여 신경조직 등에도 장애를 일으키는 법정 감염병이다.

- **병원체**: *Corynebacterium Diphtheriae*, 가는 곤봉처럼 생긴 그람양성의 간균으로 운동성이 없고 아포를 형성하지 않는다.
- **병원소 및 감염원**: 인간이 병원소이며, 환자와 보균자의 코와 인두점막과 피부 및 그 밖에 병소에서의 배설물과 분비물이 감염원이다.
- **전파경로**: 환자나 병원체 보유자와 직접 접촉으로 전파되며 잠복기는 2~5일 정도이다.
- **증상**: 발열과 함께 코, 인두, 편도, 후두 등의 상기도 침범부위에 위막을 형성하고, 드물게 피부, 결막 등을 침범한다. 합병증으로 연구개 및 인두근의 양측성 마비, 심근염, 저혈압이나 심부전, 신증상(단백뇨 및 부종) 등이 나타난다.
- **감수성 및 면역**: 감수성 여부는 Schick Test로 판정하며, 모체로부터 받은 면역은 생후 몇 개월간 유효하고 완쾌 후에는 일반적으로 영구면역을 얻게 되나 재발되는 경우도 있다.
- **환자관리**: 후두 디프테리아는 엄격한 격리, 피부 디프테리아는 직접 접촉을 피한다. 격리기간은 항생제 치료 후 24시간 이상이 경과한 다음, 24시간 이상의 간격으로 채취한 비강 및 인두부위의 검체에서 모두 음성이 나오면 격리 해제(임상적으로는 14일간의 치료가 끝나면 격리 해제)하고, 환자가 사용하였거나 분비물에 오염된 물품을 소독한다.
- **접촉자관리**: 모든 접촉자에게 비강, 인두 배양검사를 실시하고, 환자와 밀접한 접촉을 하는 모든 사람은 7일간 발병 여부를 관찰해야 한다. 배양검사 결과 보균자가 아니라고 확인될 때까지는 식품을 만지거나 소아와 접촉을 금지하며, 학교나 직장에 나가지 않게 한다.

### ② 백일해(Pertussis, Whooping Cough)

백일해는 예방접종에 의한 관리가 가장 효과적이며 9세 이하에서 많이 발생한다. 특히 5세 이하의 소아에게 다발하며, 계절적으로는 늦은 겨울부터 초봄에 많이 유행한다. 개발도상국에서 발생률이 높고 소아 감염병 중에서 가장 사망률이 높은 질병 중의 하나이다.

- **병원체**: *Bordetella Pertussis*, 운동성이 없는 그람음성균으로 아포나 편모가 없다.
- **병원소 및 감염원**: 환자
- **전파경로**: 비말 등의 공기 매개 감염, 또는 환자와 병원체 보유자의 호흡기 분비물과 직접 접촉으로 전파되며, 잠복기는 7~10일 정도이다.
- **증상**:
  - 전구기: 콧물, 눈물, 경한 기침 등의 상기도 감염 증상이 1~2주간 나타난다.
  - 경해기: 이후 2~4주간 발작적인 기침이 나타나고 기침 후에 구토를 보인다.
  - 회복기: 1~2주에 거쳐 회복기에 이르는데, 이때 상기도 감염에 이환되어 다시 발작성 기침이 재발되는 경우도 있다.

– 합병증: 폐렴, 폐기종, 경해기의 심한 기침으로 인한 무호흡이나 청색증, 비출혈, 결막하 출혈, 하안검 부종 등이 나타날 수 있고 생후 6개월 미만의 영아는 사망률과 이환율이 증가한다.

- **감수성 및 면역성**: 모체에서 받는 수동면역은 없으며, 감수성지수는 60~80%이다. 1984년부터 DPT백신의 접종률이 90% 이상 유지되어 환자 발생이 현저히 감소되었으나 산발적 환자 발생과 소규모 유행은 지속되고 있다. 완쾌 후에는 영구면역을 얻게 된다.
- **환자관리**: 호흡기 격리, 항생제 치료 중인 경우 치료 5일까지, 치료를 받지 않는 경우는 기침이 멈출 때까지 최소 3주간 격리하고, 환자의 비인두 분비물, 분비물에 오염된 물품을 소독한다.

### ③ 홍역(Measles)

감염성이 강한 바이러스성 질환으로서 대개 2~3년의 간격을 두고 주기적으로 유행한다. 일반적으로 1~2세에 많은 감염이 이루어지는데, 열과 전신발진이 생기고 합병증으로 중이염이나 폐렴의 2차 감염이 문제가 된다.

- **병원체**: *Measles Virus*
- **병원소 및 감염원**: 환자, 감염원은 환자의 상기도 분비물이다.
- **전파경로**: 비말 등의 공기매개감염, 또는 환자의 비 · 인두 분비물과 직접 접촉으로 전파되며 잠복기는 10~12일 정도이다.
- **증상**:
  – 전구기: 3일 내지 5일간 지속되는 전염력이 강한 시기로 발열, 기침, 콧물, 결막염, 특징적인 구강 내 병변(Koplik's Spot) 등이 나타난다.
  – 발진기: 홍반성 구진성(비수포성) 발진이 목 뒤, 귀 아래에서 시작하여 몸통, 팔다리 순서로 퍼지고 손바닥과 발바닥에도 발생하며 서로 융합된다. 발진은 3일 이상 지속되고 발진이 나타난 후 2일 내지 3일간 고열을 보인다.
  – 회복기: 발진이 사라지면서 색소 침착을 남긴다.

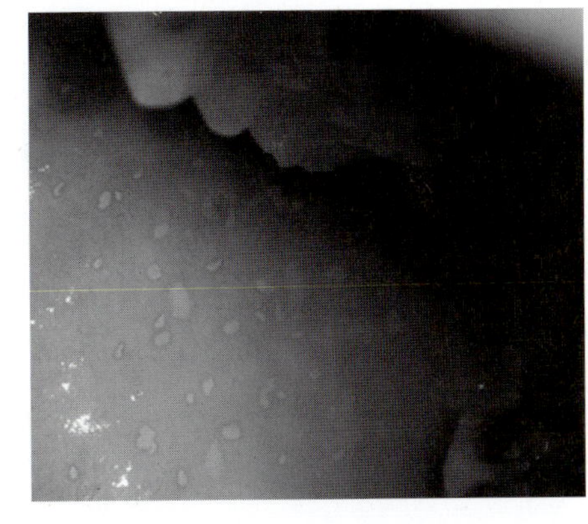

**〈그림 Ⅲ-3-2〉 코플릭 반점**(Koplik Spot)

합병증으로 중이염, 기관지염, 모세기관지염, 기관지 폐렴, 크룹 등의 호흡기 합병증과, 설사(영아), 급성뇌염, 아급성경화성전뇌염 등이 나타날 수 있다.

- **감수성 및 면역**: 모든 사람에게 감수성이 있으며 한 번 이환되면 평생 면역을 갖는다. 생후 6개월까지는 모체로부터 받은 항체로 방지된다.
- **환자관리**: 호흡기 격리가 필요하다. 증상이 나타나기 3~5일 전부터 발진이 나타난 후 4일까지 전염력이 있으므로 전구증상이 나타난 후부터 발진 후 5일까지 격리한다. 고아원 등 수용기관에서 발생 시에는 발병 어린이를 엄격히 격리해야 한다.

- **접촉자관리**: 홍역환자와 접촉한 사람 중 감수성이 있는 사람은 노출 후 72시간 이내에 예방접종을 하면 발병 예방이 가능하다. 감수성이 있는 접촉자 중 합병증 발생위험이 높은 경우(1세 이하, 임신부, 면역결핍환자 등)에는 면역글로불린을 투여한다.

### ④ 풍진(Rubella, German Measles)

풍진 바이러스(Rubella virus) 감염에 의한 급성 발열성 질환으로 전 세계에 퍼져 있으며, 산발적으로 발생되고 있다. 이른 봄부터 6월까지 환자가 많이 발생하고 특히 임산부가 임신 초기에 이환되면 태아에게 기형을 유발시키므로 각별한 주의가 필요하다.

- **병원체**: *Rubella Virus*
- **병원소 및 감염원**: 환자, 환자의 인두에서 배출되는 비말이나 비말핵이 감염원이다.
- **전파경로**: 비말감염 등의 공기매개감염, 환자의 비 · 인두 분비물과 직접 접촉, 또는 수직감염으로 전파되며, 잠복기는 12~23일(평균 14일)이다.
- **증상**: 풍진은 홍역에 비해 증상은 가벼우나 대개 열이 나며, 전신의 임파절, 목 뒤나 귀 뒤에 있는 임파절이 부어서 만지면 아프고 약 2~7일 동안 계속되면 발진이 생긴다. 발진은 한 번에 다 생기지는 않고 첫날에는 얼굴과 목에, 다음날에는 희미해지면서 가슴, 등, 팔 등에 새로운 홍진이 생기는데 이는 가장 특이한 증상 중의 하나이다. 발열, 피로, 결막염, 비카타르 등이 동반되며 합병증으로 관절염(사춘기나 성인 여자에서 흔함), 혈소판 감소증이 나타날 수 있다.
  - 선천성 풍진: 태아가 풍진에 감염되면 사망, 자궁 내 발육부전, 선천성 백내장 · 녹내장, 선천성 심장기형, 선천성 청력소실, 풍진망막병증, 자반증, 비장비대, 황달, 소두증, 정신지체, 수막염, 뇌염 등을 유발할 수 있다. 임신 초기에 임부가 풍진에 감염되었을 경우 태아 기형의 빈도가 높아진다. 임신 4주 이내에 감염이 되면 태아 기형의 위험이 85%로 가장 높고, 임신 2개월에는 20~30%, 3~4개월에는 5% 정도로 낮아진다.
  - 출생 후 감염: 비교적 가벼운 임상경과를 거치고 무증상 감염도 흔하게 나타나며 완쾌 후 영구면역이 된다. 특징적으로 귀 뒤, 목 뒤, 후두부의 림프절에 통증과 종창이 나타난다.
- **환자관리**: 호흡기 격리가 필요하며, 발진 후 7일까지 격리한다. 특히 감수성 있는 임산부들의 접촉을 금해야 한다.
- 접촉자관리: 노출 후 예방접종, 면역글로불린은 방어효과가 없다. 노출이 의심되는 초기 임산부는 감염 여부를 파악하기 위해 혈청학적 검사를 실시하며, 결과에 따라 조치하여야 한다.

### ⑤ 수두(Varicella)

- **병원체**: *Varicella-Zoster Virus*(V-Z Virus), 헤르페스 바이러스 중의 하나로 인체 내에서 장기간 유지될 수 있으나 숙주 밖의 환경에서는 생존기간이 짧다.
- **병원소**: 감염된 환자

- **전파경로**: 수포액의 직접 접촉이나 공기를 통한 전파로 사람에게서 사람에게로 전파되며, 환자 피부 분비물이나 점막오염 물질에 의해 간접 전파된다. 잠복기는 10~21일까지이다.
- **감수성 및 면역**: 이환된 적이 없는 사람에게는 감수성이 있다. 이환되면 어린이보다 어른이 중증으로 발생하며 한번 걸리면 면역은 오래가나, 대상포진은 다시 감염되는 경우가 있다.
- **증상**: 미열과 함께 발진이 가슴과 배에서 먼저 생기고 이어서 얼굴, 팔, 다리에도 나타난다. 증상은 1~5일간 지속된다. 초기에 반점으로 시작하여 수포가 되고, 표피면이 커지고 마르면서 딱지가 생긴다. 합병증으로는 발진부위의 2차 세균감염, 폐렴, 뇌염, 라이 증후군 등이 있다.
  - 전구기: 전구기는 발진이 발생하기 1일 내지 2일 전에 발생할 수 있으며 권태감과 미열이 나타난다. 전구기 증상이 없는 경우도 있다.
  - 발진기: 발진은 주로 몸통, 두피, 얼굴에 발생하며 24시간 내에 반점(Macules), 구진(Papules), 수포(Vesicles), 농포(Pustules), 가피의 순으로 빠르게 진행되고 동시에 여러 모양의 발진이 관찰된다. 수포는 매우 가렵다.

**※ 선천성 수두**

임신 1기에 산모가 수두에 감염되면 태아는 선천성 수두 증후군에 걸릴 수 있다. 피부에 반흔, 사지발달저하, 맥락망막염(Chorioretinitis), 작은안구증, 시신경위축, 백내장, 실명, 정신지연, 태아사망 등이 발생할 수 있다.

  - 회복기: 모든 병변에 가피가 형성되며 회복된다.
- **환자관리**: 감수성이 높은 면역억제환자, 임산부는 수두환자와 접촉하지 않도록 주의해야 한다. 수두환자는 모든 피부병변에 가피가 생길 때까지 전염력이 있으므로, 학교, 유치원, 학원 등에서 집단 발병 방지를 위하여 등교중지가 권장된다. 면역이 약한 사람은 중증으로 진행될 수 있으므로 노출 시에는 신속하게 의사의 진료를 받도록 해야 한다.
- **접촉자관리**: 접촉자는 지속적으로 발병을 감시해야 하며, 발병 시 환자와 동일하게 조치한다. 접촉자 가족 또는 소속 학교 등의 담임 또는 보건교사에게 접촉자가 유사증상 발생 시 의사의 진찰을 받을 수 있도록 교육 및 홍보한다. 임신부가 수두에 감염되면 신생아에서 선천성 수두증후군이 발생할 수 있다. 수두는 노출 시 3일 이내에 수두 예방접종으로 대부분의 발병을 예방할 수 있으며, 발병 시 증상완화 효과가 있다.

### ⑥ 성홍열(Scarlet Fever)

베타용혈성연쇄구균의 발열성 외독소에 의한 급성 발열성 질환으로 전 세계에 분포하지만, 특히 온대지방에 보편적으로 상재하는 급성 전염병이다. 우리나라에서는 1960년대에는 거의 발생이 없다가 2003년에 107명, 2007년에 146명이 발생하였으며, 주로 늦봄에 발생하고 있다.

- **병원체**: *Group A β–Hemolytic Streptococci*, 발적 독(Dick's Toxin)을 생성, 분비하는 균이다.

- **병원소 및 감염원**: 환자, 감염원은 환자의 침에 섞여 나오는 비말이나 비말핵이다.
- **감수성 및 면역**: 대부분 불현성 감염으로 항독소성 면역 또는 항균면역 항체를 갖게 되며 발진을 나타내는 성홍열의 발적 독소면역항체는 발진 후 1주 이내에 형성되어 평생 지속된다.
- **전파경로**: 비말감염이나 환자와 보균자의 분비물과 직접 접촉으로 전파되며 잠복기는 1~5일 정도이다.
- **증상**: 인두통에 뒤따르는 갑작스런 발열(39~40℃), 두통, 구토, 복통, 인두염 등을 보인다. 심한 인후 충혈, 연구개 및 목젖의 출혈반, 딸기혀, 편도선이나 인두 후부에 점액 농성의 삼출액, 경부 림프절의 종창 등이 나타난다. 발진은 발열, 인두통, 구토 등의 증상이 생긴 후 12시간 내지 48시간에 발생하며, 몸통의 상부에서 시작하여 팔다리로 퍼져나가는 미만성의 선홍색 작은 구진으로 압력을 가하면 퇴색하는 것이 특징이고, 발진 후에는 겨드랑이, 손끝, 엉덩이, 손톱 기부 등에서 피부 박탈이 일어난다. 화농성 합병증으로 중이염, 경부 림프절염, 부비동염, 국소 농양, 기관지 폐렴, 수막염, 골수염, 패혈증성 관절염 등이, 비화농성 합병증으로는 급성사구체신염과 류마티스 열 등이 나타날 수 있다.
- **예방대책**: 환경위생과 개인위생을 잘 지키고 어린이가 쓰는 물건을 소독한다.

### ⑦ 인플루엔자(Influenza)

급성호흡기질환으로 주로 겨울철에 유행하며 산발적인 소유행이 특징이나 1957년과 1958년에 유행하여 전 세계를 휩쓸었다. 열대지역에서는 계절에 영향을 받지 않으나 온대지역은 겨울에 유행하며 감염력이 매우 강하다.

- **병원체**: *Influenza Virus*, A, B, C형 중 주로 A형이 유행하고, B, C형은 산발적으로 소규모 집단에서 발견된다.
- **병원소 및 감염원**: 환자, 감염원은 환자의 비말이다.
- **감수성 및 면역성**: 연령이 높은 층보다 어린이나 학령기 소아가 더 높은 이환율을 나타내며 감염된 사람이라도 그 바이러스에 대한 면역은 없다.
- **전파경로**: 환자가 기침할 때의 비말에 의한 직접 전파, 콧물이나 인후분비물로 오염된 물건을 통한 간접 전파가 있으며 인구밀도가 높은 곳에서는 주로 포말감염으로 직접 전파된다. 잠복기는 1~3일(24시간~72시간)이다.
- **증상**: 38℃ 이상의 갑작스러운 발열, 두통, 근육통, 피로감 등의 전신 증상과 인후통, 기침, 객담 등의 호흡기 증상이 나타난다.
- **예방관리**: 인플루엔자 백신이 유행균주와 같은 균주를 사용했을 때는 효력이 있으나, 유행 시의 균주를 미리 알 수 없기에 동일한 백신을 준비하기가 어려우므로 대중이 많이 모이는 공공장소를 피하는 것이 감염의 기회를 줄이는 데 효과적이다.

## 8) 만성감염병 관리

만성감염병에는 발생률은 낮으나 유병률이나 사망률에서 국민 건강에 큰 영향을 주는 결핵, 성병, 나병, B형 간염, 후천성면역결핍증 등이 있다.

### (1) 결핵(Tuberculosis)

결핵은 대부분 폐에서 발생하지만 신장, 신경, 뼈, 우리 몸 속 대부분의 조직이나 장기에서 병을 일으킬 수 있다. 즉 결핵은 신체의 모든 장기에 감염되지만, 가장 문제가 되는 것은 폐결핵이다. 결핵에 감염되면 90%는 잠복결핵 감염이 되고 50%는 1~2년 안에, 나머지 50%는 평생 아무 때나 발병한다.

결핵 관리의 문제는 치료 기간이 오래 걸리고, 치료를 중단하면 약제 내성균이 생겨서 치료가 더욱 어렵다는 것이다. 우리나라의 경우 결핵유병률이 많이 감소(1965년 5.1% → 1995년 1%)하기는 하였으나 경제수준이 비슷한 외국과 비교하면 아직도 높은 수준이다.

- **병원체**: *Mycobacterium Tuberculosis*, 1882년 Koch가 발견한 그람양성 항산성간균으로 대부분의 주위환경이나 소독제에 강하며, 직사광선에도 20~40시간 생존이 가능하나 열에 약하여 70℃에서 5분 내에 사멸된다. 인형(Mycobacterium Tuberculosis), 우형(M. Boris), 조형(M. Arium), 파충형이 있으나 파충형은 온혈동물에는 감염되지 않는다.
- **병원소**: 사람과 소
- **전파경로**: 폐결핵 및 후두결핵 환자에서 나오는 비말핵을 호흡기로 흡입하여 감염되며 특히 후두결핵은 감염성이 매우 높다. 점막과 상처가 난 피부를 통해서도 직접감염이 될 수 있지만 매우 드물다.
  - 우형결핵은 저온살균하지 않은 우유나 유제품을 섭취할 때 생기고, 농민이나 가축을 다루는 사람이 공기를 통해 감염되기도 한다.
  - 폐결핵은 객담비말, 신장결핵은 소변, 장결핵은 분변을 통해 전파된다.
- **증상**: 피로감, 발열, 체중감소(우리 몸의 영양분을 소모시키고 조직과 장기를 파괴한다)로 시작하여 기침, 흉통, 객혈 등이 나타난다. 진단은 흉부 X선 소견, 객담검사 등으로 한다.
- **예방관리**: 가장 많이 실시되는 검사는 Mantoux Test로, 주사 후 피부에 나타나는 반응으로 48~72시간 후에 판정된다. 가로 경결의 직경 0~4mm는 음성, 5~9mm는 의양성, 10mm 이상은 양성, 15mm 이상은 강양성으로 판정한다. 흉부X선 간접촬영은 집단검사에 많이 이용된다.

**[결핵의 역학적 특성]**

① 도시가 농촌보다 유병률이 높다. 도시 외곽 빈민지역의 결핵 유병률이 높기 때문이다.

② 남성이 여성보다 약 2배 정도 유병률이 높다. 영유아에서 높다가 10대에 급격히 감소하고 20대가 되면서 다시 상승하며 30대에 약간 낮아졌다가 그 이후는 연령에 따라 계속 상승하는 것을 볼 수 있는데, 그 이유는 고령으로 면역기능이 떨어질 때 잠재감염으로 있던 결핵균이 비로소 질병을 일으키기 때문이다.

③ 우리나라는 보건의료수준의 향상과 사회경제적 발전으로 인해 결핵환자 수가 많이 줄어들기는 했지만, 여전히 전체 국민의 1/3이 결핵균에 감염되어 있는 것으로 추정된다. 2018년 결핵환자 수는 3만3,796명, 인구 10만명당 환자율은 65.9명이고, 신환자는 2만6,433명, 사망자는 1,800명으로 하루 평균 72.4명의 결핵환자가 새로 발생하고 4.9명이 사망했다. WHO의 'Global Tuberculosis Report 2018'에 따르면 2017년 기준 우리나라는 10만명 당 결핵발생률이 70명, 사망률이 5명으로 OECD 35개 회원국 중 1위이다.

④ 세계보건기구가 2010년을 기준으로 추정한 바에 따르면 매년 약 880만 명의 환자가 새로 발생하고, 연간 약 110만 명이 결핵으로 사망하는 것으로 보고되었다. 그리고 이들 환자 대부분이 사회경제적으로 어려운 환경에 있는 후진국에 몰려있기 때문에 결핵은 대표적인 후진국병으로 인식되고 있다.

**※ 후진국에 결핵이 많은 이유**

- 결핵환자가 제대로 치료받지 못해 계속 병을 가지고 있게 된다.
- 그 결과 주변 사람들에게 오랫동안 계속해서 병을 옮기게 된다.
- 좁은 공간에 많은 사람들이 모여 사는 경우가 많아 한 명의 환자가 많은 사람들에게 병을 옮긴다.
- 사람들의 영양상태가 나쁘고 면역력이 약하여 몸 속에 침입한 결핵균이 쉽게 증식하면서 병을 일으킨다.

### (2) 성병 혹은 성전파 질병(Sexually Transmitted Disease, STD)

도시인구가 증가하고 성도덕이 변화하면서 현대 사회에는 성병에 무방비상태로 노출되어 있다. 성병에는 임질, 매독, 비임균성 요도염, 연성하감 등이 있으며 현재까지 밝혀진 것만도 20여 종에 이른다. 성질환은 질병의 특성상 그 실상이 파악되기 어려운데, 우리나라에서는 주로 성병 정기검진 대상자의 자료를 통해 단편적으로 파악된다. 이들 대상자의 성병 감염률을 보면 임질이 가장 높고, 그 다음 비임균성 요도염, 매독순으로 나타난다. 연령별로는 성적으로 가장 왕성한 20대, 30대에서 감염률이 가장 높고, 성별로는 여성보다 남성의 감염률이 높다.

#### ① 임질(Gonorrhea)

성전파 질병 중 비임균성 요도염과 함께 가장 흔하게 발생하는 질환이다.

- **병원체**: *Neisseria Gonorrhea*
- **병원소**: 사람에게만 한정된다.
- **전파경로**: 대부분 성적 행위를 통한 성기 접촉으로 이루어진다. 모성이 임질환자일 때 출산 시 감염된 산도와의 접촉으로 임균성 신생아 결막염이 생길 수 있다. 잠복기는 2~7일 정도인데, 증상이 없는 감염자들도 감염원이 될 수 있다.
- **감수성**: 전반적으로 감수성이 높고 면역이 형성되지 않아 반복 감염된다.

- 증상: 남성의 경우 배뇨곤란과 함께 요도에서 고름이 나오고, 여성의 경우 요도염과 자궁경관염의 증상이 경미하게 나타난다. 그리고 감염이 진행되면 남성에게는 부고환염, 직장항문염 등이 나타날 수 있고, 여성에게는 자궁내막염, 난관염 등이 나타날 수 있다. 사춘기 이전의 소녀들은 감수성이 높아서 감염성 있는 분비물과 성기 접촉을 하면 임균성 외음질염이 생길 수 있다.

### ② 매독(Syphilis)

- **병원체**: *Treponema Pallidum*
- **병원소**: 사람
- **전파경로**: 직접접촉 전파(성교나 키스), 태아감염, 수혈
- **증상**: 성기의 구진, 무통성 하감(1차성 병변), 피부발진(2차성 병변), 장기간의 잠재기를 거치고 난 후 나타나는 심맥관계와 중추신경계의 병변(3기 매독)으로 구분한다. 모성을 통해 감염된 태아는 종종 유산되거나 사산되는데, 출생하는 경우도 선천성 감염으로 여러가지 장애(선천성 매독아)를 가지게 된다.
- **관리방법**: 환자색출, 환자진단, 환자의 관리, 보건교육, 고위험 여성의 관리 등이다.

### ③ 후천성면역결핍증(Acquired Immune Deficiency Syndrome, AIDS)

HIV(Human Immunodeficiency Virus)라는 인체면역결핍바이러스가 몸 속에 침입하여 우리 몸의 면역세포를 파괴시켜 면역기능이 저하되면 정상상태에서는 거의 발생하지 않는 각종 감염병이나 암 등이 발생해 사망하게 되는 질병이다. 그러므로 HIV가 우리 몸에 들어와도 일반적으로 6주~12주 정도가 지나야만 항체가 형성되고, 항체가 형성되어야만 검사로 감염 여부를 알 수 있다. 증상이 나타나는 환자로 진전되면 치료하지 않을 경우 거의 수년 내에 사망하게 되는 질환이다.

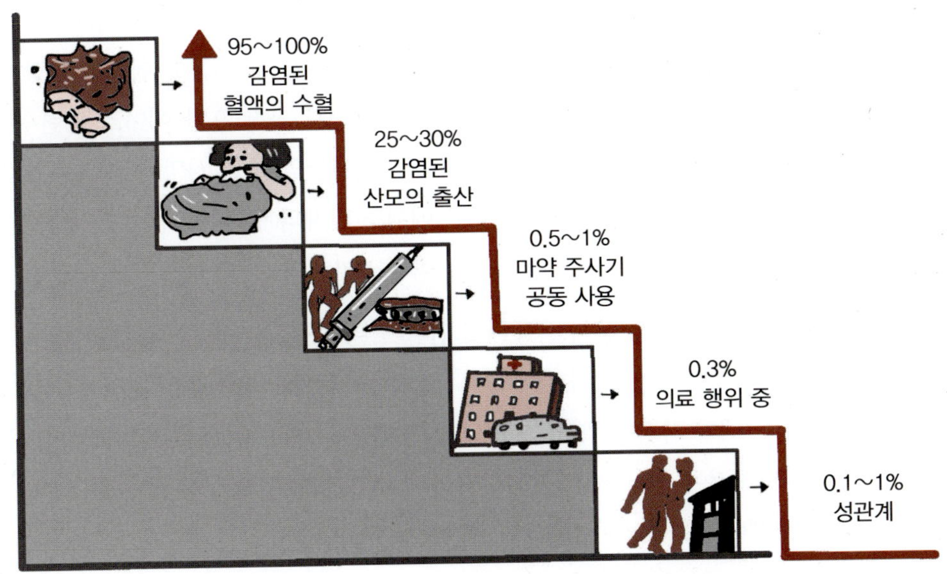


〈그림 Ⅲ-3-3〉 HIV감염경로별 감염확률

- **병원체**: HIV(*Human Immnodeficiency Virus*), 인체에 들어오면 면역을 담당하는 세포를 찾아내어 면역세포 내에서 증식한 뒤 면역세포를 파괴한다. HIV는 모든 감염인의 체액, 특히 혈액, 정액, 질분비물, 모유에 많은 양이 존재한다.
- **병원소**: 사람
- **전파경로**: 성접촉, 특히 항문성교 시 혈관들이 파열되면서 생긴 상처에 바이러스가 들어가게 되므로 이성애자보다 남성 동성애자들에게서 감염률이 높다. 잠복기는 6개월에서 7년(평균 2년)정도로 추정되며 언제부터 감염이 가능한지는 아직 불확실하다.
  - 수혈 및 혈액제품 사용
  - 오염된 주사기, 침, 칫솔, 면도칼을 사용
  - 감염 모성에서 태아로 수직감염
- **증상**
  - 초기증상: HIV에 감염되었을 때 나타나는 특징적인 증상은 없으나, 일부 감염인(전체 감염인의 30~50% 정도)에게서 체중감소(평균체중의 10%), 원인모를 만성설사, 발열, 지속적인 마른기침, 전신피로 등 다른 질병군에서도 나타날 수 있는 비특이적 증상이 나타날 수 있다(급성 감염기 또는 급성 HIV증후군).
  - 진행증상: 초기증상 및 무증상기(평균 10년, 임상적 잠복기)를 거쳐 면역력이 많이 저하되면 피부염과 물집, 구강 및 식도염, 대상포진, 임파선 종창 등이 나타날 수 있고 폐렴 등의 기회감염이나 임파종 등 기회암이 발현한다(증상기). 감염 후 대부분 10년 내에 50% 이상이 AIDS환자로 발병되며, 환자로 진전되어서도 치료하지 않을 경우 거의 수년 내에 사망한다.
  - 기회감염: 건강한 사람에게는 감염증을 잘 일으키지 않는 각종 바이러스, 진균, 기생충, 원충 및 세균 등이 면역 기능이 저하된 사람에게서는 심각한 감염증을 일으키는 경우를 말한다. 즉, 기회를 보아 감염증을 일으킨다는 의미이며, '2차감염'이라는 말과 혼용해서 사용하기도 한다.
  - 결핵발생: 결핵균에 의해 발병하는 만성전염병으로, 보통 균이 침범하는 장기는 폐(Lung)이지만 다른 장기를 침범할 수도 있다. 전 세계적으로 가장 흔한 에이즈 관련 기회질환의 하나로 사하라 사막 이남 아프리카에서는 에이즈 환자들의 주요 사망원인이다. 결핵과 HIV는 서로 밀접한 연관성이 있으며, 또한 결핵은 에이즈 환자의 생존에도 많은 영향을 준다.
  - 주요 사망원인: 카리니 폐렴과 카포시 육종(붉거나 자주색을 띠는 반점)이다.
- **관리방법**: 환자의 혈액, 분비물 등에 오염된 모든 것을 철저히 소독하고 병원에서 인체침습검사, 치료 등을 시행할 때는 엄격한 무균처치법을 실시한다. 감염자로 밝혀진 사람과의 성적 접촉자는 추적조사해야 하지만, 인권 측면에서 강제성을 가질 수 없다는 한계가 있다. 수혈에 쓰이는 혈액은 채취 전에 철저한 검사를 실시하며, AIDS환자, 남성동성연애자, 마약중독증과의 성적 접촉을 피해야 한다(불가피한 경우엔 콘돔을 사용하게 한다).

### [국내 HIV/AIDS 감염 현황]

인체면역결핍바이러스 감염인/후천성면역결핍증 환자(HIV/AIDS)가 처음 보고된 1985년부터 2018년까지 우리나라에 신고된 HIV/AIDS 생존 감염 내국인은 12,991명이었고, 성별로는 남성 93.2%(12,106명), 여성 6.8%(885명)이었으며, 연령별로는 40대에서 가장 높게 나타났다.

〈표 Ⅲ-3-4〉 2018년 현재 HIV/AIDS 내국인 현황

(단위: 명)

| 구분 | | 전체 | 남성 | 여성 |
|---|---|---|---|---|
| 계 | | 12,991 | 12,106 | 885 |
| 연령 | 0~4세 | 0 | 0 | 0 |
| | 5~9세 | 1 | 1 | 0 |
| | 10~14세 | 2 | 1 | 1 |
| | 15~19세 | 41 | 34 | 7 |
| | 20~24세 | 574 | 562 | 12 |
| | 25~29세 | 1,529 | 1,495 | 34 |
| | 30~34세 | 1,474 | 1,398 | 76 |
| | 35~39세 | 1,389 | 1,298 | 91 |
| | 40~44세 | 1,686 | 1,587 | 99 |
| | 45~49세 | 1,602 | 1,501 | 101 |
| | 50~54세 | 1,558 | 1,452 | 106 |
| | 55~59세 | 1,213 | 1,109 | 104 |
| | 60~64세 | 912 | 800 | 112 |
| | 65~69세 | 480 | 421 | 59 |
| | 70세 이상 | 530 | 447 | 83 |

* 자료 : 통계청, 「HIV 생존 감염 내국인 성별, 연령 현황」 통계자료

### (3) 한센병(나병, Leprosy)

한센병은 인류역사상 가장 오래된 질병으로 병원체가 노르웨이의 Hansen에 의해 발견되어 '한센씨병(Hansen's Disease)'이라고도 한다.

중세 유럽에서 대유행했던 만성감염병으로 신의 천벌로 여겨왔다. 환자는 철저하게 사회에서 격리되어 급격히 감소하였으며, 1940년대의 효과적인 치료약제(DDS) 개발로 현재는 발생이 드문 질병이다. 증상은 피부 말초신경의 손상을 일으킨다. 진단방법은 Bargher에 의하여 고안된 Lepromin 반응검사로 감염 여부를 판정한다.

- 병원체: *Mycobacterium Leprae*
- 병원소: 환자가 유일한 병원소이다.
- 전파경로: 배설물이나 분비물에 의한 간접 전파, 사람과 사람사이의 피부 접촉에 의한 직접 전파가

있다. 잠복기는 2~10년(평균 5년), 감염력은 규칙적 치료 후 3개월 이내에 없어진다. 나균감염은 흔히 일어나지만 그 중 극히 일부에서만 발생하는 것으로 추측된다.

- 증상: 나병의 유형은 나종형, 결절형 및 중간형 등이 있는데 나종형은 점차 중증으로 가면서 결절형으로 이행되어 곧 결절부분이 파괴되고 또 코가 주저앉는다. 피부병변으로는 소결절, 구진, 반점 등이 나타나고 무감각, 마비 등의 말초신경증상을 보이며, 비강점막이 침범되면 코가 내려앉아 호흡이 막히거나 출혈이 일어날 수 있다. 다른 피부질환과 달리 말초신경의 침범이 심하여 감각을 상실하게 되며 남자에게서 호발한다.
- 역학적 특성: 1960년대 중반부터 현재까지의 발생률과 유병률을 보면 발생률은 급격하게, 유병률은 서서히 줄어들고 있다.
- 예방대책: 환자의 발견, 격리, 치료, 환자 접촉자의 관리, 소독의 실시 등이 있다.

### (4) 간염(Hepatitis)

바이러스성 간염은 간세포의 변성과 염증성 변화를 일으키는 질병으로 간의 종대와 둔통, 황달 등을 유발한다. 간염은 A형 간염(감염성 간염), B형 간염(혈청성 간염), C형으로 분류한다. 이중 A형은 분변오염에 의해 감염되는 급성감염병이다.

- 병원체: *Hepatitis Virus B, C*
- 병원소: 환자
- 전파방법
  - A형: 분변오염에 의한 감염, B형보다 감염성이 강하지만 회복이 잘 되는 편이다.
  - B형: 수혈, 오염된 주사기나 의료기구, 모체에 의한 수직감염, 정액, 체액을 통해 감염된다.
  - C형: 수혈이나 수직감염을 통해 감염, 황달이 있을 수 있으나, 비교적 경미한 증상을 보이거나 증상이 나타나지 않는다.
- 감수성 및 면역: 감수성은 전반적으로 높은 편이며, 예방접종으로 면역이 가능하다.
- 증상
  - B형 간염: 잠복기는 60~160일, 감염력을 가지는 기간은 급성증상을 보일 때뿐만 아니라 만성간염 상태에서도 지속되며 건강보균자도 감염력을 가진다. 식욕부진, 복부 불편감, 오심과 구토, 심한 피로감 등의 비특이적 증상으로 시작되어 황달도 나타나게 되는데, 거의 증상이 없는 사람부터 치사율이 높은 감염성 간염환자에 이르기까지 임상경과가 다양하다.
  - C형 간염: 감염 초기 80%는 증상이 없고 약 20% 정도에서 열, 피로, 식욕저하, 메스꺼움, 구토, 복통, 진한 소변, 회백색의 변, 관절통, 황달 등의 증상을 보이는데, 통계학적으로 만성간염의 60~70%는 만성 뇌전증(간질)으로 진행되며, 5~20%는 간경변으로 사망한다.
- B형 간염 관리방법
  - 예방이 가장 중요하다.
  - 환자의 혈액, 체액으로 오염된 기구는 철저히 소독하고 병원에서 신체침습검사나 치료 등을 시

행할 때는 엄격한 무균 처치를 시킨다.
- 혈액은 채혈 때부터 철저한 방법으로 검사하고 관리한다.
- 주삿바늘은 물론 침, 면도칼, 칫솔 등을 여러 사람이 돌려 쓰는 일이 없도록 일반인에게 홍보한다.
- 간염 예방접종의 우선순위가 가장 높은 집단은 간염의 항원을 가진 어머니에게서 출생한 신생아이다. 어머니가 양성인 경우 영아가 출산 전후에 감염될 가능성은 80~90%에 이르므로 가임여성은 출산 전에 검사를 통해 치료를 받아야 한다.

• C형 간염 관리방법: C형 간염은 B형 간염과 달리 백신이 개발되어 있지 않고 면역글로불린도 없다. 따라서 체액을 통해 C형 간염 바이러스가 전파되지 않도록 주의해야 한다. 주삿바늘이나 침, 면도기, 칫솔, 피어싱 기구 등을 함께 사용하지 않으며 출혈을 유발하는 성교는 피하고 가능하면 콘돔을 사용하고, 환자의 개인 세면도구는 따로 사용하도록 한다.

# 2 만성퇴행성 질환

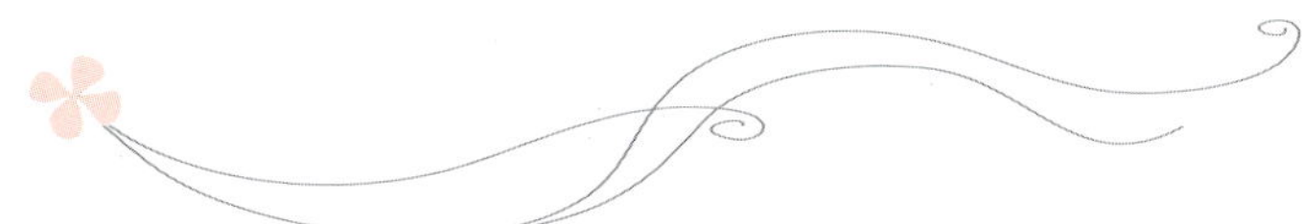

## 1) 만성퇴행성 질환의 의미

만성퇴행성 질환은 성인병, 만성질환 또는 비감염성 질환과 혼용하여 사용하는 경우가 많다. 성인병은 성년기 이후에 노화가 진행됨에 따라 발생빈도가 증가하는 비감염성의 만성 · 퇴행성 질환, 상병, 불구, 무능력 상태 및 기능장애 등을 말하며, 만성질환은 질병발생 과정의 시간경과 특성에 따라 구분된 용어로서 급성질환과는 상반된 개념으로 어원상으로 이환기간이 긴 질환을 말한다. 성인병과 만성질환을 통칭하여 비감염성 질환으로 부르기도 한다.

그런데 성인병이라는 용어는 소아기나 청장년기에도 발생하기 때문에 적합하지 않고, 비감염성이란 용어도 원인체가 바이러스성이며 감염되는 경우도 있기 때문에 적합하지 않아 최근에는 만성퇴행성 질환이라는 용어를 자주 사용한다.

미국의 만성질환 전문위원회는 다음 사항 중 한 가지 이상 해당하는 경우에 만성퇴행성 질환이라고 정의하고 있다.

① 일단 발생하면 3개월 이상 오랜 기간의 경과를 거친다(만성병).
② 호전과 악화를 반복하면서 점차 나빠지는 방향으로 나아간다(퇴행성).
③ 대체로 연령의 증가와 더불어 증가하는 경향이 있다(성인병).
④ 원인이 대체로 명확하지 않고, 기능장애를 동반한다(후유증).

이상의 내용을 종합해보면, '만성퇴행성 질환이란 3개월 이상 만성경과를 거치면서 퇴행성으로 나타나고, 연령의 증가와 함께 증가하며, 원인이 불명확하면서 기능장애를 동반하는 질환'으로 정의할 수 있다. 과거에는 감염성 질환이 보건의 주요 문제였으나 경제수준의 향상과 생활습관의 변화, 스트레스 등 여러 복합 요인들로 인해 오늘날에는 만성퇴행성 질환으로 보건의 초점이 이동하게 되었다. 유병률과 사망률이 높아 보건학적으로 관심을 받고 있는 대표적인 질환으로 암, 고혈압, 당뇨병, 심혈관질환, 뇌졸중 등이 있다.

## 2) 만성퇴행성 질환의 역학적 특성

① 증상이 호전되고 악화되는 과정을 반복하면서 결과적으로 나쁜 방향으로 진행한다.

② 발생 원인이 다양한 다요인 질병이다.

③ 연령이 증가하면 유병률도 높아진다.

④ 결핵이나 백혈병 등 생물병원체가 직접 원인인 질병을 제외하고는 대부분 원인이 명확하게 밝혀지지 않았다.

⑤ 질병발생 시점을 정확하게 알기 어렵고 위험 요인 노출시점부터 발병까지의 잠재기간이 길다.

⑥ 발병 이후 완치되기 어려운 상태를 유지하며 진행 결과가 오래 걸리면서 단계적으로 기능저하나 장애가 심화되는 경우가 많다.

## 3) 만성퇴행성 질환의 증가요인

오늘날 상병구조가 만성퇴행성 질환으로 바뀌게 된 것은 생활양식의 변화, 평균수명 증가, 공업화와 산업화, 의학기술 등이 공헌한 바가 크다.

### (1) 생활양식의 변화

식습관 변화, 운동량 변화, 흡연 및 음주 등과 같은 복합적인 원인이 성인병 발생에 영향을 주고 있다.

### (2) 평균수명의 증가

성인병의 발생 위험은 연령이 증가함에 따라 크게 증가한다. 평균수명의 증가로 인한 노인인구의 증가는 만성퇴행성 질환을 가진 인구의 비중을 높인다.

### (3) 공업화와 산업화로 인한 건강 위해 요인의 증가

공업화와 산업화는 오염물질을 증가시키고, 대기오염, 유해화학물질 배출을 늘리며, 교통사고를 증가시키는 등 건강에 큰 영향을 미치는 환경적 요소가 악화되고 있다.

### (4) 의학기술의 발달

의학기술의 발달이 만성퇴행성 질환의 증가에 기여한 바는 예전에는 정확히 진단하기 어려웠던 많은 질병들을 밝혀내고 있는 것이다.

## 4) 만성퇴행성 질환 발생현황

우리나라 만성질환의 증가 현상은 1970년대 후반부터 두드러지고 있다. 2018년 우리나라 10대 사망원인을 보면 악성신생물(암)이 인구 10만 명당 154.3명으로 가장 많았고, 심장질환 62.4명, 폐렴 45.4명, 뇌혈관질환(뇌졸중) 44.7명, 고의적 자해(자살) 26.6명, 당뇨병 17.1명, 간질환, 만성하기도 질환, 알츠하이머, 고혈압성 질환 순으로 나타났다.

성별로는 남성은 자살(5위), 간질환(6위) 및 운수사고(9위) 순이었고, 여성은 알츠하이머(5위), 고혈압성 질환(7위) 등으로 원인별 사망 순위가 다르게 나타났다.

〈주요 사망원인〉

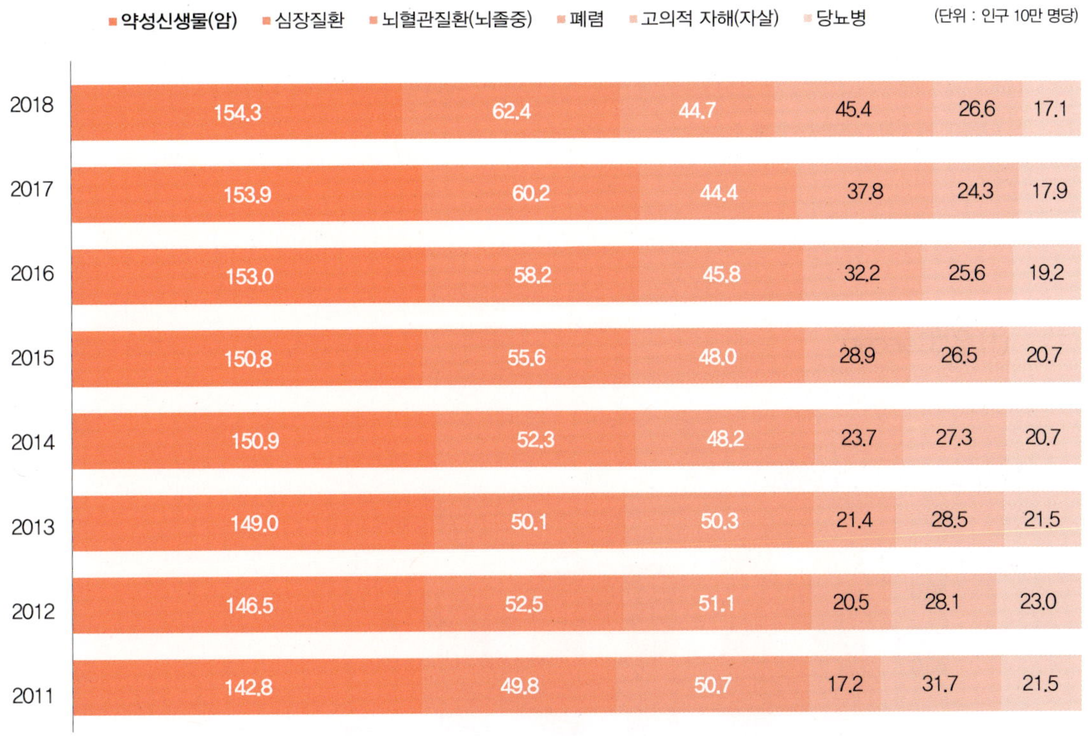

(단위 : 인구 10만 명당)

| | 약성신생물(암) | 심장질환 | 뇌혈관질환(뇌졸중) | 폐렴 | 고의적 자해(자살) | 당뇨병 |
|---|---|---|---|---|---|---|
| 2018 | 154.3 | 62.4 | 44.7 | 45.4 | 26.6 | 17.1 |
| 2017 | 153.9 | 60.2 | 44.4 | 37.8 | 24.3 | 17.9 |
| 2016 | 153.0 | 58.2 | 45.8 | 32.2 | 25.6 | 19.2 |
| 2015 | 150.8 | 55.6 | 48.0 | 28.9 | 26.5 | 20.7 |
| 2014 | 150.9 | 52.3 | 48.2 | 23.7 | 27.3 | 20.7 |
| 2013 | 149.0 | 50.1 | 50.3 | 21.4 | 28.5 | 21.5 |
| 2012 | 146.5 | 52.5 | 51.1 | 20.5 | 28.1 | 23.0 |
| 2011 | 142.8 | 49.8 | 50.7 | 17.2 | 31.7 | 21.5 |

〈그림 Ⅲ-3-4〉 주요 사망원인(2019 보건복지통계연보)

2018년에 인구 10만 명당 자살한 사람 수는 26.6명으로 지난해(24.3명) 대비 2.3% 증가했으며, OECD 국가평균(11.5명)에 비해 상당히 높은 편이다.

성별로는 남성 자살률(38.5명)이 여성(14.8명)의 자살률 보다 2.6배 높으며, 10대~30대 사망원인 1위가 자살로 나타났다.

〈표 Ⅲ-3-5〉 성 · 연령별 자살률

(단위: 명)

| 구분 | | 2011 | 2012 | 2013 | 2014 | 2015 | 2016 | 2017 | 2018 |
|---|---|---|---|---|---|---|---|---|---|
| 전체 | | 31.7 | 28.1 | 28.5 | 27.3 | 26.5 | 25.6 | 24.3 | 26.6 |
| 성별 | 남자 | 43.3 | 38.2 | 39.8 | 38.4 | 37.5 | 36.2 | 34.9 | 38.5 |
| | 여자 | 20.1 | 18.0 | 17.3 | 16.1 | 15.5 | 15.0 | 13.8 | 14.8 |
| 연령별 | 10~14세 | 1.8 | 1.5 | 1.3 | 1.1 | 1.2 | 0.9 | 1.5 | 2.1 |
| | 15~19세 | 8.9 | 8.2 | 7.9 | 7.2 | 6.5 | 7.9 | 7.2 | 8.7 |
| | 20~24세 | 17.7 | 14.9 | 14.5 | 13.6 | 13.2 | 13.3 | 13.3 | 15.3 |
| | 25~29세 | 30.1 | 23.9 | 21.7 | 22.4 | 19.9 | 19.8 | 19.6 | 19.9 |
| | 30~34세 | 30.4 | 28.3 | 27.8 | 26.9 | 24.7 | 25.2 | 23.3 | 25.6 |
| | 35~39세 | 30.6 | 26.5 | 28.9 | 29.0 | 25.5 | 24.1 | 25.6 | 29.0 |

* 자료 : 통계청, 「사망원인통계」 2018

## 5) 주요 질환

### (1) 암(Cancer)

#### ① 발생현황

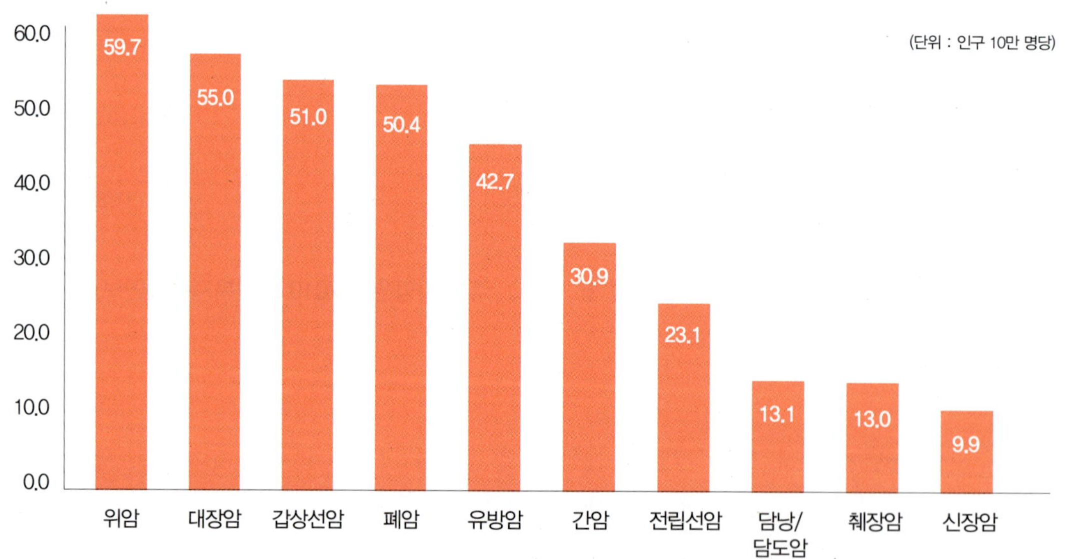


〈그림 Ⅲ-3-5〉 주요 암 조발생률 추이 (2019 보건복지통계연보)

2019년 보건복지부 통계연보에 따르면, 암 발생률은 매년 지속적으로 증가하고 있는 추세에 있다. 2016년 우리나라 인구 10만 명당 제일 많이 발생한 암은 위암(59.7명)이었으며, 대장암(55.0명), 갑상샘암(51.0명), 폐암(50.4명), 유방암(42.7명) 순이었다.

성별로는 남성이 위암(80.3명), 폐암(69.7명), 대장암(65.3명), 전립샘암(46.2명), 간암(46.1명) 순이었고, 여성은 유방암(85.0명), 갑상샘암(80.2명), 대장암(44.8명), 위암(39.1명), 폐암(31.2명) 등으로 나타났다.

### ② 암의 정의

암은 생물학적으로 인체 내의 정상세포가 어떤 원인에 의해 비정상적으로 세포분열을 일으켜 불규칙적인 형태로 빠르게 성장한 뒤 다른 정상 부위로 확산, 전이되어 정상적인 조직을 파괴하거나 기능장애를 일으키는 것으로, 신생물(Neoplasm), 종양(Tumor) 등으로 불리고 있으며 일반적으로 악성종양(Malignant Tumor)을 암이라 한다.

### ③ 암의 특징

통제되지 않는 이상증식을 계속하여 규칙적인 조직구조대로 배열되지 않고 불규칙한 덩어리를 만들거나 표면에 튀어나오기도 한다.

일반종양은 피막을 형성하여 주위 조직으로의 침입이 이루어지지 않는데, 암은 피막이 형성되지 않아 주변 조직으로 침입하고, 혈관도 파괴되어 출혈이 일어나 2차 감염의 원인이 되기도 한다. 이처럼 암세포는 전이가 잘 되기 때문에 다른 조직에 침범하여 다른 장기조직의 파괴를 가져오기도 한다.

**※ 암의 전이형태**

- **침윤성 전이**: 주위 조직을 밀고 정상조직을 뚫고 나가서 인접해 있는 다른 장기로 파고 든다.
- **임파성 전이**: 임파관을 통해서 전파된다.
- **혈행성 전이**: 혈관을 통해서 전파된다.
- **파종성 전이**: 종양세포들이 복강이나 흉막강 내의 장막표면 여러 부위에 씨앗을 뿌리듯이 전이된다.
- **이식성 전이**: 가장 드문 경우로서 의료기구나 고무장갑을 낀 손에 의해서 종양 세포들이 기계적으로 전이된다.

### ④ 암 발생 원인

아직까지도 암의 발생 원인이나 기전이 명확하게 밝혀지지는 않았지만 생활습관을 비롯한 여러 가지 내적 요인과 외적 요인들이 암 발생이 기여하는 것으로 알려지고 있다.

#### [내적 요인]

- 유전적 요인: 암의 발생과 가장 밀접한 관련이 있는 것으로 흔히 가족력으로 표현한다.

### [외적 요인]

- **물리적 요인**: 피부암을 유발하는 자외선, 폐암을 유발하는 방사선 등이다.
- **화학적 요인**: 간암을 일으키는 비닐클로라이드, 방광암을 일으키는 나프탈아민 등이다.
- **생물학적 요인**: 간암을 일으키는 B형 간염 바이러스, 자궁경부암을 일으키는 유두종 바이러스 등이다.

### [생활습관 요인]

- **식이**: 식이는 암발생에 영향을 미치는 중요한 요소로 짠 음식, 과다한 소금의 섭취, 태운 음식, 높은 온도로 조리한 음식 등이 주요한 요인이다. 쌀을 주식으로 하는 민족에게는 위암과 원발성 간암의 발생이 높고, 뜨거운 음식을 잘 먹는 식습관이 있는 종족이나 사람들에게는 식도암, 후두암 및 위암의 발생이 높다. 또한 동물성 지방질을 많이 섭취하면 대장암이나 유방암 발생위험이 있다.
- **흡연**: 흡연은 폐암, 후두암, 구강암, 인후암, 식도암, 췌장암, 방광암, 신장암, 자궁경부암, 자궁내막암, 위암 등을 일으키는 원인이 되며 심혈관계 질환이나 호흡기 질환의 발생률을 높인다. 또한 생식기능에 영향을 주어 수태 능력을 감소시키고 태아의 성장지연을 일으킨다.
- **감염**: 기생충이나 바이러스의 감염도 암을 유발한다. 헬리코박터파일로리균(Helicobacter pylori)은 위암을 유발하고, 인유두종바이러스(Human Papilloma Virus; HPV)는 자궁경부암의 원인으로 작용한다. B형 간염 바이러스에 감염된 사람은 그렇지 않은 사람에 비해 간암발생률이 250배나 높다.
- **환경오염물질**: 산업화와 도시화로 인한 독성폐기물질과 화학물질오염의 노출은 빈도와 강도에 따라 건강을 위협하고 암 발생에도 기여하는 것으로 밝혀지고 있다. 현재 유통되고 있는 약 8만여 종의 화학물질이 약 200만 종류의 상품에 활용이 되고 있으나, 독성평가를 받은 것은 수백 종에 불과하다.

### ⑤ 암의 예방

#### ※ 암협회의 암예방 지침

1. 편식하지 않고 영양분을 골고루 균형있게 섭취한다.
2. 우유와 된장을 자주 섭취한다.
3. 녹황색 채소를 비롯하여 과일 및 곡류 등 섬유질을 많이 섭취한다.
4. 비타민 A, C, E를 적당량 섭취한다.
5. 적정 체중을 유지하기 위해 과식을 피하고 지방분을 적게 먹는다.
6. 너무 짜고 매운 음식과 너무 뜨거운 음식은 피한다.
7. 불에 직접 태우거나 훈제한 생선이나 고기는 피한다.
8. 곰팡이가 생기거나 부패한 음식은 피한다.
9. 술은 과음하거나 자주 마시지 않는다.
10. 담배는 금한다.
11. 태양광선, 특히 자외선에 과다 노출하지 않는다.
12. 땀이 날 정도의 적당한 운동을 하되 과로는 피한다.
13. 스트레스를 피하고 기쁜 마음으로 생활한다.

암은 증상이 나타날 때는 이미 어느 정도 증식이 이루어진 경우가 많고 다른 부위로 전이되는 특성 때문에 치료보다 예방이 중요하다. 따라서 주기적인 조기진단을 통해 발병초기에 발견하여 제거하는 것이 좋다.



### (2) 고혈압(Hypertension)

WHO의 2001~2002년 자료에 의하면 고혈압은 전 세계적으로 6억 명이 앓고 있으며, 미국에서도 최소 500만 명이 앓고 있는 질환으로 성인 5명 중 한 명이 이 질환에 이환되어 있을 정도로 가장 흔한 심혈관계 질환이라고 밝히고 있다.

고혈압은 순환기계 질환의 근원적인 문제가 되는 만성퇴행성 질환으로 수축기압력과 이완기압력이 정상범위를 벗어나 증가한 것을 말하며, 가장 흔하면서도 관리가 잘 되지 않는다.

#### ① 고혈압의 기준

혈압이란 심장이 혈액을 내뿜어줄 때(수축기 혈압)와 혈액을 받아들일 때(이완기 혈압) 동맥에 전해지는 힘(압력)을 mmHg 단위로 측정한 것이다. 성인에서 수축기 혈압이 140mmHg 이상이거나 이완기 혈압이 90mmHg 이상일 때 고혈압으로 진단한다. 미국심장협회에서는 고혈압의 기준을 다음과 같이 규정하고 있다.

2003년에 발표된 미국 국립보건원의 합동위원회 7차 보고서에 의하면 정상 혈압의 기준을 120/80mmHg 미만으로 하향 조정했다. 또 정상혈압과 고혈압(140/90) 사이의 혈압은 고혈압으로 진행할 가능성이 높으므로 고혈압 전단계로 이름 붙이고, 이 단계에 있는 사람들에겐 운동, 식이요법 등 생활습관 개선을 통해 고혈압의 발병과 그로 인한 합병증의 발생을 줄일 수 있도록 권고하고 있다.

〈표 Ⅲ-3-6〉 성인 고혈압 기준(미국심장협회)

| | 수축기 혈압(mmHg) | 이완기 혈압(mmHg) |
|---|---|---|
| 정상(Normal) | < 120 | and < 80 |
| 고혈압 전단계(Pre-Hypertention) | 120~139 | or 80~89 |
| 제1기 고혈압(Stage 1 Hypertension) | 140~159 | or 90~99 |
| 제2기 고혈압(Stage 2 Hypertension) | ≥ 160 | or ≥ 100 |

#### ② 고혈압 실태: 30세 이상 성인 고혈압 유병률

우리나라 고혈압 유병률은 남녀 모두 지속적으로 증가하는 추세로, 2018년 기준으로 30세 이상 인구 중 31.2%가 수축기압/이완기압 140/90mmHg 이상의 고혈압 기준에 해당하는 것으로 조사되었다. 성별로는 남자가 35.0%로 여자의 27.6%보다 더 높다.

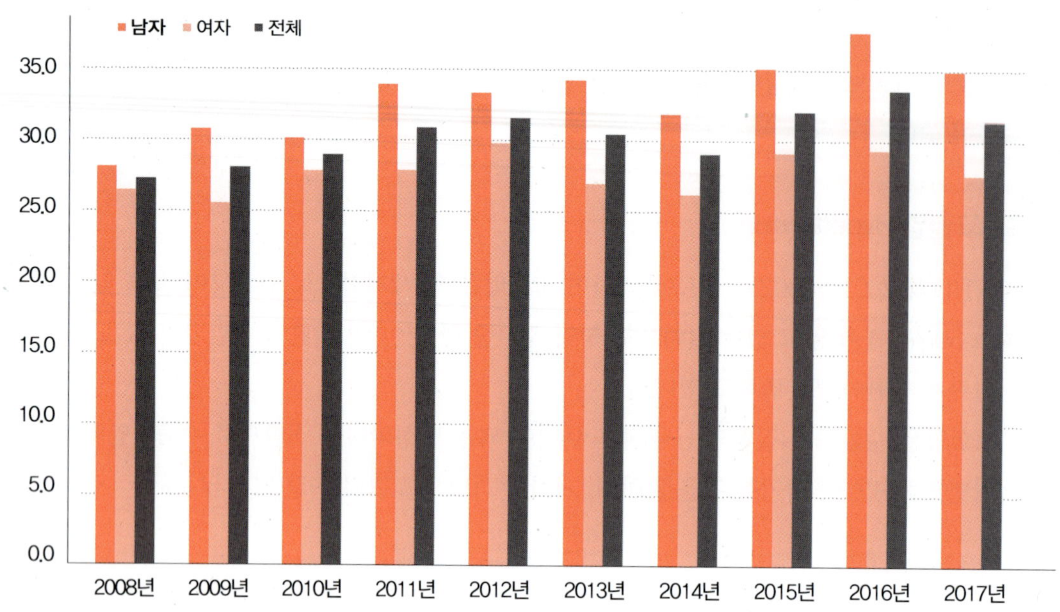


주1) 고혈압 유병률 : 수축기 혈압이 140mmHg 이상이거나 이완기 혈압이 90mmHg 이상 또는 고혈압 약물을 복용한 분율, 만 30세 이상
주2) 2017 국민건강통계 : 국민건강영양조사 제7기 2차년도

〈그림 Ⅲ-3-6〉 성인 고혈압 유병률 (2019 보건복지통계연보)

### ③ 고혈압의 원인과 위험 요인

• 원인
- 유전인자
- 교감 신경계의 유전적인 이상
- 인슐린 저항성과 제2형 당뇨병
- 비만
- 산화질소의 농도 저하
- 2차성 고혈압(신장질환, 수면 무호흡증, 약물, 술, 담배, 커피, 스트레스, 강한 운동)

• 위험 요인
- 조절불가능 요인(유전적): 나이, 인종, 고혈압의 가족력
- 조절가능 요인(후천적): 체중(비만), 당뇨병, 감정적인 요소, 흡연, 염분, 그 외에 조절할 수 있는 위험인자(칼륨 섭취 부족, 과음)

### ④ 고혈압의 증상

뚜렷한 증상이 없는 것이 일반적이며 그 밖에 가장 많은 증상으로 두통이 있다. 특히 아침에 자고 일어난 후 뒷머리가 아프며 이명, 현기증, 불면증, 피로감, 신경질적인 증상, 심계항진, 흉통, 호흡곤

란, 좌심실 비대 증상이 나타난다.

고혈압은 초기에 특별한 증상없이 진행하기 때문에 "침묵의 살인자(Silent Killer)"라고도 한다. 따라서 증상이 없더라도 혈압을 측정해보기 전에는 고혈압 여부를 알 수 없기 때문에 1~2년에 1번씩은 혈압을 측정해 보아야 한다. 약 1% 정도에서 발생하는 드문 질환인 악성 고혈압은 갑작스런 혈압 상승을 나타내는데, 이완기 혈압이 보통 130mmHg 이상으로 상승한다. 이는 생명을 위협할 수 있기 때문에 즉시 치료해야 한다.

따라서 졸음(Drowsiness), 착란(Confusion), 심한 두통(Severe Headache), 메스꺼움(Nausea), 시력상실(Loss of Vision)과 같은 증상이 있으면 즉시 진찰을 받아야 한다. 고혈압이 진행되면 심부전증, 요독증, 협심증, 뇌경색증, 동맥경화증 등이 합병증으로 나타난다.

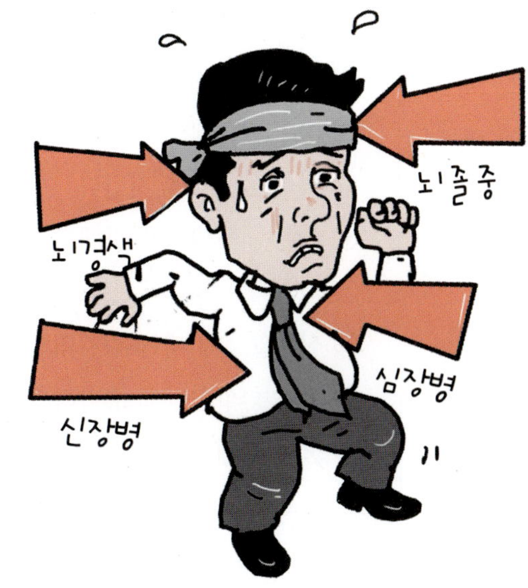


〈그림 Ⅲ-3-7〉 고혈압의 합병증

### ⑤ 고혈압 예방

고혈압을 예방하기 위해서는 고혈압을 유발하는 생활습관의 개선이 매우 중요하다.

- 하루에 적어도 30분 이상 운동한다.
- 정상 체중을 유지한다.
- 염분 섭취를 제한한다.
- 칼륨 섭취를 늘린다.
- 알코올 소비를 제한한다. 그러나 하루에 한두 잔의 음주는 고혈압이 있는 남성의 심장발작위험을 낮춘다.
- 과일, 야채, 저지방 낙농식품을 섭취한다.

### ⑥ 혈압 조절을 위한 10가지 생활수칙

이미 고혈압을 진단받은 경우라면 혈압을 조절하면서 합병증이 발생하지 않도록 하는 것이 중요하다. 질병관리본부는 혈압조절을 위한 10가지 수칙을 다음과 같이 제시하고 있다.

① 혈압을 정기적으로 측정하여 자신의 혈압을 알아둔다.
② 자신의 적정 체중을 유지한다.
③ 음식은 짜지 않게 먹는다.
④ 과일, 야채, 정백(도정)하지 않은 곡물과 식이 섬유가 많은 음식을 충분히 먹는다.
⑤ 적정 음주량을 지킨다. 여성은 하루 1잔, 남성은 하루 2잔 이상 마시지 않는다.
⑥ 약은 처방받은 용량대로 정확히 복용하고, 약을 빠뜨리거나 모자라지 않게 주의한다.
⑦ 정기적으로 외래진료를 받는다.
⑧ 신체활동에 대한 주치의의 권고를 지킨다.
⑨ 가족들의 혈압도 주기적으로 체크한다.
⑩ 모든 면에서 항상 평온하게 생활한다.

**〈표 Ⅲ-3-7〉 운동량 결정을 위한 5가지 요소**

| | | |
|---|---|---|
| 운동종목 | 고혈압의 정도에 따른 운동 분류 | • 안정 시 이완기 혈압이 115mmHg 이상이나, 약물 조절이 잘 되고 합병증이 없는 경우: 속보, 자전거 타기, 조깅, 수영, 라켓운동<br>• 안정 시 혈압이 140/90mmHg 이상이며, 약물 조절이 안 되는 경우: 걷기, 자전거 타기, 볼링, 골프 등<br>• 합병증이 있으나 혈압 조절이 잘 되는 경우: 걷기, 자전거 타기, 볼링, 골프<br>• 경계성 고혈압 환자: 등장성 운동이 우선이며 모든 운동 가능 |
| | 피해야 되는 운동 | • 상체자전거, 역기, 경쟁적인 스포츠, 단거리 달리기 |
| | 좋은 운동 | • 수중체조, 자전거 타기, 계단 오르기, 스키, 테니스, 수영, 줄넘기, 골프 |
| 운동강도 | • 고강도의 운동은 오히려 운동 중 심혈관 이상을 가져오고 효과도 좋지 않다.<br>• 운동강도는 자신의 운동최대능력의 40~60% 정도로 강도를 정하는 것이 좋다.<br>• 운동강도는 심박수(맥박수)를 이용해서 결정한다. → 측정시간: 30~60초 동안 휴식 시 심박수를 센다. | |
| 운동시간 | • 운동초기: 15분~45분 → 점차 운동에 적응되고 체력이 향상되면: 1시간 정도 늘릴 수 있다. | |
| 운동빈도 | • 1주일에 3~5일 | |
| 즐거움 | • 운동을 하고 있는 지금 당신은 즐거운가요? | |

### (3) 뇌졸중(Cerebro Vascular Accident, CVA)

뇌졸중이란 뇌혈관에 발생하는 뇌출혈과 뇌경색을 포함하는 개념으로 Stoke이라고도 한다. 뇌출혈(Cerebral Hemorrhage)은 고혈압 등으로 뇌 속의 혈관이 파열되어 혈종을 형성하면서 단단한 두개골로 둘러싸여 있는 뇌 조직을 압박함으로써 나타나고, 뇌경색(Cerebral Infarction)은 혈전이나 색전 등이 뇌혈관을 막아서 혈액공급이 원활하지 못하게 됨에 따라 영향을 받는 부위의 뇌기능에 장애를 가져오는 것이다. 언어기능을 관장하는 뇌조직이 폐색되면 언어능력이 상실되고, 운동조정 부위가 폐색되면 신체기능이 마비된다. 기억력 감소나 행동장애도 나타날 수 있으며, 호흡이나 체온조절을 담당하는 뇌조직이 손상을 받으면 생명이 위협을 받는다. 뇌경색의 경우 재발이 흔하고 재발되는 경우 손상되는 뇌

조직의 영역은 점점 늘어난다.

#### ① 뇌혈관질환의 종류

- **뇌출혈**: 고혈압 등으로 혈관이 터져서 피가 뇌 속으로 모여 뇌조직을 압박한다.
  - **뇌실질내출혈**: 뇌조직 안에서 피가 터져 번지는 상태이다.
  - **지주막하출혈**: 뇌 밖의 지주막하강에서 혈관이 터지는 상태이다.
- **뇌경색**: 혈전이나 색전 등으로 뇌혈관이 막혀서 피가 통하지 못해 그 부위의 뇌기능을 상실한다.
  - **뇌혈전**: 뇌경색으로 뇌혈관 자체가 오랜 시간에 걸쳐 변하여 막힌 것이다.
  - **뇌색전**: 뇌혈관 자체는 큰 변화가 없는데 몸 안의 혈관에서 피가 엉겨 만들어진 핏덩이(색전)가 흘러들어와 뇌혈관을 막아버린 것이다.

#### ② 원인 및 증상

주요 원인은 고혈압과 동맥경화증이다. 증상은 침범한 부위에 따라 기능장애, 기억력 상실, 운동마비 등이 나타나고 심한 경우 사망에 이른다.

#### ③ 예방

고혈압이 주요 원인이므로 고혈압의 예방방법과 같다. 뇌졸중의 결과로 마비 등이 따르지만 심한 경우가 아니라면 재활치료를 통해 많은 부분 회복이 가능하다.

### (4) 허혈성 심장질환(Ischemic Heart Disease)

심근 자체에 혈액과 산소를 공급하는 관상동맥에 동맥경화가 초래되어 동맥 내경이 좁아진 결과, 심근이 필요로 하는 만큼의 혈액을 공급하지 못해 생기는 질환이다. 허혈성 심질환의 대표적인 증상은 협심증과 심근경색증이 있다.

협심증은 힘든 일을 하였을 때나 흥분상태에 노출되었을 때, 관상동맥에 경화증이 있는 사람은 관상동맥 내강의 일부가 막혀 심장조직으로 가는 혈류가 줄게 되면서 가슴 한복판에 심한 통증을 느끼는 증상이다. 그리고 이 때의 통증을 협심통이라고 하는데, 휴식을 취하거나 약(니트로글리세린)을 투여하면 통증이 사라진다.

한편 심근경색증은 심장의 관상동맥 가지 중 어느 한 곳이 막혀서 발생하는데, 극심한 흉부통증이 휴식을 취하거나 약을 복용하여도 사라지지 않을 때 신속하게 조치하지 않으면 심장마비로 사망할 수 있는 응급상황을 초래한다. 심근경색증의 전구 증상으로 협심증이 나타날 수 있으니 흉통발작이 온 뒤에 통증이 저절로 사라졌다 하더라도 방치하지 말고 정밀검사를 받아야 한다.

#### ① 심장질환의 종류

태생기의 결함으로 발생하는 선천성 심장질환이 아닌 후천적으로 발생하는 심장질환은 다음과 같다.

- **류마티스 심장병**: 어린시절 상기도염증이 원인이 되어 발생하는 심장판막질환을 뜻하며 승모판

협착증과 대동맥판 폐쇄부전증 등이 발생한다.

- **심근병증**: 심장근육이 병들어서 수축 이완의 역할을 제대로 못하는 질환이다.
- **고혈압성 심질환**: 중년 이후의 성인병으로서 일상생활의 위험 요인 때문에 발생하는 심장병이다.
- **허혈성 심질환**: 심근 자체에 혈액과 산소를 공급하는 관상동맥에 동맥경화가 초래되어 동맥 내경이 좁아진 결과, 심근이 필요로 하는 만큼의 혈액을 공급하지 못해 생기는 질환이다.

이 중에서 허혈성 심장질환은 연령이 높아질수록 많고, 여자보다 남자에게서 많이 발생하나 갱년기 이후에는 남녀 발생비율의 차이가 적어진다. 허혈성 심장질환 사망률은 1983년 10만 명 당 2.2명에서 2014년 37.5명으로 증가하였고, 2018년에는 31.0명으로 나타났다.

#### ② 원인과 증상

동맥내피세포에 콜레스테롤과 중성지방 등의 지질이 축적되고 섬유질이 증식하여 혈류가 느려지고 혈관이 막혀서 발생한다. 원인으로는 고혈압, 당뇨병, 비만, 운동부족, 연령 및 유전 등의 소인이 관여하는 것으로 알려져 있다.

#### ③ 예방

위험 요인을 피하기 위해 콜레스테롤 및 고지방식품 섭취를 제한하고 적당한 운동, 비만예방, 금연, 적정음주의 생활습관을 갖도록 한다. 또한, 당뇨병과 고혈압 등의 치료로 발생을 연장하거나 최소화 하는 것이 허혈성 심장질환을 예방할 수 있다.

### (5) 당뇨병(Diabetes Mellitus, DM)

우리 몸에 섭취된 음식물은 대부분 흡수되어 포도당의 형태로 혈중으로 운반되어 우리 몸의 세포로 들어가 에너지 동력원으로 사용되는데, 포도당이 세포로 이동하기 위해서는 인슐린을 필요로 한다. 인슐린은 췌장의 랑겔한스섬의 베타세포에서 분비되는 호르몬으로서 세포와 결합하여 포도당이 세포로 이동하여 에너지원으로 쓰이도록 도와주는 역할을 한다. 이러한 인슐린 분비에 장애가 온 것을 당뇨병이라고 한다.

#### ① 당뇨병 유병률(30세 이상 성인)

만 30세 이상 성인의 당뇨병 유병률은 2007년 9.5%에서 2016년 11.3%로 1.8%p 증가하였다(남자는 11.8%에서 12.9%로 1.1%p 증가, 여자는 7.2%에서 9.6%로 2.4%p 증가). 2016년 기준 남자(12.9%)가 여자(9.6%)보다 1.3배 높았으며, 30세 이상 성인 10명 중 1명은 당뇨병 유병자로 나타났다.

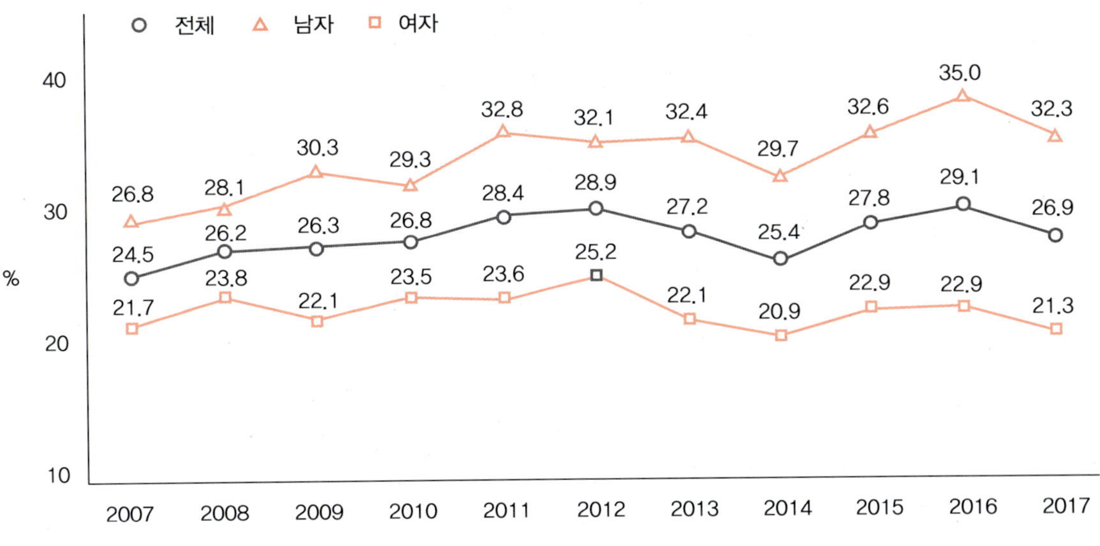


〈표 Ⅲ-3-8〉 당뇨병 유병률(30세 이상 성인)

### ② 당뇨병의 종류

당뇨병은 크게 원발성과 속발성(2차성) 당뇨병, 임신성 당뇨병으로 구분한다.

- 원발성 당뇨병
  - 제1형(인슐린 의존형) 당뇨병: 췌장에서 인슐린을 만들지 못하기 때문에 발생된 것으로 증상이 급격히 발전됨에 따라 심하게 나타난다. 유아기나 청소년기에 대개 발생하여 반드시 인슐린으로 치료해야 한다.
  - 제2형(인슐린 비의존형) 당뇨병: 주로 40대 이후에 발생되며, 당뇨병 환자의 80% 이상을 차지하고 있다. 췌장의 인슐린 분비능력은 정상인 수준이나 비만 등의 이유로 체내 인슐린 필요량이 증가하는데, 더 많이 필요해진 인슐린을 충분히 공급하지 못하여 발생된 것으로 식이요법, 운동요법 등으로 극복될 수 있다.
- 2차성 당뇨병: 만성 췌장염, 내분비질환(쿠싱 증후군, 말단비대증), 유전적 증후군 등에 의해 2차적으로 당뇨병이 유발되는 경우이다.
- 임신성 당뇨병: 임신 중 처음 발견되었거나 임신의 시작과 동시에 생긴 당뇨병을 말한다. 임산부의 2~3%가 발병하며, 임신 중 혈당조절이 안 될 경우 태아에게 영향을 줄 수 있다.

### ③ 당뇨병의 증상

당뇨병의 가장 흔한 증상은 다뇨, 다식, 다갈, 피로감 등이다. 다뇨, 다식, 다갈을 당뇨병의 3대 증상이라고도 한다. 당뇨병이 심해지면 체중감소, 시력장애, 신경통, 피부소양증 등이 나타날 수 있다. 당뇨병은 합병증 관리가 매우 중요한데, 급성 합병증으로는 당뇨병성 케톤산증, 비케톤성 고삼투압성 혼수, 저혈당성 혼수 등이 있고, 만성 합병증으로는 심혈관계 질환(고혈압, 동맥경화증), 당뇨병성 신경병증, 신증, 망막증, 족부(발)질환 등이 나타난다.

#### ④ 당뇨병의 진단과 치료

당뇨병의 진단은 혈중 glucose 농도로 측정하며, 당뇨병의 판단 기준치는 평소 200mg/dL 이상, 공복 시 140mg/dL 이상이다. 치료방법은 식이요법과 운동요법, 인슐린주사나 경구용 혈당 하강제를 이용한 약물요법이 있다. 근본적으로 치료가 되는 것은 아니고 혈당을 조절하면서 합병증을 최소화 하는 것이 치료의 목적이다.

## 6) 만성퇴행성 질환의 예방

만성퇴행성 질환을 예방하기 위해서는 개인수준에서 가장 기여도가 높은 생활습관을 건강하게 유지하는 것이 가장 기본이 된다. 국가수준에서는 1차, 2차, 3차의 단계별로 예방대책을 수립하는 것이 필요하다.

### (1) 생활습관 개선

- 식생활 개선과 개인의 건강관리
- 규칙적이고 알맞은 운동, 충분한 수면과 휴식
- 금연, 절주, 환경오염 방지 및 위생관리 철저

### (2) 예방수준별 대책

- 1차 예방: 건강증진, 환경위생, 보건교육
- 2차 예방: 집단건강검진(조기발견, 조기치료: 가장 능률적인 방법)
- 3차 예방: 후유증 경감, 사회복귀, 재활

# 제4장 보건사업

##  모자보건

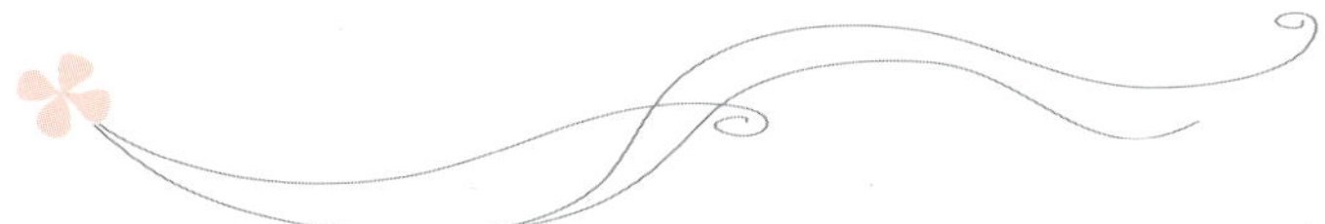

### 1) 모자보건의 개념

#### (1) 모자보건의 의미

모자보건은 크게 모성보건과 영유아보건으로 나뉜다. 따라서 모자보건사업은 모체와 영유아의 사망률을 감소시키고, 신체적, 정신적, 정서적 발달을 유지, 발달시키며, 나아가 대상자의 건강증진은 물론 우성학적 유전인자를 생성하는데 기여한다.

우리나라는 모성의 생명과 건강을 보호하고 건전한 자녀의 출산과 양육을 도모함으로써 국민보건향상에 이바지하기 위함을 목적으로 『모자보건법』을 제정하였고, 그 법에 근거하여 모자보건사업을 수행하고 있다.

'모자보건사업'이란 모성과 영유아에게 전문적인 보건의료서비스 및 그와 관련된 정보를 제공하고, 모성의 생식건강(生殖健康) 관리와 임신 · 출산 · 양육 지원을 통하여 이들이 신체적 · 정신적 · 사회적으로 건강하도록 유지시키는 사업을 말한다.

미국의 사회보장법 중 공중보건 부분에서는 정부 모자보건사업을 "모성 및 영유아 사망률을 감소시키고 모성과 어린이의 보건을 증진하기 위하여 의료관리, 입원을 포함한 교육, 예방, 진단 및 치료에 관한 대책과 이에 관련된 기술개발 및 개선, 모자보건서비스와 관리대책을 위하여 종사하는 요원의 훈련 및 이와 관련된 필요와 행정지원"이라고 정의하고 있다.

또한, 세계보건기구 모자보건 전문분과위원회의에서는 "모성보건이란 모성의 건강 유지와 육아에 대한 기술을 터득하여 정상분만과 정상적 자녀를 갖도록 하며, 예측 가능한 사고나 질환, 기형을 예방하는 사업이다."라고 정의하고 있다.

이처럼 모자보건은 모성보건(Maternal Health)과 영유아보건(Infant and Child Health)으로 구분하며 한 국가나 지역사회의 보건수준을 나타내는 중요한 지표로 사용되고 있다.

**※ 용어 정의**(모자보건법 제2조)

- **임산부**: 임신 중이거나 분만 후 6개월 미만인 여성
- **모성**: 임산부와 가임기(可姙期) 여성
- **영유아**: 출생 후 6년 미만인 사람
- **신생아**: 출생 후 28일 이내의 영유아
- **미숙아**(未熟兒): 신체 발육이 미숙한 채로 출생한 영유아
- **선천성 이상아**(先天性異常兒): 선천성 기형(奇形) 또는 변형(變形)이 있거나 염색체에 이상이 있는 영유아

### (2) 모자보건의 중요성

모자보건은 한 국가나 지역사회의 보건수준을 제시하는 지표로 사용되고 있다. 모자보건이 중요한 이유는 다음과 같다.

① 모자보건사업의 대상은 전체 인구의 2/3~3/4을 차지한다.

② 어린이는 국가와 사회에 장래의 주인공이다.

③ 다른 연령층에 비해 쉽게 질병에 이환되며 어린이의 경우 영구 장애를 가져올 수도 있다.

④ 모자보건사업 대상자의 관리는 예방사업을 통해 효과를 극대화할 수 있다.

⑤ 모성과 아동의 건강은 차세대 인구자질에 영향을 준다.

⑥ 영유아기에 대부분의 지능발달이 이루어진다. 모성보건사업의 대상은 임신, 분만, 산욕기에 있는 여성이다.

### (3) 모자보건사업의 대상

임신, 출산, 육아를 담당하는 모성집단과 출생, 성장, 발달이라는 일련의 성숙과정을 거치는 어린이 집단, 건강상태와 상관없이 아동복지를 위한 보건사업에 이르기까지 전부 포함하여 사업의 대상으로 한다.

모성 인구는 넓은 의미로는 초경이 시작된 여성에서부터 폐경에 다다른 모든 여성을 포함하는 것으로 임신할 수 있는 모든 여성을 말한다. 그러나 수태능력이 있는 여성만을 가려내는 것이 어려우므로 보통 15~49세 사이의 여성 인구를 모성 인구라 한다. 좁은 의미의 모성 인구는 현재 임신 중인 여성, 출산 중인 여성, 출산 후 산욕기에 있는 여성, 그리고 수유 중인 여성, 즉 젖먹이 어린이를 갖고 있는 여성만을 말한다. 어린이 인구는 넓은 의미로는 태아에서부터 사춘기에 이르는 모든 어린이를 말한다. 그러나 태아는 모성보건사업 대상에서 다루어지므로 실제 사업계획이나 통계는 어린이 인구에 포함시키지 않고 0~14세까지, 즉 출생 시부터 15세 미만까지의 모든 어린이를 어린이 인구라 한다.

### (4) 모자보건사업의 내용

모자보건사업은 자녀의 출생, 성장, 발육 및 출산기 여성의 건강관리까지 광범위하다. 국가와 지방자치단체는 다음과 같은 모자보건사업 및 가족계획사업을 위해 보건소 안에 모자보건기구를 설치 · 운영(모자보건법 제7조)할 수 있도록 하고 있다.

- 임산부의 산전 · 산후관리 및 분만관리와 응급처치에 관한 사항
- 영유아의 건강관리 및 예방접종 등에 관한 사항
- 모성의 생식건강관리와 건강증진 프로그램 개발 등에 관한 사항
- 부인과질병 및 그에 관련되는 질병의 예방에 관한 사항
- 심신장애아의 발생예방 및 건강관리에 관한 사항
- 성교육 · 성상담 및 보건에 관한 지도 · 교육 · 연구 · 홍보 및 통계관리 등에 관한 사항

## 2) 모성보건

### (1) 모성보건의 내용

#### ① 혼전 상담과 임신을 위한 준비

혼전에는 악성, 열성 유전현상과 우생결혼에 관한 지도가 이루어져야 하며 매독, 임질 등의 성병 및 결핵과 같은 전염병은 완치한 후에 결혼하도록 해야 한다. 이는 배우자가 될 남성에게도 해당되므로 혼전에 결혼 당사자 간 건강진단서의 교환 등 건강한 결혼이 이루어지도록 장려할 필요가 있다. 결혼을 하면 배우자로서, 그리고 자녀가 생기면 부모로서의 역할과 책임이 있음을 잘 인식하고 이에 대한 정신적, 신체적, 그리고 경제적 준비가 되어 있는지를 검토해야 한다. 또 결혼 후에는 첫 임신은 언제 그리고 몇 명의 자녀를 가질 것인가를 결정하여 처음부터 적절한 피임법을 사용하여 가족계획을 하도록 유도해야 한다.

#### ② 산전관리

임신의 시작과 함께 초기, 중기, 말기로 진행되는 동안 산모의 진찰과 진단을 통한 이상임신 및 임신합병증의 조기진단, 임신 시 영양관리를 포함한다. 산전관리는 임신과 출산과정의 위험을 예방 또는 조기에 발견하여 적절한 조치를 취함으로써 산모 및 태아의 건강을 유지하고 보호하기 위함이다. 산전관리의 기본 내용은 다음과 같다.

임산부는 임신 초기부터 정기적으로 산전진찰을 받는 것이 중요한데, 임신 28주까지는 월 1회, 36주까지는 격주에 1회, 37주 이후부터는 매주 1회 검진을 받는 것이 좋다. 임신 중 진찰하는 내용은 다음과 같다.

- 산과력 및 질병력(일반병력, 월경력, 임신 및 출산력)
- 요단백 및 당검사, 매독혈청검사, 혈색소정량검사, 풍진항체 역가, B형 간형검사
- 혈압 및 체중측정, 신장측정, 골반계측, 흉부 X선 검사
- 산과적 진찰(초음파로 태아의 발육상태 확인)
- 이상임신 및 임신합병증의 조기진단
- 질병예방을 위한 건강관리, 영양관리 및 필요한 상담

### ③ 분만관리

분만이란 자궁 내에 있던 태아와 그 부속물이 모체 밖으로 배출되는 현상을 말하며, 이때 산모와 태아의 안전한 분만과 산모의 건강을 위한 관리가 필요하다. 분만시작 징후(양수막 파수, 이슬, 진통 등)의 교육과 분만 시에는 산모의 공포감을 없애주고 신체적 위험성이나 정신적 부담감을 경감시켜 주도록 한다.

### ④ 산후관리

출산 후에는 모체 건강유지에 대한 건강관리지도와 일상생활에 적응할 수 있는 생활지도, 영양관리, 신생아관리, 모유 영양관리 등의 지도가 필요하다. 출산 후 열이 나는 것은 대부분 감염을 의미하므로 하루 4회 정도 체온을 측정하여 38℃ 이상 열이 나면 즉시 원인을 찾아 치료를 해야 한다. 특히 산후에는 호르몬의 변화로 산후 우울증 등의 정신적 변동, 감정의 저하나 흥분 등이 일어나기 쉬우므로 이에 대한 지도가 필요하며 보건소나 의료기관의 이용방법에 대한 지도 또한 필요하다.

### ⑤ 수유관리

분만 2~3일 후부터 모유가 분비되기 시작하는데, 이때 처음 분비되는 모유를 초유라 한다. 초유는 영양가가 높으며 면역체가 있으므로 아기에게 반드시 먹이도록 한다. 초유는 약 일주일 정도 분비되며 일반 모유보다 진하고 노란색을 띤다. 처음 수유를 시작하는 것이 쉽지 않기 때문에 모유수유를 위해서는 산모의 인내와 의지가 필요하다. 1일 1회 이상 유방을 따뜻한 물로 깨끗하게 씻고 유두는 비누질을 하지 않도록 한다. 수유 시에는 양쪽을 교대로 먹여야 하며 처음에는 5분씩 빨린 후 점차 시간을 늘려 한쪽 젖을 완전히 빨린다.

## (2) 모성사망

WHO의 정의에 의하면 모성사망은 "임신 중 혹은 분만 후 42일 이내의 임부 혹은 산모의 사망"을 말한다. 따라서 임신, 출산 또는 산욕증의 합병증으로 발생되는 사망에 국한하며, 임신 중에 발생하는 각종 전염병, 만성질병 및 사고 등에 의한 사망은 포함되지 않는다. 모성사망의 주요 직접적 원인은 임신중독증, 출산 전 · 후의 출혈, 자궁외 임신, 감염증(패혈증, 산욕열) 등이며 간접적 원인은 주로 심장질환,

악성종양, 신장질환 등이 있다.

### ① 모성사망의 주요 원인

- **임신중독증**: 임신 후반기에 주로 발생하며 유산 · 조산 · 사산 및 주산기사망의 주요 원인이 되고 있다. 위험요인은 원인불명이 많고 이외에 단백질 · 비타민 섭취부족, 염분 과다섭취, 빈혈, 비만, 과로 등이 있으며, 3대 증상으로 부종, 고혈압, 단백뇨가 나타난다. 임신중독증을 예방하기 위해서는 다음과 같은 주의가 필요하다.
  - 단백질과 비타민을 충분히 섭취
  - 염분과 지방의 과잉섭취 금지
  - 적당한 휴식을 취하고 겨울철 보온철저
  - 정기적인 건강진단

- **이상출혈**: 임신 전반기(임신 5개월 전)의 이상출혈은 유산, 자궁외 임신, 포상기태 등이 원인이며, 임신 후반기(임신 6개월 후)에는 전치태반, 태반의 조기박리(유산), 자궁파열 등이 원인이다. 출산 후 산욕기 동안에도 출혈이 나타날 수 있다.
- **산욕열 및 감염**: 출산 후 6~8주 사이를 산욕기라고 하는데, 이 시기에 감염에 의한 심한 발열현상을 산욕열이라 한다. 비위생적인 분만에 의한 세균감염(파상풍), 자궁내막의 염증 및 산도의 국소적인 염증과 전신적인 균의 침입으로 발생하며, 38℃ 이상의 고열과 오한 증상이 생긴다. 최근에는 위생적인 분만환경, 항생제 사용 등으로 상당히 감소하고 있으며 선진국이나 도시지역의 발생률은 극히 낮다.
- **자궁외 임신**: 수정란이 자궁벽에 착상하지 않고 자궁 밖의 난관이나 복강 등에 착상하여 발생한다. 자궁외 임신은 대부분이 난관 임신이며 난소와 복강 임신도 발생할 수 있다. 임균성 및 결핵성 난관염, 인공유산 후 염증 등이 원인이 되는 경우가 많고, 난관 및 자궁파열 등에 의한 출혈, 심한 복통 증상을 호소하게 된다.

### ② 모성 건강관리

- **정기검진**: 병력을 비롯하여 임산부의 관찰, 진찰 및 상담을 실시하는 건강관리가 요구되며, 정기검진은 임신 28주까지는 매월 1회, 36주까지는 주 2회, 37주 이후는 매주 1회 실시할 필요가 있다.
- **영양**: 태아와 임신부에게 필요한 각종 영양소를 충분하게 공급한다.
- **생활습관**: 술, 담배, 약물 등을 피하도록 하고, 적당한 휴식과 수면, 정서적 안정을 기하도록 한다.

〈표 Ⅲ-4-1〉 임신 · 수유기 영양 소요량

| 영양소(단위) | 비임신여성 | 임신여성 | | |
|---|---|---|---|---|
| | | 신전반기 | 임신후반기 | 수유기 |
| 열량(cal) | 2,100 | 2,400 | 2,700 | 3,000 |
| 단백질(g) | 60 | 75 | 85 | 90 |
| 지방(g) | 30 | 35~40 | 40~45 | 45 |
| 당질(g) | 400 | 450 | 500 | 550 |
| 칼슘(g) | 0.6 | 0.7 | 1.4 | 1.7 |
| 비타민A(IU) | 2,000 | 2,500 | 2,500 | 3,500 |
| 비타민B1(mg) | 0.9 | 1.5 | 1.8 | 2.0 |
| 비타민B2(mg) | 0.9 | 1.5 | 1.8 | 2.0 |
| 비타민C(mg) | 60 | 80 | 100 | 150 |

## 3) 영유아보건

영유아보건이란 모체의 태아뿐만 아니라 신생아 및 영유아기의 보건을 모두 포함한다. 모성보건과 태아의 건강은 매우 밀접한 연관을 가지고 있으므로 영유아보건은 신생아 및 영유아기의 모자보건사업 추진에 주된 관심을 갖는다. 출생 후 1주까지의 아기를 초생아, 4주 이내의 아기를 신생아, 1년까지를 영아, 그리고 만 4세 이하의 어린아이를 유아라 부른다.

영유아보건의 목적은 ① 영유아의 신체발육과 정서발달, ② 영양부족과 감염증 등에 따른 질병 예방, ③ 조산아 · 불구아 · 심신장애자 등의 조기 발견으로 치료 및 교정을 위함이다.

### (1) 영유아기의 특징

영유아기는 일생을 통해 신체적, 정신적, 정서적 성장 · 발육이 가장 왕성한 시기이다. 이때 성장이란 주로 세포의 수 및 크기가 증가하는, 다시 말해 신체의 양적인 크기가 증가하는 것을 의미하며, 발육이란 세포 또는 기관의 기능(생리기능, 운동기능, 감각기능)과 기술이 향상되는 것을 말한다.

영유아기는 특히 질병에 대한 저항력이 매우 취약한데, 아직 후천적인 면역이 확립되기 전이라 모체로부터 받은 선천적인 면역만이 작용하기 때문이다. 신생아의 체중은 영양을 충분히 섭취하고 질병에 이환되지 않을 경우 일반적으로 생후 6개월에 출생 시의 두 배가 되며, 12개월이 되면 약 3배가 된다. 그리고 치아 발달은 이미 모태에 있을 때부터 시작되는데, 생후 6~8개월 정도가 되면 유치(젖니)가 처음 보이기 시작하여 생후 2년 6개월 정도까지 계속 나온다. 이러한 성장발육의 속도는 10세까지 성별 차이를 보이지 않다가 13~14세를 전후로 여아의 체중 속도가 급격하게 빨라져서 남아보다 체중이 더 무거워진다.

### (2) 영유아보건의 내용

#### ① 미숙아 관리

WHO에 의하면 미숙아란 임신 28~37주 사이에 태어난 아기(Premature)로서 출생 시 체중이 2.5kg 이하(Immature)인 아이를 말한다. 이에 반해 정상아이의 체중은 3.2~3.6kg이며, 신장은 출생 시 50cm정도이다. 미숙아의 발생원인은 원인불명이 절반 이상이며, 그 밖에 다태임신, 임신중독증 등의 원인에 의해 발생한다. 미숙아는 반드시 입원시켜 보호해야 하며, 미숙아의 4대 관리 원칙인 체온보호, 호흡관리, 영양보급, 감염병 감염방지가 중요하다.

#### ② 신생아 관리

영아사망의 대부분이 신생아에서 발생한다. 신생아가 모체 밖 생활에 적응할 수 있도록 체온을 유지시켜 주어야 한다.

#### ③ 영유아 관리

생리적으로 외부환경에 쉽게 적응할 능력이 부족하므로 성장발육의 계속적인 관찰, 영양공급, 예방접종 및 사고예방, 정서지도 등의 관심이 필요하다.

**※모자보건법 개정 내용**

제8조(임산부의 신고 등)

① 임산부가 이 법에 따른 보호를 받으려면 의료기관 또는 보건소에 임신 또는 분만 사실을 신고하여야 한다. 〈개정 2010.1.18.〉

② 의료기관의 장 또는 보건소장은 제1항에 따른 신고를 받으면 이를 종합하여 보건복지부령으로 정하는 바에 따라 특별자치시장 · 특별자치도지사 또는 시장에게 보고하여야 한다. 〈개정 2010.1.18., 2015.1.28.〉

③ 의료기관의 장 또는 보건소장은 해당 의료기관이나 보건소에서 임산부가 사망하거나 사산(死産)하였을 때 또는 신생아가 사망하였을 때에는 특별자치시장 · 특별자치도지사 또는 시장 · 군수 · 구청장에게 보고하여야 한다. 〈개정 2010.1.18., 2015.1.28.〉

④ 의료기관의 장은 해당 의료기관에서 미숙아나 선천성이상아가 출생하면 보건소장에게 보고하여야 한다. 〈개정 2010.1.18.〉

⑤ 제4항에 따른 미숙아 또는 선천성이상아(이하 "미숙아 등"이라 한다)의 출생을 보고받은 보건소장은 그 보호자가 해당 관할 구역에 주소를 가지고 있지 아니하면 그 보호자의 주소지를 관할하는 보건소장에게 그 출생 보고를 이송하여야 한다. [시행일 : 2015.7.29.]

제10조(임산부 · 영유아 · 미숙아 등의 건강관리 등)

① 특별자치시장 · 특별자치도지사 또는 시장 · 군수 · 구청장은 임산부 · 영유아 · 미숙아등에 대하여 대통령령으로 정하는 바에 따라 정기적으로 건강진단 · 예방접종을 실시하거나 모자보건 전문가(의사 · 한의사 · 조산사 · 간호사의 면허를 받은 사람 또는 간호조무사의 자격을 인정받은 사람으로서 모자보건사업에 종사하는 사람을 말한다)에게 그 가정을 방문하여 보건진료를 하게 하는 등 보건관리에 필요한 조치를 하여야 한다. 〈개정 2015. 1. 28., 2015. 12. 22., 2017. 12. 12.〉

② 특별자치시장 · 특별자치도지사 또는 시장 · 군수 · 구청장은 임산부 · 영유아 · 미숙아 등 중 입원진료가 필요한 사람에게 다음 각 호의 의료 지원을 할 수 있다. 〈개정 2015.1.28.〉

1. 진찰 2. 약제나 치료재료의 지급
3. 처치(處置), 수술, 그 밖의 치료 4. 의료시설에의 수용
5. 간호 6. 이송
[시행일 : 2015.7.29.]

### (3) 영유아의 이상의 원인과 예방

#### ① 발육이상

출생 당시 임신 기간이나 태아의 체중에 따라 정상 범위에 못 미치는 발육이상 상태를 조산아 또는 미숙아라고 한다. 한편, 미숙아에 반대되는 개념으로 임신 기간 42주 이상이나 태아 체중 4.5kg 이상을 과숙아라라고 한다.

- 조산아의 관리
  - 원인과 특징: 조산아의 원인은 불분명한 경우가 많으나 주로 임신중독, 다태임신, 선천기형, 성병, 모체의 질병이나 과로가 원인이 될 수 있으며, 조산아는 체온의 조절 불능, 호흡장애, 소화장애, 조혈능력 부족, 질병감염률이 높고 독성에 대한 감수성이 높다.
  - 조산아 4대 관리: 조산아는 체온조절과 호흡 기능이 미숙하고 질병 감염에 대한 감수성이 높으므로 체온보호, 전염병 감염방지, 영양보급 및 호흡관리가 가장 중요하다.
  - 조산의 예방: 임신중독 예방, 영양관리, 유산 및 조산 경력자의 지도와 보호, 30세 이후의 초임부나 불임증자의 임신 등은 반드시 전문가의 지도를 받도록 한다.

- 과숙아의 관리
  - 원인과 특징: 태아로 있는 기간(재태 기간)이 길어 산소부족증이나 난산을 초래할 수 있으며 중추신경계에 장애가 있을 수 있다. 과숙아 비만은 일반적으로 유전적 요인과 열량의 과다 섭취, 산모의 운동부족 및 호르몬 분비의 이상 등에 기인한다. 유전적 요인이나 호르몬 분비의 이상인 경우 성장했을 때 비만이 되기 쉽다.
  - 선천이상 및 심신장애: 선천이상으로는 선천기형과 선천성 대사이상을 들 수 있다. 선천기형은 임신 초기의 풍진감염으로 백내장, 심기형, 농아자를 출산할 수 있으며, 임신 중 방사능의 과도 조사, 약품의 오용 등이 기형아를 출산하는 원인이 되기도 한다. 심신장애로는 정신박약, 정서장애, 언어장애 등이 있다.
  - 과숙아의 예방: 선천성 대사이상은 주로 유전적인 요인으로 인해 발생하므로 혈족결혼, 악성 유전인자 소유자와의 결혼을 금하거나 관계 시 피임을 하는 것이 필요하다. 비유전적인 요인은 주로 임신 3개월 이전에 잘 발생하므로 바이러스성 질병의 감염예방, 약제 및 방사선의 과도 조사를 조심하여야 한다.

# 2 노인보건

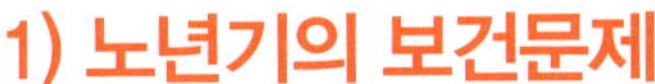

## 1) 노년기의 보건문제

노화 그 자체는 질병이 아니라 자연스러운 생리적 과정이다. 노인보건은 노화 과정에서 나타나는 여러 가지 생리적 현상들에 대해 이해하고 적절하게 대처함으로써 노년기 질병과 사고를 예방하고 건강하고 활력 있는 노년기를 보낼 수 있도록 하는 데 초점을 두어야 한다.

### (1) 노화현상

노화현상 중에서 가장 뚜렷하게 나타나는 것은 전신위축, 색소침착, 혈관의 탄력성 감퇴 등이다. 이외에 일반 쇠약감 또는 계속된 피로감, 동통, 호흡곤란, 현기증, 각종 발작(뇌졸중, 협심증), 수면장애, 야간 빈뇨 및 배뇨장애, 변비 및 요실금, 보행장애, 언어장애 등이 노화현상으로 나타난다.

### (2) 노년기의 질병 요인

- 영양소의 섭취 부족이 있다.
- 소화흡수장애 및 이용장애가 있다.
- 영양소의 과잉 및 불균형 섭취가 있다.
- 여러 종류의 질병이 겹쳐 있다.
- 면역력의 약화로 질병이 진행된다.
- 만성적이고 다발성인 질병이 많고 합병증이 잘 생긴다.
- 약에 대한 효과가 적고 부작용이 많다.

### (3) 노년기 건강관리

40세 이후부터 정기적 건강진단, 식사조절, 강한 육체노동과 감정적 자극의 감소, 적당한 운동, 취미생활, 여행, 휴식 등의 활동을 통한 건강관리가 중요하다.

노년기의 영양은 식습관, 기호, 개인차에 따라 다르지만, 개인의 신체적 문화적 배경을 고려하여 알맞게 섭취하여 노년병을 예방하고 건강한 일상생활을 보내는 것이 중요하다.

- 적당량의 열량을 섭취한다.
- 섬유질이 많은 식품, 채소와 과일을 적당히 섭취하여 변비를 예방한다.
- 소화흡수가 잘 되는 음식을 섭취한다.
- 특히 단백질과 비타민을 많이 섭취한다.

## 2) 노화과정에 따른 변화와 대처방법

### (1) 생리적 변화

노화가 진행되면서 점차 청력, 시력 및 기동력에 장애가 초래되고 기억력, 학습능력 등이 감퇴하면서 노인성 치매가 발생하게 된다. 또한, 고혈압, 당뇨 등의 성인병 발병률이 증가한다. 따라서 신체기능에 대한 보전과 더불어 운동, 청소, 세탁 등 일상생활에서 도움이 필요하다.

〈표 Ⅲ-4-2〉 노인의 생리적 변화에 따른 고려사항

| 생리적 변화 | 고려할 사항 |
|---|---|
| ① 맛, 냄새 등 감각과 시력의 둔화, 식욕 저하 | • 조명을 밝게 하고 식품의 빛깔을 조화시켜 맛깔스러운 음식이 되도록 한다. |
| ② 소화기능의 감소 | • 식사 횟수를 4~6회로 늘리고, 유쾌한 분위기에서 충분한 식사 시간을 갖도록 한다. |
| ③ 치아상태의 약화 | • 음식물을 되도록 갈거나 다져서 부드럽게 한다. |
| ④ 변비 | • 섬유소가 풍부한 과일, 채소 및 도정되지 않은 곡류식품과 수분을 충분히 공급한다. |
| ⑤ 우유 소화가 되지 않을 때 | • 칼슘 섭취부족으로 골다공증 발생의 우려가 있으므로 우유를 단번에 마시는 것보다 소량씩 여러 번에 나누어 마시거나 발효 유제품(요구르트, 치즈) 또는 두유로 대체한다.<br>• 칼슘함량이 높은 검푸른 잎채소를 섭취한다. |

### (2) 심리적 변화

신체적, 생리적 쇠퇴, 사회적 은퇴, 사별 등으로 인해 고독과 우울증 등이 유발된다. 이에 대한 대처방법으로는 주로 가족 구성원들의 지지가 필요하다.

### (3) 사회 경제적 변화

퇴직으로 경제적 어려움을 겪게 되고 만성질환으로 인해 의료비 부담이 증가하며, 가족 부양의 문제는 사회적 부담으로 작용한다. 자신의 역할을 상실함에 따라 사회적 접촉의 기회를 제공하고 적절한 노인의 역할에 적응하는 것이 필요하다.

## 3) 노인보건사업

### (1) 노인보건사업의 개념

노인인구의 건강을 유지 증진하고 만성질환을 예방하며 질병의 악화를 예방하기 위해 노인들을 대상으로 각종 보건교육사업, 감염병예방사업, 만성질환관리사업, 치매관리사업, 건강증진을 위한 건강진단사업, 일상생활기능훈련사업 등 지역사회에서 이루어지는 다양한 사업을 말한다.

### (2) 노인보건사업의 필요성과 목적

#### ① 노인보건사업의 필요성

- 노인들의 만성퇴행성 질병관리를 지역사회에서 받도록 하여 만성질병 관리의 어려움을 덜어주고 노인의 건강을 보호, 유지, 증진하는 데 있다.
- 적절한 질병관리를 지속적으로 받도록 도와줌으로써 노인들이 조기에 의료시설에 입소하는 것을 예방하고 국민의료비를 절감하는 데 있다.
- 노인들의 수준에 따른 건강관리를 지속적이고 체계적으로 도와줌으로써 노년기의 질적인 삶의 수준을 향상시키는 데 있다.

#### ② 노인보건의 궁극적인 목적

- 노인들의 독립적인 생활유지
- 의료시설 조기 입원 예방
- 질적인 노년기 삶을 보낼 수 있도록 노인들의 건강관리, 조기 질병 발견 및 치료

# 3 정신보건

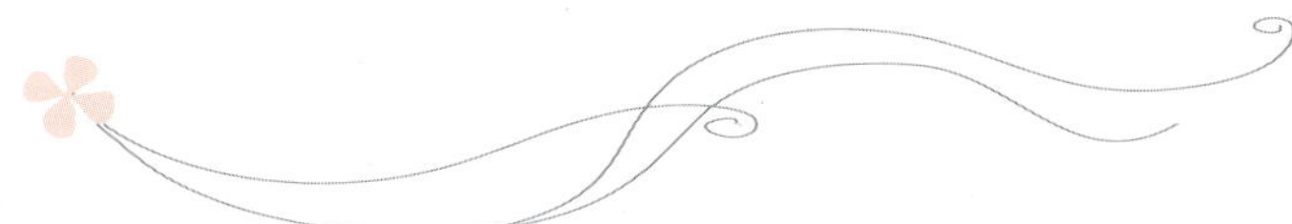

## 1) 정신보건의 개요

### (1) 정신건강의 정의

현대사회는 정신적 위기에 처해있을 만큼 자아상실의 위기, 기계문명과 생명의 충돌, 사회병리와 정신보건이 심각한 상태에 놓여 있다. 정신보건학에서 말하는 정신건강은 다음과 같다.

- 정신질환이 없을 것
- 자기 자신의 행동에 있어서 정신적 갈등의 지배를 받지 않을 것
- 자기 자신의 일에 만족할만한 근로능력이 있을 것
- 사랑할 수 있는 능력이 있을 것

### (2) 정신보건의 목적

정신보건의 목적은 예방과 치료에만 있지 않고, 정신병 환자를 치료하여 사회로 복귀시킨 다음 사회참여를 지도하는 데 있다. 다시 말하면 정신장애를 예방하고, 건전한 정신기능을 유지, 증진시키며, 정신질환이 발생했을 경우에는 이를 치료하고, 치료 후 사회 복귀 등의 목적을 갖는 데 의의를 둔다.

최근의 경쟁 사회 속에서는 정신적인 갈등이 잦으므로 정신건강을 유지하기 위해 정신보건에 대한 지식을 갖고 목표를 설정하는데, 이는 다음과 같이 2가지로 나뉜다.

### ① 적극적 목표

매일의 생활에서 압력과 긴장을 정상적인 기능으로 극복할 수 있도록 도와주는 것이 적극적인 목표이다. 즉 예방이란, 심한 비적응 상태를 초래할만한 여러 가지 요인을 개인의 생활에서 격리하는 것이다.

### ② 소극적 목표

소극적 목표는 장애 요인을 치료적인 방법으로 제거하는 데 있으며 이를 치료적 목표라고도 한다.

## (3) 정신장애의 심리적 요인

인간의 욕구는 반드시 실현된다고 할 수는 없으며 많은 장벽에 부딪힐 수밖에 없다. 이러한 장벽을 극복하면 긴장이 해소되고 쾌감과 심리적인 안정감을 가지게 된다. 그러나 이러한 장벽을 극복하지 못하면 욕구 그 자체가 억압당하고, 욕구를 충족시키기 위한 노력을 시도하다 좌절하게 되면 욕구 불만이 해소되지 않은 채 심리적인 불안이 남게 된다.

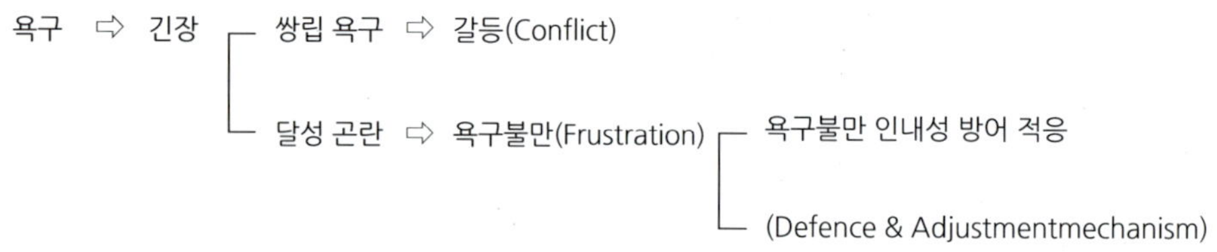

욕구 ⇨ 긴장 ┬ 쌍립 욕구 ⇨ 갈등(Conflict)
　　　　　　 └ 달성 곤란 ⇨ 욕구불만(Frustration) ┬ 욕구불만 인내성 방어 적응
　　　　　　　　　　　　　　　　　　　　　　　　 └ (Defence & Adjustmentmechanism)

〈그림 Ⅲ-4-1〉 욕구와 불만

### ① 몽상

인간이 가지는 야망 중에서 가상적이며 현실적이지 못한 허망한 몽상은 달성될 수 없으며, 이와 같은 과도한 몽상의 결과는 정신장애를 가져올 수 있다.

### ② 부모와의 갈등

부모의 엄한 권한은 자녀와 갈등의 상태로 만들 수 있다.

### ③ 열등감과 우월감

지나친 열등감은 개인주의적이 되어 폭력으로 해결하려 들고, 반대로 지나친 우월감은 신망을 잃게 되어 단체생활에서 소외된다.

### ④ 번민

이미 저지른 과오나 어떤 곤란한 문제의 해결이 어려워져서 지나친 번민 속에 빠지는 경우 끝내 해결하지 못하면 정신장애의 요인이 된다.

## 2) 정서의 성질과 기능 및 조정

### (1) 정서의 의미

정서는 생리적인 변화를 수반하며 우리의 마음대로 할 수 없다. 정서적 표현은 우리의 몸 전체에 널리 퍼져 있으며 인간 전체에 영향을 끼치고 있는 내분비와 밀접하게 작용한다.

### (2) 정서의 종류

① 공포: 위험한 사태가 생길 때 대상으로부터 도피 혹은 회피라는 반응이 일어나고 주관적으로는 불쾌하다.

② 근심 및 걱정: 미래에 일어날지도 모르는 사건에 대한 본질적인 공포반응으로, 실제적인 원인보다는 상상적인 원인 때문에 생긴다고 보고 있으며 누구에게나 쉽게 느끼고 자주 일어난다.

③ 분노: 행동에 장애를 받았을 때 그 장애물을 타파하려는 적극적인 공격 반응을 일으키는 것을 말하며 대상이 뚜렷하고 불쾌감을 준다.

④ 애정(사랑): 무조건적인 사랑은 어머니가 주는 즐거운 만족이며, 이것이 조건 자극인 다른 사람이나 물건들에 대한 사랑으로 발달된다.

⑤ 혐오: 사랑과 반대되는 것으로서 욕구 충족을 방해하는 대상을 향해 일어난다.

⑥ 질투: 질투는 노여움에서 발달된 것으로 자기가 애정을 느끼는 상대방이 포함된 사회관계가 이러한 정서를 느끼게 한다.

⑦ 슬픔: 부모와 식구와의 이별, 친구간의 이별 등의 질적인 손상에서 일어난다.

## 3) 정신보건의 문제

인간은 누구나 자신의 정신 건강의 유지와 증진을 위해 노력해야 하고 또 사회로부터는 보장받아야 한다. 정신장애로서 질병 상태에 놓였다면 보다 적극적으로 치료에 참여해야 하며 건강의 회복을 유지하는 방법을 모색해야 한다. 이런 정신건강적 보장을 오래도록 유지하기 위해서는 개인이 갖는 가족과 사회와의 관계를 통해 여러 병리적 요소를 제거하는 데 관심을 기울여야 한다. 정신보건에서 취급되어야 할 문제는 정신 건강에서 벗어난 병리적 현상의 회복, 정신 건강의 증진과 예방에 있다.

### (1) 사춘기의 문제

사춘기는 우리에게 신체적으로나 정신적으로 가장 강력한 위기를 준다. 지금까지의 가치 기준이나 생활태도가 변한다. 사춘기와 청년기는 정신적으로 갈등이 심한 격동기라고 할 수 있으며, 이성관, 인생관 등 생활환경에서의 사상이나 이념 등에 많은 변화가 있는 인생의 전환기라고 할 수 있다. 따라서 억압보다는 이해를 시키고 논리와 사실에 입각하여 정확한 비판과 판단을 할 수 있도록 지도하고 협력해야 한다.

## (2) 청소년기의 문제

이 시기의 독특한 자아에 대한 가치관 붕괴와 새로운 가치 윤리관에서의 도전에 따라 탈선하기 쉬우므로 가출, 비행, 약물의 남용, 성 문제의 문란 등에 대해 보다 깊은 배려가 필요하다.

## (3) 노인기의 문제

노년기의 뇌의 위축은 어느 정도 기질적 변화를 바탕으로 하고 있으며 성인병의 만성화로 오는 정신적 변화도 심각하다. 갑작스런 정년을 맞으면서 생기는 소외와 외로움, 죽음, 이별에 대한 민감성 때문에 정신장애 현상을 많이 일으킨다.

## (4) 약물 중독

마약을 비롯한 진통제, 환각제, 항불안제, 수면제, 각성제 등의 탐닉으로 생기는 중독현상과 탐닉 상태가 아니더라도 작업장의 조건에 따라 발생하는 중금속이나 농약 등 중독 현상 때문에 생기는 정신장애 현상은 사회적인 문제로서 취급되어야 한다.

## (5) 성 문제

성에 대한 개방된 정보는 정상적인 성교육이 미치지 못할 만큼 범람하고 있다. 성을 인식하는 시기에서부터 성년의 성적 윤리관에 이르기까지 올바른 성적 목표를 잃고 있으므로 궁극적으로 추구되어야 하는 자기실현 문제가 종합적으로 다루어져야 한다.

## (6) 자살

자살시도 빈도는 여자가 많으나 실제 성공률은 남자가 높다. 자살을 기도하는 사람의 1/6은 대체로 자살에 성공하는데, 전체 자살자의 1/3이 심각한 정신장애에 이환되어 있음이 밝혀지고 있다. 자살은 공격적 충동성이 잠재하고 있어 자신을 파괴하는 것이 순간적인 충동성 때문에 오는 경우는 예측하기가 어렵다. 자살의 충동은 좌절, 삶의 보람을 잃었거나 상실, 이별, 혹은 장기 질환을 앓고 있을 때 생길 수 있는데, 이 경우 죽음의 공포와 질병의 고통으로부터 벗어나기 위해 자살한다. 주위의 모든 사람들은 자살 기도로부터 환자를 보호하기 위해 각별한 배려가 필요하다.

## (7) 정신장애

정신장애는 사람의 사고 · 감정 · 행동 같은 것에 영향을 미치는 병적인 정신 상태로서 최근에는 다음과 같이 20가지로 분류하여 제시하고 있다. 이중 가장 대표적인 정신분열증과 가장 흔한 유형인 우울장애에 대해서 살펴보기로 하겠다.

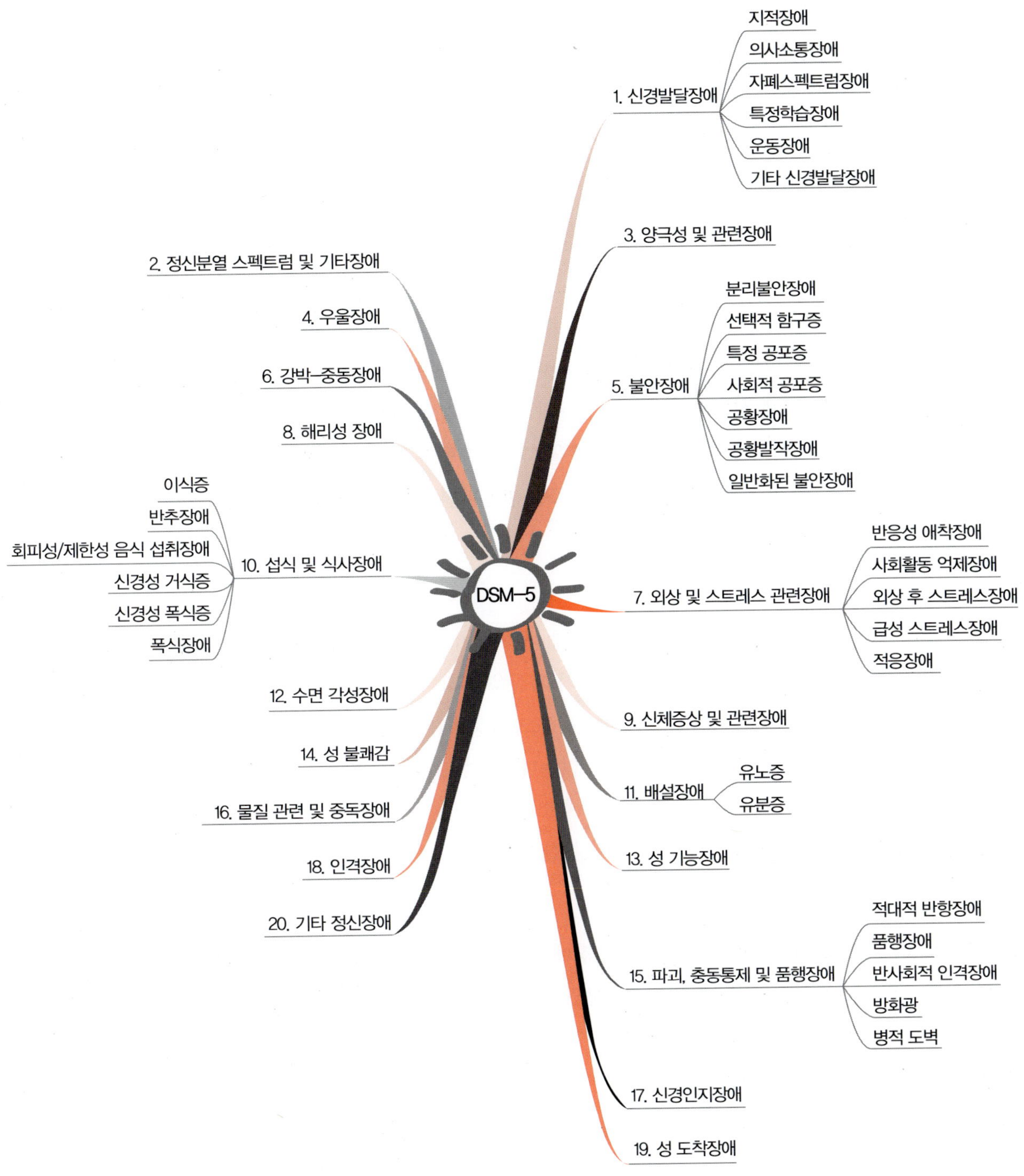


〈그림 Ⅲ-4-2〉 정신장애의 분류

### ① 정신분열증

망상, 환청, 와해된 언어, 정서적 둔감 등의 증상과 더불어 사회적 기능에 장애를 일으키는 상태로 예후가 좋지 않고 만성적인 경과를 보여 환자나 가족들에게 상당한 고통을 주는 질환이다. 충동 조절에 문제가 있을 수 있으며, 치료하지 않은 환자는 흔히 공격적인 행동을 보이고 자살 시도가 상당히 많기 때문에 주의를 기울여야 한다. 최근 약물 요법을 포함한 치료적 접근에 뚜렷한 진보가 있어 조기 진단과 치료에 적극적인 관심이 필요한 질환이다.

### ② 우울장애

우울장애는 의욕 저하와 우울감을 주증상으로 다양한 인지 및 정신, 신체적 증상을 일으켜 일상 기능의 저하를 가져오는 질환이다. 우울장애는 평생 유병율이 15%, 특히 여자는 25% 정도에 이르며, 감정, 생각, 신체 상태, 그리고 행동 등에 변화를 일으키는 심각한 질환으로 한 개인의 전반적인 삶에 영향을 준다. 우울증은 일시적인 우울감과는 다르며, 개인적인 약함의 표현이거나 의지로 없앨 수 있는 것이 아니다. 전문가의 적절한 치료를 받는다면 상당한 호전을 기대할 수 있고 이전의 정상적인 생활로 돌아가는 것이 가능하다.

• 우울감과 삶의 의욕 상실

우울증의 핵심증상은 우울감과 삶에 대한 흥미 및 관심 상실이다. 그중에서도 가장 심각한 증상은 자살 사고로, 우울증 환자의 2/3가 자살을 생각하고 10~15%가 실제로 자살을 시도한다. 일부 환자는 자신이 우울증인 것을 알지 못하고 일상생활에서 상당히 위축되어 기능이 떨어질 때까지도 자신의 기분 문제에 대해 호소하지 않는다. 거의 대부분의 우울증 환자는 삶에 대한 에너지 상실과 과업을 끝까지 마치는 데 어려움을 호소하고, 학업 및 직장에서의 정상적인 업무에 장애를 느끼며 새로운 과업을 실행할 동기를 갖지 못한다.

• 수면장애

우울증 환자의 4/5 정도가 수면장애를 호소하는데, 특히 아침까지 충분히 잠을 못 이루고 일찍 깨거나 밤사이 자주 깨는 증상을 보인다.

• 식욕 감소와 체중 저하

많은 환자가 식욕 감소와 체중 저하를 보이는데, 일부 환자는 식욕이 증가하고 수면이 길어지는 비전형적 양상을 보이기도 한다.

• 불안, 성욕 저하

불안 증상도 90% 정도에서 보이는 흔한 증상이며, 성욕 저하 등의 성적 문제가 나타나기도 한다. 절반 정도의 환자가 하루 동안 증상의 정도 변화를 보이는데 일반적으로 아침에 증상이 심했다가 오후에 좋아지는 경향을 보인다.

• 인지기능 저하

집중력 저하와 같은 인지기능 저하 증상도 상당수에서 나타날 수 있다.

• 신체적 증상

일부 우울증 환자는 신체 증상을 주로 호소하는데, 내과적 검사를 반복적으로 시행하지만 명확한 원인은 나오지 않을 때가 많아 이로 인해 우울증 진단과 치료가 늦어져 고생하는 경우가 많다. 그러므로 원인이 명확하지 않은 신체 증상이 지속될 때는 우울증을 의심해야 할 것이다.

### ③ 정신장애 발생 요인

정신장애의 원인은 명확하게 규명되지는 않았지만 여러 가지 요인들, 즉 유전적, 신체적, 심리 및 사회적, 생물 · 물리 · 화학적 요인들이 영향을 미치는 것으로 알려지고 있다.

• 유전적 요인

지능, 기질, 성격 등 많은 요소들이 유전과 밀접한 관계가 있을 것이라고 추측된다. 그러나 외부 환경이나 여러 가지 다른 조건의 영향 없이 유전에 의해서만 정신장애가 발생한다는 것은 위험한 결론이 될 수 있다.

• 신체적 요인

노인성 정신병이나 뇌혈관장애, 두부외상, 종양, 독극물 중독, 진행마비 등으로 뇌조직에 영구적 손상을 가져와 정신장애가 발생하기도 하고, 임신에 의한 장애, 만성 피로, 감염, 내분비장애와 같이 일시적인 손상에 의해 발생하기도 한다.

• 사회 · 심리 요인

인간의 모든 행동, 사고, 정서, 지능 등은 유전, 환경, 신체, 심리, 사회 등 다양한 요인들이 복합적으로 작용하여 나타난다. 그 중에서도 사회, 심리, 환경적 요인은 다른 요인들 보다 더 크게 영향을 미치는 것으로 보고되고 있다. 특히 심리 요인 중 가장 중요한 것은 대인관계로, 돌 전에 어머니와의 관계형성으로부터 시작되어 5세 이전에 완성된다. 또한, 여러 형태의 감각박탈, 공격심, 압력과 불안 등이 근원적으로 깊이 관련되어 있다.

• 생물 · 물리 · 화학적 요인

각종 감염성 유기체, 바이러스, 영양결핍, 생활환경, 산업장의 물리, 화학물질 등도 정신장애와 관련이 깊다. 매독, 풍진, 뇌염, 홍역, 뇌막염 등에 이환될 경우 태아기, 유년기, 혹은 성년기에 정신장애를 일으킬 수 있으며, 필수아미노산인 나이아신의 결핍은 펠라그라병을 유발하고, 각종 유해환경에서 나오는 납, 수은, 일산화탄소, 비소 등과 모르핀이나 헤로인과 같은 마약과 알코올도 중추신경계에 장애를 일으킨다.

## 4) 정신보건의 대책

정신건강증진에서부터 조기발견과 조기치료, 특수 예방, 폐질의 방지 및 폐질자의 보호, 사회복귀사업을 포함한 종합적 대책이 강구되어야 한다. 이를 예방적 차원에서 1차 예방, 2차 예방, 3차 예방으로 구분하면 다음과 같다.

① 1차 예방: 정신건강증진과 정신질환의 원인이 되는 요인의 제거 및 질병발생의 예방, 상담 프로그램, 지역사회요원의 교육, 주민계몽 등이 포함된다.

② 2차 예방: 조기진단과 치료를 통해 생산성의 제한을 방지하고, 위기극복, 응급처치, 질병의 치료가 포함된다.

③ 3차 예방: 잔존하는 능력의 감퇴와 제한성의 제거로 인한 후유증 감소 및 재활을 통한 사회복귀를 지원한다.

## 5) 우리나라 정신건강관리 현황

### (1) 정신건강관리의 추진방향

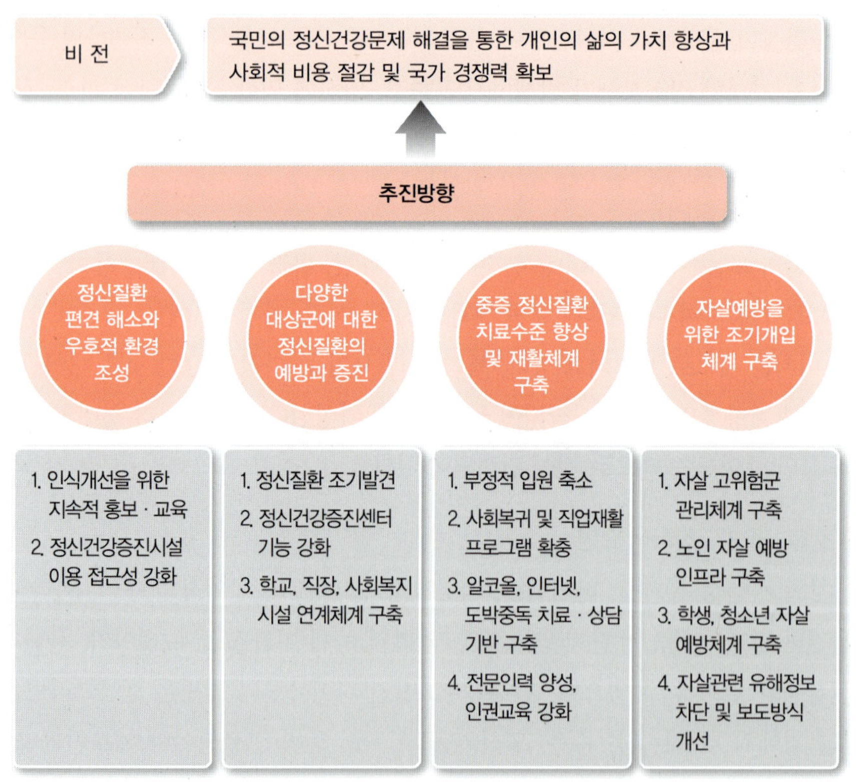


〈그림 Ⅲ-4-3〉 정신건강관리 비전 및 추진방향

### ① 비전과 추진방향

- 비전: 국민의 정신건강문제 해결을 통한 삶의 가치 향상과 사회적 비용절감 및 국가경쟁력 확보
- 추진방향
  - 정신질환 편견 해소와 우호적 환경조성
  - 다양한 대상군에 대한 정신질환의 예방과 증진
  - 중증정신질환 치료수준 향상 및 재활체계 구축
  - 자살예방을 위한 조기개입체계 구축

### ② 기본원칙

- 전체 국민을 대상으로 한 정신건강증진과 예방, 환경조성을 강조한다.
- 지역사회 인프라 강화–정보시스템–협력체계 구축을 통해 서비스 접근성을 확보한다.
- 국가 정신건강증진사업의 리더십을 강화한다.
- 정확한 정보와 근거를 기반으로 정신건강정책과 사업을 수행한다.

## (2) 정신보건기관 및 시설현황

2015년 기준 광역형 정신건강증진센터 13개소, 기초정신건강증진센터 195개소, 중독관리통합지원센터 50개소가 설치, 운영되고 있으며, 정신보건시설로는 정신의료기관 1,354개소, 사회복귀시설 317개소, 정신요양시설 59개소가 운영되고 있다.

〈표 Ⅲ-4-3〉 정신보건기관 및 시설현황

| 구분 | | 기관수 | 주요기능 |
|---|---|---|---|
| 계 | | 1,988 | |
| 정신건강증진센터 | | 208 | – 지역사회 내 정신질환 예방, 정신질환자 발견 · 상담 · 사회복귀훈련 및 사례관리<br>– 정신보건시설 간 연계체계 구축 등 지역사회 정신보건사업 기획 · 조정<br>※ 기초 195 (국비 170, 지방비 25)<br>광역 13 (국비 12, 지방비 1) |
| 정신의료기관 | 국 · 공립 | 187 | – 정신질환자 진료, 지역사회정신보건사업 지원 |
| | 민간 | 1,167 | – 정신질환자 진료 |
| 정신요양시설 | | 59 | – 만성 정신질환자 요양 · 보호 |
| 사회복귀시설 | | 317 | – 병원 또는 시설에서 치료 · 요양 후 사회복귀촉진을 위한 훈련 실시 |
| 중독관리통합지원센터 | | 50 | – 알코올중독 예방, 중독자 상담 · 재활훈련 |

### (3) 정신건강관리사업

#### ① 정신건강증진센터 운영

지역사회 내 정신질환자의 등록관리, 사례관리, 주간재활(Day Care), 교육 · 훈련, 타 기관 연계 등의 정신질환자 관리, 재활사업 추진 및 지역주민의 정신건강, 자살예방 등 지역사회 정신건강증진사업을 수행하고 있다.

- 대상자: 지역사회 중증정신질환자, 정신건강 위험요인 보유자 등을 포함한 지역주민 모두
- 이용 방법: 시 · 군 · 구 정신건강증진센터에 문의
- 서비스 내용

〈표 Ⅲ-4-4〉 정신건강증진센터 서비스의 내용

| 영역 | 광역 정신건강증진센터 | 기초 정신건강증진센터 |
|---|---|---|
| 기획 | - 지역사회 진단 및 연구조사<br>- 서비스 평가체계 구축 | - 지역사회 진단<br>- 기획 및 자원 조정 |
| 중증정신 질환관리 | - 편견 해소 사업<br>- 24시간 위기관리 지원<br>- 초발정신질환관리체계 구축<br>- 탈원화 전달체계 구축<br>- 프로그램 개발 및 지원<br>- 노숙정신질환관리 | - 신규 발전체계 구축<br>- 사례관리서비스<br>- 위기관리서비스<br>- 주간재활 프로그램<br>- 직업재활 프로그램<br>- 주거서비스 네트워크 추축 |
| 정신건강 증진사업 | - 인식개선 사업<br>- 24시간 상담 및 지원<br>- 자살위기개입체계 운영<br>- 프로그램 개발 및 지원<br>- 고위험군 조기검진 지원<br>- 교육 프로그램 개발 및 교육지원 | - 홍보 및 교육사업<br>- 1577-0199 상담전화<br>- 고위험군 조기발견과 치료연계사업<br>• 어린이 청소년<br>• 성인 우울증, 스트레스<br>• 노인 우울증 및 치매<br>• 알코올 중독 |
| 정신보건 환경조성 | - 사회안전망 구축 지원<br>- 언론 네트워크 구축 및 지원 | - 보건복지 네트워크 구축<br>- 자원봉사운영체계 구축<br>- 지역 언론 협력체계 구축<br>- 경찰 및 구조구급 네트워크 |

### ② 정신건강 위기상담전화(1577-0199) 운영

- **전화번호**: 전국 동일번호 1577-0199, 국번 없이 129(보건복지콜센터)
- **서비스 내용**: 전국 어디에서나 전화를 걸면, 시 · 군 · 구별로 정신보건전문요원 등이 자살위기 상담 등 정신건강상담과 지지, 정신건강정보 제공, 정신의료기관 등을 안내한다.
- **운영 체계**: 주간에는 시 · 군 · 구에 설치되어 있는 정신건강증진센터와 정신건강증진센터가, 미설치된 시 · 군 · 구는 보건소로 연결되며, 야간 및 휴무일에는 지정된 관할 국 · 공립 정신의료기관 및 광역정신건강증진센터로 연결된다.

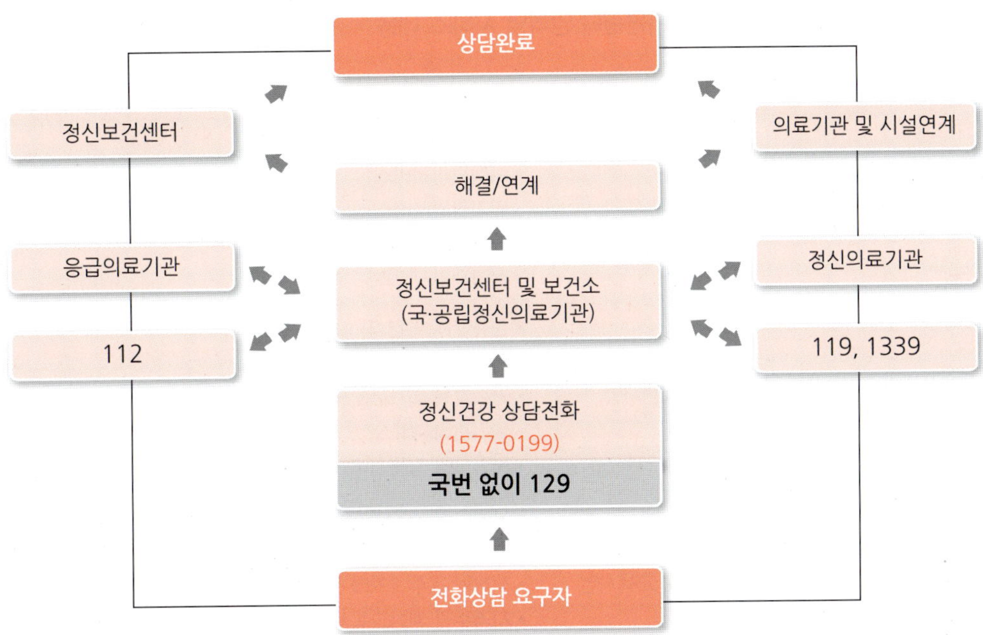


〈그림 Ⅲ-4-4〉 정신건강 상담전화 체계도

### ③ 중독관리통합지원센터 운영

알코올, 마약, 도박, 인터넷 게임 등으로 유발되는 중독예방교육 실시, 중독선별검사 보급을 통한 조기발견 활성화, 지역사회 알코올 중독 고위험군에게 상담서비스를 제공한다.

- 대상자: 지역사회 내 알코올 및 기타 중독(마약, 인터넷 게임, 도박)에 문제가 있는 자 및 가족, 주민
- 이용 방법: 전화상담, 센터방문 등을 통하여 서비스 이용 가능
- 서비스 내용: 지역특성에 따른(노숙인, 쪽방 거주자, 새터민, 해외 이주민, 외국인 근로자 등) 특화사업 수행이 가능하도록 하고 있다. 전국적으로 중독관리통합지원센터 50개소가 설치되어 있다.

**〈표 Ⅲ-4-5〉 중독관리통합지원센터 영역별 서비스 내용**

| 영역 | 서비스 내용 |
|---|---|
| 알코올 · 기타 중독자 관리사업 | • 신규 발견 및 이용체계 구축<br>• 사례관리서비스<br>• 위기관리서비스<br>• 재활 프로그램<br>• 직업재활서비스 |
| 알코올 · 기타 중독자 가족지원사업 | • 신규 가족발견 및 이용체계 구축<br>• 사례관리서비스<br>• 가족교육 및 프로그램<br>• 위기관리서비스<br>• 가족모임 지원서비스 |
| 알코올 · 기타 중독폐해 예방 및 교육사업 | • 고위험군 · 조기발견 및 개입서비스<br>• 아동 · 청소년 예방교육사업<br>• 직장인 음주 · 기타 중독폐해 예방지원사업<br>• 지역주민 예방교육사업<br>• 인식개선 및 홍보사업 |
| 지역사회 사회안전망 조성사업 | • 보건복지 네트워크 구축<br>• 지역 법무 연계 · 협력체계 구축<br>• 자원봉사 관리 · 운영체계 구축<br>• 경찰 및 응급지원 네트워크 구축<br>• 지역 인프라 구축 |
| 지역진단 및 기획 | • 지역사회 진단 및 연구<br>• 서비스 기획<br>• 자원조정 및 중재 |

# 제5장 현장중심의 보건관리

## 1 산업보건

### 1) 산업보건의 정의 및 목적

산업이란 인간이 생계를 유지하기 위하여 일상적으로 종사하는 생산활동을 의미하며, 보건이란 인구집단의 건강을 유지, 증진시키는 활동을 의미한다. 산업보건이란 이 두 가지 개념이 합쳐진 것으로, 생산활동에 참여하는 근로자들의 건강을 유지, 증진시키는 일련의 활동으로 정의할 수 있다.

국제노동기구(International Labour Organization, ILO)와 세계보건기구(World Health Organization, WHO) 공동위원회에서는 "산업보건은 모든 산업장에서 일하는 근로자들의 육체적, 정신적, 사회적 건강을 최고도로 유지, 증진시키며 작업조건으로 인한 질병을 예방하고 건강에 유해한 취업을 방지하며, 근로자를 생리적으로나 심리적으로 적합한 작업환경에 배치하여 일하도록 하는 것이다."라고 정의하고 있다.

따라서 산업보건의 최종목표는 근로자들에게 건강에 해롭지 않은 쾌적한 작업환경을 제공하여 건강을 유지, 증진시킴으로써 근로자의 행복을 추구하고 나아가 노동생산성을 향상시키는 것이다.

국제노동기구는 산업보건의 권장목표로 다음의 세 가지를 제시하였다.

① 노동과 노동조건으로 일어날 수 있는 건강장애로부터의 근로자 보호

② 작업에 있어서 근로자들의 정신적, 육체적 적응 특히 채용 시 적정배치에 기여

③ 근로자의 육체적, 정신적 안녕의 상태를 최대한으로 유지, 증진시키는데 기여

산업보건이 중요하게 된 배경에는 급격한 산업의 발달로 산업장의 노동인구가 많아진 데서 비롯되었다. 노동력의 유지, 증진은 곧 생산과 품질을 향상시킬 수 있다는 의식이 생겨났으며, 산업보건관리는 노동자들의 인권문제로 대두되었다. 산업의 발달로 노동력이 부족하게 되자 노동자들의 건강을 보호하는 것이 단지 도의적이나 법적인 측면뿐만 아니라 경제적인 측면에서도 그 필요성이 인정된 것이다.

## 2) 산업보건의 역사

### ① 산업혁명 이전

이탈리아의 의사 라마치니(Ramazini)는 저서 '일하는 사람들의 질병'을 발간하여 직업과 직업병의 관계를 밝힘으로써 직업병에 관한 학문적 체계를 확립하였으며 산업보건학의 시조가 되었다.

### ② 산업혁명 이후

산업혁명 이후 영국 노동인구의 위생상태에 관한 채드윅(Chadwick)의 보고서를 통해 산업보건의 중요성이 강조되기 시작하였다. 채드윅은 보고서를 통해 노동자들의 열악한 작업과 생활환경을 조사하여 비참한 상황을 보고하였으며, 이것이 계기가 되어 1848년에 영국에서 최초로 공중보건법이 제정되었다.

독일의 비스마르크(Bismark)는 근로자질병보호법(1883년)과 산업재해보험법(1884년)을 제정하여 사회보장제도의 기틀을 마련하였으며, 1919년에는 국제노동기구(ILO)가 설립되었다.

### ③ 20세기 이후

- **1단계**(20세기 초): 산업 발전 초기에 빈발하였던 산업재해의 예방과 안전관리에 집중하였다.
- **2단계**(1차 세계대전 이후): 위생공학의 발전과 더불어 공업중독과 직업병 예방에 관심이 있었다.
- **3단계**(2차 세계대전 이후): 기계공학의 발전에 따라 인간공학과 작업적성, 인간관계를 포함한 산업심리에 관심이 집중되었다.
- **4단계**(최근): 늘어난 노년근로자의 건강관리와 산업정신위생문제가 대두되었다.
- 오늘날에는 산업기술의 혁신과 기계의 자동화, 우주, 해저 등 특수한 환경에서의 전자, 원자력, 핵, 레이저 등 과거에는 상상할 수도 없었던 노동환경과 작업방법 등이 산업보건에 어떠한 영향을 미치게 될 것인지가 새로운 과제로 부각되고 있다.

## 3) 노동과 건강

### (1) 근로자의 배치

근로자의 신체적, 정신적 건강상태와 적성 및 작업능력을 고려하여 적절히 배치하는 것이 중요하다. 특히 채용 시에는 적성배치를 위해 건강진단을 의무화하고 있으며, 신체적 적성검사, 생리적 기능검사, 심리학적 검사를 병행하여 실시하고 있다.

#### ① 신체적 적성검사

신체계측을 통해 직업과의 적성여부를 판단한다. 신장, 체중, 가슴둘레, 앉은키 등을 측정한다.

### ② 생리적 기능검사

감각기능(시력, 청력, 색각), 심폐기능, 체력기능 검사 등을 실시한다. 신체적 결함이 있을 때 결함내용에 따라 부적합한 직업이 있다.

### ③ 심리학적 적성검사

지능검사, 지각동작검사(소질검사), 기능검사와 인성검사가 있다. 지각동작검사는 손재주, 양수협조능력, 운동속도능력 등의 검사이다. 인성검사는 성격, 태도 및 정신건강에 대해 검사한다.

〈표 Ⅲ-5-1〉 신체적 결함에 따른 부적합한 직업

| 신체적 | 결함 내용 | 부적합한 작업군 |
|---|---|---|
| 신체허약 | 근육발달 미숙 | 중근(重勤)작업 |
| 편평족 | 서거나 보행 시 발이 몹시 아픈 경우 | 서서하는 작업, 보행작업 |
| 빈혈증 | 쉽게 피로하고 어지러운 경우 | 화학공업, 중근작업, 유기용제 취급작업 |
| 시력부족 | 0.4 이하 | 정밀작업, 안경을 사용하지 못하는 작업 |
| 색약 | 특히 적록색약 | 교통, 통신작업, 화학공업 등 색채, 음영 등을 자세히 구별해야 하는 작업 |
| 청력장해 | 보통 대화에 지장이 있는 경우 | 통신작업, 일반기계공업, 재해위험 작업 |
| 비만증 | 기준 체중 보다 50% 초과 | 고열작업, 고소작업 |
| 심계항진 | 간단한 운동 시 발생 | 중근작업, 고소작업 |
| 천식, 만성기관지염 | 자주 증상이 나타나는 경우 | 분진작업, 유해가스 작업 |
| 고혈압 | 최저 100mmHg, 최고 160mmHg 이상 | 이상기온, 이상기압하에서의 작업, 정신적 긴장 작업 |
| 당뇨병 | 공복 시 혈당 120mg/dL 이상 | 외상받기 쉬운 작업, 기타 중노동 |
| 간기능장애 | GOT 50 이상, GPT 45 이상 | 화학공업 |

## (2) 작업동작 및 근로시간의 합리화

작업동작은 근로자의 건강뿐만 아니라 생산성에도 영향을 주기 때문에 작업자세의 안정도, 작업동작의 경제도, 안전도, 능률성을 충분히 고려해야 한다.

또한, 근로자들의 통근시간을 포함한 근로시간과 생활시간(몸차림, 식사, 집안일 보기, 휴식, 교양, 오락, 수면 등)의 배분이 합리적인지 검토하기 위해 근로자의 시간연구를 통해 작업시간을 합리적으로 배분해야 한다. 우리나라 근로기준법 제50조는 1주간 근로시간은 휴게시간을 제외하고 40시간을 초과하지 못하게 하고, 1일 근로시간도 휴게시간을 제외하고 8시간을 초과할 수 없도록 규정하고 있다.

### (3) 근로강도에 따른 작업의 적정화

근로자의 근로강도나 양을 조사하여 이를 토대로 작업능률을 향상시키고 적정한 건강관리를 해야 한다. 육체적 근로강도의 지표로 에너지대사율(Relative Metabolic Rate; RMR)이 0~1은 경노동, 1~2는 중등노동, 2~4는 강노동, 4~7은 중노동, 7 이상은 격노동으로 구분하여 근로강도에 따른 작업의 합리적 관리가 이루어져야 한다.

작업의 강도를 나타내는 비교 에너지대사율(RMR) 또는 작업대사율은 다음과 같이 산출한다.

$$\text{RMR} = \frac{\text{활동 시 소비칼로리} - \text{안정 시 소비칼로리}(Kcal)}{\text{기초대사량}(Kcal)}$$

〈표 Ⅲ-5-2〉 RMR에 따른 근로강도의 분류

| 구분 | 근로강도 | 실동율(%) | 주작업의 RMR | 근로시간 중 RMR | 근무시간 중 소비열량(Kcal) | 1일 소비열량 (Kcal) | 비고 |
|---|---|---|---|---|---|---|---|
| A | 경노동 | 80 이상 | 0~1 | 0~0.8 | 남: 920 이하<br>여: 720 이하 | 남: 2,200 이하<br>여: 1,920 이하 | 의자에 앉아하는 손작업 (2,200kcal) |
| B | 중등노동 | 80~76 | 1~2 | 0.8~1.5 | 남: 920~1,250<br>여: 720~1,020 | 남: 2,200~2,550<br>여: 1,920~2,220 | 지속작업, 6시간 무휴가능한 작업(2,500kcal) |
| C | 강노동 | 76~67 | 2~4 | 1.5~2.7 | 남: 1,250~1,750<br>여: 1,020~1,420 | 남: 2,550~3,050<br>여: 2,220~2,600 | 전형적인 지속작업 (3,000kcal) |
| D | 중노동 | 67~50 | 4~7 | 2.7~3.5 | 남: 1,750~2,170<br>여: 1,420~2,920 | 남: 3,050~3,500<br>여: 2,620~2,920 | 휴식이 필요한 작업 (3,500kcal) |
| E | 격노동 | 50 이하 | 7 이상 | 3.5 이상 | 남: 2,170 이상<br>여: 1,777 이상 | 남: 3,500 이상<br>여: 2,977 이상 | 중도적 작업 (4,000kcal) |

### (4) 작업조건의 합리화

작업시간과 휴식은 노동의 성격과 장소에 따라 조정하고, 작업의 종류에 따라 노동시간 교대제를 실시하며, 가구의 설계와 제작은 인체공학적인 측면을 고려하고 작업속도는 경제적 속도에서 생리적 속도에 접근시키도록 하는 등 작업조건을 합리화시켜야 한다.

### (5) 여성 및 연소 근로자의 보호

여성은 젊은 미숙련 근로자가 많고 생리현상이 작업능률에 영향을 미치며, 기혼 여성의 경우 가사, 육아, 직장의 3중 부담을 갖는 특성이 있다. 연소자는 신체, 정신의 발육이 아직 끝나지 않은 상태이므로 중노동은 성장발육을 저해하고, 직업병 및 공업 중독에 대한 감수성이 크기 때문에 손상을 받기 쉽다. 우리나라는 근로기준법을 통해 여성과 연소자를 보호하기 위한 근로기준을 명시하고 있다. 주요 내용은 다음과 같다.

- 15세 미만자는 근로자로 사용하지 못한다(법 제64조).
- 사용자는 임신 중이거나 산후 1년이 경과되지 아니한 여성(임산부)과 18세 미만인 자는 도덕상 또는 보건상 유해 · 위험한 사업에 사용하지 못한다(법 제65조).
- 사용자는 임산부가 아닌 18세 이상의 여성을 보건상 유해 · 위험한 사업 중 임신 또는 출산에 관한 기능에 유해 · 위험한 사업에 사용하지 못한다(법 제65조).
- 15세 이상 18세 미만인 자의 근로시간은 1일 7시간, 1주일에 35시간을 초과하지 못한다. 다만 당사자 간의 합의에 의해 1일 1시간, 1주일에 5시간을 한도로 연장할 수 있다(법 제 69조).
- 사용자는 임산부와 18세 미만인 자를 오후 10시부터 오전 6시까지 사이 및 휴일에 근로시키지 못한다(법 제70조).
- 사용자는 산후 1년이 지나지 아니한 여성에 대하여는 단체협약이 있는 경우라도 1일에 2시간, 1주일에 6시간, 1년에 150시간을 초과하는 시간외 근로를 시키지 못한다(법 제71조).
- 사용자는 여성과 18세 미만인 자를 갱내(坑內)에서 근로시키지 못한다. 다만, 보건 · 의료, 보도 · 취재 등 대통령령으로 정하는 업무를 수행하기 위하여 일시적으로 필요한 경우에는 그러하지 아니하다(법 제72조).
- 사용자는 여성 근로자가 청구하면 월 1일의 생리휴가를 주어야 한다(법 제73조).
- 사용자는 임신 중의 여성에게 출산 전과 출산 후를 통하여 90일(한 번에 둘 이상 자녀를 임신한 경우에는 120일)의 출산전후휴가를 주어야 한다. 이 경우 휴가 기간의 배정은 출산 후에 45일(한 번에 두 이상 자녀를 임신한 경우에는 60일) 이상이 되어야 한다(법 제74조).
- 사용자는 임신 중의 여성 근로자에게 시간외 근로를 하게 하여서는 아니 되며, 그 근로자의 요구가 있는 경우에는 쉬운 종류의 근로로 전환하여야 한다(법 제74조).

여성근로자의 사회 진출이 늘고 있고 앞으로도 계속 증가할 것으로 예측되므로 여성근로자를 보호하기 위한 정책들은 계속 확대될 것이다. 산업장에서 여성 근로자를 위한 보호대책은 다음과 같다.

① 여성의 특성에 맞는 직종이나 작업에 적정 배치해야 한다.

② 주작업의 근로강도가 가능한 한 RMR 2 이하로 한다.

③ 중량물 취급 작업은 중량을 제한을 해야 한다(16세 이하 연속작업 8kg, 16~18세 15kg, 18세 이상 20kg).

④ 서서하는 작업(승무원, 방직, 백화점)은 연속작업시간을 제한하고 휴식의 횟수와 그 시간을 고려한다.

⑤ 고온 및 저온작업에서는 작업조건과 냉난방을 고려한다.

⑥ 공업중독(납, 벤젠, 비소, 수은)은 취급 작업 시 유산, 조산, 사산의 우려가 있으므로 이에 대한 고려가 필요하다.

⑦ 생리휴가, 산전, 산후 휴가와 작업 도중 육아시간(생후 1년 미만의 유아를 가진 여성근로자의 청구에 의해 1일 2회 각 30분 이상의 유급 수유시간) 등을 고려해야 한다.

## 4) 산업보건 관리 체계

### (1) 외국의 산업보건 관리 체계

#### ① 미국

미국은 연방정부의 노동부 산하에 직업안전보건청(Occupational Safety and Health Administration, OSHA)이 있어서 주도적으로 산업안전보건 관리기준과 지침을 정하고 개별 주정부의 관련계획에 대하여 조정하고 지원하는 일을 수행하고 있다. 물론 연방 OSHA의 승인을 받은 주는 주정부가 독자적으로 산업안전보건법을 제정할 수도 있으며, 자체 안전보건행정체계를 갖추어 해당 프로그램을 운영할 수 있도록 장려하고 있다.

이에 22개 주정부는 자체계획을 가지고 산업안전보건감독을 실시하고 있으며, 4개 주정부는 공공부문에 대해서만 독자적으로 산업안전보건감독 업무를 수행하고, 나머지는 연방정부의 OSHA가 직접 관리하고 있다.

연방정부 OSHA의 주요 기능은 안전보건 관련 기준과 지침 제정 · 폐지, 사업장의 안전보건 감독 및 처벌, 사업주에게 안전보건 데이터 기록(통계) 요청, 주정부 계획(state plan) 승인 · 기각, 주정부 계획 개발을 위한 재정 지원, 사업주 및 근로자에 대한 교육 및 훈련 제공, 산업재해 예방을 위한 상담, 산업안전보건을 위한 통계 프로그램 개발 등이다.

#### ② 영국

영국은 산업안전보건정책을 효과적으로 집행하고 이전의 복잡한 감독기능을 일원화하기 위하여 1974년에 작업장보건안전법(Health and Safety at Work Act)을 제정하고 산업안전보건체계를 중앙에서 관리하는 중앙집권적 시스템으로 바꾼 바 있다.

영국 산업안전보건관리체계는 특징적으로 노사정 합의체인 보건안전부(Health and Safety Commission, HSC)와 정부부처에 소속되어 있지 않은 독자적인 산업보건안전청(Health and Safety Executive, HSE)으로 구성되어 있으며, 이들은 안전 및 보건과 관련된 일을 수행하는 특별한 법적지위와 기능을 가지고 있다.

물론 약 400개 이상의 지방정부가 일상적인 사업장(소매업, 사무실, 레저 및 요식업 등)의 안전보건활동을 수행함과 동시에 위의 두 조직이 포괄치 못하는 분야에 대한 활동을 담당하고 있기도 하다. 특히 HSC는 산업안전보건정책을 제안하고 결정하며, 그 위원들은 사업주, 근로자, 지방정부와 협의하여 사회적 합의를 이루어가는 역할을 수행한다. HSE는 HSC를 지원하고 자문하는 기능을 수행하면서 HSC에서 정한 사항들을 현장에서 효과적으로 집행하고, HSE 지역사무소는 지방정부에 대한 전문적인 산업안전보건 자문과 지원을 수행한다.

#### ③ 독일

독일은 16개 주로 이루어진 연방국가로서 주에 따라 독립적으로 산업안전보건에 관한 개별법을 가질 수 있다. 독일의 산업안전보건관련 조직은 연방정부와 주정부, 그리고 산재보험조합인

BG(Berufsgenossenschaften)에 나뉘어 있는데, 연방정부는 노동사회성이 법제정과 정책수립을 담당하고 주정부는 해당 법규를 집행하고 감독하며, BG가 실질적인 산업안전보건관련 기술지원을 담당하고 있다.

특히 BG는 민간조직으로서 사업장에 대한 산재예방 관련 기술지도를 하고 있는데, BG의 책임과 기능으로, 법령에 의한 산업재해예방 권한 위임사항으로서 산업재해 · 직업병 · 직무와 관련한 건강위험의 예방, 산업재해 및 직업병 발생 원인조사, 산업재해 발생에 따른 효율적인 응급조치의 제공, 산업재해 및 직업병의 영향 감소대책 수립, 그리고 근로자 안전과 건강증진을 위한 책무로서 근로자의 생명과 건강에 대한 위험 감소, 피할 수 없는 위험의 사전통제, 사업주에게 산업안전보건 분야에 대한 기술자문 및 교육 시행, 그리고 기능을 중심으로 한 주요한 사업으로서 사업장 기술상담 · 자문 및 기술감독, 산재예방 기준 및 규정의 제정 및 개정, 의학적 진단을 통한 직업병 및 직업성 질환 예방활동, 작업과 관련된 건강유해위험의 제거 및 규명, 사업장의 작업환경측정 및 개선지원, 안전보건교육 및 훈련, 안전보건 조사 · 연구개발 등을 정하고 있다.

#### ④ 일본

일본의 산업안전보건 관련 조직체계는 우리나라와 매우 흡사하다. 산업안전보건관리를 담당하는 조직으로 중앙정부에 후생노동성이 있고 지방에 47개 도도부현의 노동국과 331개 노동기준감독서가 있다. 후생노동성의 조직 중에서 산업안전보건 관련 부서인 노동기준국은 노동조건의 개선, 근로자의 안전보건 확보, 노동재해 보상 시행 등 종합적인 정책을 추진하면서 지방 노동국과 노동기준감독서를 지휘 · 감독한다.

도도부현의 노동국은 각 도도부현의 실정에 맞는 행정운영(노동보험 징수와 노동 기준, 취업안정, 고용안정 등)과 관내 노동기준감독서를 지휘 · 감독한다.

노동기준감독서는 전국 각지에 위치하면서 실제로 사업장을 관리하고 감독하는 역할을 수행한다. 노동기준감독서는 산업재해 방지를 위해 사업주, 근로자, 사용자단체, 지역단체 또는 노사협의회에 대하여 행정지도나 교육을 실시하고, 위험기계류나 설비 등의 심사 및 조사를 실시하며, 특별안전 및 위생관리지도 사업장, 재해다발 사업장을 지도한다. 또한 안전위생개선계획 작성 및 지도, 작업환경 개선 지도, 재해사고의 요인 분석 조사 및 대책 수립, 노동재해 통계의 작성 및 분석 등의 업무를 수행하여 근로자의 업무상 질병이나 사고를 예방하기 위한 활동을 수행한다.

### (2) 우리나라의 산업안전보건 관리체계

#### ① 산업안전보건 관련 행정체계

우리나라의 산업안전보건법은 1981년 12월 제정되었다. 그러나 1989년 2월이 되어서야 법에서 규정하는 산업안전보건 행정 전반을 노동부 내 1개국이 총괄하게 되었는데, 그 국의 명칭이 말해주듯 초기에는 안전을 중심으로 하는 산업안전국이었다가 2005년 9월이 되어서야 그동안 지속적으로 커진 보건정책의 비중을 맞추어 산업안전보건국으로 개칭하게 되었다.

2008년부터는 산업안전보건국이 없어지고 노동정책실의 산재예방보상정책관이 기존의 업무를 총괄하게 되었고, 그 산하에 5개 부서(산재예방정책과, 산재보상정책과, 제조산재예방과, 건설산재예방과, 서비스산재예방팀)를 신설하면서 이전과 달리 산업구분에 따른 산재예방 정책개발과 행정조정 등의 새로운 접근 방식이 시도되기도 하였다. 고용노동부는 전국을 6개 지역으로 나누어서 각 지역별로 1개씩의 지방청을 설치하고, 또 지역별로 4~11개의 지청을 두어 총 40개의 지청을 '시'급에 설치했다. 실제로 각 지청에서는 산업재해예방을 위한 행정지도나 재해조사 등을 직접적으로 수행하고 있다.

### ② 산업안전보건 관련 기술지원체계

산업재해예방기술의 연구, 개발과 보급, 산업안전보건 기술지도 및 교육, 유해위험설비의 진단 및 검사 등 산업재해예방에 관한 사업을 효율적으로 수행하기 위하여 1987년에 『한국산업안전공단법』이 제정되었고, 그에 따라 한국산업안전공단이 설립된 후 '보건'이 들어간 '한국산업안전보건공단'으로 명칭이 개정되어 오늘날에 이르고 있다. 최근들어 안전보건의 가치를 부각시키기 위하여 '안전보건공단'이라는 약칭을 사용하고 있다.

안전보건공단은 산업재해예방기술의 연구 · 개발 및 보급, 사업장 안전진단 및 점검, 사업장 재해예방에 대한 기술지도 등의 사업을 수행하고 있다.

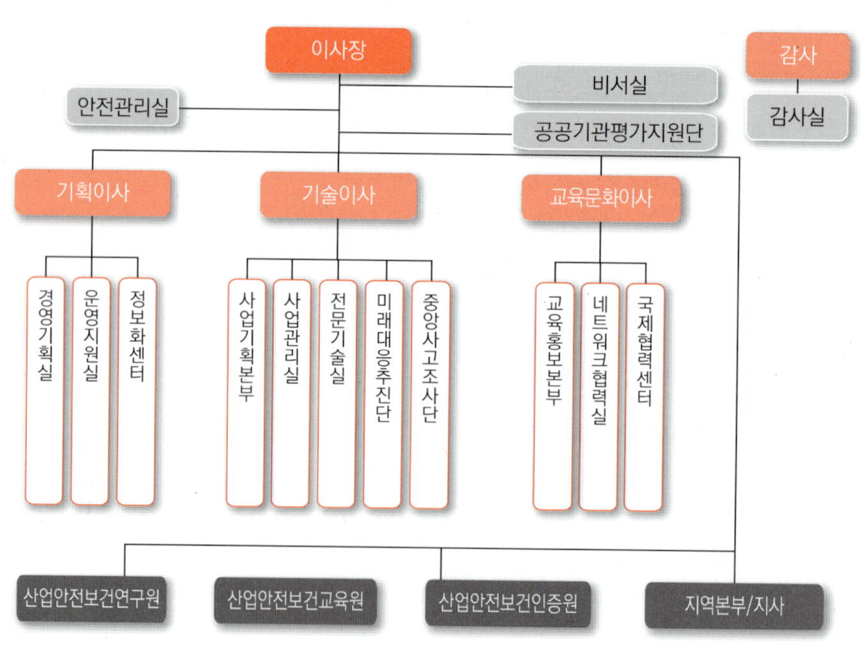


〈그림 Ⅲ-5-1〉 안전보건공단 조직도

### ③ 작업환경실태조사

노동부와 한국산업안전보건공단은 1993년부터 매 5년마다 산업재해예방정책 및 사업에 필요한 기초자료 생산을 위하여 전국의 사업장을 대상으로 '작업환경실태조사'를 실시하고 있다. 이는 산업안전보건법 시행규칙 제81조 '유해인자 노출실태조사'에 따라 시행되고 있는데, 산재보상보험 가입사업장 중 규모에 따라서 전수 혹은 표본을 선정하여 방문조사의 방식으로 진행하고 있다. 실태조사의 내용은 다음과 같다.

- **사업장 일반현황 및 고용 · 근로 형태**
- **작업환경**: 소음 · 진동, 분진 · 흄 발생, 고열 · 한랭 · 다습 및 방사선, 밀폐공간 작업 등
- **기계 · 기구 현황**: 프레스 등 위험기계기구 등 42종
- **화학물질 제조 · 사용현황, 취급 근로자 수 등**

조사결과는 근로자 특수 건강진단 및 작업환경측정 결과와 함께 통합데이터베이스로 구축되어 직업병 조기 발견 및 정보지원 등과 같은 과학적인 산업보건서비스 제공에 활용되고 있다.

### ④ 사업장 내 산업안전보건 관리체계

사업장 내 산업안전보건 관리체계에 관한 사항은 산업안전보건법 제13조~19조에 규정되어 있다. 산업안전보건법에서는 사업의 규모 · 업종에 따라 안전보건관리책임자, 관리감독자, 안전관리자, 보건관리자, 산업보건의, 안전보건총괄책임자, 산업안전보건위원회, 명예산업안전감독관에 대한 규정을 두고 있다. 그러나 이러한 사업장 내 관리체계는 다양한 적용 예외 규정을 두고 있어 모든 사업장에 적용되지는 않는다. 예를 들어 사업장의 규모에 따라서 안전관리자, 보건관리자 선임, 산업안전보건위원회 설치 등의 예외적 상황을 허락하고 있다.

우리나라에서는 일정규모 이상의 사업장에는 안전보건관리책임자 또는 안전보건총괄책임자를 두어 평상시에는 산업재해예방대책을 시행하게 하고 있으며, 산업재해 발생 시에는 사후관리와 재발방지 대책을 수립하도록 법률로써 규정하고 있다.

## 5) 직업병

직업은 '생계를 유지하기 위하여 자신의 적성과 능력에 따라 일정한 기간 동안 계속하여 종사하는 일'로 정의된다. 대부분의 근로자는 근로기준법에 의한 법정 시간인 1일 8시간을 근무하더라도 하루 1/3 정도를 직장에서 머무르지만, 다수의 근로자들이 잔업, 특근 등을 위해 더 많은 시간을 직장에서 보내고 있다. 작업환경에는 매우 다양한 형태의 유해인자가 있으며 일반환경에 비해서 대량으로, 그리고 고농도로 존재하는 경우가 많아 여러 형태의 직업병 또는 직업성 질환이 근로자의 건강을 위협하고 있다.

### (1) 직업병의 정의

직업성 질환은 근로자들이 특수한 작업환경에 폭로됨으로써 발생하는 상병을 말하며, 발생 상태나 성질에 따라 재해성 질병과 직업병으로 나누어진다. 그러나 많은 직업병이 그 직업에 종사하면서 장시간 폭로되는 유해물질의 작용으로 발생하여 만성적 경과를 밟게 되므로 직업과의 인과관계를 규명하기 어려운 경우가 많다.

### (2) 직업병의 원인

① 물리적 원인: 작업환경의 온도, 복사열, 소음과 진동, 유해광선, 전리방사선, 이상기압, 기계적 손상 등의 물리적 원인에 의해 생기는 것
② 분진에 의한 것: 무기분진, 유기분진, 금속분진에 의한 폐질환
③ 화학적 원인: 유해가스, 중금속, 유기용제, 살충제 등 화학 유해 물질에 의해서 생기는 중독성
④ 생물학적 원인: 세균, 곰팡이 등 병원성 미생물에 의한 것과 취급하는 동물 또는 식물에 의한 것

### (3) 직업성 질환

#### ① 고온 환경에 의한 건강장해(고열장애)

고온 다습한 작업환경에서 발생하는 질환을 말하며, 열경련, 열허탈증, 열사병 등이 있다.

• 열경련(Heat Cramp)

고온 환경에서 심한 육체적 노동을 할 때 잘 발생하며, 지나친 발한에 의한 탈수와 염분의 소실이 원인이다. 땀을 많이 흘린 후 수분만 보충하면 염분이 부족하여 생길 수 있다. 증상으로는 작업 시 많이 사용한 근육에 지속적이고 반복적인 격렬한 유통성 경련이 오는 것이 특징이며 근육은 당구공같이 단단하게 느껴진다. 응급조치로는 환자를 시원한 곳으로 옮기고 생리식염수를 정맥주사하거나 마시게 한다.

• 열허탈증(Heat Exhaustion)

고온 환경에 오랫동안 중노동한 결과로 말초혈관운동신경의 조절 장애와 심박출량의 부족으로 인한 순환부전이다. 미숙련공에게 많이 발생하며, 원인으로는 말초 순환의 이상, 특히 대뇌 피질의 혈류 부족이다. 전신권태, 탈력감, 현기증, 이명 등과 최저혈압의 하강이 현저하다. 응급처치는 시원한 곳으로 옮겨서 휴식을 시키고 염분과 수분을 섭취하도록 한다.

• 열사병(Heat Stroke)

울열증 또는 일사병이라고도 하며, 고온다습한 작업환경에서 격심한 육체 노동을 하거나 실외에서 태양의 복사열을 두부에 직접 받는 경우에 발생한다. 고온다습한 환경에서 격렬한 육체 노동을 하면 발한에 의해 이루어져야 할 체열방출이 장해됨으로써 체내에 열이 축적된다. 증상으로는 체온조절중추의 기능장애로 땀을 배출하지 못하며, 체온이 41～43℃까지 급격하게 상승하고, 두 개

의 내압과 온도상승, 두통, 현기증, 이명, 혼수상태, 피부건조가 나타난다. 응급조치로는 얼음물에 담가서 체온을 39℃까지 급격하게 내려 주어야 하며 울열 방지와 체열 이동을 돕기 위해 사지를 격렬하게 마찰시킨다. 또한 시원한 음료수를 공급하고 생리식염수를 정맥주사하며 체열생산 억제를 위해 항신진대사제를 투여한다.

〈표 Ⅲ-5-3〉 열경련 · 열허탈 · 열사병 비교

| 질환 | 주증상 | 이화학적 소견 | | | | 치료방법 |
|---|---|---|---|---|---|---|
| | | 피부상태 | 체온 | 혈중Cl농도 | 혈액농축 | |
| 열경련 | 유통성 경련 | 습 · 온 | 약간 상승 | 현저히 감소 | 현저히 상승 | 수분 및 NaCl 보충 |
| 열허탈 | 실신, 허탈 | 습 · 온 또는 냉 · 온 | 정상범위 | 정상 | 정상 | 휴식, 강심 5% 포도당 |
| 열사병 | 혼수, 섬망 | 습 · 온 또는 건 · 온 | 현저히 상승(41~43℃) | 정상 | 정상 | 체온의 급속한 냉각 |

### ② 저온 환경에 의한 건강장해

• 전신체온하강(저체온증)

장시간 한랭에 폭로되거나 체열 상실에 따라 발생하는 급성 중증장애로 급격한 혈관의 확장과 전신의 냉각이 특징이며, 이때 진정제 복용과 음주는 체온하강의 위험을 더욱 증대시키는 요소가 된다.

• 참호족(Trench Foot)

한랭에 장기간 폭로되고 동시에 지속적으로 습기와 물에 잠기면 발생한다. 국소의 산소결핍이 주된 원인으로, 증상은 혈액의 농축, 적혈구의 정체, 혈액순환의 정체, 부종이나 작열통, 소외감, 심한 통증, 수포, 괴저나 궤양이 형성된다.

• 동상(Frost Bite)

조직이 동결되어 세포구조에 기계적 파탄이 일어나는데 이때 조직 자체가 동결되면서 손상되어 피부빙점인 영하 10도에 풍속이 늘면 체열방산이 커져서 신속하게 동상이 일어난다. 증상으로는 따끔거림, 가려움, 국소의 발적, 부종 등이 있다.

동상은 진행정도에 따라 1~4도 동상으로 분류한다.

- 1도 동상: 발적과 부종
- 2도 동상: 수포 형성에 의한 삼출성 염증 상태
- 3도 동상: 피부와 피하조직 등 국소조직의 괴사 상태
- 4도 동상: 괴사 및 조직의 손실

### ③ 이상기압에 의한 건강장애

작업환경에서 이상기압의 문제는 고기압과 저기압의 경우가 있다.

• **고압환경과 건강장애**: 질소, 산소, 이산화탄소가 문제가 된다.

– 질소($N_2$): 4기압 이상에서 공기 중의 질소가스는 마취작용을 일으켜 작업력 저하, 기분변화 등 여러 정도의 다행증(euphoria)이 발생하는데, 알코올중독 증상과 유사하다. 질소의 지방용해도는 물에 비해 5배나 높으며 혈액 < 물 < 지방의 순서로 보통 1기압이 증가할 때마다 10리터의 질소가 체내에 용입되어 체외로 배출되지 않기 때문에 잠함병의 원인이 된다.

– 산소($O_2$): 산소분압이 2기압이 넘으면 산소중독 증세가 나타난다. 손가락과 발가락의 작열통, 시력장애, 환청, 근육경련, 오심 등을 나타내며 나중에는 전간 경련을 일으킨다. 고압 산소에 대한 폭로가 중단되면 즉시 회복된다.

– 이산화탄소($CO_2$): 산소의 독성과 질소의 마취작용을 증강시킨다. 고압환경의 이산화탄소 농도는 3%를 초과하면 안된다.

– 감압과정 환경과 건강장애: 높은 기압에서 감압하는 과정에서 발생하는 장애는 잠함병 또는 감압병이 있다. 이는 너무 급격한 감압에 따라 혈액과 조직에 용해되어 있던 질소가 기포를 형성하여 일으키며 이들 기포는 순환장애와 조직손상을 일으킨다. 예방대책으로는 서서히 단계적으로 감압(1기압 감압에 20분 이상), 고압환경에서의 작업시간 단축, 충분한 휴식, 감압 후 혈액순환을 원활히 하기 위한 적당한 운동, 감압 후 산소공급, 고압작업 시 적임자 배치 및 고지방음식과 알코올 음용 금지, 부적격(비만자, 순환기 장애자, 고령자)의 고압작업 제한 등의 조치가 필요하다.

### ④ 소음

전형적인 공장소음의 경우에는 4–6KHz에서 일과성 청력손실이 일어나며, 청력손실의 대부분은 소음에 폭로된 후 2시간 이내에 일어나 폭로중지 후 12시간 이내에 회복된다. 반면에 영구성 청력손실은 회복과 치료가 불가능하다.

산업장의 소음대책으로는 다음과 같다.

• 제거하거나 감약시킨다.
• 소음기 부착이나 공명부분의 차단 등 기계의 부분적 개량을 실시한다.
• 차음, 흡음의 조치를 한다.
• 소음원의 거리적 격리로서 소음원이 되는 기계의 설치장소 등을 변경한다.
• 귀마개, 귀덮개 등의 보호구를 착용하고 소음에 대한 폭로시간을 단축한다.

**〈표 Ⅲ–5–4〉 소음의 허용한계**

| 1일 8시간 노출 | 1일 4시간 노출 | 1일 2시간 노출 | 1일 1시간 노출 |
|---|---|---|---|
| 90dB | 95dB | 100dB | 105dB |

### ⑤ 유해물질에 의한 건강장애

- 유해물질의 분류
  - 물리적 성상에 의한 분류: 기체 및 증기, 액체, 미스트 및 안개 훈연, 스모그
  - 화학적 성질에 의한 분류: 할로겐 화합물, 산 및 알칼리화합물, 페놀 및 화합물
  - 생리적 작용에 의한 분류: 자극제, 질식제, 마취제와 진정제 및 전신중독제

- 유해물질의 침입경로: 호흡기와 소화기, 피부를 통해 침입한다.

- 유해물질의 중독(금속중독을 중심으로)
  - 연(Pb): 연제련이나 축전지 제조업, 크리스탈 제조업, 염화비닐수지 가공 시, 페인트나 도자기 제조 시, 석유 정제업, 인쇄업 등 산업장에서 연을 용광, 용해, 분쇄, 도포, 용접 등의 작업환경에 노출할 경우에 발생하며, 증상으로는 혈색소량의 저하, 신경 및 근육계통의 장애와 중추신경계통의 장애가 있다.

**※ 연의 4대 증상**

- 혈관수축, 빈혈로 인해 피부가 창백해진다.
- 구강 치은부에 암청회색의 Lead Line이 형성된다.
- 호염기성 과립 적혈구의 수가 증가한다.
- 소변 중의 코프로포르피린(Corproporphyrin)이 증가한다.

**〈표 Ⅲ-5-5〉 기타 요인별 직업병의 종류**

| 구분 | 원인 | 직종 | 직업병 |
|---|---|---|---|
| 화학적 요인 | 비소(As)중독 | 농약 | 신경염, 소화기 질환, 피부염 |
| | 인(P)중독 | 살충제, 살서제 | 약골, 괴저, 소화기장애 |
| | 초기(硝氣), 아황산가스($SO_2$)중독 | 셀룰로이드, 표백, 제지, 비료, 제련 | 치아산식증, 순환기장애, 천식, 폐부종 |
| | 황화수소($H_2S$)중독, 이황화탄소($CS_2$)중독 | 인조견사, 셀로판 | 급성마비, 두통, 불면증, 신경증상 |
| | 일산화탄소(CO)중독 | 화부, 가열공 | 질식, 시신경장애, 심장장애 |
| | 유기용제 중독 | 탈지, 세척, 도료, 용매 | 조혈장애, 재생불능성빈혈, 백혈병, 피부질환, 마비, 간장애, 심장장애, 호흡기장애 |
| | 타르(Tar), 매연(Smoke), 아스팔트(Asphalt), 광물유, 파라핀(Paraffin) | 석탄 및 석유제품 제조 | 피부염, 피부암 |
| 분진 요인 | 무기분진, 유리규산, 석탄, 석면 | 채석공, 채광부, 요업, 연마공, 야금공 | 규폐증, 석면폐증, 탄폐증 |
| | 유기분진, 면분진, 곡분, 목재분 동물의 모발, 골분, 배설물 | 방직공, 제분공, 제재공, 골분제조공 | 면폐증, 농부폐증 |
| | 금속분진, 유독성 무기 금속분진 | 제련공, 화학공 | 금속열, 호흡기질환, 폐암 |

- 수은(Hg) 중독: 약품 제조업이나 농약공장, 온도계 제조, 도금, 피륙, 박제 제조 시 폭로되며 증상으로는 안색이 누렇게 변하고 두통이나 구토 복통 설사 등의 소화불량 증세가 나타난다. 3대 증상으로 근육의 경련, 치은염, 정신과민증인 중독성 흥분상태가 있다.
- 망간(Mn) 중독: 망간 광산의 채굴작업 및 분쇄작업에서 발생한다. 특유한 신경의 변화로 파킨슨증후군과 비슷하게 사지에 이상을 일으켜 보행장애를 가져오며, 신경염, 신장염, 피부점막의 염증이나 중추신경장애가 나타난다.

#### ⑥ 분진에 의한 건강장애

석탄이나 규토, 운모 규산이 혼합된 분진에 폭로된 탄광부에게 발생되며 허혈성 괴사의 결절 형성은 결핵균이나 류마티스성 인자의 영향으로 더욱 악화된다.

• 규폐증

금속광산이나 금속 제련소, 탄광에서 주로 작업하는 근로자에게 나타나는 증상으로 3년 이상 노출 시 나타난다. 결절 형성이 심하지 않는 한 자각 증상이 없으며, 호흡곤란, 기침, 흉통 등이 나타나고, 더 진행되면 폐활량의 감소가, 말기에는 규폐성 폐결핵에 걸려 심해진다. 예방대책으로는 방지 마스크를 착용하거나 작업시간을 조정한다.

• 석면폐증

소화용제나 절연제 내화직물 종사자에게서 많이 나타나며 석면의 섬유가 소기관지에 부착되어 그 부위에 섬유증식이 생긴다. 초기에 체중감소가 있고 심해지면 호흡곤란과 기침, 객담, 흉통을 호소하는데, 흉부가 야위는 것이 규폐증과 다르다.

### (4) 직업 관련성 질환

직업 관련 질환이란 근로자들이 직업에 종사하면서 직업적 유해 요인에 노출되어 발생되는 질환으로 업무와의 명확한 인과관계가 있는 것을 말한다. 모든 직업에는 사용하는 물질에 따라 다양한 직업관련 질환이 있으나 우리나라는 근로기준법시행령 제44조에서 38종의 업무상 질병의 범위를 명시하고 있다. 또한 뇌심혈관계 질환과 근골격계 질환 등을 작업 관련성 질환으로 인정하고 있다.

#### ① 보건의료종사자의 직업성 질환

보건의료종사자는 의사, 치과의사, 한의사, 간호사, 간호조무사, 조산사, 의료기사, 약사 등으로 구성된다. 고도의 전문기술을 요구하는 보건의료서비스는 인력구성상 여성인력이 상대적으로 많고 노동집약적이며 병원환경에서 다양한 생물학적, 물리적, 화학적, 인간공학적 및 정신사회학적 유해인자에 쉽게 노출되어 직업성 질환에 취약한 직종 중 하나다.

보건의료종사자에게서 호발하는 직업 관련 감염성 질환에는 B, C형 간염, HIV 감염 등의 혈액 매개 감염, 결핵, 인플루엔자, 수두, 홍역 등의 공기-매개 감염, 단순포진, 각결막염 등의 직접접촉감염 및 배설물 등을 통한 기타 감염 등이 포함된다. 전파경로는 환자와의 신체접촉, 오염된 물체를 통한 간접접촉, 감염된 환자의 비말핵 등에 의한 전파 등이며, 주사침 상해에 의한 감염은 보건의료종사자에서 흔히 관찰되는 특이적인 행태이다.

환자를 진료하고 치료하는 과정에서 전리방사선에 노출될 수 있다. 진단용 방사선, 혈관촬영기, 전산화단층 촬영기, 수술과정, 방사선 약물 등을 통해 주로 노출되며 방사선종양학과, 영상의학과, 핵의학과에 근무하는 보건의료종사자들이 고위험군에 속한다.

의료기관에서는 건강에 유해한 다양한 화학물질들이 사용되고 있다. 기구 소독 등에 사용되는 글루타르알데히드는 피부 및 신경계에 영향을 줄 수 있으며, 병리과와 수술실에서 조직 보관용으로 사용하는 포름알데히드는 천식 및 피부염을 일으킬 수 있다. 에탄올, 이소프로필, 알코올, 염소, 페놀 등의 소독제는 자극성이 강하여 다양한 피부 또는 호흡기 증상 등을 일으킬 수 있으며, 물품 소독에 주로 쓰이는 에틸렌옥사이드는 포름알데히드와 함께 피부, 호흡기 증상 및 국제암연구소(IARC)에 의해 발암물질로 지정되어 있다. 이 외에 의료기관에서는 마취제, 항암제, 중금속, 유기용제 등 다양한 화학 물질들이 쓰이고 있다.

인간공학적 유해 요인에 노출되는 경우도 흔하다. 중환자실, 수술실, 응급실, 병실 등에서 환자의 체위를 변동시키거나 환자를 이송하는 일, 다양한 종류의 중량물 취급, 부적절한 자세에서의 컴퓨터 작업 등에 의해 근골격계 질환이 발생할 수 있는데 가장 흔한 부위가 요통 등의 허리 부위이다.

또한, 보건의료종사자들은 생명을 다루는 급박한 업무특성, 다양한 직종 간의 갈등, 환자 및 보호자들로부터의 폭언, 폭행, 감정노동 등으로 인한 정신적 부담 및 직무스트레스로 인한 우울, 알코올 및 약물 중독, 외상 후 스트레스 장애 등과 같은 각종 질병의 위험이 높다.

### ② 정규직과 비정규직 근로자의 직업 관련 질환

정규직은 근로계약 시 기간을 정하지 않고 대부분 정년까지 고용이 보장되어 있으며 전일제로 일하는 고용 형태로 규정할 수 있다. 비정규직 근로는 일반적으로 정년보장 없이 일정 기간 동안 특정 업무를 수행하는 계약직, 일용직, 간접고용 및 특수 고용된 근로형태를 말한다. 비정규직 근로자들은 상대적으로 낮은 보상에도 불구하고 장시간 노동, 높은 노동강도, 다수의 여성근로자, 단순 반복작업, 업무자율성 부족 등의 고위험 환경에 노출되는 경우가 많고 불안정한 고용 상태와 높은 직무스트레스로 인하여 직업 관련 질환에 이환될 위험이 크다.

### ③ 교대작업자의 직업 관련 질환

교대작업은 작업자들을 2개반 이상으로 나누어 각각 다른 시간대에 근무하도록 하여 사업장의 전체 작업시간을 늘리는 작업 일정이나 작업조직방법을 말한다. 교대작업과 관련된 건강문제는 주로 인체 생체리듬의 교란에 기인하며 주로 야간교대작업자에서 심하게 나타난다. 주증상은 불면증, 수면의 질 저하 등의 수면장애이며, 근무시간 중의 피로와 졸림 증상은 생산성 저하뿐 아니라 재해 발생을 증가시킨다.

생체리듬의 불일치는 식습관, 음주, 흡연 등의 변화를 일으켜 간접적으로 건강에 영향을 미칠 뿐 아니라 사회적으로도 가족, 친지 및 친구 등과의 정신적 관계 형성에 이상을 초래하기도 한다. 교대

근무로 인한 급성장해는 불면증, 졸음, 정서장해, 실수 증가 등이며, 만성장해로는 수면장해, 심혈관계 질환, 소화기 질환, 생식기계 영향, 자연유산, 수정능력 저하, 조산, 불규칙한 월경주기, 정신질환, 가족문제 등이 보고되고 있다.

심혈관계 질환 중에서는 특히 관상동맥질환이 호발하는 것으로 알려져 있으며, 교대근무로 인한 생체 일주기 리듬의 변화, 식습관, 음주, 흡연 등의 생활습관 변화, 사회생활 장애로 인한 스트레스 증가 등이 발병기전으로 제시되고 있다. 또한, 당뇨병과 천식이 교대작업으로 인하여 악화될 수 있으며, 일주기 리듬 장애로 인해 약물의 혈중 농도가 달라질 수 있으므로 주의를 기울여야 한다.

### ④ 기타 업종에 따른 직업성 질환

업종별로는 광업, 농림어업, 건설업, 제조업, 운수 · 창고 통신업 등이 산업재해 발생률이 높은 대표적인 고위험 업종에 해당된다.

• 광업 관련 질환

광업은 타 업종에 비해 산업재해 발생률이 높고 상대적으로 중대 재해가 차지하는 비중도 높아 가장 위험한 업종에 해당된다. 광부에서 발생하는 대표적인 직업성 질환은 취급하는 광물에 따라 발생하는 특정 호흡기 질환이며 진폐증(간질성 폐질환), 만성폐쇄성 폐질환, 폐암 등이 포함된다.

진폐증의 대표적인 원인은 금속(주석, 베릴륨, 코발트, 알루미늄, 안티몬, 바륨 등), 규소, 석탄, 탄화수소, 석면 등의 무기분진이며 만성폐쇄성 폐질환도 탄광이나 금광에서 노출되는 유리규산이나 활석과 같은 무기분진에 의해 흔히 발생된다. 폐암은 광부에서 호발하는 암종으로 석면, 라돈 붕괴물질, 결정형 유리규산, 일부 금속(비소 및 그 화합물, 니켈화합물 베릴륨과 그 화합물 등) 등이 원인물질로 알려져 있으며, 또한 폐쇄된 공간 내에서 작업하는 광업의 특성으로 인해 디젤동력을 사용하는 기계 및 장비에서 배출되는 디젤엔진 연소물질(IARC Group 1)의 노출에 의한 폐암 발생위험 역시 높다.

이 밖에도 소음과 진동노출에 의한 소음성 난청과 수완진동증후군 그리고 힘든 육체적 노동, 중량물 취급, 빈번한 허리 구부리기와 비틀기와 같은 인간공학적 위험 요인들에 노출되어 다양한 근골격계 질환들이 흔히 발생된다.

• 농작업 관련 질환

농작업과 관련된 대표적인 질환은 호흡기 질환, 피부질환, 근골격계 질환, 인수공통 감염병, 신경계 질환 및 일부 악성종양들이다. 농업인에게서 호발하는 호흡기 질환은 비염, 천식, 만성기관지염, 과민성 폐장염, 유기먼지독성증후군, 농부폐증 등이며, 주로 가축 취급과정에서 발생하는 동물의 털, 분비물, 배설물, 곡물, 건초, 화분, 퇴비와 같은 다양한 유기성 분진, 유해가스(암모니아, 황화수소, 질소산화물, 디젤연소물질 등), 세균 및 농약 등에 의해 발생한다.

피부질환도 농업인들이 흔히 경험하는 질환 중의 하나인데, 대부분 접촉성 피부염이며 야외 식물(옻나무, 은행나무, 국화꽃, 앵초류, 무화과 등), 동물의 털, 분비물, 배설물, 장갑, 장화, 운동화 등의 고무성분, 농기구 등에 포함된 중금속(니켈, 크롬) 및 다양한 농약성분 등이 원인이다. 또한, 자외선

노출에 의한 일광화상, 피부노화, 피부암, 고온 다습한 환경에 의한 사타구니, 발, 손 등의 진균성 질환도 발생할 수 있다.

농작업을 수행하는 과정 중에는 중량물 취급, 장시간 서 있기, 부적절한 자세, 반복 동작과 같은 인간공학적 위험 요인에 노출되는 경우가 많아 다양한 근골격계 질환이 발생한다. 농작업에서는 특히, 장시간 쪼그려 앉거나 허리를 과도하게 구부리는 자세로 인한 하지와 허리부담 작업이 자주 관찰되는데, 수박, 딸기, 참외와 같은 작목에서 흔하며, 사과, 배, 복숭아, 포도와 같은 과수작목의 경우 대부분의 작업이 머리 위쪽이나 팔을 90도 이상 올린 자세에서 이루어지므로 목, 어깨, 허리 등에 부담을 주게 된다. 또한, 과수의 순치기 작업처럼 오랜 시간 절단 가위를 반복 사용하면 손가락과 손바닥 부위를 지속적으로 압박하게 되고 손목을 과도하게 꺾는 자세를 취하게 되어 손과 손목질환의 위험성을 보인다.

병 · 해충이나 잡초를 제거하기 위해 널리 사용되고 있는 농약은 급성 농약중독뿐 아니라 장기간 반복 사용하는 농업인에게서 만성질환의 발병위험이 높다. 농약의 만성 노출에 의한 건강영향은 아직 명확하게 구명되지는 않았지만 다양한 증거들이 제시되고 있다. 각종 악성종양(백혈병, 입술 및 피부암, 다발성골수종, 비호지킨스 림프종, 호지킨스 림프종, 전립선암, 연부조직육종, 뇌암 등)을 비롯하여 천식, 만성 기관지염 등의 호흡기 질환, 우울증, 파킨슨병과 말초신경염 같은 신경계 질환, 망막변성 같은 안과질환, 그 외에 당뇨, 여성 호르몬 관련 질환(폐경 시기의 변화 및 불임), 남성에서 정자 수 감소, 기능저하, 비정상적인 정자 증가, 테스토스테론 감소 등과 같은 생식기계 질환, 면역독성 등이 보고되고 있다.

또한, 농기계에서 발생되는 소음과 진동에 의한 소음성 난청, 레이노현상, 수완진동증후군, 옥외작업 시 과도하게 덥거나 추운 환경에 노출되어 발생하는 열사병, 열경련, 열피로, 동상, 참호족, 저체온증 및 가축이나 야생동물을 통해 전염되거나 직접적인 병원체 노출에 의한 쯔쯔가무시병, 렙토스피라증, 신증후군출혈열, 말라리아, 브루셀라증, 탄저병, 큐열, 공수병, 야토병과 같은 감염성 질환도 농업인에서 흔하게 발생하며, 이 밖에도 담뱃잎농부증(Green Tobacco Sickness), 생강굴 질식사 등도 보고된 사례가 있다.

- 임업 관련 질환

임업 종사자들은 수목의 관리, 식목 및 벌목작업과 버섯, 약초, 산나물과 같은 각종 임산물을 채취하는 작업들을 통해 다양한 유해 요인에 노출된다. 임업은 외상성 사고와 중대재해가 자주 발생하는데, 세부업종 중 특히 벌목업이 가장 위험한 업종이다. 임업에서도 농업과 유사하게 근골격계 질환이 흔하고 전기톱 사용과 관련된 소음성 난청과 진동에 의한 레이노현상 및 수완진동증후군이 발생할 수 있다. 또한, 병 · 해충 방제 및 제초작업에 사용되는 농약으로 인한 중독, 야외작업에 기인하는 피부질환(옻, 앵초류 등에 의한 접촉성 피부염, 자외선에 의한 화상 등), 뱀, 벌, 지네, 거미, 모기, 기타 곤충이나 야생동물에 의한 질병과 감염성 질환(쯔쯔가무시병, 신증후출혈열, 렙토스피라증 등)이 자주 발생한다.

• 어업 관련 질환

어업 종사자들의 가장 대표적인 직업성 질환은 감압병으로 대부분 잠함작업과 어획물 채취를 위한 잠수작업과정에서 발생한다. 또한, 고압환경 노출에 의한 무균성 무혈관성 골괴사의 일종인 이압성골괴사도 잠수작업자에서 자주 관찰되며 이외에도 자외선에 의한 피부질환, 추운 바다 환경에 의한 한랭손상, 해산물 취급과정에서 발생하는 분진이나 독성물질에 의한 호흡기 질환, 복어, 홍합 등 해양생물에 의한 중독과 성게, 조피볼락, 가오리 등에 의한 자상도 발생할 수 있으며 최근에는 해파리에 의한 손상도 자주 보고되고 있다.

• 건설업 관련 질환

건설업은 단순 육체노동자뿐 아니라 비계공, 철근공, 용접공, 콘크리트공, 포장공, 건축목공, 미장공, 타일공, 도장공, 연마공과 같은 매우 다양한 전문 기능 직종으로 구성되어 있어 건설업 종사자들은 다양한 유해 요인에 노출되고 있다.

건설현장에서는 전도, 충돌, 기계 · 기구 등에 감기거나 끼임, 낙상 등으로 인해 업무상 손상과 사망이 흔하게 발생할 뿐 아니라 중량물 취급, 부적절한 자세, 반복적인 동작과 같은 인간공학적 유해 요인에 의한 요통, 추간판 탈출증, 수근관증후군 등의 근골격계 질환을 쉽게 볼 수 있다.

건설장비에서 발생되는 소음과 도로포장 현장에서 사용되는 착암기 등에 의한 진동은 소음성 난청, 레이노현상, 수완진동증후군을 유발할 수 있다. 건설현장에서 흔히 발생되는 석면, 유리규산, 시멘트, 유리섬유, 나무 등의 분진들은 호흡기질환의 원인으로 작용한다. 석면폐증은 석면절연공, 배관공, 건물해체공에게서, 규폐증은 분사공(Sand Blaster), 터널공, 착암기공에게서 기관지염은 용접공에게서 자주 발생된다. 벽돌조적공, 시멘트공과 석공에게서는 접촉성 피부질환이, 페인트를 취급하는 도장공과 기타 유기용제와 납에 노출된 근로자에게서 신경계 질환이 발생할 수 있다.

그 외 야외작업으로 인한 열사병, 열탈진, 저체온증, 동상, 백내장과 과도한 알코올 섭취와 관련된 건강문제, 암 유발물질(석면, 유리규산, 벤젠, 크롬 등)에 의한 악성종양 및 일부 감염성 질환들 – 히스토플라스마증(Histoplasmosis), 인플루엔자, 결핵, 말라리아, 황열, 라임병(Lyme Disease)도 건설업 종사자들에게서 자주 관찰되는 직업성 질환들이다.

• 제조업 관련 질환

제조업 분야는 그 범위가 매우 다양하여 전기 · 전자 및 반도체, 금속 및 비금속, 유리 및 도자기, 인쇄 및 사진, 화학 및 의약품, 선박 및 자동차, 목제 등의 광범위한 산업이 포함된다. 따라서 각 산업공정에 따른 작업 방법과 사용 원자재에 따라 다양한 형태의 중독 및 질병이 발생한다. 예를 들면 전기제품 제조 및 축전지 제조과정에서 사용되는 납에 의한 납중독, 황산에 의한 치아침식증, 인조유리섬유에 의한 폐암, 용접작업에 의한 진폐증, 벤젠에 의한 백혈병, 소음 노출에 의한 난청, 중량물 취급에 의한 근골격계 질환, 화학물질의 비산에 의한 화상, 감전 등이 있다.

• 조선업 관련 질환

조선업은 제한된 장소와 고공에서의 작업, 중장비 사용, 야외 작업, 각종 화학물질과 용제를 사용함으로써 직업성 질환이 호발하는 업종의 하나이다. 선박 건조과정은 강철 조립과정으로 강철의 절단, 용접, 페인팅과 코팅, 의장, 시험과정을 거치면서 수많은 화학적 유해 요인과 물리적 유해 요인에 노출된다.

화학적 유해 요인으로는 분진(연마과정), 석면과 미네랄섬유(절연작업), 유기용제와 미스트(페인팅, 코팅과정), 흄과 가스(용접, 납땜, 용해, 놋쇠작업, 가열작업), 독성화학물질(에폭시수지, 유기주석과 동 함유 방청제, 납 함유 페인트, 구리스, 각종 색소)이 있다. 물리적 유해 요인으로는 온도와 기후(야외작업), 감전사고, 인간공학적 위험 요인(거대 원자재를 이용한 반복 작업), 방사선(전리 및 비 전리성), 소음과 진동, 산소결핍증(밀폐 공간 작업), 추락과 이동(공간 및 장소이동) 등이 있다.

## 6) 근로자의 건강관리

### (1) 건강진단

#### ① 건강진단의 목적

- 생산능률에 좋지 못한 영향을 끼치는 근로자들의 질병과 건강장애를 일으킬 수 있는 소인을 가진 근로자들을 발견한다.
- 업무상 불가피하게 발생할 수 있는 직업성 질환자 및 건강장애를 조기 발견한다.
- 그 밖에 근로자들을 불행하게 만들 수 있는 일반 질환을 조기 발견한다.

#### ② 건강진단의 종류

- **채용 시 건강진단**: 채용 시 건강진단은 그 직업에 적합하지 못한 자를 가려내고 채용 후 신체적, 정신적 특성에 맞는 부서에 배치함으로써 건강장애를 예방하며, 유해 작업에 종사하면서 일어날 수 있는 신체적 변화를 판단하기 위한 기본적인 자료를 얻고자 함이다.
- **정기 건강진단**: 채용 시 건강진단결과를 기초로 근로자들의 건강상태를 조사하여 질병의 조기발견 및 조기 치료를 통한 신체적 손상의 최소화와 치료경비 절감의 최대화를 가져오기 위해 실시된다. 정기 건강진단은 1년에 1회 또는 2회 실시하는 것이 보통이며, 사무직 근로자는 2년에 1회 실시한다.
- **특수 건강진단**: 모든 직업에는 그 업종에 특유한 작업환경과 작업조건이 있기 때문에 그로 인한 특정한 질병에 걸릴 수 있다. 이것을 찾아내기 위해 실시하는 것으로 1차와 2차로 나누게 되는데, 1차 건강진단은 유해 작업 근로자 전원에게 실시하여 그 집단의 건강수준을 파악하고 건강진단에서 발견된 건강이상자에 대하여 직업병 여부의 최종적 판정을 내리기 위함이다.

〈표 Ⅲ-5-6〉 1차 건강진단의 공통검사항목과 대상

| | | |
|---|---|---|
| 1. 건강검진 상담료 및 행정비용 | - 진찰 및 상담<br>- 신장 및 체중, 비만도<br>- 결과통보 및 압력 등 | - 시력, 청력<br>- 혈압측정 |
| 2. 흉부방사선 촬영 | - 흉부 방사선은 직접촬영 또는 간접촬영으로 실시하되, 간접촬영 시 필름은 가로, 세로 100mm를 사용하여 촬영한다. | - 간접촬영 100mm<br>- 직접촬영 |
| 3. 요검사 | - 요당, 요단백, 잠혈, pH | |
| 4. 혈액검사 | - 혈색소<br>- 총콜레스테롤<br>- ALT(SGPT) | - 식전혈당<br>- AST(SGOT)<br>- 감마지티피(γ-GTP) |
| 5. 간염검사 | - B형간염표면항원 | - B형간염표면항체 |
| 6. 심전도검사 | | |
| 7. 구강검사 | | |

건강진단 실시 후 그 결과에 따라 다음과 같이 5단계로 판정하여 사후관리를 한다.

〈표 Ⅲ-5-7〉 건강진단 결과 판정 및 사후관리

| 건강구분 | 판정기준 | 사후관리 |
|---|---|---|
| A | 건강관리상 사후관리가 필요 없는 자(건강한 자) | 사후관리 필요 없음 |
| C | 질병으로 진전될 우려가 있어 추적검사 등 관찰이 필요한 자(요관찰자) | 의사의 소견에 따른 의학적 조치 |
| $D_1$ | 직업성 질병의 소견을 보여 관리가 필요한 자(직업병 유소견자) | 의사의 소견에 따른 요양신청, 직업전환, 취업장소의 변경 및 근무 중 치료 |
| $D_2$ | 일반질병의 소견을 보여 사후관리가 필요한 자(일반질병 유소견자) | 의사의 소견에 다른 근로시간 단축, 직업전환, 휴직, 근무 중 치료, 기타 의학적 조치 |
| R | 질환 의심자 | 제2차 건강진단 대상자(제2차 건강진단 실시 통보일부터 10일 이내에 실시) |

근로자들에 건강관리는 근로자들의 건강을 보호, 유지, 증진시키기 위해 필요한 것으로 근로자가 퇴직할 때까지 계속되어야 한다.

### (2) 근로자의 영양관리

#### ① 노동에 필요한 열량 및 단백질 권장량

우리나라 식품영양전문위원회에서 결정한 성인들에 대한 노동강도별 열량 및 단백질 권장량은 아래와 같다.

〈표 Ⅲ-5-8〉 노동강도와 열량 · 단백질 권장량

| 노동강도 | 열량 (kcal) | | 단백질 (g) | |
|---|---|---|---|---|
| | 남 | 여 | 남 | 여 |
| 보통 또는 가벼운 노동: 사무원/교원/점원 | 2,500 | 1,800 | 80 | 70 |
| 중등 노동: 학생/농부/경공업직공/기사 | 2,700 | 2,000 | 80 | 70 |
| 중근 노동: 모심기/광부/석공/철강공 | 3,200 | 2,300 | 80(100) | 70(90) |
| 격심한 노동: 철공/굴진 | 3,700 | 2,700 | 80(100) | – |

주: 괄호안의 수치는 노동에 미숙한 기간 중에는 안전을 고려하여 체중 kg당 2g의 단백질을 공급한다는 원칙하에 산출한 숙련자와 미숙련자의 중간치이다.

### ② 근육작업과 영양공급

근육작업의 노동 강도는 현재 격, 중, 강, 중, 경의 5종으로 나누어져 있고 이에 따라 소요 칼로리와 비타민류가 결정되어 있는데, 특히 소요 열량이 3,200~3,700kcal나 되는 중근 격심한 작업자에게 특별한 식사를 주어야 한다는 것이 인정되고 있다. 그러나 음식의 양이나 환경의 영향 등 어려운 점이 있으므로 식사의 횟수, 식단 구성, 소화흡수, 조리방법 등을 연구하여 섭취를 도와야 한다. 또한 적당량의 당질, 지방질, 단백질 보급은 근육에 에너지 공급을 원활하게 한다.

### ③ 정신작업과 영양공급

중근작업은 산업의 진보와 더불어 줄고 있는 반면 정신노동의 분야는 커지고 있는 것이 현실이다. 또한, 신경성 소모를 일으키는 스트레스는 칼로리나 비타민의 보급만으로는 회복이 어렵기 때문에 기술적 환경에 노출되어 있는 노동자의 경우 식사는 단순한 에너지의 충족뿐 아니라 식욕을 돋우는 분위기로 영양가, 분위기, 조리법 및 색채 등에 대한 다양한 노력이 필요하다.

### ④ 직업성 중독과 영양

인체에 중독증상을 일으키는 중독물질은 생체 내의 신진대사 과정상 여러 부분을 저해하고 있으며 영양물질에 소모되는 경우가 많다.

〈표 Ⅲ-5-9〉 공업 중독에 효과가 있는 영양소

| 중독물질 | 영양소 |
|---|---|
| 벤젠 | 급성중독 시에는 비타민 B2 |
| 암모니아 | 만성중독 시에는 비타민 B6 |
| 일산화탄소 | 비타민 C |
| 사염화탄소 | 비타민 B1 |
| 이황화탄소 | 비타민 E |
| 아연 | 대두단백, 철분, 구리 |
| 염소 | Nicotin산, 비타민 E |

## 7) 산업피로(Industrial Fatigue)

### (1) 정의

정신적, 육체적, 신경적 노동부하에 반응하는 생체의 태도를 산업피로(Industrial Fatigue)라고 한다. 피로 자체는 질병이 아니라 가역적인 생체변화로서 건강에 대한 경고반응이라고 할 수 있다. 산업피로는 휴식이나 수면으로도 회복되지 않고 축적되는 상태를 말하며, 생산성 저하는 물론 재해와 질병의 원인이 된다.

### (2) 산업피로의 발생 요인

산업장에서의 산업피로는 작업부하, 노동시간, 휴식 및 개인적인 적응조건 등 여러 가지 요인들이 복합적으로 작용하여 일어나며 그 직장과 가정, 사회의 인간관계와 사회경제적 양상에 의해서도 영향을 받고 있다.

- 작업조건

  근로시간 및 작업시간의 연장, 휴식시간과 휴일의 부족, 주 · 야근무의 연속, 작업강도의 과대 및 근무시간 중의 에너지 대사율 과대, 작업조건(자세, 속도, 운반방법 등), 작업환경(조도, 소음, 환기, 온도, 습도)의 불량 등이 산업피로를 유발할 수 있다.

- 신체 요인

  약한 체력(연소자와 고령자), 체력저하(수면부족, 과음, 여성의 생리현상, 임신), 신체적 결함(시력, 청력, 신체결함), 불건강(고혈압, 심장병, 결핵, 설사, 장염) 등도 산업피로 인자로 작용할 수 있다.

- 심리 요인

  작업의욕 저하, 흥미상실, 작업불안, 구속감, 인간관계 갈등, 신체에 대한 불안, 위험감, 과중한 책임감, 각종 불안(임금, 대우, 승진, 사회, 정치), 계속 피로, 가정불화나 걱정, 불건전한 이성관계, 성격부적응 등이 산업피로를 유발할 수 있다.

### (3) 산업피로의 종류

#### [발생 부위에 따라]

- 정신적 피로: 중추신경계의 피로, 정신적인 긴장을 요하는 작업
- 육체적 피로: 육체적 노동에 의한 근육 피로
- 국소피로: 근육의 반복사용으로 신체에 국한된 부위에 생기는 주관적, 객관적 변화
- 전신피로: 산소공급 부족, 혈중 포도당 수준 저하, 근육 내 글리코겐 양의 감소로 발생

**[피로의 단계에 따라]**

- 보통피로: 하루 잠을 잘 자고 나면 완전히 회복될 정도의 피로(생리적 범위)
- 과로: 다음날까지도 피로상태가 계속되는 상태
- 곤비: 과로가 축적된 상태로 단시간의 휴식으로는 회복될 수 없는 병적 상태

### (4) 산업피로의 증상과 판정

#### ① 피로의 증상

피로의 자각 증상으로 머리가 무겁고, 아프고, 전신이 나른하고, 어깨 가슴이 결리고, 숨쉬기가 어렵고, 팔 · 다리가 쑤시고, 입이 마르고, 하품이 나며, 식은땀이 나는 등의 신체적 증상과 생각이 정리되지 않으며 졸음이 오고 주의력이 산만해지며 마음이 안정되지 못하는 등의 정신증상이 나타난다. 상태가 더 악화되면 얼굴의 부종, 근육통, 호흡곤란, 이상발한, 소화기 장애, 두통과 현기증, 허탈감, 심계항진 등의 증세가 온다.

#### ② 피로의 판정

피로의 판정은 대상이 되는 산업피로의 성질과 그 원인에 따라 조사 내용이나 검사 항목이 달라진다. 피로는 작업시간 후 단시간에 오는 급성증상에서부터 오랜 시일에 걸쳐 일어나는 만성증상에 이르기까지 다양하다.

피로는 신체의 어느 한 기능의 변화로 나타나는 것이 아니므로 하나의 검사방법으로 판정하기 어렵기 때문에 여러 가지 검사를 종합하여 결정하게 된다. 또한, 피로란 심신의 기능변화, 작업능률의 저하, 피로감의 발현 등을 포함하여 광범위하기 때문에 주관적, 객관적 측면에서 종합적으로 판정하게 된다.

#### ③ 피로의 주관적 측정

주관적 측정방법으로는 일본 산업위생학회의 피로자각증상 항목을 Ⅰ, Ⅱ, Ⅲ군으로 나누어 조사

**〈표 Ⅲ-5-10〉 피로의 주관적 측정**

| Ⅰ군 | Ⅱ군 | Ⅲ군 |
|---|---|---|
| 1. 머리가 무겁다. | 1. 생각이 정리되지 않는다. | 1. 머리가 아프다. |
| 2. 온몸이 노곤하다. | 2. 말하기가 싫어진다. | 2. 어깨가 결린다. |
| 3. 발이 무겁다. | 3. 초조해진다. | 3. 등이 아프다. |
| 4. 하품이 난다. | 4. 마음이 산란해진다. | 4. 숨이 차다. |
| 5. 머리가 띵하다. | 5. 일에 마음이 쏠리지 않는다. | 5. 입안이 마른다. |
| 6. 졸음이 온다. | 6. 간단한 일도 생각이 나지 않는다. | 6. 목소리가 변한다. |
| 7. 눈이 피로하다. | 7. 하는 일에 실수가 많아진다. | 7. 현기증이 난다. |
| 8. 동작이 어색해진다. | 8. 사소한 일에도 신경이 많이 간다. | 8. 눈 등의 근육이 실룩거린다. |
| 9. 발걸음이 불안하다. | 9. 단정하게 있을 수가 없다. | 9. 손과 발이 떨린다. |
| 10. 옆으로 눕고 싶다. | 10. 끈기가 없어진다. | 10. 기분이 나쁘다. |

하여 분석하는 방법이 있다.

Ⅰ군은 졸음과 권태, Ⅱ군은 주의 집중 곤란, Ⅲ군은 신체국소 이화감 등을 주증상으로 한다. 작업유형에 따라 육체작업형은 Ⅲ군 > Ⅰ군 > Ⅱ군형으로 나타나며, 정신작업 또는 야근형은 Ⅰ군 > Ⅱ군 > Ⅲ군과 같이 나타난다.

#### ④ 피로의 객관적 측정방법

- **생리적 기능검사**: 근력, 근활동, 반사역치, 대뇌피질 활동, 호흡순환 기능, 인지역치
- **생화학적 기능검사**: 혈색소 농도, 혈액수분, 혈단백, 혈액응고, 혈액, 뇨전해질, 뇨단백, 뇨뮤코단백 배설량, 부신피질기능 등
- **심리적 검사**: 변별역치, 피부저항, 동작분석, 행동기록, 연속반응시간, 정신작업 집중유지기능, 전신자각증상 등

### (5) 산업피로의 대책

산업피로를 방지하기 위해서는 피로를 일으키는 원인을 규명하여 제거하는 것이 가장 근본적인 방법이며 생활의 안정, 영양개선, 정신보건향상 및 건강증진도 피로예방과 관계가 있다. 산업보건 관리측면에서 다음과 같은 활동들이 피로를 예방하는 데 도움이 된다.

- 힘든 노동은 가능한 기계화하여 육체적 부담을 줄이도록 하며 너무 정적인 작업은 피로를 더하므로 되도록 동적인 작업으로 전환한다.
- 불필요한 동작을 피하고 에너지 소모를 적게 한다. 또한, 작업숙련을 위한 훈련이 필요하다.
- 작업과정에 따라 적절한 휴식시간을 부여하는 것이 합리적인 방법으로 피로 후 장시간 휴식하는 것보다 여러 번으로 나누어 하는 것이 더 효과적이다.
- 작업에 사용되는 기계와 공구 그리고 작업 자세는 인간공학적으로 고안되어야 하며 작업 공정과 속도 교대제 등이 노동 생리면에서 합리적으로 강구되어야 한다. 작업속도가 너무 빠르거나 너무 느리면 에너지 소모가 많아지므로 작업속도가 적절하여야 작업능률이 오를 뿐 아니라 피로한 일도 적다.
- 작업능력에는 개인차가 있으므로 개인마다 작업량을 조절한다.
- 작업환경을 정비 정돈하는 것도 피로방지에 도움이 된다.
- 작업시간 중 또는 작업 전후에 간단한 체조나 오락시간을 갖도록 한다.
- 충분한 수면은 피로회복에 중요한 부분이다.
- 작업자가 충분한 영양을 섭취하는 것은 휴식과 더불어 피로방지의 중요한 방법이다.

## 8) 산업재해

### (1) 정의

산업재해의 일반적인 정의는 원하지도 않고 계획하지도 않은 사건의 발생을 말한다. 하인리히에 의하면 재해구성비율은 1:29:300의 법칙이라고 했다. 이것은 330회의 사고 가운데 중상 또는 사망 1회, 경상 29회, 무상해 사고 300회의 비율로 사고가 발생하는 것을 나타낸다.

### (2) 재해발생의 요인

#### ① 환경적 요인

시설, 공기구의 불량, 안전장치의 미비, 작업환경의 불량, 높은 작업밀도, 빠른 작업 속도에 의해 발생한다.

#### ② 인적 요인(개체 요인)

근로자의 방심, 태만, 무모한 행위, 관리자의 감독 불충분 등 불안전 행위가 주로 관여된다.

- 관리상 요인: 작업지시사항의 불명확, 작업미숙, 인원부족
- 생리적 요인: 체력부족, 불건강, 신체적 결함, 수면부족
- 심리적 요인: 정신집중력 부족, 부주의, 태만, 착오, 무리한 행동

### (3) 산업재해통계

재해의 정도를 분석하여 재해방지 대책의 자료로 활용가치가 있는 지표로 건수율, 도수율, 강도율 평균손실일 수 등이 사용된다. 이 중 도수율과 강도율은 국제노동기구가 권장하는 지표이다.

#### ① 건수율(Incidence Rate)

조사기간 동안 산업체 근로자 1,000명당 재해 발생 건수를 표시한 것이다.

$$\text{건수율(발생률)} = \frac{\text{재해건 수}}{\text{평균 실근로자 수}} \times 1{,}000$$

#### ② 도수율(Frequency Rate)

연 근로 100만 시간당 몇 건의 재해가 발생하였는지, 또는 연근로일 수 1,000일 동안 몇 건의 재해가 나타났는지를 나타낸다.

$$\text{도수율(표준지표)} = \frac{\text{재해건 수}}{\text{연근로시간 수}} \times 1{,}000{,}000 \text{ 또는 } \frac{\text{재해건 수}}{\text{연근로일 수}} \times 1{,}000$$

③ 강도율(Severity Rate)

산업재해의 경중강도를 근로시간 1,000시간당 발생한 근로손실일 수로 나타낸다.

$$\text{건수율(재해의 상해지수)} = \frac{\text{근로손실일 수}}{\text{연근로시간 수}} \times 1{,}000$$

④ 중독률(평균손실일 수)

$$\text{중독률(평균손실일 수)} = \frac{\text{손실근로일 수}}{\text{재해건 수}} \times 1{,}000$$

# 2 학교보건

## 1) 학교보건의 개요

### (1) 학교보건의 개념

학교보건이란 학생과 교직원을 포함한 학교 인구집단이 건강하고 안전하게 살 수 있도록 하는 학문이며 사업이다. 즉 학생은 하루 중 대부분의 시간을 학교에서 생활하게 되며, 교직원의 지도와 학교에서 짜여진 시간표에 의하여 생활하게 된다. 따라서 교직원은 건강에 관한 풍부하고 정확한 지식을 가져야 하고, 학생들이 이런 지식을 얻어 건강한 생활을 하려는 바람직한 태도를 형성하고 건강한 행동을 취할 수 있도록 하며, 건강한 일상생활을 하도록 하기 위한 학교환경과 교육과정의 마련이 요구된다. 즉 학생들이 정신적, 신체적, 도의적 및 사회적으로 완숙한 시민이 될 수 있도록 학교, 지역사회 및 각 가정이 서로 협조하여 뚜렷한 교육과 건강목표 아래 학생들의 흥미, 관심 및 문제를 중심으로 또는 성장과 발육을 중심으로 하여 추진되는 보건사업의 한 분야라고 할 수 있다.

### (2) 학교보건의 목적

- 학생과 교직원의 건강 유지 및 심신의 안정
- 학습능률의 향상
- 청결하고 쾌적한 생활환경 유지
- 질병의 발생 방지와 감염병 관리
- 학교라는 기관은 교육뿐만 아니라 여러 방면에서 지역사회의 중심체 역할을 하고 있다.

• 학교 인구는 지역사회의 총인구의 약 1/4이나 되는 큰 집단이다.
• 학생들은 보건교육의 대상으로서 가장 능률적이고, 또한 그들을 통하여 교육을 받지 못한 학부형에게까지 건강지식이나 정보를 전달할 수 있다.
• 학생은 배우려는 의욕이 있기 때문에 보건교육적 효과를 높일 수 있는 호적기이며, 학생들의 장래에 생활화가 가능하다.
• 학교보건은 여러 보건사업을 추진하는 데 유리한 여건을 내포하고 있다.

#### (3) 학교보건사업의 내용

학교보건사업은 학교보건의 목적을 실현하는 데 있으며, 학교보건사업의 범위는 학교 인구의 육체적, 정신적 건강유지 및 증진과 질병 및 사고의 예방에 관련되는 모든 분야를 내포하여야 하므로 학교보건사업의 내용은 다음과 같다.

• 학교보건봉사, 건강평가, 건강상담
• 학교환경위생과 정신보건
• 학교보건교육, 질병예방, 위생지식 계몽
• 학교급식을 통한 영양개선과 건강향상

### 2) 학교보건서비스

#### (1) 학교보건 인력 배치와 주요 활동

학교보건법 시행령 제23조(학교의사, 학교약사 및 보건교사) 학교 급별 학급 수에 따른 학교의사, 학교약사 및 보건교사의 수를 명시하고 있다.

• 18학급 이상의 초등학교: 학교의사 1명, 학교약사 1명 및 보건교사 1명
• 18학급 미만의 초등학교: 학교의사 또는 학교약사 중 1명, 보건교사 1명
• 9학급 이상인 중 · 고등학교: 학교의사 1명, 학교약사 1명 및 보건교사 1명
• 9학급 미만인 중 · 고등학교: 학교의사 또는 학교약사 중 1명과 보건교사 1명
• 대학, 사범대학, 교육대학, 전문대학: 학교의사 1명 및 학교약사 1명

##### ① 교장

학교보건의 총 책임은 당연히 교장에게 있으며 매년 학생과 교직원에 대하여 신체검사를 실시하도록 하고 신체검사 결과 감염병에 감염되었거나 우려가 있는 학생 및 교직원에 대하여 등교 중지를 시킬 수 있다.

### ② 학교의사

학교의사의 책무는 보건계획 실시, 학교보건위원회 참가, 교직원들의 보건활동 지원, 신체검사, 감염병 환자의 발생 예방, 환자, 불구자, 허약자의 건강상담, 보건교육에 대한 조언, 학교장에게 보건에 관한 적절한 조언과 건의 등이 있다.

### ③ 보건교사

보건교사는 학생들을 직접 양호함에 있어 학교보건에 종사하는 유일한 전임교사이므로 전문적인 입장에서 학교보건의 추진을 위한 핵심이 되어 움직이는 것이 극히 중요하다. 따라서 이를 위해 보건실의 관리, 질병의 예방과 관리, 건강진단 결과의 관리, 건강관찰 및 건강상담 등을 실시하여야 한다.

### ④ 담임교사

담임교사는 학교의 보건관리와 보건지도의 가장 중요한 담당자이므로 반 학생들의 건강증진, 사고방지에 책임이 있으며 이상을 관찰하였을 경우 즉시 학교의 보건교사와 협조하여 학생의 보건관리를 하여야 한다.

## (2) 학교보건봉사

학교에서 수행될 수 있는 보건봉사의 내용은 학생과 교직원의 건강평가, 건강상담, 감염병 구강보건, 응급처치, 교직원 건강관리 등으로 나눌 수 있다.

### ① 건강평가

매년 5월부터 6월 사이에 학생과 교직원들에게 정기 건강평가를 실시한다. 평가내용은 다음과 같다.

- **체격검사**: 신장, 체중, 흉위, 좌고 등을 알아보는 검사
- **체질검사**: 시력이나 청력 등을 알아보는 검사
- **체능검사**: 달리기, 넓이 뛰기, 턱걸이 등을 알아보는 검사

이 외에도 결핵검사, 치아이상 검사, 영양평가 등을 정기 평가하고 감염병의 유행 시나 학부형의 요구, 담임교사나 보건교사가 필요한 때 일정한 기간을 정하지 않고 수시로 평가하는 것을 수시 건강평가라고 한다.

건강평가의 결과 감염병 환자가 발견되었을 때는 등교를 정지시켜 격리치료를 받도록 하고 건강한 학생들에 대해서 예방접종을 실시하여야 한다. 또한, 기생충 검사 시에는 결과에 따라 학생들에게 구충제를 먹도록 하여야 하고 좌석이나 의자의 재배치, 특수학교에의 편입, 정밀검사 지도 등을 실시하여야 한다. 감염병이 유행하여 학생들의 건강에 심히 우려가 있을 경우에 학교장은 재량에 의해 휴교를 명할 수 있다.

〈표 Ⅲ-5-11〉 학교보건 관리자의 역할과 직무(학교보건법 시행령 제23조)

| 직종 | 직무 내용 |
| --- | --- |
| 보건교사 | • 학교보건계획의 수립<br>• 학교 환경위생의 유지 · 관리 및 개선에 관한 사항<br>• 학생과 교직원에 대한 건강진단의 준비와 실시에 관한 협조<br>• 각종 질병의 예방처치 및 보건지도<br>• 학생과 교직원의 건강관찰과 학교의사의 건강상담, 건강평가 등의 실시에 관한 협조<br>• 신체가 허약한 학생에 대한 보건지도<br>• 보건지도를 위한 학생가정 방문<br>• 교사의 보건교육 협조와 필요시의 보건교육<br>• 보건실의 시설 · 설비 및 약품 등의 관리<br>• 보건교육자료의 수집 · 관리<br>• 학생건강기록부의 관리<br>• 다음의 의료행위(간호사 면허를 가진 사람만 해당한다)<br>– 외상 등 흔히 볼 수 있는 환자의 치료<br>– 응급을 요하는 자에 대한 응급처치<br>– 부상과 질병의 악화를 방지하기 위한 처치<br>– 건강진단결과 발견된 질병자의 요양지도 및 관리<br>– 위의 의료행위에 따르는 의약품 투여<br>• 그 밖에 학교의 보건관리 |
| 학교의사 | • 학교보건계획의 수립에 관한 자문<br>• 학교 환경위생의 유지 · 관리 및 개선에 관한 자문<br>• 학생과 교직원의 건강진단과 건강평가<br>• 각종 질병의 예방처치 및 보건지도<br>• 학생과 교직원의 건강상담<br>• 그 밖에 학교보건관리에 관한 지도 |
| 학교약사 | • 학교보건계획의 수립에 관한 자문<br>• 학교환경위생의 유지관리 및 개선에 관한 자문<br>• 학교에서 사용하는 의약품 및 독극물의 관리에 관한 자문<br>• 학교에서 사용하는 의약품 및 독극물의 실험 · 검사<br>• 기타 학교보건관리에 관한 지도 |

### ② 건강상담

건강상담은 학생과 교직원의 건강 면에서뿐만 아니라 효율적인 교육목적의 달성에 있어서도 매우 중요하다. 학교건강상담은 담임교사, 보건교사 등이 실시하고 학교와 가정 및 지역사회의 긴밀한 연계 하에 실시되는 것이 바람직하다. 건강상담을 행하는 대상으로는 다음과 같다.

- 건강평가 결과 계속적인 지도, 관찰이 필요한 자
- 일상적으로 건강을 관찰한 결과 계속적인 지도를 필요로 하는 자

- 질병으로 인한 결석을 하기 쉬운 학생
- 심신의 이상을 느끼고 있는 학생
- 결손 가정의 학생으로서 경제 및 심리적 행동상의 문제를 가지고 있는 학생
- 결손 가정의 학생으로서 성에 대한 문제를 가지고 있는 학생
- 보호자가 학생의 상태에 대하여 건강상담을 요구하는 자

### ③ 감염병 관리

학교는 다수인이 집합 생활하는 장소이며 감염병에 대한 감수성이 높은 학생의 집단이기 때문에 감염병 발생에 특히 주의해야 한다. 학교 감염병 관리는 감염병 예방법, 결핵 예방법, 기생충 예방법 등에 명시된 질병들을 중심으로 법이 규정한 내용을 충실히 이행해야 한다. 감염병 예방법에 따른 예방조치의 주요 내용은 다음과 같다.

- 제1군, 제3군 감염병에 걸린 자는 그 질병이 치유된 후가 아니면 등교할 수 없도록 한다.
- 학교장은 학교 내에 있어 감염병에 걸리거나 또는 의심이 가는 자를 발견했을 경우, 필요하다고 인정할 때 학교의사에게 진단시켜 학교보건법에 의한 등교 정지 등의 지시를 할 수 있도록 하고 있다.
- 보건교육을 충분히 실시해야 한다.
- 학교 환경위생을 개선시킨다.
- 질병의 조기발견 및 치료를 한다.

### ④ 구강보건

구강보건이 전반적 보건과 밀접한 관계를 갖는 것은 학령기 아동에 있어서 더욱더 중요하다. 특히 초등학생의 경우 6세 구치가 충치에 결려 있는 경우가 많아 약 70%가 치과적 처치를 하지 않으면 치과 위생상 큰 문제가 된다. 따라서 건강진단 또는 건강상담을 통해 치과 질환을 조기에 발견해서 치료함과 동시에 좀 더 적극적으로 불소 도포에 의한 충치 예방 조치를 실시하면 그 효과가 크다. 이와 더불어 상수도 불소화합물 주입으로 초등학생의 충치 이환율을 감소시키는 방법도 강구되어야 한다.

### ⑤ 응급처치

학교에서 일어나는 급성 질환이나 사고의 처치는 학교의 책임인 동시에 전체 학교 보건서비스의 일부분이다. 그러므로 학교는 화재폭발, 폭풍우 등의 천재지변이나 안전사고, 또는 급한 환자가 발생했을 때 응급처치를 할 수 있다는 대책을 강구해두어야 한다. 따라서 교직원은 누구나 응급처치요령을 숙지하도록 해야 하며, 학부모와의 연락망 확보와 병원으로 즉시 후송할 수 있는 대책이 마련되어 있어야 하고 구급비상약품 등을 비치해야 한다.

### ⑥ 교직원의 건강관리

교직원은 정신적 불안정이나 감염병에 이환되어 있어서는 안된다. 교직원이 건강을 유지하고 있다는 것은 곧 그 자체로 학생의 건강교육이나 건강보호에 도움을 주는 것이므로 신규 채용 시 엄격한

신체검사를 실시하여야 하며, 취임 후에는 매년 정기적인 건강진단을 실시하여 감염병에 감염된 자는 휴직 등의 적절한 조치를 취해야 한다.

### (3) 학교보건교육

학교보건교육은 학생들이 가지고 있는 잘못된 지식 태도, 행동 등에 교육이라는 방법을 통하여 바람직하고 올바른 양상으로 이끌어가는 교육활동으로 학교보건사업 중에서 가장 중요한 부분이다. 보건교육은 건강생활에 필요한 습관을 양성하고 지식을 습득시켜서 개인은 물론 가정, 사회 등에 있어 모든 것의 기초가 되는 건강을 확보하는데 그 목표가 있다. 학생들의 건강생활을 지도해 나가기 위한 접근방법은 다음에 중점을 둔다.

- 건강생활에 필요한 식사, 수면, 운동, 의복 등에 관한 습관과 태도의 육성
- 교통사고, 화재, 운동장애 등에 관한 안전생활의 실천
- 감염병의 예방생활을 실천할 수 있는 습관과 태도의 육성
- 가족의 건강에 관한 이해와 지식
- 가정과 사회의 건강상태 개선에 협력하는 태도의 육성

### (4) 학교 급식

#### ① 우리나라 학교 급식 제도의 변천

우리나라는 1977년 학교급식 규칙을 만들어 운영하다가 1981년 학교급식법이 제정되어 학교급식을 통한 학생의 심신의 건전한 발달을 도모하고, 나아가 국민식생활 개선에 기여한다는 목적하에 학생들에게 보호급식, 실험학교 급식 및 일반급식의 세 가지 형태로 급식을 실시하였고, 그 후 1983년까지 학교 급식이 영양보충급식에서 완전영양급식의 형태로 전환되었다.

#### ② 학교급식의 목적

학교급식이란 각 학교의 학생들에게 영양급식을 실시하여 심신의 건전한 발달을 도모하고 건강한 세대를 이룩할 수 있도록 하며, 국민의 식생활을 개선하기 위해 실시되는 것으로서 교육 목적과 보건 목적으로 나눌 수 있다.

- 일상생활에 있는 식사에 대한 올바른 식생활 습관과 식생활의 예절교육
- 원만한 학교생활과 사회성 양성
- 질서의식과 협동정신 함양
- 성장기 어린이의 발육과 심신의 발달 및 건강증진
- 편식의 교정 및 결핍증 예방
- 식량의 생산, 분배, 소비에 대한 올바른 이해 도모

### ③ 학교 급식의 효과

- 체위와 체력이 향상되고 질병발생률이 떨어진다.
- 편식이 교정되고 식사에 대한 좋은 습관과 태도가 길러진다.
- 가정에서도 영양 및 위생에 주의하게 된다.
- 명랑한 학교생활과 공동책임정신이 함양된다.
- 가정과 지역사회의 식생활이 개선된다.

## (5) 학교보건환경 관리

학교보건법에서는 "학교의 장은 교육과학기술부령으로 정하는 바에 따라 교사 안에서의 환기, 채광, 조명, 온도 습도의 조정, 상하수도, 화장실의 설치 및 관리, 오염공기, 석면, 폐기물, 소음, 휘발성 유기화합물, 세균, 먼지 등의 예방 및 처리 등의 환경위생과 식기, 식품, 먹는 물의 관리 등의 식품 위생을 적절히 유지 관리하여야 한다." 고 규정하고 있다.

### ① 학교환경위생

- 교지

학교의 위치는 한적해야 하고 햇빛이 잘 들며, 통풍이 잘되고, 배수가 좋은 건조지로서 양질의 음료수를 얻을 수 있어야 하며, 또한 주위에 공해업소가 없어야 하고 학생들의 통학이 편리한 곳을 선택해야 한다.

- 교사

교사는 남향 또는 동남향으로 하며 채광, 환기, 방음, 방서, 방한에 유의해야 한다.

현관은 넓고 복도의 폭은 2m 이상, 계단은 넓게, 경사는 40도 이내가 좋다. 교실의 채광은 될 수 있으면 자연 채광이 될 수 있도록 채광창을 직접 바깥으로 직면하게 하고 교실면적의 1/5 이상으로 한다. 채광의 위치는 좌상방이면 좋고 창문 유리는 무색투명한 것으로 한다.

- 음용수 관리

음료수 및 용수는 되도록이면 수돗물을 사용하고 우물물을 사용할 경우 특별한 위생관리가 요구되는데, 우물은 오염원에서 적어도 20m 이상 떨어져 있어야 하며, 음용수 수질 기준에 적합한지를 6개월에 한 번씩 검사하여야 한다.

- 환기

교실 내의 이산화탄소(환기 기준)농도는 1000ppm(0.1%) 이하로 유지한다. 환기 조절 기준은 환기용창 등을 수시로 개방하거나 기계식 환기 설비를 수시로 가동하여 1인당 환기량이 21.6/hr 이상이 되도록 해야 한다.

- 조명과 채광

교실 내의 조명은 조도의 최대와 최소의 비율이 10대 1을 넘지 않아야 하며, 학생들의 책상면의 조도(300Lux 이상)와 칠판면의 조도(1000Lux 이상)가 적정 기준에 도달하여 그 수준을 유지하도록 하여 학생 및 교직원의 시력 보호와 쾌적한 면학 분위기를 조성하도록 해야 한다.

채광이란 태양광선에 의한 조명으로 적절한 조명 유지를 위해 일광을 가리지 않도록 창 가까이에 건물이나 높은 수목이 있어서는 안 되며 가능한 자연 채광을 충분히 이용해야 한다.

충분한 자연 채광을 위해 천장 높이는 3m, 교실 폭은 7m 이상이어야 하고, 창은 전체 바닥의 1/5 이상이 되어야 하며, 교실 내의 가장 깊은 책상 면에서 하늘이 보여야 한다. 무색투명한 창을 사용하고 채광창과 환기창으로 구별한다.

- 온도와 습도

실내온도의 기준은 18~28도 이하로 하되 난방은 10도 이하에서, 냉방은 26도 이상에서 이루어지는 것이 적절하다. 난방온도는 18~20도, 냉방온도는 26~28도, 비교습도는 30~80% 이하가 적당하다. 난방 시 습도는 40~60%를 유지하고 냉방 시에는 실내외 온도 차이가 5~7도 이내가 적당하다.

- 소음

학교 부지 경계에서 50m 이내 지역의 소음규제 기준은 주간(06~22시)에는 50dB, 야간(22시~익일 06시)에는 40dB로 규정하고 있으며, 학교보건법에서는 교사 내의 소음을 55dB 이하로 제시하고 있다.

#### ② 학교 환경위생정화 구역 설정

학교의 보건 · 위생 및 학습 환경을 보호하기 위하여 학교 환경위생정화에 필요한 사항을 규정하고 있다(학교보건법 제5조).

- **절대정화구역**: 학교출입문(학교설립예정지의 경우에는 설립될 학교의 출입문 설치 예정 위치를 말한다)으로부터 직선거리로 50m까지이다.
- **상대정화구역**: 학교경계선 또는 학교설립예정지 경계선으로부터 직선거리로 200m까지인 지역 중 절대정화구역을 제외한 지역이다.

### 3) 학교보건교육 사례

#### ① 관련법령

학교보건법 제9조의 2(보건교육)에 따르면 모든 학생들을 대상으로 보건교육을 체계적 실시하도록 하고 있다. 초중고 급별 체계적 보건교육, 질병예방과 감염병 예방교육, 금연 및 오남용예방, 성교육, 정신건강증진, 사회와 건강, 응급심폐소생술 영역의 교육을 법률, 시행규칙, 고시에 근거하여 추진하고 있다.

〈표 Ⅲ-5-12〉 학교보건교육 관련 법령

| 관련 법령 |
| --- |
| ○ 체계적인 '보건' 교육 과정 운영<br>– 교육과학기술부 고시 제2011-361호(2011.08.09)<br>• 초등학교 – 관련 교과(군)와 창의적 체험활동 시간을 활용하여 체계적인 지도<br>• 중학교 – 선택 교과 '보건' 및 창의적 체험활동<br>• 고등학교 – 보통 교과영역: '생활 · 교양', 일반(교양)과목: '보건'<br>– 2012년 주요업무 계획 및 2012년 주요 국정과제 |
| ○ 질병예방, 감염병예방교육 편성 · 운영<br>– 국민건강증진법 제8조(금연 및 절주 운동 등)<br>– 감염병의 예방 및 관리에 관한 법률[법률제8852호]<br>– 국민건강증진법 시행령 제17조(보건교육의 내용) |
| ○ 금연 · 약물오남용예방 4시간 법령 의무사항<br>– 아동복지법시행령(약물오남용예방)<br>– 청소년보호법 제5조(국가와 지방자치단체의 책임)<br>– 학교보건법 제9조(학생의 보건관리)<br>– 국민건강증진법 제8조(금연 및 절주 운동 등)<br>– 보건복지부 건강증진과 – 1619(2012.4.19) |
| ○ 학년별 성교육 시수 20시간 이상은 관련교과 및 학교교육과정에 포함<br>– 학교보건법 제9조(학생의 보건관리)<br>– 아동복지법 제9조 제3항, 시행령 제4조 제1항 제4호(성폭력예방)<br>– 아동청소년의 성보호에 관한 법률 제4조, 시행령 제2조 제2항<br>– 성매매 방지 및 피해자 보호 등에 관한 법률<br>– 365 안전한 학교 만들기를 위한 아동 성폭력 예방 및 근절대책(2010.6)<br>• 시도교육감 협의회(2008, 2009.11.04) |
| ○ 정신건강증진<br>– 교육기본법 제27조(보건 및 복지의 증진)<br>– 학교보건법 제2조의 2(국가 및 지방자치단체의 의무)<br>– 정신보건법 제4조(국가 등의 의무)<br>• 교육과학기술부 정신건강 선별검사(12.01.04) |
| ○ 사회와 건강 영역<br>– 국민건강보험법(건강검사)<br>– 학교보건법 제7조(건강검사 등)<br>– 청소년보호법 제5조(국가와 지방자치단체의 책임) |
| ○ 응급심폐소생술 2시간 이상(학교안전교육 실시)<br>– 학교안전사고 예방 및 보상에 관한법률시행규칙제2조<br>– 학교보건법 제12조(학생의 안전관리)<br>– 응급의료에 관한 법률 제3조(응급의료를 받을 권리)<br>– 응급의료에 관한 법률 제4조(응급의료에 관한 알권리)<br>– 응급의료에 관한 법률 제5조의 2(선의의 응급의료면책) |

### ② 체계적 보건교육 영역과 내용: 서울시 교육청 사례

서울시 교육청은 중학교 및 고등학교에서 실시해야할 체계적 보건교육의 영역과 내용을 다음과 같이 제시하고 있다.

〈표 Ⅲ-5-13〉 체계적 보건교육 내용 사례

| 영역 | 중학교 | 고등학교 |
|---|---|---|
| 일상생활과 건강 | • 건강의 이해<br>• 생애 주기와 건강<br>• 청소년과 건강<br>• 비만 예방과 건강한 습관<br>• 식품 선택과 건강<br>• 건강 정보의 선택 | • 건강과 삶의 질<br>• 건강관리를 위한 건강 검사<br>• 비만 예방과 건강<br>• 혈압, 맥박 등 활력 징후와 이상 증상 |
| 질병 예방과 관리 | • 질병의 발생과 예방<br>• 신체 기관별 건강관리<br>• 생활습관병 예방<br>• 감염성 질환 예방 | • 신체 기관별 건강관리<br>• 고혈압, 당뇨병, 뇌졸중, 암의 예방과 관리<br>• 감염병 예방과 관리 |
| 약물 오 · 남용 및 흡연 · 음주 예방 | • 약물의 이해<br>• 의약품의 올바른 사용<br>• 니코틴 중독과 흡연 예방<br>• 알코올 중독 예방 | • 약물 오 · 남용과 중독 예방<br>• 의약품의 관리와 사용법<br>• 흡연의 폐해와 금연의 이득<br>• 음주의 폐해와 절주의 이득 |
| 성과 건강 | • 신체 변화와 성 욕구 조절<br>• 성 심리의 차이와 이성 교제<br>• 건강한 성역할<br>• 건강한 임신과 피임<br>• 성폭력과 성매매 예방<br>• 에이즈와 성인성(性因性) 질환 | • 신체 변화와 성 욕구 조절<br>• 성역할과 성적 자기 결정권<br>• 사랑과 책임<br>• 성폭력과 성매매 예방<br>• 성인성(性因性) 질환과 사회 문화 이해 |
| 정신 건강 | • 정신 건강의 이해<br>• 스트레스, 우울, 불안 관리<br>• 학교 폭력, 분노와 갈등 조절<br>• 행위 중독 예방<br>• 의사소통과 건강한 삶 | • 자아존중감 높이기<br>• 의사소통과 건강한 삶<br>• 감정의 표현과 폭력 예방<br>• 신경증, 반사회적 성격장애 등 정신질환의 이해<br>• 신체상(body image)과 섭식 장애 |
| 사회와 건강 | • 또래 집단과 건강<br>• 소수자 · 사회적 약자와 건강<br>• 의료 기관 이용과 의료 소비자의 권리<br>• 건강과 환경 | • 가족과 공동체 건강관리<br>• 헌혈, 골수 · 장기 기증 등 나누는 건강<br>• 보건 의료 제도와 의료 서비스<br>• 생활환경과 건강 |
| 사고예방과 응급처치 | • 응급 처치의 의미와 일반 원칙<br>• 간단한 응급 처치<br>• 복부 밀쳐 올리기법(하임리히법)<br>• 구조 호흡과 심폐 소생술 | • 사고 · 손상 예방과 관리<br>• 응급 처치와 심폐 소생술<br>• 환자 운반법 |

〈표 Ⅲ-5-14〉 성교육 및 성폭력예방교육 프로그램 내용 사례('08.2 서울시 교육청)

| 영역 \ 학급 | 학습 내용 요소 | | |
|---|---|---|---|
| | 초등 저학년(1~2학년) | 초등 중학년(3~4학년) | 초등 고학년(5~6학년) |
| 인간관계와 성심리 | • 친구의 소중함<br>• 친구간의 지켜야 할 예절 | • 인간존중<br>• 친구간의 의사소통<br>• 성 예절 | • 이성친구와 동성친구 (교제법과 예절)<br>• 사춘기의 심리적 특성 |
| 신체 발달과 성건강 | • 나의 탄생과 성장 과정<br>• 나의 몸과 친구 몸<br>• 생식기의 역할과 보호 (올바른 옷차림) | • 여성과 남성의 몸<br>• 생명창조<br>• 태아성장 | • 생리와 배란(몽정, 포경수술, 생리대, 심리 상태, 주의할 점)<br>• 사랑과 임신(다양한 사랑의 표현, 임신할 수 있는 신체적, 심리적 성숙도, 성관계) |
| 사회적 환경과 양성평등 | • 성폭력 인지(구분)<br>• 상황에 따른 성폭력 대처방법 (생활속에서, 문제상황에 따라서)<br>• 동화속 성 고정관념, 성차별, 성폭력 | • 성폭력의 의미, 대처방법 (효과적인 자기표현)<br>• 성 고정관념, 성차별 | • 성폭력의 유형과 성폭력 대처 방법(성희롱, 성추행, 성폭력 모두 포괄)<br>• 성 상품화<br>• 직업세계에서 양성평등<br>• 성희롱, 성추행, 성폭력 관련 법령 이해 |
| 결혼과 건강한 가정 | • 가정의 소중함<br>• 가족간의 지켜야 할 예절<br>• 가정폭력의 개념 (아동 방치 등) | • 가족 구성원과 역할<br>• 가정폭력(아동 학대)<br>• 출산 후의 부모의 역할 | • 다양한 가정의 형태<br>• 가족간의 의사소통<br>• 가정폭력 개념과 대처법 (부모와 자녀, 형제와 형제간의 폭력) |
| 영역 \ 학급 | 중 1 | 중 2 | 중 3 |
| 인간관계와 성심리 | • 사춘기의 심리적 변화<br>• 사춘기의 사회적 변화 | • 성과 이성교제(성적 의사 결정)<br>• 자기 조절(성적 욕구의 조절, 성윤리, 인간존중, 건강한 신체발육을 위한 체조, 자위행위) | • 성정체성(소수의 성)<br>• 성과 정서 장애(이상 성행동) |
| 신체발달과 성건강 | • 사춘기의 성적 발달<br>• 월경과 배란 · 임신 · 출산 | • 성병과 에이즈 · 피임<br>• 인공임신중절(찬/반) | • 출산 · 임신<br>• 성예절(생식 기관 관련) |
| 사회적 환경과 양성평등 | • 성폭력 예방 및 대처방안<br>• 사이버 시대의 성의식<br>• 가정에서의 양성평등 | • 성폭력(피해자와 가해자 입장)<br>• 청소년 성매매 예방<br>• 학교에서의 양성평등 | • 올바른 성정보 수용<br>• 청소년 성매매 예방<br>• 성과 외모지상주의<br>• 직장에서의 양성평등<br>• 성희롱, 성추행, 성폭력 관련 법령 이해 |
| 결혼과 건강한 가정 | • 다양한 가족(미혼모, 입양아, 다문화가정, 이혼, 재혼)<br>• 가정폭력(원인과 유형, 대처 방안) | • 가족간의 의사소통(가족간 예절, 부모의 자격, 책임감)<br>• 가정 내 성폭력 | • 건강한 임신을 위한 준비 (책임의식, 부모역할)<br>• 가정폭력(청소년 중심) |

| 영역 \ 학급 | 고 1 | | |
|---|---|---|---|
| 인간관계와 성심리 | • 성과 문화(성을 바라보는 시각) | • 인간발달과 성(아래에서 올라옴) | • 성적 자기 결정권 |
| 신체발달과 성건강 | • 성관련 정보 제공<br>• 성관련 질환의 예방과 대처방법(성인성 질환) | • 인공임신중절(위험성과 후유증) | |
| 사회적 환경과 양성평등 | • 성폭력 예방 및 피해 후 대처법<br>• 역사속의 양성평등 | • 청소년 성매매관련법(가해자 중심)<br>• 성희롱,성추행,성폭력 관련 법령 이해 | • 성 상품화와 소비 |
| 결혼과 건강한 가정 | • 배우자 선택과 결혼<br>• 가정폭력의 후유증(부부폭력) | • 남녀가 협력하는 가정생활(육아와 가사분담) | |

# 3 학교보건교육

## 가. 기본방침

1) 학생의 신체발달 및 체력증진, 질병의 치료와 예방, 음주·흡연과 약물 오용·남용의 예방, 성교육, 정신건강 증진 등을 위한 보건교육을 실시하여 학생과 교직원의 건강을 보호·증진
2) 보건교사 역량강화 연수, 보건교육실 설치, 학교보건지원인력 배치 등을 통한 보건교육 내실화

## 나. 추진 근거

1) 학교보건법 제9조(학생의 보건관리), 제9조의2(보건교육 등)
2) 2019년 학생건강증진 정책방향(교육부 학생건강정책과-311, 2019. 1.11.)

## 다. 2018년 현황

**※ 2018년 학급당 보건교육 실시현황(창의적 체험활동 시간)** **(단위: 시간)**

| 구 분 | 1학년 | 2학년 | 3학년 | 4학년 | 5학년 | 6학년 |
|---|---|---|---|---|---|---|
| 초 | 4.2 | 4.1 | 4.2 | 4.3 | 13.5 | 10.5 |
| 중 | 8.9 | 8.6 | 7.0 | – | – | – |
| 고 | 9.7 | 8.3 | 6.3 | – | – | – |

**※ 2018년 보건과목 선택 현황** **(단위: 교, %)**

| 중학교 | | 고등학교 | | 계 | |
|---|---|---|---|---|---|
| 학교 수 | 선택현황 | 학교 수 | 선택현황 | 학교 수 | 선택현황 |
| 3,222 | 735 (22.8%) | 2,370 | 285 (12.0%) | 5,592 | 1,020 (18.2%) |

## 라. 2018년 현황

### □ 체계적인 보건교육 수행을 위한 학교 교육과정 편성

1) 보건교육은 최소 1개 학년 이상은 정규 교육과정에 포함하여 연간 17차시 이상 관련 교과 및 창의적 체험활동시간을 통해 지속적·체계적으로 실시

- 초등학교 : 교과와 창의적 체험활동시간 활용
- 중 학 교 : 교과(군) 선택과목, 창의적 체험활동시간 활용
- 고등학교 : 교과(군) 선택과목(교양교과군), 창의적 체험활동시간 활용

2) 보건교육 과정은 성교육, 성폭력 예방 교육, 심폐소생술 및 응급처치 교육, 음주·흡연 및 약물 오남용 예방 교육, 정신건강증진 교육, 감염병 예방 교육 등을 포함하여 법령에서 정한 의무 시수 확보

**※ 보건교육 운영 방법**

- 보건 과목을 선택하는 중·고등학교는 성교육, 금연, 응급처치 및 심폐소생술 교육, 정신건강 등 보건교육과정 전체 영역을 포함하여 실시
- 보건 과목을 선택하지 않은 중·고등학교는 학교 교육과정에 법령에서 정한 보건교육 내용과 시수 등을 확보하여 1개 학년 이상 17차시 실시하되, 세부적인 사항은 학교의 실정에 맞게 학교장이 결정
- 학교에서 실시해야 할 보건교육
  - 성교육 15시간[1)](성폭력 예방 교육 3차시 이상[2)] 포함)
  - 흡연·약물 오남용 예방 교육 2시간[3)]
  - 심폐소생술(학생) 2시간(학교안전교육의 실시)[4)]
  - 응급심폐소생술(교직원) 3~4시간 실시
  - 필요 시 감염병 예방, 정신건강증진, 생활습관병 예방 교육 등을 편성·운영

1) 교육부 학생건강정책과-358(2015.1.26.) 성교육 표준안 활용 / 2) 성폭력 방지 및 피해자 보호 등에 관한 법률 제5조, 교육청의 학교 간 평가 실적에 반영, 학교폭력 예방교육 또는 성교육 시간에 포함하여 실시 가능 / 3) 아동복지법 제31조 및 같은 법 시행령 제28조 / 4) 학교보건법 시행규칙 제10조 [별표 9]

3) 보건교육 실시 현황은 NEIS에 등록하여 관리

4) 성교육 실태조사는 온라인 또는 비공개로 실시토록 권고

### □ 원활한 보건교육 수행을 위한 행·재정적 조치 수행

1) 보건교사 수업 중 학생건강관리방안 및 응급상황 발생 시 대응체계 구축
   - 보건실 인접교실에 보건교육실을 마련하여 응급상황 시 신속·효율적 관리 위한 물리적 인프라 구축

- 응급환자 자체 후송체계 확립 및 교직원 간 업무 연찬
- 보건실 관리 및 환자 응급처치를 위한 보건교사 대체(또는 지원)인력 확보

2) 보건교육 관련 예산을 학교회계 예산에 필수 반영하여 편성
- 응급환자 후송에 따른 출장비 별도 예산 확보
- 학교보건지원강사 채용 예산 편성
- 보건교육용 교재·교구 구입비 편성

### ㅁ 보건교육 내실화를 위한 다각적 방안 마련 및 활용

1) 교수·학습방법 개선 및 수업의 전문성 향상을 위한 보건교사 역량강화 기회 확대
- 토의·토론학습, 다양한 교구, 교재를 활용한 학습자료 개발 및 보급
- 보건교사 전문성 향상을 위한 직무연수 확대
- 보건교육 장학지도 활성화
- 보건교육, 교수·학습방법 개선을 위한 지역단위 연구회 조직 운영
- 신규임용 보건교사 직무역량 향상을 위한 멘토링 조직 운영

2) 다양한 교육자료 개발 및 우수자료 활용
- 교육부 학생건강정보센터(http://schoolhealth.kr) 활용
- 서울특별시교육청(www.sen.go.kr)/교육정보/서울교육자료/보건교육

3) 과대규모 학교 보건교육 지원을 위한 학교보건지원강사 활용
- 1,500명 이상의 학생 또는 45학급 이상의 과대학교의 보건교육, 학생 건강관리 등을 지원하기 위한 학교보건지원강사 제도를 적극 활용
- 필요 시 학교 예산 자체 편성을 통해 강사 채용 및 운영

4) 보건교육컨설팅 지원단 운영을 통한 학교 맞춤형 컨설팅 및 보건교육 장학
- 지원 대상: 보건교육 컨설팅 희망 학교 및 경력 5년 미만의 저경력 보건교사 재직 학교 대상 지원
- 지원단 구성: 지원영역에 전문성을 지닌 교직경력 7년 이상의 보건교사, 수석교사, 장학사 등
- 지원 내용: 보건교육 및 정신건강증진사업 운영 관련 컨설팅, 우수사례 발굴 및 전파, 학교별 운영 현황 자체 점검

5) 지역단위 보건교육연구회 운영
- (조직) 초등학교 25팀, 중학교 14팀, 고등학교 11팀, 특수학교 2팀
- (보건교육 시범수업) 학교급별, 지역별 연간 3회 이상 실시
- 동료 교사 수업참관 및 동료 장학 실시, 지역연구회 통합 운영 가능
- (협의회 또는 연수) 52개 지역단위 학교급별로 3회 이상 운영
  - · 대표교사 지정 및 분임 지도, 지역별 특성에 맞는 역량강화 연수, 특화프로그램 운영
  - · 대표교사 워크숍: 학기별 2회, 연 4회 리더십강화 연수 운영

6) 보건교사의 전문성 및 직무역량 강화

– 성교육 담당교사 지정 및 성교육 직무연수 30시간 의무 이수
– 학교 보건교사의 면허 유지를 위한 보수교육 8시간 이수
– 응급상황 대처능력 향상을 위한 교직원 심폐소생술 교육 실시

| 영역 | 하위 영역 |
|---|---|
| 보건교육운영 | • 보건교육 교육과정의 체계적인 편성 및 운영<br>• 성교육 및 성희롱·성폭력 예방교육 및 관리<br>• 약물 오·남용 예방교육 및 관리<br>• 감염병 예방교육 및 손씻기, 개인위생관리 교육<br>• 교사 및 학생 응급처치교육 편성 및 운영 |
| 보건수업방법 | • 보건교육 교수–학습방법 지원<br>• 보건교육 우수 사례 공유<br>• 보건수업 수업분석 및 평가<br>• 우수 보건교사 수업공개 참관 기회 |
| 건강생활지도 | • 요보호 학생 및 건강문제 배려 학생 관리<br>• 응급의료체계 및 대응 방안<br>• 건강검사 및 추후관리<br>• 응급환자 관리<br>• 성고충상담실 운영 및 교내 성고충 신고 체계<br>• 자치구별 우수교육 프로그램 운영 및 지원<br>• 학교교육계획에 학교별 편성 운영<br>• 학생시력, 구강관리, 아토피 예방 관리<br>• 감염병 등 질방예방과 관리<br>• 정신건강교육 및 관리<br>• 건강증진 프로그램 운영 요청 및 지원 |
| 보건실 운영 | • 보건실 의약품 관리<br>• 보건실 민원관리<br>• 보건실 비품 및 현대화 추진<br>• 건강기록부, 보건일지 등 각종 행정업무 관리 |

**※ 학교보건진흥원 직무연수 및 자율연수 운영 계획**

| 구별 | 과정명 | 대상 | 시기 | 주요내용 |
|---|---|---|---|---|
| 직무연수 | 성교육 원격연수 | 초중고 교사 350명 | 5~6월 | 아동 성인지 향상 교육 |
| | 정신건강 원격연수 | 보건교사 1,300명 | 8~9월 | 학생 정신건강관리의 전문성 향상 및 대처능력 향상 |
| 일반연수 | 심폐소생술 교육 | 보건교사 및 교직원 4,420명 | 연중 | 전문 심폐소생술 교육 |

**※ 서울특별시교육청 연수 운영 계획**

| 구별 | 과정명 | 대상 | 시기 | 주요내용 |
|---|---|---|---|---|
| 직무연수 | 성교육 직무연수 | 초중고 교사 650명 | 7~8월 | 하브루타, 예술작품 활용 등 교육방안 |
| | 성고충상담원 역량강화 | 성고충상담원 1,300명 | 4~5월 | 학교 성고충상담관리 방법 및 사안처리 |
| | 의료인 보수교육 | 보건교사 1,300명 | 7~8월 | 학생건강증진 관련 보수교육 |
| 자율연수 | 학생정서행동특성검사 안내 | 학생정서행동특성검사 담당교사 | 4월 | 학생정서행동특성검사 운영 및 전문기관 연계 방안 |
| | 신규 보건교사 멘토링 | 신규 및 저경력 보건 교사 118명 | 4월 | 신규 보건교사 역량강화 |
| | 지역보건교육연구회 대표교사 연수 | 지역보건교육연구회 대표교사 등 | 4~11월 | 보건교사 전문성 강화 |

# 제6장 건강 위험 요인 관리

## 1 건강증진

### 1) 건강증진의 개념

과거 감염성 질환 중심에서 비전염성 질환 및 만성퇴행성 질환 중심으로의 상병 구조의 변화는 초기의 질병 원인 제거 및 질병의 악화를 막는 소극적 입장의 예방에서 생활양식의 변화 등을 통해 건강을 더욱 증진시키고자 하는 적극적 입장으로 전환되기 시작하였다.

과거 질병관리시대의 건강증진 개념은 예방의 단계를 1차, 2차, 3차로 나누며 질병이 발생하기 전 단계의 관리 대책인 1차 예방에 건강증진을 포함시켰다. 이는 건강과 질병을 이분법적으로 생각하는 것으로써, 질병의 전 단계 즉 건강한 상태에서 이를 유지하고 증진하는 노력만을 포함하는 것이었다.

하지만 건강관리시대의 건강증진은 건강과 질병을 연속선상에서 생각하고, 건강은 그 자체가 목적이 아니라 수단이며, 개인적 · 사회적 · 경제적으로 생산적인 생활을 가능하게 하는 자원이라는 개념으로 보고 있다.

즉 건강증진이란, 사람이 스스로 자신들의 건강을 관리 또는 통제할 수 있고, 건강수준을 향상시키는 것이 가능하도록 하는 과정(WHO, 오타와 헌장, 1986)을 말하며, 단순히 질병을 예방하는 것 이상으로 건강을 유지하기 위한 적극적인 개념을 뜻한다. 또한, 건강증진은 개개인의 생활방식의 변화에 초점을 맞추고 있지만, 집단의 생활방식에 크게 영향을 받게 되므로 집단적인 노력을 요구한다.

우리나라 국민건강증진법 제2조 제1항에서 "국민건강증진사업이라 함은 보건교육, 질병예방, 영양개선, 건강생활 실천 유도 등을 통해 국민건강을 증진시키는 사업을 말한다."고 정하고 있다. 따라서 건강증진은 단순히 질병의 치료나 예방에 그치는 것이 아니라 적극적인 건강 향상을 목적으로 사람들의 건강 의식 및 행동 변화를 통해 건강할 수 있는 잠재력을 기르고, 건강 위험 요인을 조기발견, 관리함으로써 건강을 유지, 증진하려는 것으로 이를 위한 수단에는 보건교육적, 사회제도적, 예방의학적, 환경보건적 수단 등이 있다.

## 2) 건강증진 발전 과정

### (1) 국제적 발전 과정

제2차 세계대전 이후 임상의학은 눈부신 발전을 거듭하여 질병 퇴치에 공헌해 왔다. 그러나 1970년대에 들어 지속적으로 새로운 기기와 치료법이 개발되면서 의료비용 등에 의한 경제적 부담, 치료 중심의 의료제도에 대한 반성을 하기 시작했다.

본격적인 건강증진에 대한 개념은 당시 캐나다 보건부 장관이었던 라론드(Maro Lalonde, 1976)의 보고서부터라고 할 수 있다. 이 보고서에 의하면 그는 죽음과 건강의 원인 4가지 요소를 규명하였는데 생활양식, 환경, 보건의료체계, 인간생물학 등이었다. 주요 연구 결과는 생활방식이 건강에 미치는 영향이 60% 이상을 차지하며, 건강의 결정 요인으로서 올바른 생활방식이 매우 중요하다는 것이었다. 이 연구는 캐나다의 보건정책을 건강증진정책으로 이동하는 결과를 가져왔으며 세계보건기구의 주도적인 역할을 촉발하게 되었다.

WHO에서는 라론드 보고서의 영향을 받아 1978년 구소련의 알마아타에서 치료 중심의 의료에서 예방을 강조하는 1차 보건의료(Primary Health Care, PHC)의 개념을 제창한 알마아타 선언을 채택하기에 이르렀다. 이 선언의 주제인 “Health for All by the 2000” 전략에는 건강증진이라는 새로운 전망이 생활양식과 구조적 접근법을 결합하는 형태로 나타났다.

1980년대 후반이 되면서 개인의 노력에 기초한 예방활동에 대한 비판이 널리 일어나기 시작하여 예방은 개인의 노력만으로는 한계가 있고 사회 환경의 정비, 자원 개발 등이 필요하다고 보면서 질병에 걸린 혹은 바람직하지 않은 습관에 노출된 사람들에 대한 비판이 제기되기 시작했다. WHO(1984)는 건강증진을 사람들이 자신의 건강을 더욱 잘 관리할 수 있도록 하고 개선할 수 있도록 하는 과정이라고 정의하였다.

**※ WHO 건강증진의 원칙**

1) 건강증진은 특정 질환의 위험 집단에 초점을 맞추기보다는 지역주민 전체를 대상으로 한다.
2) 건강증진은 건강의 결정 요인이 개인차원을 넘어선 전체적인 환경을 보장하는 것에 초점을 두어야 한다.
3) 건강증진은 건강유해요소들을 감소시키기 위해 의사소통, 교육, 의회활동, 경제적 방법, 조직변화, 지역사회 개발, 지역사회 활동 등 자발적 활동과 같은 다양한 방법론으로 구성된다.
4) 건강증진은 자조운동의 원칙을 지지하고 지역사회 주민 스스로가 지역사회의 건강을 관리하는 방법을 찾도록 격려하는 효과적인 대중 참여를 목표로 한다.
5) 건강증진은 건강과 사회분야에서의 기본적인 활동으로 의료서비스가 아닌 보건전문가들이 건강증진을 양성하고 가능하게 하는 중요한 역할을 담당하고 있다.

세계보건기구는 1984년 건강증진을 위한 프로그램에 착수하였으며 국제회의를 통해 건강증진 정책의 방향을 수립 · 권고하고 있다.

### ① 제1차 국제건강증진대회

1986년 11월 캐나다 오타와에서 최초로 세계건강증진대회가 열려 건강증진을 개인의 생활개선에 한정시키지 않고 사회적 환경의 개선까지 포함하는 것을 재확인하는 오타와 헌장(Ottawa Charter)이 채택되었다. 오타와 헌장에는 각 국가가 건강증진을 성공적으로 실행하기 위한 세 가지 원칙과 5가지 활동요소를 포함하고 있다.

먼저 각 국가가 국민의 건강증진을 성취하기 위하여 준수하여야 할 세 가지 원칙으로 옹호(Advocacy), 역량(Empowerment), 연합(Alliance)을 제시하였다.

- 옹호(Advocacy): 건강에 대한 대중의 관심을 불러일으키고, 보건의료의 수요를 충족시킬 수 있는 건강한 보건정책을 수립해야 한다는 강력한 촉구가 필요하다.
- 역량(Empowerment): 자신과 가족의 건강을 유지할 수 있게 하는 것을 그들의 권리로서 인정하며, 이들이 스스로의 건강관리에 적극 참여하며 자신들의 행동에 책임을 느끼게 해야 한다.
- 연합(Alliance): 모든 사람들이 건강을 위한 발전을 계속하도록 건강에 영향을 미치는 경제 · 언론 · 학교 등 모든 관련 분야 전문가들의 연합이 필요하다.

오타와 헌장에서 제시하고 있는 5대 활동요소는 다음과 같다.

- 건강공공정책의 확립(Building Healthy Public Policy)
- 건강 지향적 환경조성(Creating Supportive Environment)
- 지역사회 활동 강화(Strengthening Community action)
- 건강증진에 대한 개인의 기술개발(Developing Personal Skills)
- 보건의료사업의 방향조정(Reorienting Health Service)

#### 가. 건강한 공공정책의 수립(Build Healthy Public Policy)

건강은 중앙의 보건의료 부문만으로 성취되는 것이 아니다. 모든 부문, 그리고 각 수준의 공공 정책 입안자들이나 의사결정자들이 자기들이 만드는 공공정책이 사람들의 건강에 어떠한 영향을 끼치는가를 이해시키고 그 결과에 대하여 책임을 지게 하여야 한다.

건강증진정책은 다양한 접근방법, 예를 들어 법률적 조치 · 조세 · 조직의 변화 등을 포함한다. 건강증진정책은 보건 부문 이외 다른 부문이 건강을 위한 공공정책을 채택하는 데 장애물이 무엇인가를 확인하고 이를 제거하는 방안을 강구하여 실행에 옮겨야 한다. 건강증진의 바람직한 환경의 구축은 모든 공공정책이 건강에 이로운 정책이 될 경우에 비로소 현실화될 수 있다.

나. 건강 지원 환경의 구축(Create Supportive Environment)

바람직한 환경을 만들어 가는 것이다. 우리 사회는 복잡하고 사회 각 부문은 상호간에 서로 얽혀져 있다. 건강도 다른 부문들의 목표와 단절되어 존재할 수 없다.

사람과 환경간의 밀접한 관계는 건강에 대한 사회-생태학적 접근을 필수적으로 요구하고 있다. 생활 · 직업 · 휴식 등의 생활양상 변화는 건강에 유의한 영향을 끼치고 있다. 작업과 휴식은 사람의 건강을 위한 원천이 되어야 한다. 삶에 대한 긍정적인 태도를 증진시키며 예방적 자원을 활용할 수 있고, 건강에 좋은 환경 조건을 개발하는 것 등이 모두 바람직한 환경의 구축에 속한다. 환경이란 단순히 자연적 · 물리적 환경만을 말하는 것이 아니고, 사회 · 경제 · 정치 · 문화적 환경까지도 포괄하는 생태학적 의미를 내포하는 것임이 강조되어야 한다.

다. 지역사회 활동의 강화(Strengthen Community Action)

건강증진은 지역사회 주민들이 보다 나은 건강을 누리기 위하여 삶에서 건강의 우선순위를 높이고, 건강문제를 해결하기 위한 개인적 · 집단적 의사결정에 적극 참여하며, 효과적으로 지역사회를 조직화하여 건강관련 활동을 더욱 활성화하는 것이다. 그리고 이 과정에서 가장 중요한 것은 지역사회가 역량을 가지도록 하는 것이다.

지역사회에 존재하고 있는 인적 · 물적 자원을 끌어들여야 하고, 주민의 참여와 건강문제에 대한 감독을 강화할 수 있는 유연한 체계를 개발하여야 한다. 이를 가능하게 하기 위해 지역사회는 건강에 필요한 정보를 제공받아야 하고, 학습할 기회, 그리고 이러한 모든 사업 활동에 필요한 재정적 지원이 완전하고 끊임없이 주어져야 한다.

라. 개인의 기술개발(Develop Personal Skills)

각 개인들이 자신의 건강증진에 필요한 기술을 개발하게 하는 것이다. 이것은 건강을 위한 정보 및 교육의 제공과 일상생활에 필요한 여러 기술들을 강화시킴으로써 이루어질 수 있다. 이로 인해 사람들은 자신의 건강과 자신을 둘러싸고 있는 여러 형태의 환경을 보다 잘 관리할 수 있고, 건강에 이로운 선택을 실현할 수 있는 여지를 넓혀가게 된다.

즉 가정에서, 학교에서, 일터에서, 그리고 지역사회에서 일생 동안 이러한 것들에 대한 학습이 제공되고, 생애의 각 단계에서 취할 바를 가지게 하며, 만성질환과 상해를 이겨낼 수 있게 하는 것이 필수적이다. 그리고 이와 관련된 행동이 교육기관 · 각 전문기관 · 상업기관 등 모든 기관에서 촉진되어야 한다.

마. 보건의료제도의 방향 재설정(Reorient Health Service)

지역사회 주민의 필요와 요구에 알맞은 서비스를 개발하고 전문인력의 훈련에 건강증진을 포함하며, 건강과 다른 분야와의 대화 통로를 여는 것을 의미한다. 건강증진에 대한 책임은 각 개인과 지역사회의 여러 집단들 · 보건의료전문 인력들 · 보건의료기관 및 정부 등이 나누어 가질 때 성취될 수 있다. 위의 다섯 가지 활동요소들은 건강증진을 실천하는 기본적인 틀이라고 할 수 있다.

### ② 제2차 국제건강증진회의

제2차 국제건강증진회의는 1988년 호주 애덜레이드(Adelaide)에서 열렸다. 이 회의에서는 건강한 공공정책(Healthy Public Policy)이 건강증진의 수단으로서 강조되었고, 4가지 우선순위 정책을 제시하였다.

- 여성 보건을 지원하는 정책
- 영양정책
- 알코올 · 금연정책
- 환경과 관련된 정책

### ③ 제3차 국제건강증진회의

제3차 국제건강증진회의는 1991년 6월에 스웨덴 선즈볼(Sundsball)에서 열렸는데, 이 회의에서는 '건강지원환경(Supportive Environment for Health)' 구축을 강조하였다. 특히 1, 2차 회의가 선진국 중심의 모임이었다면, 3차 회의는 개발도상국까지 포함한 범세계적인 대회였다는 점에서 의미를 찾을 수 있다.

- 건강과 물리적인 환경 간의 필수 관계 조명
- 교육, 식품과 영양, 가정과 이웃, 업무, 운송, 사회적 지지와 돌봄

### ④ 제4차 국제건강증진회의

제4차 건강증진회의인 자카르타 선언(The Jakarta Declaration on Health Promotion into the 21st Century, 1997)에서는 효과적인 건강증진에 관하여 지금까지 알게 된 것이 무엇인가를 숙고하고, 건강의 결정요소를 재검토하여 21세기에 건강을 증진함에 있어 도전하는 것들에 대응하기 위해 요구되는 전략과 방향을 확인하는 기회를 제공하였다. 또한, 건강을 위한 사회 · 경제 발전의 중요성을 강조하였다.

- 건강에 영향을 미치는 결정 요인들에 대한 인식 높이기
- 건강개발에 필요한 관계 구축과 협력 개발 지원하기
- 건강증진을 위해 자원 동원하기
- 실천을 위한 지식 축적하기
- 지식을 전달하는 학습하기
- 단결하여 행동하기
- 건강증진에 대한 대중의 책임과 투명성 높이기

### ⑤ 제5차 국제건강증진회의

2000년 멕시코 시티에서 열린 제5차 국제건강증진회의에서는 형평성의 격차를 줄이고, 계층간 건강 불균형 문제를 해소하는 방안에 대해서 논의하였다.

- 건강을 위한 사회적 책임감의 증진
- 건강증진 및 개발을 위한 투자의 증대
- 지역사회의 역량과 개인의 능력 향상
- 건강증진을 위한 과학적 근거의 강화
- 보건조직과 서비스의 재구성

### ⑥ 제6차 국제건강증진회의

제6차 국제건강증진회의는 2005년에 태국 방콕에서 열렸는데, 건강증진사업이 나아가야 할 방향을 제시하는 방콕헌장이 발표되었다. 이 회의에서는 글로벌 시대의 건강증진을 위한 전략으로 다음과 같은 내용을 강조하였다.

- 인권에 기초한 건강에 대한 지지
- 건강 결정 요소에 지속적으로 대처하기 위한 정책, 조치, 기간산업에 대한 투자
- 정책개발, 리더십, 건강증진 실천, 지식의 전이 및 연구
- 위험으로부터 최상의 보호를 보장하고 모든 사람들에게 건강과 안녕에 대한 동등한 기회를 제공하는 규제와 정책 입안
- 지속 가능한 활동을 위한 공적기관, 사적기관, 비정부기관(NGO), 시민사회와의 파트너십 및 연대형성 강조

이와 같이 건강증진에 대한 세계적 견해는 6차례 WHO의 세계대회를 거치면서 예방단계 속의 건강증진을 뛰어넘어, 사회적 · 정치적 환경의 변화에 계속 근접시켜, 건강증진을 달성하기 위해서는 건강문제를 세계 및 국가발전의 핵심의제로 할 것을 주장하였다.

### ⑦ 제7차 국제건강증진회의

2009년 10월 케냐 나이로비(Nairobi)에서는 '건강증진의 위기'라는 화두 아래 '수행역량격차 해소를 통한 건강증진과 개발'을 주제로 펼쳐졌다. 건강증진을 위한 활동을 수행하는 데 있어 역량격차와 관련한 5가지 테마별 주제와 '아프리카의 날'로 구성되어 진행되었다.

5가지 테마별 주제는 지역사회 권능부여(Community Empowerment), 건강지식 및 건강행동 (Health Literacy and Health Behavior), 보건시스템 강화(Strengthening Health Systems), 파트너십 및 부문간 활동(Partnership and Intersectoral Action), 건강증진 역량구축(Building Capacity for Health Promotion) 등이다.

- **지역사회 권능부여**: 지역사회 역량제고는 지역사회 관여, 참여 또는 개입 그 이상을 말한다. 이는 곧 사회적, 정치적 변화를 궁극적인 목표로 삼는 지역사회 활동과 주인의식을 의미한다. 지역사회 권능부여는 보다 높은 통제력을 갖기 위해 재협상 능력을 기르는 과정이다.

- **건강지식 및 건강행동**: 건강지식은 보건교육, 개인행동 커뮤니케이션, 환경적 · 정치적 · 사회적

결정요인 등으로 정의된 협의를 훨씬 넘어선다. 보다 넓은 범위에서 보건교육은 개인의 생활방식 결정뿐 아니라 건강 결정 요인 인지도 제고와 이러한 결정 요인을 바꿀 건강행동 장려를 목적으로 한다.

- **보건시스템 강화**: 건강증진은 잘 갖추어진 보건시스템을 필요로 하며, 잘 갖추어진 보건시스템이란 적절한 인력, 지역사회 참여 메커니즘을 갖고 있으며 재정지원이 안정적이고 리더십이 있어야 한다. 따라서 보건시스템을 강화하는 것은 건강증진을 위한 주요 전략이자 최우선 순위이다.

- **파트너십 및 부문간 활동**: 국민건강은 보건부문의 활동만으로 결정되는 것이 아니라, 보건부문 관할 너머에 있는 사회경제적 요인, 정책 활동 등에 의해 영향을 받는다. 따라서 보건부문이 건강을 증진시킬 수 있는 정책을 수립하기 위해, 다른 부처와 협력하는 것에 대한 상호이익을 널리 알려 협력체계를 구축하는 것이 중요하다.

- **건강증진역량구축**: 지속적인 건강증진은 제도화 또는 조직화가 필요하다. 이는 곧 건강증진이 재정 및 인적자원계획, 지식관리, 파트너십 구축, 효과적 수행역량 등의 부분에 통합되어야 함을 의미한다.

### ⑧ 제 8차 국제건강증진회의

2013년 6월 핀란드 헬싱키(Helsinki)에서의 회의는 "건강을 모든 정책들에서(Health in All Policies; HiAP)"라는 화두 아래, 알마아타 1차보건 의료에 관한 선언(1978년)과 건강증진을 위한 오타와 선언에 의해 최초로 영감을 받은 아이디어들, 활동들, 그리고 증거 등의 풍부한 상속재산을 기초로 하고 있다. 이것은 부문 간 활동과 건강에 이로운 공공정책을 건강증진, 건강형평, 인권을 하나로 하여 건강의 현실화 등을 이루는 중심적 요소들로 확인하였다.

- 대회 참석자들의 결의
  - 건강과 형평을 정부가 국민들에게 가지는 핵심적인 책임의 하나로 우선 순위를 매긴다.
  - 건강과 복지를 위하여 효과적인 정책 일관성에 대한 강제적이며 시급한 요구가 있음을 확인한다.
  - 이것은 정치적 의지, 용기, 그리고 전략적 심려 등을 필요로 한다는 것을 인정한다.

- 정부에 다음의 활동들을 취하여 국민들의 건강과 복지에 대하여 자신들이 짊어진 의무를 완수할 것을 요구하였다.
  - HiAP의 원리들을 채택하고 건강의 사회적 결정 요소들에 대한 활동을 취함으로써, 건강과 건강 형평을 정치상 우선 사항의 하나로 공략하라.
  - HiAP 접근방법의 시행을 모든 수준의 정부들에서 교차하여, 그리고 각 정부들 내에서, 가능하게 하는 효과적 구조들, 과정들, 그리고 자원 등을 보장하라.
  - 보건부(Ministries of Health)의 수용능력을 강화하여 지도력, 동반자 관계, 옹호, 중재 등을 통

하여 정부의 다른 부문들을 연루시키며, 개선된 건강의 결과물을 성취하게 하라.

- HiAP 접근방법의 시행을 가능하게 하며, 건강 불형평의 결정 요소들과 그에 대한 효과적 대응책들에 관한 증거를 제공하는 제도적 수용 능력과 수기들을 쌓아 올리라.
- 정부를 교차하여, 그리고 정부와 국민들 간에 신뢰를 구축하는 건강과 형평을 위한 투명한 감사와 책임을 가진 기전들을 채택하라.
- 정책을 상업적인 그리고 기득의 이익과 영향에 의한 왜곡으로부터 보호하는 효과적인 방위수단들을 포함하는 이익의 갈등에 대한 대책들을 수립하라.
- 지역사회들, 사회적 운동들, 그리고 시민단체 등을 HiAP의 개발, 시행, 모니터링 등에 포함시키고, 특정한 인구집단에서 건강지식(health literacy)을 쌓아 올리라.

〈표 Ⅲ-6-1〉 건강증진의 국제적 발전과정 요약

| 연도 | | 내용 |
|---|---|---|
| 국제적 발전과정 | 1974 | • 라론드 보고서(캐나다)<br>• 건강에 대한 새로운 조망으로 건강증진 분야에 대해 인식하기 시작 |
| | 1979 | • 미국의 'Healthy People 2000' 제정<br>• 객관적이고 명확한 건강증진의 목표 및 대상 설정 |
| | 1986 | • 제1차 국제건강증진회의(캐나다 오타와)<br>• 오타와 헌장 채택(건강증진개념 및 행동실천전략 제시) |
| | 1988 | • 제2차 국제건강증진회의(호주 아델라이드)<br>• 건강증진을 위한 건전한 공공정책 강조 |
| | 1991 | • 제3차 국제건강증진회의(스웨덴 선즈볼)<br>• 건강을 위한 지원환경 구축의 중요성 강조 |
| | 1997 | • 제4차 국제건강증진회의(인도네시아 자카르타)<br>• 21세기를 향한 건강증진 |
| | 2000 | • 제5차 국제건강증진회의(멕시코, 멕시코시티)<br>• 형평성 격차 줄이기, 계층 간 건강 불균형 문제 해소방안 논의 |
| | 2005 | • 제6차 국제건강증진회의(태국 방콕)<br>• 방콕 헌장(건강증진사업이 나아가야 할 방향을 제시) |
| | 2007 | • 제7차 국제건강증진회의(케냐 나이로비)<br>• '수행역량격차 해소를 통한 건강증진과 개발'의 주제로 5가지 테마(지역사회 권능부여, 건강지식 및 건강행동, 보건시스템 강화, 파트너십 및 부문 간 활동, 건강증진 역량구축)에 따른 논의 |
| | 2013 | • 제8차 국제건강증진회의(핀란드 헬싱키)<br>• "건강을 모든 정책에서(Health in All Policies)"의 화두를 중심으로 부문 간 활동과 건강에 이로운 공공정책을 건강의 증진, 형평 및 인권의 하나로서의 건강의 현실화 등을 이루는 중심적 요소들로 확인 |
| | 2016 | • 제9차 국제건강증진회의(중국 상하이)<br>• 'UN의 2030년까지 세계의 지속가능성을 위한 과제에서 건강증진의 역할 선언'을 채택하고 건강과 웰빙이 지속가능성의 필수요건이며, 'Sustainable Development Goals'의 실행을 통해 건강을 증진해야 한다는 점, 좋은 협치를 위한 조직(good governance)이 건강에 필수적이라는 점, 도시와 지역이 건강을 위해 구조화 · 조직화해야 한다는 점 등을 확인하고 선언문을 채택 |

### ⑨ 제 9차 국제건강증진회의

2016년 11월에는 오타와 헌장 30년 기념으로 제9차 건강증진 국제회의가 중국 상해에서 개최되었다. 상해 회의(2016)에서 상해 선언 'Shanghai Declaration on Promoting Health in the 2030 Agenda for Sustainable Development'이 채택되었고 100명 이상의 시장 등이 모인 Mayor Forum에서는 건강도시에 관한 공동추진과제 'Shanghai Consensus on Healthy Cities'를 채택하고 선포하였다. 상해 선언에서는 지역사회와 도시가 건강을 위해 구조화되는 것이 지속가능한 사회건설의 가장 효과적인 지표(most effective markers)라는 합의를 도출하였으며, 건강정보이해(health literacy)는 건강증진을 위한 역량강화와 형평성을 가능하게 한다고 제안하였다. 시장(市長, mayor)회의에서는 '건강과 웰빙을 위해 일하는 도시가 지속가능한 도시'라고 정의하고 건강을 위한 거버넌스를 구축하고 건강도시 프로그램을 실현해야 한다고 결의하였다.

제9차 상하이 회의(2016)에서는 'UN의 2030년까지 세계의 지속가능성을 위한 과제에서 건강증진의 역할 선언(Shanghai Declaration on promoting health in the 2030 Agenda for Sustainable Development)'을 채택하고 건강과 웰빙이 지속가능성의 필수요건이며, 'Sustainable Development Goals'의 실행을 통해 건강을 증진해야 한다는 점, 좋은 협치를 위한 조직(good governance)이 건강에 필수적이라는 점, 도시와 지역이 건강을 위해 구조화 · 조직화해야 한다는 점 등을 확인하고 선언문을 채택하였다. 병행하여 진행된 건강도시 관련 시장회의에서는 '건강과 웰빙을 위해 일하는 도시가 지속가능한 도시'라고 정의하고, 건강을 위한 거버넌스를 구축하며, 건강도시 프로그램을 실현 한다고 결의하였다.

건강도시 실현의 10가지 우선순위는 (1) 교육, 주거, 고용, 안전 등 주민에게 기본적인 욕구를 충족시키는 것, (2) 대기, 수질, 토양오염을 저감하고 기후변화에 대응하는 것, (3) 어린이에게 투자하는 것, (4) 여성과 청소년 여학생에게 안전한 환경을 조성하는 것, (5) 도시의 가난한 사람, 이민자, 체류자 등의 건강과 삶의 질을 높이는 것, (6) 여러 가지 형태의 차별을 없애는 것, (7) 감염병으로부터 안전한 도시를 만드는 것, (8) 도시의 지속가능한 이동을 위해 디자인 하는 것, (9) 안전한 식품과 건강식품을 제공하는 것, (10) 금연 환경을 조성하는 것으로 합의하였다.

## 3) 건강증진의 접근 모형

### (1) 모형의 개념

Labonte는 건강증진의 접근 모형을 의학적, 행태적, 사회환경적 접근으로 분류하였다. 가장 전통적인 의학적 접근은 건강에 대한 사회적 영향을 무시했다는 문제점이 있고, 행태(교육적) 접근은 정보의 제공만으로 행동의 변화가 오기 어렵다는 문제점이 있다. 건강증진사업은 개인 중심 사업과 제도 중심 사업으로 구분 가능한데, 질병구조가 전염성 질환에서 만성질환 위주로 변화하면서 개인 중심 사업으로는 성과를 얻기가 어렵기 때문에 개인의 행동변화를 위한 환경적, 제도적 접근의 필요성이 제시되고 있다. 또한, 행동에 대한 개인의 결단을 지속시켜 주는 '사회적' 관계가 요구된다. 건강증진활동의 실천은 조직적 동기화, 조직 특성 및 조직의 구성환경에 의해 영향을 받는다. 따라서 제도적 규제의 원리를 개인적 규제보다는 집단 규범과 문화를 배양하고 동기화시키는 방향으로 설정하는 것이 필요하다.

〈표 Ⅲ-6-2〉 건강증진 접근모형

| 접근방법 | 의학적 접근 | 행태적 접근 | 사회환경적 접근 |
|---|---|---|---|
| 대상문제 | 질환 | 생활습관 | 사회적, 환경적 위험 요인 |
| 사업대상 | 고위험 개인 | 고위험 개인, 집단 | 고위험 환경, 사회 |
| 사업수단 | 의학적 관리, 예방접종, 검진 | 보건교육, 지지 | 지역사회 변화 |
| 수행책임 | 의료전문가, 고위험 개인 | 보건전문가, 건강한 개인 | 지역사회, 주민조직 |
| 목표 | 사망, 유병수준의 개선 | 생활습관의 개선 | 건강수준의 형평, 사회적 지지, 생활습관의 개선 |

### (2) 건강증진의 사회환경적 접근방법

#### ① 사회제도적 접근

사회제도적 수단은 개인 및 집단으로 하여금 바람직한 건강행위를 유도하고 건강에 해가 되는 행위를 억제하기 위한 입법적 규제나 경제적 유인조치로서, 국민건강증진법의 제정과 중앙 및 지방의 건강증진사업 조직 및 기능을 확대, 강화하는 방법이다.

#### ② 교육적 접근

교육적 수단은 사람들로 하여금 건강에 대한 올바른 인식을 갖고 건강에 유익한 상황을 실천하는데 필요한 지식과 정보를 주고 동기부여를 시키는 보건교육적 활동으로서 이의 실천 전략으로 지역사회 건강생활 실천운동을 전개한다. 이러한 교육적 접근수단은 많은 시간이 소요되고 시행결과가 불확실하다는 단점을 지니고 있긴 하나, 자기 자신의 선택에 의해 새로운 사고와 행동양식을 자신의 사고 및 행동양식으로 통합, 수용하기 때문에 지속적인 효과를 기대할 수 있고 이를 실시하는데 저항이 적다는 장점이 있다.

#### ③ 행정 및 기술적 지원

중앙에서 사업지원을 위한 기술적 지원으로 보건교육 홍보자료의 개발 및 보급, 보건인력의 교육훈련 실시 및 사업평가와 행정적 지원으로서 보건소의 건강증진사업 조직의 개편 강화와 인력, 예산 등을 확보하도록 한다.

#### ④ 환경적 접근 수단

환경적 접근 수단은 건강증진행위의 실천에 필요한 사회운동 시설, 공원시설, 휴양시설 등을 확충하고 건강한 환경 유지를 위한 흡연 구역의 설정 및 공중위생시설 등의 확충과 위생관리 활동을 강화하는 것이다. 담배 자동판매기 설치 규제나 건강 유해 식품의 생산 · 판매 억제 등도 건강행위를 유도하기 위한 환경적 접근 수단 중 하나로 볼 수 있다.

#### ⑤ 예방의학적 접근 수단

예방의학적 수단은 지역주민 대상의 건강평가를 통하여 건강 위험 요인을 조기발견하여 관리하고 개선함으로써 질병으로의 이행이나 증상의 악화를 예방하는 것이다. 건강검진 등을 통하여 발병하기 전이나 발병 초기에 위험 요인을 발견하여 처방, 관리하면 적은 비용으로도 발병이나 악화를 예방할 수 있어 효과적인 건강관리가 될 수 있다.

## 4) 건강증진 기획 및 평가모형

RECEDE-PROCEED 모델은 보건교육과 건강증진 분야에서 가장 널리 사용되고 있는 대표적인 기획과 평가모델이다. PRECEDE-PROCEED 모델은 사람들의 건강행동과 환경적인 요인을 설명하고, 이를 중재하기 위해 효과적인 보건교육 프로그램을 기획하고 수행, 평가하는 전 과정으로, 궁극적인 목적은 사람들의 건강과 삶의 질에 영향을 미치는 보건행동과 환경을 변화시키는 것이다.

단순히 신체적 또는 정신적인 건강 개념에서 벗어나 일반적인 삶의 질 문제를 이 모델의 출발점으로 하여 역학적 진단, 교육 및 생태학적, 교육적 진단 등 점차 범위를 좁혀가며 원인을 분석한다. 이 과정을 PRECEDE(Predisposing, Reinforcing, and Enabling Constructs in Educational Diagnosis and Evaluation)라고 부르며 다음의 4단계로 구성된다.

### (1) 제1단계(사회적 진단)

대상자들이 느끼는 삶의 질을 정의한다.

### (2) 제2단계(역학적 진단)

사망과 유병률 등의 역학적인 자료를 이용하여 대상 인구의 주요 건강문제를 파악한다.

### (3) 제3단계(교육과 생태학적 진단)

보건행동과 환경요인에 대한 소인성(Predisposing), 가능성(Enabling), 강화성(Reinforcing) 요인을 결정한다.

### (4) 제4단계(행정 · 정책 진단 및 중재조정)

보건교육 프로그램을 시행하는데 필요한 인력, 물자, 시설, 예산 등의 자원 확보와 행정 조직적인 능력을 개선시킬 수 있는 방안을 강구한다. PRECEDE의 4단계 진단과정을 거쳐 프로그램의 목적과 목표를 설정하면, 다음 4단계인 PROCEED(Policy, Regulatory, and Organizational Constructs in Educational and Environmental Development)로 진행된다.

### (5) 제5단계(보건교육 프로그램 수행)

효과적인 교육 전략과 활동을 선택하여 보건교육 프로그램을 시작한다.

### (6) 제6단계(과정평가)

프로그램 시작과 동시에 할 수 있는 평가 방법으로 프로그램 수행 시 생기는 문제점을 조기에 발견할 수 있고 곧바로 수정할 수 있는 이점이 있다.

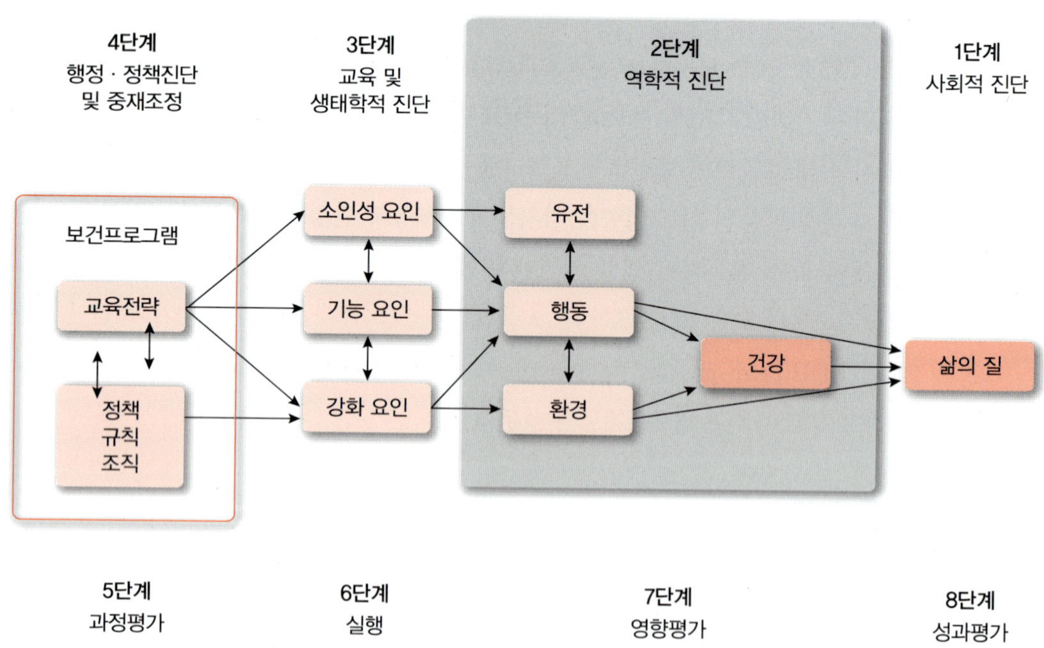


〈그림 Ⅲ-6-1〉 PRECEDE-PROCEED 모델

### (7) 제7단계(영향평가)

프로그램 실시 후 지식, 태도, 신념, 가치관, 기술, 행동의 변화 등을 측정하여 건강증진 프로그램의 중단기적인 효과를 평가한다.

### (8) 제8단계(결과평가)

질병의 유병률 또는 사망률의 감소 등 보건교육 프로그램을 통해 얻은 장기적인 효과를 평가한다. 이 마지막 단계에서 삶의 질과 건강을 위한 건강증진 프로그램의 궁극적인 목적을 달성했는지 확인한다.

## 5) 우리나라의 건강증진

### (1) 건강증진 추진 배경

#### ① 건강의 주요 결정인자 건강행태

건강은 보건의료시스템보다는 건강한 생활습관에 의해 크게 좌우된다. 2004년 미국 위스콘신주의 건강결정요인 분석결과, 건강은 건강행태(40%), 사회경제적 요인(40%), 환경(10%), 보건의료 접근성(10%) 등의 순으로 결정된다고 보고하였다.

우리나라의 성인 남성 흡연율은 57.8%(2004년)→44.1%(2006년)→40.9%(2008년)→43.1%(2009년)→42.6%(2010년), 2017년은 38.1%로 2016년에 비해 2.6% 감소하였고, 성인비만율은 증가 추세이며, 운동실천은 감소하고 있다. 비만유병률은 성인이 1998년 26.0%→2008년 30.7%로, 청소년은 1997년 5.8%→2008년 10.8%로 증가하였고, 걷기실천율은 점점 낮아지고 있다(걷기실천율: 2001년 75.6% → 2005년 60.7% → 2008년 46.9% → 2017년 39.0%). 비만유병률(만 19세 이상, 표준화)은 2017년 34.1%로, 2005년부터 30%를 초과한 이후 지속적으로 증가하였다.

〈표 Ⅲ-6-3〉 미국과 한국의 주요 사망원인

| | 미국(2016) | 한국(2018) |
|---|---|---|
| 1 | 악성신생물 | 악성신생물 26.5 |
| 2 | 심장질환 | 심장질환 10.7 |
| 3 | 뇌혈관질환 | 폐렴 7.8 |
| 4 | 당뇨병 | 뇌혈관질환 7.7 |
| 5 | 폐렴 | 고의적 자해(자살) 4.6 |
| 6 | 자살 | 당뇨병 2.9 |
| 7 | 운수사고 | 간질환 2.3 |
| 8 | | 만성 하기도질환 2.2 |
| 9 | | 알츠하이머병 2.1 |
| 10 | | 고혈압성 질환 2.0 |

### ② 만성질환의 상병구조

만성질환 및 합병증 발생 비율이 늘어나면서, 암·심뇌혈관질환 등의 중증질환으로 이환될 가능성이 증가하고 있다. 암·심뇌혈관질환 등의 중증질환은 우리나라 주요 사망원인으로, 생활습관 변화와 노인인구 증가 등으로 향후 더욱 심화될 예정이다. 특히 중증질환으로 발전 가능한 고혈압, 당뇨병은 의료비 증가의 주요인이며, 국민 상당수가 혈압·당뇨·비만 등의 위험요인을 보유하고 있다. 2008년 진료비 1, 2위가 고혈압과 당뇨병으로, 2002년에 비해 각각 7.8배, 5.7배 증가하였다.

### ③ 인구 고령화

노인인구가 매우 빠른 속도로 증가하고 있어 이로 인한 의료비 증가와 계층간·인구 집단간 건강형평성 저하 등의 문제 발생이 심화되고 있다. 노인들은 다양한 복합질환, 난치성 만성질환을 가지고 있어, 고령화로 인한 의료비 부담은 더욱더 급증할 것으로 예상되고 있다. 2009년 노인진료비는 12조 3,458억 원으로, 총 진료비(39조 3,390억 원)의 31.4%를 차지하며, 2002년 3조 6,357억원(7.2%) 대비 3.4배나 된다.

### ④ 계층간 건강격차

저소득층 등 취약계층의 건강행태가 나빠져 계층간 건강 및 질병의 차이가 커지고 있다. 만성 퇴행성 질환 및 사고의 발생은 사람들의 생활양식과 깊은 관련이 있다. 즉, 이들 상병 발생은 대부분이 개인의 건강에 대한 인식부족과 무절제한 생활에서 기인한 것으로 밝혀졌으며, 치명적 특성으로 7대 사망 원인으로서 전체 사망의 72%를 점유하고 있어 건강 위해도가 매우 높음을 알 수 있다.

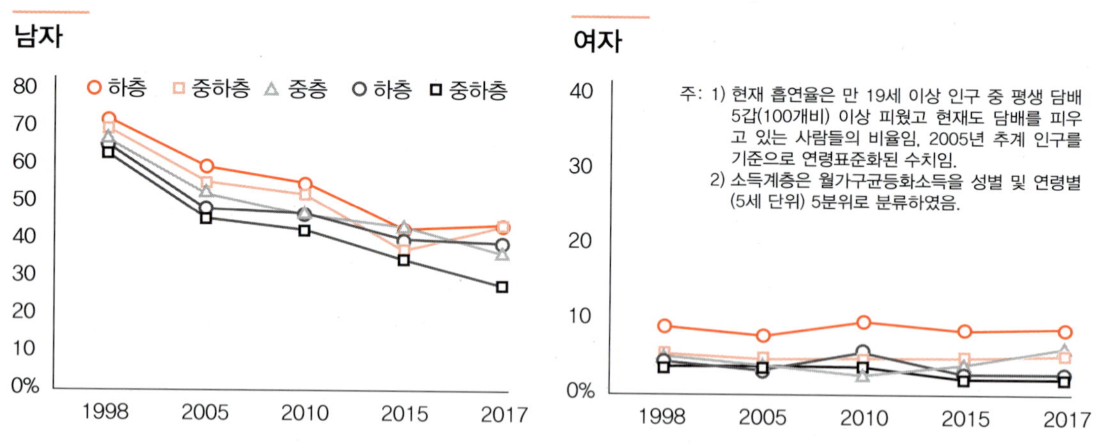


〈그림 Ⅲ-6-2〉 계층별 흡연율 비교(출처: 질병관리본부 〈국민건강영양조사〉 각 연도)

### ⑤ 고령임신, 우울증, 건강 알코올 중독 등 새로운 건강문제

고령임신 등으로 인해 저체중아 출생률이 증가하고, 스트레스로 인한 우울증, 건강 알콜 중독 등이 새로운 건강문제로 대두되었다.

- 저체중 출생아 발생률: 4.1%('04) → 5.7('14) / OECD 평균 6.7%
- 우울증 건강보험 진료실인원: 587,860명('12) → 680,760('17)
- 월간 음주율: 74.9%('12) → 62.1%('17)

### ⑥ 소득 · 생활수준 향상으로 새로운 건강요구 증대

건강유지 · 증진, 장수, 美와 행복한 삶(wellness)에 대한 관심이 증대됨에 따라, 국민의 의료수요가 Cure→Care→Wellness로 변화되고 있다. 또한, 건강이 국민의 기본적인 권리로 인식되면서 이에 대한 국가적 책임이 강조되고 있다.

다음 그림은 1995년 국민건강증진법의 제정에서부터 2011년 제3차 국민건강증진종합계획의 수립에 이르기까지 건강증진관련 주요 사업들이 어떻게 추진되어 왔는지를 나타낸다.

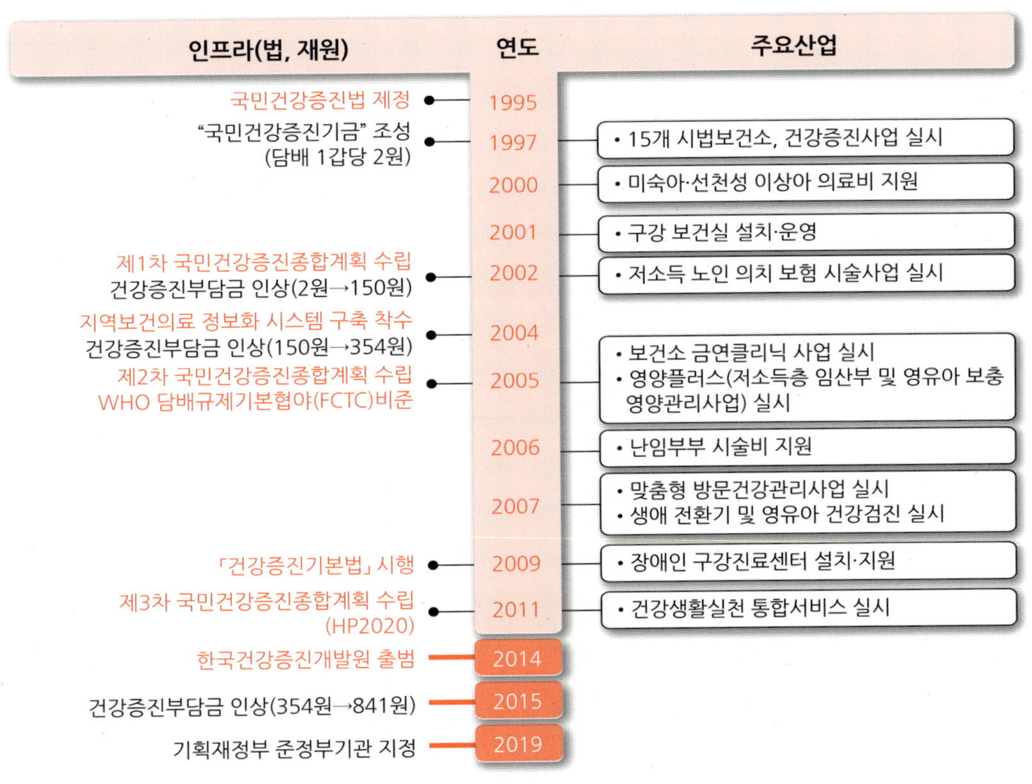


〈그림 Ⅲ-6-3〉 우리나라 건강증진사업 연혁

## (2) 건강증진 재원: 국민건강증진기금

우리나라의 건강증진사업은 1995년 「국민건강증진법」 제22조에 따라 설치된 국민건강증진기금 확보로부터 시작되었다. 1995년 9월부터 부과하기 시작한 의료보험부담금(예방보건사업비의 5%)과 1997년 5월부터 부과하기 시작한 담배사업자부담금을 적립하여 1998년도부터 본격적으로 건강증진기금이 운용되기 시작하였다. 국민건강증진법은 국민에게 건강에 대한 가치와 책임의식을 함양하도록 건강에 관한 바른 지식을 보급하고 스스로 건강생활을 실천할 수 있는 여건을 조성함으로써 국민의 건강증진을 목적으로 제정되었다.

이후 세 차례의 국민건강증진법 개정을 거치면서 국민건강증진기금이 대폭 인상되었다. 1차 개정은 2002년 2월 1일부터 국민건강증진부담금을 궐련 20개비 1갑당 2원에서 150원으로 인상하였고, 2004년 12월 30일에 재차 개정된 국민건강증진법은 2005년 1월 1일부터 건강증진부담금을 궐련 20개비 1갑당 150원에서 354원으로 인상하였다. 마지막으로 2014. 12. 23일에 개정된 법을 통해서 2015년 1월 1일부터 담배가격을 1갑당 4,500원으로 대폭 인상함에 따라 건강증진부담금도 1갑당 841원으로 2배 넘게 인상되었으며, 나아가 궐련 외에도 전자담배나 파이프담배, 물담배 등 니코틴이 함유된 모든 담배제품에 건강증진부담금을 부과하게 되면서 건강증진사업을 위한 재원은 충분히 확보하고 있는 셈이다.

〈표 Ⅲ-6-4〉 건강증진 부담금 부과내역

| 궐련 | 20개비당 841원 |
|---|---|
| 전자담배 | 니코틴 용액 1밀리리터당 525원 |
| 파이프담배 | 1그램당 30.2원 |
| 엽궐련(葉卷煙) | 1그램당 85.8원 |
| 각련(刻煙) | 1그램당 30.2원 |
| 씹는 담배 | 1그램당 34.4원 |
| 냄새 맡는 담배 | 1그램당 21.4원 |
| 물담배 | 1그램당 1050.1원 |
| 머금는 담배 | 1그램당 534.5원 |

### (3) 건강증진기금의 사용처

국민건강증진기금의 설치 목적은 건강증진사업의 원활한 추진에 필요한 재원을 확보하기 위함이며, 그 기능은 급속히 진행되고 있는 고령화 사회에 신속히 대비할 필요성과 함께 국민질병구조의 변화로 보건정책의 방향이 사후 치료적 관리에서 사전예방적 건강관리 중심으로 전환됨에 따라 이를 효과적으로 추진하기 위한 사업에 필요한 조성과 지원을 하는데 두고 있다. 『국민건강증진법』 제25조에 의한 국민건강증진기금의 사용처는 다음과 같다.

① 금연교육 및 광고, 흡연피해 예방 및 흡연피해자 지원 등 국민건강관리사업

② 건강생활 지원사업

③ 보건교육 및 그 자료의 개발

④ 보건통계 작성 · 보급과 보건의료관련 조사 · 연구 및 개발에 관한 사업

⑤ 질병예방 · 검진 · 관리 및 암 치료를 위한 사업

⑥ 국민영양관리사업

⑦ 구강건강관리사업

⑧ 시 · 도지사 및 시장 · 군수 · 구청장이 행하는 건강증진사업
⑨ 공공보건의료 및 건강증진을 위한 시설 · 장비의 확충
⑩ 기금의 관리 · 운용에 필요한 경비
⑪ 그 밖에 국민건강증진사업에 소요되는 경비로서 대통령령이 정하는 사업

### (4) 건강증진사업 추진체계

#### ① 국민건강증진종합계획(Health Plan 2020)

우리나라는『국민건강증진법』제4조에 근거하여, 국민의 건강증진 · 질병예방을 위한 건강증진정책의 방향을 제시하는 범정부적 중장기 종합계획을 수립하여 단계별 목표를 수립하고 달성여부를 평가하고 있다. 제1차 계획(2002~2005)과 제2차 계획(2006~2010)에 이어 제3차 계획(2011~2020)이 수립되어 2020년도까지 건강수명연장과 건강형평성제고 목표를 달성하기 위하여 6개 분야별 16개 대표 지표를 선정하여 관리하고 있다.

제3차 국민건강증진 종합계획의 비전과 목표는 다음과 같다.

- 비전: 온 국민이 함께 만들고 누리는 세상
- 목표: 건강수명 연장(2007년 71세 → 2020년 75세) 및 건강형평성 재고

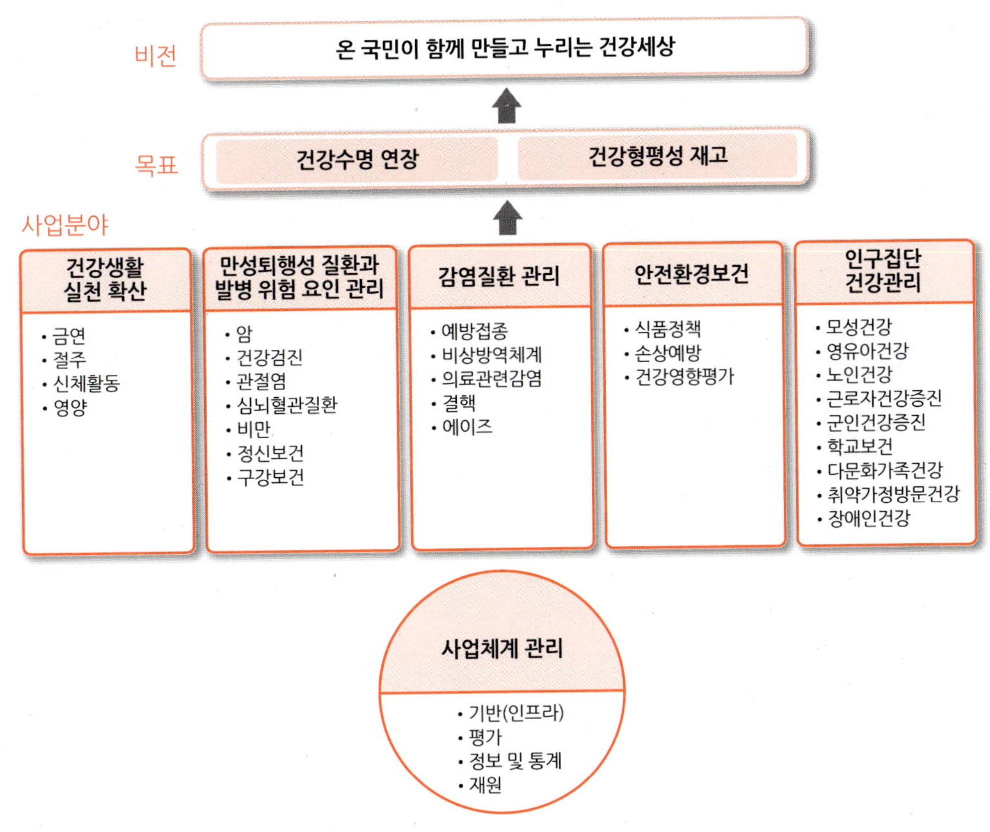


〈그림 Ⅲ-6-4〉 제3차 국민건강증진종합계획의 틀

여기서 건강수명이란 평균수명에서 질병이나 부상으로 활동하지 못한 기간을 뺀 기간으로, '단순히 얼마나 오래 사는가'가 아닌 **'얼마나 건강하게 오래 사는가'**를 나타내는 지표이다.

• 주요 내용: 총 6개 분야별 주요 내용은 다음과 같다.

**〈표 Ⅲ-6-5〉 건강증진 6개 분야별 주요 내용**

| 건강생활 실천 확신 | 만성퇴행성 질환과 발병 위험 요인 관리 | 감염질환 관리 | 안전환경보건 | 인구집단 건강관리 | 사업체계 관리 |
|---|---|---|---|---|---|
| • 금연<br>• 절주<br>• 신체활동<br>• 영양 | • 암 건강검진<br>• 관절염<br>• 심뇌혈관질환<br>• 비만<br>• 정신보건<br>• 구강보건 | • 예방접종<br>• 비상방역체계<br>• 의료관련감염<br>• 결핵<br>• 에이즈 | • 식품정책<br>• 손상예방<br>• 건강영향평가 | • 모성건강<br>• 영유아건강<br>• 노인건강<br>• 근로자건강증진<br>• 군인건강증진<br>• 학교보건<br>• 다문화가족건강<br>• 취약가정방문건강<br>• 장애인건강 | • 기반(인프라)<br>• 정보 평가 및 통계 재원 |

## ② 건강증진 실행조직

『국민건강증진법』 제5조에서는 「한국건강증진개발원」의 설립과 운영에 대해 규정하고 있다. 국민이 건강에 대한 가치와 책임의식을 함양하도록 효율적이고 체계적인 정책개발 및 지원사업을 수행함으로써 국민건강증진에 이바지함을 목적으로 하는 한국건강증진개발원은 건강증진사업의 주요 실행 및 보건복지부 정책지원 조직으로서 1998년에 한국보건사회연구원 내에 설치된 「건강증진연구사업 평가단」으로부터 출발하였다.

– 1995. 2. 『국민건강증진법』 제정

– 1998. 10.「건강증진연구사업 평가단」 설치

– 2001. 3. 「건강증진기금사업지원단」으로 개칭

– 2010. 12. 한국건강증진재단 창립발기인 총회 및 복지부 비영리 법인 심의 · 허가

– 2011. 1. 「한국건강증진재단」 설립

– 2012. 1.  기획재정부 기타공공기관 지정

– 2014. 7 「한국건강증진개발원」 출범

– 2019. 1  기획재정부 준정부기관 지정

건강증진개발원은 설립 목적을 달성하기 위해 다음의 업무를 수행하고 있다.

> 1. 국민건강증진 정책수립을 위한 자료개발 및 정책분석 2. 종합 계획 수립의 지원
> 3. 위원회의 운영지원 4. 제24조에 따른 기금의 관리 · 운용의 지원 업무
> 5. 제25조제1항제1호부터 제10호까지의 사업에 관한 업무
> 6. 국민건강증진사업의 관리, 기술 지원 및 평가
> 7. 「지역보건법」 제7조부터 제9조까지에 따른 지역보건의료계획에 대한 기술 지원
> 8. 「지역보건법」 제24조에 따른 보건소의 설치와 운영에 필요한 비용의 보조
> 9. 국민건강증진과 관련된 연구과제의 기획 및 평가
> 10. 「농어촌 등 보건의료를 위한 특별조치법」 제2조의 공중보건의사의 효율적 활용을 위한 지원
> 11. 지역보건사업의 원활한 추진을 위한 지원
> 12. 그 밖에 국민건강증진과 관련하여 보건복지부 장관이 필요하다고 인정한 업무

# 2 1차 보건의료와 건강도시

## 1) 1차 보건의료

### (1) 1차 보건의료의 출현 배경

전통적인 의료는 신체적인 질병에 역점을 두고 개개인의 생명을 유지하며 건강을 증진시키는데 기여하여 왔으나 의학이 발달함에 따라 의료의 내용이 치료 위주에서 예방과 재활 및 건강증진으로 과학화되었다. 그 대상도 개인에서 가족이나 단체 또는 국가로 점차 확대되면서 현대 의료는 건강의 모든 영역에 걸치는 전인적인 의료의 개념으로 그 폭을 넓혀 왔고, 의료 활동도 인간개체를 대상으로 하는 협의의 의료(Medical Care) 개념에서 인간집단을 대상으로 하는 보건의료(Health Care) 개념으로 변화되었다.

최근의 보건의료는 국민의 기본 권리로 인식되고 있고 치료 위주에서 예방위주로 점진적인 변화를 하고 있다. 따라서 보건의료 요구의 증가에 따라 이를 충족시켜야 할 보건의료자원의 부족 또는 불균형 분포는 우리나라뿐만 아니라 전 인류가 안고 있는 공통된 문제일 것이다.

이에 세계보건기구는 새로운 보건의료 질서를 위해 전 인류를 대상으로 하는 새로운 접근방법을 모색하였는데, 이를 '1차 보건의료 접근방안'이라 부르고 있다. 새로운 개념인 "1차 보건의료(Primary Health Care)"는 의료공급자보다는 지역사회가 자주적으로 보건 · 의료체계에 대한 책임을 수행하며, 그 책임을 수행함에 있어서 지역사회가 어떻게 결정하는가를 중요시하고 있다.

1978년 소련의 알마아타(Alma-Ata)에서 WHO와 UNICEF의 공동 주최로 "서기 2000년까지 모든 인류에게 건강을, Health for all by 2000"을 기조로 한 국제회의가 개최된 바 있다. 이 회의를 통해서 건강은 인간의 기본 권리이며 건강의 향상은 오늘날 전 세계가 당면한 사회개발의 으뜸가는 목표이고, 1차 보건의료는 이 목표달성과 사회정의 구현의 중요한 한 방법임을 확립함에 따라 알마아타 선언에 1차 보건의료의 개념을 명시화하였다.

1차 보건의료의 출현 배경으로는 건강은 인간의 기본권으로서 모든 인간은 건강을 누릴 권리가 있으며 모든 국가는 국민의 건강에 대해 책임이 있다는 건강권의 실현에 있다. 건강문제의 80% 이상은 예방이나 간단한 치료로 해결할 수 있는 문제이기 때문에, 적절한 진료를 받아서 치료하거나 건강문제의 원인인 사회적 · 경제적 · 환경적 요인을 지역사회 공동의 노력으로 대처한다면 쉽게 해결될 뿐만 아니라 경제적 부담도 감소시킬 수 있다.

1차 보건의료가 출현하게 된 이유는, 의료혜택과 의료비의 문제에 있다. 사회보장제도가 잘 갖추어진 선진국에 비해, 저개발국은 보건의료의 혜택을 받지 못하고 있다. 그러나 정치적 · 사회체제를 떠나서 인간의 기본권으로서 생존에 관련된 최소한의 의료는 모든 사람에게 제공되어야 한다는 것이다.

### (2) 1차 보건의료의 개념

지역사회 보건의료의 일부분을 차지하는 1차 보건의료는 가장 기본적인 건강요구를 충족시키는데 필요한 보건의료를 뜻한다. 즉, 필수보건의료(Essential Health Care)를 지역사회의 각 개인과 가족이 받아들일 수 있고 비용지불이 가능한 방법으로 그들의 적극적 참여하에 골고루 활용할 수 있도록 하는 실제적 방법이다. 이는 단순한 1차진료(Primary Medical Care)나 간호만을 의미하는 것이 아니라 개인, 가족 및 지역사회를 위한 건강증진, 예방, 치료 및 재활 등의 서비스가 통합된 기능으로, 제도적으로는 주민들이 보건의료체계에 처음으로 접하는 관문이 되며, 기술적으로는 예방과 치료가 통합된 포괄적 보건의료(Comprehensive Health Care)를 의미한다.

1차 보건의료는 건강의 1차적인 문제를 해결하기 위한 지역사회 보건사업의 한 실천적 접근방법이라 할 수 있다. 기본적인 건강문제를 일차적으로 해결하기 위한 접근법인 1차 보건의료의 출현은 지역사회보건을 발전시키는데 크게 기여하였고 간호사가 중심 인력으로 기용되어 지역사회 간호영역을 확대하여 수용할 수 있게 해 주었다.

1차 보건의료는 포괄적 지역사회 보건진료 시혜 구분에 의해서 분류된 가장 필수적 건강요구를 충족시키기 위해 필요한 사업이며 보건진료제도에 주민건강문제 해결을 위해 최초로 접하는 관문역할을 하고(제도상), 예방과 진료기술(기술상)을 적용하여 건강보호를 위해 1차적으로 관여(Intervention)한다. 1차 보건의료 기본 전략은 지역사회 참여와 개입이 중심이 된 지역사회 개발사업의 일환 또는 통합된 부분으로 추진되어야 한다.

이상에서 살펴본 1차 보건의료의 내용은 다음과 같이 요약된다.

① 1차 보건의료란 필수적 보건의료(Essential Health Care)로서 실질적이며 과학적인 면에서도 합당

하고 사회적으로도 받아들일 수 있는 방법과 기술에 바탕을 두어서 지역사회 주민의 적극적 참여하에 개개인, 가족 단위나 모두가 쉽게 이용할 수 있는 방법이다.

② 재정 면에서도 그 국가나 지역사회가 부담 가능한 방법이어야 하며, 국가보건의료 체계의 중추적 기능과 핵심이 되고, 지역주민이 보건의료체계에 처음 접하는 관문이며, 지역사회 전체 개발정책의 일환으로 수행한다.

③ 1차 보건의료의 기본 원칙은 다음과 같다.

- 다각적인 접근(Multilateral Approach)
- 지역사회 참여(Community Involvement)
- 균형 잡힌 분배(Equitable Distribution)
- 적절한 기술(Appropriate Technology)

④ 1차 보건의료는 지역사회의 최말단인 마을 단위의 건강보호에 주 목표를 둔 것으로서 치료뿐만 아니라 예방, 환경위생, 나아가서 신체적 · 정신적 안녕을 가져오는 건강은 물론 생활의 질적 향상을 도모하는 온갖 활동이 포함된다.

⑤ 1차 보건의료는 개인 또는 가족 단위 더 나아가 첫 부분을 구성하는 가장 중요한 요소이며, 의사 혼자만이 아닌 보건의료팀을 통한 접근이 이루어져야 하고 보건의료 인력과 주민의 교량 역할은 주민을 위해 봉사하고자 하는 활동적인 사람이 적합하다.

⑥ 기타 건강증진사업, 예방접종사업, 상 · 하수위생관리사업, 모자보건사업, 보건교육사업, 영양개선사업, 일상적 치료사업, 지방병(풍토병)관리사업 등을 수행한다.

### (3) 1차 보건의료의 내용

#### ① WHO의 1차 보건의료의 사업방향

모든 인간이 보건의료를 공평하고 쉽게 이용할 수 있도록 지리적, 경제적, 사회적 장벽을 제거하고 지역사회에서 쉽게 받아들일 수 있는 방법으로 제공되어야 한다. 또한, 지역사회 주민들이 경제적으로 부담을 느끼지 않도록 의료수가를 결정하여야 한다.

지역사회에서 요구되는 필수보건의료(Essential Health Care)를 지역사회 주민과 보건의료인의 공동참여로 수행한다. 이에 한걸음 더 나아가 지역사회 주민의 건강유지 및 증진을 위해 적극적 보건서비스를 전개함으로써 환경위생 개선을 비롯한 보건예방 활동을 적극적으로 추진한다.

#### ② WHO의 1차 보건의료의 접근방향

• 접근의 용이성(Accessibility)

개개인이나 가족단위의 모든 주민이 쉽게 이용할 수 있어야 한다. 지역적, 지리적, 경제적, 사회적 등으로 지역주민이 이용하는데 차별이 있어서는 안 되며, 특히 국가의 보건의료 활동은 소외된 지역 없이 오지까지도 모두 전달될 수 있어야 하고, 이러한 오지 지역이 1차 보건의료 활동의 핵심이 되어야 한다.

• 수용가능성(Acceptibility)

지역사회가 쉽게 받아들일 수 있는 방법으로 사업이 제공되어야 한다. 즉, 사업은 과학적 방법으로 주민들이 수용할 수 있는 건강문제 해결에 접근해야 한다.

• 지역사회의 적극적 참여(Availabie, Full Community Participation)

지역사회의 적극적 참여를 통해 이루어져야 한다. 1차 보건의료는 국가의 보건의료체계상 핵심이자 지역사회 개발정책의 일환으로, 이를 위해 지역 내의 보건의료발전을 위한 지역주민의 참여는 1차 보건의료의 핵심전략이 되었다. 또 이를 위해서는 지방 분권화된 보건의료체계 속에서의 1차 보건의료 도입이 바람직하다.

• 지역사회의 지불부담능력(Affordable, a Cost that the Community Can Afford)

지역사회의 지불 능력에 맞는 보건의료수가로 제공되어야 한다. 이는 국가나 지역사회의 재정적 부담이 가능한 방법으로 지역사회 내에서 이루어지는 것이 바람직하다.

#### ③ 필수사업내용(WHO, 1978)

- 지역사회가 가지고 있는 건강문제와 이 문제를 규명하고 관리하는 방법 교육
- 식량의 공급과 영양의 증진
- 안전식수공급과 기본 위생관리
- 모자보건사업(가족계획 포함)
- 그 지역사회의 주된 전염병의 예방접종
- 그 지역의 풍토병 예방 및 관리
- 통상질환과 상해에 대한 적절한 치료
- 기본 필수의약품 공급
- 심신장애자의 사회의학적 의료, 정신보건의 증진

### (4) 우리나라의 1차 보건의료

우리나라 1차 보건의료사업은 1978년 한국보건개발원을 설립하여 1차 보건의료사업의 정착을 위한 정책화 사업을 실시하였고 1976년부터 1980년의 5년간 시범 사업 후 보건진료원과 공중보건의를 제도적으로 농어촌에 배치하는 기반을 마련하여 1981년부터 벽지와 오지에 보건진료원과 공중보건의를 새로운 인력으로 배치하였다.

1980년 12월 농어촌 보건의료를 위한 특별조치법을 공포한 후 보건진료원을 지역주민의 1차적인 보건의료 서비스 최초 접근 인력으로 하였고, 공중보건의사를 적극 활용하는 방안의 1차 보건의료를 도입하게 되었다.

우리나라의 1차 보건의료의 핵심적 역할을 대부분의 지역보건소가 담당하고 있다. 1995년에 기존의 보건소법이 지역보건법으로 대폭 개정되면서 지역보건의료계획을 수립하고 1차 보건의료의 체계적인 구축을 할 수 있는 여건이 갖추어졌다.

또한 세계 전역에서 도시화가 진행됨에 따라 세계보건기구는 1차 보건의료에 따른 활동을 도시지역에서도 전개하기 위한 건강도시(Healthy City) 사업을 제안하여 추진하고 있다. 앞으로 보건소를 중심으로 한 지역보건사업 활성화를 위해 1차 보건의료 역할은 더욱 증가할 것으로 전망된다.

## 2) 건강도시

### (1) 건강도시의 정의

세계보건기구는 건강도시를 '도시의 물리적, 사회적, 환경적 여건을 창의적이고 지속적으로 개발해 나아가는 가운데, 개인의 잠재능력을 최대한 발휘하며 지역사회의 참여 주체들이 상호협력하여 시민의 건강과 삶의 질을 향상하기 위하여 지속적으로 노력해 나가는 도시'라고 정의하고 있다.

건강도시란 "물리적, 사회적 환경의 끊임없는 창출과 개선, 지역사회 자원의 확대를 통해 개개인이 일상생활의 모든 기능을 수행하고 그들의 가능성을 최대로 개발할 수 있도록 상부상조할 수 있게 하는 도시"를 의미한다(Hancock과 Duhl, 1998).

건강도시 계획의 핵심요소는 고도의 정치적 공약, 부문간 협조, 지역사회 참여, 기본적인 환경에서의 활동의 통합, 도시건강의 윤곽과 지역활동계획의 개발, 주기적 감시와 평가, 참여적 연구와 분석, 정보공유, 대중매체의 참여, 지역사회 내 모든 집단의 의견 통합, 건강도시계획의 지속을 위한 기전, 지역사회의 발전과 개개인 발전의 연계 및 국가 차원에서의 네트워크와 국제사회 네트워크의 구축을 포함한다.

다시 말하면, 건강도시란 주민들의 건강과 복지를 위한 의사결정 과정의 핵심에 두는 도시를 의미한다. 즉 한 지역사회에서 살고 있는 주민들의 신체적, 정신적, 사회적, 환경적 안녕을 추구하는 도시이다. 건강도시를 만들기 위한 하나의 프로젝트로서 건강도시사업은 지역사회를 단위로 한 건강증진 사업이라고 할 수 있다. 즉 도시 전체의 환경을 건강증진에 기여하는 쪽으로 개선시키고자 하는 것이다.

### (2) 건강도시 사업의 배경과 목적

전 세계가 급속히 도시화되면서 2005년 이후에는 전 세계인구의 절반 이상이 도시에 거주하게 될 것으로 예상된다. 이러한 도시화 현상은 건강과 환경문제를 제기하기에 이르렀으며 도시 거주자들의 건강에 위해한 물리적, 사회적, 경제적 환경과 생활습관 등은 건강을 결정하는 중요인자로 거론되고 있다.

따라서 건강도시사업의 목적은 도시의 건강과 환경을 개선하여 도시 주민의 건강을 향상시키기 위함이고, 이는 지방자치단체와 지역사회의 창의성을 발휘하여 "모든 인류에게 건강을(Health for All)"을 달성하려는데 있다. 한국의 건강도시 사업은 건강증진사업과 더불어 국민건강증진을 위해 중요시되고 있는 사업 중의 하나이다.

### (3) 건강도시의 도입

1986년 도시 전체의 환경을 건강증진에 기여하는 쪽으로 개선시키고자 하는 새로운 흐름인 Healthy City 운동이 유럽을 중심으로 제창되었다. 즉, 건강도시(Healthy City) 사업은 1987년「Health for All」의 원칙과 오타와 헌장을 토대로 세계보건기구 유럽지부의 11개 시범도시로부터 시작되었으며, 현재 전 세계에 약 2,000개의 지역(City, Community, Municipal)에서 활발하게 진행되고 있다.

우리나라에서는 1986년 초기부터 건강도시의 개념이 국내 학계에 소개되어 왔으나, 1996년 과천시 시범사업을 통해 국내에서는 최초로 시도되었다. 최근에는 국내 여러 자치단체에서 건강도시 프로젝트를 진행하고 있거나 준비하고 있으며, 이러한 활동을 네트워크로서 뒷받침하기 위해 대한민국건강도시협의회가 발족했다.

대한민국건강도시협의회는 지방정부 간 정보 및 공공정책 공유를 통해 시민들의 건강을 증진하고, 삶의 질을 향상시키는 것을 목적으로 하고 있으며, 최근 정회원 50개 도시, 준회원 8개 기관이 활동 중이다.

### (4) 건강도시 사업

현대의 건강개념과 오타와 헌장을 배경으로 하여 다음과 같은 내용의 포괄적인 개념들을 지역적 수준으로 실현하는 것이다.

① 공공보건정책 수립
② 건강을 뒷받침할 수 있는 환경 창출
③ 지역사회 활동 강화
④ 개인의 기술발전
⑤ 보건의료서비스의 재정비

### (5) 건강도시의 조건

현대의 건강개념과 오타와 헌장을 배경으로 하여 다음과 같은 내용의 포괄적인 개념들을 지역적 수준으로 실현하는 것이다.

① 깨끗하고 안전하며, 질 높은 도시의 물리적 환경
② 안정되고, 장기적으로 지속 가능한 생태계
③ 계층 간, 그리고 부문 간 강한 상호지원 체계와 착취하지 않는 지역사회
④ 개개인의 삶, 건강 및 복지에 영향을 미치는 문제에 대한 시민의 높은 참여와 통제
⑤ 모든 시민을 위한 기본적 요구(음식, 물, 주거, 소득, 안전, 직장) 등의 충족
⑥ 시민들 간의 다양한 만남, 상호작용 및 의사소통을 가능하게 하는 기회와 자원에 대한 접근성
⑦ 다양하고 활기 넘치며, 혁신적인 도시 경제
⑧ 역사, 문화 및 생물학적 유산 혹은 지역사회 내 모임들과 개인과의 연계를 도모
⑨ 모든 시민에 대한 적절한 공중보건 및 치료서비스의 최적화
⑩ 높은 수준의 건강과 낮은 수준의 질병발생

이상의 요건들이 서로 양립할 뿐만 아니라 더불어 이 요소들을 증진시키는 도시 형태를 건강도시라고 할 수 있다.

# 3 건강 위험 요인 관리

## 1) 보건의 적: 담배

담배와 관련된 건강문제는 최소한 천 년 이전부터 논의되어 왔다. 1600년대 이전에는 주로 담배가 미국 인디언들에게 치료제나 진통제 마취제로서 건강에 유익한 측면으로 부각되었다면, 그 이후로는 흡연의 피해에 대한 의학적 및 사회적 관심이 부각되었다.

담배의 해로움에 대한 첫 학문적인 논쟁은 1638년의 영국의 Tobias Verner라는 의사가 '담배는 피를 말리고, 시력을 흐리게 하며, 악취를 풍기고, 위를 상하게 하며, 정신의 조화를 잃게 하고, 정신력과 유머감각에 지장을 주고, 호흡을 힘들게 하며, 사지를 떨게 하고, 기관지, 폐, 그리고 간에 피해를 주며, 심장과 혈액의 기능에 장애를 일으킨다.' 라고 한 것으로부터 출발하였다. 또 100여 년이 지난 후 영국의 의사 John Hill이 담배를 피우는 사람에게서 비강암이 많이 발생한다고 보고하였다. 그러나 영국으로부터 시작한 각국의 담배전매제로 국가의 수입을 올리기 위해 자연스럽게 담배의 건강상의 위험에 대한 논쟁은 사라지게 되었고, 1800년대 후반 이후로는 담배가 더욱 확산되었다.

1900년대에 들어서면서 미국과 유럽은 흡연율이 급격하게 증가함에 따라 흡연에 대한 피해도 더욱

증가하게 되자 흡연의 위험에 대한 본격적인 연구를 시작하였다.

오늘날 전 세계적으로 담배와 관련된 질환과 사망은 흡연의 증가로 인해 더욱 악화되고 있으며, 담배 의존에 대해 효과적인 치료가 이루어진다면 수백만 명의 인명을 구할 수 있을 것이라고 WHO는 밝히고 있다. 그러나 이러한 치료가 전 세계적으로 많은 흡연자들에게 제공되지 못하는 실정이었기 때문에 WHO에서는 1999년부터 세계금연의 날(5. 31)을 정하여 정부와 금연단체, 보건의료전문가 및 흡연자와 비흡연자들에게 금연방법과 담배 의존에 대한 치료방법에 대한 정보를 제공하고 있다.

### (1) 담배의 독성물질

담배에는 4,000여종 이상의 화학성분이 있는 것으로 알려졌는데, 이 중에는 약리적 활성물질뿐만 아니라 항원성, 세포독성, 돌연변이 유발, 발암물질 등의 성질을 가진 물질이 다량 함유되어 있으며, 이중 발암물질로 알려진 것만 43종이다. 그러나 알려진 것 외에도 담배연기에 포함된 성분은 10만 종이 넘을 것으로 추정하고 있다.

인체의 장기와 조직이 담배연기에 대하여 갖는 반응은 다양하고 복잡하다. 대부분의 연구는 담배가 건강에 악영향을 끼치는 것으로 밝히고 있는데, 담배 속에 함유된 니코틴과 일산화탄소는 인체에 해를 끼치는 대표적인 물질이다. 니코틴은 독성이 강한 알칼로이드 계통의 화학물질로 신경계통을 자극하고 우울증을 유발한다. 니코틴의 작용은 대부분 몸 안에 교감신경계 물질인 카테콜라민을 분비하게 함으로써 일어난다. 또 혈당을 높이고 코티솔을 분비하며, 유리지방산, 혈관수축호르몬, 엔돌핀 등을 분비하게 한다. 일산화탄소는 담배연기 중에서 2~6%를 차지하는데, 비흡연자에게서는 1% 미만인 일산화탄소헤모글로빈의 농도를 2~15%(평균 5%)로 높여 말초 조직으로의 산소공급을 떨어뜨려 신경계통의 기능을 저하시키고 적혈구증가증을 일으킨다.

담배연기를 구성하는 성분인 타르에 함유된 벤조피렌은 대표적인 발암물질로서 미국의 환경보호청(EPA)에 의해 발암가능성이 매우 높은 B2(Probable Human Carcinogen)로 규정되어 있으며, 동물실험을 통해서 낮은 농도에서도 모든 경로를 통해 암을 발생시키는 것으로 밝혀졌다.

그 밖에 담배연기 속에 포함된 대표적인 유해물질로는 입자성 물질인 니트로소노니코틴, 베타 나프릴 아민, 폴로니움-210, 닉켈, 카드뮴, 비소, 납과 기체성 물질인 아세트알데하이드, 아세톤, 메탄올, 질소산화물, 암모니아, 벤젠, 포름알데히드, 청산가리, 아크로레인, 니트로사민, 비닐클로라이드 등이 있다. 이러한 유해물질들은 인체에 국소적으로 자극성 물질로 작용하거나 전신흡수를 통해 질병을 일으킨다.

### (2) 담배의 중독성

중독(Addiction) 또는 약물의존성(Drug Dependence)은 약물의 약리작용에 의해 약물복용 행위를 통제할 수 없는 습관적 상태를 말한다. 흡연에 대한 충동으로 담배를 찾게 되고, 담배를 피운다는 면에서 흡연은 하나의 약물중독이라고 할 수 있다. 흡연은 내성과 육체의 의존성을 일으켜 지속적인 흡연을 유도하고, 흡연자들로 하여금 쾌락을 느끼게 하며, 각성 상태를 유지하고, 금단증상을 피할 수 있을 정도의

〈표 Ⅲ-6-6〉 담배에 함유되어 있는 대표적 유해물질

| 유해물질 | 인체에 미치는 영향 |
|---|---|
| 입자성 물질 | |
| 타르 | 발암물질 |
| 다핵성 방향족 탄수화물 | 발암물질 |
| 니코틴 | 신경내분비계 자극, 우울증, 중독성 |
| 페놀 | 발암물질, 인제자극성 |
| 크레졸 | 발암물질, 인체자극성 |
| 베타-나프틸라민 | 발암물질 |
| 니트로소노니코틴 | 발암물질 |
| 벤조피렌 | 발암물질 |
| 소량금속(니켈, 비소, Polonium 210) | 발암물질 |
| 인돌 | 발암촉진작용 |
| 카바졸 | 발암촉진작용 |
| 카테콜1 | 발암보조물질 |
| 기체성 물질 | |
| 일산화탄소 | 산소운반 및 이용 장애 |
| 청산가리 | 섬모상피독성, 인체자극성 |
| 아세트알데히드 | 섬모상피독성, 인체자극성 |
| 아크로레인 | 섬모상피독성, 인체자극성 |
| 암모니아 | 섬모상피독성, 인체자극성 |
| 포름알데히드 | 섬모상피독성, 인체자극성 |
| 산화질소 | 섬모상피독성, 인체자극성 |
| 니트로소아민 | 발암물질 |
| 하이드라진 | 발암물질 |
| 비닐클로라이드 | 발암물질 |

일정한 양의 니코틴을 유지하도록 요구한다.

1988년 미국의 대통령 보건자문기관인 보건성(Surgeon General)은 20세기 초부터 시작된 담배의 중독성에 관한 연구를 종합하여 담배는 중독성이 있으며, 담배의 니코틴은 중독을 일으키는 약물로 헤로인이나 코카인 같이 중독을 일으키는 마약과 유사하다고 보고하였다.

그러나 미국 담배회사의 비밀문서에서는 담배회사들이 니코틴이 중독효과를 나타낸다는 것을 알고 지난 30여 년 동안 흡연자들에게 전달되는 유기 염기 니코틴의 함량을 증가시킬 수 있도록 니코틴의 화학적 형태를 바꾸기 위해 노력해 왔음을 밝히고 있다. 그 결과 흡연자들이 잠재적으로 니코틴에 중독이 되어 실제 담배 판매량이 증가되었으며 외국담배의 시장 점유율이 높아졌다.

그러나 흡연자는 담배 속에 많은 유해물질이 포함되어 있다는 것을 알면서도 니코틴의 의존성으로 인해 담배를 쉽게 끊지 못하고, 심지어 중단했다가도 다시 피우는 일을 되풀이한다.

담배 의존성은 국제질병 분류표에 하나의 질환으로 포함되어 있다. 담배 의존성을 일으키는 니코틴은 화학적으로 pH 8.0의 약염기이며, 수용성, 지용성으로 폐, 구강 및 비점막, 피부, 장 등 신체 어느 곳을 통해서나 즉시 흡수된다. 담배 연기를 통해 흡수된 니코틴은 폐순환을 통하여 10~15초 만에 뇌에 도달하여 니코틴콜린 수용체에 작용한다. 이때 흡연자는 담배 고유의 만족감을 느끼게 되는데, 지속적인 흡연은 뇌 조직의 니코틴 콜린수용체의 수를 증가시켜 결과적으로 더 많은 양의 니코틴을 요구하게 된다. 그리고 니코틴의 양이 채워지지 않으면 이를 갈망하게 되는 의존성이 생기게 된다.

일단 담배 의존성이 생기면 담배를 끊었을 때 금단증상이 나타나는데, 금연 후 수 시간 내에도 나타날 수 있으나 보통 1~2일에 최고조에 이르고 3~4주가 지나면 안정된다. 대표적인 금단증상으로는 불안, 흥분, 집중력 저하, 안절부절, 허기, 담배에 대한 갈망, 수면장애, 우울증 등이 있다.

### (3) 흡연관련 질환

흡연이 질병과 관련된다는 최초의 공적인 보고서는 1962년 영국 왕립의사협회(Royal College of Physicians)의 보고서이다. 이 보고서에서는 흡연이 폐암을 포함한 각종 암과 폐기종 및 만성퇴행성 질환의 원인이 된다고 밝히고 있다. 그 후 많은 연구에서 흡연은 질병과 사망을 초래하는 가장 중요한 위험요인으로 지적되어 왔으며, 흡연에 의해 유발되거나 악화되는 질병은 너무나 많아 국제질병 분류표에 있는 5,000여 개의 질병 중에 흡연과 관련이 없는 질환이 거의 없을 정도이다.

특히 흡연은 폐암발생과 밀접한 관련이 있는 것으로 나타났는데, 1930년대에 이미 미국에서는 공식보고서는 아니지만, 전체 암으로 인한 사망의 약 30%가 폐암인 것으로 보고되었으며, 1994년 미국 EPA에서는 폐암사망의 90%가 흡연이 원인이라고 보고하였다. Hammond와 Horn(1958)의 연구에서는 흡연자가 비흡연자에 비해 폐암으로 인한 사망이 9.2배나 높은 것으로 나타났다.

흡연은 폐암 외에 기타 여러 종류의 암과도 밀접한 관련이 있는 것으로 나타났는데, 특히 후두암의 경우 비흡연자에 비해 5배 정도 위험성이 높고 사망자의 1/2이 흡연과 관련된다고 하였으며, 구강, 식도, 후두 등의 암을 유발시키고 췌장, 방광, 신장, 위, 자궁경부 등의 암과도 관련성이 있음을 지적하고 있다.

최근의 많은 연구에서 흡연은 폐암의 선행원인일 뿐만 아니라 만성기관지염과 폐기종(만성 폐쇄성 폐질환 사망의 약 80%)의 원인 및 심장질환과 뇌졸중의 주요 원인으로 여겨지고 있다. 또한 동맥류와 죽상경화성 말초혈관 질환, 구강 및 후두암, 태내 발육부진, 및 신생아 사망의 원인이 되고 있으며, 시력 및 청력에 문제, 상처의 치유지연 등 광범위한 영향을 주며, 또한 어떤 감염에 대한 감수성을 높여 질병에 쉽게 이환되게 한다.

최근 영국의 금연기관인 ASH(Action Smoking and Health)에서는 흡연으로 위험이 증가되는 질환 및 증상과 기능장애, 흡연으로 증상이 더욱 악화되는 질환, 이미 질환이 있는 경우 흡연으로 더욱 악화되거나 영구화되는 질환을 다음과 같이 분류하였다.

〈표 Ⅲ-6-7〉 흡연의 영향

| 1. 위험성 증가 | 2. 기능장애 |
|---|---|
| • 치주질환<br>• 협심증(20배)<br>• 요통<br>• 버거씨병(심한 순환기 질환)<br>• 십이지장궤양<br>• 백내장(2배)<br>• 대장폴립<br>• 만성장염<br>• 우울증<br>• 당뇨병(제2형, 인슐린비의존성)<br>• 청력 상실<br>• 독감<br>• 조루증(2배)<br>• 망막신경증(시력상실, 16배)<br>• 인대 손상<br>• 근육 손상<br>• 경부통증<br>• 안구진탕<br>• 진균성 안염<br>• 골다공증(남성, 여성)<br>• 말초혈관질환<br>• 폐렴<br>• 건선(피부질환, 2배)<br>• 피부 주름(2배)<br>• 위궤양<br>• 류마치성 관절염(Heavy Smoker)<br>• 건 손상<br>• Tobacco Amblyopia(시력상실)<br>• 치아 손실<br>• 결핵 | • 사정(정액감소)<br>• 임신(30% 감소)<br>• 면역체계(장애)<br>• 정자수 감소<br>• 정자 활동성 감퇴<br>• 폐경(평균 1.74년 빨라짐)<br>• 기형정자 증가<br>• 정자의 난자통과율 저하<br><br>**3. 증상악화**<br>• 천식<br>• 만성비염<br>• 당뇨성 망막증<br>• 갑상선기능항진증<br>• 다발성 경화증<br>• 안신경염<br><br>**4. 질환의 악화 및 영구화**<br>• 감기<br>• 만성장염<br>• 독감<br>• 폐렴<br>• 결핵 |

## (4) 흡연의 경제적 비용

흡연자는 비흡연자에 비해 이환 가능성과 결석률이 높으며, 의료이용량이 높고, 안전사고 및 상해를 더 많이 경험하며, 약물사용과도 깊이 관련되어 있다. Barnum(1993)은 흡연으로 인한 사망률과 유병률, 보건의료에 대한 비용과 소비자와 생산자의 편익을 추정한 결과 연간 약 1,360만 달러의 순경제적 손실이 있는 것으로 결론짓고 있으며, 우리나라에서는 보건분야의 이규식 등(1991)과 김한중 등(2000)이 금연에 따른 경제적 효과를 분석한 연구에서 간접흡연의 손실을 포함하여 조기사망으로 인한 손실과 질병발생 관련 손실 및 화재로 인한 비용을 더한 흡연의 경제적 손실을 약 5조~6조억 원으로 추정하고 있다.

### (5) 간접흡연의 영향

간접흡연은 ETS(Environmental Tobacco Smoke), Passive Smoking, Secondhand Smoke, Involuntary Smoking으로 표현되며, 비흡연자가 실내에서 담배연기의 연소화합물에 의해 노출되는 것으로 가정과 직장, 교통수단에서의 노출에서 최근에는 실외에서의 노출까지 포함하는 개념으로 확대되었다.

담배연기가 어디에서 나오느냐에 따라 주류연(Mainstream Smoke)과 부류연(Sidestream Smoke)으로 분류된다. 주류연이란 흡연자가 직접 흡입한 담배연기가 일단 흡연자의 폐속에서 여과된 뒤에 밖으로 내뿜어지는 연기를 말하여, 부류연이란 흡연자가 들고 있는 담배 자체가 타들어 가면서 공기 중에 직접 확산되는 연기를 말한다. 실내에서 흡연하는 사람이 있는 경우 그 실내 공기 중에 섞이는 담배연기 가운데 75%~85%가 부류연 인데 이 부류연은 대체로 곧장 공기 중에 희석되기 때문에 그 농도가 비교적 적긴 하지만 연기 중의 성분에 있어서는 주류연보다 훨씬 인체에 해로운 것이 많다.

1970년대 중반 미국에서 혐연권에 대한 운동이 일어난 이후로 1980년대 간접흡연과 폐암발생 관계를 지지하는 많은 보고서가 발표되었다. 그리고 그 결과 1992년 미국 환경보호청(Environmental Protection Agency)에서 ETS를 'Class A' 발암물질로 분류하여 명명하기에 이르렀다.

또한, 간접흡연은 폐암발생뿐만 아니라 혈소판의 감수성을 증가시켜 혈액이 쉽게 응집되게 하고 심장에 산소공급을 감소시켜 심장의 산소요구량을 증가시킴으로써 만성적으로는 심혈관계 질환의 위험성을 높인다.

많은 연구결과에서 간접흡연이 건강에 유해하다는 결론을 내리고 있다. 그 중에서도 간접흡연의 영향에 가장 예민한 인구집단은 폐기능이 미숙하고, 호흡수가 높으며, 체중당 폐활량이 성인에 비해 높은 신생아를 포함한 영유아들이다. 그런 연유에서인지 간접흡연이 영유아에 미치는 영향에 대한 연구들이 상대적으로 많다.

특히 부모가 흡연을 하면 어린 자녀에게 잦은 질병과 기능적 제한을 초래하며, 폐렴과 기관지염 및 중이염이 발생하고, 호흡기질환의 위험성이 증가하며. 특히 0~5세의 영유아가 담배연기에 노출되는 경우에는 기관지 천식이 2배 이상 증가한다. 또한, 이미 천식을 가지고 있는 경우 천식의 발작 빈도수가 더욱 많아지고 증상도 심해진다.

가정 내 간접흡연은 자녀들의 건강에 악영향을 미치는데, 아버지가 흡연하는 것보다 어머니가 흡연하는 경우에 자녀들에게 더욱 큰 건강상의 해를 끼친다. 특히 산모가 흡연을 하면 태아에게까지 영향을 주어 태아의 폐기능이 저하되고, 나아가 태아의 하부기도 감염을 증가시키며, 태아의 뇌간세포를 괴사시켜 태아의 만성저산소증과 중추신경계의 발달을 저해한다.

산모가 흡연하면 저체중아를 출산한다는 보고는 U.S. DHEW(Department of Health, Education and Welfare, 1979)와 U.S. DHHS(Department of Health and Human Services, 1980)에 의해 처음으로 제기되었다. 그 후 1983년 Rush와 Cassano가 임신 초기에 금연을 하면 저체중아 출산을 막을 수 있다고 하였다. 그러나 산모가 흡연을 계속하게 되는 경우 저체중아를 출산할 뿐만 아니라 태아의 사망률이 높아지고, 선천성 심장질환 발생, 영아의 호흡기 사망과 영아 돌연사와도 관련된다.

특히 태내 및 출생 후에 담배연기에 노출된 경우 영아가 돌연사할 가능성은 3배 정도 증가하며, 출생

후(주산기)에만 담배연기에 노출된 경우는 영아의 돌연사 가능성이 2배 정도 증가한다. 이는 날로 늘어나고 있는 여성흡연인구를 생각해 볼 때 그 심각성이 더욱 큰 것으로 여겨진다.

그 밖에 간접흡연으로 위험성이 증가되는 질환은 자궁경부암, 유방암, 심혈관 및 심장질환, 조기태아 사망 등이며, 간접흡연에 의해 연간 수천 명이 심장질환으로 사망하고 있다.

#### (6) 국가 및 지역사회 차원의 금연정책

흡연 억제를 위한 국가정책은 크게 교육 및 홍보정책, 규제정책, 흡연자를 위한 금연지원정책, 경제정책, 그리고 흡연 억제 정책을 위한 인프라 구축 사업으로 나눌 수 있다.

##### ① 교육 및 홍보 정책

교육사업은 학교 흡연예방 교육, 지역주민 및 직장인 교육, 그리고 교사, 보건의료인, 사회지도층 등을 대상으로 한 금연지도자 교육 등이 있고, 홍보사업은 국민 혹은 지역사회를 대상으로 한 매스미디어, 포스터, 리플렛 등의 인쇄물, 옥외 게시판, 각종 이벤트 등이 있다.

##### ② 규제정책

담배 광고 및 담배 회사의 판촉 · 후원 행위 제한, 간접흡연 예방을 위한 각종 시설이나 장소에서의 금연구역 지정, 청소년 대상 담배 판매 금지 및 이를 위한 각종 조치(담배 자판기 설치 장소 제한 및 성인 인증장치 부착, 특정 장소에서의 담배 판매 금지, 담배 유사 제품 형태의 과자나 장난감 제조 금지, 판매대 위에 담배 진열 금지 등) 등이 있다. 한편 담배 제품에 대한 규제로는 담배 포장지의 경고 그림과 문구 표시, 담배 성분 공개, '저타르' 등의 소비자를 현혹할 수 있는 문구 사용 금지 등이 있다.

##### ③ 금연지원 정책

보건소의 금연클리닉, 금연콜센터 운영사업 등이 있다.

##### ④ 경제 정책

담배 세금 및 담배 가격 인상, 면세담배 폐지, 밀수담배 단속 등이 있다.

##### ⑤ 인프라 구축

담배 및 흡연관련 연구 사업, 흡연실태 파악 등을 위한 조사 사업, 법령 준수 여부에 대한 모니터링 사업 등이 있다.

### 2) 보건의 적: 음주

음주는 중요한 건강위험인자로서 개인의 신체 및 정신적 건강을 위협함은 물론 각종 사고를 유발하고 비음주자의 생명과 안전에도 영향을 미치는 등 중요한 사회적 문제로 대두되고 있다. 전체 사망 중 음주가 차지하는 비율은 3.2%나 되며, 알코올중독환자는 우울증세와도 밀접하게 관련되어 자살자의

15%를 차지할 정도로 불안, 수면장애, 환청, 기억상실 등 정신장애를 보이는 경우가 많다.

최근의 연구에서는 여성 독거노인의 음주문제가 사각지대로 인식되고 있으며, 부모의 음주가 자라나는 청소년들에게 부정적인 영향을 끼치는 것으로 보고되고 있다. 우리나라의 사례를 통하여 음주로 인한 사회경제적 비용은 20조 내외로 추정되고 있다.

이러한 음주문제를 다루기 위해 세계보건기구는 2010년 총회에서 '해로운 음주로 인한 폐해 감소를 위한 국제적 전략(Global Strategy to Reduce Harmful Use of Alcohol)'을 채택하여 회원국들로 하여금 적극적이고 종합적인 전략을 마련하여 시행할 것을 권고하고 있으며, 미국, 프랑스, 영국, 일본 등의 선진국가에서는 음주문제를 포괄적으로 다루기 위한 법령을 마련하고 있다. 미국의 '연방보건복지법'이나 프랑스의 '보건법'은 주류의 오남용 방지 및 청소년 음주예방을 위한 포괄적인 법령의 예이며, 영국의 '폭력적인 범죄감소를 위한 법령'이나 일본의 '미성년자음주금지법' 및 '술에 취해 공중에 피해를 끼치는 행위의 방지 등에 관한 법률' 등은 음주관련 별도의 법령을 가진 사례라 할 것이다.

이에 반해 우리나라는 연간 고위험 음주율이 지속적으로 증가하는 추세에 있음에도 불구하고 건강행태 개선을 위한 접근으로서의 포괄적인 알코올 관련 법령은 물론 음주 관련 특정 법 규정이 미비한 실정이다.

2000년 이후 음주로 인한 사회적 폐해를 방지하기 위한 노력들이 여러 법률에서 산발적으로 이루어졌다. 주로 사고 예방을 위한 승객의 안전을 목적으로 음주상태에서 자동차, 철도, 항공기, 어선의 운전이나 조종을 금하는 내용이며('도로교통법', '수상레저안전법', '철도안전법', '항공안전 및 보안에 관한 법률', '낚시어선업법'), 청소년의 건강보호를 위한 목적으로는 '청소년 보호법'을 통한 주류 판매 등 금지와 '학교보건법상'의 음주예방을 위한 보건교육 실시 등에 관한 규정 등이 있다. 국민건강증진을 위한 목적으로 하는 '국민건강증진법'에서는 건강증진활동에 절주운동을 명시하고 주류 광고를 금지하고 있으며, '정신보건법'에서는 알코올 환자를 정신질환의 범주에 포함하여 치료할 수 있도록 규정하고 있다.

### (1) 음주의 신체적 영향

음주로 인해 발생하는 질환에는 알코올성정신병, 알코올의존증후군, 알코올 남용, 알코올성다발신경병증, 알코올성심근병증, 알코올성위염, 알코올성간경화증 등이 있다. 또한, 음주는 암과 심혈관질환, 간경화의 발병에 기여하는 것으로 알려져 있다. 두경부암(구강암, 식도암, 인두암, 하인두암, 후두암), 간암 등은 알코올 섭취량과 비례하여 발생 위험이 증가하며, 적정음주량으로 알려진 범위 내의 음주에서도 여성 유방암의 발생 위험이 있는 것으로 밝혀졌다. 그리고 과한 음주는 고혈압, 부정맥, 심부전의 요인이 되며 관상동맥질환을 야기하기도 한다.

또한, 임산부의 알코올 섭취는 선천성 기형, 태아알코올증후군, 자연유산, 저출생 체중아, 조산, 자궁내 성장지연 등을 초래할 수 있으며, 알코올 의존증은 우울증 등의 정신적인 문제를 동반한다.

그럼에도 적은 양의 음주는 관상동맥질환과 허혈성 뇌졸중에 대한 보호기능이 있다는 연구결과와 당뇨병이나 담석증에도 보호효과가 있다는 연구결과가 있으며 전체 사망률의 저하와도 관련이 있는 것으로 알려져 있다. 이처럼 소량의 음주는 건강에 이로운 영향을 끼치지만, 과량의 음주는 해를 끼치는 것으로 알려져 있는데, 이것을 음주와 건강 간에 'J형태의 관련성'이라 일컫는다.

### (2) 적정 음주

적정 음주(Moderate Drinking)란 미국의 NIAAA(National Institute on Alcohol Abuse and Alcoholism)에 의하면 음주자 본인뿐만 아니라 사회적으로도 문제를 일으키지 않는 수준의 음주를 말한다. 이는 사회적으로 용인은 되지만 문제를 일으킬 가능성은 있는 사회적 음주(Social Drinking)와는 차이가 있다.

우리나라 국민의 적정 음주량에 대한 최근의 보고서에 의하면 남자의 경우 1일 24g(소주 2.5잔, 맥주 3잔) 이내 및 주 2회 이내, 여자의 경우 1일 20g(소주 2잔, 맥주 2.5잔) 이내 및 주 2회 이내를 권유하였다. 다른 연구에서는 남자의 경우 1일 24g 이내 및 주 3회 이내, 여자의 경우 1일 15g 이내 및 주 3일 이내를 제시하였다.

### (3) 알코올 규제

우리나라 알코올 관련 법률은 주로 세금부과, 판매 등 주류산업과 관련된 주세법 위주로 발전되어 왔다. 2000년도에 들어서면서부터 음주와 관련된 사고예방, 청소년 건강보호 등을 목적으로 하는 정책들이 경찰청, 교육과학기술부, 보건복지부 등의 부처에서 도로교통법, 학교보건법, 국민건강증진법 및 정신보건법, 청소년보호법 안에 포함되어 일부 다루어지기 시작하였다.

반면, 선진 외국의 경우 오래전부터 음주문제를 다루는 법령체계를 마련하여 실행해 오고 있다. 가까운 나라 일본만 보더라도 이미 오래전부터 주세법이나 알코올사업법 외에 1922년도에 제정된 '미성년자음주금지법'은 물론 1961년도부터 과도한 음주로 인한 개인적 사회적 폐해를 방지하고 공공복지 기여를 목적으로 한 '술에 취하여 공중에게 폐를 끼치는 행위의 방지 등에 관한 법률'을 마련하고 있다.

미국의 경우, 알코올중독의 문제를 미국 사회 전체에 심각한 영향을 미치는 관련 제반 문제로 인식하여, '연방법'에 따라 알코올을 약물로 규정하고 '약물 없는 사회 지원 프로그램'을 통하여, 청소년들의 약물 남용을 예방 및 치료하도록 통합적이고 장기적인 프로그램을 개발하고 이행하도록 규정하고 있으며, '공공보건을 위한 약물남용관련 프로그램'을 통해서는 알코올중독의 예방 및 치료, 그 가족을 위한 예방서비스를 제공하도록 규정하고 있다. 주정부 차원에서도 '알코올 음료 통제법(Alcohol Beverage Control Law)'하에 주정부 내에 알코올 통제부서를 두어 유통관리와 함께 알코올음료의 판매시간을 제한하고 있다.

### (4) 음주 대책

음주로 인한 질병부담이 흡연에 못지않고, 막대한 건강보험 재정을 축내며 각종 사고나 범죄와 연결되는 등 사회적 문제가 심각함에도 음주에 대한 관용적인 사회적 분위기 때문에 알코올의 폐해를 줄이고 건강을 보호하기 위한 정책들이 제대로 추진되지 못하고 있는 실정이다.

그동안 흡연문제에 대해서는 가격인상, 실내흡연규제, 간접흡연규제, 공공장소 흡연규제 등 많은 정책적 진보가 있어 왔던 것에 비해 음주문제는 50여 년 전이나 지금이나 크게 달라진 것이 없을 정도로 더딘 발전을 해왔다. 따라서 공중보건의 영역에서 국민들의 건강증진을 위해 알코올 문제를 다룰 수 있는 체계적이고 포괄적인 법령 체계가 마련되어야 하며, 이를 통해서 우리나라가 알코올 정책의 선진국으로 도약할 수 있는 전환점이 될 수 있을 것이다.

이를 위해서는 음주에 대한 일반 국민들의 인식 전환이 필수이며, 일반 국민 대상의 교육과 홍보를 통한 여론형성은 물론 정부, 학계 전문가, 시민단체 등의 문제제기와 국회와 정부를 통한 법령마련을 위한 각계의 통합된 노력이 수반되어야 할 것이다.

## 3) 균형 잡힌 영양

인간은 외부로부터 건강과 생명을 유지하기 위해 필요한 음식물을 섭취한다. 이 음식물은 체내에서 여러 가지 화학 반응을 일으키며 에너지를 생산하고, 신체 조직과 혈액 등을 구성하고 조절하며 생활을 가능하게 한다. 이러한 전반의 생활현상을 가능하게 하는 음식물 내의 필수 물질을 영양소라고 하며, 6대 영양소로 당질, 단백질, 지질, 무기질, 비타민류, 수분이 있다.

### (1) 영양소의 작용

영양소의 3대 작용은 첫째, 신체의 조직을 구성(단백질이 약 16%, 지방질 약 14%, 무기질 약 5%, 수분 약 65% 등), 둘째. 신체에 열량을 공급하며(탄수화물: 4, 단백질: 4, 지방질: 9), 셋째, 신체의 생리 기능을 조절한다(비타민, 무기질, 물).

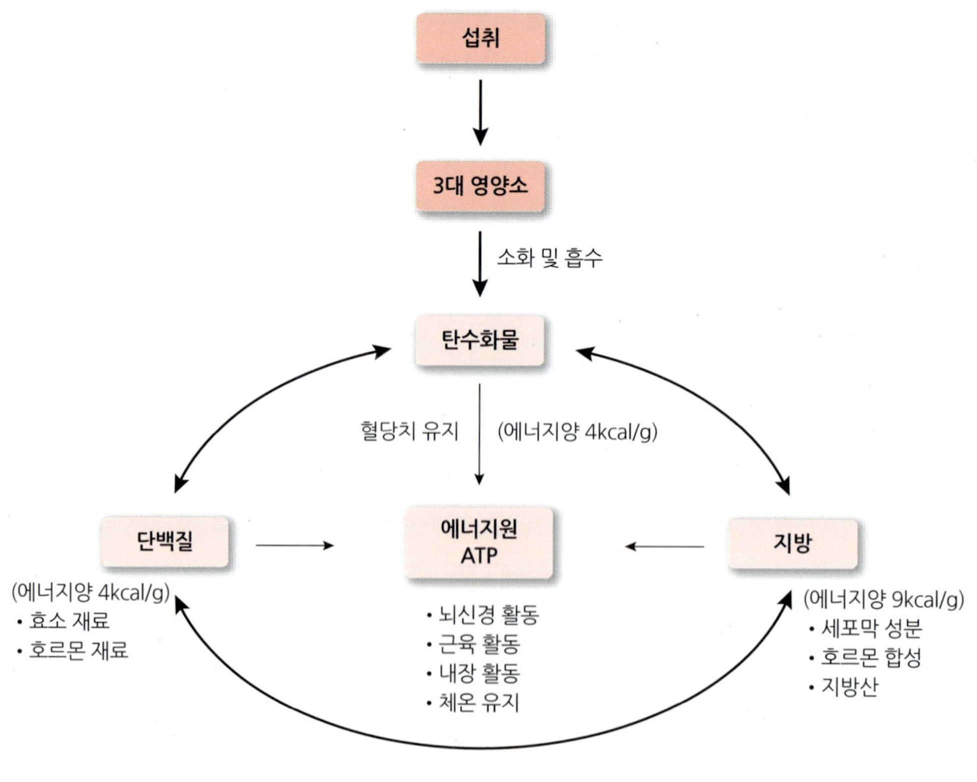


〈그림 Ⅲ-6-5〉 영양소의 대사와 작용

### ① 단백질

단백질은 신체구성의 주요 성분으로서 칼로리원이 되며, 효소와 호르몬의 성분이 되고, 질병에 대한 면역체와 항독물질의 주성분이 된다. 약 20종의 Amino Acid가 여러 가지 비율로 결합되어 있는 복잡한 고분자화합물로서 필수아미노산은 반드시 음식물을 통해서 섭취하여야 하며 필수아미노산에는 아르지닌(Arginine), 트레오닌(Threonine), 히스티딘(Histidine), 페닐알라닌(Phenylalanine), 트립토판(Trytophane), 메티오닌(Methionine), 루신(Leucine), 이소루신(Isoleucine), 라이신(Lysine), 발린(Valine) 등이 있는데, 필수아미노산을 많이 함유하는 단백질이 부족하면 발육저지, 신체소모, 부종, 빈, 지방간초래, 감염병에 대한 저항력의 감소 등을 유발한다. 단백질의 결핍은 성인보다 어린이에게 더 많이 발생하는데, 영유아의 단백질 부족으로 인한 질병은 카시오커(Kwashiokor)증이며, 다른 에너지와 단백질이 동시 결핍 시에는 마라스무스가 발생한다. 카시오커증은 필수아미노산의 영양부족으로 혈장 단백질의 감소, 혈액이 감소로 빈혈의 원인이 되고 부종, 창백, 색소 탈출 등의 변화가 나타난다. 마라스무스증은 출생 직후부터 모유나 인공영양의 공급이 부족하거나 비위생적인 수유로 설사가 계속되는 경우에 잘 발생하는데, 근육이 소모되고 뼈만 남게 되어 부종이나 지방간이 되는 현상으로 고열량 식품의 공급이 필요하다.

### ② 탄수화물

탄수화물은 중요한 열량공급원으로 그 이용률이 98%에 이른다. 탄수화물이 부족하거나 소모가 끝나면 단백질이 분해되어 열량원으로 되는 까닭에 탄수화물은 단백질을 절약하는 작용을 한다. 탄수화물의 특징은 체내에서 산화, 분해되기 쉬워 신체에 부담을 주지 않고 피로를 빨리 회복시키는 효과가 있어 활발한 활동을 하는 사람에게는 많이 필요하나, 과잉섭취는 비만증의 원인이 될 수 있다.

### ③ 지방(Fat, Lipid)

지방 1g당 열량은 9kcal로서 탄수화물의 2배 이상이므로 같은 열량을 음식물로부터 섭취하는 경우에 지방이 많은 음식물을 섭취하면 양이 적고 소화관의 부담을 경감시킨다. 일상에서 섭취하는 지방은 순수한 것은 아니고, A, D 등의 지용성 비타민을 많이 함유하고 있으며 동시에 프로비타민 A의 흡수를 돕는다. 지방은 인체의 체온을 유지하며 피부를 부드럽게 하고 많은 칼로리를 발생시키는 등 중요한 역할을 한다.

### ④ 무기질(Mineral)

무기질은 화학적 energy는 없으나 신체의 기능 조절에 있어 중요한 역할을 하며 뼈나 치아 등의 구성 재료이자 생명 유지에 필요한 유기화합물의 구성 재료이다. 무기질은 체액의 성분으로서 pH나 삼투압을 조절하며, 효소 반응을 활성화하는 데 사용된다.

무기질은 사람의 생존 중 필수 불가결의 영양소이며 종류는 다음과 같다.

- **식염**(Nacl): 필요량은 1일 3~6g 정도인데 발한, 탈수 등에는 보충할 필요가 있다. 식염은 근육

및 신경의 자극, 전도, 체액의 수지 균형 등 조절소로서의 기능을 하며 결핍되면 열중증이 발생한다.

- 칼슘(Ca): 우유, 치즈, 아이스크림 등에 많이 함유되어 있으며 성인의 경우 1일 0.5~0.7g이 필요하고, 임산부, 수유부, 청소년은 1.2g 이상 필요하다. 칼슘은 뼈와 치아의 주성분이며 근육 수축과 정상적인 심박동, 신경 흥분에 필수적이다. 칼슘이 결핍되면 뼈와 치아의 쇠퇴, 발육불량, 형태 이상을 초래한다.
- 철분(Fe): 혈액의 구성분으로서 체내 저장이 안 되므로 음식물을 통해서 보충해야하며 간, 고기, 노른자에 특히 많다. 성인 남자는 1일 10~12mg, 여자는 20mg이 필요하고 결핍되면 주로 빈혈이 나타난다.
- 인(P): 뼈, 치아의 주성분이며 지방, 탄수화물 및 에너지 대사에 관여한다. 인체의 약 1% 정도를 차지하며 성인 1인당 체중 1kg에 대해 0.02g이 필요하다. 우유, 치즈, 노른자, 수육, 어육, 곡류, 콩 등에 많이 함유되어 있고 결핍되면 뼈 및 영양장애와 저항력의 약화를 초래한다.

### ⑤ 비타민

식품에 극히 소량이 존재하면서 생명의 보존과 기능 유지에 절대적으로 필요하며, 체내에서 전혀 합성되지 않거나 필요한 만큼 합성되지 않으므로 반드시 식품으로 섭취해야 한다.

비타민의 특성 및 기능은 다음과 같다.

- 성장을 촉진한다.
- 생식능력을 증진시킨다.
- 소화기관의 정상 작용을 도모한다.

**〈표 Ⅲ-6-8〉 비타민 결핍 시 나타나는 증상**

| 종류 | | 1일 소요량 | 함유식품 | 결핍증 | 비고 |
|---|---|---|---|---|---|
| 지용성 | Vitamin A | 5mg | 간유, 버터, 우유, 채소 | 야맹증, 각막건조증 | 열에 약함 |
| | Vitamin D | 20mg | 간유, 계란, 표고버섯 | 뼈의 발육불량, 골연화증, 곱추병 | 자외선 작용으로 체내에서 형성 |
| | Vitamin E | 미량 | 식물의 배젖 | 불임증 | 항산화제 |
| | Vitamin K | 1~5mg | 녹색식물잎 | 혈액응고 불가능 | |
| 수용성 | Vitamin $B_1$ | 1~2mg | 효모, 겨, 콩깻묵 | 각기병, 다발성 신경염 | 열에 약함 |
| | Vitamin $B_2$ | 3mg | 우유, 간, 효모, 차 | 구순염, 설염, 눈 충혈 | 자외선에 약함 |
| | Niacin | 10~20mg | 겨, 간, 효모 | 펠라그라병 | Diarrhea(설사)<br>Dermatitis(피부염)<br>Dementia(치매) |
| | Vitamin $B_6$ | 10mg | 쌀겨, 효모, 간 | 피부염 | 열에 약함 |
| | Vitamin $B_{12}$ | 1mg | 간, 김, 파래 | 악성 빈혈 | 2.8명 |
| | Vitamin C | 90mg | 야채, 과일 | 혈액응고 불가능 | 11.4% |

- 무기질의 이용을 돕는다.
- 에너지 영양소의 대사과정을 돕는다.
- 신경 안정을 돕는다.
- 질병에 대한 저항력을 높인다.
- 창상치유에 도움이 된다.
- 체내에서 합성되지 않으므로 반드시 음식으로 섭취해야 한다.
- 대부분 효소 또는 조효소로서 화학반응의 촉매역할을 한다.
- 부족 시 영양장애가 일어나며, 필요 이상 섭취하여도 에너지를 발생하지는 않는다.
- 열량을 내지 못한다.
- 지용성 비타민과 수용성 비타민으로 나뉜다.

### (2) 영양섭취 기준

영양섭취 기준은 평균필요량(Estimated Average Requirement; EAR), 권장섭취량(Recommended Intake; RI), 충분섭취량(Adequate Intake; AI), 상한섭취량(Tolerable Upper Intake Level; UL)의 4가지로 구성되어 있다.

#### ① 영양섭취 기준

- **평균필요량(EAR)**

대상집단을 구성하는 건강한 사람들의 절반에 해당하는 사람들의 일일 필요량을 충족시키는 값으로 대상집단의 필요량 분포치의 중앙값으로부터 산출된 수치이다. 필요량을 측정하기 위해서는 영양소 섭취 상태를 민감하게 반영하는 기능적 지표가 존재해야 하며 영양상태에 대한 평가기준이 확립되어야 하는데, 현재 모든 영양소에 대한 이러한 기준을 충족시키는 지표가 개발되어 있지 않아 기준이 연령에 따라 다를 수 있다. 또한 모든 영양소에 대한 평균필요량의 설정도 가능하지 않다.

- **권장섭취량(RI)**

평균필요량에 표준편차의 2배를 더하여 정한다.

권장섭취량(RI) = 평균필요량(EAR)+표준편차의 2배(2SD)

평균필요량의 표준편차에 대한 충분한 자료가 없는 영양소(티아민, 리보플라빈, 비타민 $B_6$, 엽산)에 대해서는 변이계수를 10%로 가정하고 권장섭취량을 산출한다. 그러나 정규분포를 보이지 않는 영양소의 경우에는 97~98%에 해당하는 사람의 필요량을 권장섭취량으로 제시할 수 있다.

- **충분섭취량(AI)**

영양소 필요량에 대한 정확한 정보가 부족하거나 필요량의 중앙값과 표준편차를 구하기 어려워 권장섭취량을 산출할 수 없는 경우에는 충분섭취량을 제시한다. 다만 충분섭취량은 주로 역학조사에서 관찰된 건강한 사람들의 영양소 섭취수준을 기준으로 정한다. 충분섭취량이 어느 정도로 인구집단의 필요량을 충족하는지는 알기 어렵다.

• 상한섭취량(UL)

인체 건강에 유해영향이 나타나지 않는 최대 영양소 섭취수준이다. 과량 섭취 시 건강에 악영향이 확인된 영양소의 경우, 영양소의 과잉섭취로 인한 위험을 예방하기 위하여 일반적인 집단의 대다수 구성원들에게 건강상 유해영향을 나타내지 않을 섭취수준을 상한섭취량으로 설정한다.

### ② 한국인 영양섭취 기준

한국영양학회 한국영양섭취위원회는 성별로 신장, 신체활동 수준, BMI 기준에 따른 30세 이상 성인의 에너지 필요량을 추정하여 제시하고 있다.

〈표 Ⅲ-6-9〉 한국인 영양섭취 기준(Dietary Reference Intakes for Koreans; KDRIs)

2015 한국인 영양소 섭취기준 대상 영양소 총 36종

| 구분 | 영양소(36종) |
|---|---|
| 에너지 및<br>다량영양소(8종) | 에너지, 탄수화물, 총당류, 지질, 단백질, 아미노산,<br>식이섬유, 수분 |
| 비타민(13종) | 비타민A, 비타민D, 비타민E, 비타민K, 비타민C,<br>티아민, 리보플라빈, 니아신, 비타민B6, 엽산,<br>비타민B12, 판토텐산, 비오틴 |
| 무기질(15종) | 칼슘, 인, 나트륨, 염소, 칼륨, 마그네슘, 철, 아연, 구리, 불소, 망간, 요오드, 셀레늄,<br>몰리브덴, 크롬* |

에너지필요추정량 및 평균 에너지섭취량(kcal/일)

| 연령(세) | 남자 | | 여자 | |
|---|---|---|---|---|
| | 에너지필요추정량 | 에너지섭취량 | 에너지필요추정량 | 에너지섭취량 |
| 1–2 | 1,000 | 1,193 | 1,000 | 1,055 |
| 3–5 | 1,400 | 1,504 | 1,400 | 1,401 |
| 6–8 | 1,700 | 1,859 | 1,500 | 1,576 |
| 9–11 | 2,100 | 2,133 | 1,800 | 1,927 |
| 12–14 | 2,500 | 2,352 | 2,000 | 1,964 |
| 15–18 | 2,700 | 2,588 | 2,000 | 1,886 |
| 19–29 | 2,600 | 2,632 | 2,100 | 1,949 |
| 30–49 | 2,400 | 2,625 | 1,900 | 1,830 |
| 50–64 | 2,200 | 2,323 | 1,800 | 1,748 |
| 65–74 | 2,000 | 2,061 | 1,600 | 1,598 |
| 75+ | 2,000 | 1,812 | 1,600 | 1,345 |

### (3) 영양상태 판정

영양상태의 판정은 주관적 판정과 객관적 판정이 있다. 주관적 판정은 의사가 시진이나 촉진을 통해서 빈혈, 구각염, 각화증, 부종, 건 반사 소실, 갑상선의 변화 등을 판정하는 것을 말한다. 객관적 판정은 신체계측이나 생화학 검사 등의 방법을 사용한다.

신체계측에 의한 판정법으로 Kaup Index, Rohrer 지수, 표준체중, 체질량지수(BMI), 복부비만 측정 등이 있다. 학령전기 유아기 아동에게는 주로 'Kaup Index'을 사용하고 학령기 이후 소아에게는 'Rohrer Index'를 사용한다. 성인을 대상으로 비만증을 판정할 때는 'Broca Index'나 피하지방층의 두께를 측정한다.

여기서는 신체계측에 의한 판정법에 대해 간략하게 소개하고자 한다.

#### ① Kaup 지수

학령전기 영유아의 영양판정을 위해서는 Kaup Index가 사용되는데 다음 수식에 의해 산출된 값이 22 이상이면 비만, 15 이하는 마름으로 판정한다.

$$Kaup \text{ 지수} = \frac{\text{체중}(kg)}{\text{신장}(cm^2)} \times 10^4$$

#### ② Rohrer 지수

학령기 이후 소아의 영양판정은 Rohrer index를 사용한다. 160이상이 나오면 비만, 110 미만이면 마름으로 판정한다.

$$Rohrer \text{ 지수} = \frac{\text{체중}(kg)}{\text{신장}(cm^3)} \times 10^7$$

#### ③ 표준체중: Broca 지수

표준체중은 동일 연령과 동일한 성에서 사망률이 가장 낮은 체중을 말하는데, 신장에 따라 표준체중의 산출을 다르게 계산하는 Broca 지수를 많이 사용한다.

- 신장 150cm 미만: (신장 cm − 100) × 1.0
- 신장 150~160cm: (신장 cm − 150) ÷ 2 + 50
- 신장 160cm 이상: (신장 cm − 100) × 0.9

### ④ 비만도

표준체중 대비 현재 체중의 백분율을 나타낸다. 90% 이하는 저체중, 109% 이하는 정상, 119% 이하는 과체중, 120%이상은 비만, 200% 이상은 극도 비만으로 판정한다.

$$\text{비만도} = \frac{\text{실체중}}{\text{표준체중}} \times 100$$

### ⑤ BMI(Body Mass Index, 체질량지수)

세계보건기구는 비만을 '건강에 유해할 정도로 체지방이 과다하게 축적된 상태'로 규정하고 비만을 나타내는 지수로서 BMI를 제시하였다. WHO는 BMI 25 이상을 과체중으로, BMI 30 이상을 비만으로 구분하나 우리나라의 경우 BMI 25 이상을 비만으로 판정한다.

$$\text{체질량지수} = \text{체중(kg)}/\text{신장}(m^2)$$

〈표 Ⅲ-6-10〉 체질량지수 비만판정 기준

| WHO기준 | | 보건복지부 | |
|---|---|---|---|
| BMI | 판정 | BMI | 판정 |
| 20 미만 | 저체중 | 18.5 미만 | 저체중 |
| 20 이상 | 정상 | 18.5 이상 | 정상 |
| 25 이상 | 과체중 | 25.0 이상 | 비만 |
| 30 이상 | 비만 | | |
| 40 이상 | 고도비만 | | |

### ⑥ 복부비만

허리둘레는 배꼽 위 2cm, 엉덩이둘레는 가장 넓은 부위를 잰 뒤 허리둘레를 엉덩이 둘레로 나눈다. 남자는 0.91 이상, 여자는 0.83 이상이면 비만으로 판정한다.

$$\text{복부비만} = \text{허리둘레(cm)}/\text{엉덩이둘레(cm)}$$

최근에는 영양상태나 질병상태의 판정을 위해 생화학적 검사방법이 많이 사용되는데, 혈액비중 검사나 헤모글로빈, 혈액 및 소변검사 등의 임상검사가 집단검사에 사용되고 있다.

### (4) 영양장애

영양장애란 영양소의 과량섭취나 부족으로 발생되는 결핍증이나 비만증 등의 건강장애나 질병상태를 말한다.

- 결핍증(Nutrition Deficiency): 필요 영양소의 결핍으로 발생하는 병적 상태
- 저영양(Under Nutrition): 열량 섭취의 부족 상태
- 영양실조증(Malnutrition): 영양소의 공급이 양과 질에서 부족하여 나타난 불건강 상태
- 기아상태(Starvation): 저영양과 영양실조증이 함께 발생된 상태
- 비만증(Obesity): 체지방의 이상 축적 상태

다음의 그림은 영양섭취 부족 시 쇠약과 사망에 이르는 기전(좌)과 영양과다로 인해 과잉 영양소가 간에 축적되는 기전(우)을 보여준다.

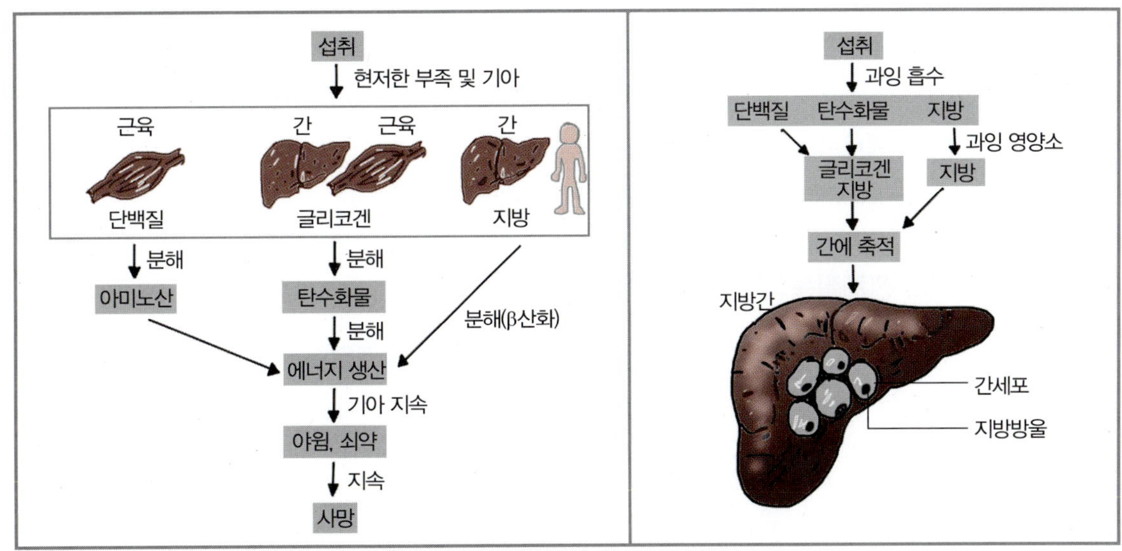


〈그림 Ⅲ-6-6〉 영양과소 vs 영양과다로 인한 결과

## 4) 신체활동

### (1) 신체활동과 건강의 관련성

신체활동 부족(Physical Inactivity)은 전 세계 사망원인 중 네 번째(세계 사망원인의 6%)로서, 많은 나라에서 신체활동이 부족해짐에 따라 비전염성 질환의 유병과 인구 전체의 건강악화가 초래되고 있다.

신체활동은 체중조절, 지질단백 조절의 향상, 인슐린 민감도 증가, 혈압의 감소, 전신적 염증의 감소, 관상동맥 혈류의 증가, 내피세포의 기능 향상과 스트레스, 불안 및 우울증의 감소를 통해 건강에 좋은 영향을 준다. 또 규칙적인 신체활동을 하면 관상동맥 심장질환과 뇌졸중, 당뇨병, 고혈압, 대장암, 유방암 및 우울증 등의 위험이 줄어든다. 운동은 핵심적인 에너지 소비처이므로 에너지 균형과 체중조절의

기본이다.

반면, 부족한 신체활동은 심혈관계 질환, 당뇨병, 종양, 비만, 뼈와 관절질환, 그리고 우울증과 같은 광범위한 만성질환의 위험 요인이다. 이와 더불어 유방암과 대장암의 21~25%, 당뇨병의 27%, 그리고 허혈성 심장질환 부담의 약 30%에 대한 주요 원인으로 추정된다.

신체활동은 강도에 따라 중등도 활동과 격렬한 활동으로 분류한다. 중등도 활동은 평소보다 숨이 조금 더 차게 만드는 활동으로 약 3~6METs(Metabolic Equivalents)의 강도이며, 바르게 걷기, 바닥 청소, 춤, 배드민턴, 골프 등이 여기에 속한다. 격렬한 활동은 평소보다 숨이 훨씬 더 차게 만드는 활동으로 6METs를 초과하는 강도이며, 여기에는 달리기, 농구, 축구, 단식 테니스 등이 속한다.

### (2) 신체활동량의 측정

신체활동의 측정은 신체활동 자체를 측정하는 방법과 활동의 결과인 에너지 소비를 측정하는 방법으로 구분한다. 활동량을 측정하는 방법으로는 설문이 가장 많이 사용되고, 그 외에 행동 관찰, 동작감지기 등이 있다. 측정법 중에서 가장 빈번하게 사용되는 설문법은 다시 총체적 질문(Global Questionnaires), 회상 설문(Recall Questionnaires), 양적 기록(Quantitative Histories)으로 구분할 수 있다. 에너지 소비량을 측정하는 방법으로는 심박수 등을 측정하는 생리적 표시자, 이중표시수(Doubly Labeled Water) 및 열량 측정기 등이 있다.

### (3) 신체활동의 권장기준

2010년에 세계보건기구는 비전염성 질환의 1차 예방을 위한 소아청소년과 성인의 신체활동 권장기준을 다음과 같이 제시하였다.

#### ① 5~17세 소아청소년

5~17세 어린이와 청소년의 신체활동에는 가정, 학교 및 지역사회에서의 놀이, 게임 스포츠, 이동, 여가, 체육수업 또는 계획된 운동 등이 포함되며 심폐지구력 및 근력, 뼈 건강, 심혈관계와 대사계에 관련된 생물학적 지표를 개선하고 불안 및 우울 증상을 감소시키기 위해서 다음과 같이 권장하고 있다.

- 매일 적어도 60분의 중등도 내지 격렬한 강도의 신체활동을 한다.
- 매일 60분 이상 신체활동을 하면 더 많은 건강 혜택이 있다.
- 매일 하는 신체활동의 대부분은 유산소 활동이어야 한다. 근육과 뼈 강화활동을 포함한 격렬한 강도의 활동을 적어도 주 3회 이상 포함한다.

#### ② 18~64세의 성인

18~64세의 성인의 신체활동은 매일 가정 및 지역사회에서의 여가 시간 운동, 이동(걷기, 사이클 등), 직업 활동(노동 등), 집안일, 놀이, 게임, 스포츠 또는 계획된 운동 등을 포함하며 심폐지구력 및

근력, 뼈 건강을 개선하고 불안 및 우울 증상을 감소시키기 위해서 다음과 같이 권장하고 있다.

- 일주일에 적어도 150분 이상의 중등도 유산소 활동 또는 적어도 75분 이상의 격렬한 유산소 활동을 하거나, 아니면 동등량의 중등도와 격렬한 신체활동을 조합한다.
- 유산소 활동은 적어도 10분 이상 지속한다.
- 건강 혜택을 늘리기 위하여, 중등도의 유산소 활동을 일주일에 300분, 또는 격렬한 활동을 일주일에 150분으로 늘리거나, 아니면 동등량의 중등도와 격렬한 활동을 조합한다.

#### ③ 노인

이동성이 낮은 노인은 균형감각을 강화하고 낙상을 방지하는 신체활동을 1주일에 3일 이상 한다.

- 근육강화 활동은 주요 근육을 포함하여 일주일에 2일 이상 한다.
- 노인이 건강상태로 인해 권장량만큼의 신체활동을 할 수 없는 경우, 자기 건강상태에 맞게 실시한다.

### (4) 신체활동 증진을 위한 방안

신체활동을 증진하고자 하는 인구집단 전략 중 그 효과가 인정된 것은 지역사회 캠페인, 개인별 건강습관 변화 프로그램, 지역사회에서 사회적 지지 개입, 학교기반 체육교육 강화, 보행구역 설정이나 토지 이용 같은 도시계획을 통한 접근, 적극적인 정보제공과 함께 신체활동을 할 수 있는 장소를 만들거나 쉽게 하기, 안전한 도로 만들기, 계단 사용을 장려하기 등이다.

우리나라의 올레길이나 자전거 도로, 체육공원 건립 등은 신체활동 증진을 위한 환경조성의 좋은 사례들이다. 또한, 지방자치단체 차원에서 보건소가 중심이 되어 주민들을 참여시키는 건강걷기대회나 등산대회와 동호회 체육대회 등도 지역사회 주민들의 신체활동을 증진시키고 주민들의 건강증진을 도모하기 위한 노력이라 할 수 있겠다.

개인 단위의 신체활동 증진은 설문조사 및 문진, 의학 검사 등 개인의 운동 관리를 위한 건강평가를 통하여 관상동맥 위험상태를 분석하고, 운동 대상의 위험도를 평가, 분류한다. 그리고 이러한 건강평가에 따라 개인별 운동처방을 하는데, 운동빈도(주당 몇 회), 운동강도(최대 능력의 백분율), 운동시간 및 운동의 종류 등을 결정해야 한다.

운동강도를 결정하기 위해 최대심박수(연령을 활용한 추정 최대심박수; 220~연령)를 이용하는 방법이 자주 활용되는데, 목표 심박수는 최대심박수의 60~85%이며, 초보자의 경우에는 40~60%에서 시작한다.

# 4 보건교육

## 1) 보건교육 개요

### (1) 보건교육의 정의

일반적으로 보건교육이란 보건에 관한 지식만 전달하면 되는 것으로 알고 있으나, 전달된 지식은 보건교육의 일부이지 전부는 아니며 지식은 어디까지나 행동변화의 제 조건이지 지식이 곧 행동은 되지 못한다. 그러므로 바람직한 보건 행동의 변화가 이루어졌을 때 보건교육이 이루어졌다고 할 수 있다. 따라서 보건교육이란 개인 또는 집단의 건강에 관여하는 지식, 태도 및 행위에 영향을 주어 건강한 행동 양상으로 바꾸어 놓은 것이라 할 수 있다.

- **미국 학교보건교육용어 제정위원회**: 보건교육을 개인 또는 집단의 건강에 관한 지식, 태도 및 행위에 영향을 미칠 목적으로 학습경험을 베풀어주는 과정이라고 정의하고 있다.
- **미네소타대학의 Ruth Grout**: 건강에 관한 지식을 교육과정을 통해 개인 또는 집단의 건강한 행동양상으로 바꾸어 놓은 것이다.
- **미네소타대학의 Anderson**: 공중보건을 봉사, 법, 교육의 세 분야로 나누면서 그 중에서도 가장 중요한 것이 보건교육이라고 지적하고 있다. 이렇듯 보건교육은 공중보건의 기초가 되며 조직적인 사회교육인 동시에 문화운동이라고 할 수 있다.

### (2) 보건교육의 목적(WHO의 공중보건교육전문위원회)

- 세계보건기구 현장에 규정된 건강을 완전히 구현하기 위해 개인이나 작은 집단의 구성원으로서 자기 스스로 하여야 할 일을 수행하도록 하고 그와 같은 능력을 가지도록 돕는 것이다.
- 건강은 지역사회의 귀중한 자산임을 인식하는 것이다.
- 보건사업의 발전을 이룩하고 이것을 활용토록 하는 것이다.

### (3) 보건교육과 건강증진과의 관계

#### ① 건강증진의 기본 요소로서 보건교육

건강의 개념이 복잡하고 다양해지면서 보건교육의 기본 개념과 역할이 확장되었다. 전통적인 건강증진 모형에서는 건강증진의 3요소로 예방 영역, 보건교육 영역, 건강보호 영역을 제시하고 있다. 모형에서 설명하는 바와 같이 보건교육은 건강증진 분야에서 없어서는 안 될 핵심적인 기본 요소로 알려져 있다.

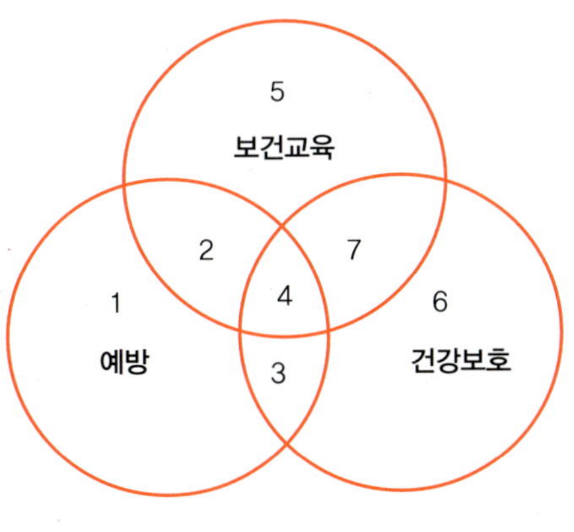


1. 예방사업(예방접종, 자궁경부암선별검사, 금연요법 사용 등)
2. 예방적 보건교육
3. 예방적 건강보호
4. 예방적 건강보호를 위한 보건교육
5. 적극적 보건교육
6. 적극적 건강보호
7. 적극적 건강보호를 위한 보건교육

〈그림 Ⅲ-6-7〉 건강증진 모델

### ② 건강증진의 중심적 역할

Green과 Kreuter(1990)는 건강증진을 정의할 때 보건교육을 중심적 역할로 놓고 그 주변을 둘러싸고 있는 생태학적 요소들(법규, 정책, 조직, 사회집단, 경제, 정치 등)의 다각적인 접근이 어우러지는 것으로 설명하고 있다. 건강증진이란 개인, 그룹, 지역사회를 대상으로 건강에 영향을 미치는 행태와 생활 조건을 지지하는 교육, 국가 정책, 환경, 법규, 조직 간의 메커니즘을 기획하고 조합한 것이라고 했듯이, 보건교육은 개인과 그룹, 지역사회, 국민의 건강증진을 담당하는 매우 핵심적 역할을 한다. 보건교육은 사람들로 하여금 건강 결정을 유도하고, 건강생활 실천과 유지를 도와주는데 직접적인 역할을 담당하기 때문이다.

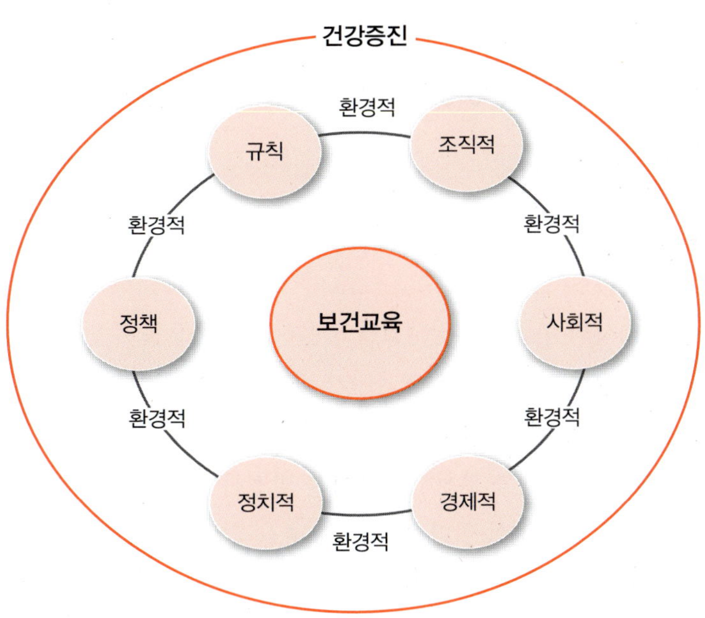


〈그림 Ⅲ-6-8〉 보건교육과 건강증진의 관계

### ③ 건강증진사업의 핵심 수단으로서의 보건교육

건강증진사업은 3가지 수단인 교육적 수단, 환경적 수단, 예방의학적 수단을 통해 생활방식을 개선하고, 건강생활 환경을 조성하며, 질병 위험요인을 조기발견하고 관리하는데, 보건교육은 건강증진사업의 세 가지 수단에 공통적으로 필요한 핵심요소로 설명되고 있다.

요약해보면, 건강증진과 보건교육은 필수불가분의 관계이며 보건교육은 건강증진의 핵심적 구성요소이자 건강증진사업의 수행에 없어서는 안 될 핵심수단으로서 중요하다.

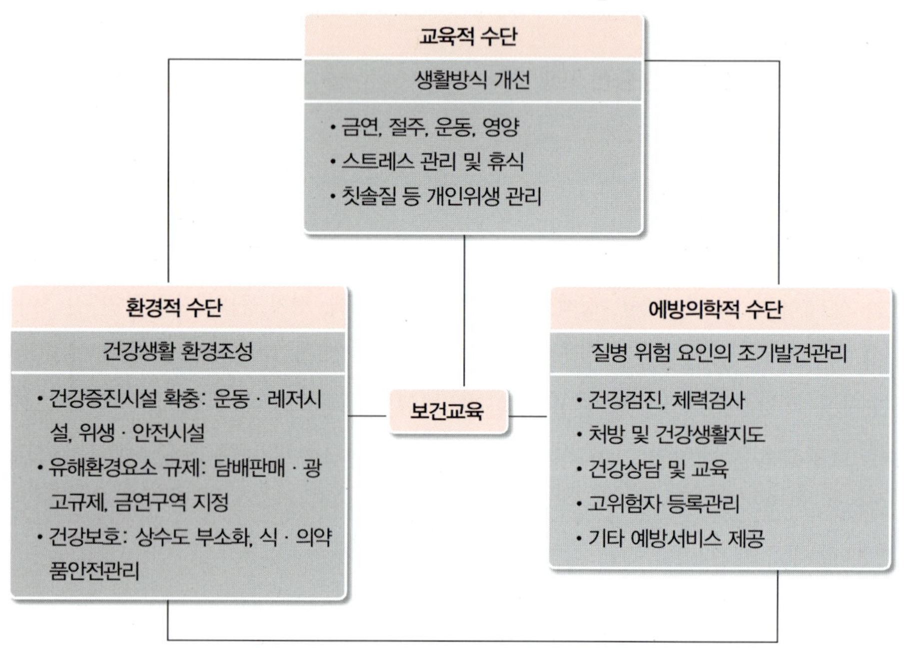


〈그림 Ⅲ-6-9〉 건장증진사업 수단과 보건교육의 관계

## 2) 보건교육의 방법

보건교육은 지역사회 주민의 건강생활을 좌우하는 교육으로 주민 스스로가 결정해서 행동을 선택하는데 영향을 주게 된다. 이것은 바로 교육자가 바라는 목표이기도 하다.

보건교육은 주민의 보건에 관한 지식, 태도 및 행동을 변화시키는 것은 물론 주민들로 하여금 자신들의 처해있는 상황 또는 상태를 분석하고 문제를 발견하여 그들의 발전과 전진을 평가함으로써 가치 있는 목표를 달성할 수 있게 해야 한다. 그러므로 효율적인 교육을 위해서 인간 자체, 즉 개인의 특성, 집단의 상호작용, 지역사회의 요구도, 습득현상 자체에 대한 깊은 이해가 필요하고, 또 매력적인 시청각 재료 등의 교육 보조물을 사용하는 것이 권장된다.

### (1) 대상중심의 방법

#### ① 개인접촉방법

개인적 접촉을 통해서 보건교육을 하는 것을 말하는데, 이 방법은 저소득층이나 노인층에 적합하며, 의사가 환자나 가족에게 진찰 시, 위생 감독관이 업주에게 지도 시, 보건요원의 가정방문 시나 건강 상담 시 개인적 지도를 할 수 있다. 이 방법은 가장 효과적이고 필요한 것이지만 많은 인원과 시간이 소요되는 단점이 있다.

#### ② 집단접촉방법

집단접촉방법은 동시에 2명 이상의 일정한 수의 집단을 대상으로 교육하는 방법으로 경제적인 방법이지만 개인접촉방법만큼의 효과는 없다. 집단접촉방식으로서 강연회, 강습회와 같이 일방적인 의사전달에 중점을 두는 방식과 좌담회, 심포지엄, 패널, 토의, Buzz Session 등의 집단토의 방식이 있다.

- **강연회**: 일방적인 의사전달방법이다.
- **집단토론**: 10~20명으로 구성되고 각자 의견을 말할 수 있으며, 사회자는 전체의 의견을 종합할 수 있어서 효과적인 방법이다.
- **심포지움**: 여러 명의 전문가가 한 가지 문제에 대해 의견을 교환하여 청중과 자신의 의견형성에 주역을 하는 것이다.
- **Panel Discussion**: 몇 명의 전문가가 청중 앞 단상에서 자유롭게 토론하는 형식으로 사회자가 이야기를 진행, 정리해 나간다.
- **버즈 세션**: 집회의 참가자가 많은 경우에 전체를 몇 개의 분단으로 나누어 토의시키고 다시 전체 회의에서 종합하는 방법이다. 대체적으로 이와 같은 6-6방법은 제한된 연사 6명이 제한된 시간 6분 동안에 발표를 하게 한다는 의미로 짧은 시간과 적은 인원으로 진행한다는 뜻이다.
- **역할연기법**: 청중 앞에서의 연극을 통한 교육의 전달방법으로 예를 들면, 가정 방문 시 교육을 하는 보건요원과 가정주부의 대화 장면을 청중 앞에서 실현함으로써 보건교육의 효과를 얻는 방법이다.
- **대중접촉방법**: 특정집단이 아닌 무작위의 대중을 위한 교육방법으로 라디오, TV, 신문, 포스터, 전시, 게시 등이 이용된다. 이 방법은 집단접촉방법의 보충적 효과로 가치가 있으나 개별접촉이나 집단접촉만큼의 효과는 없다.

### (2) 매체 중심의 방법

Media란 보건교육방법 중에서 의사전달을 유효하게 하기 위한 보조수단으로 활용하는 방법으로 시각적인 매체로는 팜플렛, 리플렛, 포스터, 광고지, 정기인쇄물, 편지, 표본, 모형, 환등기, 영화 등이 있다.

대중매체로는 신문, 잡지, 라디오, TV 등이 잘 이용된다. 이것은 넓은 지역의 대중을 상대로 조직적, 계속적 작용을 함으로써 보건교육을 하고, 나아가 강력한 여론을 형성하는 데 목적을 둔다.

#### (3) 과정 중심의 방법

보건교육은 하나의 사회적 과정으로 지도교육, 조정, 조직의 3단계로 구분된다. 이러한 과정에서 인간관계는 사회관계의 연쇄이며 지역사회에서 일정한 보건문제를 해결하는 것이 요구될 때 이를 위해 관계있는 단체, 기관, 사람 등 사회적 자원의 유기적인 조직화 없이는 불가능하다. 따라서 보건교육은 다른 여러 가지 실천행동과 결부되어 지역사회 조직 활동의 형식을 취하게 된다.

### 3) 대상별 보건교육 추진 방향

#### (1) 학생에 대한 보건교육

학교 교과과정에 의한 보건교육을 뜻하는 것으로 개인위생 및 가정에서의 건강보호와 증진에 관한 사항, 질병발생의 역학적 요인과 예방의학적 요인, 건강에 관한 사회적 요인 등에 관하여 중점을 두고 있다.

① **초등학교**: 저학년에서는 건강습관을 형성하는 데 중점을 두고, 고학년에서는 건강습관의 실천에 중점을 두며, 신체청결, 위생, 자세, 질병의 예방 등을 교육한다.

② **중학교**: 건강습관의 양성과 실험에 목표를 두고 질병예방, 사회생활에 있어서 위생적인 생활습관을 교육한다.

③ **고등학교**: 건강생활과 안전생활 및 국민보건에 대한 지식을 습득하고, 스스로 건강을 유지, 증진할 수 있는 능력을 기르며, 정신보건, 사회보건, 성교육에 중점을 둔다.

④ **대학교**: 국민보건의 전반적인 지식을 습득시키고 학교보건, 국민보건, 국민영양, 산업보건, 환경보건, 위생문제, 인구문제, 보건통계, 정신보건, 사회보장, 공중보건시설 등에 관한 교육을 실시한다.

보다 구체적인 보건교육의 내용은 학교보건에서 다루었으니 참고하기 바란다.

#### (2) 일반주민에 대한 보건교육(WHO)

세계보건기구는 지역사회 주민 대상 보건교육 추진 방향을 다음과 같이 제시하고 있다.

- 보건교육계획은 전체 보건사업의 일부분으로 이루어져야 한다.
- 대상 지역사회나 대상 주민에 대한 예비조사가 필요하며 주민의 의사, 자원의 파악 등이 중요하다.
- 대상 주민의 문화적 배경인 신앙, 전통, 행동, 규범, 미신 등에 관한 조사가 필요하다.
- 대상 주민의 대표와 함께 계획을 수립함으로써 자신들의 일이라는 느낌과 확신을 갖게 한다.

- 대상 주민의 실정에 맞는 보건교육을 한다.
- 필요한 인적, 물적 자원을 조사함으로써 그들의 성의 있는 기여를 바랄 수 있다.
- 실제로 보건교육을 하기 전에 대상보다 작은 범위에서 연습을 해봐야 한다.
- 보건교육 관계직원과 그 밖의 보건관계 직원 사이에 팀워크가 이루어져야 한다.
- 보건관계 모든 직원이 교육의 방법, 매체의 사용법을 충분히 습득해야 한다.
- 보건교육 전문가의 지도를 받아야 한다.
- 필요한 경비는 재정사정을 감안하여 우선순위를 정하여 쓰도록 한다.
- 보건교육 후에는 반드시 평가를 해야 한다.

#### (3) 환자들에 대한 보건교육

- 질병에 대하여 잘못 인식하고 있거나 혼동을 하고 있는 경우에는 이를 바로잡아 준다.
- 질병예방과 건강증진에 필요한 건전한 지식을 환자에게 전달한다.
- 사회, 경제적 요인이 질병발생에 영향을 준다는 사실을 인식시킨다.
- 의료인 및 의료종사 관계인의 역할에 대해서 명확하게 알려주고, 치료의학뿐만 아니라 예방의학의 중요성도 강조하여 교육한다.

### 4) 보건교육의 계획과 평가

보건교육을 실시하는 데 있어서 계획, 실시, 평가는 항상 공존되어야 한다. 계획은 반드시 평가기준을 고려하여 계획되어야 하며, 계획을 세운 다음에는 이를 실시하고 곧이어 평가가 뒤따라야 하고, 그 평가 결과는 다시 후일의 계획에 적용되어야 한다. 평가는 계획할 때 설정해 놓은 목적을 어느 정도 달성하였으며 앞으로 목적 달성을 위해서 어떻게 활동을 전개해야 할 것인가를 반성하고 측정하며 분석하는 것이다.

보건교육사업을 성공적으로 수행하려면 사전에 지역사회가 달성할 수 있는 목표와 사용가능한 인적, 물적 자원을 파악하고 계획을 세워야 한다. 그리고 이와 같은 목표와 자원을 결정하기 위해 예비조사가 필요하며, 이 조사에서 얻어진 여러 가지 사실과 의견을 계통적으로 수집하여 검토, 분석해야 한다.

어떤 크기의 보건사업이든지 기획함에 있어서는 여러 직책에 있는 보건요원과 기타 전문가가 참여하여 충분한 논의를 거치며, 목적이 확정된 후에도 계획을 세우기 위해 여러 관계자들이 참가하게 된다.

#### (1) 보건교육 계획과 평가 원칙

세계보건기구 보건교육 전문위원회가 권장하는 보건교육의 계획과 추진의 지침이 되는 원칙은 다음과 같다.

- 보건교육은 전체 보건사업계획의 일부로서 처음부터 함께 계획되어야 한다.
- 지역사회의 주민에 대한 연구 및 여러 가지 보건 상황을 사전조사하여야 한다.

- 보건교육 계획은 주민과 함께 세워야 한다.
- 지역사회의 인적, 물적 자원에 대한 실태 파악을 한다.
- 지역사회에 병 · 의원을 운영하고 있는 의사들의 협조와 행성기관, 공공관청, 교회, 클럽 등의 기관 협조도 얻어야 한다.
- 보건교육은 뚜렷한 목표가 있어야 하며, 그 목표달성을 위한 구체적인 계획이 세워져야 한다.
- 일정한 지역에 대한 시범사업부터 시작하여 점차 확대하는 방법이 바람직하다.
- 모든 보건요원은 보건교육을 위한 팀워크의 일원으로서 역할을 하여야 한다. 따라서 모든 보건요원은 훌륭한 보건교육의 실천자가 되어야 한다.
- 보건교육에도 예산의 뒷받침이 요구된다. 또한, 이 예산은 사업의 우선순위에 따라 쓰여야 한다.
- 효과적인 보건교육 사업을 위해서는 적절한 평가가 따라야 한다.

### (2) 보건교육의 평가

#### ① 보건교육의 평가방법

보건교육의 평가방법은 기록이나 보고서의 이용, 시찰이나 관찰, 조사 통계자료, 감정표 등과 비교, 면접과 토의, 능력 있는 관찰자의 의견 등을 고려하여 세워야 한다.

#### ② 보건교육의 평가원칙

- 평가는 명확한 목표하에 명확한 기준을 명시하여 계속적으로 실시하여야 한다.
- 객관적으로 평가하여야 하며 장점과 단점을 명확히 지적하여야 한다.
- 평가는 계획에 관계된 사람, 사업에 참여한 사람, 기타 평가에 영향을 받을 사람에 의해서 행하여져야 한다.
- 평가 자료는 누구나 잘 알 수 있게 정리하여야 하며, 장차 보건교육자료로 활용될 수 있도록 하여야 한다.
- 평가는 계획평가–진행평가–결과평가가 수행되어야 한다.
- 평가는 다음 계획에 반영되어야 한다.

#### ③ 보건교육의 평가내용

보건교육의 평가는 교육 활동에 대한 평가로서 활동 범위, 교육 방법, 보건 교육의 문제 설정, 보건교육 참여자의 협조 등이 있고 자재에는 교육자재의 질, 효과, 비용 등이 포함되며, 보건교육 결과에 대한 평가에는 참여자의 수, 보건문제에 대한 태도, 지식, 습관의 변화정도, 전체적 보건수준의 변화와 질적 결과가 있다.

## 5) 보건교육사의 역할



### (1) 보건교육사란?

보건교육사는 개인, 집단, 산업체 및 지역사회가 체계적이고 효율적인 보건교육을 통하여 건강상 바람직한 행동을 자발적으로 할 수 있도록 교육하고, 환경을 조성하며, 사전 예방적 건강관리사업을 수행함으로써 국민의 질병을 예방하고 건강을 증진하는 전문직업인이다.

우리나라는 날로 늘어나는 보건교육의 수요를 반영하기 위하여 2008년 국민건강증진법 개정을 통해 보건교육사 자격을 신설하고 2010년도부터 국가자격시험을 통해 보건교육사를 배출하고 있다. 동법에서 국가 및 지방자치단체는 대통령령이 정하는 국민건강증진사업관련 법인 또는 단체 등에 대하여 보건교육사를 그 종사자로 채용하도록 권장하고 있다.

### (2) 보건교육사 수행직무

① 개인, 집단, 산업체 및 지역사회의 건강증진 환경 조성
② 사전 예방적 건강관리사업의 정보 수집 및 분석, 사업 수행
③ 보건교육의 전문성 개발
④ 개인, 집단, 산업체, 지역사회의 보건교육 요구도 조사 및 진단
⑤ 보건교육, 건강증진 프로그램 기획, 실행, 평가 및 관리
⑥ 보건교육방법 및 건강증진 교육자료 개발
⑦ 보건교육, 건강증진서비스 연계 및 조정
⑧ 보건교육 및 건강정보 제공
⑨ 보건의료기관에서 일반환자 및 가족의 보건교육
⑩ 산업장에서 근로자 건강증진 및 보건관리사업 수행
⑪ 학교보건교육의 실시와 지원
⑫ 노인요양 및 수발서비스에서 교육 및 상담
⑬ 건강정보의 생성과 확산
⑭ 의사소통 및 애드보커시
⑮ 보건교육, 건강증진에 관한 연구 수행

※ 참고: 미국의 보건교육사의 책임과 역할

| 초급수준(entry-level framework, 1985) | 전문수준(graduate-level framework, 1999) |
|---|---|
| 1. 개인과 지역사회 요구도 사정<br>2. 효과적인 보건교육 프로그램 기획<br>3. 보건교육 프로그램 수행<br>4. 보건교육 프로그램 효과 평가<br>5. 보건교육 서비스 코디네이터<br>6. 보건교육의 중요한 인적 자원으로 활동<br>7. 건강과 보건교육 요구, 관심사, 자원에 대한 커뮤니케이션 | 1. 개인과 지역사회 요구도 사정<br>2. 효과적인 보건교육 프로그램 기획<br>3. 보건교육 프로그램 수행<br>4. 보건교육 프로그램 효과평가<br>5. 보건교육 전략, 중재, 프로그램 관리(개정)<br>6. 보건교육의 중요한 인적 자원으로서의 활동<br>7. 건강과 보건교육을 위한 커뮤니케이션과 옹호활동(개정)<br>8. 보건교육 연구방법론 적용<br>9. 보건교육 행정<br>10. 보건교육의 전문성 향상 |

## (3) 보건교육사 자격시험

보건교육사 자격시험에 응시하려면 등급별로 요구되는 필수과목을 이수해야한다.

〈표 Ⅲ-6-11〉 보건교육사 응시자격

| 등급 | 응시자격 조건 |
|---|---|
| 1급 | 1) 대학원 또는 이와 동등 이상의 교육과정에서 보건교육 관련 교과목 이수(필수 9과목 및 22학점 이상, 선택 4과목 및 10학점 이상) and 보건교육 관련 석사 또는 박사취득 and 보건교육 업무경력 2년 이상<br>2) 2급 취득 후 보건교육 업무수행 경력 3년 이상 |
| 2급 | 보건교육 관련 교과목 이수(필수 9과목 및 22학점 이상, 선택 4과목 및 10학점 이상) and 전문학사 학위 이상 취득 |
| 3급 | 보건교육 관련 교과목 이수(필수 5과목 및 선택 2과목 이상, 학점 제한없음) |

〈표 Ⅲ-6-12〉 필수과목과 선택과목

| 등급 | 시험과목 | 제출서류 |
|---|---|---|
| 필수과목 | 보건교육학, 보건학, 보건프로그램개발 및 평가, 보건교육방법론, 보건교육실습, 조사방법론, 보건사업관리, 보건의사소통, 보건의료법규 | 총 9과목 및<br>총 22학점 이수 |
| 선택과목 | 해부생리, 보건통계, 보건정보, 인간발달론, 사회심리학, 보건윤리, 환경보건, 역학, 질병관리, 안전교육, 생식보건, 재활보건, 식품위생, 정신보건, 보건영양, 건강과 운동, 구강보건, 아동보건, 노인보건, 학교보건, 산업보건, 지역사회보건 | 총 4과목 및<br>총 10학점 이수 |

〈표 Ⅲ-6-13〉 보건교육사 등급별 시험과목

| 등급 | 시험과목 |
|---|---|
| 보건교육사 1급 | 보건프로그램 개발 및 평가, 보건교육방법론, 보건사업관리 |
| 보건교육사 2급 | 보건교육학, 보건학, 보건프로그램 개발 및 평가, 보건교육방법론, 조사방법론, 보건사업관리, 보건의사소통, 보건의료법규 |
| 보건교육사 3급 | 보건교육학, 보건학, 보건프로그램 개발 및 평가, 보건의료법규 |

# 연습문제

**1. 보건의료서비스가 시장실패인 이유가 아닌 것은?**

① 공급자간의 과도한 의료서비스 경쟁
② 경쟁제한과 그로 인한 독점적 지배
③ 공급자인 의사와 소비자인 환자간의 정보의 비대칭성
④ 외부효과

**2. 진료비 지불제도 중 포괄수가제에 대한 설명으로 옳은 것은?**

① 일정 기간 의료기관에 등록한 사람 1인당 정액을 지불하는 방식이다.
② 의료서비스의 양과 관계없이 사전에 결정된 정액의 수가로 진료비가 결정된다.
③ 표준화된 진료로 의료비 상승을 억제할 수 있는 반면 의료서비스의 질이 저하될 우려가 있다.
④ 의료서비스의 질을 높일 수 있는 반면에 과잉진료나 의료남용으로 의료비 상승의 원인이 될 수 있다.
⑤ 진료를 받기 위해 대기하는 시간이 매우 길고 의료서비스의 질도 낮다.

**3. 우리나라 보건행정의 특성 중 맞지 않는 것을 고르면?**

① 보건의료에 대한 기술지원은 보건복지부가, 인사권과 예산권, 사업의 감독권은 행정자치부가 갖는 이원화된 체계를 가지고 있다.
② 중앙정부 중심의 보건행정은 지역단위에서는 불가능한 보건사업을 수행할 수 있다는 장점이 있다.
③ 지방의 특성에 따른 특정 지역에 국한된 보건사업은 지방보건행정을 통해서 하도록 하고 있다.
④ 우리나라 보건행정은 과거 복지중심의 행정에서 점점 의료부분이 확대되는 의료중심의 행정으로 변천해 왔다.

1. ① 2. ④ 3. ④

**4.** 오늘날 우리나라 건강문제의 특징은?

> 가. 비전염성 질환이 한국인의 주요 사인을 차지하고 있다.
> 나. 한 개인의 치료보다는 집단 또는 지역사회 단위의 예방이 중요 시 되었다.
> 다. 사망률의 감소와 평균수명의 증가로 인하여 의료의 수요가 급증하였다.
> 라. 예방, 치료, 재활 등을 포함한 포괄적인 의료서비스가 요구되고 있다.

① 가, 나, 다
② 가, 다
③ 나, 라
④ 라
⑤ 가, 나, 다, 라

**5.** 우리나라의 국민건강 관리를 위한 주요 국가과제라고 할 수 없는 것은?

① 감염병의 치료기술 향상
② 도농간의 의학적 격차 해소
③ 대기오염 등 생활환경 악화방지
④ 사회보장제도의 향상 발전
⑤ 성인병 및 직업병의 관리

**6.** 우리나라 공중보건의 주요과제로 볼 수 없는 것은?

① 보건/의료 행정조직의 다원화
② 인구의 노령화에 따른 노인성 질환의 예방과 관리
③ 무의촌의 해소나 의학적 보호의 편중문제 해소
④ 보건의료의 과학적 관리기법 도입
⑤ AIDS나 유행성 간염과 같은 특수질병 예방 문제

**7.** 공중보건사업을 중앙정부 책임하에 수행해야 하는 이유로 볼 수 없는 것은?

① 지역단위로는 불가능하거나 의미 없는 보건사업이 있다.
② 지방의 특성에 맞게 보건사업을 할 수 있다.
③ 시책이 지방 말단까지 잘 반영된다.
④ 보건사업의 중첩을 피할 수 있다.
⑤ 보건사업 수행의 지속력이 있다.

**8.** **사회보험과 공공부조에 대한 설명으로 옳은 것은?**

① 사회보험은 보험료를 지불할 능력이 없는 국민을 포함한 전 국민을 대상으로 한다.
② 공공부조와 사회보험은 보험료를 갹출하여 재원을 마련한다.
③ 공공부조는 원칙적으로 그 필요성이 입증된 사람에 한하여 최저 필요범위에 한정하여 지급한다.
④ 공공부조는 자격요건을 구비한 사람들에게 하나의 권리로서 급여를 지급한다.

**9.** **감염병의 유행은 6개의 요소가 순차적으로 작용하여 발생한다. 그 순서가 바른 것은?**

① 병원체→병원소→병원소로부터 병원체의 탈출→전파→새로운 숙주로의 침입→숙주의 감수성
② 병원소→병원체→병원소로부터 병원체의 탈출→전파→숙주의 감수성→새로운 숙주로의 침입
③ 병원체→병원체의 탈출→병원소→전파→새로운 숙주로의 침입→숙주의 감수성
④ 병원체→병원소로의 침입→병원소로부터 병원체의 탈출→전파→숙주의 감수성→새로운 숙주로의 침입
⑤ 병원체→병원소로부터 병원체의 탈출→병원소→전파→숙주의 감수성→새로운 숙주로의 침입

**10.** **인간병원소 중 가장 관리하기 용이한 대상은?**

① 무증상 감염자
② 증상이 나타난 환자
③ 회복기 보균자
④ 건강보균자

**11.** **한번 앓고 난 뒤에는 영구면역이 되어 재발하지 않는 감염병은?**

① 수두, 두창, 홍역
② 임질, 매독, 말라리아
③ 장티푸스, 일본뇌염, 결핵
④ 임질, 콜레라, 인플루엔자
⑤ 인플루엔자, 나병, 성병, 말라리아

**12.** **질병 이환 후 영구면역을 획득하는 질병은?**

① 홍역
② 말라리아
③ 세균성 이질
④ 매독
⑤ 임질

4. ⑤ 5. ① 6. ① 7. ② 8. ③ 9. ① 10. ② 11. ① 12. ①

**13. 감염병 설명 중 틀린 것은?**

① 감염병은 제1급감염병, 제2급감염병, 제3급감염병, 제4급감염병 등으로 구분한다.
② 제1급감염병은 생물테러감염병 또는 치명률이 높거나 집단 발생의 우려가 큰 감염병을 말한다.
③ 제2급감염병은 전파가능성을 고려하여 발생 또는 유행 시 24시간 이내에 신고하여야 한다.
④ 감염병환자 등을 진단하거나 그 사체를 검안한 의사, 치과의사 또는 한의사는 관할 소방서장에게 신고하여야 한다.
⑤ 감염병관리위원회 위원장은 질병관리본부장이다.

**14. 예방접종을 통하여 예방 또는 관리가 가능하여 국가예방접종사업의 대상이 되는 감염병이 아닌 것은?**

① 신종인플루엔자, A형간염
② 일본뇌염, b형 헤모필루스인플루엔자
③ 디프테리아, 백일해
④ 풍진, 파상풍, 홍역
⑤ 유행성이하선염, 폴리오, 수두

**15. 인간과 척추동물 사이에 전파되는 인수공통감염병 중 세균성 감염병으로만 묶인 것은?**

① 탄저병, 돼지단독, 결핵
② 요충, 회충, 간흡충
③ 장티푸스, SARS, 앵무병
④ 일본뇌염, 공수병 또는 광견병, 세균성 이질
⑤ 조류인플루엔자, 중동호흡기증후군(MERS)

ㄱ. 장티푸스 ㄴ. 세균성 이질 ㄷ. 디프테리아 ㄹ. 살모넬라 ㅁ. 결핵

**16. 바퀴벌레가 매개하는 감염병인 것을 모두 고르면?**

① ㄱ, ㄴ
② ㄱ, ㄴ, ㄷ
③ ㄱ, ㄴ, ㄷ, ㄹ
④ ㄱ, ㄷ, ㄹ, ㅁ
⑤ ㄴ, ㄹ

**17.** **페스트와 발진열을 매개 전파하는 곤충은?**

① 이
② 벼룩
③ 바퀴
④ 개미
⑤ 파리

**18.** **학질 등으로 불려지며, 전 세계적으로 가장 많이 이환되는 급성 감염병은?**

① 말라리아
② 일본뇌염
③ 결핵
④ 뇌수막염
⑤ 이질

**19.** **감염병과 매개 해충이 바르게 연결된 것은?**

① 파리 매개 질병: 장티푸스, 콜레라, 세균성 이질, 결핵
② 쥐 매개 질병: 말라리아, 일본뇌염, 황열, 사상충증, 뎅기열, 뇌염
③ 바퀴벌레 매개 질병: 페스트, 서교증, 렙토스피라증, 살모넬라증
④ 모기 매개 질병: 장티푸스, 세균성 이질, 콜레라, 폐렴, 디프테리아, 살모넬라, 파상풍

**20.** **만성퇴행성 질환의 특성으로 옳은 것은?**

① 직접적인 원인이 존재하지 않으며 원인이 다양한 것이 특징이다.
② 예방이 거의 불가능하다.
③ 비교적 짧은 잠복기간이 특징이다.
④ 질병발생 시점이 분명하다.
⑤ 쉽게 완치된다.

**21.** **뇌졸중 원인 중 우리나라에서 가장 주요한 원인은?**

① 저혈압
② 고혈압
③ 음주
④ 흡연
⑤ 수면부족

13. ④ 14. ① 15. ① 16. ③ 17. ② 18. ① 19. ① 20. ① 21. ②

**22.** 우리나라 사망원인 중 가장 높은 것은?

① 뇌졸중 ② 암
③ 심장질환 ④ 자살
⑤ 만성하기도질환

**23.** 만성질환의 역학적 특징으로 옳지 않은 것은?

① 직접적인 병의 요인이 존재한다.
② 원인이 다요인적이다.
③ 잠복기간이 길다.
④ 질병의 발생시점이 불분명하다.
⑤ 호전과 악화를 반복한다.

**24.** 만성퇴행성 질환의 특성으로 옳지 않은 것은?

① 질병을 일으키는 직접적인 원인이 존재하지 않는다.
② 긴 잠복기간이 특징이다.
③ 질병발생 시점이 비교적 불분명하다.
④ 대부분 예방이 불가능하다.
⑤ 완치가 어렵다.

**25.** 만성질환이 최근에 급속하게 증가한 이유와 거리가 먼 것은?

① 평균 수명의 증가
② 생활양식의 변화
③ 공업화와 산업화의 영향
④ 의학기술의 발달
⑤ 집단발생의 증가

## 26. 고혈압에 대한 내용으로 옳지 않은 것은?

① 연령이 증가할수록 유병률도 높아진다.
② 체중이 증가할수록 혈압이 상승한다.
③ 소금을 많이 섭취할수록 혈압이 상승한다.
④ 여성이 경우, 폐경기 이후에 혈압이 상승한다.
⑤ 가족력이 없다.

## 27. 고혈압과 관련된 내용으로 옳지 않은 것은?

① 고혈압은 특별한 원인 없이 1차적으로 발생한 속발성 고혈압과 이미 존재하는 다른 질환에 의해 2차적으로 발생하는 본태성 고혈압이 있다.
② 평소에 고혈압이 생기지 않도록 규칙적으로 운동하는 습관을 가져야 한다.
③ 고혈압은 연령이 높아질수록 발생가능성이 높아진다.
④ 짠 음식과 흡연은 고혈압을 발생시키는 위험 요인이다.
⑤ 가족력이 있다.

## 28. 당뇨병 종류에 대한 설명 중 옳은 것은?

① 인슐린 의존형 당뇨병은 소아보다 주로 성인에게 발병률이 높다.
② 인슐린 비의존형 당뇨병은 췌장 이상으로 인슐린 생성이 억제된다.
③ 임신성 당뇨병은 주로 임신 초기에 발병한다.
④ 비만일 경우 체지방이 인슐린의 수용체를 감소 또는 둔하시켜 비의존형 당뇨병을 발생시킨다.
⑤ 인슐린 비의존형 당뇨병은 갑작스럽게 발병한다.

## 29. 만성퇴행성 질환의 예방전략 중 틀린 것은?

① 1차 예방으로 생활습관 개선 및 선행위험인자를 조절한다.
② 2차 예방으로 병인에 따른 투약관리와 위험인자 조절 및 치료를 한다.
③ 3차 예방 대책으로 영양교육을 강화한다.
④ 1차 예방은 위험요소 조절, 예방 및 전국적 건강교육을 강화한다.
⑤ 2차 예방은 질병 진료, 관리 및 고혈압, 당뇨병, 뇌졸중 등의 등록관리사업을 한다.

22. ② 23. ① 24. ④ 25. ⑤ 26. ⑤ 27. ① 28. ④ 29. ③

**30.** **당뇨의 3대 증상은?**

① 다뇨, 다갈, 다식
② 다뇨, 다갈, 다변
③ 다뇨, 다갈, 다수면
④ 다갈, 다수면, 다식
⑤ 다식, 다변, 다음

**31.** **모자보건법에서 제시하고 있는 용어의 정의로 옳은 것은?**

① 임산부: 임신중이거나 분만 후 12개월 미만 여성을 말한다.
② 모성: 임신부만을 말한다.
③ 영유아: 출생 후 3년 미만을 말한다.
④ 신생아: 출생 후 30일 이내를 말한다.
⑤ 모성: 임산부와 가임기 여성을 말한다.

**32.** **조산아의 4대 관리가 아닌 것은?**

① 체온관리
② 전염병 감염방지
③ 영양관리
④ 체중관리
⑤ 호흡관리

**33.** **모성사망의 발생원인과 가장 관련이 없는 것은?**

① 임신중독증
② 출산 전후의 출혈
③ 기생충감염
④ 산욕열
⑤ 자궁외 임신, 유산

**34.** **모자보건 지표 중 감염력과 출산력을 동시에 측정하는 지표는?**

① 영아사망률
② 모성사망률
③ 유아사망률
④ 모아비
⑤ 주산기사망률

**35.** 모유 수유의 장점이 아닌 것은?

① 아기와 어머니의 유대감이 강해진다.
② 배란을 유도하여 임신가능성을 높여준다.
③ 완전 무균상태이다.
④ 모체의 자궁수축을 도와준다.
⑤ 용기를 소독할 필요가 없고 경제적이다.

**36.** 노인성 질환의 특성으로 사실과 다른 것은?

① 자각증상이 매우 심한 편이다.
② 노인은 약에 대한 효과가 적고 부작용도 많은 편이다.
③ 만성적이고 다발적이며 합병증이 잘 생긴다.
④ 여러 종류의 질병이 겹쳐 있어서 회복속도가 느리다.
⑤ 노화과정과 밀접하게 관련되어 있다.

**37.** 어린이들의 정신행동에 장애를 일으키며 뼈에 축적되고 빈혈, 변비, 체중감소 등을 일으키는 물질은?

① 납 ② 수은 ③ 망간 ④ 구리 ⑤ 철

**38.** 비중격 천공을 일으키는 물질은?

① 수은 ② 크롬 ③ 납 ④ 벤젠 ⑤ 카드뮴

**39.** 레이노씨 증상의 원인은?

① 이상고압 ② 이상저온
③ 국소진동 ④ 이상기압
⑤ 호흡성 분진

30. ① 31. ⑤ 32. ④ 33. ③ 34. ⑤ 35. ② 36. ① 37. ① 38. ② 39. ③

**40. 전리 방사선의 인체 내 피해가 가장 큰 부위는?**

① 골수 ② 생식기
③ 임파조직 ④ 근육
⑤ 장기

**41. 일사병의 주요원인은?**

① 순환기계 부조화
② 만성적 열손실
③ 뇌온상승에 의한 중추신경마비
④ 근육경련
⑤ 수분손실

**42. 잠함병의 원인물질은?**

① 질소 ② 산소
③ 이산화탄소 ④ 이산화황
⑤ 일산화탄소

**43. 작업병을 방지하기 위한 환경관리의 목적이 아닌 것은?**

① 작업피로 감소 ② 생산저하 방지
③ 직업병 예방 ④ 작업능률저하 방지
⑤ 직업병 치료

**44. 작업병 중 우리나라에서 가장 많은 질환은?**

① 진폐증 ② 규폐증
③ 납중독 ④ 벤젠중독
⑤ 난청

**45.** 직업병을 예방하기 위한 조치 중 근로자마다 다른 방식은?

① 유해물질 발생공정의 대처
② 환경개선
③ 정기적인 건강진단의 실시
④ 개인보호구 착용
⑤ 격리

**46.** 손실일수로 구할 수 있는 산업재해 지표는?

① 건수율
② 도수율
③ 재해일수율
④ 강도율
⑤ 빈도율

**47.** 재해의 정도를 파악할 수 있는 지표와 산출 공식이 맞게 짝지어지지 않은 것은?

① 건수율 = 재해건수/평균 실근로일 수 × 1,000
② 강도율 = 근로손실일수/연 근로시간 수 × 1,000
③ 도수율 = 재해발생건수/연 근로시간 수 × 1,000,000
④ 천인율 = 재해건수/평균 실근로일 수 × 1,000

**48.** 작업환경 관리방법 중 물질의 변경, 공정의 변경, 시설의 변경 등을 포함하며 위생대책의 근본적인 방법인 것은?

① 격리 ② 대치 ③ 환기 ④ 보건교육

**49.** 학교보건이 공중보건학적으로 중요한 이유를 모두 고른 것은?

ㄱ. 일정한 장소에서 집단을 이루고 있어 보건사업 수행이 용이하다.
ㄴ. 학교는 교육측면에서 지역사회의 중심체 역할을 하고 있다.
ㄷ. 학교 보건교육의 효과는 학생을 통해 가족 및 지역사회에 전파된다.
ㄹ. 가장 효과적이며 지속력 있는 보건사업이다.

① ㄱ, ㄴ ② ㄱ, ㄷ ③ ㄴ, ㄷ, ㄹ ④ ㄱ, ㄴ, ㄷ, ㄹ

40. ① 41. ③ 42. ① 43. ⑤ 44. ① 45. ④ 46. ④ 47. ④ 48. ② 49. ④

**50.** **학교에 감염병이 돌았을 때 등교 중지명령은 누가 하는가?**

① 보건소장
② 대통령
③ 시 군 구청장
④ 학교장
⑤ 보건교사

**51.** **학교에서의 정화구역 중 절대정화구역을 의미하는 것은?**

① 학교 출입문으로부터 50m 이내
② 학교 경계선으로부터 50m 이내
③ 학교 출입문으로부터 200m 이내
④ 학교 경계선으로부터 200m 이내
⑤ 학교 경계선으로부터 300m 이내

**52.** **학교보건의 의의와 중요성에 관한 설명으로 옳지 않은 것은?**

① 학교는 지역사회의 중심이 된다.
② 학생을 통해 가족이나 지역사회에 직접적인 보건교육을 실천할 수 있다.
③ 우리나라 전체 인구의 20~30%를 차지할 정도로 학교보건 대상자의 범위가 크다.
④ 보건교육을 학교 교과과정 내에 통합시켜 효율적으로 제공할 수 있다.
⑤ 학령기는 건강행위를 형성하는 시기이므로 학교보건의 강화는 건강한 성인에 이르게 할 수 있다.

**53.** **학교법에 명시된 절대정화구역의 기준점은?**

① 학교 경계선
② 학교 출입문
③ 학교 운동장
④ 학교교사 건물
⑤ 학교 도로

**54.** 학교보건법상 건강검사의 내용이 아닌 것은?

① 생활습관
② 질병의 유무
③ 영양섭취
④ 신체의 발달상황
⑤ 신체 발달 능력

**55.** 신체검사 결과 감염병에 감염되었거나 감염 우려가 있는 학생 및 교직원에 대한 등교 중지를 시킬 수 있는 사람은?

① 학교의사
② 교장
③ 보건교사
④ 교육감
⑤ 담임교사

**56.** 건강증진의 개념에 관하여 바르지 않은 것은?

① 질병예방과 비슷한 개념이다.
② 포괄적인 건강개념이다.
③ 건강영향요인들을 조절하고 활성화시키는 것을 기본 목적으로 한다.
④ 건강을 개선하고 조정능력이 증가되도록 이끌어가는 활동이며, 과정이다.
⑤ 정책의 제일 가치를 건강으로 하여 하여 정책부문 간 서로 협력한다.

**57.** 건강증진 문제가 오늘날 중요한 정책과제로 부각된 배경으로 볼 수 없는 것은?

① 인구의 고령화
② 환경과 생활양식의 변화
③ 상병양상의 변화
④ 급격한 의료비용의 상승
⑤ 이환율과 사망률의 감소

50. ④ 51. ① 52. ② 53. ② 54. ③ 55. ② 56. ① 57. ⑤

**58.** **건강증진과 보건교육과의 관계를 잘못 설명한 것은?**

① 보건교육과 건강증진은 상호보완적으로 사용되고 있다.

② 보건교육은 건강에 유익한 환경조성, 생활습관 개선 등 다양한 수단을 동원하여 건강생활을 실천하는 것이고 건강증진은 이 목적을 가능하게 하는 주요 수단이 된다.

③ 건강증진의 핵은 보건교육이다.

④ 건강을 위한 교육은 지식, 동기, 태도와 행동변화의 능력을 갖게 한다.

⑤ G. Anderson은 보건행정, 보건법규, 보건교육 중 보건교육이 가장 중요하다고 주장하였다.

**59.** **보건교육이 궁극적으로 추구하는 올바른 목표는?**

① 건강에 관한 지식 습득

② 건강문제의 이해와 해결

③ 건강행위의 구체적 실천

④ 건강에 관한 올바른 태도 형성

⑤ 건강의 올바른 가치관 형성

**60.** **어떤 주제에 대해 여러 사람의 전문가가 각자의 주장을 순서대로 제시하고 토의하는 방식을 취하는 보건교육방법을 무엇이라 하는가?**

① 패널디스커션

② 심포지엄

③ 강의법

④ 집단토론법

⑤ 워크샵

**61.** 보건교육의 목표에 대한 설명으로 옳은 것을 모두 고르면?

ㄱ. 보건교육은 개인이나 집단을 대상으로 보건에 관한 체계적인 지식만을 전달하는 것이다.
ㄴ. 보건교육은 인간의 건강을 유지하는데 필요한 바람직한 행동을 실천하게 하도록 잠재능력을 개발하는 과정이다.
ㄷ. 보건교육은 개인 또는 집단의 건강에 관한 지식, 태도, 행동에 영향을 미칠 목적으로 학습경험을 베풀어주는 과정이다.
ㄹ. 보건교육의 목표는 건강관련 지식, 태도, 행동에 교육적 영향을 주어 자기들 스스로가 이를 인식하고 올바른 양상으로 바꾸어 자신들이 해결할 수 있도록 도와주는 것이다.

① ㄱ, ㄴ
② ㄱ, ㄷ
③ ㄴ, ㄹ
④ ㄴ, ㄷ, ㄹ

**62.** 건강증진사업의 1차 대상은?

① 질병에 걸리지 않은 자
② 질병의 초기 단계인 자
③ 이미 감염은 되었으나 증상이 나타나지 않는 자
④ 감염되어 증상이 나타나는 자
⑤ 회복되거나 불구 또는 사망에 이르게 되는 자

**63.** 우리나라에서 건강증진사업이 중요한 건강정책 과제로 부각된 배경은?

가. 상병 양상의 변화
나. 고령화 사회로의 진입
다. 산업사회 발전에 따른 생활양식과 환경의 변화
라. 과도한 의료서비스의 이용과 급격한 의료비용의 상승

① 가, 나, 다
② 가, 다
③ 나, 라
④ 라
⑤ 가, 나, 다, 라

58. ② 59. ③ 60. ② 61. ④ 62 ① 63. ⑤

**64.** **우리나라 건강증진사업의 추진방향으로 볼 수 없는 것은?**

① 특정질환을 가진 위험집단에 초점을 맞추기보다는 지역사회 전체 주민을 대상으로 한다.
② 건강의 결정 요인이나 건강에 영향을 미치는 원인에 대한 활동에 초점을 맞춘다.
③ 효과적이고 구체적인 주민의 참여를 조장한다.
④ 건강장애요소를 최소화하기 위하여 보건교육활동을 중시한다.
⑤ 당해 지역사회에서 유병률이 가장 높은 질병의 치료활동을 최우선 과제로 한다.

**65.** **다음 중 국민건강증진법에서 명시하고 있는 보건교육의 내용인 것을 모두 고르면?**

ㄱ. 금연, 절주 등 건강생활의 실천에 관한 사항
ㄴ. 만성퇴행성 질환 등 질병의 예방에 관한 사항
ㄷ. 인터넷 게임중독 등의 예방 및 치료에 관한 사항
ㄹ. 건강증진을 위한 체육활동에 관한 사항

① ㄱ, ㄷ
② ㄱ, ㄴ, ㄹ
③ ㄴ, ㄷ, ㄹ
④ ㄱ, ㄴ, ㄷ, ㄹ

**66.** **국민건강증진종합계획의 수립의무자와 주기가 맞게 짝지어진 것은?**

① 보건복지부장관 – 5년
② 시 · 도지사 – 4년
③ 시장, 군수, 구청장 – 3년
④ 관할 보건소장 – 4년

**67.** **다음 중 국민건강증진법에서 명시하고 있는 보건교육의 내용을 모두 고른 것은?**

ㄱ. 영양 및 식생활에 관한 사항
ㄴ. 만성퇴행성 질환 등 질병의 예방에 관한 사항
ㄷ. 금연, 절주 등 건강생활의 실천에 관한 사항
ㄹ. 건강증진을 위한 체육활동에 관한 사항
ㅁ. 건강증진사업에 관한 사항

① ㄱ,ㄴ,ㄷ
② ㄴ,ㄷ,ㄹ
③ ㄱ,ㄷ,ㄹ,ㅁ
④ ㄱ,ㄴ,ㄷ,ㄹ,ㅁ

**68.** **제1차 국제건강증진 회의(Ottawa 헌장)에서 제시한 건강증진 활동영역이 아닌 것은?**

① 건강한 공공정책의 수립
② 건강지원적 환경조성
③ 지역사회 활동강화
④ 개인의 기술 개발
⑤ 건강증진 연구 강화

**69.** **보건교육 시 학습요구의 유형 중 보건의료전문가에 의해 정의되는 요구는?**

① 규범적 요구
② 내면적 요구
③ 외향적 요구
④ 상대적 요구
⑤ 일반적 요구

**70.** **보건교육 계획 시 유의해야 할 사항으로 가장 바람직한 것은?**

① 보건교육은 적용 범위가 넓어지도록 함축적으로 계획한다.
② 보건교육을 실시하는 주체의 물리적, 경제적 조건을 고려하여 계획한다.
③ 다른 일반 보건사업 계획과 병행되지 않도록 독립적으로 계획한다.
④ 보건교육의 목표는 평가가 가능하도록 명확하고 구체적이어야 한다.
⑤ 처음부터 대규모 사업이 진행되도록 계획한다.

**71.** **어떤 문제든지 토론의 주제로 삼을 수 있으나 고도의 기술이 필요하고 토론이 제대로 유도되지 않으면 시간낭비로 끝날 수 있는 보건교육 방법은?**

① 브레인 스토밍
② 집단토론
③ 버즈세션
④ 패널 회의
⑤ 시범

64. ⑤ 65. ② 66. ① 67. ④ 68. ⑤ 69 ① 70. ④ 71. ①

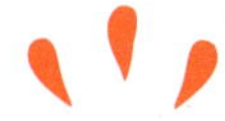

제 IV 부

# 환경과 건강

제1장 환경위생

제2장 환경보존

제3장 식품과 건강

제4장 기생충과 건강

제1장

# 환경위생

## 1 환경위생(Environmental Sanitation)

### 1) 환경위생의 개념

#### (1) 환경위생의 정의

인간의 건강은 환경과 밀접한 관계를 맺고 있으며 환경에 영향을 주기도 하고 받기도 하는 상호관계 속에서 살고 있다. 우리 인간을 둘러싸고 있는 환경은 물리적 환경, 생물학적 환경, 사회적 환경, 문화적 환경 등 매우 다양하며 이들 환경과 인간의 관계를 다루는 학문으로 환경위생학, 환경보전학, 환경과학, 인간생태학 등이 있다.

세계보건기구(WHO)의 환경위생전문위원회에서는 "환경위생학이란 인간의 신체발육과 건강 및 생존에 유행한 영향을 미치거나 또는 미칠 가능성이 있는 인간의 물질적인 생활환경(대기, 수질, 토양, 소음, 진동)에 있어서 모든 인간을 통제하는 것이다."[1]라고 정의하고 있다. 즉 환경위생이란 건강에 영향을 미치는 다양한 환경요소 중 물리 · 화학적인 환경에 초점을 맞추고 있는 것이다.

#### (2) 환경위생의 분류

환경은 크게 자연환경과 사회환경으로 구분한다.

##### ① 자연환경

자연환경에는 물리화학적 환경과 생물학적 환경이 있다.

- **물리화학적 환경**: 공기(기온, 기습, 기류, 기압, 매연, 가스, 공기조성, 공기이온), 물(강수, 수량, 수질, 지표수, 지하수), 토양(지온, 지균, 토양조성), 광선(빛, 자외선, 적외선, 방사선), 소리(음향, 소음, 잡음), 대기오염(이산화황, 이산화탄소, 매연, 먼지), 수질오염, 폐기물 등이 있다.
- **생물학적 환경**: 동물, 위생곤충(파리, 모기, 바퀴 등), 각종 병원 미생물 등이다.

1) "Environmental sanitation means the control gall those factors in man's physical environment which exercise or may exercise a deleterious effect on his physical development health and survival"

### ② 사회환경

사회환경은 인위적 환경과 사회문화적 환경으로 구분한다.

- **인위적 환경**: 의복, 주택, 위생시설, 식생활, 산업시설 등이다.
- **사회문화적 환경**: 정치, 경제, 종교, 교육, 문화 등이다.

## (3) 환경위생의 발전

환경위생학은 19세기 뮌헨 대학의 생리학 교수인 M.V. Pettenkofer(1818~1901)가 최초로 실험위생학교실을 창설하여 환경에 대한 학문으로서 오늘날 환경위생의 기초를 확립하였다. 그 후 인간생태학, 생리위생학, 위생공학적 영역이 발전되고 20세기부터 토목공학, 기계공학, 전기공학, 건축학 등이 발전하면서 미국 메사추세츠 공과대학의 Sedwick 등은 건축, 하수도 등의 토목공학에 이를 적용하여 위생공학을 발전시켜 오늘날 환경위생학의 형태로 발전시키는데 크게 기여하였다.

우리나라는 조선시대까지 위생과 환경에 대한 인식이 부족하였다. 개화기에 외국인 외교관과 선교사들을 중심으로 서양의학과 함께 위생학이 도입되었다. 그리고 1880년대에 전국적으로 콜레라가 유행하면서, 당시 국가에서 서양의사들의 진료를 위하여 설치한 제중원에서는 알렌(Allen H, 1858~1932)을 중심으로 방역조치를 실시하는 한편 물을 끓여 마시도록 하여 일반인들에게 위생에 대한 계몽을 시행하였다.

한국에서 본격적인 위생행정이 시작된 것은 일제시대 경찰국에 위생부를 설치하고 경찰이 치안과 위생업무를 담당하면서부터이다. 1945년 해방 후 미군정에 보건위생부가 설치되어 방역과에서 보건행정을 주관하였다. 그리고 1954년 한국전쟁 이후에 서울이 수복되자 보건사회부가 보건정정을 담당해오다 1994년 보건복지부로 개편되어 건강과 위생을 담당했으며 2008년에 보건복지가족부로 개편되었다가 2010년에 다시 보건복지부로 개칭되었다.

환경행정은 1980년 환경청에서 담당하여 자연환경 및 생활환경의 보전과 오염 방지를 위한 정책을 수립하여 시행하였다. 낙동강 수질오염사고 이후에는 수질관리의 일원화를 위하여 여러 부처에서 담당하던 업무가 1994년부터 환경처의 상 · 하수도국으로 통합되었다. 1995년에는 환경부로 승격되어 환경오염과 보전업무를 광범위하게 관장하게 되었다. 그리고 2004년 환경부 내에 환경보건정책과가 신설되면서 환경보건 업무가 정부차원에서 본격적으로 다뤄지기 시작하였다.

우리나라의 환경오염 문제는 산업화와 밀접한 연관을 갖고 있다. 1960년대 경제개발이 시작되면서 우리나라에서는 노동집약적인 산업이 우선적으로 성장하였다. 이로 인해 좁은 작업장과 열악한 작업환경으로 산업재해가 발생하였지만 적절한 대처 방안이 없었다가 1970년대부터 노동계의 주장으로 근로자 처우와 함께 작업환경 개선이 이루어지게 되었다.

노동집약적 산업에서 점차 중공업으로 발전해 가는 과정에서 화학물질의 사용이 증가하고 근로자들의 안전도구 사용 미비와 교육 부족으로 1987년 원진레이온[2]에서 다수의 이황화탄소 중독증 환자가 발생하였다. 이 밖에도 수은중독과 유기용제 중독을 포함한 각종 중독환자가 다수의 작업장에서 발생하였다.

또한, 산업체에서 산업용수와 산업폐기물의 무단배출과 함께 대기오염과 소음 · 진동이 큰 문제점으로 대두되면서, 1971년 '공해방지법'이 강화되고 1977년 '환경보전법' 제정으로 정부차원에서 해결의지를 보이며 점차 개선되었다. 그러나 산업의 발달과 공업화가 이루어짐에 따라 예기치 않은 각종 환경오염사건이 발생하게 되는데, 1980년대 경남 울산과 온산공단 일대의 지역주민들이 공장에서 발생되는 오염물질로 인해 전신마비 등의 건강피해를 입었다고 호소하였고, 정부에서는 주민들의 집단이주를 시행하였다.

1991년 낙동강 페놀오염 사건은 페놀원액이 파손된 파이프를 통해 낙동강으로 유입되어 발생하였다. 오염된 정수장의 물이 대구시 거의 모든 지역에 식수로 공급되어 식수공급이 중단되었다.

한편 경제발전과 함께 대도시로의 인구밀집현상이 나타나면서, 주택난, 상 · 하수도 공급처리 시설의 부족과 교통량의 증가 및 수용의 급증, 협소한 도로로 인한 교통난, 인구밀도 증가에 의한 분뇨와 오물처리, 음료수 등에 관한 환경위생 문제가 발생하였다. 1960년대에 상수원으로 사용되던 한강에 도시화와 산업화로 각종 오염물질이 흘러들자 상수원을 팔당으로 이전하였다. 이후에 도로 정비 및 하수처리시설 증설과 위성도시 개발로 수도권의 밀집현상과 주거환경이 점차 개선되었다.

최근의 환경오염 이슈는 교통량의 증가와 봄철 황사로 인한 대기오염과 새집증후군과 같은 실내 공기오염으로 인한 인체의 영향을 들 수 있다. 자동차의 증가로 인한 대기오염 개선을 위해 자동차 배출가스 규제를 실시하고 있는데, 이는 현재 전 세계적으로 규제를 강화하려는 추세이다. 전국의 대기오염 측정소에서 측정되는 수치를 실시간 공개하여 대기오염도에 따른 국민 행동요령을 제시하고 있다.

에너지 효율화로 거주환경과 사무실 등의 환기가 충분히 이루어지지 않은 데다 건물을 새로 지을 때 사용하는 건축자재에서 나오는 벤젠, 포름알데히드 같은 오염물질로 인해 새집증후군도 문제가 되어 대책을 마련하게 되었다.

1995년 씨프린스호 사고와 2007년 허베이 스피리트호 사고의 기름유출로 인한 해양오염사건은 환경오염사건이 점차 대형화되고 있어 그 예방이 중요하다는 것을 보여주고 있다. 한편 일상생활에서 화학물질 사용의 증가로 환경오염의 원인이 점차 다양해지고 아토피 피부질환, 천식 등 환경성 질환의 문제가 대두되면서 환경보건의 영역이 다양한 범위로 인식되게 되었다.

이에 따라 환경부에서는 2006년 환경보건 분야의 적극적인 행정을 위한 '환경보건 10개년 종합계획'을 수립하여 환경문제를 사전에 예방하고 국민을 보호하기 위한 정책을 펼쳐나가고 있다.

---

2) 원진레이온(주)은 국내 유일한 비스코스 인견사(레이온)를 생산하는 공장이었다. 1966년 처음 가동되기 시작한 이 공장에는 노동자를 보호하기 위한 안전설비가 결여된 채 수많은 노동자를 이황화탄소($CS_2$)에 노출시킨 결과, 원진레이온 방사과에서 장기 근무했던 사람들이 이황화탄소 중독으로 팔다리마비, 언어장애, 기억력 감퇴, 정신이상, 성 불능, 콩팥기능장애 등의 증상으로 고통을 받았다.

# 2 기후와 건강

## 1) 기후(climate)

### (1) 기후 · 기상 · 기후변화

기후란 어떤 장소에서 매년 반복되는 정상상태에 있는 대기현상의 종합된 상태를 의미하며, 기상이란 대기 중에서 일어나는 자연현상(맑음, 구름, 눈, 바람, 고기압, 저기압, 태풍 등)으로써 통상 대류권 내에서 일어나는 자연현상을 뜻하는 일기의 평균 상태를 표시한 것이다. 기후를 구성하는 요소를 기후요소라고 하는데 기온, 기습, 기류, 기압, 풍속, 강우, 강설, 복사량, 일조량 등이 있으며 이 중 기온, 기습, 기류를 기후의 3요소(Climate Element)라고 한다. 또한 기후요소에 영향을 미쳐 기후에 변화를 일으키는 기후인자(Climate Factor)로는 위도, 해발, 지형, 고도, 수륙분포, 해류 등을 들 수 있다.

기후변화(Climate Change)는 시간에 따른 전 지구의 기후 또는 지역적 기후의 변화를 말하며 일반적으로는 10년에서부터 수백만 년의 기간 동안 대기의 평균적인 상태 변화를 의미한다. 이러한 변화 중 우리의 관심과 염려의 대상이 된 것은 지구온난화의 문제이다.

### (2) 지구온난화

지구온난화(Global Warming)는 19세기 후반부터 시작된 바다와 지표 부근 공기의 기온 상승을 의미한다. 20세기 초부터 지구 표면의 평균 온도는 1980년에 비해 약 3분의 2(약 0.8℃)가 증가했다. 지구온난화는 $CO_2$를 배출하는 화석 연료의 사용이나 산림 벌채 같은 인간의 활동에 의해 대기 중에 열을 가두게 되는 온실효과가 생겨서 발생하는 것으로 알려져 있다.

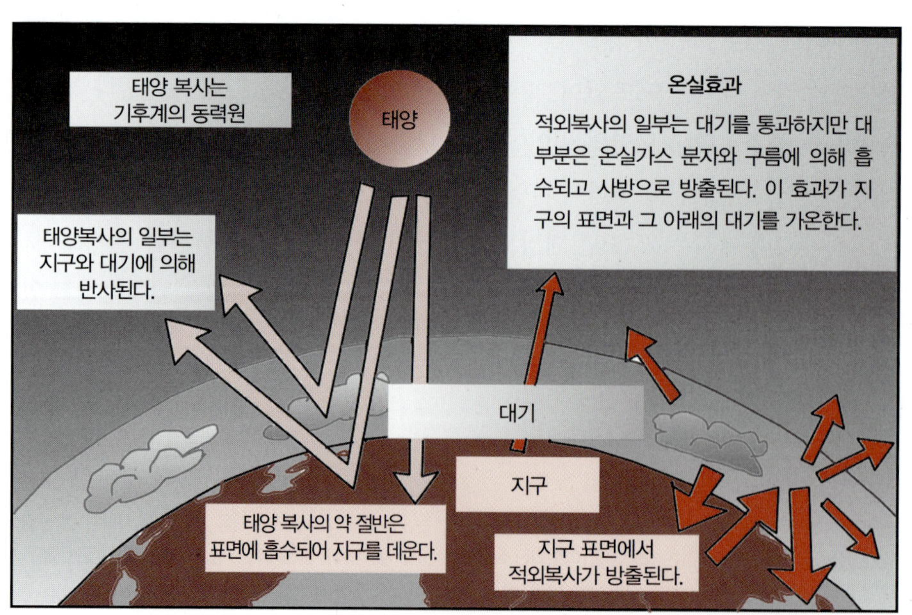

현재 $CO_2$ 방출은 지속적으로 늘어나고 있고, 2007년 발표된 UN의 기후변화에 대한 정부간 패널(Intergovernmental Panel on Climate Change, IPCC)의 4차 보고서에서는 21세기 말까지 1.1~6.4℃의 온도 상승을 예측하였다. 특히 20세기 중반 이후 관측되는 평균온도의 증가는 태양활동의 변화나 화산활동 등에 영향을 받기는 했지만, 대부분은 인간의 활동으로 발생된 온실가스 증가에 의한 영향일 가능성이 매우 높다고 지적하였다.

### (3) 기단 · 기후형 · 기후대

① **기단**(Air Mass): 기단이란 대류권 내에 형성되는, 물리학적으로 동일한 성질을 가진 공기덩어리로서 온기단으로 이동하면 온난전선, 냉기단으로 이동하면 한랭전선이라고 하며, 한랭전선은 보통 다습하며 가벼운 온난전선을 밀어 올려 비를 내리게 한다.

② **기후형**: 기후요소와 기후인자가 결부되어 여러 가지 기후 형태를 형성하는데, 기후를 성질(기후형)에 따라서 구분하면 대륙성 기후, 해양성 기후, 사막 기후, 산악 기후, 산림 기후 등이 있다.

③ **기후대**(Climate Zone): 월평균기온을 중심으로 5개의 기후대로 설정된다.

① 열대 기후(Tropical Climate): 연평균 기온 20도
- 열대 다우림 기후: 연교차가 6도 이내인 지역 기후를 말한다.
- 열대 계절풍 기후: 여름철 비가 많다.

② 아열대 건조 기후(Subtropical Dry Climate): 1년 중 4~11개월이 월평균 20도 이상인 지역으로 강우량이 극히 적은 지대이며, 대부분 사막은 이 기후에 속한다.

③ 아한대 기후(Subfrigid Climate): 혹한의 겨울이 있고 대개 일정 기간 동안 계속적으로 적설을 보이며 여름철이 짧다.
- 아한대 하우 기후: 대륙적이며 비는 여름철에만 오고 겨울은 맑은 날이 많다.
- 아한대 다우 기후: 연중 어느 계절이든 상당량의 비가 있으며 특히 겨울에는 다량의 적설을 볼 수 있다.

④ 한대 기후(Frigid Climate): 1년 중 1~4개월이 월평균 10~12도 이고 나머지 달이 10도 이하인 지역이며 기온의 일교차는 5월이 최대이고 비타민 결핍증, 동상, 적설에 의한 일광반사에서 생기는 시력장애 등이 일어나기 쉬운 기후이다.

⑤ 온대 기후(Temperate Climate): 1년 중 4~11개월이 월평균 10~12도 이고 나머지 달이 10도 이하인 지역을 말한다.
- 온대 동우 기후: 지중해 기후라고도 하며 겨울철에 비가 많이 내린다.
- 온대 다우 기후: 연간 비가 일정하게 고루 내린다.
- 온대 하우 기후: 여름에 비가 많고 계절풍과 관계가 깊다.

## 2) 기후변화에 따른 건강영향

기후변화는 빙하 감소, 홍수, 가뭄 및 사막화, 해수면 상승 등을 초래하고 이로 인해 전 지구적으로 자연생태계를 급격하게 변화시키면서 동시에 보건에 대한 심각한 위협으로 다가오고 있다. 우리나라도 지구온난화 영향에 예외는 아니어서 연평균 기온이 꾸준히 상승하고 동해안의 평균 수온도 지속적으로 올라가고 있다. 이러한 급속한 기온 상승은 집중호우 및 태풍을 빈번하게 가져와 막대한 인명과 재산 피해를 입히고 있다.

그러나 기후변화는 이러한 재해만을 초래하는 것이 아니다. 기후변화는 홍수 및 가뭄 등의 자연재해를 통하여 사망과 질병을 증가시키는 것 외에도 혹서에 의한 사망의 증가 또는 감염매개체의 증가로 인한 감염성 질환 발생의 증가를 가져온다고 보고되고 있다. 기후변화에 동반되어 증가될 것으로 예상되는 설사와 영양결핍 등도 그 영향이 더욱 커질 것으로 예상된다. IPCC 4차 보고서에서는 기후변화에 의한 건강영향에 대해 예측하여 기술하고 있다.

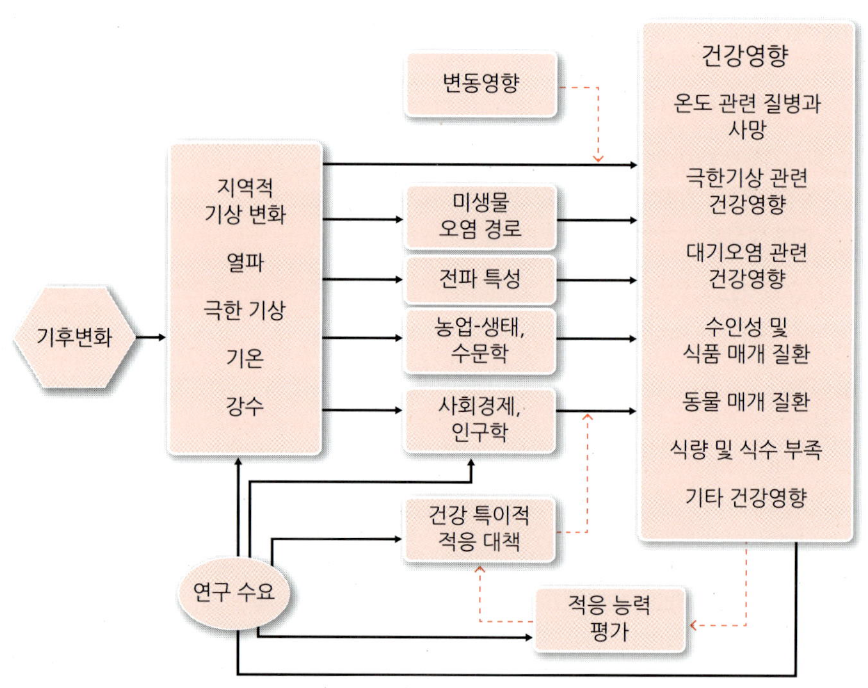


〈그림 Ⅳ-1-1〉 기후변화와 건강영향

또한 기후변화로 설사, 대기오염으로 인한 질병 및 사망, 기후변화에 의한 재해 관련 질병 및 사망, 기아로 인한 질환, 말라리아의 지역 분포의 변화와 감염 등이 증가되어 인간의 건강은 크게 위협을 받게 될 것으로 예측하고 있다. 이외에도 수온의 상승으로 콜레라 감염이 증가할 것으로 예측하였고, 감염성 질환, 호흡기 및 피부질환이 증가하고 재해로 인한 피난민의 증가와 이로 인한 건강상의 문제가 생길 수 있다고 예측하였다.

기후변화에 의한 보건학적인 영향은 단순한 온도 변화에 의한 것으로 이해하기보다는 더 넓은 환경적인 문제, 즉 깨끗한 식수와 위생, 기아와 영양실조, 감염성 질환 등과의 관련성을 함께 고려해야 한다. 특히 기후변화가 초래할 작물생산의 변화는 많은 나라에서 기근을 초래하고 빈곤에 의한 건강문제를 일으킬 수 있다.

우리나라도 기후변화의 영향에서 벗어날 수가 없다. 2009년 서울시 일별 기온 자료를 이용해 전체 사망과의 관계를 조사한 연구에서 기온의 변화와 일별 사망자 수의 관련성이 상당한 것으로 나타났다. 이러한 결과는 기후변화가 극지방의 빙하가 녹거나 아프리카 혹은 적도 근처의 아시아 나라들에서 나타나는 말라리아, 뎅기열 등의 감염성 질환의 문제만이 아니라 우리나라에도 영향을 끼치고 있다는 것을 시사해준다.

또한 기후변화로 인한 기온의 상승은 대기오염물질의 농도에도 영향을 미치는 것으로 알려졌다. 우리나라에서도 서울에서의 일별 최고기온은 오존 농도와 관련성이 상당히 있는 것으로 나타났다. 즉, 기온이 올라가면 기온자체에 의한 일사병 등 고온 관련 질환 및 사망이 늘어나는 영향 이외에도 오존의 농도 자체가 높아져서 건강상의 문제를 야기할 수도 있고, 미세분진이나 다른 오염물질에 의한 건강영향에도 상호 작용을 할 것으로 예측된다.

한편, 우리나라 연안의 바닷물 온도가 높아지면 콜레라를 일으킬 수 있는 비브리오균 농도와 모기 개체 수가 증가한다는 증거들도 보고되고 있다. 이는 기후변화로 인한 해수면 온도의 상승과 기온의 상승이 우리나라에서도 여러 가지 감염성 질환을 크게 증가 시킬 우려가 있다는 것을 의미한다.

이와 같이 기후변화로 초래될 수 있는 다양한 보건의 문제를 인식하여 보건의료체계 강화와 건강증진활동을 통해서 보건을 향상시키고 기후변화에 대한 취약성을 줄여나가야 할 것이다.

## 3) 기후와 건강

기후의 특성과 질병발생은 상호 관련성이 있다. 인체가 자연스럽게 환경에 적응하기도 하고, 감염매개체의 증식을 원활하게 하여 감염병이 유행하기도 하며, 장기적 혹은 단기적으로 환경의 영향을 받아 신체에 병적인 상태가 나타나기도 한다.

### (1) 기후 순화(Acclimatization)

인간이나 동물이나 외부환경의 변화에 대한 항상성(Homeostasis)을 유지하는 특성이 있다. 그런데 외부환경의 변동이 장시간 계속되면 생리적 적응(Adaptation)을 거쳐서 새로운 적응한도가 성립되는데 이를 순화(Acclimatization)라고 한다. 이 현상은 고원지대에 사는 원주민에게서 흔히 볼 수 있다. 일반적으로 고원지대는 산소가 희박하여 호흡 곤란을 느끼게 되므로 이런 생활환경에 알맞도록 폐활량이 커진다든가 적혈구의 수가 늘어나 산소의 이용률과 산소운반 능력을 높여준다. 이와 같은 순화형태는 그러한 환경에서 벗어난다고 해서 곧 사라지지 않고 장기간 지속된다.

기후 순화는 개인의 연령, 성별, 체질에 따라 개인차이가 있는 개인적 순응과 특정 종족에 따른 종족적 순응 등으로 구분되며 기후변화에 순화해 가는 기전은 다음과 같이 구분한다.

① **대상성 순응**: 새로운 환경조건에 세포 또는 기관이 그 기능을 적응시키는 것이다.

② **자극적 순응**: 환경자극에 의해 저하되었던 기능이 정상적으로 회복되는 것이다.

③ **수동적 순응**: 약한 개체가 자신에 대한 최적의 기능을 찾는 것이다.

### (2) 기후와 질병

기후의 특성과 질병발생은 상호 연관성을 가지며 기후 특성에 따라 풍토병, 계절병, 기상병으로 분류한다.

① **풍토병**: 지역의 기후 또는 기후로 인한 조건으로 해당 지역에 주로 발생하는 질병으로 말라리아, 수면병, 콜레라 등을 말한다.

② **계절병**: 계절에 따라 발생하는 질병으로 여름철 뇌염, 장티푸스, 이질, 장염 등 소화기계 전염병과 겨울철 천식, 인플루엔자 등의 호흡기계 질병, 봄과 여름에는 홍역, 결핵 등을 말한다.

③ **기상병**: 기후상태에 따라 질병이 발생하거나 기존의 질병이 악화되는 류마티스, 심근경색, 협심증, 기관지염, 천식 등을 말한다.

### (3) 태양광선과 건강

일광은 복사선을 방출하는데, 원자 내부의 변화에 의해 방출되는 에너지로 물리학적으로 파장이 서로 다른 전자기파라고 한다. 태양광선 중의 전자파는 지구의 대기층을 통과하면서 많은 양이 흡수된다. 태양에너지는 지상 15~35km의 오존층이나 대기 중의 수증기, 부유분진, 가스 등에 의한 반사, 흡수, 산란에 의해서도 차단당하는데, 실제로 지구표면에 도달하는 전자파를 청명한 날 측정하면 가시광선 부분이 약 45%, 적외선 부분이 약 45%, 자외선 부분이 약 10% 포함되어 있는 것으로 밝혀졌다. 그리고 지표에 도달하는 태양광선은 주로 2,900~5,000Å의 파장을 갖는 전자파로 알려져 있다.

#### ① 자외선(Ultra Violet Ray)

자외선은 가시광선과 전리복사선 사이의 파장을 가진 전자파이며 원자외선(1,000~2,800Å), 중자외선(2,800~3,150Å), 근자외선(3,150~4,000Å)으로 분류하는데, 이 중에서 중자외선의 파장은 사람의 몸에 유익한 작용을 하기 때문에 생명선(vital ray) 또는 Dorno의 건강선이라고 한다.

태양복사선에 의한 자외선량은 태양의 고도와 관계가 있어 하루 중 정오에 최대이고, 연중에는 7~9월에 많으며, 적도부근, 고지대 대기오염이 적고, 쾌청한 날에 풍부하다. 자외선 발생원으로는 일광 이외에 각종 자외선 발생장치가 이용되고 있다.

〈표 Ⅳ-1-1〉 자외선 파장별 투과 흡수

| 파 장 | 투과와 흡수 특성 |
|---|---|
| 1000~2800Å(원자외선) | 공기 및 석영을 약간 투과한다. |
| 2800~3200Å(중자외선) | 공기 및 석영을 투과하지만 보통 유리에 흡수되고 대기의 오존에서는 태양 복사선의 2900Å 이하에서 부분 흡수된다. |
| 3150~4000Å(근자외선) | 공기를 통하여 전파되며 일부는 보통 유리, 석영 및 물을 통과한다. |

❖ **자외선의 생물학적 작용**(Biologic Reaction)

- **피부에 대한 작용**: 3,200~3,800Å 파장의 자외선은 피부 상피층에서 흡수되고 2,000~3,800Å의 파장은 강한 홍반 작용을 일으킨다. 그리고 뒤이어 색소침착이 생기고, 심하면 부종, 수포형성, 피부박리현상이 나타난다. 2,800~3,200Å에 장시간 폭로 시에는 피부암을 일으키는 것으로 알려져 있다.
- **눈에 대한 작용**: 2,950Å 이하의 자외선은 각막과 결막에 흡수되며, 눈물이 흐르고 눈이 부시며 동통과 이물감을 동반한 결막염을 일으킨다. 심하면 각막 궤양, 혼탁, 수포 등의 각막염을 일으키며 전기성 안염, 설안염 등도 유발한다.
- **전신 작용**: 자외선은 자극작용이 있어서 대사가 항진되고 적혈구, 백혈구, 혈소판이 증가한다. 주로 2,800Å의 파장을 가진 자외선에 의해 체내에 비타민 D를 생성하며, 2,540~2,800Å의 자외선은 핵단백을 파괴하는 자외선 살균작용을 한다. 그러나 과량 조사하면 두통, 흥분, 피로, 불면 등이 야기된다.

### (4) 온열조건

기후 요소 중 기온, 기류, 습도(기습), 복사열은 인간의 체온 조절에 주요한 영향을 미치는 4대 온열인자 또는 온열 요소라 하며, 이 온열인자에 의해 이루어진 종합적인 상태를 온열조건(Thermal Condition)이라 한다.

#### ① 기온(Air Temperature)

기온은 온열조건 중에서 가장 중요한 인자이다. 실외 기온이란 인간의 호흡선 위치인 지상 1.5m 또는 백엽상에서 측정한 건구온도를 말한다.

❖ **기온의 측정**

- 기온의 측정 목적에 따라 측정 위치, 측정 시기, 측정 기구 등을 고려하여야 한다.
- 복사열을 피하기 위해서는 백엽상을 이용하고 수은 온도계를 사용한다.
- 이상저온 시에는 알코올 온도계를 사용하고 측정 장소의 접근이 어려울 때에는 전기 온도계를 사용한다.
- 수은 온도계: 그 기간의 최고 온도를 나타내는 최고 온도계로 2분간 측정한다.

- 알코올 온도계: 알코올은 −130도까지 얼지 않기 때문에 최저 기온을 측정하는 최저온도계로 3분간 측정한다.
- 카타 온도계: 온도, 습도, 기류의 3인자가 총합하여 알코올 온도계에 의한 외계의 냉각력을 측정하기 위한 온도계이다.

- **대류권의 기온**: 지상 12km 이하의 대기권에서는 지상 100m 마다 0.6~1도씩 정도 낮아지며 성층권에서는 고도가 높을수록 온도가 상승한다.
- **적정온도**: 활동에 적합한 실내 적정온도는 실내온도 18±2℃, 침실온도 15±1℃, 병실온도 21±2℃이다.
- **일교차**: 하루 중 최저온도(일출 30분전)와 최고온도(오후 2시경)의 차이를 말한다. 해양, 해안에서는 일교차가 작고, 대륙에서는 일교차가 크다. 구름, 산 등에서는 일교차가 작고, 계곡 분지에서는 일교차가 크다.

**※ 온도계의 종류와 측정방법**

① 백엽상
- 실외 기온 측정으로 지상 1.5m에서 측정한다.
- 기상관측인 경우 백엽상 가운데에 온도계를 고정시킨다.
- 백엽상은 일정한 장소의 기온을 측정하는데 좋다.
- 다른 장소로 옮겨 기온, 기습을 측정할 수 없으므로 이러한 경우, 아스만 통풍 온 · 습도계를 사용한다.

② 아스만 통풍 온 · 습도계
- 기온과 기습을 동시에 측정할 수 있다.
- 건구 · 습구의 두 가지 온도계가 부속되어 있다.
- 건구는 보통의 온도계이다.
- 습구는 온도계의 둥근 부분을 젖은 헝겊으로 싼다.
- 측정방법: 관측하기 조금 전에 통풍을 시작하여 온도계의 눈금이 정상이 되도록 하고 통풍이 시작된 지 5분 정도 지날 때의 눈금이 가장 정확하다.

③ 자기 온도계: 바이메탈을 이용한다.

### ② 습도(Air Humidity)

일정한 온도의 공기 중에 포함될 수 있는 수분의 양이며 주로 대류권 이하에 많이 존재하여 구름을 형성하고, 낮에는 태양열을 흡수하여 지표면의 과열을 막으며, 밤에는 지열복사를 차단하여 기후를 완화시킨다.

공기 중의 수증기량은 최대 한계량보다는 낮기 때문에 이를 백분율로 표시하여 상대습도(비교습도) 또는 습도라고 하는데 일반적으로 공기 중의 건습상태를 나타내는 포화습도, 비교습도, 포차 등이 사용된다.

- **절대습도**: 공기의 $1m^3$ 중에 함유한 수증기량(수증기장력)을 말한다.
- **포화습도**: 일정 공기함유량이 한계에 달했을 때를 포화상태라고 하고, 이때 공기 중의 수증기량(g)이나 수증기의 장력(mmHg)을 포화습도라고 한다.
  ※ 절대습도는 현 공기 중에 함유된 수증기량, 포화습도는 현재 기온에서 최대로 포화되는 수증기량임.
- **상대습도**(비교습도): 현재 공기 $1m^3$ 포화상태에서 함유할 수 있는 수증기량과 현재 그 중에 포함되어 있는 수증기량의 비를 %로 표시한 것이다(절대습도/포화습도×100).
- **포차**: 현재 공기 $1m^3$ 포화상태에서 함유할 수 있는 수증기량과 현재 그 중에 함유된 수증기량과의 차이를 말한다(포화습도−절대습도).
- **최적습도**(쾌적습도): 40~70%(15℃ 이하: 70~80%, 18~20℃: 60~70%, 24℃: 40~60%) 실내습도가 너무 건조하면 호흡기 질병, 너무 습하면 피부 질병이 발생하고, 밀폐된 실내에 다수인이 밀집하면 습도가 상승하여 불쾌감을 준다.

**※ 습도 측정기의 종류**

① 건습계
- 종류: 건구 온도계, 습구 온도계
- 동일 한란계를 놓고 그 중 한 개의 구를 흰 헝겊으로 싸고 여기에서 실을 늘어뜨린 뒤 물컵에 연결시켜 측정한다.
- 실의 길이는 약 10cm로 하는데, 그 중 4cm는 물컵 속에 잠기게 하고 나머지는 6cm는 컵 밖으로 나오도록 한다.

② 아스만 통풍 온 · 습도계
- 습도 측정의 경우에는 습구의 거즈를 물을 떨어뜨려 적신다.
- 물을 적심과 동시에 잘 흔들어 물을 뺀 다음 금속 덮개를 씌우고 팬이 4~5분 회전한 후 습구 눈금의 저하가 멈췄을 때 건구와 습구를 읽는다.

③ 자기 습도계: −20 사이에서는 무관하나 그 외의 온도에서는 다소의 오차가 있으므로 건습계나 아스만 통풍 온 · 습도계로 끊임없이 보정하여야 한다.

④ 모발 습도계: 모발의 습도에 대한 신축도를 이용하여 자기 온도계와 같은 원리로 신축도를 기록한다.

### ③ 기류(기동, 바람: Air Movement)

기압과 기온의 차이에 의해서 생성된다. 기류의 강도를 풍속(m/sec)이라고 하며, 인체의 신진대사, 발열 작용을 촉진하고, 가옥 내 자연환기의 원동력이 되며, 대기의 확산과 희석에 영향을 미친다.

**❖ 기류 분류**

– 무풍: 0.1m/sec 이하

– 불감기류: 0.2~0.5m/sec
– 쾌감기류: 외기 1m/sec 전후, 실내는 0.2~0.3m/sec

실내기류에는 Hill(1916)이 고안한 카타 온도계(Kata Thermometer)를, 실외기류에는 풍차 속도계, 아네모메타, 피토트튜브를 사용한다.

### ④ 복사열(Radiant Heat)

발열체 주위에 있거나 직사광선 아래 있을 때는 실제 기온보다 더 높은 온감을 느끼게 되는데 이것은 복사열이 작용하기 때문이다. 인체의 열복사는 주위 온도와 피부온도가 같을 때에는 일어나지 않고 주위 온도가 낮으면 체열의 방산이 커진다. 복사열은 발열체로부터 거리의 제곱에 비례해서 온도가 감소한다. 피부온도는 혈관이 축소하면 하강하고, 혈관이 확장하면 상승하여 방산이 증가한다. 복사열의 측정은 H.M. Vernon에 의해 고안된 흑구 온도계를 사용한다.

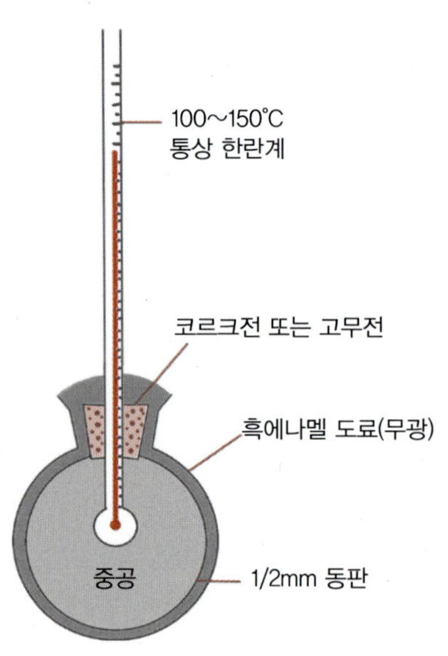


〈그림 Ⅳ-1-2〉 흑구 온도계

### ⑤ 기후의 종합지수

기온, 기습, 기류 및 복사열 등의 온열인자는 상호 복합적으로 작용하기 때문에 각각을 분리해서 쾌적 조건을 설명하기에는 한계가 있다. 이들 온열조건의 복합적 작용에 의해 만들어지는 온열환경 조건을 하나의 객관적인 값으로 나타낸 것을 종합지수 또는 온열지수라고 하는데 감각온도, 쾌감대, 불쾌지수, 카타냉각력, 습구흑구온도지수 등이 있다.

❖ **감각온도**(Effective Temperature)

Yaglou와 Miller(1926)가 고안한 것으로 기온, 기습, 기류 3인자가 종합하여 인체에 주는 온감을 말하며 체감온도, 유효온도, 또는 실효온도라고도 한다. 무풍(기류 0m/sec), 포화습도(100%) 상태의 환경을 기준으로 하여 이와 동일한 감각을 주는 기온, 기습, 기류의 종합된 상태를 감각온도로 나타낸다.

인체가 느끼는 온감은 체열의 생산과 방산에 밀접한 관계가 있는데 생산열량이 방산열량에 비하여 적으면 한랭과 불쾌감을 느끼며, 이와 반대일 때에는 불쾌감과 열감을 느끼게 된다. 방산열량과 생산열량이 같을 때 가장 적당한 온감과 더불어 쾌적 감각을 느끼게 된다.

Yaglou와 Drinker(1928)에 의하면 여름철 쾌감 감각온도는 18~26℃, 겨울철은 15.6~23.3℃이며, 최적 감각온도(Optimum Effective Temperature)는 겨울철이 19℃, 여름철이 21.7℃인데 여름보다 겨울이 낮은 것은 계절에 대한 인체의 기후 순화 결과 때문이다.

❖ **쾌감대**(Comfort Zone)

기온과 습도와의 관계에서 가장 쾌감을 느끼는 점을 쾌감점이라고 하며 이러한 점들의 연결을 쾌감선이라고 하고, 쾌감선을 중심으로 상하에 있는 범위를 쾌감대라고 한다. 기온, 기습, 기류의 종합적인 작용에 의해서 쾌감이나 불쾌감을 느끼며 그 밖에 신체적 조건, 의복의 착용상태, 활동량, 습관 등 여러 가지 조건에 따라서 달라진다. 일반적으로 적당하게 옷을 입은 상태에서 쾌감을 느낄 수 있는 온열조건은 불감기류, 습도 60~65%, 기온 17~18℃ 일 때이다.

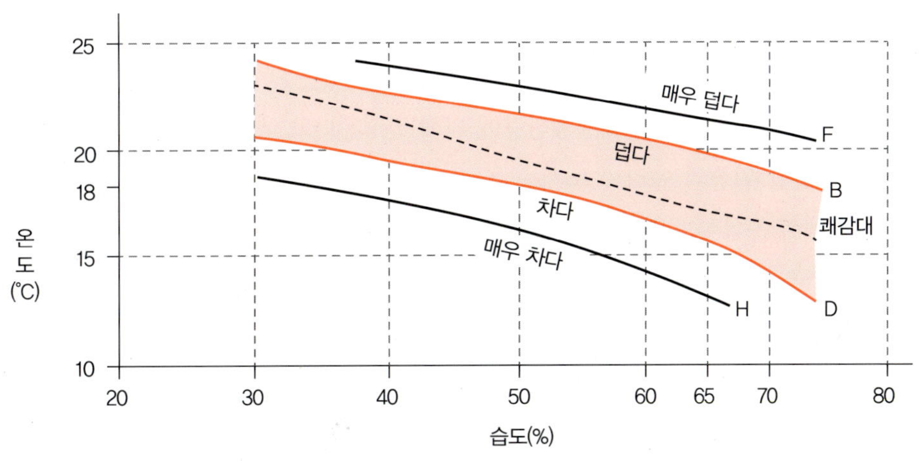


**〈그림 Ⅳ-1-3〉 안정 시 무풍일 때 쾌감대**

❖ **불쾌지수**(Discomfortable Index; DI)

불쾌지수는 원래 기온의 변화에 따라 공장, 사무실 등에서의 전력소모를 알기 위해 사용했던 것으로 E.C.Thom 등에 의해 제창되어 미국에서 1959년 이래 불쾌지수로 사용되었다. 불쾌지수는 기후 상태로 인간이 느끼는 불쾌감을 표시한 것으로 기온과 습도의 영향을 받으며 습도와 온도의 조합으로 구성되어 있어서 온습도지수라고도 한다. 이 지수는 복사나 기류가 포함되어 있지 않아 감각온도와 차이가 있을 수 있는 결점이 있기 때문에 여름철 실내의 무더위 기준으로만 사용되고 있다.

불쾌지수는 다음의 식을 통해 계산한다.

실내 DI = {건구온도(℃) + 습구온도(℃)} × 0.72 + 40.6

실내 DI = {건구온도(℉) + 습구온도(℉)} × 0.4 + 15

실외 DI = 0.72{건구온도(℃) + 습구온도(℃)} × $7.2\sqrt{v}$ + 2.6J + 40.6

v: 풍속(m/sec), J: 일사량(cal/cm2 · m)

**※ DI 수준과 불쾌감을 느끼는 정도**

- DI = 70: 다소 불쾌(10% 정도의 사람이 불쾌)
- DI = 75: 50%의 사람이 불쾌
- DI = 80: 거의 모든 사람이 불쾌
- DI = 85: 모든 사람이 견딜 수 없는 상태(매우 불쾌)

**❖ Kata 냉각력**(Kata Thermometer Cooling Power)

인체의 발열량은 기온, 기습이 낮고 기류가 클 때 증대되는데 이 기온, 기습, 기류의 3인자가 종합하여 인체로부터 열을 빼앗는 힘을 그 공기가 가지고 있는 냉각력이라고 한다. 카타 온도계는 인간이 더위와 추위를 느끼는 것이 체열방산량에 의해 결정된다고 생각하여 인체를 모델로 인체의 발열량과 같도록 고안한 일종의 유리 온도계로 37.8℃에서 35℃까지 하강하는 시간을 측정하여 단위시간에 단위면적에서 손실되는 열양(cal/$cm^2$/sec)으로 냉각력을 표시한다. Kata의 뜻은 Down으로 이 온도계는 일반 풍속계로는 측정이 곤란한 불감기류와 같은 미풍을 정확히 측정할 수 있기 때문에 최근에는 기류측정의 미풍계로도 사용된다.

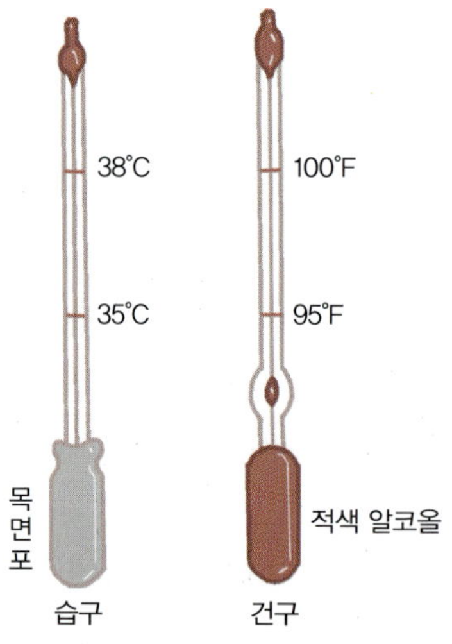


〈그림 Ⅳ-1-4〉 카타 온도계

❖ **습구흑구온도지수**(WBGT: Wet Bulb Globe Temperature Index)

2차대전 당시 열대지방에서 작전하는 미군 병사들의 고온장애를 방지하기 위해 Yaglou와 Minard에 의해 제안된 것으로 감각온도 대신에 태양복사열의 영향을 받는 옥외환경을 평가하는 데 사용하도록 고안된 것이다. 이 지수는 고열작업장을 평가하는 지표로도 많이 이용되는데 감각온도와 달리 기류를 고려하지 않고 건구온도와 자연습구온도로 계산하기 때문에 전문지식 없이도 고온의 부하를 평가할 수 있어 사용이 간편한 장점이 있다.

이 지수는 건구온도를 기준으로 하는 기온과 달리 대기의 건구온도에 자연습구온도와 흑구온도를 고려하여 계산한 결과이므로 습기가 많아 습구온도가 높으면 대기의 기온보다 지수가 더 높아질 수 있다. 우리나라 고열작업장의 허용기준은 "고온의 노출기준"에 근거하여 경작업의 경우 작업장의 WBGT가 30℃ 이하일 때 계속작업이 가능하며, 32.2℃인 경우 25% 작업에 75% 휴식(15분 작업, 45분 휴식)을 취하도록 하고 있다. 군대에서도 이를 적용하여 30℃ 이상이면 훈련량을 줄이고 31℃ 이상에서는 훈련을 중지하는 지표로 사용되고 있다. 최근에는 WBGT를 보다 손쉽게 측정할 수 있는 장비가 개발되어 사용되고 있다.

**<WBGT 계산법>**

- 태양 직사광선이 있을 때: WBGT = 0.7Tw + 0.2Tg + 0.1Ta
- 실내 또는 태양 직사광선이 없을 때: WBGT = 0.7Tw + 0.3Tg

(Tw: 습구온도, Tg: 흑구온도, Ta: 건구온도)

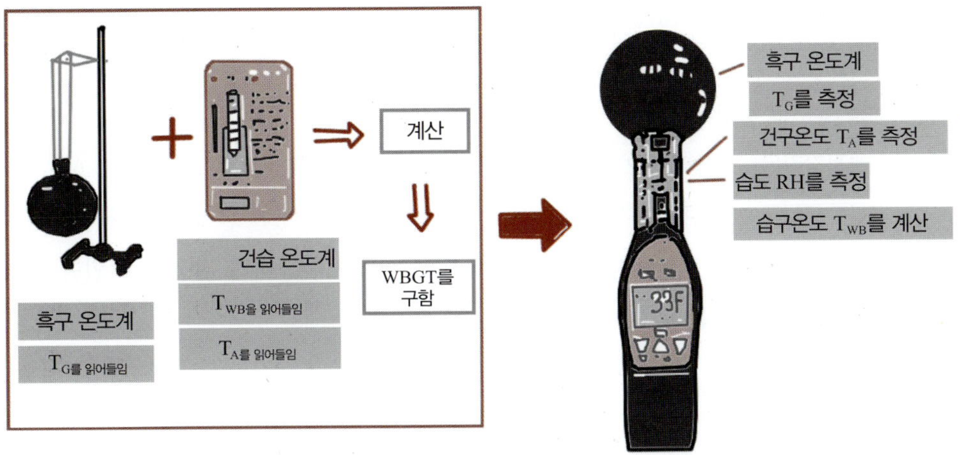


〈그림 Ⅳ-1-5〉 습구흑구온도지수 측정방법

### ⑥ 체온조절

• 정상체온

인간은 항온동물로 환경의 변화에도 일정 체온을 유지한다. 체온의 정상범위는 36.1~37.2℃이며 이 범위를 벗어나면 생리적 이상을 초래하게 되는데, 체온이 42℃ 이상이면 불가역적 변화를 일으켜 신경조직의 기능마비가 일어나고, 30℃ 이하로 떨어지면 각 기관의 기능이 상실되어 회복불능의 상태가 되어 항상성(Homeostasis)이 파괴된다.

• 체온조절 기전

인간이 일정 체온을 유지할 수 있는 것은 체내에서 열을 생산하는 화학적 조절(섭취한 양분의 산화)과 이학적 조절(발한, 열전도, 열대류, 열복사 등) 때문인데, 이 두 기능이 외부의 기후조건에 따라 적절히 균형을 이룸으로써 체온이 일정하게 유지된다. 이러한 균형은 뇌 시상하부의 체온조절중추에 의한 말초혈관의 수축과 확장, 발한작용, 골격근의 열생산 및 각종 호르몬 작용으로 조절이 이루어진다.

일반적으로 체온은 수면 시에는 하강하고 오후 3~5시에는 높아지는데, 체열의 생산은 주로 골격근에 의해서 지배되고 체열의 방출은 대부분 피부를 통해서 이루어진다. 환경온도가 24℃인 경우에는 체열 생산이 다소 증가하지만, 복사, 전도에 의한 체열 방출의 과다로 냉각하기 때문에 체열 방출을 억제하여 열 균형을 이루도록 하여야 한다. 24~29℃ 이상의 환경온도에서는 발한, 즉 증발에 의한 체열 방출량이 급격하게 증가하여 열 균형을 이루게 된다.

### ⑦ 지적온도(Optimum Temperature)

인간의 온도식별 범위는 0.2~1.2℃이고 피부 온도가 27~33℃일 때 제일 민감하며 피부가 순응할 수 있는 온도범위는 10~40℃이다. 체온 조절이 가장 원활하게 이루어지고 감각적으로 쾌적한 온도를 지적온도라고 하는데, 노동량, 계절, 기후, 성, 연령, 의복, 식사 등에 의해 영향을 받는다.

지적 온도의 종류는 다음과 같다.

- **쾌적감각온도:** 감각적으로 가장 쾌적하게 느끼는 온도인 주관적 지적온도
- **최고생산온도:** 노동 시 생산능률을 가장 많이 느낄 수 있는 온도인 생산적 지적온도
- **기능지적온도:** 인간이 최소의 에너지 소모로 최대의 생리적 활동을 발휘할 수 있는 적당한 온도인 생리적 지적온도

# 3 공기와 건강

## 1) 공기의 조성

공기는 지구를 둘러싸고 있는 대기의 하부층을 구성하고 있는 기체로서 해발 10km 이내의 공기는 99% 정도가 질소와 산소로 구성되어 있으며 나머지 화학성분이 1% 정도를 점유하고 있다. 건조상태에서 대기권 내 정상공기의 화학적 조성을 보면 아래와 같다.

〈표 Ⅳ-1-2〉 공기의 화학적 조성

| 성분 | 화학 기호 | 체적 백분율(%) | 중량 백분율(%) | 성분 | 화학 기호 | 체적 백분율(%) | 중량 백분율(%) |
|---|---|---|---|---|---|---|---|
| 산소 | $O_2$ | 20.98 | 23.01 | 헬륨 | He | 0.0005 | 0.0007 |
| 질소 | $N_2$ | 78.10 | 75.51 | 크립톤 | Kr | 0.0001 | 0.0003 |
| 아르곤 | $Ar_2$ | 0.93 | 1.286 | 키세논 | Xe | 미량 | 미량 |
| 이산화탄소 | $CO_2$ | 0.03 | 0.04 | 오존 | $O_3$ | 미량 | 미량 |
| 네온 | Ne | 0.0018 | 0.0012 | 수소 | $H_2$ | 미량 | 미량 |

## 2) 공기와 건강

### (1) 호흡(Respiration)

호흡은 폐포 내의 산소와 이산화탄소에서 공기를 구성하고 있는 화학성분의 분압현상에 의하여 흡기(Inspiration) 시에는 산소를 받아들이고, 호기(Expiration) 시에는 이산화탄소 및 수증기를 배출함으로써 이루어진다. 호흡을 통해서 들어온 산소는 혈중의 헤모글로빈(Hb)과 결합하여 $HbO_2$가 되어 각 조직세포에 운반되고, 조직세포에서 발생된 $CO_2$는 폐포로 운반되어 호기로 배출된다.

〈표 Ⅳ-1-3〉 호기와 흡기의 공기조성 성분

| 구분 | 산소 $O_2$(%) | $CO_2$(%) | $N_2$(%) |
|---|---|---|---|
| 호기(Expiration) | 17.00 | 4.00 | 79.00 |
| 흡기(Inspiration air) | 20.93 | 0.03 | 78.10 |

### (2) 군집독과 공기의 자정작용

#### ① 군집독(Crowd Poisoning)

1756년 캘커타의 형무소에서 146명의 죄수 중 23명을 제외한 전원이 밤사이에 사망한 사건이 발생했는데 사망의 원인은 공기의 이화학적 조건이 문제였다. 밀폐된 작은 방에 다수인이 장시간 있게 되면 불쾌감, 권태감, 두통, 구토, 현기증을 일으키고 때로는 실신(Syncope)을 일으키는데 이와 같은 생리적 이상을 군집독이라 한다.

이와 같은 현상은 밀폐된 실내에 다수인이 밀집되어있을 때 발생하는데, 유해 작용을 일으키는 인자로 취기, 온도, 습도, 기류, 일산화탄소와 이산화탄소, 악취 등의 증가와 산소의 감소, 분진, 연소가스, 공기이온 등이 있다. 군집독을 예방하기 위해서는 환기가 가장 중요하다.

#### ② 공기의 자정작용

옥외의 공기는 가정, 공장 또는 교통기관 등에서 배출되는 각종 가스, 매연, 먼지 등에 의해 오염되고, 생물들의 유기호흡에 의해 산소가 소비되며 이산화탄소가 증가한다. 그럼에도 대기의 조성은 다음과 같은 자정작용을 통해서 일정하게 유지된다.

- 공기자체의 희석작용
- 강우, 강설 등에 의한 공기 중 수용성 가스나 분진의 세정작용
- 산소, 오존 및 과산화수소에 의한 산화작용
- 태양광선 중 자외선에 의한 살균작용
- 녹색식물의 광합성에 의한 산소와 이산화탄소의 교환작용

## 3) 공기의 종류와 건강 영향

### (1) 산소($O_2$)

산소는 공기 중 농도가 20% 정도로 물질의 산화나 연소에 꼭 필요하며 생물체의 호흡에 의해 소비된다. 녹색식물은 광합성 작용을 하면서 이산화탄소를 취하고 공기 중에 산소를 방출하는데 이로 인해 소비되는 산소의 양과 생산되는 산소의 양은 거의 일치하여 대기는 일정한 산소농도를 유지하게 된다.

성인 한 사람이 필요한 1일 공기량은 약 13kℓ, 산소량은 약 600~700ℓ이며, 1회 호흡 시 약 4~5%의 산소를 소비한다. 인체의 산소의 감소 또는 증가에 대한 저항력은 상당히 커서 인간이 감당할 수 있는 산소의 변동 범위는 15~50% 정도인 것으로 알려져 있다. 실제로 실내에 다수인이 장시간 있을 경우 산소량은 생명에 영향을 줄 정도로 감소하지는 않는다.

#### ① 산소결핍증(저산소증, Hypoxia)

저산소증은 지하 10km 이상의 지하터널 작업, 또는 높은 산이나 고공비행 중에 발생하기 쉽다. 고도 3~4km 이상부터는 고산병이 발생할 수 있으므로 4.5km 이상의 고산 등산 시에는 산소공급이 필

요하다. 하지만 고산에 순화된 사람은 5.5km에서 상주할 수 있으므로 6km 이상에서 산소 공급이 필요하며 6~7km에서는 의식상실, 7km 이상에서는 사망하게 되므로 산소마스크가 필요하다.

#### ② 산소중독(Oxygen Poison)

산소의 허용농도보다 높은 산소를 장시간 흡입하게 되면 산소중독이 발생하는데 이때의 증상으로 폐부종, 충혈, 호흡억제, 서맥, 저혈압, 흉통, 폐출혈, 구토 등이 나타난다. 일반적으로 100%의 산소를 8~12시간 이상 흡입할 경우에 산소중독증의 위험성이 따른다. 산소농도가 100%이면 5기압 하의 산소 장력과 같은 수준으로 산소중독의 원인이 되며 3기압하의 100% 산소는 3시간, 4기압하의 100% 산소는 30분 정도밖에 견딜 수 없다.

**※ 산소농도와 신체증상**

- 산소농도 10% 이하: 호흡곤란
- 산소농도 7% 이하: 질식
- 산소농도 4% 이하: 1분 이내 사망
- 저산소증(Hypoxia): 11~12% 이하
- 7,000m 이상: 고산병(근육통, 관절염, 이명의 증상)
- 산소중독(Oxygen poison): 고기압 하에서 55% 이상 고농도 상태
- 5기압하의 산소 100%: 산소중독증의 원인(폐기종, 충혈, 동통, 근육경련)
- 4기압하의 산소 100%: 30분 정도 견딤
- 3기압하의 산소 100%: 3시간 견딤

### (2) 이산화탄소($CO_2$)

이산화탄소는 공기 중의 농도가 0.03%인 무색, 무취의 비독성 가스로 약산성을 나타내며 적외선을 흡수하여 온실효과를 유발하는 가스이다. 소화제, 청량음료 등에 사용되고 물체의 연소, 발효, 부패, 호흡작용 등에서 배출되며, 식물의 탄소 동화작용으로 교환되어 동일한 농도를 유지한다. 실내공기의 전반적인 오탁 정도를 잘 나타내어 일반적으로 실내공기오염이나 환기의 양을 결정하는 척도로 이용된다.

공기 중 탄산가스 농도가 증가하면 폐포 내 혈액 중의 이산화탄소 농도가 증가하여 심호흡수가 증가한다. $CO_2$ 농도가 3% 이상이면 불쾌감을 느끼고, 6% 이상에서 인체에 유해한 작용을 일으켜 호흡수가 현저히 증가하며, 7~8% 초과 시 호흡곤란을 유발하고, 10% 초과 시에는 의식 상실과 사망에 이른다. 오염 허용기준: 1시간 평균치 0.1%(1,000ppm)이다.

### (3) 질소($N_2$)

질소는 공기 중에 가장 많은 양(78.09%)이 존재하는 불활성 기체로 정상기압에서는 인체에 직접적인 피해를 주지 않지만 고압환경이나 급속히 감압할 때는 영향을 준다. 예를 들어 잠수작업이나 잠수함 작업 같은 고압 상태에서 마취작용을 일으키며, 특히 급격히 감압되면 고압 상태(이상고압)에서 질소가 혈액이나 지방조직에 용해되었다가 질소가 기포를 형성하여 모세혈관에 혈전을 일으키는 감압병 또는 잠함병(Cassion Disease)의 원인이 되어 전신의 동통과 신경마비, 보행곤란 등 중추신경증상을 나타낸다.

고압 환경에서의 생체반응을 보면 3기압에서는 자극감, 4기압 이상에서는 마취작용, 10기압에서는 정신기능 둔화, 10기압 이상에서는 의식상실을 일으킨다.

- 일산화질소: 무색, 무취, 수용성, 산소결핍 유발
- 이산화질소: 적갈색, 자극성
- 아산화질소: 스마일가스, 마취제

### (4) 일산화탄소(CO)

일산화탄소는 무색, 무취, 무자극성의 공기보다 가벼운 기체로 확산성과 침투성이 높아 독성이 강하고 위험하다. 탄소의 불완전 연소로 발생하며 자동차의 배출가스에서도 다량 배출된다(목탄: 4~13%, 석탄: 7~10%, 담배연기: 0.5~1.5%).

일산화탄소가 인체에 흡입되면 헤모글로빈과의 친화력이 산소보다 200~300배 정도 강하기 때문에 CO-Hb(Carboxyhemoglobin)를 형성하여 결과적으로 헤모글로빈의 산소결합능력을 빼앗아 혈중 산소의 농도를 저하시키고 조직세포에 공급할 산소의 양이 부족해져 산소결핍증(Annoxia)을 일으키는데, 이것이 일산화탄소 중독 증상이다(혈중의 CO-Hb 포화도는 10% 미만으로 유지되어야 한다).

중독 시 후유증으로 중추신경장애를 유발하여 운동장애, 언어장애, 시력장애, 시야협착, 지능저하 등이 나타날 수 있다. 치료방법은 고압산소요법을 사용하여 CO와 Hb의 해리를 촉진한다.

일산화탄소 최대허용농도는 1시간 기준으로 400ppm(0.04%), 8시간 기준 0.01%(100ppm)으로 정하고 있으며 1,000ppm(0.01%) 이상은 극히 위험하다.

**※ CO-Hb 포화도와 신체 증상**

- 30~40%: 심한 두통, 구토
- 50~60%: 혼수 및 경련
- 70% 이상: 사망
- 80% 이상: 즉사

# 4 물과 건강

물은 모든 생물이 생명현상을 유지하기 위해 필요불가결한 것이다. 물은 인체 내에서 음식물의 소화, 운반, 영양분의 흡수, 운동, 노폐물의 배설, 호흡, 순환, 체온 조절 등의 생리적 작용을 하는데, 따라서 성인의 경우 하루에 2~3ℓ의 물이 필요하다. 인체의 60~70%는 수분으로 되어 있으며, 인체가 보유하고 있는 수분의 10~15%가 상실되면 생리적 이상이 나타나고, 20% 이상 상실되면 사망할 수 있다.

우리가 일상생활을 하는데 필요한 물은 보통 가정용수(청소, 목욕, 세탁, 수세 화장실 등), 공업용수, 소화용수 등으로 사용되고 있는데, 그 양은 최소 1일 1인당 50ℓ이며 수세 화장실은 10~20ℓ가 가산된다.

## 1) 물의 오탁(Pollution)

물에 병원성 미생물이 함유되어 있을 때를 오염(Contamination)이라 하고, 유해 화학물질이 함유되어 있을 때는 오탁(Pollution)이라고 하는데, 일반적으로 위의 경우 모두 오탁이라고 한다.

### (1) 수인성 감염병 감염원

감염성이 있는 장티푸스, 파라티푸스, 세균성 이질, 콜레라, 감염성 설사, 유행성 간염 등의 병원체들에 물이 오염되어 있을 경우 오염수나 음식물을 통해서 인체에 감염을 일으켜 감염원으로 작용한다. 그러나 대체로 수인성 감염병의 병원체는 수중에서 영양원의 부족, 잡균과의 생존경쟁, 일광의 살균작용, 온도의 부적당, 삼투압의 부적당 등으로 그 수가 증가되지 않고 감소하거나 결국은 사멸된다.

**※ 수인성 감염병의 특징**

- 환자가 집단적 또는 폭발적으로 발생한다.
- 2차 환자 발생률이 낮다.
- 전염병 유행지역과 먹는 물 사용지역이 일치한다.
- 음료수 중에 동일한 병원체가 검출된다.
- 성별, 연령별로 질병발생률에 차이가 없다.
- 잠복기가 길고 치명율과 2차 감염률이 낮다.
- 음료수를 사용 중지하거나 개선하면 환자 발생률이 감소 또는 중단된다.

### (2) 기생충 감염병 감염원

물과 직 · 간접적으로 관련 있는 기생충으로는 간디스토마, 폐디스토마, 주혈흡충, 광절열두조충, 회충, 편충, 구충 등이 있다.

### (3) 유해물질의 오염원

산업 폐수에서 유출되는 유해물질로는 시안, 수은, 카드뮴, 유기인, 페놀, 비소 등이 있고 이들은 각종 중독성 질환을 일으킨다.

### (4) 수중 불소와 우식치

불소가 많이 함유된 물을 장기간 마시게 되면 반상치를, 너무 적은 물을 마시면 치아우식증의 원인이 되는데, 이는 특히 8~9세의 어린이에게 많이 발생한다.

그 밖에도 물은 악취 및 가스 발생, 해충의 서식 및 발생원으로 작용하고 정수과정의 문제로 수도열의 원인이 되기도 하며, 질산은 청색아, 황산마그네슘을 다량 함유(250mg/ℓ 이상)한 물은 설사를 일으킨다.

**※ 수도열**(Water Fever, Hannover Fever)

1926년 하노버에서 장티푸스 환자 2,500명의 유행에 앞서 약 10배의 발열환자가 발생하였는데 이는 장티푸스와 관계없이 발생한 것으로 그 원인은 대장균 및 잡균 때문인 것으로 알려졌는데 이를 하노버열 또는 수도열이라고 한다.

## 2) 상수도

상수도란 중앙급수로 일정한 인구집단에게 공공적으로 보건상 양질의 물을 공급하기 위한 설비를 말한다.

### (1) 수원(Source of Water)

음용수의 수원으로는 산간계곡의 호수나 계곡수 또는 강물의 복류수가 좋다.

① **천수**(비, 눈): 가장 순수하며 연수인 것이 특징이고 열대지방이나 섬에서 많이 사용하는데 대기가 오염된 지역에서는 매진, 분진, 세균량이 많다.

② **지표수**: 하천수나 호수를 들 수 있으며, 오염물이 많을 수 있다.

③ **지하수**: 수온이 낮고 미생물과 유기물이 적으며, 탁도가 낮아서 좋으나 경도가 높으며 깊을수록 좋다.

④ **복류수**: 하천의 지부 또는 측부에서 취수를 하는 방법으로 탁도가 낮고 수질도 양호하므로 소도시의 수원으로 이용되는 경우가 많다.

⑤ **해수**: 해수는 3%의 식염을 포함하고 있어 화학처리하여 음용수로 사용할 수는 있으나 비용이 많이 들어 장기간 항해를 위한 함상에서 이용하는 정도이다.

### (2) 도수

물을 일정한 방향으로 흐르도록 인도하는 것을 말하며 수원이 멀리 떨어져 있을 때 도수로를 이용하여 물을 정수장까지 운송하는 것을 말한다.

### (3) 정수

정수장에서 물을 정화시키는 과정으로 침전, 여과, 소독의 순서로 실시된다.

### (4) 송수 · 배수 · 급수

정수장에서 배수지까지 송수로를 통하여 끌어가는 과정을 송수라 하고, 배수지에서 가정이나 학교, 산업장까지의 송수를 급수(또는 배수)라 한다.

먹는 물이라고 하는 것은 주로 먹는데 사용하는 자연상태의 물이나 자연상태의 물을 먹는데 적합하게 처리한 수돗물, 먹는 샘물 등을 말한다. 먹는 물 관리법 제5조 제1항에 의하면 환경부 장관이 수질기준을 정하여 보급하는 등 수질관리를 위하여 필요한 시책을 마련하도록 하고 있다.

## 3) 측정 및 수질 기준

### (1) 측정 및 검사

#### ① 총대장균군

대장균은 아포가 없는 그람음성간균으로 유당을 분해하여 산과 가스를 형성하는 호기성 또는 통성혐기성 균이다. 대장균 자체는 유해하지 않고, 검출방법이 간단하고 정확하며, 대장균의 검출로 다른 병원미생물의 오염을 추측할 수 있기 때문에 오염의 지표로 사용한다.

- **총대장균지수**(Coli Index): 총대장균군을 검출할 수 있는 최소 검수량의 역수(예를 들어 10㎖ 양성이라 함은 대장균지수 0.1을 뜻함)로 오염상태를 나타낸다.
- **최확수**(MPN: Most Probable Number): 검수 100mℓ당 총대장균군의 수를 말한다.

#### ② 암모니아성 질소

유기질소화합물은 단백질 → 아미노산 → 암모니아성 질소 → 아질산성 질소 → 질산성 질소의 5단계로 분해과정을 거치는데 위 과정 중에서 최초로 만들어지는 무기질소화합물이 암모니아성 질소이다.

암모니아성 질소가 상당량 검출되었다는 것은 유기물(생체 안에서 생명력에 의하여 만들어지는 물질로 유기 화합물의 준말)의 오염이 이루어진지 오래되지 않았다는 것을 의미하며, 분변오염을 의심할 수 있다.

### ③ 과망간산칼륨의 소비량

수중에 있는 유기물을 양적으로 추정하는 시험으로 과망간산칼륨을 황산과 함께 넣어 가열하면 유기물이 산화되는데 산화의 정도에 따라 과망간산칼륨이 소비된다. 그 소비량에 따라 수중의 유기물 양을 추정하는 시험법이다.

## (2) 먹는 물의 수질 기준

### ① 미생물에 관한 기준

〈표 Ⅳ-1-4〉 먹는 물 미생물에 관한 기준

| 검사항목 | 기준 |
|---|---|
| 1. 일반세균(Total Colony Counts) | 100CFU/mℓ 이하 |
| 2. 총대장균군(Total Colifirms) | 불검출/100mℓ |
| 3. 여시니아균(Yersinia) | 불검출/2 ℓ |
| 4. 총대장균/분원성 대장균군(E.coli/Fecal Coliforms) | 불검출/100mℓ |

- 일반세균은 1mL 중 100CFU(Colony Forming Unit)를 넘지 아니할 것
- 총대장균군은 100mL(샘물 · 먹는 샘물, 염지하수 · 먹는 염지하수 및 먹는 해양심층수의 경우에는 250mL)에서 검출되지 아니할 것
- 대장균 · 분원성 대장균군은 100mL에서 검출되지 아니할 것
- 분원성 연쇄상구균 · 녹농균 · 살모넬라 및 쉬겔라는 250mL에서 검출되지 아니할 것
- 아황산환원혐기성포자형성균은 50mL에서 검출되지 아니할 것
- 여시니아균은 2L에서 검출되지 아니할 것

### ② 건강상 유해영향 무기물질에 관한 기준

- 납은 0.01mg/L를 넘지 아니할 것
- 불소는 1.5mg/L(샘물 · 먹는 샘물 및 염지하수 · 먹는 염지하수의 경우에는 2.0mg/L)를 넘지 아니할 것
- 비소는 0.01mg/L(샘물 · 염지하수의 경우에는 0.05mg/L)를 넘지 아니할 것
- 셀레늄은 0.01mg/L(염지하수의 경우에는 0.05mg/L)를 넘지 아니할 것
- 수은은 0.001mg/L를 넘지 아니할 것
- 시안은 0.01mg/L를 넘지 아니할 것
- 크롬은 0.05mg/L를 넘지 아니할 것
- 암모니아성 질소는 0.5mg/L를 넘지 아니할 것
- 질산성 질소는 10mg/L를 넘지 아니할 것
- 카드뮴은 0.005mg/L를 넘지 아니할 것
- 보론은 1.0mg/L를 넘지 아니할 것

- 브롬산염은 0.01㎎/L를 넘지 아니할 것
- 스트론튬은 4mg/L를 넘지 아니할 것

③ 건강상 유해영향 유기물질에 관한 기준

- 페놀은 0.005mg/L를 넘지 아니할 것
- 다이아지논은 0.02mg/L를 넘지 아니할 것
- 파라티온은 0.06mg/L를 넘지 아니할 것
- 페니트로티온은 0.04mg/L를 넘지 아니할 것
- 카바릴은 0.07mg/L를 넘지 아니할 것
- 1,1,1-트리클로로에탄은 0.1mg/L를 넘지 아니할 것
- 테트라클로로에틸렌은 0.01mg/L를 넘지 아니할 것
- 트리클로로에틸렌은 0.03mg/L를 넘지 아니할 것
- 디클로로메탄은 0.02mg/L를 넘지 아니할 것
- 벤젠은 0.01mg/L를 넘지 아니할 것
- 톨루엔은 0.7mg/L를 넘지 아니할 것
- 에틸벤젠은 0.3mg/L를 넘지 아니할 것
- 크실렌은 0.5mg/L를 넘지 아니할 것
- 1,1-디클로로에틸렌은 0.03㎎/L를 넘지 아니할 것
- 사염화탄소는 0.002mg/L를 넘지 아니할 것
- 1,2-디브로모-3-클로로프로판은 0.003㎎/L를 넘지 아니할 것
- 1,4-다이옥산은 0.05mg/L를 넘지 아니할 것

## 4) 물의 정화

### (1) 물의 자정작용

지표수는 시간이 경과되면 자연적으로 정화되는데 이와 같은 현상을 물의 자정작용이라고 한다. 자정작용은 동수에 비하여 정지수에서 더욱 왕성하며 수중의 미생물이나 불순물이 물리, 화학적 및 생물학적 작용을 받아 안정되어 무해화되는 과정으로 내용은 다음과 같다.

- 희석작용
- 침전작용
- 자외선에 의한 살균작용
- 산화작용
- 수중생물에 의한 식균작용 등

### (2) 정수법(상수처리과정)

물의 인공적인 정수법으로는 침전, 여과, 소독의 3종류가 있으며 수원에 따라 특수정수법에 의한 처리가 필요할 때도 있다.

① **침전**: 보통 침전과 약품 침전이 있다.

- **보통 침전**: 침전지에서 유속을 느리게 하거나 정지시켜 부유물을 침전시키는 방법으로 이 과정을 거치면 색도, 탁도, 세균 등의 감소가 일어난다. 시간이 많이 소요되어 완속침전법이라고도 한다.
- **약품 침전**: 보통 침전법으로 침전되지 않는 부유물에 응집제를 주입하여 불용성 응집물인 floc을 형성하게 한 후 침전시키는 방법이다. 사용되는 응집제에는 황산알루미늄, 알루미늄 산소, 염화제이철, 황산제일철, 황산제이철 등이 있다. 이 방법은 급속침전법이라고도 하며 세균수의 감소 이외에 부유물, 색도, 탁도, 냄새 등의 제거를 일으킨다.

② **여과**

Mills는 1893년 메사추세츠에서 물을 여과 급수하여 장티푸스, 이질, 설사, 장염 등의 환자와 일반 사망률을 감소시켰으며, 같은 해에 독일의 Reinke도 강물을 여과하여 함부르크 시민에게 공급한 결과 Mills와 같은 결과를 얻게 되어 그 후에 Mills–Reinke 현상이라는 용어가 나오게 되었다.

※ Mills–Reinke 현상: 물을 여과 급수함으로써 수인성 질병, 수도열, 사망률이 감소하는 현상을 말한다.

- 완속사여과법(Slow Sand Filtration, 영국식 여과법)
  - 침전지: 원수를 보통 침전시킨 후 여과지로 보낸다. 12~40시간 정치시키면 냄새가 감소되고 색도와 탁도는 50~90%, 균수는 40~95% 감소된다.
  - 여과지: 여과지 제일 위층에 세사(직경 0.25~0.3mm)를 60~90cm 깔고 하층에는 입자가 큰 모래, 작은 자갈, 굵은 자갈을 각각 10~15cm 두께로 깔고 최하층에는 큰 자갈을 빈틈없이 깐다. 원수 중의 부유물 또는 불순물은 원수를 여과하면 세사층의 상부에 남아 콜로이드상의 막을 형성하는데, 이 막에서 세균, 조류, 부유물 등의 여과 작용이 이루어진다. 이 막을 여과막(Dirtcover) 또는 생물막(Vital Layer)이라고도 한다.

    이 여과막이 너무 두터워져서 여과 효과가 떨어지면 여과를 멈추고 막힌 모래층을 긁어낸 후 새로운 모래를 깔아 사면 대치를 한다. 계속적인 여과작업을 위해서는 여분의 예비여과지가 필요하며 보통 5~8개에 1개의 예비여과지를 만들어야 한다.

- 급속사여과법(Rapid Sand Filtration, 미국식 여과법)
  - 침전지: 약품 침전 시 응집제는 주로 황산알루미늄을 사용한다. 여과의 속도는 완속여과의 40배 이상으로 하며 수원의 탁도와 색도가 높거나 수조류 및 철분량이 많고 추운 지방에서 사용하며 도시 급수를 위해 사용된다.
  - 여과지: 여상의 모래는 완속사여과지의 모래보다 더 굵은 모래를 사용한다. 여과막이 빨리 두터워지므로 압축공기를 이용하여 물을 역류시켜 세척한다.

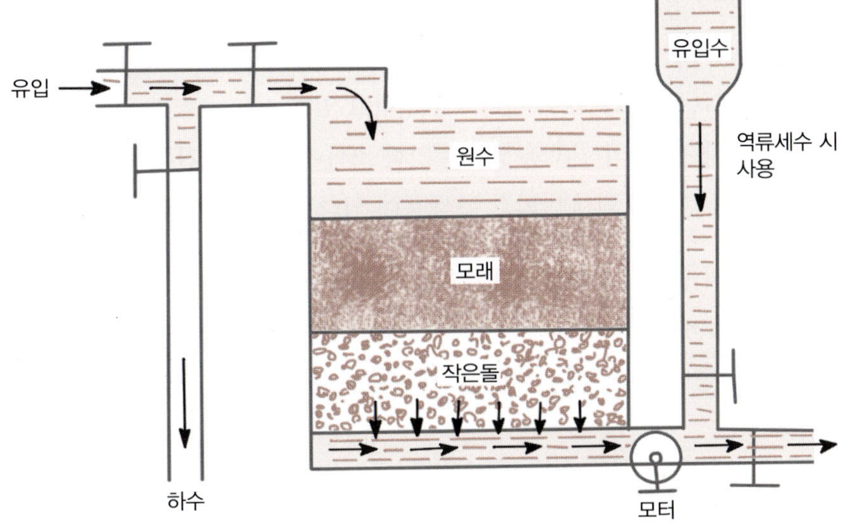


〈그림 Ⅳ-1-6〉 급속사여과지의 단면

〈표 Ⅳ-1-4〉 완속여과법과 급속여과법의 비교

| 구분 | | 완속여과법 | 급속여과법 |
|---|---|---|---|
| 침전법(예비처리) | | 보통 침전법(중력침전) | 약품 침전법 |
| 여과 속도 | | 3~5m/day | 120~150m/day |
| 1회 사용일 수 | | 20~60일(1~2개월) | 12시간~2일(1일) |
| 장점 | 탁도, 색도가 높을 때 | 불리하다. | 좋다. |
| | 이끼류가 발생되기 쉬운 장소 | 불리하다. | 좋다. |
| | 수면이 동결되기 쉬운 장소 | 불리하다. | 좋다. |
| | 소요면적 | 넓은 면적이 필요하다. | 좁은 면적도 가능하다. |
| 비용 | 건설비 | 많다. | 적다. |
| | 경상비 | 적다. | 많다. |
| 세균제거율 | | 98~99% | 95~98% |

### ③ 소독(Disinfection)

침전 여과과정을 거치는 동안 수중의 세균을 99%까지 제거할 수 있으나 절대 안전하다고는 볼 수 없으므로 소독이 필요하다. 물의 소독법에는 열처리법(자비소독), 자외선 방법, 화학적 방법(염소, 과망간산칼륨, 오존), 이온변화방법이 있다.

• 염소소독법

염소소독에는 액체염소, 이산화염소, 차아염소산 나트륨, 표백분에 의한 염소소독 등이 있는데 이 중에서 가장 많이 사용되고 있는 것은 액체염소법(염소를 0에서 4기압으로 액화시킨 것)이다. 액체염소가 가장 많이 이용되고 있는 이유는 취급이 간편하고 값이 싸기 때문이다. 우리나라의 수돗물

소독에는 액화염소 또는 이산화염소를 사용하고 공동급수시설에는 표백분을 이용한다. 우리나라 수도법에 의하면 수도 전에 있어서의 유리잔류 염소가 항상 0.2 mg/ℓ 이상(결합잔류염소1.5 mg/ℓ 이상)이 되도록 염소소독해야 한다고 규정하고 있다.

상수소독약으로서의 염소의 장점은 강한 소독력, 우수한 잔류효과, 간편한 조작, 적은 비용 등을 들 수 있으나 반대로 냄새가 많고 독성 등이 있다는 단점이 있다.

염소소독의 원리는 결합잔류염소 형성과 유리잔류염소 형성으로 다음과 같이 이루어진다.

- **유리잔류염소 형성**(Residual Free Chloride): 염소는 강한 산화력을 가지고 있다. 물에 주입된 염소는 수중에서 가수분해하여 유리잔류염소를 생성한다. 염소소독 시 수중반응은 다음과 같다.

$Cl_2+H_2O \rightleftarrows HCl + HOCl$(치아염소산)

$HOCl \rightleftarrows H^+ + OCl^-$(소독력: $HOCl > H^+ > OCl^-$)

이온화는 수용액의 pH(산성도)의 지배를 받아 산성, 중성에서는 차아염소산 상태로 존재하며 약알칼리 상태에서는 염소산이 증가한다. 염소산이나 차아염소산 모두 살균력이 있으나 차아염소산이 80배 정도 더욱 강한 것으로 알려져 있어 염소소독 시에는 약산성이나 중성에서 사용하는 것이 좋다.

- **결합잔류염소 형성**: 염소소독 시 수중에 암모니아 또는 암모니아 화합물이 있을 때에는 유리잔류염소와 다음과 같이 반응하여 결합잔류염소인 Chloramine을 형성한다.

$HOCl + NH_3 \rightleftarrows NH_2Cl + H_2O$ Monochloramine

$HOCl + NH_2Cl \rightleftarrows NHCl_2 + H_2O$ Dichloramine

$HOCl + NHCl_2 \rightleftarrows NCl_3 + H_2O$ Trichloramine

유리잔류염소가 결합잔류염소에 비해 살균력이 35~50배 더욱 강한 것으로 밝혀졌으나 Chloramine은 유리잔류염소에 비하여 잔류효과가 우수하고 더욱 지속적이며 냄새가 없고 유기물의 영향을 받지 않는다는 장점이 있다. 이처럼 잔류염소는 급배수과정이나 물의 사용과정 중에 2차적으로 오염되는 미생물 소독에 반드시 필요하다.

• **불연속점 염소처리**

수중에 염소를 주입하면 순수한 물의 경우 주입량에 정비례하여 잔류염소량이 증가한다. 물의 염소량은 0인데 수중에 암모니아와 같은 물질이 함유되어 있는 경우에는 b와 같이 일정한 시간까지는 염소 주입량에 비례하여 잔류염소가 증가하다가 일정시간이 지나면 주입염소량이 증가하여도 잔류염소는 감소하여 최저에 달하며, 0에 가깝게 내려갔다가 이후에 다시 투입량에 비례하여 증가하게 된다. 이때 최저에 달한 시기를 '불연속점'이라고 한다. 따라서 수중 유기물의 양이 0이 될 때까지 염소를 주입하여 산화처리하는 방법을 불연속점 염소처리라고 하며 이는 다음의 요소에 의해 영향을 받는다.

- 염소요구량: 수중의 유기물질을 산화하는데 필요한 염소량이다.
- 잔류염소: 불연속점 이상 주입된 염소량으로 송, 배 급수 및 사용 과정에서 오염될 수 있는 미생물의 살균작용에 영향을 미친다.

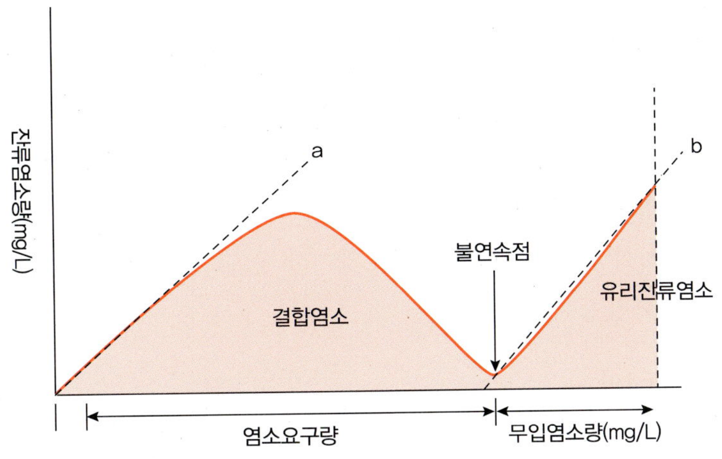


〈그림 Ⅳ-1-7〉 불연속점 염소처리

> **※ 부활현상**(After Growth)
>
> 물을 염소소독하면 수중 세균은 감소하여 0 또는 0에 가까워지지만 어떤 때는 염소 처리 후 어느 정도 시간이 지나면서 세균이 다시 증가하는데, 이런 현상을 '부활현상'이라고 한다. 즉, 식균 생물이 전부 사멸하면 잔존해 있던 세균이 급증하고, 염소로 인해 조류가 사멸되면 남아 있는 세균이 이를 영양원으로 하여 번식하게 되며, 아포형성균(Spore Forming Bacteria)도 염소가 소실되면 발아 증식된다.

### ④ 특수정수법

- **조류제거법(이끼 등의 생물제거법)**

대부분의 자연수역에서 조류가 발생하고 있는데 이와 같은 조류는 때로는 다량 발생하여 수화(Water-Bloom)를 일으키고 심한 경우 수질의 악화로 음용수로 사용할 수 없는 결과를 초래하기도 한다. 조류제거에는 황산동이 가장 많이 이용되며 이 밖에 염소 등을 사용하는데, 황산동의 경우 주입량은 조류의 종류에 따라 다르지만, 일반적으로 0.6~1.2mg/ℓ가 적당하다.

- **경수연화법**

칼슘이나 마그네슘이 중탄산염, 탄산염, 황산염의 형태로 수중에 많이 함유되어 있을 때 이 물을 경수라고 한다. 경수는 물맛이 나쁘고 비누 거품이 일어나기 힘들며 보일러 파이프에 결석을 만들어 돌발 사고를 많이 일으키기 때문에 연수로 만들어 사용한다. 끓여서 연화되는 물을 일시경수(Temporary Hard Water), 끓여도 연화되지 않는 물을 영구경수(Permanent Hard Water)라고 한다. 일시경수는 기관용수로는 부족하고 영구경수는 경도의 원인이 되는 이온을 제거하기 위해 석회소다법이나 이온교환법을 이용한다.

• 철분 제거법

철분을 함유한 물은 세탁할 때 의류에 착색이 되고 음료수로서 맛이 나쁘며 공업용수로도 부족하므로 철을 제거하기 위해 폭기법을 이용하면 가장 좋다.

• 망간 제거법

망간은 음료수의 맛을 나쁘게 하며 냄새가 나고 세탁 시 의류를 흑갈색으로 착색시키고 수도관에도 침전되게 하므로 망간농도를 0.1ppm 이하로 해야 한다. 망간 제거법으로는 폭기법을 이용하여 불용해성의 수산화망간을 침전 여과하여 제거한다. 또 효과를 높이기 위해서 과망산산칼륨 등의 주입에 의한 산화법 등이 이용된다.

• 불소주입(Fluoridation)

불소가 과량 함유된 물을 장기간 음용하면 반상치가 되지만 부족한 물의 장기 음용 시에는 충치의 원인이 될 수 있다. 따라서 불소가 부족할 때 이를 예방하기 위해 상수도 중에 불소를 가하는 것을 불소화(Fluoridation)라고 한다. 이때 첨가되는 불소의 농도는 물의 소비량, 기온 등과 밀접한 관련이 있으며 그 범위는 0.6~1.7mg/ℓ 이다.

• 우물소독: 우물소독은 주로 표백분을 사용하는데 표백분은 25% 정도의 유효염소량을 갖고 있다.

### ⑤ 집합소 위생

• 수영장

수영장에서 발생 가능한 질병으로는 각결막염, 각종 소화기계 질환, 이비인후과 질환, 피부병, 기생충증, 결핵균에 의한 질환 등이 있다. 자연수영장의 오염원으로는 위치나 장소에 따라 차이가 있으나 분뇨투기, 생활하수 유입, 공장의 폐수 유입, 가축의 유물 유입, 농업용수 유입 등이 있다.

**※ 위생관리 방법**

- 환수식: 일정기간 사용 후 완전히 물을 갈아내는 방법으로, 수질 오탁 청결은 가능하나 세균학적 청정은 기대하기 어렵다.
- 표백분의 표면 살포법: 수영장 표면에 표백분을 1시간에 한번씩 살포한다.
- 주입식 연속 소독법: 표백분이나 차아염소산 나트륨을 사용하며 설비, 유지비가 적게 들어 경제적이나 오탁의 청정은 기대하기 어렵다.
- 순환식: 수영조의 물을 펌프로 취수하여 그것을 여과 소독한 후에 다시 사용하는 방식으로 물리화학적 물질의 오탁이나 세균학적 오염의 청정에는 좋으나 시설과 유지비가 많이 든다.

인공수영장은 하천수나 해수를 많이 사용하는데 이미 오염된 경우가 많다. 공장지대, 공사장, 교통기관으로부터의 분진, 먼지 등에 의해 오염될 수 있으며 입욕자에 의해 입욕 중 소변, 분변, 분비물 때 등과 같이 수영복에 부착된 물질에 의해 오염될 수도 있다.

수영장의 수질기준은 아래 표와 같다.

**〈표 Ⅳ-1-5〉 수영장의 수질기준**

| 항목 | 수질기준 |
|---|---|
| 유리잔류염소량 | 0.4~1.0mg/ℓ(잔류염소일 때에는 1.0mg/ℓ 이상) 다만, 오존소독 등으로 사전처리 시: 0.2mg/ℓ 이상(잔류염소일 때에는 0.5mg/ℓ 이상)을 유지한다. |
| 수소이온농도(pH) | 5.8~8.6 |
| 탁도 | 2.8NTU 이하이다. |
| 과망간산칼륨 소비량 | 12mg/ℓ 이하이다. |
| 대장구균 | 10mℓ 들이 시험대상 욕수 5개 중 양성이 2개 이하여야 한다. |

• 공중 목욕장

공중 욕장에는 목욕탕, 온천 등이 있으며, 목욕탕에는 안질, 성병, 피부병, 질트리코모나스 등이 문제가 된다.

욕수의 수질기준은 원수와 욕조수로 나뉘어 기준을 부과한다.

[원수의 수질기준]

- 색도는 5도 이하로 한다.
- 탁도는 1NTU(Nepphelometric Turbidity Unit) 이하로 한다.
- 수소이온농도는 5.8도 이상 8.6도 이하로 한다.
- 과망간산칼륨 소비량은 10mg/ℓ 이하로 한다.
- 총대장균군은 100mℓ 중에서 검출되지 않도록 한다.

[욕조수의 수질기준]

- 탁도는 1.6NTU(Nephelometric Turbidity Unit) 이하로 하여야 한다. 이 경우 다른 법령에 의하여 목욕장에서 사용할 수 있도록 허가받은 제품을 첨가한 때에는 당해 제품에서 발생한 탁도는 계산하지 않는다.
- 과망간산칼륨 소비량은 25mg/ℓ 이하가 되어야 한다.
- 대장균군은 1mℓ 중에서 1개를 초과하여 검출되지 않도록 하며, 평판마다 30개 이하의 균체의 군락이 형성되었을 때는 원액을 접종한 평판의 균체의 군락을 평균하고, 기재는 반드시 1mℓ 중 몇 개라고 표시한다.

## 5) 하수

하수는 생활에 의해 생기는 오수를 말하며 가정하수(취사, 세탁, 목욕, 수세변소 등) 산업폐수, 지하수, 천수 등이 있다.

### (1) 하수도의 종류

① **합류식(Combined System)**: 가정하수와 천수 등 모든 하수를 한꺼번에 운반한다.

- **장점**: 시설비가 적게 들고 하수관이 커서 시공, 수리, 검사, 청소가 용이하고 우기에는 자연청소가 가능하다.
- **단점**: 우기에 범람우려가 있으며 악취가 발생한다. 갈수기에 하수관이 막히기 쉽고 미관을 해친다.

② **혼합식(Mixed System)**: 천수와 사용수의 일부를 함께 운반한다.

③ **분류식(Separate System)**: 가정하수와 천수를 별도로 운반한다.

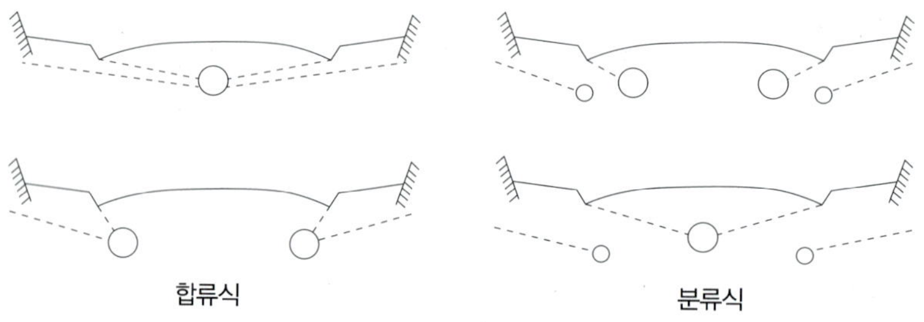


〈그림 Ⅳ-1-8〉 합류식 하수도와 분류식 하수도

〈표 Ⅳ-1-6〉 방류수 수질기준

| 구분 | | 생물화학적 산소요구량 (BOD)(mg/ℓ) | 화학적 산소요구량 (COD)(mg/ℓ) | 부유 물질량 (SS)(mg/ℓ) | 기타(mg/ℓ) | |
|---|---|---|---|---|---|---|
| | | | | | 총질소 (T-N) | 총인 (T-I) |
| 하수종말 처리시설 | 특별대책 지역 및 잠실수중 보권역 | 10 이내 | 40 이내 | 10 이내 | 20 이내 | 2 이내 |
| | 기타 지역 | 20 이내 | 40 이내 | 20 이내 | 60 이내 | 8 이내 |
| 폐수종말처리시설 (농 · 공단지, 오 · 폐수종말처리시설 포함) | | 30 이내 | 40 이내 | 30 이내 | 60 이내 | 8 이내 |

### (2) 하수처리 과정(Sewage Treatment)

하수처리법에는 희석법, 침전법, 관개별, 부패조법, 임호프탱크법, 접촉여상법, 안정지법, 살수여상법, 활성오니법 등이 있는데 그중 가장 진보된 방법은 활성오니법이다.

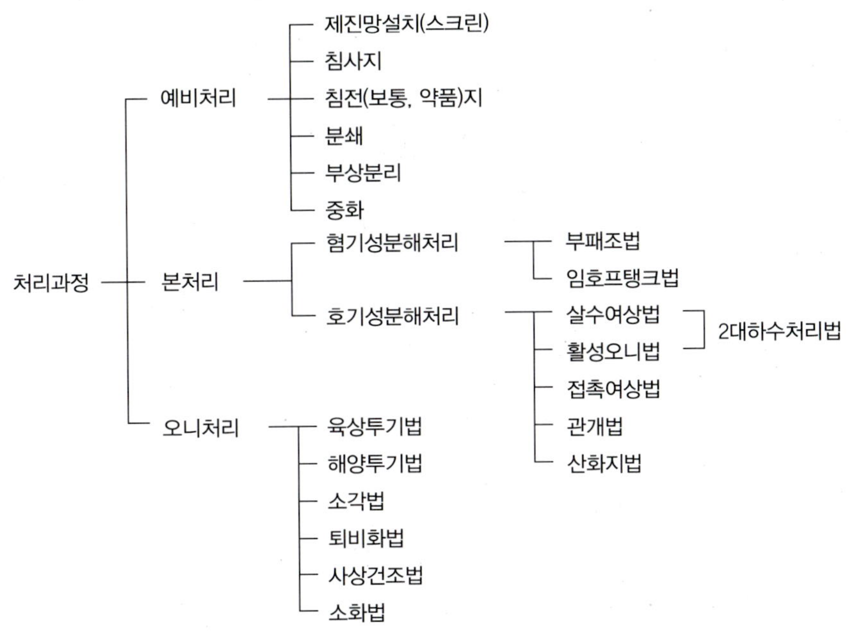


〈그림 Ⅳ-1-9〉 하수처리 과정과 종류

#### ① 예비처리

하수 유입구에서 하수 중에 함유된 큰 부유물질이나 고형물질을 제진망(Screen)을 설치하여 자주 제거하고 침사조에서는 비중 2.65에 직경 0.2mm 정도로 유속을 감속하여 침천시킨다. 또한, 침전지에서는 스크리닝이나 침사지에서 제거되지 않은 부유물질을 제거하기 위해 하수 유속을 아주 느리게 하거나 완전히 멈추게 하여 부유물질을 침전시키는 보통 침전이나 약품 침전을 할 때에는 황산알루미늄을 주성분으로 하고 보조제로 소다회, 소석회, 황산철 등을 이용하는 방법을 택한다.

#### ② 본처리

• 혐기성 처리(Anaerobic Treatment)

혐기성 균이 무산소 상태에서 유기물을 분해하는 과정을 말하며 미생물을 이용한 생물학적 처리 과정이다. 혐기성 균은 증식하면서 탄소계 물질을 분해하여 메탄 가스를 많이 발생시킨다. 또 유기산을 생성하고 단백질 등 질소계 물질을 분해하여 암모니아, 아미노산, 아마이드 등을 생성하며, 황화물을 분해하여 황화수소 등의 화합물을 만드는데 이 과정을 혐기성 분해라고 한다.

이 방법에는 단순한 탱크로서 부패조와 1907년 karl Imhoff가 고안한 부패조의 결점을 보완하여 Imhoff Tank에서 일어나는 고체, 액체의 분리 및 부패작용을 이용하는 방법이 있다.

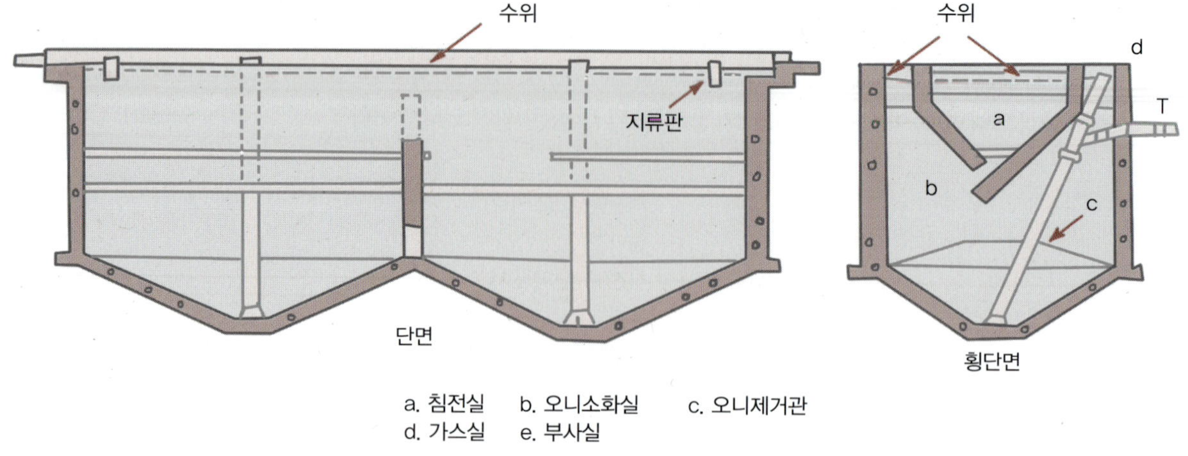


〈그림 Ⅳ-1-10〉 Imhoff tank

• 호기성 분해처리

본처리 중 호기성 분해처리의 대표적인 살수여상법과 활성오니법을 하수의 2대 방법이라고 하며, 호기성 균에 의해 유기물질을 분해시키는 생물학적 처리이다.

- **살수여상법**(Trisling Filter): 접촉여상법의 개량형이라 할 수 있고, 표면에는 호기성 세균, 안쪽에는 혐기성 세균이 활동하는 통성혐기성 처리라 할 수 있다. 살수여과법은 제1침전지, 살수여과지, 최종침전지의 순서로 이루어지는데 침전지의 오니를 소화시키기 위한 소화조가 필요하다. 또 살수방법으로는 분수식, 주행식, 회전식이 있다.

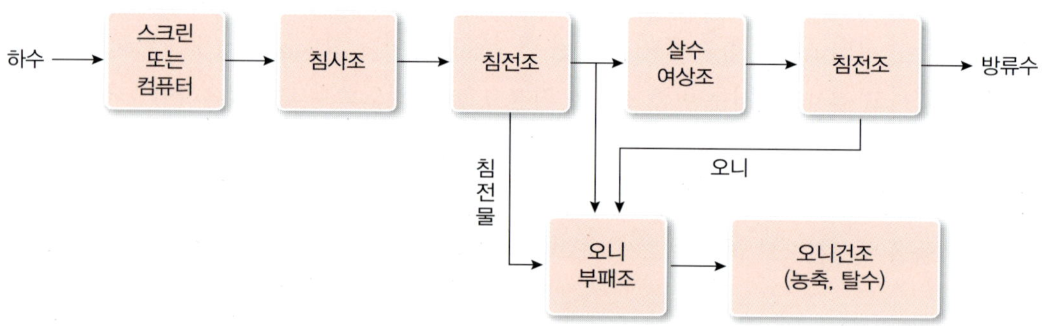


〈그림 Ⅳ-1-11〉 살수여상처리장의 계통도

- **활성오니법**(Activated Sludge Process): 1912년 영국에서 시작됐으며 현재 가장 진보된 호기성 하수처리 방법으로 폭기조를 거쳐 정화된 하수는 침전조로 가서 깨끗한 상청수는 방류된다. 한편 오니는 일부 반송되어 처리된다. 활성오니법은 면적이 적어도 가능하며 경제적이지만 살수여상법에 비해 운용에 있어서 고도의 숙련이 필요하다.

※ **활성오니법과 살수여상법의 비교**

① 활성오니법은 살수여상법에 비하여 고도로 숙련된 기술을 필요로 한다.
② 활성오니법은 살수여상법에 비하여 경제적이다.
③ 활성오니법은 살수여상법에 비해 처리면적이 적어도 가능하다.
④ 살수여상법은 수량이 갑자기 변화해도 처리가 용이하다.
⑤ 살수여상법은 높은 수압을 필요로 한다.
⑥ 살수여상법은 파리나 악취가 발생하는 단점이 있다.
⑦ 활성오니처리법은 도시하수처리에 많이 이용되고 있고, 살수여상법은 산업폐수나 분뇨소화 처리 후 탈리액의 처리에 주로 이용된다.

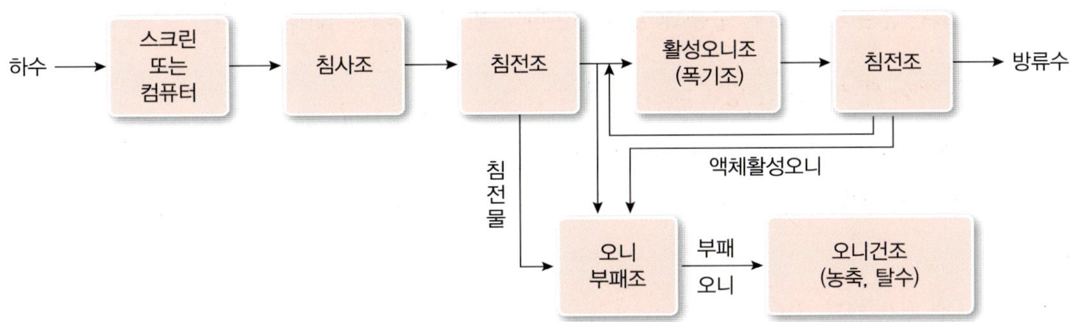


〈그림 Ⅳ-1-12〉 **활성오니법의 처리과정**

※ **폭기조**(Aeration Tank): 활성오니법에 의한 정화의 중심이 되는 탱크로 오수는 여기서 활성오니와 혼합되어 산소의 공급을 받는다.

※ **오니**(Sludge): 하수구에 괴는 진흙, 수중의 침전물이 침전되어 있을 때의 물질을 말하며 슬러지라고도 한다. 일반적으로 오니를 줄이기 위해 농축, 탈수, 건조처리를 해야 하나 안정화시키기 위해 소화, 소각처리 등을 하기도 하고, 중금속 등은 격리시키기 위해 고형화하기도 한다.

– **산화지법**(안정지법): 물의 생물학적, 화학적, 물리적, 자정작용에 의하여 하수를 처리하는 호기성 처리법의 한 종류이다. 조류의 광합성을 돕기 위해 수심은 90cm 정도가 좋고 계속적으로 처리하기 위해 연못을 2개 이상 이용하도록 하는 것이다. 산화지의 원리는 호기적 상태에서 호기성 균이 유기물을 분해하여 이산화탄소와 암모니아 등의 무기물로 만들면 조류는 이들 무기 양분을 이용하고 이산화탄소와 빛을 이용하여 광합성을 하며 산소를 방출하여 호기적 상태를 유지시켜 준다. 소도시와 같은 소규모의 하수처리에 적당하다.

### (3) 하수시험

#### ① 생물학적 산소요구량(Biochemical Oxygen Demand, BOD)

하수의 오염도를 측정하는데 주로 사용되며 공공수역의 오염지표를 나타낸다. 하수 중의 유기물질이 미생물에 의해 분해, 산화하면서 소비하는 산소량을 의미하며 20℃에서 5일간 측정한다. 이 수치가 높다는 것은 유기물질이 많이 함유되어 있다는 것을 의미하며 BOD에 영향을 주는 인자로는 수온, 측정기간, 유기물질의 종류, 유기물의 양이 있는데 이 중에서 유기물의 양이 가장 중요하다.

#### ② 용존산소량(Dissolved Oxygen Amount, DO)

용존산소는 수중에 용해되어 있는 산소량을 말하며 용존산소가 높다는 것은 수중 온도가 낮고 물이 깨끗하다는 뜻으로 순수한 물일 때 최대이다. 온도가 하강하면 용존산소는 증가하나 생화학적 산소요구량은 저하된다. 수중 생물이 생존하기 위한 DO량은 5mg/ℓ이다.

#### ③ 화학적 산소요구량(Chemical Oxygen Demand, COD)

하수 중에 오염원이 될 수 있는 유기물질을 직접 산화제에 의해서 화학적으로 산화시키기 위한 산소요구량으로 호수 및 해양오염의 지표이다.

## 6) 수질오염 현황

### (1) 수질오염의 특성과 원인

수질오염은 자연수역의 수질이 생활하수 및 공장폐수 등에 의해 물의 자정작용 능력을 상실하는 것을 말하며, 상호 작용하는 여러 가지 복합적인 요인에 의하여 자연환경의 구조와 기능이 파괴됨으로써 나타난다. 수질오염은 가정의 생활하수와 공장폐수, 농축산 폐수, 농약 및 비료 등에 들어 있는 여러가지 유기물이나 중금속, 독성물질 등에 의해 일어나는데 이 중에서도 가장 큰 비중을 차지하는 것은 생활하수이다.

수질오염의 중요한 특성은 원인과 결과의 양면성을 가지고 있고 여러 요인 상호간에 상승작용이 있으며, 오염의 발생과 원인규명 및 피해의 복구까지 상당한 시간이 소요되고, 자정능력의 상실로 인한 오염의 누적현상이 나타나며, 광범위하게 확산된다는 것이다. 이와 같은 특성으로 인해 수질오염은 더욱 악화되고 확대되는 경향이 있다.

수질문제의 기본적인 원인은 인구 증가, 산업화 및 도시화에 있다. 인구의 증가는 직접적으로 수자원을 소모하고 수질을 오염시키는 동시에 산업화와 도시화를 촉진시켜 수질오염을 가중시키는 역할을 하고 있다. 산업화는 결과적으로 자원 소모의 증대와 산업장의 각종 오염물질의 배출로 인하여 수질오염과 수자원 고갈의 결과를 가져온다. 도시화는 자연상태의 지형과 지세 및 표토의 상태를 크게 변형시켜 물의 유출상태와 순환과정을 변화시키고, 물을 대량으로 소모하면서 다량의 오염물질을 발생시키고 있다.

### (2) 우리나라 수질오염 사건

그동안 우리나라 주요 강들과 수돗물에서 발생한 오염현상의 대표적인 예로 중금속, 농약, 유해화학물질의 검출, 염소소독부산물(Trihalomethanes)의 생성, 악취 및 냄새의 발생, 배급수관에서의 미생물 검출 등이 있다.

수돗물 오염파동은 1989년 전국 10개 정수장 수돗물의 세균과 중금속오염 자료가 언론에 대대적으로 보도되면서 시작되었다. 이후 1990년에 일부 정수장에서 발암물질로 알려진 트리할로메탄이 세계보건기구의 기준치를 크게 초과한 사례가 보도되어 수돗물의 수질이 사회문제로 대두되었다. 그리고 1991년에는 경북 구미의 모 전자회사에서 3월과 4월 두 차례에 걸쳐 페놀 원액을 낙동강에 누출시켜 수돗물 악취로 지역 주민들에게 큰 고통을 주기도 했으며, 1994년에는 낙동강 원수 중 벤젠과 톨루엔 및 암모니아성 질소 등의 농도가 급격히 증가하면서 정수처리 미흡으로 수돗물에서 심한 악취를 유발시킨 '제2의 페놀사태'가 일어났다.

최근에도 군부대의 지하식수가 먹는 물로서 기준에 적합하지 않았던 사건과 2004년 낙동강 유역 수돗물에서 1,4-다이옥산 검출 및 2006년 농어촌 지하수 방사능 물질이 미국 기준을 초과하여 검출되는 등 여러 문제가 끊임없이 이어지고 있다.

1997년에는 수돗물 중의 바이러스 검출이 논란이 되어 환경부에서 전국의 정수장에 대하여 '수돗물 중의 바이러스 분포실태 연구조사' 사업을 수행하였다. 바이러스는 병원성 미생물로서 인간이나 동물의 배설물에서 유발되는 것이다. 그러나 현행 분석법으로는 물 속에 함유된 바이러스 전량을 확인하는 것 자체가 불가능하고 측정 기간이 길며 그 비용이 고가일 뿐 아니라 수중 바이러스의 건강영향 정도가 명확하지 않아서 전 세계적으로도 바이러스 항목자체를 정기적인 수질 검사항목에 포함시켜 관리하는 나라가 없는 실정이다.

이에 세계보건기구와 일본 등은 우리나라와 마찬가지로 지표미생물인 대장균군 등을 측정하는 것으로 병원성미생물에 대한 대비를 하고 있으며, 미국의 경우 바이러스에 대한 기준으로 최대오염 허용기준(Maximum Contaminat Level, MCL) 대신 처리기준(Treatment Technique, TT)을 설정하고, 이러한 처리 기준을 만족하는 경우 4 log(99.9%) 이상의 바이러스가 제거되는 것으로 인정하고 있다.

우리나라 수돗물의 바이러스 함유여부가 논란의 대상이 되면서, 특히 시설이 낙후된 중소 규모 정수장의 관리부재로 인한 바이러스 검출을 방지하기 위해 환경부에서는 기술진단을 실시하고 정수장 운영관리 종합대책을 수립하며 병원성 미생물 제거에 필요한 소독을 하는 등 확보방안에 주력하고 있다.

# 5 주택 · 의복과 건강

## 1) 주택의 조건

### (1) 기본조건

주택의 기본적인 조건은 외부환경으로부터 인체를 보호(더위, 추위, 소음, 각종 공해 등)해야 하며, 질병 발생이나 각종 사고의 위험이 없어야 하고, 일상생활에 편리하며 가족수에 알맞은 공간을 확보해야 한다. 또한 생리적으로 적합하고, 심리적으로 안정감이 있으며, 안전과 보안 및 외부와의 구분이 되어야 하고, 경제성과 능률성이 있어야 하며(주거비의 부담이 과도하지 않아야 한다), 질병예방 대책이 이루어져야 한다.

### (2) 보건학적 조건

#### ① 대지 환경

소음이 없어 한적하고, 교통이 편리하며, 공장으로 인한 환경오염원이 없으며, 폐기물 매립지는 매립 후 20년 이상 경과한 곳이어야 한다.

- 지형: 언덕의 중간에 위치하고 넓은 곳이 좋다.
- 방향: 남향 또는 동남향, 동서향 10도 이내인 곳이 좋다.
- 지질: 건조하고 침투성이 있으며 지반이 견고한 곳(점토퇴적지층은 피해야 한다)이 좋다.
- 지하수위: 깨끗한 음료수를 얻을 수 있고 지하수위는 지하면에서 1.5m 이상(가능한 3m 이상)이어야 한다.

#### ② 주택의 구조

- 지붕: 방습, 방한, 방열을 잘 할 수 있도록 해야 한다.
- 벽: 방한, 방서, 방습, 방음, 방화 등이 고려되어야 한다.
- 마루: 통기를 고려해서 지면으로부터 45cm 이상 간격을 두는 것이 좋다.
- 거실: 거실의 천정 높이는 2.1m 정도가 좋다.
- 방의 배치: 잘 사용하는 방이나 거실의 배치는 남향으로 하고 잘 쓰지 않는 방은 북쪽으로 한다.

## 2) 환기(Ventilation)

환기란 실내의 오탁된 공기를 내보내고 신선한 공기가 들어오게 하는 것을 뜻하는데 환기법에는 자연환기와 인공환기가 있다.

### (1) 자연환기(Natural Ventilation)

자연환기의 원동력은 실내외의 온도차, 옥외의 풍력, 기체의 확산력 등이며, 중력환기와 중성대로 분류된다.

#### ① 중력환기(Gravity Ventilation)

실내외의 온도차이로 이루어지는 자연환기로 밀도차가 형성되어 압력차로 공기의 흐름이 일어나는 것을 중력환기라고 하며, 실내기온이 외부의 기온보다 높을 때 실내 공기가 팽팽해져 상승하고 실내의 상부기압이 증가하여 공기가 밖으로 나가려고 한다.

#### ② 중성대(Neutral Zone)

실내 기온이 실외 기온보다 높을 때 압력차에 의해서 실내 하부로는 공기가 들어오고 상부로는 배출되는데, 그 중간에 압력 0의 지대인 중성대가 형성된다. 중성대는 천장 가까이에 형성되는 것이 환기량이 크며, 방바닥 가까이 있으면 환기량은 적어지고 심한 온도차를 형성하게 되어 건강장해 요인이 된다.

실내의 기온이 외부 기온보다 높을 때 자연환기를 하려면 높은 곳에 있는 창을 이용해야 한랭을 직접 느끼지 않고 빠르게 환기할 수 있다.

### (2) 인공환기(Artificial Ventilation)

① **공기조정법(Carrier 식)**: 공급되는 온습도를 조정할 수 있고, 배기의 오염물질을 처리하는 여과설비를 갖추고 있어 가장 이상적인 방법에 속한다.

② **폐기 흡인식 환기법**: 오염물 배기나 처리에 유효하다.

③ **송기식(송풍식) 환기법**: 오염물 제거에는 효과가 없으나 옥외 신선한 공기를 실내로 공급하여 주며, 오염물을 희석한다.

④ **평형식 환기법**: 급배기를 함께 할 수 있어 효과적인 방법이다.

⑤ **보조 환기법**: 지붕이나 천정을 이용한 자연환기에 의한 옥배 환기법을 병행한 것이다.

### (3) 환기량

1시간 이내에 교환되는 공기량을 환기량이라고 하는데 실내공기 중 이산화단소 농도의 서한도를 지표로 한다.

〈표 Ⅳ-1-7〉 환기량 기준

| 방 종류 | 환기량(회/시간) | 실내 종류 | 환기량($m^2$/시간/1인) |
|---|---|---|---|
| 거실, 욕실 | 1~2 | 거실 | 50 |
| 객실, 화장실 | 3~5 | 초등학교 | 12~15 |
| 부엌 | 40 | 중학교 | 25~30 |
| 극장, 강당 | 4 | 극장 | 40~50 |
| 대중식당 | 4~10 | 공장 | 60 |
| 사무실 | 5~8 | 병실 | 60~70 |

## 3) 채광과 조명

### (1) 자연조명(주간조명)

주택의 자연조명에서 고려되어야 할 사항은 다음과 같다.

① **창문의 방향**: 거실과 침실은 남향이 좋으며, 조명의 균등을 요하는 작업실은 동북 또는 북향이 좋다.

② **창의 면적**: 방바닥(거실) 면적의 1/7 혹은 1/5이 적당하며 같은 면적에서는 창의 위치가 높고, 세로로 긴 것이 조도를 균등히 할 수 있어 좋다. 건축법에는 건축물 종류에 따라 제한없이 1/10 이상 확보하도록 되어 있다.

③ **앞 건물과의 거리**: 충분한 거리를 두어야 한다.

④ **일조량**: 하루에 최소 4시간 이상이 좋으며 남창은 여름에 최저가 되게 하고 겨울에는 방 안쪽까지 입사되어 최대가 되며, 봄 가을은 중간 정도 되게 한다.

⑤ **건물색과 반사율**: 흰색: 70~80%, 회색: 15~55%, 진한 녹색 10~20%이므로 커튼, 벽지 선택을 통하여 광량을 조절한다.

⑥ **개각과 입사각**: 창의 개각은 4~5°, 입사각은 28° 이상이 좋으며 클수록 밝다.

### (2) 인공조명

① **직접조명**: 조명 효율이 크고 경제적이나, 현휘(눈부심)를 일으키고 강한 음영으로 불쾌감을 준다.

② **간접조명**: 반사에 의한 산광 상태로 온화하며 음영이나 현휘는 생기지 않으나 조명 효율이 낮고 설비 유지비가 다소 비싸다.

③ **반간접조명**: 직접조명과 간접조명의 절충식으로 반투명의 역반사각에 의해 광선의 1/2 이상을 간접광, 나머지를 직접광에 의한 방법으로 하는 가장 이상적인 조명법을 말한다.

**※ 인공조명의 위생학적 조건**

- 조도는 작업상 충분해야 한다.
- 열의 발생이 적고 폭발, 발화의 위험이 없어야 한다.
- 광색은 일광에 가깝고 유해가스의 발생이 없어야 한다.
- 취급하기가 간단하고 가격이 저렴한 것이 좋다.
- 조명도는 균일하고 음영의 현휘가 생기지 않아야 한다.
- 눈을 보호하기 위한 간접조명이어야 한다.
- 조명시설은 좌측 상방에 있는 것이 좋다.

**〈표 Ⅳ-1-8〉 인공조명의 표준 조명도**

| 장소 | 표준조명도(Lux) |
|---|---|
| 사무실, 도서실, 교실 | 80~120 |
| 대합실, 강당, 옥내 체육장 | 30~80 |
| 정밀 작업실(특수) | 100~200(300) |
| 보통 상점 | 50~100 |

※ Lux : 1Lux는 1촉광의 광원이 1m 거리의 평면을 비치는 명도이다.

※ 조명의 피해: 작업능률 저하나 재해발생을 초래할 수 있으며 가성근시, 안정피로, 안구진탕증, 백내장(용접, 고열 작업장 종사자) 등이 발생할 수 있다.

## 4) 난방

### (1) 실내온도와 습도

적당한 실내온도는 18±2℃, 실내습도는 40~70%가 적당하다.

**〈표 Ⅳ-1-9〉 적정 실내온도**

| 장소 | 적당한 (단위: ℃) |
|---|---|
| 병실, 욕실 | 20~22 |
| 대합실, 중노동실, 체조실 | 10~15 |
| 침실(온돌) | 14~16(12~14) |
| 작업실, 강당 | 16~18 |
| 집회장 | 22~25 |
| 육아실 거실, 사무실, 학교 | 18~20 |

### (2) 난방방법

체온을 유지하고 작업능률을 유지하려면 10℃ 이하에서는 난방, 26℃ 이하에서는 냉방을 유지하는 것이 좋다.

① 국소난방(Local Heating): 열원을 실내에 두는 경제적인 방법이나, 연료 운반의 불편, 실내의 오탁, 화재의 사고 등의 위험성이 크다.

② 중앙난방(Central Heating): 방열장치를 실외에 설치하여 발생한 열을 배관을 통하여 각방에 공급하는 방법으로 실내 오탁이 없고, 실내 온도를 균일하게 하는 반면 시설비와 관리비가 많이 든다는 단점이 있다. 이 방법에는 공기조절법, 온수난방법, 증기난방열, 지역난방법 등이 있는데, 온수난방은 조작이 쉽고 경제적이므로 소규모 건축물에 이용되고 증기난방법은 면적이 넓은 큰 건축물에 적합하다.

### (3) 냉방법(Cooling)

국소냉방법에는 선풍기와 Air Conditioner가 있고 중앙냉방법에는 Carrier System이 있다. 선풍기는 국소체온의 저하와 일시적 산소 부족증을 일으키고, Air Conditioner는 소규모 실내에 적합하며, Carrier System은 냉난방은 물론 공기세정까지 하여 위생적이다. 실내 온도 26℃ 이상에서는 냉방이 필요한데 냉방에 의한 실내외의 온도차는 5~7℃가 적당하며 7℃ 이상은 불쾌감, 10℃ 이상 차이는 인체에 해롭다. 또한 지나친 냉방은 냉방병을 걸리게 하므로 주의해야 한다.

**※ 냉방병**

지나친 냉방으로 인해 감기 증세가 지속되고 소변배설량이 증가하며 요통, 신경통, 생리불순, 위장장애가 나타나는 질환이다.

## 5) 의복과 건강

### (1) 정의 및 필요성

① 정의: 의복이란 한 벌의 복장을 구성하는 각 피복재료와 그 자체에 함유된 공기는 물론 피복과 피복 사이에 개재된 공기층까지도 포함하여 말한다.

② 의복의 필요성: 의복의 필요성은 장식, 위엄, 수치심 제거, 예의, 체온조절, 신체보호 등으로 논하지만, 이외에도 기능상으로 체온조절기능의 보조, 피부의 보호, 활동의 자유 등이 있다.

### (2) 의복의 위생적인 조건

① 기후 조절력(온도, 습도, 기류 등)이 좋은 것
② 피부의 감촉이 좋은 것
③ 신체활동에 적합한 것
④ 더럽혀지지 않는 것
⑤ 세탁에 적합한 것
⑥ 가벼운 것
⑦ 외계의 위험에 대한 방어력이 강한 것

### (3) 의복기후 및 조절작용

#### ① 의복기후

의복은 외계의 온도에 대응하여 보온력이 적당한 것을 착용함으로써 의복 최외층과 신체의 피부 표면과의 사이에 의복기후가 형성된다. 의복으로 기온을 조절할 수 있는 외기온도의 범위는 10~26°C(18±8℃)인데, 일반적으로 30℃ 이하에서는 냉감을, 34℃ 이상에서는 더운감을 느낀다. 쾌감을 줄 수 있는 의복기후는 ㉠ 안정 시에는 기온 32±1℃, 습도 50±10%, 기류 10㎝/sec일때이고, ㉡ 보행 시에는 기온 30±1℃, 습도 45±10%, 기류 40㎝ /sec일 때이다.

#### ② 의복기후 조절 작용

인간은 의복에 의해 의복기후를 조절함으로써 체온조절에 영향을 줄 수 있다. 체온의 방열과 관계 있는 전도, 복사, 대류가 의복재료의 함기성, 통기성, 보온성, 의복 내의 환기에 관계된다. 보온성은 섬유의 열전도보다 섬유 간의 함유되어 있는 공기가 큰 역할을 하는데, 함기량이 많을수록 열전도율이 적어져 보온력이 커진다. 대체로 피복재료의 열전도율은 피부의 함기성과 반비례하는데, Rubner에 의하면 동물털의 열전도율은 6.1%, 견직물 19.2%, 마직 29.5%라 하였고, 함기량은 모피 98%, 모직 90%, 무명 70~80%, 마직 50%라고 하였다.

#### ③ 방한력

Gagge 등은 의복의 방한력의 단위로 clo를 정의하였다. 이것은 의복의 열차단 단위로 기온이 21.5℃로 강하할 때 같은 수준의 쾌적을 유지하려면 1clo의 방한력을 가진 옷을 입어야 하고, 12.7℃인 경우에는 2clo, 3.9℃인 경우에는 3clo의 옷이 필요하며, 대체로 기온이 8.8℃ 강하할 때마다 1clo씩 가산(加算)하여야 한다. 방한력이 가장 좋은 옷은 약 4clo이며, 보통 작업복 1clo, 방한화 3.5clo, 방한장갑 2clo이다.

# 6 생활 폐기물 관리

## 1) 폐기물의 정의

생활쓰레기, 연소재, 오니, 폐유, 폐알칼리, 동물의 사체 등 사람의 생활이나 사업활동에 필요하지 않은 물질을 폐기물이라고 하며 생활폐기물인 진개와 사업폐기물로 구분한다.

**(1) 진개(생활쓰레기)**: 진개는 주개와 잡개 등으로 나뉜다.

① 주개(Garbage)

각 가정, 호텔, 음식점 등의 주방에서 나오는 동식물성 유기물 쓰레기로서 수분을 함유하고 부패되어 악취를 발생시킨다.

② 잡개(Rubbish)

주방 이외의 생활환경에서 배출되는 휴지, 유리편, 직물조각 등과 같은 쓰레기를 말하며 가연성과 불가연성 진개로 구분된다.

진개의 수집방법으로는 용기수집과 대수집, Dust Box 수집 등이 있다. 용기수집은 플라스틱 등의 용기를 이용하여 수집하였다가 쓰레기 수집차가 오는 날 문밖에 내놓거나 일정한 장소에 운반하여 수집한 후 용기가 비워지면 용기만을 회수해오는 방법이다. 대수집은 폴리에틸렌이나 지류의 주머니, 또는 부대에 쓰레기를 넣어 수집해가도록 하는 방법이며, Dust Box는 일정장소에 대형 박스를 비치하여 놓고 수집차에 설치된 크레인으로 들어 올려 수집하는 방식인데 여러 세대의 쓰레기를 같이 수집하는 방법으로 아파트 단지에서 이용되고 있다.

우리나라 폐기물 관리법 시행규칙은 다음과 같이 규정하고 있다.
- 가급적 기계식 상차 방법에 의하여 수집, 운반하도록 한다.
- 수집, 운반차는 항상 청결하에 유지, 관리하여야 한다.
- 재활용, 가연성, 불연성 일반 폐기물은 구분하여 수집, 운반하도록 한다.
- 매립지에 하역 후 돌아갈 때도 먼지나 쓰레기가 흩날리지 않도록 한다.

### (2) 진개의 처리

주개는 가축의 사료로 이용가능하고 가연성 주개는 퇴비로 사용하거나 소각로 이용 시 열을 재사용할 수 있다. 진개의 처리법으로는 위생적 매립법, 소각법, 비료화법, 투기법, 가축사료 등이 있다.

위생적 매립법은 저지대에 쓰레기를 버린 후 복토하는 방법으로 불연성 진개나 잡개가 주요하나 주개만 매입할 때는 악취나 쥐, 파리의 발생 등의 위협이 크다. 처리비용이 적게 들고 처리방법이 용이하며 매립 후 토지를 이용할 수 있다는 장점이 있으나, 매립과정에서 발생하는 악취나 쥐, 파리 등에 의한 생활환경의 악화나 지하수의 오염과 같은 환경오염이 문제점으로 제기되고 있다.

매립지의 이용은 도로, 운동장, 농장 등으로 사용하는 것이 바람직하며 주택으로 사용할 경우 20년이 경과한 후에 사용해야 하는데, 쥐나 해충이 서식하고 지반이 약하기 때문에 일반적으로 주택지로는 적당하지 않다.

### ① 위생적 매립법

- **방식**: 경사식(30°가 좋다), 지역적(저지대매립법), 도랑식(2~7m 도랑을 파고 폐기물을 묻은 후 흙을 덮는 법) 방법이 있다.
- **폐기물 매립 시 복토의 처리**: 쓰레기는 1~2m로 매립한다. → 15~20cm 정도로 복토한다. → 매립 진개가 발효 · 소화되어 1/2로 줄어들었을 때 다시 진개를 매립하고 복토한다.
  - 1주일 이상 작업이 중단된 후 30cm로 중간 복토를 한다.
  - 최종 복토는 60cm~1m 두께로 한다.
  - 보통 매몰법을 사용하고 있다.
- 매립 후 사후처리는 침출수 처리, 가스배출 장치, 악취제거 장치 설치, 해충, 쥐 등의 번식을 방지한다.

### ② 소각법

- 장점
  - 도시 쓰레기의 가장 이상적인 방법으로 설치 소요 면적이 넓다.
  - 시의 중심부에 설치할 수 있으며 운송비를 줄일 수 있다.
  - 잔유물이 적고 매립에 적합하다.
  - 기후 및 기상에 영향을 받지 않는다.
  - 위생적으로 처리할 수 있다.
  - 폐열을 이용할 수 있다.
- 단점
  - 건설비가 많이 든다.
  - 대기오염의 우려가 있으며 방지시설을 하여야 한다.
  - 소각시설, 건설부지 취득에 어려움이 있다.

**③ 가축사료법**: 부엌 쓰레기 중 음식물은 가축사료로 이용한다.

**④ 퇴비법**: 유기물질 쓰레기를 분쇄하여 부패 후 이용하는 것으로 퇴비 제조 시 발생하는 온도는 60~70℃이다.

## 2) 분뇨

### (1) 분뇨의 보건학적 의미

분뇨란 수거식 화장실에서 수거되는 액체 또는 고체성의 오염물질(오수처리시설 및 단독 정화조의 청소 과정에서 발생하는 것 중 탈수되지 않는 것)을 말하며 다음과 같은 측면에서 중요하다.

① 환자, 보균자의 분변을 위생적으로 처리해야 한다.

② 소화기 전염병 전파의 원인이 된다.

③ 기생충 질환 전파의 원인이 된다.

### (2) 화장실의 유형

① **원시 화장실**: 지표 화장실, 삼투 화장실, 낙하 화장실, 흡취 화장실 등은 비위생적이다.

② **개량 화장실**: 수세식 화장실, 분뇨 분리식 화장실, 수조식 화장실, 흡취식 콘크리트 화장실, 메탄가스 발생식 화장실, 부패조 화장실이다.

### (3) 분뇨 처리법

#### ① 농촌지역의 분뇨처리

- 저장법: 여름은 1개월, 겨울에는 3개월 이상 부식시키면 균과 기생충이 사멸된다.
- 퇴비법: 퇴비 위에 분뇨를 뿌려두면 60~70도의 열이 수일간 계속되므로 균이 완전히 사멸된다.
- 분뇨 분리처리법: 병원성 세균과 기생충이 적고 질소 성분이 많은 소변을 비료로 사용한다.
- 수조식 화장실: 구조상 처리순서는 부패조, 예비여과조, 산화조, 소독조 순이다.
- 화학적 처리법: 화학약품을 사용하여 처리하는 방법으로 예비처리–본처리(황산제이철, 석회, 철염)–종말처리를 한다.
- 메탄가스 발생식 화장실: 분뇨의 위생처리와 연료 문제의 해결을 위해 권장한다.

#### ② 도시지역의 분뇨처리

- 소각법: 고열로 완전히 태워버리는 방법으로 특수 병원에서 시행한다.
- 수세식 처리: 하수도 설비가 완비한 지역의 하수관을 거쳐 하수 처리장에서 처리되며, 주로 도시에서 사용하는 방법 중 가장 안전하며 청결하고 보건위생적이다.

# 7 위생해충과 쥐의 관리

## 1) 위생해충의 병인 작용

① 기계적 외상: 피부조직을 파괴한다.

② 2차적 감염: 피부조직에 세균을 감염시킨다.

③ 체내의 기생: 파리유충, 옴 진드기, 여름 진드기가 기생한다.

④ 독성물질의 주입: 벌, 거미, 지네 등에 물리거나 쏘일 때 혹은 독나방 등에 물릴 때 주입된다.

⑤ 이물질에 대한 감수성: 곤충에 물리거나 쏘일 때 주입되는 이물질에 대해 인체가 면역학적으로 과민반응을 일으킨다. 심하면 알러지 쇼크, 혼수, 사망까지 일어난다.

⑥ 흡혈 및 영양물질의 탈취이다.

⑦ 피부염 및 알러지: 진드기, 바퀴, 깔따구 등이다. ⑧ 수면 방해가 있다.

## 2) 위생해충의 종류 및 피해

### (1) 파리

#### ① 파리의 생태

파리의 유충은 식물과 동물 등에 있는 유기물로부터 발생한다. 가옥 내에서는 음식 찌꺼기, 쓰레기통, 음식 저장통과 같은 곳에서 발생한다. 발생 정도는 기온의 영향을 가장 많이 받는데, 집파리의 경우에는 난방시설의 확충에 따라 1년 내내 발생하기도 하지만 가을이 되면 일조시간이 단축됨에 따라 월동에 들어가는 파리가 대부분이다. 유충의 발육 속도는 유충 시기의 온도에 좌우된다.

#### ② 파리에 의한 피해

- **질병 전파 작용**: 장티푸스, 파라티푸스, 콜레라, 이질, 살모넬라 등(소화기계통 감염병), 결핵균, 나균, 화농균, 소아마비, 기생충 질환, 등에(Deer Fly)에 의한 Loa Loa 사상충을 전파한다.
- **흡혈 작용**: 고통 및 2차 감염이 동반된다.

#### ③ 파리발생 예방법

- 음식을 먹은 후 깨끗이 청소하고 음식 찌꺼기가 묻은 그릇은 방치하지 않는다.
- 모든 쓰레기통은 주기적으로 소독한다.
- 주변에 가축 분뇨를 쌓아두지 않는다.
- 재래식 변소는 수세식으로 변경하고 옥외의 수세식 변소는 크레졸로 자주 소독하며 재래식 변소는 살충제 분말을 자주 뿌려주도록 한다.
- 가옥의 모든 창문과 현관에는 방충망을 설치한다.

#### ④ 파리 구제방법

- 서식처를 제거하는 환경적 방법이다.
- 유충을 구제하는 것이 효과가 높다.
- 기계적 방법에 의한 성충 구제이다.
- 화학적 방법이다.

### (2) 모기

우리나라에 서식하는 모기는 50여 종이 넘는다. 그중에서 중국얼룩날개 모기(말라리아 모기), 작은빨간집 모기(뇌염 모기), 토고 숲 모기(사상충병), 빨간집 모기, 한국얼룩날개 모기 등은 질병 매개 작용을 하는 것으로 알려져 있다.

#### ① 모기의 생태

알(2~3일)→유충(6일~15일)→번데기(약 3일)→성충(1~2개월)→산란(80~150개)의 완전 변태를 하며 미성숙 시기에는 수서생활을 하고 성충이 되면 육지에서 생활한다. 산란에서 성충으로 되기까지는 평균 12~16일 가량 걸리지만, 종류와 환경조건(수온, 먹이, 유충의 밀도)에 따라 약간의 변동이 있을 수 있다. 온대지방 모기의 수명은 6~8개월 정도이지만, 열대지방에 서식하는 모기의 수명은 1개월 정도이다. 산란을 위해서 암컷의 흡혈은 필수적이며 숙주 동물 발견 요인은 동물의 이산화탄소 및 기타 냄새이다. 모기는 숙주선택성을 지니고 있으며 크게 조류 기호성, 대동물 기호성, 소동물 기호성, 인체 기호성 모기로 분류되는데, 이 중에서 인체 기호성 모기가 질병 매개의 중요한 역할을 한다. 흡혈을 마친 모기는 일정 기간 활동을 중지하고 적당한 장소에 숨어서 난소 내에 난발육이 끝나 산란하게 될 때까지 기다리는데 이것을 휴식습성이라고 한다. 휴식장소로는 옥내는 축사내벽 등이고 옥외는 동굴과 하수도에서 2~3일간 휴식한다.

수컷은 20~30마리 또는 수백 마리가 군무(Swarming)하는데, 암모기가 비상음을 듣고 찾아들어 교미한다. 모기의 휴식습성을 정확히 파악하는 것은 구제 대책을 수립하는데 매우 중요하고 이때 옥내 휴식성 모기 구제가 훨씬 용이하다.

#### ② 모기 매개 질병

- **말라리아**: 건강한 사람을 흡혈할 때 혈관 내에 포자가 주입되어 감염되며 치사율이 높은 편이고 주로 열대 지방에서 감염된다.
- **사상충병**: 선충의 기생에 의한 질병으로 모기가 인체에 감염시키며 반크로프터, 말레이 사상충이 있다. 이것은 임파조직에 기생하여 자충을 혈중에 내보내어 발열, 임파선염, 농양을 일으켜 장기간 중복 감염 시 임파액 분비장애로 하지 고환 등에 비대증을 일으킨다.
- **황열병**: 병독성 질병으로 이집트 숲 모기가 매개이고 치사율은 5~50%이다.
- **뎅기열**: 5~7일간 고열, 심한 두통, 근육통, 발진 등 증상을 보이고 치사율은 극히 낮은 편이다.

- **일본뇌염**: 작은빨간집 모기가 매개하며 일본뇌염 바이러스에 감염되면 급성으로 신경계 증상을 일으킨다.

#### ③ 모기의 구제

- **환경적 방법**: 발생지의 제거가 중요하며 방화수통, 하수구, 늪, 웅덩이 물 등이 장기간 정체되지 않도록 한다.
- **유충의 구제법**: 학질 모기, 뇌염 모기는 논과 같은 곳에서 산란하므로 그 제거가 곤란하지만 숲 모기는 일반적으로 흐르는 물에는 산란하지 않고 정체되어 있는 수역에 산란한다. 석유를 수표면에 도포함으로써 유충의 호흡장애를 일으키게 하는 방법과 유충의 충제에 침투시키는 살충제 등이 있다.
- **성충의 구제법**: 기계적 방법과 살충제에 의한 방법이 있으며 살충제에 의한 것으로는 속효성 공간살포법으로 분무기 사용이나 연무법 등이 사용된다.
- **생물학적 구제**: 새, 거미, 잠자리, 송사리, 왕 모기, 물고기 등의 포식 동물이나 천적을 방산한다.
- **물리적 구제**: 발생원을 제거하거나 트랩을 이용한다.

### (3) 바퀴(Cockroach)

바퀴과에 속하는 종은 4,000여 종으로 알려졌으며, 이 중에는 인가나 배 안에서 많이 번식하여 식품이나 책을 갉아먹고 또한 마른 분변을 먹기 때문에 기계적으로 병원균을 전파하여 위생상 매우 중요한 해충이다. 위생상 문제가 되는 주가성 바퀴는 30여 종으로 우리나라에는 9종이 보고되고 있으며, 가주성 바퀴로는 독일바퀴, 일본바퀴, 이질바퀴, 먹바퀴 등이 있는데 독일바퀴가 제일 흔한 종류이다.

#### ① 바퀴의 생태

바퀴는 야생종이 많으며, 가주성 바퀴는 온도, 습도가 1년 내내 유지되는 음식점, 주점, 다방, 제과점, 식품점, 병원, 아파트에 많이 서식하고, 야간활동성이며, 잡식성, 질주성이고 군거생활을 한다. 바퀴는 불완전 변태하는 곤충으로 알은 난협속에 있으며, 유충은 종류에 따라서 다르나 4~8회 탈피한다. 바퀴의 생활환은 알(30~40일) → 유충(2~3개월, 약 6회 탈피) → 성충(약 100일) → 산란의 과정을 겪는다.

#### ② 바퀴매개 질환

바퀴는 체표나 다리의 극모 등으로 병원체를 전파하거나 반소화물을 토해낼 때와 배설물을 통해서 병원체를 전파한다.

- 소화기계 감염병인 세균성 이질, 콜레라, 장티푸스, 살모넬라, 유행성 간염 및 소아마비
- 호흡기계 질병인 결핵, 디프테리아
- 기생충 질병인 회충증, 구충증, 아메바성 이질
- 흑사병, 나병, 파상풍, 뇌척수염 등도 일으킨다.

### ③ 바퀴 구제

바퀴는 대형 해충으로 야간에 활동하기 때문에 구제가 잘 되지 않으며, 번식력이 강해서 성충은 물론 난협까지 완전 박멸을 하지 않으면 빨리 번식한다.

- **환경관리법**: 은신처나 서식환경을 없애고 집안 구석구석에 바퀴가 좋아하는 전분류를 진공청소기로 빨아들이고 외부로부터 들어오는 물건 등에 묻어서 들어오는 것을 차단해야 하며 파이프나 전선을 타고도 들어오므로 배수구 등에 마개나 차단장치를 해두는 것이 좋다.
- **유인제에 의한 접착법 사용법**
- **독제에 의한 독이법**: 붕산 40% 또는 5% 아비산석회, 20% 불화소오다 등과 찐감자 및 설탕을 혼합하여 바퀴가 잘 다니는 곳에 놓으면 바퀴벌레가 먹고 식중독으로 죽게 된다. 지속적으로 해야 하며, 신선한 먹이를 사용하고, 충분한 수면을 공급해서 바퀴벌레가 먹을 가능성을 높여야 한다.

이외에 서식처 제거를 위해 공장 등에서 열탕수 분무법, 살충제 분무에 의한 구제방법, 트랩설치 등을 사용한다.

## (4) 이(Human Louse)

① **생태**: 불완전 변태를 하며 수명은 30일 정도로 증식형 전파 해충이다. 종류는 몸이(남성과 노년층, 1일 평균 2회 흡혈), 머릿니(여성과 어린이, 평균 1일 2회 흡혈), 사면발이(음부털에 기생하여 성교행위로 전파)가 있다.

② **이가 매개하는 질환**: 발진티푸스, 재귀열 등을 일으킨다.

## (5) 벼룩

### ① 생태

성충은 봄부터 활동하기 시작하여 초여름에 전성기를 이루며 성충만이 사람이나 개 등의 피를 빨아 흡혈한다. 벼룩의 알은 여름에 5일이면 부화하여 유충이 되고, 유충은 2주 후에는 입에서 실을 토하여 고치를 만들고 번데기가 되며, 일주일 후에는 성충이 된다. 벼룩은 빈대나 이와는 달리 완전변태를 하는 해충이다. 벼룩은 사람 혹은 개나 고양이에게도 기생할 수 있어 이런 과정에서 원래 쥐의 병원균이었던 페스트균이 인간에게 전염되어 4세기에는 1억, 14세기에는 2,500만 명이 사망하는데 큰 영향을 끼쳤다.

### ② 벼룩매개 질환

페스트나 발진열의 전파 매개체가 된다.

### ③ 벼룩의 구제

서식처 제거, 애완동물에 DDT 등을 분무한다.

## (6) 진드기

### ① 생태

대부분 자유로운 생활을 하고 있으며 그 중 일부가 기생생활을 하면서 중요한 바이러스성, 리케치아성, 박테리아성 질병을 매개한다. 현재 알려진 진드기의 종류만 해도 4만여 종이며, 미발견 종만 하더라도 대략 50만 종 정도로 추정되고 있다. 이들은 세계적으로 분포와 서식처에 있어서 다양함과 다른 생활 습성에 적응함으로써 형태적으로나 생활상에서 상당히 변화하여 곤충과 다른 면을 갖고 있다. 그러므로 진드기의 분류는 매우 복잡하고 어려워 아직도 분명한 체계가 성립되고 있지 않고 있다.

### ② 진드기로 인한 질환

쯔쯔가무시병, 야토병, 출혈열, 옴, 진드기열, 흡혈에 의한 피부증 등의 위험한 피부질환을 일으키고 있으며 요즘은 아파트 등 겨울철에도 높은 실내온도로 인해 번식이 빠르게 이루어지고 있다. 또한 이불, 봉제인형, 먼지 등에 서식하면서 아토피 피부염을 일으키고 있다.

### ③ 진드기의 구제

진드기를 없애기 위해서는 이불이나 천 제품을 햇볕에 충분히 말리거나 삶는 등 깨끗이 세탁하여 사용하고, 환기와 청소를 자주 해주는 것이 좋다. 그 외에도 잡초제거 등이 있다.

## (7) 쥐

우리나라에서 서식하는 쥐는 15종이 있으며, 가주성 쥐, 반가주성 쥐 및 야서성 쥐로 분류한다. 가주성 쥐에는 지붕 쥐, 시궁 쥐, 생쥐 등이 있으며 야서성 쥐(들쥐)에는 동물쥐가 전국에 퍼져있다. 이 쥐는 주로 농작물에 피해를 주고 유행성 출혈열을 전파시키며 가주성 쥐는 곡물의 피해, 질병 매개 및 벼룩의 서식처 역할 등을 한다. 쥐는 항상 갉는 습성이 있으며, 청각과 후각이 발달되어 있고 색맹과 근시를 갖고 있으며 잡식성이다. 임신기간은 4주, 1회에 6~9마리 씩 번식하고, 평균 수명은 2년이다.

### ① 쥐의 종류

- 가주성 쥐
  - 시궁 쥐(집쥐): 몸이 큰 종류로서 몸통보다 꼬리가 짧고 부엌, 변소, 축사, 경작지, 하수구, 쓰레기통에서 서식한다.
  - 지붕 쥐(곰쥐): 집쥐보다 조금 작고 꼬리가 몸통보다 길며 주로 천정, 벽틈, 곡물창고 등에 서식하는데, 수직등반을 잘해서 파이프나 벽을 타고 잘 올라간다. 주로 항구지역에 높은 밀도를 보이고 있다.
  - 생쥐: 주로 인가나 들에 살며, 농작물 보관소, 농경지에 많이 서식하는 작은 쥐로서 몸통과 꼬리의 길이가 비슷하며, 머리에 비해 귀가 크고, 발이 작은 것이 특징인데, 시궁 쥐와 지붕 쥐의

새끼는 귀가 작다.

• 야서성 쥐(들쥐)

등줄 쥐, 흰넓적다리 붉은 쥐, 뫼밭 쥐, 갈밭 쥐, 반가주성 쥐 등이 있다.

### ② 쥐가 전파할 수 있는 질병

세균성 질환으로 페스트, 와일씨 병, 서교열, 살모넬라증을, 리케치아성 질병으로 발진열, 쯔쯔가무시병을 일으킨다. 또한, 바이러스성 질환인 유행성 출혈열과 기생충 질환인 아메바성 이질, 선모충증, 레이슈마니아증 등을 일으킨다.

### ③ 쥐의 구제

쥐의 구제는 개체군 밀도가 낮을 때 하는 것이 효과적이므로 겨울이 가장 적당하고 다음이 여름이다.

- **환경적 방법**: 서식처의 제거나 방서장치를 하는 것이 최선의 방법으로 식당, 식량 창고, 쓰레기장 등의 환경개선을 통해 쥐가 서식할 수 없도록 하는 것이 선행되어야 한다.
- **포서기 이용법**: 압살법, 포서방법 등 쥐덫을 이용하여 구제한다.
- **살서제 이용법**: 곡물, 생선 등에 기름과 설탕 등을 첨가하고 살서제로 비소화학물, ANTU, 불화질산소다, 와파린 등을 첨가하여 미끼로 사용하거나 훈연제, 아황산가스, 이황화탄소, 일산화탄소, 청산, 수소가스 등을 이용하여 구제한다.
- **불임약제 이용법**: 불임시켜 번식을 억제하는 방법이다.
- **천적 이용법**: 고양이를 사육하여 구제한다.

**※ 구충, 구서의 일반적 원칙**

- 발생원과 서식처를 제거하는 것이 가장 근본적이고 중요한 대책이다.
- 발생 초기에 실시하고 해충의 증식은 기하급수적이므로 유충을 구제하는 것이 가장 효과적이다.
- 구제를 위해 대상 동물의 생태 습성을 정확히 파악하여야 한다.
- 구제하여도 다른 지역으로 쉽게 옮겨가므로 광범위한 지역을 동시에 실시한다.

# 8 소독(Disinfection)

소독(Disinfection)은 병원 미생물을 죽이거나, 반드시 죽이지는 못하더라도 감염력이나 증식력을 없애는 조작을 의미하며, 멸균(Sterilization)은 모든 미생물의 영향력과 아포를 멸살 또는 파괴하는 조작으로 강한 살균력을 작용시키는 것이고, 방부(Antiseptic)는 병원 미생물의 발육과 그 작용을 제지 또는 정지시켜 부패나 발효를 방지하는 조작이다. 작용 강도 순으로 보면 멸균 > 소독 > 방부이다.

## 1) 소독방법의 분류

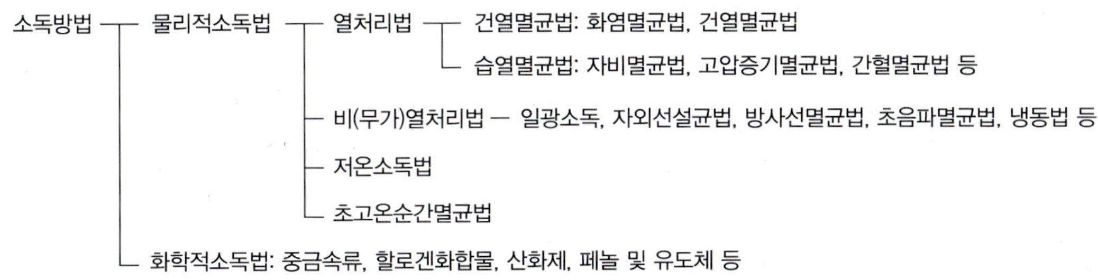


〈그림 Ⅳ-1-13〉 소독방법의 분류

### (1) 물리적소독법(Physical Disinfection)

#### ① 건열멸균법(Dry Heat Sterilization)

- 화염멸균: 알코올램프, 가스버너 등의 화염 속에 20초 이상 접촉시켜 미생물을 멸균하는 것으로 유리봉, 백금, 금속류, 도자기류 등의 소독에 이용한다.
- 건열멸균: 건열멸균기(Dry Oven)를 사용하여 170℃에서 1~2시간 처리하는 방법이다. 주사침, 초자류, 유리기구, 유지, 글리세린, 분말금속류, 자기류 등에 이용한다.

#### ② 습열멸균법(Moist Heat Sterilization)

- 저온소독: 우유는 62~65℃에서 30분간 가열처리해야 영양손실이 적고 아이스크림 원료는 80℃에서 30분, 건조과일은 72℃에서 30분 정도 소독한다.
- 고압증기멸균법(Autoclave): 아포형성균의 멸균에 제일 좋은 방법으로, 거즈, 고무제품, 의류, 약물 등에 사용한다.
- 자비소독: 100℃에서 15~20분간 처리하는 방법으로 5%의 석탄산과 3%의 크레졸을 첨가하면 더욱 효과가 크다.
- 유통증기멸균법: 고압증기 멸균법으로 처리할 수 없는 경우에 Koch 멸균기를 사용하여 유통증기(100℃)를 30~60분간 가열하는 방법이다.

### (2) 화학적소독법(Chemical Disinfection)

#### ① 석탄산(Phenol)

방역용으로 3~5% 수용액을 사용하여 실내벽, 기차, 선박, 실험대, 용기, 객담, 오물, 토사물, 대변, 오염된 의류를 소독할 때 이용한다. 석탄산의 살균 기전으로는 균체단백 응고작용, 세포용해작용, 균체 효소계 침투 작용, 삼투성 변화작용 등이 있다.

- **장점**: 살균력이 안정되어 있고 유기물에도 약화되지 않는다.
- **단점**: 취기와 독성이 강하고, 피부 점막에 자극성과 마비성이 있으며, 금속을 부식시킨다.
- **소독약의 살균력 측정**: 고온일수록 소독 효과가 크며, 바이러스에는 효과가 없으나 세균에는 강하다.

$$※\ 석탄산\ 계수 = \frac{특정소독약의\ 희석배수}{석탄산의\ 희석배수}$$

#### ② 알코올

75% 메칠, 70% 에칠 알코올은 건강한 피부를 소독하고 무포자균에 효과가 있다.

#### ③ 크레졸

3% 수용액, 석탄산보다 2배 이상의 소독력을 지니고 있고 배설물 소독, 손이나 오물 및 객담 소독을 하며 물에 녹지 않아 비누와 혼합하여 사용한다. 냄새가 강하고, 세균소독 효과가 좋고, 피부자극성이 없으며, 유기물이 있어도 약화되지 않는다.

#### ④ 과산화수소

3% 수용액을 사용하며, 무포자균을 빨리 살균할 수 있어 상처소독을 하고 구내염, 인두염에 소독하며 입안세척 시 사용한다.

#### ⑤ 승홍수(Mercury Dichloride)

승홍 0.1%, 식염 0.1%, 물 98.9%의 수용액으로 손소독이나 피부소독 시 사용한다. 금속부식과 살균력이 매우 강하고 액체의 온도가 높을수록 더욱 강해진다. 맹독성이 있어 음식기구와 장난감에 사용하지 말아야 한다.

#### ⑥ 생석회(CaO)

분변 소독에 적합하고 공기 중에 오래 노출되면 살균력이 저하된다. 결핵균에 유효하고 하수, 오수, 오물, 토사물 등 습기가 있는 곳의 소독에 적당해 화장실 소독 시 이용한다.

## 2) 소독 시 주의사항

① 병원체가 세균, 바이러스 또는 포자형성균인지의 여부와 외계에 대한 저항력의 정도를 알아보아야 한다.

② 감염병의 종류를 확인한다(소화기질환, 호흡기질환, 곤충 매개 감염병 등).

③ 병원체의 전파 방법이 직접전파인지 간접전파인지를 확인한다.

④ 소독 대상물의 성질에 따라서 효과적인 방법을 선택한다.

## 3) 소독약품의 구비조건

① 사용방법이 간편하고 저렴하면서 구입이 쉬워야 한다.

② 냄새가 없고 탈취력이 있으며 인체에 무해해야 한다.

③ 살균력이 강해야 한다(높은 석탄산 계수를 가진 것을 이용).

④ 부식성과 표백성이 없어야 한다.

⑤ 안정성이 있고 용해성이 높아 침투력이 강해야 한다.

⑥ 생물학적으로 분해가 되어 환경오염을 발생시키지 말아야 한다.

# 제2장 환경보존

## 1 환경보전의 개념

### 1) 환경보전의 정의

우리나라 환경정책기본법에서는 환경보전을 "환경오염 및 환경훼손으로부터 환경을 보호하고 오염되거나 훼손된 환경을 개선함과 동시에 쾌적한 환경 상태를 유지 · 조성하기 위한 행위를 말한다."라고 정의하고 있다.

또한 "이 법은 환경보전에 관한 국민의 권리 · 의무와 국가의 책무를 명확히 하고 환경정책의 기본 사항을 정하여 환경오염과 환경훼손을 예방하고 환경을 적정하고 지속가능하게 관리 · 보전함으로써 모든 국민이 건강하고 쾌적한 삶을 누릴 수 있도록 함을 목적으로 한다."라고 환경정책기본법의 목적을 명시하고 있다.

### 2) 용어의 정의

① **"자연환경"**이란 지하 · 지표(해양을 포함한다) 및 지상의 모든 생물과 이들을 둘러싸고 있는 비생물적인 것을 포함한 자연의 상태(생태계 및 자연경관을 포함한다)를 말한다.

② **"생활환경"**이란 대기, 물, 토양, 폐기물, 소음, 진동, 악취, 일조(日照), 인공조명, 화학물질 등 사람의 일상생활과 관계되는 환경을 말한다.

③ **"환경오염"**이란 사업활동 및 그 밖의 사람의 활동에 의하여 발생하는 대기오염, 수질오염, 토양오염, 해양오염, 방사능오염, 소음, 진동, 악취, 일조 방해, 인공조명에 의한 빛공해 등으로 사람의 건강이나 환경에 피해를 주는 상태를 말한다.

④ **"환경훼손"**이란 야생동식물의 남획(濫獲) 및 그 서식지의 파괴, 생태계 질서의 교란, 자연경관의 훼손, 표토(표토)의 유실 등으로 자연환경의 본래적 기능에 중대한 손상을 주는 상태를 말한다.

⑤ **"환경보전"**이란 환경오염 및 환경훼손으로부터 환경을 보호하고 오염되거나 훼손된 환경을 개선함과 동시에 쾌적한 환경상태를 유지 · 조성하기 위한 행위를 말한다.

⑥ **"환경용량"**이란 일정한 지역에서 환경오염 또는 환경훼손에 대하여 환경이 스스로 수용, 정화 및 복원하여 환경의 질을 유지할 수 있는 한계를 말한다.

⑦ **"환경기준"**이란 국민의 건강을 보호하고 쾌적한 환경을 조성하기 위하여 국가가 달성하고 유지하는 것이 바람직한 환경상의 조건 또는 질적인 수준을 말한다.

### 3) 인간환경선언

인간환경선언이란 세계 모든 사람에게 환경문제의 본질을 알리고 그 해결을 위해서는 공통의 사상과 원칙이 필요하다는 전제하에서 만들어진 환경에 관한 기본 원칙이다. 1972년 6월 스톡홀름에서 개최한 국제인간회의에서 '인간환경선언'을 하였는데 그 내용은 다음과 같다.

- 인간은 좋은 환경에서 쾌적한 생활을 영위할 기본적인 권리가 있다.
- 현재와 미래에 있어서 공기, 물 등의 자연 생태계를 포함하여 지구의 천연자원이 적절히 계획, 관리되어야 한다.
- 유해물질의 배출 등으로 생태계가 회복할 수 없는 상태로 되어서는 안된다.
- 경제개발, 사회개발, 도시계획 등의 모든 계획은 환경의 보호와 향상을 고려하고 계획되어야 한다.

## 2 공기와 건강

### 1) 대기오염의 개념

#### (1) 대기오염의 정의

① 미국의 기술자총연합회의

"대기오염은 사람, 식물 그리고 동물의 생명과 우리의 재산에 해가 될 만큼 또는 인간의 생활과 재산을 안락하게 향유하기 못할 정도의 양만큼 특성을 가지고 충분한 기간 먼지, 훈연, 가스, 연무 악취, 매연, 증기와 같은 오염물이 한 종류 또는 그 이상이기에 존재하는 것이다."

② WHO

"대기오염은 대기 중에 인공적으로 배출된 오염물질이 존재하여 오염물질의 양, 그 농도 및 지속시간이 어떤 지역 주민의 불특정 대다수인에게 불쾌감을 일으키거나 해당 지역에 보건상 위해를 미치고 인간이나 식물, 동물의 생활에 해를 주어 시민의 생활과 재산을 향유할 정당한 권리를 방해받는 상태이다."

## 2) 대기오염의 원인

공업의 발달, 도시화, 교통의 발달, 일반가정의 연료소비 등 사람들이 생활하면서 생기는 인위적 원인과 화산의 분출, 황사 등과 같은 자연적인 원인에 의해 오염물질이 배출된다. 배출된 오염물질은 대기 속에서 이송되고 확산되는데, 역전층이 발생하거나 풍속이 떨어지면 오염물질이 모여서 고농도의 오염을 일으킨다. 배출된 오염물질은 강풍에 고농도상태로 날려와서 오염을 일으키고 바람으로 이송되는 도중에 오염물질 사이에서 광화학반응을 일으켜 광화학 스모그를 생성시키기도 한다.

대기를 오염시키는 물질의 근원에는 고정오염원과 이동오염원이 있다. 고정오염원으로는 공장, 가정, 원자력발전소 등이 있고, 이동오염원으로는 자동차, 열차, 항공기, 선박, 온천, 화산 등이 있다. 주요 오염물질인 황산화물, 질소산화물, 일산화탄소, 탄화수소, 분진 등은 난방시설, 산업시설, 자동차, 화력발전소를 통해서 배출된다.

〈표 Ⅳ-2-1〉 배출원별 주요 대기오염물질

| 배출원 | 연료 | 오염물질 |
|---|---|---|
| 가정 난방 | 목재, 토탄, 석탄, 석유, 가스 | 분진, CO, NOx |
| 산업장, 보일러, 화력발전소 | 석탄, 중유 | 분진, $SO_2$, CO, NOx, HC, $SO_3$ |
| 산업장 생산공정 | 석탄, 중유 | $SO_2$, NOx, 분진 |
| 교통수단 | 휘발유, 디젤류, 가스 | CO, NOx, Pb, HC, Oxidant, $SO_2$, 냄새 등 |

### (1) 대기오염물질

대기오염물질이란 대기오염의 원인이 되는 가스 · 입자상물질로서 환경부령으로 정하는 것을 말한다. 대기오염물질은 물리적 형태에 따라 입자상의 물질과 가스상의 물질로 구분하며, 생성기구에 따라 1차 오염물질(Primary Pollutant)과 2차 오염물질(Secondary Pollutant)로 구분한다. 1차 오염물질은 배출원으로부터 직접 배출된 것을 말하며, 2차 오염물질은 1차 오염물질과 대기 중의 정상성분이 태양에너지에 의한 광합성 반응에 의해 생성된 물질을 의미한다. 2차 오염물질은 광화학 옥시던트(Oxidant) 또는 광화학 스모그라고도 하며 오존 등의 산화물, 알데하이드, PAN(Peroxy Acetyl Nitrate)와 아크로레인 등이 있다.

#### ① 1차 오염물질

• 입자상의 물질

입자상물질(粒子狀物質)이란 물질이 파쇄 · 선별 · 퇴적 · 이적(移積)될 때, 그 밖에 기계적으로 처리되거나 연소 · 합성 · 분해될 때에 발생하는 고체상(固體狀) 또는 액체상(液體狀)의 미세한 물질을 말한다. 입자상의 1차 오염물질에는 먼지, 검댕, 재, 연무, 연기, 안개, 훈연, 에어로졸 등이 있다.

- 먼지(분진, Dust): 먼지란 대기 중에 떠다니거나 흩날려 내려오는 입자상물질을 말하며, 확산되지는 않고 중력의 영향으로 내려앉는다. 분진 중 크기가 10㎛ 이상은 비교적 무거워서 침강하기 쉬운데 이를 '강하분진'이라고 하며, 10㎛ 이하로 크기가 작아서 장시간 공기 중에 부유하는 것을 '부유분진'이라고 한다.
- 검댕(Soot): 연료가 연소할 때 완전히 타지 않고 남는 고체물질이다. 검댕은 1㎛ 이상의 크기를 갖고 있는 유리탄소 및 타르물질이 응결된 것이다.
- 재: 연료의 연소로부터 발생된 굴뚝 배기가스 속에 있는 미세분말로 된 재를 말한다.
- 연무(Mist): 비교적 큰 물방울 입자가 묽은 상태로 분산되어 있는 것을 말하며, 기상학에서는 강하될 수 있는 물방울이 분산되어 있는 상태를 말한다.
- 연기(Smoke): 불완전 연소로 인해 발생된 에로로솔 입자, 탄소 및 다른 가연성 물질로 보통 1㎛ 이하 크기의 탄소입자를 말하며 기름 연기의 입자는 0.03~1.0㎛, 석탄 연기는 0.01~0.2㎛ 이다.
- 작은 물방울: 작은 액체 입자를 말하며, 조용한 상태에서는 아래로 떨어지고 소용돌이 상태에서는 현탁되는 정도의 크기와 밀도를 갖는 것을 말한다.
- 안개(Frog): 액체의 가시 에어로솔, 응결에 의해 형성된 것도 포함되며 기상학적으로는 물 혹은 얼음이 분산되어 있는 것을 말한다.
- 훈연(Fume): 훈연이란 기체상태로 응축된 고체입자, 용해된 물질이 증발되어 생기고 때로는 화학반응을 수반하며 산화되기도 한다.
- 에어로졸: 기체매질 속에 현미경적 크기의 고체 혹은 입체 입자가 분산되어 있는 것을 말하며 연기, 안개, 연무 등이 있다.

- 가스상의 물질

가스상의 물질이란 물질의 연소, 합성, 분해 시에 발생하거나 물리적 성질에 의하여 발생하는 기체상 물질을 말하며, 가스상의 1차 오염물질에는 일산화탄소, 질소산화물, 황산화물, 탄화수소 등이 있다.

- 일산화탄소(CO)

주요 배출원은 각종 교통수단 엔진 연료의 연소, 공장 쓰레기 소각 등의 인위적 활동이며, 자연적 발생량보다 약 10배 크다.

- 질소산화물(Nitrogen Oxide)

석탄이나 석유 등 연료의 고온 과정에서 발생되며 특히 문제되는 것은 일산화질소와 이산화질소인데, 일산화질소는 무색, 무취의 기체이고 이산화질소는 다갈색의 자극성이 있는 기체이다. 질소산화물은 교통기관이나 보일러와 같은 연료연소시설이 주 배출원이며 연로로서는 가솔린이나 천연가스와 같은 고발열량의 연소를 연소시킬 때 더 많이 발생한다. 질소는 자극성은 없으나 헤모글로빈과의 친화력이 일산화탄소의 약 1,000배, 이산화질소의 약 3배로 알려져 있으며, 산화질소 헤모글로빈이 혈중에서 메트헤모글로빈을 형성하여 이것이 많아지면 혈액의 산소결핍에 의한 중추신경계 증상을 나타낸다. 보통 일산화질소와 이산화질소는 공존하며 눈과 호흡기 등에 강한 자극을 보여 기침, 두통, 기관지염, 폐수종, 흉부 압박감 등을 나타내고 심한 경우 의식불명을 일으킨다.

- 황산화물(Sulfur Oxide)

황산화물은 이산화황, 삼산화황 등의 총칭을 말하는데, 이 중 가장 대표적인 것은 이산화황으로서 유황성분이 있는 석탄, 석유 등 화석연료의 연소과정, 황산제조공장 또는 황산을 사용하는 공장 등에서 배출된다. 이산화황은 무색, 자극성이 있는 기체이며, 유독성, 유행성이 있고, 대기 중에 흔히 존재하므로 대기오염의 척도로 이용되고 있다.

이산화황의 유해성은 크게 심한 것은 아니지만 농도가 커지면 문제가 된다. 이산화황의 광산화를 받아 삼산화황이 되면 흡수성이 강해져 황산 mist를 형성한다. 이것이 폐의 심부에 도달하면 기관지 및 폐포점막에 자극을 주기 쉬우며, 공기 중 입자상 물질이 폐의 심부까지 도달하기 쉽게 해주어 인체 피해의 상승적 작용을 한다. 또 눈, 비강, 인후, 호흡기도, 점막 등에 1차적으로 염증과 궤양을 일으켜 세균감염을 받기 쉽게 만든다.

- 탄화수소(Hydrocarbon)

탄화수소는 탄소와 수소만으로 구성된 화합물을 총칭한 것으로 상온에서 고체, 액체, 기체의 3가지 형태를 띠는데, 이때 탄소수가 1~4개인 것은 기체, 5~6개인 것은 액체, 9개 이상인 것은 고체이며 대기 중에서 물체가 되는 것은 상온에서 기체이거나 휘발성이 높은 화합물이다. 즉 탄소수가 12개 이하인 것은 각종 연료나 유기용제 사용 중 휘발 또는 증발하여 대기오염을 일으킨다.

**〈표 Ⅳ-2-2〉 대기오염물질이 인체에 미치는 영향**

| 구분 | 오염물질 | 영향 |
|---|---|---|
| 입자상 물질 | 매진 | 각종 오염물질의 Carrier로서 작용하며, 기관지염, 기관지의 통기저항을 증가시킨다. |
| | 황산 | 기관지염, 기관지의 통기저항의 증대는 $SO_2$보다 강하다. |
| | 연 | 다량일 때는 심한 급성증상, 소량일 때는 만성중독증상, 빈혈증상 등을 일으킨다. |
| 가스상 물질 | Co | 현기증, 두중, 두통, 피로의 원인이 된다. |
| | $O_3$ | 경증에서는 폐활량의 감소, 중증에서는 기관지염의 원인이 된다. |
| | $SO_3$ | 기관지의 통기저항의 증가, 기침, 호흡곤란, 심폐질환의 원인이 된다. |
| | $N_2O$, NO, $NO_2$ | 기관지의 통기저항의 증대, 고농도에서는 기관지폐렴의 원인이 된다. |
| | Formaledhyde | 눈의 자극, 기침, 호흡곤란의 원인이 된다. |
| | $H_2S$ | 악취, 취각피로, 고농도에서는 호흡기, 중추신경으로 인한 사망의 원인이 된다. |

### ② 2차 오염물질

대기 중에서 방출된 1차 오염물질은 대기 중에서 서로 반응하거나 분해하여 발생원으로부터 배출되었을 때와 상이한 새로운 물질을 형성시켜 대기를 오염시킨다.

- 광화학 산화물

광화학반응에 의해 생성되는 것들로 알데하이드, 캐톤, 오존, 과산화물 등이 있다.

– 오존: 무색의 자극성기체로 낮은 농도에서 눈, 목의 자극 증상을 유발하며 강력한 산화제이다.

– PAN류: PAN, PPN, PBN 등이 있으며 무색의 자극성 액체이다.

– 알데하이드: 강한 자극성 기체이다.

※ $NO_2$의 광화학 사이클

$NO_2$+(자외선 조사) → NO+O

$O+O_2 \rightarrow O_3$

$O_3$+NO → $NO_2+O_2$

즉, 대기 중에 방출된 $NO_2$는 자외선에 의해서 NO와 O로 분해되고, 이 원자상태의 산소는 분자상태의 산소와 반응하여 $O_3$를 생성하고, 이 $O_3$는 다시 NO와 반응하여 $NO_2$와 $O_2$가 되는 광화학 Cycle을 갖는다.

• 광화학 산화물과 스모그

1차 오염물질인 탄화수소(HC)가 반응하여 Aldehyde를 만들고 이 Aldehyde는 NO와 $NO_2$에 의해서 다시 PAN이 생성되는데, 이 물질들을 총칭하여 광화학 산화물(Photochemical Oxidants)이라고 한다. 이 광화학 산화물이 황산 Mist, CO, 기타 유기물과 혼합되어 대기오염을 초래하는 상태를 광화학 스모그라 하며 Los Angeles Smog가 그 전형적인 예이다.

## 3) 대기환경기준

### (1) 대기환경기준 항목

대기환경기준은 국가마다 조금씩 차이가 있다. 우리나라의 『환경정책 기본법』에 규정된 8가지 항목에 대한 환경기준은 다음 표와 같다.

〈표 IV-2-3〉 대기환경기준

| 항목 | 기준 | 측정방법 |
|---|---|---|
| 아황산가스($SO_2$) | 연간 평균치 0.02ppm 이하<br>24시간 평균치 0.05ppm 이하<br>1시간 평균치 0.15ppm 이하 | 자외선 형광법(Pulse U.V. Fluorenscence Method) |
| 일산화탄소(CO) | 8시간 평균치 9ppm 이하<br>1시간 평균치 25ppm 이하 | 비분산 적외선 분석법(Non Dispersive Infrared Method) |
| 이산화질소($NO_2$) | 연간 평균치 0.03ppm 이하<br>24시간 평균치 0.06ppm 이하<br>1시간 평균치 0.10ppm 이하 | 화학발광법(Chemiluminescent Method) |
| 미세먼지<br>($PM_{10}$) | 연간 평균치 50㎛/㎥ 이하<br>24시간 평균치 100㎛/㎥ 이하 | 베타선 흡수법(β-Ray Absorption Method) |
| 초미세먼지($PM_{2.5}$) | 연간 평균치 15㎍/㎥ 이하<br>24시간 평균치 35㎍/㎥ 이하 | 중량농도법 또는 이에 준하는 자동측정법 |
| 오존($O_3$) | 8시간 평균치 0.06ppm 이하<br>1시간 평균치 0.1ppm 이하 | 자외선 광도법(U.V. Photometric Method) |
| 납(Pb) | 연간 평균치 0.5㎛/㎥ 이하 | 원자흡광 광도법(Atomic Absorption Spectrophotometry) |
| 벤젠 | 연간 평균치 5㎛/㎥ 이하 | 가스크로마토그래프법(Gas Chromatography) |

### (2) 배출허용기준

배출허용기준이란 배출시설에서 배출되는 환경오염의 요인이 되는 오염물질의 최대 허용량 또는 최대 허용농도를 말한다. 우리나라의 배출허용기준은 환경부령으로 정하도록 대기환경보전법에서 규정하고 있다. 환경부의 대기환경보전법 시행규칙 제15조(2014. 2. 6. 개정, 2015. 1.1. 시행)에는 대기오염물질 중 가스상 물질 20종과 입자상 물질 9종에 대한  배출허용기준을 명시하고 있다.

#### ① 가스상 물질(18종)

암모니아, 일산화탄소, 염화수소, 황산화물, 질소산화물, 이황화탄소, 포름알데히드, 황화수소, 불소화합물, 시안화수소, 브롬화합물, 벤젠, 페놀화합물, 수은화합물, 비소화합물, 염화비닐, 탄화수소, 디클로로메탄, 트리클로로에틸렌, 1,3-부타디엔이다.

#### ② 입자상 물질(9종)

먼지, 카드뮴화합물, 납화합물, 크롬화합물, 구리화합물, 니켈 및 그 화합물, 아연화합물, 비산먼지, 매연이다.

매연의 배출량은 링겔만 비탁표를 이용하여 측정하는데, 모든 배출시설의 매연배출 허용기준은 '링겔만 비탁표 2도 이하'로 규정하고 있다.

**※ 링겔만 비탁표 또는 농도표**(Ringelmann's Smoke Chart; RSC)

굴뚝에서 나오는 매연의 농도를 측정할 때 사용하는 농도 기준표이다.

전백(全白)에서 전흑(全黑)까지 6단계로 나누고, 우리나라 대기 허용기준은 2도(40%) 이하, 매연의 농도와 비교해서 농도의 도수를 정한다.

〈측정방법〉

① 굴뚝에서 약 40m 떨어져 연기의 흐름에 직각으로 선다.
② 굴뚝의 출구로부터는 30~45m의 위치이다.
③ 연기의 배경은 하늘로 하되, 태양 쪽으로는 향하지 않도록 한다.

이상의 조건을 지켜 연기를 관찰하게 되어 있다. 이 방법은 매연의 색과 비교하는 것이 아니고 태양 광선이 매연에 흡수되는 상황을 비교하는 것이다. 이 측정법은 오차가 나기 쉬우나 간편한 것이 특징이다.

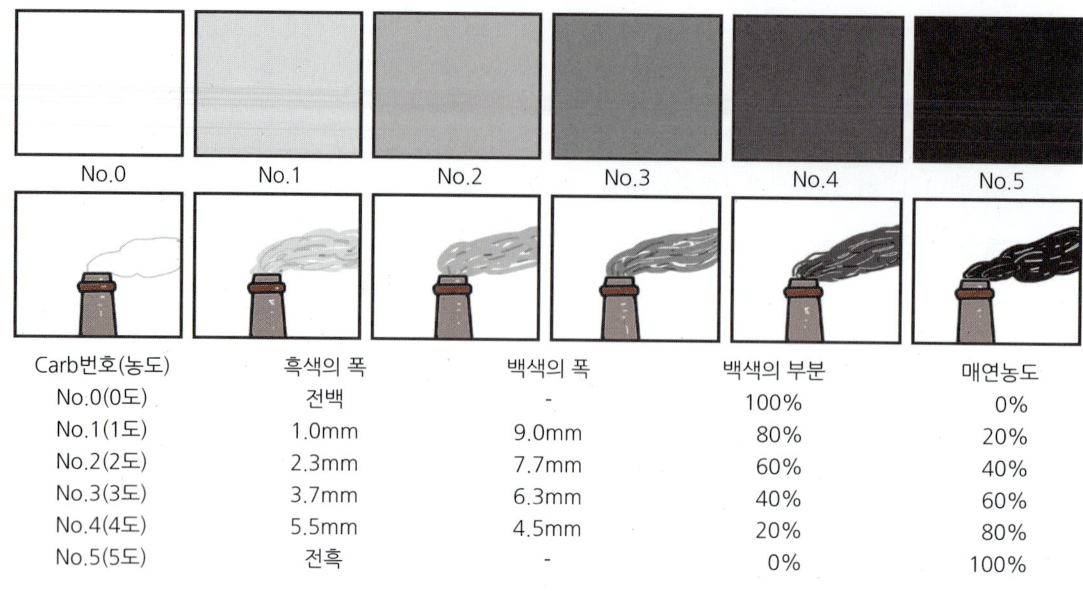


| Carb번호(농도) | 흑색의 폭 | 백색의 폭 | 백색의 부분 | 매연농도 |
|---|---|---|---|---|
| No.0(0도) | 전백 | - | 100% | 0% |
| No.1(1도) | 1.0mm | 9.0mm | 80% | 20% |
| No.2(2도) | 2.3mm | 7.7mm | 60% | 40% |
| No.3(3도) | 3.7mm | 6.3mm | 40% | 60% |
| No.4(4도) | 5.5mm | 4.5mm | 20% | 80% |
| No.5(5도) | 전흑 | - | 0% | 100% |

〈그림 Ⅳ-2-1〉 링겔만 비탁표

## 4) 대기오염과 건강

대기오염은 대기 중으로 배출된 유해물질의 양이 대기의 자연 정화 능력을 초과할 때 발생한다. 대기오염물질의 물리 · 화학적 성상이나 오염물질의 농도, 폭로시간, 환경적(생활환경 및 조건, 기후인자 등), 인적 요인(감수성, 오염조건 등) 등에 따라서 피해의 차이가 다르게 나타난다.

호흡기 증상은 대기오염으로 인한 가장 흔한 건강 피해라고 할 수 있다. 기침, 코, 인후부 자극증상, 숨쉬기가 답답함 등의 증상이 나타날 수 있으며 안구 자극 증상이나 피로감을 동반하기도 한다. 대기오염이 심한 상태에서는 운동능력이 떨어지고 쉽게 피로감을 느끼게 되며 천식환자나 만성폐질환 환자들은 증상이 심해질 수 있다. 대기오염이 심한 지역에 사는 사람들은 감기가 자주 걸리는 것으로 알려져 있다.

호흡기질환뿐만 아니라 대기오염이 심장질환으로 인한 입원을 증가시키고 기존의 심장질환 또는 폐질환을 앓고 있는 사람의 사망 위험을 증가시킨다는 사실이 많은 역학연구를 통해 확인되고 있다. 대기오염물질이 폐암을 증가시킨다는 일부 보고도 있으나 암 발생과의 관계는 아직은 확인되지 않고 있다. 그러나 대기 중에는 벤젠이나 다환성방향족탄화수소(Polycyclic Aromatic Hydrocarbons, PAHs)와 같은 발암물질이 있기 때문에 암 발생과 관련이 있을 가능성을 배제하기는 어렵다.

### (1) 오염물질과 건강영향

#### ① 먼지(Particles)

먼지의 건강영향은 크기에 따라 좌우되는데 그중 10㎛ 이하의 미세먼지가 주로 문제가 되고 있다. 특히 입자의 크기가 2.5㎛ 이하인 분진($PM_{2.5}$)에는 황산염, 질산염, 중금속 등의 성분이 상대적으로 높고 폐 깊숙이 침투하기 때문에 입자 크기 10㎛ 이하인 분진($PM_{10}$)보다 더 유해하다. 일반적으로 다른 대기오염물질들은 같은 도시 안에서도 발생원과의 거리에 따라 농도 차이가 있으나 미세먼지는 실내외를 막론하고 비교적 균질하게 분포하는 것으로 알려져 있다. 그동안 진행된 미국과 유럽의 연구를 통하여 $PM_{10}$이 10㎍/$m^3$ 증가하면 사망 위험은 0.6% 정도 증가하는 것으로 추정되고 있다.



### ② 오존($O_3$)

오존은 탈취, 살균효과, 탈색을 일으키는 자극성 가스로 대기 중 허용농도는 0.1ppm이다. 지상 24~48km의 오존층은 자외선을 차단하여 생육보호 기능을 한다. 오존층의 오존($O_3$) 함량은 10ppm으로 지상에서 25km 떨어진 지역에서 밀도가 가장 높다. 염화불화탄소 스프레이, 에어컨 냉매물질 등으로 인해 오존층이 파괴되면 지구의 온도상승, 생육을 장해한다.

오존은 기침, 천명, 흉통과 같은 하기도 증상을 유발하고 폐기능을 감소시키는 것으로 알려져 있다. 특히 천식이 있는 사람에게는 이러한 영향이 더욱 크게 나타나서 천식 증상이 악화되는 것으로 알려져 있다.

### ③ 아황산가스($SO_2$)

아황산가스는 산업화 초기에 심각한 대기오염을 일으켰으며 런던 스모그의 주범으로 알려져 있다. 아황산가스는 가스의 형태이지만 대기 중에서 황산염(Sulfate)으로 변화하기 때문에 입자의 형태로도 흡수가 된다. 또 아황산가스는 용해도가 높기 때문에 상기도에서 많이 흡수되어 제거된다. 입으로 호흡하면 코로 흡입하는 것보다 많은 양의 아황산가스가 폐 깊숙이 들어오게 되고 운동과 같은 신체적 활동 시에도 폐에 침투하는 아황산가스의 양이 증가한다. 호흡기계에 들어온 아황산가스는 기관지 수축을 초래하며 따라서 천식환자들이 일반인보다 더 큰 고통을 받게 된다.

### ④ 질소산화물(NOx)

질소산화물은 고온의 연소 과정을 통해 생성되는데 대도시에서는 자동차 배기가스가 주요 배출원이다. 따라서 교통량이 많은 대로변에서 농도가 높게 나타나며, 하루 중 차량통행이 많은 출 · 퇴근 시간에 농도가 높아진다. 질소산화물은 주요한 실내공기오염원이기도 하다. 도시가스를 사용해서 조리나 난방을 하는 경우 또는 흡연자가 있는 경우에 실내의 질소산화물의 농도가 높아진다.

사고나 직업적인 이유로 고농도의 이산화질소에 노출되었을 때 급성폐부종(Acute Pulmonary Edema)을 유발할 수 있고, 농작물 저장소에서 근무하는 사람들에게서 기침, 호흡곤란, 객혈 등의 증상이 나타나는 질환(Silo-Filler's Disease, 사일로농부병) 역시 이산화질소 노출에 의한 것으로 알려져 있다. 이처럼 정확한 기전은 모르지만 이산화질소는 호흡기의 방어기전을 약화시켜 호흡기 감염을 증가시키고, 기도에 손상을 입혀 호흡기 증상을 유발하며, 폐기능을 감소시키는 것으로 알려져 있다.

### ⑤ 일산화탄소(CO)

일산화탄소는 화석연료가 불완전 연소할 때 발생한다. 일산화탄소는 혈색소와 결합하여 카복시해

모글로빈(Carboxyhemoglobin; COHb)을 생성함으로써 산소전달 능력을 떨어뜨리며 따라서 심장이나 뇌와 같이 산소를 많이 필요로 하는 조직이 가장 먼저 피해를 보게 된다. 특히 허혈심장질환을 앓고 있는 환자들은 COHb 상승에 따라 저산소증을 보상할 수 있는 능력이 부족하기 때문에 일산화탄소에 민감하다. 저농도의 일산화탄소에 노출되면 피로, 두통, 어지럼증 등의 증상이 생기고 농도가 높아지면 시력장애, 운동조절장애, 구역질 등이 나며 결국은 사망할 수도 있다.

#### ⑥ 휘발성 유기 화합물(VOCs)

휘발성 유기 화합물은 벤젠, 클로로포름, 메탄올, 사염화탄소, 포름알데하이드 등 다양한 물질들을 포함하고 있다. 질소산화물과 마찬가지로 오존의 전구물질인 동시에 그 자체로 호흡기에 자극증상을 일으키며 두통 등 비특이적인 증상을 유발하기도 한다. 휘발성 유기 화합물은 페인트 등의 유기용제를 다루는 과정이나, 자동차 배기가스, 그리고 주유소에서 연료를 넣을 때도 상당량 배출될 수 있다. 휘발성 유기 화합물은 나무나 풀 같은 식물에서도 배출되는데, 특히 기온이 높을 때 더욱 많이 배출된다.

#### ⑦ 중금속

대기 중에는 카드뮴, 수은, 아연, 구리, 납 등 많은 종류의 중금속이 있다. 금속 성분은 호흡기계, 신경계, 간, 피부 독성 등을 일으킬 수 있다. 금속 성분 중에 가장 많이 연구된 것이 납인데, 납은 소아에서 학습능력의 장애, 신경행동학적 문제를 초래하는 것으로 알려져 있다. 대기 중에 있는 납의 대부분은 휘발유 사용과 관련되어 발생한 것인데 우리나라에서는 무연휘발유를 사용하면서 대기 중 납 농도가 많이 감소하였다.

### (2) 대기의 안정도(Stability)와 대기오염

대기의 안정도란 대기의 수직방향운동을 억제하거나 반대로 더욱 왕성하게 하는 경향 또는 현재의 난류를 억제하거나 반대로 조장시키는 경향이라고 할 수 있다. 이처럼 대기의 안정도는 수직방향의 바람쏠림과 기온구조에 관계되지만, 일반적으로 기온의 수직분포가 안정도를 가름하는 지표로 이용되고 있다.

지표면이 일사에 의해 따뜻하게 데워지면 대류가 일어나고 일부 공기가 상승하는데, 상공은 기압이 낮기 때문에 상승한 공기는 팽창한다. 그리고 팽창한 공기는 주위의 공기를 압박하게 된다. 즉 주위 공기에 에너지를 가하게 되는데, 에너지를 가한 만큼 자체공기는 에너지의 감소가 일어나고 에너지가 감소한 공기는 냉각한다. 이를 단열 팽창에 의한 냉각이라고 한다.

#### ① 기온역전

대기가 불안정할 때는 상하층의 공기 교환이 왕성하기 때문에 지표부근에서 발생한 오염물도 상공으로 확산되기 쉽다. 반대로 대기가 안정적일 때는 공기의 교환이 적고 확산도 잘 되지 않는다. 고도가 높을수록 기온이 상승하는 현상을 기온역전이라고 하는데, 이처럼 상공의 기온이 하층보다 높을 때 대기층은 매우 안정적이며 공기의 수직운동이 강력하게 저지되고 난류도 억제된다. 그러므로 대기오염물질 발생지역에서의 기온역전 시에는 이들 물질의 확산이 극히 제한되기 때문에 오염으로 인한 피해가 더욱 커진다.



### ② 대기안정도에 의한 연의 확산

굴뚝의 연기모양은 여러 가지이지만 대기의 안정도와 바람에 의해 크게 영향을 받는다.

- **사행형**: 대기가 매우 불안정할 때 나타나며 열대류가 심하여 축 자체가 뱀이 기어가는 듯한 모양을 보인다. 연기가 급속하게 확산되지만 굴뚝 가까운 지점에 높은 농도의 연기가 있을 수 있다. 여름철 낮에 나타나기 쉽다.
- **원추형**: 원추형은 일반적으로 수평방향의 확산보다 크며 겨울철 또는 구름이 낀 날이나 밤에 바람이 세지 않을 때 발생하기 쉽다.
- **부채형**: 연기의 상하 부분이 모두 역전층 내에 있어 수직방향의 확산이 잘 이루어지지 않고 수평방향으로 넓게 퍼진다. 위에서 보면 부채모양(측면에서 보면 리본모양)을 하고 있으며 평탄한 지역에서는 멀리까지 지상에 도달되지 않지만, 고층 건물인 구릉지역은 높은 농도의 연기의 영향을 받는다.
- **지붕형**: 굴뚝의 출구로부터 하층은 안정되고 상층은 불안정한 상태에서 연기는 밑으로 내려오지 않고 위로 올라간다. 이러한 상태는 방사성 기온역전이 생기는 지역에서 발생하기 쉬우며 굴뚝 높이가 역전층 위에 위치하면 상당기간 지속된다.
- **훈증형**: 굴뚝의 출구를 중심으로 상층은 대기가 안정적이고 하층은 불안정할 때 연기의 확산은 아래 부분으로만 일어나 지표 오염이 매우 심하게 일어나는 경우가 많다. 이 경우는 부채형 형성 시 일출 후 지표의 온도가 상승하여 굴뚝 밑 부분의 기온역전이 깨질 때 일어난다.

### (3) 광화학적 오염

대기오염 발생원으로부터 직접 배출된 1차 오염물질이 대기 중에서 서로 반응하거나 분해하여 2차 오염물질(오존, 알데히드 등)을 생성하는데, 이때 태양의 자외선이 관여한다. 이러한 오염현상을 광화학적 오염이라고 하며 2단계에 걸쳐 형성된다.

① **1단계**: 1차 오염물질인 산화질소와 탄화수소 및 유기물이 태양에너지에 의해 오존을 형성하는 과정을 말하며 광화학적 반응이라고 한다.

② **2단계**: 1단계에서 형성된 오존과 대기성분 간의 화학반응에 의해 유기연물질을 형성하는 과정이다.

## 5) 대기오염 사건 사례

### (1) 뮤즈 계곡 사건

1930년 12월 벨기에 뮤즈 벨리의 공업지대 공장으로부터 발생된 농후한 스모그로 인해 3일간 60여 명이 사망한 사건이 일어났다. 원인은 아황산가스, 황산 미스트, 질소산화물, 금속산화물, 불화수소 등으로 무풍 상태에서 기온역전과 연무가 발생하여 급성 호흡기 질환이 발생하였고 사망자는 평상 시의 10배나 되었다.

### (2) 도노라 계곡 사건

1948년 10월 미국 펜실베니아주의 도노라 계곡에서 발생한 사건으로 아황산가스, 황산 미스트 등 기온 역전과 연무가 발생하여 시민 14,000명 중 43%의 심장호흡기 환자가 발생하고 18명이 사망하였다. 원인은 공장의 배기가스 성분인 아황산가스와 황산 미세입자로 밝혀졌으며, 주요 증세는 호흡곤란, 흉부협착감, 만성심폐질환 등이었다.

### (3) 런던 스모그

1952년 12월 4일~8일, 4일간 바람 한 점 없는 날씨가 계속되면서 대낮에도 자동차나 선박이 충돌할 정도의 짙은 농무가 런던 하늘에 짙게 깔린 후 평상 시의 사망률을 2.5배 초과하는 2,851명이 사망하였고 그 다음 주에는 1,224명이 농무와 관련하여 사망한 것이었다. 평소에 호흡기 또는 심장질환을 가지고 있던 어린아이와 노약자 4,000여 명이 초과 사망하였다. 원인은 가정용 난방연료인 석탄(Soft Coal)이 연소될 때 배출되는 일산화탄소, 이산화탄소, 아황산가스, 타르(Tar) 외에 불소화합물, 카드뮴, 수은 등의 1차 오염물질이 안개와 기온역전이라는 기상상태에서 작용한 것으로 추정되었다. 이 사건을 계기로 1953년 7월에 대기오염위원회를 구성하여 대기오염이 건강에 미치는 영향을 체계적으로 연구하는 계기를 마련하였고 1956년에 환경오염법(Clean Air Act)이 제정되었다.

### (4) 로스엔젤레스 광화학 스모그

1945년 이후 해안분지에서 1년 동안 해안성 안개와 기온역전이 거의 매일 발생하고 백색연무 또한 발생하였다. 이는 인구증가 및 자동차 등 석유계 연료의 소비 증가와 맞물려 일산화탄소, 질소산화물,

**〈표 Ⅳ-2-4〉 스모그(Smog)의 2가지 유형**

| 내용 | London형 | Los Angeles형 |
|---|---|---|
| 발생 시의 온도 | −1~4℃ | 24~32℃ |
| 발생 시의 습도 | 85% 이상 | 70% 이하 |
| 역전의 종류 | 방사성 역전(복사성 역전) | 침강성 역전 |
| 풍속 | 무풍 | 5m 이하 |
| 스모그 형성 시의 시계 | 100m 이하 | 0.8~1.6km 이하 |
| 가장 발생하기 쉬운달 | 1월, 12월 | 8월, 9월 |
| 주된 사용연료 | 석탄과 석유계 | 석유계 |
| 주된 성분 | SOx, CO, 입자상 물질 | $O_3$, $NO_2$, CO, 유기물 |
| 반응의형 | 열적 | 광화학적, 열적 |
| 화학적 반응 | 환원 | 산화 |
| 최다 발생시간 | 이른 아침 | 낮 |
| 인체에 대한 영향 | 기침, 가래, 호흡기계 질환 | 눈의 자극 |

탄화수소, 과산화물이 배출되어 눈과 호흡기계에 자극을 주고 식물, 농작물, 고무제품 등에도 손해를 가져오게 되었다. 눈, 코, 기도, 폐 등의 점막에 대한 지속적, 반복성 자극 때문에 불쾌감을 호소하는 환자가 많았고, 특히 65세 이상의 사망자가 약 400명 이상 증가하였다.



## 6) 대기오염 관리방안

### (1) 대기오염의 영향

대기오염은 지구환경에 영향을 미칠 뿐만 아니라 호흡기질환 등을 유발하여 건강을 위협한다. 또한, 식물의 성장에도 영향을 주며, 금속류 부속 및 고무제품을 상하게 하는 등 경제적 손실을 야기한다.

#### ① 지구환경에 미치는 영향

온실효과로 인한 지구온난화, 오존층의 파괴와 산성비, 황사현상 등을 일으킨다.

#### ② 인체에 대한 영향

만성 기관지천식, 진폐증, 시야 장해 등이 나타나고 급성인 경우 불쾌감과 심리적 영향을 미친다.

#### ③ 식물에 대한 피해

분진은 광합성 작용이나 성장에 영향을 주고 오존은 잎끝의 검은 반점을 생기게 하고 이산화황, 철 등은 고사시키며 성장을 지연시킨다.

#### ④ 경제적 손실

이산화황은 금속류를 부식시키고 광화학 스모그는 고무제품을 상하게 한다.

### (2) 대기오염에 취약한 인구집단

대기오염에 특히 취약한 부류는 어린이, 고령자, 심장 또는 폐질환을 앓고 있는 사람이다. 특히 어린이의 폐는 충분히 발달되어 있지 않음에도 바깥에서 활동시간이 길고 단위 체중당 마시는 공기의 양이 성인에 비해 훨씬 많기 때문에 보다 많은 대기오염물질에 노출된다. 따라서 어린이들이 대기오염에 노출되면 폐 성장에 장애를 받아, 성인기의 건강에도 영향을 미친다.

노령자와 심혈관질환, 폐질환자들도 대기오염에 민감하다. 런던 스모그의 희생자들과 대기오염으로 인해 초과 사망한 사람들 중 폐렴이나 기관지염 등의 호흡기질환과 심혈관계 질환으로 인한 사망이 많았다는 사실이 이를 입증해 주고 있다. 또한 대기오염이 증가하면 심장질환으로 인한 입원이 증가하고, 심부전 환자들의 대기오염으로 인한 사망위험이 일반 인구집단보다 훨씬 높다는 보고도 있다.

대기오염, 특히 미세먼지는 폐에서 염증반응을 일으키고, 0.1㎛ 이하의 나노입자는 폐포-모세혈관장벽(Alveolar-Capillary Barrier)을 통과하여 직접 혈관 속으로 들어가 혈관내피와 죽상경화판에 직접 영향을 미쳐 죽종형성(Atherogenesis), 혈전, 혈관기능이상, 부정맥 등을 초래하여 심혈관질환의 발생과 사망위험을 높이는 것으로 알려져 있다.

### (3) 대기오염 대책

환경부는 대기오염을 저감시키기 위하여 대기환경기준의 설정, 대기오염물질 배출원에 대한 관리, 그리고 대기오염측정망 운영을 통한 대기오염 수준 감시 등을 하고 있다. 2003년부터는 '수도권 대기환경개선에 관한 특별법'을 제정하여 특별대책을 시행하고 있다.

#### ① 실시간 모니터링과 예 · 경보제

대기오염의 피해를 줄이기 위한 제도로는 오존과 미세먼지에 대한 예보 및 경보제도가 있다. 1995년부터 시행된 오존 예 · 경보제에서는 시간당 평균 0.12ppm 이상이 되면 주의보를 발령하고 오존농도에 취약한 사람이 많은 학교, 병원, 노인정 등에 상황을 홍보하여 야외 활동을 자제하도록 권고하고 있다. 또 미세먼지에 농도에 따라 '좋음'에서 '위험'까지 6단계로 구분하여 시민행동요령을 제시하고 있으며 한국환경공단에서는 인터넷을 통해 우리나라 전역을 대상으로 대기오염물질의 실시간 모니터링 자료를 제공하고 있다.

#### ② DPSEEA 모형에 의한 체계적 관리

대기오염의 관리방안을 도출하는데 세계보건기구 유럽사무소에서 개발한 DPSEEA(Driving Force–Pressures–State–Exposure–Effects–Action) 모형이 유용하다. DPSEEA 모형은 환경오염의 가장 근본적인 동인(Driving Force)에서부터 최종 결과인 건강영향에 이르기까지 단계를 설정하고 각 단계별로 적절한 조치를 취할 수 있음을 나타내는 모형이다.

다음 그림은 위 모형에 근거하여 대기오염의 관리방안을 도식화한 것이다.

- **동인**(Driving Force): 도시 인구집중, 에너지 과소비, 자동차 사용 등은 대기오염을 유발하는 원동력이다.
- **압력**(Pressure): 위의 동인에 의해 이산화질소, 탄화수소, 미세먼지 등의 대기오염물질이 방출되도록 압력이 주어진다.
- **상태**(State): 위에서 방출되는 대기오염물질로 인해 대기의 상태는 악화된다.
- **노출**(Exposure): 대기오염이 발생하더라도 노출을 피할 수 있다면 문제가 발생하지는 않는다. 위 단계에서 악화된 대기상태에 노출되는 시간과 빈도는 건강상태에 영향을 준다.
- **건강영향**(Effects): 위의 노출정도에 따라서 호흡기질환이나 심장질환 유발 등 건강에 영향을 준다.

대기오염의 관리는 위의 모든 단계에서 정책적인 개입을 필요로 한다. 동인을 줄이기 위한 인구분산, 에너지 사용규제나 교통수단 대체 등과 대기오염물질 방출을 줄이기 위한 배출기준 관리, 대기오염 방지시설 확충과 대기상태를 확인할 수 있는 감시체계, 오염물질 노출을 피하도록 국민들에게 감시결과를 알리고 바깥 활동을 자제하거나 마스크를 착용하도록 교육하고 홍보하는 일, 대기오염으로 인해 건강상의 영향이 나타날 경우 이를 인식하고 의료기관 방문 등 적절한 조치를 받도록 하는 것 등이 포함될 수 있다.

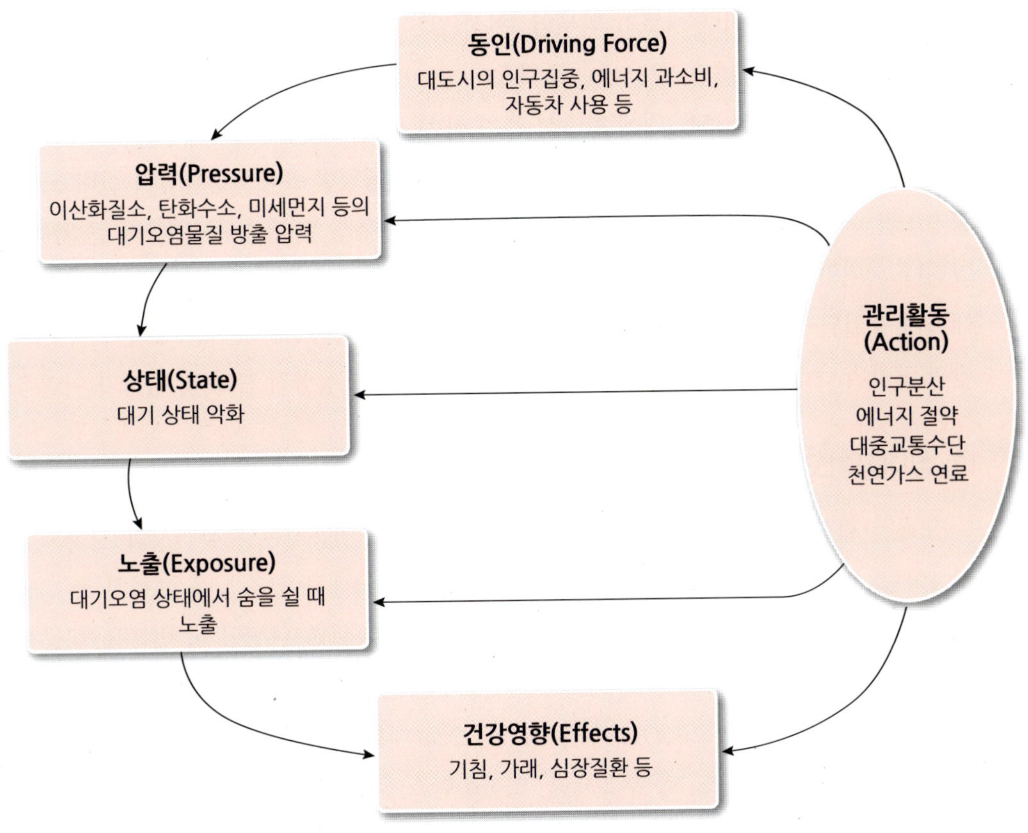


〈그림 Ⅳ-2-2〉 대기오염의 DPSEEA 모형 적용

## 7) 실내공기오염

### (1) 실내공기오염과 건강문제

실내공기질(Indoor Air Quality)의 악화는 건축자재와 생활용품의 사용증대, 외부 공기오염의 유입, 실내공간에서의 거주시간 증대 등으로 실내공간의 공기오염에 의해 발생한다. 도시인의 경우 대부분 일상생활 중 약 90% 이상의 시간을 다양한 실내에서 생활하게 되면서 쾌적한 실내환경에 대한 인식이 새롭게 부각되었다.

세계보건기구(WHO)는 최소 10억 명이 WHO의 기준을 초과하는 실내공기오염에 노출되어 있으며, 이로 인해 수많은 사람들이 사망에까지 이른다고 발표하였다. 미국환경청은 열악한 실내공기의 질로 매년 10억 달러 이상의 의료비가 지불되며, 600억 달러의 생산성이 상실되는 것으로 추정하고 있다.

실내공기오염으로 인한 건강문제는 1970년대 초 선진 각국에서 일명 빌딩증후군(Sick Building Syndrome)을 호소하게 되면서 관심을 갖게 되었다. 우리나라에서는 2004년 일본에서 사회적 관심을 불러일으킨 아픈집증후군(Sick House Syndrome)을 '새집증후군'으로 표현하여 언론에 보도하면서 실내공기오염에 대한 국민의 인식이 증가하게 되었다. 새집증후군은 신축주택으로 입주했을 경우, 입주자들이 전에 없던 두통이나 아토피 피부염, 천식 같은 알레르기 증상을 호소하는 현상을 일컫는 것으로 신축주택이나 밀폐된 빌딩, 공간에 거주자들이 한 가지 이상의 화학물질에 노출되어 나타나는 것이다.

실내공기오염원은 건축물 내에 휘발성 유기 화합물, 포름알데하이드, 라돈, 일산화탄소, 이산화탄소, 이산화황, 오존, 미세먼지, 미생물 등 다양하며, 각 오염원별 유해오염물질의 실내 노출 정도는 실내외 환경조건, 적용 건축자재의 종류 및 공법, 환기설비의 특성 및 유형 등에 따라 큰 차이를 보이고 있다. 그러나 국내의 경우 실내공간에서 발현할 가능성이 있는 상기 유해오염물질 중 라돈, 석면, 미생물에 대하여 통일된 공정시험방법이 제시되어 있지 않고, 기존의 측정 및 평가방법이 대부분 고도의 전문기술과 고가의 측정 장비를 요구하고 있기 때문에 이에 대한 정량적 측정 및 평가가 어려운 실정이다.

### (2) 실내공기오염 관리대책

1996년 제정된 '지하생활공간공기질관리법'은 다중이 이용하는 지하역사와 지하도상가를 대상으로 이산화황, 일산화탄소, 이산화질소, 미세먼지($PM_{10}$), 폼알데하이드, 납을 포함한 총 7개 오염물질에 대한 기준을 설정하고 실내공기질을 관리하였다. 환경부는 2003년 5월 이 법률을 '다중이용시설들의 실내공기질관리법'(2004년 5월부터 시행)으로 개정하면서 찜질방, 대규모 점포 등 15개 시설군을 추가하여 17개군으로 확대하였고, 2011년 말 21개군으로 재확대하였다. 관리오염물질도 미세먼지($PM_{10}$), 이산화탄소, 포름알데하이드, 총 부유세균, 일산화탄소, 이산화질소, 라돈, 총 휘발성 유기 화합물, 석면, 오존을 포함한 10가지 항목으로 확대하여 관리하고 있다.

실내공기오염을 줄이기 위해서는 밀폐된 공간의 환기시설을 강화해야 하며, 주기적으로 그 오염도를 측정해서 실내공기질을 개선하는 등의 관리가 필요하다. 개선대책으로는 크게 오염원의 제거 및 개선, 환기, 실내공기정화 등이 있다.

① **오염원 제거**: 근원적인 실내공기오염의 발생 오염원을 제거 또는 억제함으로써 실내공기가 오염되는 것을 방지할 수 있다. 또 친환경 자재와 친환경 생활용품의 이용을 통해 오염물질 유발을 방지할 수 있다.

② **환기**(Ventilation): 자주 환기를 시켜 줌으로써 외부공기로 실내공기오염을 희석시켜 준다. 환기의 방법으로는 자연환기와 기계환기를 이용하는 방법이 있다. 자연환기는 창문, 문을 개방하여 외부공기가 유입되도록 하는 것이다. 반면, 창문이 없는 건물에서는 인위적으로 팬 등 기계장치를 이용하여 환기를 시킨다.

③ **공기정화**(Air Cleaning): 공기청정기를 사용하거나 공기 중의 오염물질을 흡착성 물질로 흡착하고, 광촉매 및 오존 산화의 방법을 이용하여 실내의 오염물질을 제거한다.

가장 기본적인 예방책은 생활 속에서 인체에 위해한 실내공기오염물질에 노출되지 않도록 주의하는 것이다.

# 3 물과 건강: 수질오염

## 1) 정의

보건학적 측면에서 물의 중요성은 이루 말할 수도 없다. 기본적으로 많은 종류의 수인성 감염병들이 물과 관련이 있고, 오염된 물을 마시게 되면 식중독이나 배탈이 날 수도 있다. 건강을 유지하고 관리하는데 기본적인 개인위생도 물 없이는 실천할 수 없다. 이러한 물이 오염이 된다면 생활 속에서 체감하는 고통은 더욱 클 것이다.

수질오염이란 넓게 보면 '물이 자연적으로 가지고 있는 물리, 화학적 또는 생물학적인 특성이 상호 연관된 자연적 인위적인 요인들에 의해서 변화함으로써 물 이용상의 지장을 초래하거나 환경의 변화를 야기하여 수중 생물에 영향을 주는 상태로 변하는 것'이다. 또한 '인축의 배설물 속의 병원성 미생물이나 기생충에 의해서 수인성 전염병을 일으켜 공중보건상 위험이 발생할 정도까지 수질이 악화되는 상태'라고 정의하기도 한다.

## 2) 수질오염물질

수질오염은 공장폐수나 생활하수, 농경하수, 광산폐수로 인해 주로 발생한다.

### (1) 수질오염물질

① **유기물질**: 수중의 호기성 세균에 의하여 분해되며, 이때 수중 용존산소(Dissolved Oxygen)가 이용된다. 도시하수와 펄프공장, 식품가공공장의 폐수에 포함되어 있다.

② **화학적 유해물질**: 수은, 연, 카드뮴, 불소, 시안, 클모, 산, 알칼리, 농약 등이다.

③ **병원균**: 살모넬라균, 이질, 콜레라, 장티푸스, 전염성 간염 등의 수인성 전염병이다.

④ **부영양화물질**: 인과 질소계의 물질이 하수층에 포함되어 자연수에 수조를 무성하게 하여 해수의 적조(赤潮)현상을 초래한다.

⑤ **현탁고형물질**: 비중이 큰 고형물은 유속이 느린 곳에서 침전하여 물고기의 먹이를 줄이고 혐기성 부패를 하며, 비중이 작은 것은 수면에 부상하여 바닥에서 올라온 가스와 함께 거품을 형성하여 일광과 산소의 공급을 막는다.

⑥ **비분해성 물질**: 물에 녹지 않는 경성세제, PCB, DDT 등이다.

⑦ **열(熱)**: 더운물이 하천에 방류되어 하천수의 온도가 오른다. 이때 수중생물의 생존 온도에 맞지 않아 생태계가 파괴될 수 있고, 해수의 적조(赤潮)현상을 초래한다.

## 3) 수질오염의 영향

### (1) 건강에 미치는 영향

#### ① 미나마타병 사례

1953년부터 1976년 사이 일본의 미나마타시에서 발병한 환자 1,583명 중 284명이 사망하여 그 원인을 조사한 결과, 인근도시의 공장에서 흘러나온 메틸수은 폐수에 오염된 어패류를 먹은 사람들에게서 발병된 것이 확인되어 이를 미나마타병이라고 부르게 되었다. 수은은 뇌나 중추신경계에 영향을 주어 신경마비를 일으키고 언어장애, 시청각 장애, 팔다리와 입술의 통증, 두통 및 시력의 약화 등을 일으킨다.

#### ② 이타이이타이병 사례

1929년부터 1946년 사이에 일본 토나마현에 있는 미쯔이 아연제련공장에서 버린 폐광석에 함유되어 있는 카드뮴이 지하수와 지표수에 오염되어 이 물을 사용한 농산물에 카드뮴이 축적되면서 이것을 섭취한 사람들에게 카드뮴 중독 증상이 일어나 258명의 환자가 발생하고 이 중 128명이 사망하였다. 이 병은 전신권태, 피로감, 신장 기능장애, 요통, 골연화증, 보행곤란, 심한 전신통증 등을 일으키는 질병으로 이타이이타이라는 말은 통증을 호소하는 일본 지방의 방언이다.

가장 흔한 것으로 수인성 감염병, 식중독 등의 질환을 유발하며 감염병 매개체의 증식과 전파에 기여한다. 이처럼 유기폐수, 시안, 카드뮴, 크롬, 수은, 페놀, 납 등과 같은 유독물질에 의한 상수원의 오염은 보건학적 관점에서 볼 때 매우 큰 문제이다.

### (2) 경제적 손실

- 오염수가 농지의 토양성분을 변화시키는 간접 피해의 경우와 직접 농작물에 접촉해서 피해를 입히는 경우가 있다.
- 수질오염에 의한 수산업의 피해는 수중의 DO를 감소시켜 수중 생물이 서식할 수 없게 되는 경우와 유독물질에 의해 수질오염이 일어나 어패류에 직접 어독을 일으키는 경우 등이 있다.

### (3) 생태계의 파괴

양조장, 도축장, 피혁공장 등에서 유출되는 유기폐수는 수중의 용존산소를 감소시켜 부영향화를 촉진하며, 자정작용을 저해하고 악취를 발생시켜 생태계를 파괴시킨다.

## 4) 수질오염의 지표

### (1) 수질오염 지표

하천 등의 수질오염을 측정하는데 사용되는 항목들은 생물화학적 산소요구량, 용존산소, 화학적 산소요구량, 수소이온 농도, 부유물질, 대장균군 등이 있으며 주요항목의 측정기준은 다음과 같다.

#### ① 생물화학적 산소요구량(BOD; Biochemical Oxygen Demand)

물속의 유기물질이 친산소성 상태에서 미생물에 의해 산화 · 분해되어 안정화되는데 소모되는 산소량을 말하며 보통 20℃에서 5일간 시료를 배양했을 때 소모된 산소량을 측정하는데 그 값을 BOD5라고 하며 그냥 BOD라고 한다. 이는 수중에 함유되어 있는 분해 가능한 유기물질의 함유량 전도를 간접적으로 측정하는데 이용된다. 즉 BOD가 높으면 유기물질이 다량 함유되어 세균이 이것을 분해 후 안정화하는데 많은 양의 유리산소를 소모하였다는 것을 의미한다.

BOD는 수질오염의 강도와 자정작용의 정도를 예견할 수 있다. BOD는 ppm 또는 ㎎/L로 표시하며 이는 백만분의 1단위를 말한다. 세계보건기구의 BOD 권장치는 6ppm 이하이고, 1급 상수원수는 1ppm 이하, 2급 상수원수는 3ppm 이하, 3급 상수원수는 6ppm 이하이다. 하천에 있어 BOD가 10ppm이면 피산소성 분해가 일어나 메탄(CH4), 암모니아(NH3), 황화수소(H2S) 등의 가스가 발생하여 악취가 난다. 어족 보호를 위한 권장허용량은 5ppm 이하이다.

#### ② 용존산소(DO; Dissolved Oxygen)

용존산소는 수질의 자정능력 측정, 물의 오염도 측정, 각 처리단계의 수질기준 판단지표로 활용되기 때문에 매우 중요하다. 용존산소는 물의 오염도를 나타내는 지표의 하나로서 물에 녹아 있는 유리산소를 말한다. 하천수가 심하게 오염될 경우 용존산소의 과다소비로 산소가 결핍되어 피산소성 상태가 되며, 환원이 일어나 $H_2S$, $NH_3$, $CH_4$ 등을 발생시킨다. 용존산소는 수온이 낮을수록, 공기와의 접촉 표면이 넓을수록, 유속이 빠를수록, 기압이 높을수록 증가하며, 오염된 물은 미생물에 의해 산소소비량이 많아짐에 따라 산소 함유량이 적어진다. 세계보건기구는 용존산소의 기준으로 5ppm 이상을 제시하고 있다.

수중의 DO가 5ppm 이하가 되면 어류가 생존할 수 없는 오염상태이다.

용존산소의 일반적 특징은 다음과 같다.

- 오염된 물은 용존산소량이 낮다.
- BOD가 높은 물은 용존산소량이 낮다.
- 수중의 염류농도가 증가할수록 또는 유기물이 많을수록 용존산소의 농도는 감소한다.
- 수중의 온도가 높을수록 용존산소의 농도는 감소한다.
- 수면의 교란상태가 클수록, 기압이 높을수록 용존산소량은 증가한다.
- 용존산소량이 적은 물은 피산소성 분해가 일어나기 쉽다.

### ③ 화학적 산소요구량(COD; Chemical Oxygen Demand)

폐수 내의 유기물을 간접적으로 측정하는 방법인데, 이는 유기물을 화학적으로 산화시킬 때 얼마만큼의 산소가 소모되는가를 측정하는 방법이다. 산화반응을 촉진하기 위하여 산화제로 과망간산칼륨($KMnO_4$)과 중크롬산칼륨($K_2Cr_2O_7$)이 사용되는데, 우리나라에서는 「환경오염공정시험법」에서 과망간산칼륨법을 사용하도록 하고 있다.

일반적으로 폐수의 COD값은 BOD값보다 높은데, 이는 미생물에 의해서 분해되지 않는 유기물이 산화제에 의해서 산화되기 때문이며, 미생물에 의해서 완전 분해되고 산화제에 의해서도 완전 분해되면 COD=BOD가 된다.

### ④ 부유물질

현탁물질이라고도 하며 시료를 여과 또는 원심분리에 의해 분리시킬 때 제거되는 고형물 입자로서 0.1㎛~2㎛ 이하를 말하는데, 수중의 부유물질이 유기물질인 경우는 용존산소를 소모시키며, 많은 경우는 어류의 아가미에 부착되어 폐사를 시키고 빛의 수중 전달을 방해하거나 수중 식물의 광합성에 장해를 일으킨다. 무기물과 유기물을 함유하는 고형물질로서 침전 가능한 물질과 침전 불가능한 물질로 구분하며 탁도를 높인다.

**〈표 IV-2-5〉 수질오염의 지표**

| 항목 | 기준값(mg/L) |
|---|---|
| 카드뮴(Cd) | 0.005 이하 |
| 비소(As) | 0.05 이하 |
| 시안(CN) | 검출되어서는 안 됨(검출한계 0.01) |
| 수은(Hg) | 검출되어서는 안 됨(검출한계 0.001) |
| 유기인 | 검출되어서는 안 됨(검출한계 0.0005) |
| 폴리클로리네이티드바이페닐(PCB) | 검출되어서는 안 됨(검출한계 0.0005) |
| 납(Pb) | 0.05 이하 |
| 6가크롬(Cr6+) | 0.05 이하 |
| 음이온계면활성제(ABS) | 0.5 이하 |
| 사염화탄소 | 0.0004 이하 |
| 1,2-디클로로에탄 | 0.03 이하 |
| 테트라클로로에틸렌(PCE) | 0.04 이하 |
| 디클로로메탄 | 0.02 이하 |
| 벤젠 | 0.01 이하 |
| 클로로포름 | 0.08 이하 |
| 디에틸헥실프탈레이트(DEHP) | 0.008 이하 |
| 안티몬 | 0.02 이하 |

#### (2) 수질환경기준

수질오염에는 물리적, 화학적, 생물학적 오염 등이 있으므로 이를 간단히 나타낼 수 있는 지표는 없지만 일반적인 수질오염지표로 수소이온농도, 용존산소, 생물학적 산소요구량, 화학적 산소 요구량, 부유물질, 대장균군, 유독성 물질 등이 사용된다.

### 5) 수질오염 방지대책

- 하수도 정비 및 하수처리장 증설
- 산업폐수처리시설의 완비
- 정확한 실태파악 및 감시
- 폐수처리방법의 연구 및 개발
- 법적 규제의 강화
- 수질보전을 위한 교육 및 계몽 등

## 4 토양오염과 해양오염

### 1) 토양오염

토양오염이란 각종 오염물질이 지하로 침투해 토양을 오염시키는 현상으로 토양 자체는 물론 지하수와 지하공기까지 오염 대상이 된다.

#### (1) 토양오염의 특징

① 물이나 공기와 달리 유동성이 거의 없는 토양은 오염이 겉으로 잘 드러나지 않고 오랜 시간에 걸쳐 서서히 그 영향이 나타난다(만성적).
② 토양생물과 지하수 등을 통해 인체에 영향을 끼친다(간접적).
③ 오염지역의 개선 및 복구에 많은 시간과 비용이 든다(시간적, 경제적).

#### (2) 토양오염의 과정과 오염원

##### ① 오염과정

토양오염은 오염물질이 토양에 직접 배출되거나, 대기오염 또는 수질오염을 거친 후 토양에 축적되는 과정을 통해 일어난다. 유입되는 오염물질의 양이 토양이 스스로 정화시킬 수 있는 능력의 한계를 벗어나면 토양오염이 발생한다.

### ② 오염원

농약은 토양에 물리, 화학, 생물학적인 반응을 일으키고 유해한 성질로 변화하는데 농약 살포량, 토양의 성질, 작물의 종류, 수분, 습도, 경작 방법에 따라 다르며 pH 와도 관련된다. 또 유독성 물질이 포함된 공장폐수는 많은 문제를 유발시키며 매우 위협적이다. 세균, 바이러스 등이 함유된 도시하수는 상수원 및 지하수를 오염시킨다. 그 밖에 방사능 물질의 낙진, 이산화황, 오존, 불소의 오염물질이 지표에 침적되어 토양과 식물에 영향을 줄 수 있다.

- 생활 폐기물: 음식물 쓰레기, 폐전자 제품, 폐전지, 플라스틱 및 비닐 제품 등
- 산업 폐기물: 폐금속 광산, 폐기물 매립지, 금속 공장 등 산업 시설에서 배출되는 중금속 등의 유해물질, 석유류 저장 시설에서 유출된 유류 등
- 농업 및 축산업과 관련된 오염물질: 농약, 오남용된 비료, 가축의 배설물 등

## (3) 토양오염물질

분해되지 않고 잔류성이 강하여 농작물의 생육과 사람의 건강에 악영향을 미치는 물질을 토양오염물질이라고 한다. 『토양환경보전법』에서는 중금속과 플루오린, 유기인 화합물, PCB(폴리염화바이페닐), 시안 화합물, 페놀, BTEX(벤젠, 톨루엔, 에틸벤젠, 자일렌), TPH(석유계 총 탄화수소), TCE(트리클로로에틸렌), PCE(테트라클로로에틸렌), 유류를 규제 대상 토양오염물질로 규정하고 있다.

〈표 IV-2-6〉 대표적인 토양오염물질과 건강영향

| 오염 물질 | 질병 | 대표적 오염원 |
|---|---|---|
| 유기 수은 | 중추 신경 마비 | 질소비료공장, 비닐제조업 |
| 카드뮴 | 호흡장애, 배뇨장애, 골연화증 | 아연제련법, 도금업, 카드뮴전지 공장 |
| 비소 | 구토, 설사, 변비, 위통 | 광산, 농약, 사료 |
| 페놀 | 위장장애, 두통 | 화학공장, 코크스 공장 |
| 구리 | 간경변, 위장장애 | 광산, 도금 |
| 납 | 빈혈, 불면증, 두통 | 공장폐수, 광산폐수 |
| 크로뮴 | 소화기 장비 | 도금공장, 피혁공장 |

## (4) 토양오염사건 사례

### ① 러브커낼 사건(1978, 미국)

1940~1950년 미국의 한 화학회사인 후커사의 화학 폐기물 22,000톤이 매립된 미완성 운하 부지에 세워진 학교와 인근 주택가에서 잇단 기형아 출산과 높은 유산율이 나타나는 문제가 발생하여 지

역 주민들이 집단 이주하고, 초등학교가 폐쇄된 사건이다. 1980년도에 오염지역 정화를 위한 법이 제정되면서 이 지역 복원에만 1억 달러가 소요되었다.

② 타임스비치 사건(1971, 미국)

미주리 주 타임스비치에서는 먼지가 날리는 것을 막기 위해 비포장 도로에 기름 뿌리는 작업을 하기로 했는데, 이 일을 맡은 업자가 비용을 줄이느라 자동차용 기름에 인근 화학회사에서 버리는 다이옥신이 함유된 폐유를 섞어 도로와 마을에 뿌리는 과정에서 가축이 집단 폐사하고, 각종 질병에 시달리게 되어 주민들이 집단 이주하게 되었다.

### (5) 토양오염 대책

오염물질은 토양 생태계를 파괴하며, 토양을 산성화시킨다. 식물에 의해 흡수된 오염물질은 먹이그물을 따라 상위 포식자도 오염시키며, 물의 순환과정을 따라 수질오염 및 대기오염을 일으키기도 한다.

토양오염을 방지하기 위해서는 다음과 같은 대책이 강구되어야 한다.

① 토양오염 유발 시설에 대한 감시 및 관리 체계를 확립해야 한다.
② 폐기물량 최소화 및 폐기 규정을 준수해야 한다.
③ 토양을 오염시킬 수 있는 중금속이나 농약 사용 줄이기 및 잔류 허용기준과 안전 사용기준을 준수한다.
④ 오염물이 토양이나 작물에 함유되어 계속 순환되는 것을 방지하기 위하여 오염된 토양 개선 및 정화 방법 연구개발 등이 필요하다.
⑤ 토양오염을 방지시킬 수 있는 법적인 규제가 필요하다.

## 2) 해양오염(Marine Pollution)

인간이 바다에 물질 또는 에너지를 투입함으로써 수질 변화를 초래하거나, 물리 · 화학 · 생물학적 환경에 영향을 끼치는 현상을 해양오염이라고 한다.

해양오염물질의 80%는 육상에서 기원하고 있으며, 해양의 거대 수량 때문에 오염의 심각성이 간과되기 쉬운 특성이 있다. 그러나 일부 해역에서의 국지적인 오염이 해류와 바람에 의해 해양 전역으로 확산되면서 국제적인 문제로 확대될 수 있어 국가 간의 공동 대응과 협력이 필요하다.

### (1) 해양오염물질의 종류

① 유류오염: 대형 유조선과 해저 유전의 사고에 의한 해양의 유류오염을 예방하기 위해서는 연해의 항해체제를 개선하고 해상교통규정을 강화하여야 한다.

② **방사능오염**: 대기, 지하, 해저에서 이루어지는 수많은 원폭실험과 이로 인한 폐기물들이 바다로 흘러 들어간다.

③ **중금속오염**: 가정, 산업장에서 배출된 폐기물에 포함된 중금속(수은, 카드뮴, 납, 아연, 구리 등)이 바다로 흘러들어 해수의 질을 떨어뜨린다.

### (2) 해양오염 사건 사례

#### ① 엑손발데즈호 사고(1989, 미국)

엑손모빌사의 유조선이 알래스카 앞바다에서 좌초해 약 70만 배럴의 원유를 바다로 유출시켜 해양 생태계에 막대한 피해를 입힌 사건이다. 엑손모빌은 43억 달러를 손해배상 비용으로 지불했고, 2008년 미국 연방대법원은 25억 달러의 징벌적 손해배상을 선고했다.

#### ② 허베이스피리트호 사고(2007, 한국)

홍콩 선적 유조선 허베이스피리트호가 삼성중공업의 크레인선과 충돌하면서 약 8만 배럴의 원유를 충남 태안군 인근 해역에 유출하여 양식장과 어장을 비롯한 해양생태계에 막대한 피해를 입힌 사건이다.

#### ③ 딥워터호라이즌 사고(2010, 미국)

루이지애나주 멕시코 만에 위치한 BP사의 석유 시추 시설이 폭발해 수심 1,500m의 심해 시추공에서 3개월 동안 5,000만 배럴의 원유가 유출된 사건이다. 이 폭발로 11명이 사망했고, 멕시코 만 일대의 생태계 피해는 아직 집계조차 되지 않았다.

### (3) 해양오염 방지대책

바다는 넓고 광범위하기 때문에 각국의 해양오염 정도도 다르고, 연안국가들의 이해관계가 상충되기 때문에 복합적인 요인들이 많다.

① 오염자 비용부담의 원칙(PPP: Poiluter Pay's Principle)에 따라 연근해에서 유류를 흘리는 선박은 그 기름을 수거하는 비용을 직접 부담하도록 한다.

② 유조선의 건조 규정을 강화하고 해양오염 방지를 위한 법적 규제 강화의 계몽교육을 한다.

# 5 소음과 진동

## 1) 소음

소음이란 기계, 기구, 시설, 기타 물체의 사용으로 인해 발생하는 강한 소리로 우리가 일상생활을 영위하는 데 있어서 시끄러운 소리나 듣기 싫은 소리를 말한다.

### (1) 소음측정 단위

매초 당 음의 진동 횟수를 주파수라고 하며 Hz(Herzt)로 나타낸다. 가청 음역은 16~20,000Hz, 일상 회화 음역은 25~3,000Hz이다. dB은 음의 강도(음의 수준)를 나타내며, sone은 감각의 크기량, phone은 음의 크기 수준을 나타낸다.

### (2) 소음의 종류

소음에는 공장소음, 건설소음, 교통소음 등이 있는데, 그 중 생활 속에서 주로 문제되는 것은 자동차 소음이다.

### (3) 소음의 허용기준과 규제

- 1일 8시간 기준 90dB을 넘어서는 안 되고 소음의 규제는 소음평가치로 하는데, 보정하여 50dB 이하가 되도록 한다.
- 소음측정은 장애물이 없는 지점의 지면 위 1.2~1.5m 높이에서 실시한다.

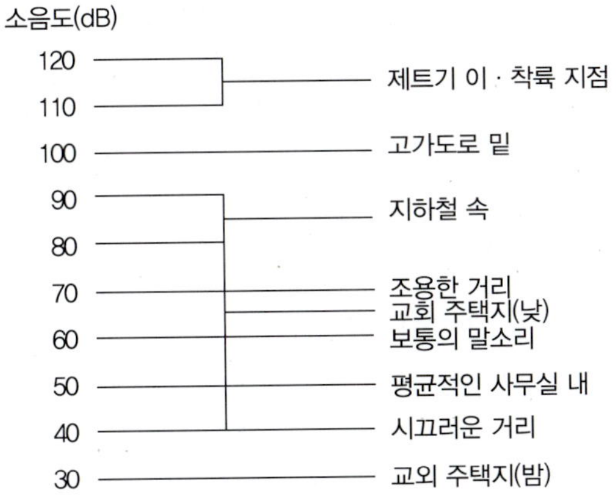

소음도(dB)
120
110 제트기 이 · 착륙 지점
100 고가도로 밑
90
80 지하철 속
70 조용한 거리
교회 주택지(낮)
60 보통의 말소리
50 평균적인 사무실 내
40 시끄러운 거리
30 교외 주택지(밤)

〈그림 Ⅳ-2-3〉 소음의 정도

### (4) 소음의 영향

소음은 정신적인 영향을 주고 일상생활에 장해가 될 뿐만 아니라, 생리적 기능의 장해, 청력장애, 노이로제 등을 유발한다.

- 수면방해
- 전화, 회화, TV 등의 청취 방해
- 주의력 산만과 작업능률 저하

〈표 Ⅳ-2-7〉 생활소음 · 진동의 규제기준(제20조제3항 관련)

**1. 생활소음 규제기준 [단위 : dB(A)]**

| 대상 지역 | 시간대별 소음원 | | 아침, 저녁 (05:00~07:00, 18:00~22:00) | 주간 (07:00~18:00) | 야간 (22:00~05:00) |
|---|---|---|---|---|---|
| 가. 주거지역, 녹지지역, 관리지역 중 취락지구 · 주거개발진흥지구 및 관광 · 휴양개발진흥지구, 자연환경보전지역, 그 밖의 지역에 있는 학교 · 종합병원 · 공공도서관 | 확성기 | 옥외설치 | 60이하 | 65 이하 | 60 이하 |
| | | 옥내에서 옥외로 소음이 나오는 경우 | 50 이하 | 55 이하 | 45 이하 |
| | 공장 | | 50 이하 | 55 이하 | 45 이하 |
| | 사업장 | 동일 건물 | 45 이하 | 50 이하 | 40 이하 |
| | | 기타 | 50 이하 | 55 이하 | 45 이하 |
| | 공사장 | | 60 이하 | 65 이하 | 50 이하 |
| 나. 그 밖의 지역 | 확성기 | 옥외설치 | 65 이하 | 70 이하 | 60 이하 |
| | | 옥내에서 옥외로 소음이 나오는 경우 | 60 이하 | 65 이하 | 55 이하 |
| | 공장 | | 60 이하 | 65 이하 | 55 이하 |
| | 사업장 | 동일 건물 | 50 이하 | 55 이하 | 45 이하 |
| | | 기타 | 60 이하 | 65 이하 | 55 이하 |
| | 공사장 | | 65 이하 | 70 이하 | 50 이하 |

〈비고〉

1. 소음의 측정 및 평가기준은 「환경분야 시험 · 검사 등에 관한 법률」 제6조제1항제2호에 해당하는 분야에 따른 환경오염공정시험기준에서 정하는 바에 따른다.
2. 대상 지역의 구분은 「국토의 계획 및 이용에 관한 법률」에 따른다.
3. 규제기준치는 생활소음의 영향이 미치는 대상 지역을 기준으로 하여 적용한다.
4. 공사장 소음규제기준은 주간의 경우 특정공사 사전신고 대상 기계 · 장비를 사용하는 작업시간이 1일 3시간 이하일 때는 +10dB을, 3시간 초과 6시간 이하일 때는 +5dB을 규제기준치에 보정한다.
5. 발파소음의 경우 주간에만 규제기준치(광산의 경우 사업장 규제기준)에 +10dB을 보정한다.
6. 2010년 12월 31일까지는 발파작업 및 브레이커 · 항타기 · 항발기 · 천공기 · 굴삭기(브레이커 작업에 한한다)를 사용하는 공사작업이 있는 공사장에 대하여는 주간에만 규제기준치(발파소음의 경우 비고 제6호에 따라 보정된 규제기준치)에 +3dB을 보정한다.

7. 공사장의 규제기준 중 다음 지역은 공휴일에만 −5dB을 규제기준치에 보정한다.
   가. 주거지역
   나. 「의료법」에 따른 종합병원, 「초·중등교육법」 및 「고등교육법」에 따른 학교, 「도서관법」에 따른 공공도서관의 부지경계로부터 직선거리 50m 이내의 지역
8. '동일 건물'이란 「건축법」 제2조에 따른 건축물로서 지붕과 기둥 또는 벽이 일체로 되어 있는 건물을 말하며, 동일 건물에 대한 생활소음 규제기준은 다음 각 목에 해당하는 영업을 행하는 사업장에만 적용한다.
   가. 「체육시설의 설치·이용에 관한 법률」 제10조제1항제2호에 따른 체력단련장업, 체육도장업, 무도학원업 및 무도장업
   나. 「학원의 설립·운영 및 과외교습에 관한 법률」 제2조에 따른 학원 및 교습소 중 음악교습을 위한 학원 및 교습소
   다. 「식품위생법 시행령」 제21조제8호다목 및 라목에 따른 단란주점영업 및 유흥주점영업
   라. 「음악산업진흥에 관한 법률」 제2조제13호에 따른 노래연습장업
   마. 「다중이용업소 안전관리에 관한 특별법 시행규칙」 제2조제4호에 따른 콜라텍업

### (5) 소음 방지 대책

소음원의 제거, 소음기 장치, 소음의 규제지역 설정, 소음방지시설의 설치, 소음 저감을 위한 자율 규제를 실시한다.

- 차음벽을 설치한다.
- 방음시설의 기준을 강화한다.
- 주거지역 내에 있는 공장을 이전한다.
- 건축 시 방음재료의 기술적 설치를 한다.

## 2) 진동

진동이란 기계, 기구, 시설, 기타의 물체 사용으로 인해 발생하는 강한 흔들림을 의미한다.

### (1) 진동의 분류

- 공장 진동
- 건설공사 진동
- 교통차량 진동 및 기타

### (2) 측정 방식: 전기식, 기계식, 광학식 측정방법이 있다.

### (3) 진동의 영향

① 교감신경 영향(혈압상승, 맥박 증가, 말초혈관수축, 생리불순, 성기능 저하), 위하수증, 장 내압 증가, 시력 저하, 정신 및 신경상의 피해, 작업능률의 장애가 나타난다.

② Raynaud's Phenomenon: 손가락의 말초혈관 운동장해로 인한 창백, 동통이 일어나는 증상, 청색증이 나타난다.

③ 골관절 기능장애 및 내분비 장애가 유발된다.

### (4) 진동의 대책

① 진동이 적은 기계를 선정하고 방진 장치를 완전히 한다.

② 하부에 자갈, 벽돌을 깔고 그 위에 콘크리트 블록, 그 위에 기계를 놓고 주위와 절연하며 연약한 지반에는 긴 갱목을 많이 박는 등 기초를 충분히 한다.

③ 진원에서 멀어지면 진동이 약해지기 때문에 거리를 충분히 한다.

④ 진동 업무에 대한 행정 및 법적인 규제가 필요하고 진동 방지를 위한 도시계획을 한다.

#### ※ 대표적인 환경오염 사건 사례들

환경이 건강상의 어떤 문제를 유발할 때까지는 노출이 눈에 잘 띄지 않고 오랜 시간적 경과를 가진다는 점에서 시급한 문제로 인식되지 않을 수도 있다. 여기에서는 외국과 우리나라에서 발생한 대표적인 환경오염 사례들을 통해 환경오염이 어떤 건강상의 문제를 초래하였는지 살펴보고자 한다.

- 일본 이타이이타이병: 카드뮴 중독

2차 대전 말기에 일본 토야마(Toyama)현의 진츠(Jinzu)강변 지역 주민들에게는 관절과 척추에 심한 통증을 호소하는 원인 모를 병이 널리 퍼져있었다. 종전 후 향리로 돌아와 진료에 임하던 하기노(Hagino N)는 이 괴질에 대하여 관심을 갖고 의학 연구를 수행하였고 1955년 이를 학회에 보고하면서 이 괴질을 주증상인 '아프다'에서 병명을 따 '이타이-이타이(Itai-Itai)병'으로 명명하였다.

대규모 역학조사 결과, 병의 발생에는 쌀 등의 식품을 통해 체내에 과다하게 흡수된 카드뮴이 주된 원인으로 작용하였고, 이와 더불어 2차 세계대전 중 식량공급의 부족에서 기인된 칼슘, 단백질, 비타민 D의 결핍 등 영양문제, 그리고 다산 경험의 45세 이상의 갱년기 여성에게서 주로 발생되었다는 사실이 밝혀졌다. 또 카드뮴에 의한 신장 손상으로 단백뇨, 칼슘 재흡수 장해 등이 초래되고, 이로 인하여 골다공증이 악화되면서 결과적으로 골절 등 근골격계의 변형으로 인한 2차적인 신경손상으로 참기 힘든 통증이 주증상인 것으로 보고되었다.

발생원인은 농업용수로 사용되고 있던 진츠강의 상류에 위치한 가미오카광산에서 배출된 카드뮴을 포함한 폐수가 흘러들어 카드뮴이 농작물에 축적되어 있다가 식품섭취를 통해 체내로 흡수된 것이었다.

1968년에 9명의 이타이이타이병 환자 및 가족 20명이 광산을 상대로 피해보상 소송을 제기하였고 1972년 최종 승소하였으며, 일본정부는 이타이이타이병을 카드뮴에 의한 환경성 질환으로 확인하였다. 1967년 이후 소송 등을 통하여 인정된 피해자는 196명에 이르고 있으며, 현재에도 소송 중인 사례가 있다. 2012년 3월 토야마현 정부는 5억 달러의 비용을 들여 1979년부터 33년간에 걸쳐 863헥타르의 농경지 토양오염 회복 사업을 종료하였다고 한다.

• 일본의 미나미타(Minamata)병: 수은중독

1956년 초 일본 규슈에 있는 구마모토현 미나마타라는 작은 어촌 주민들에게서 보행장애, 언어장애, 시야협착 증상을 호소하는 소아환자들이 눈에 띄기 시작하였다.

1956년 5월 1일 칫소(신일본질소주식회사) 미나마타공장 부속병원 원장 호소카와가 "원인불명의 중추신경 질환이 다발하고 있다."고 미나마타 보건소에 보고하면서 같은 달 28일에 의사회, 보건소, 시청, 시립병원, 칫소부속병원 등 5개 단체에 의한 괴질대책위원회가 결성되었고, 지역적으로 국한되어 다발하고 있다는 점에서 일단 전염병이라고 의심하여 환자를 격리하고 소독을 실시하였다. 그 후 태어나는 아이들에게서도 뇌성마비와 같은 선천성 기형이 눈에 띄게 나타나기 시작하였으며 1965년 니이카타의 아가노 강 유역 거주 주민들에게서도 비슷한 증상을 호소하는 사례가 보고되었다.

1968년 9월, 정부는 역학조사 결과를 토대로 칫소의 미나마타공장(1908년에 설립)과 Showa Denko의 아세트알데하이드(Acetaldehyde) 제조과정에서 배출된 폐수에 포함되어 있는 유기수은이 원인임을 공식 확인하였고 1969년에 제정된 공해건강피해보상법(Pollution Related Health Damage Compensation Laws)에 따라 미나마타병 인정과 보상을 실시하였다.

• 구 소련의 체르노빌(Chernobyl) 사건

1986년 4월 26일 구 소련(현재는 우크라이나)의 키에프(Kiev)시 북쪽 100km 지점에 위치한 체르노빌(Chernobyl) 원자력발전소 폭발사고는 원자력 안전 역사상 가장 참혹했던 사고로 기록되고 있다. 핵반응기의 고장으로 냉각수가 끓으면서 발전소 천장이 폭발하여 다량의 방사선동위원소가 누출되면서 사고 반경 30km 이내에 거주하던 10만 명 이상의 주민이 소개되고 방사선동위원소의 구름은 바람에 의해 북쪽과 북서쪽으로 이동하면서 북유럽과 서유럽까지 영향을 미쳤다.

체르노빌 사고로 인한 방사선 조사로 수만 명이 사망했을 것으로 추정되며, 사고 직후 투입된 응급요원 중 134명이 급성방사선증후군(Acute Radiation Syndrome)을 진단받았다. 사고 지역 부근 어린이들 중 1992년에서 2002년 사이에 4천명 이상이 갑상선암으로 진단되었는데, 젊은 사람에게 갑상선암이 드물다는 것과 사고 당시 다량의 Iodine-131이 누출된 것을 감안하면 상당수는 체르노빌 사고와 관련이 있는 것으로 여겨진다. 그 밖에도 백내장 환자가 크게 증가하였으며, 백혈병과 심혈관 질환이 증가되었다는 보고도 있다.

• 우리나라 울산, 온산 공단지역의 오염 사건

1974년부터 현재의 울산광역시 울주군 온산읍 일대에 중화학공업단지가 조성됨에 따라 아연, 구리, 알루미늄 등 금속 제련과 가공, 펄프, 정유 등의 화학공업업체가 입주하게 되었다. 그리고 온산공단이 본격적으로 가동을 시작하자 산업폐수로 인해 인근 어장의 양식산업과 연안어업에 피해가 나타나기 시작하였으며, 1981년에는 공장과 인접한 논 6만평의 벼가 대기에 포함된 유황에 의해 시드는 사건이 발생했다.

한편 공장 인근 지역주민들에게서도 건강장해가 집단적으로 발생하기 시작하였다. 1980년에는 펄프공장 인근 지역주민 100여 명에게서 피부병이, 1982년에는 유독가스 유출로 인해 집단 가스중독사건이 발생하였고, 1983년부터 피부, 근골격계, 눈, 신경계, 호흡기계 등에서 비특이적인 통증('온산병'으로 불림)을 호소하는 환자들이 집단적으로 발생하기 시작하였다.

환자들은 주로 허리 및 사지의 동통과 다양한 자각 증상을 호소하였으며, 소아들에게서도 피부반점이 나타나는 환자가 발생하는 등 다양한 연령대의 환자들이 산업폐수가 방류되는 하천 인근 부락에서 집중적으로 발생하였다. 이 사건을 계기로 온산공단 지역주민들은 1987년부터 1991년까지 3차에 걸쳐 다른 지역으로 이주하였다.

• 우리나라 낙동강 페놀오염 사건

페놀은 비료, 페인트, 고무, 방무제, 합성수지, 약품제조 등에 광범위하게 사용되며 그 수용액은 소독용으로도 널리 이용되고 있다. 페놀은 소화기, 호흡기, 피부로 쉽게 흡수되며 소화기로 들어온 페놀은 간, 심장, 폐, 혈액과 근육에 주로 분포한다. 사고나 고의로 페놀을 마신 경우 입안과 목안이 심하게 타는 느낌, 복통, 발한, 청색증, 체온 하강, 호흡 감소, 반사소실 등이 나타나고 호흡마비로 사망하는 사례도 보고된 바 있다.

상수원수가 페놀에 오염되면 정수과정에서 투입된 염소와 결합하여 클로로페놀이 생성되는데, 모노와 디클로로페놀이 0.001ppm 이상이면 악취와 이상한 맛이 발생한다.

낙동강 페놀오염 사건은 1991년 3월 14일 대구시 상수도 수원지로부터 약 50km 떨어진 구미공업단지에 위치하는 한 대기업체 공장의 파손된 파이프라인에서 약 30톤의 페놀원액이 낙동강으로 유출되면서 시작되었다. 3월 16일 오후 대구시에 수돗물을 공급하는 낙동강 다사취수장에 수돗물에서 심한 악취가 난다는 주민들의 신고가 다수 접수되었다. 정수장측은 원수에 오염물질이 증가하였다고 판단하여 우선 소독용 염소의 투입량을 증가시켰고, 그 결과 염소와 페놀의 화학반응으로 생성된 클로로페놀에 의해 악취의 강도는 수백 배로 증가하였다.

정수장측이 원수에 포함된 오염물질이 페놀임을 알았을 때는 클로로페놀이 함유된 수돗물이 일부 지역을 제외한 대구시 전역에 이미 공급된 후였고, 곧 경남까지 확산되어 부산, 마산, 창원 지역주민들도 오염된 수돗물로 고통받았다.

정부는 페놀을 유출한 공장의 조업을 중단시켰으나 대기업체 공장의 조업 재개를 호소하는 관련 중소기업들의 요구로 서둘러 조업을 재개한 결과, 조업 재개 5일 만에 부실하게 보수된 시설로부터 페놀원액 1.3톤이 또다시 낙동강으로 유출되면서 2차 페놀오염 사건이 발생하였다. 1차 오염 때 다사취수장 원수 내 페놀농도 최고치는 3월 16일과 17일 사이에 0.05ppm 이었고, 2차 오염 때는 4월 23일에 최고 0.045ppm이 검출되었다.

페놀에 오염된 수돗물을 음용한 사람들은 다양한 증상을 호소하였고 수천 명의 임산부들이 태아가 받았을 유해한 영향에 대한 피해보상을 요구하는 소송을 제기함에 따라 역학조사가 실시되었다. 그 결과 페놀 노출군에서 구역질, 구토, 설사, 복통, 두통, 입과 목의 자극, 피부 증상 호소율이 대조군에 비해 3배 이상 많았으며 증상 호소율과 페놀 노출량은 양에 관련성이 있었다. 의료기관 이용률도 대조군이 4.7%인데 비해 페놀 노출군은 18.5%에 달하였다.

낙동강 페놀오염 사건을 계기로 원수 내 오염물질 농도를 실시간으로 분석하고, 염소 투입 중단, 수돗물 공급 중단과 같은 즉각적인 초기 대책을 수립하고, 페놀 등 원수를 오염시킬 가능성이 있는 물질들에 대한 관리기준과 감시기능이 강화되었다. 또한 기업에 의한 환경오염에 대한 시민들의 의식이 강화되었고, 폐수배출업체의 단속과 처벌을 강화하는 법규를 제정하게 되었다.

• 가습기살균제에 의한 폐손상 사례

2011년 4월 서울의 한 대형병원에 중증폐손상으로 입원 후 사망하는 산모 사례가 연이어 보고되었다. 진료를 담당한 호흡기내과 의사는 영상의학적, 조직병리학적 소견을 포함하여 이 폐손상이 바이러스성 폐렴, 급성

호흡부전, 간질성 폐장염 등 기존 질환과 임상양상이 전혀 다르고 모든 치료에도 반응하지 않아 집중치료에도 불구하고 폐조직의 완전한 손상으로 사망에 이르는 것을 보고 이제까지 알려지지 않은 새로운 폐손상의 가능성을 우려해 질병관리본부에 역학조사를 의뢰하였다.

역학조사 결과 처음 보고된 병원 외에도 전국적으로 유사한 환자가 발생하고 있음을 확인하였으며, 환자의 분포를 볼 때 전국적으로 발생하며, 주로 1월~4월 사이에 환자 발생이 집중되어 있고, 다른 기저질환이 없는 산모, 중년 이하의 성인, 어린이에 집중되어 있었다. 그리고 환자-대조군연구 결과 가습기 사용, 특히 가습기 살균제를 사용한 경우 고도의 연관성이 있다는 것이 밝혀졌으며, 동일한 가구 내에서도 환자와 발병하지 않은 가족 간에는 가습기의 사용시간, 근접 정도, 사용방법에서 매우 큰 차이를 보였다.

살균제에 사용된 주성분에 대한 독성 검사에서 모두 세포독성이 발견되었으며, 몇 종은 동물실험에서 환자에게 발생한 것과 같은 종류의 폐 손상이 발견되었다. 가습기 살균제의 사용을 실질적으로 중지한 2011년 9월 이후 전국적인 감시체계를 운용하였으나 더 이상 환자가 발견되지 않았다.

**〈표 Ⅳ-2-8〉 환경오염에 의한 건강문제 발생 사례 요약표**

| 사례 | 발생 지역 | 발생 시기 | 주요 원인 | 건강영향 | 조치 |
|---|---|---|---|---|---|
| 뮤즈(Meuse) 계곡 사례 | 벨기에 뮤즈계곡 공업지구 | 1930년 12월 (3일간) | 공장 대기배출물, 기온역전현상 | 호흡기 증상, 급성 심부전증으로 60여명 사망 | |
| 도노라(Donora) 사례 | 미국 펜실베니아주 도노라 공업지구 | 1948년 10월 (5일간) | 공장 대기배출물, 기온역전현상 | 호흡기 증상, 20명 사망 | |
| 이타이이타이병 | 일본 도야마현 진츠강 유역 | 1940년대 후반 | 아연 채광 및 제련 과정에서 배출된 카드뮴에 의한 관개수 오염 | 신장기능 손상, 골절, 심한 통증 | |
| 로스엔젤레스(Los Angeles) 스모그 | 미국 로스엔젤레스 | 1940년대 이후, 특히 1942년, 1954년, 1955년 | 자동차 배기가스에 의한 광화학스모그 | 호흡기 자극 증상, 천식 발작, 기관지염 유행 | 강력한 대기오염 규제 |
| 런던(London) 스모그 | 영국 런던 | 1952년 12월 (5일간) | 주거용 난방 연료(유연탄) 연소매연, 기온역전현상 | 호흡기 및 심장질환으로 4,000여명 초과 사망 | 1953년, 대기오염위원회 구성, 1956년 Clean Air Act 제정 |
| 미나마타병 | 일본 규슈 미나마타 | 1950년대 | 질소비료공장 폐수의 수은에 의한 수질오염 | 중추신경손상, 선천성 기형, 1,784명 사망 | 공해건강피해보상법 제정(1969년) |
| 욧가이 천식 | 일본 욧가이(四日市) | 1950년 이후, 1960년대 최악 | 공장 대기배출물질, 악취 | 천식 등 호흡기 질환으로 800여명 사망 | 공해건강피해보상법 제정(1969년) |
| 러브커넬 사건 | 미국 뉴욕주 나이아가라시 | 1940년대 폐기물 매립, 1970년대에 건강문제 제기 | PCB, dioxin 등에 의한 토양오염 | 유산, 선천성 기형 발생 | 주민 이주, 슈퍼펀드법 제정 |

# 제3장 식품과 건강

## 1 식품위생의 개념

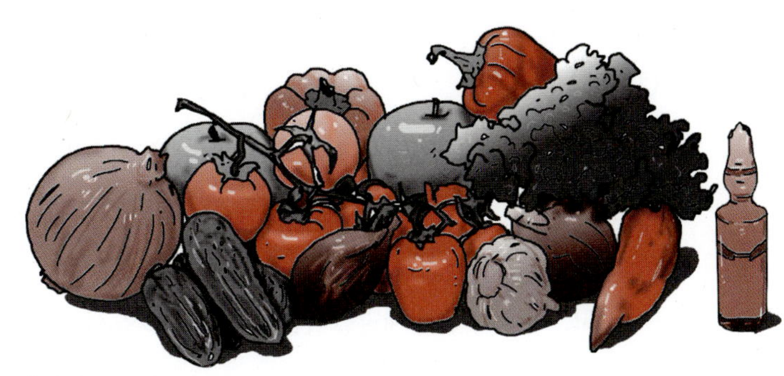

오래전부터 식품이 건강에 미치는 영향에 대해서 인식되어 왔으며 오늘날에는 중요한 보건사업의 하나로 식품위생 문제가 다루어지고 있다. 식품은 인체에 중요한 영양분을 공급하는 주요 공급원의 역할을 하지만 직접 인체에 들어가기 때문에 인체에 해를 끼칠 수도 있다. 특히 19세기 이후 세균의 발견과 미생물학의 발전으로 식품을 통해 각종 전염병이 전파된다는 사실도 밝혀지게 되면서 세계 각국에서는 식품위생에 관한 각종 법규정을 마련하여 식품위생 관리를 하게 되었다. 우리나라에서도 1962년 식품으로 인한 위생상의 위해를 방지하고 식품영양의 질적 향상을 도모함으로써 국민보건을 향상시키기 위한『식품위생법』을 제정하고 시행하기에 이르렀다.

### 1) 식품위생의 정의

#### (1) WHO, 환경위생전문위원회

식품위생이란 식품의 생육, 생산, 수확, 저장, 제조 가공부터 유통과정과 판매, 조리과정에서 최종적으로 사람이 섭취할 때까지의 모든 단계에 있어서 식품의 안전성, 건전성 및 완전무결성(악화방지)을 위한 모든 수단을 말한다.

#### (2) 식품위생법

식품위생법은 식품으로 인한 위생상의 위해를 방지하고 식품영양의 질적 향상을 도모함으로써 국민보건의 증진에 이바지하기 위하여 제정된 법률이다. 동법에서 '식품'이라 함은 모든 음식물을 말한다고 규정하며, "식품위생이라 함은 식품, 식품첨가물, 기구 또는 용기포장을 대상으로 하는 식품에 관한 위생을 말한다."라고 정의하고 있다.

## 2 우리나라 식품위생의 역사

과거 건강과 보건의 주요 관심은 역질이나 여역(癘疫)으로 불리는 감염병의 집단발병과 관련이 있었다. 역질이나 여역은 그릇된 행동에 대한 신의 처벌이라는 신죄설이나 천재지변과 같은 기상이나 기상의 변화에 수반된 우주설과 같은 입장에서 해석되었으며 불결한 환경, 즉 공기의 오염으로 질병이 전염되고 집단적으로 발생한다고 믿는 경우도 있었다. 따라서 식품위생의 문제는 역질이나 여역의 원인을 오염된 공기, 깨끗하지 못한 환경 속에서 찾는 것에서 비롯되었다.

### (1) 상고시대

고조선시대 『삼국지』 위지 동이전에는 우리나라는 예로부터 더러운 것을 기피하고 깨끗한 것을 숭상하였다. 그래서 깨끗한 옷과 음식에 관심을 쏟았다고 하며 역질을 사전에 방지하기 위하여 주술적인 방법을 쓰기도 하였다. 그러나 청결과 위생 및 깨끗한 식품을 위주로 하는 양생법이 강조된 흔적을 엿볼 수 있고, 가축의 질병예방을 위한 수의제도 역시 일찍부터 생겨났으며, 가축보호는 물론 식품의 위생문제를 다루었던 흔적도 있다.

### (2) 고려시대

고려는 건국 이후에는 신라시대의 구료제도(救療制度)와 방역사업 등의 각종 보건활동을 계속 전개하였다. 도시의 환경 및 식품위생에 관한 문제와 식품공급에 관련된 위생적인 측면에 대해서도 더욱 노력하였는데, 이 시대에는 중앙에 사선서(司膳署)를 두고 식의를 별도로 두었다고 한다. 문종 때는 식의 2인이 정9품의 지위에 있었고, 1356년(공민왕 5)에는 식의가 상식국(尙食局)으로 명칭이 바뀌었으나 여전히 식의를 두어 식품의 조사 · 감시와 위험한 질병의 원인이 되는 부패식품의 감정과 식용금지 등 식품위생의 문제를 다루었다.

### (3) 조선시대

조선시대에 들어와서는 대부분의 전염병이 흉년이 들고 기근이 심할 때 많이 발생하면서 전염병과 기근문제를 다루는 기관이 많이 생겨나고 본격화되었으며 또 역질이 돌면 기근이 생겨나는 경우가 많아 정부에서는 벽온방(辟瘟方)과 아울러 각종 구황본초서를 만들고, 대용식품이 될 수 있는 초근목피에 관한 구체적인 상식을 보편화하는 데 힘썼다.

구황본초서는 흉년이 들었을 때 유독식물을 먹고 생겨날 수 있는 위험을 제거하고 유용한 식품을 감별하는 방법을 알리기 위하여 널리 반포되었다. 세종 때 만들어진 『구황촬요 救荒撮要』나 1541년(중종 36)에 만들어진 『구황절요 救荒切要』를 보면 기근이 심하고 흉년이 들었을 때 대용식품을 안전하게 구하는 방법을 기록하고 있다. 그 뒤 계속된 외적의 침입과 주기적인 역질의 유행에 따라 이와 같은 구황서는 여러 가지 형태로 자주 출판되어 반포되었으며, 초목의 뿌리 · 꽃 · 잎 · 열매 등을 채집하게 하여 기근을 막도록 유도하였다.

정부에서는 경우에 따라 구황경차관(救荒敬差官)·진제경차관(賑濟敬差官)·진휼사(賑恤使)·재상어사(災傷御史)·구급경차관(救急敬差官) 등을 파견하여 구호와 위생문제에 힘썼다. 이 밖에도 가축의 합리적 관리와 병역을 막아내려고 하였으며 사복시(司僕寺)·전구서(典口署)·전생서(典牲署)·사축서(司畜署) 등의 부서를 두어 가축의 관리와 함께 식품위생업무도 관장하였다.

### (4) 일제강점기

개화기 이후 일제강점기에는 각종 보건위생관계 업무가 단속 위주의 경찰행정으로 바뀌고 식품 관련 각종 법령을 공포하였다. 1910년 9월『수도상수보호규칙』과 함께 음식물 기타 취체(取締)에 관한 일본 법률의 일부가 적용되도록 칙령 제272호가 공포되었으며 같은 해 11월에는『위생상 유해음식물 및 유해물품취체규칙』,『위생상 유해음식물 및 유해물품 시험방법』,『청량음료수 및 빙설영업취체규칙』이 공포되었다.

1914년에는 각 도에 위생시험기관이 설치되고 1934년 2월에『위생시험의뢰규정』이 공포되었다. 이와 같이 각종 법령이 제정됨에 따라 점차 경찰행정의 일환으로 식품위생업무가 규제되기 시작하였다.

광복 이후 우리나라의 식품위생사업은 일제 식민지정책의 일환으로 시작되었던 고식적인 차원에서 탈피하여 근대적인 공중보건사업으로 발전되기 시작하였다. 그러나 1961년 말까지는 일제시대의 각종 위생관계법령이 그대로 통용되거나 준용되는 실정이었으며, 1961년 이후에 들어서야 모든 구법이 정리되고 각종 위생관계법령이 새롭게 제정되었다.

1962년에 공포된『식품위생법』은 식품위생사업의 골격을 이루는 법률로써 식품으로 인한 위생상의 위해 방지와 식품영양의 질적 향상을 도모하였는데, 국민보건의 향상과 증진에 기여하기 위해 식품과 첨가물, 기구와 용기·포장·표시·영업·조리사 및 영양사 등에 관하여 포괄적으로 규제하고 있다.

시대적 변화에 따라 부정식품과 위해식품의 규제가 사회적 과제로 떠오르면서 1969년에는『보건범죄 단속에 관한 특별조치법』을 제정하여 부정식품의 제조와 판매에 관련된 사람들에 대한 가중처벌을 실시하였다. 이와 같은 과정을 통하여 우리나라의 식품위생분야가 크게 발전하였고, 오늘날에 와서는 우리나라의 각종 가공식품이 세계적으로 인정을 받으며 수출되고 있다.

# 3 식품과 질병

## 1) 식인성 병해(식성 병행, Food Born Illness)와 대책

### (1) 식인성 병해의 종류

식품에 의해서 일어나는 건강장애를 식인성 병해라고 하며, 생성 요인에 따라 내인성, 외인성 및 유기성의 세 종류로 나눌 수 있다. 내인성은 식품자체가 가지고 있는 유해 또는 유독 성분과 생리작용 성분을 말하며 복어독, 버섯독, 식이성 알러지원 등이 해당된다. 외인성은 식품외적인 요인으로 생물학적인 것과 인위적인 것으로 구분하는데 생물학적인 병인으로는 식중독균, 경구감염병, 기생충 등이, 인위적인 병인으로는 식품첨가물, 잔류농약, 공장 배출물 등이 있다. 유기성은 물리적 작용 생성물, 화학적 작용생성물, 생리적 작용 생성물로 구분하며 물리 · 화학 · 생리적 작용을 통해 생성되는 유해물질이 원인이 되어 건강장해를 유발한다.

이러한 병인 물질들은 각종 식중독이나 콜레라, 이질, 장티푸스와 같은 경구감염병, 아토피 피부염 등의 알러지성 질환은 물론 생체기능 이상과 암 발생 위험을 증가시키는 등 다양한 건강장해를 유발한다.

〈표 Ⅳ-3-1〉 식인성 병해의 종류

| 원인 분류 | 종류 | 병인물질 | 건강장해 |
|---|---|---|---|
| 내인성<br>(식품 자체) | 유해, 유독 성분(자연독)<br>생리작용성분(고유 유해물) | 복어독, 버섯독, 바지락, 알카로이드, 마비형패독, 시안배당체<br>항비타민성 물질, 항효소성 물질, 항갑상선물질, 식이성 알러지원 | 식중독<br>경구감염병<br>기생충질환<br>알러지성 질환<br>아토피성 피부염<br>발암 위험<br>생체기능 이상 |
| 외인성<br>(식품 외적) | 생물학적 | 세균성 식중독균, 곰팡이독(Aflatoxin), 경구감염병, 기생충 | |
| | 인위적<br>– 의도적 첨가<br>– 식품오염(비의도덕적)<br>– 가공 과정 | 부정첨가물: Dulcin, 비인가 Tar 색소<br>잔류농약, 방사선 물질, 공장 배출물<br>비소, PCB | |
| 유기성<br>(유해물질<br>생성) | 물리적 작용 생성물 | 조사유지, 가열(산화) 유지 | |
| | 화학적 작용 생성물 | 아질산염, Amine Amide 반응물(N–nitro화합물) | |
| | 생리적 작용 생성물 | 아질산염, 생체 내 Amine Amide 생성(N–nitrosoamin화합물) | |

### (2) 식인성 위해 요인 예방을 위한 일반 원칙

① 원인균에 오염되지 않도록 하고 일단 오염된 것은 절대로 섭취하지 않는다.

② 부패, 변패를 일으키지 않도록 살균 후 저온에서 단기간 저장한다.

③ 식품첨가물 사용량의 한계를 넘지 않도록 하며, 잔류농약, 공장폐수 등에 오염되지 않도록 한다.

④ 생육, 생산, 제조, 저장 등의 과정에 유독, 유해한 물질의 혼입을 방지한다.

⑤ 불량, 부정식품을 제조하지 않도록 하며, 이의 단속을 지속적으로 실시하여 근절시키는 것이 중요하다.

## 2) 식품과 경구감염병

경구감염병은 감염의 원인이 되는 병원균이 물과 음식물 등을 섭취할 때 입을 통해 다시 말하면 소화기계통을 통해 전파되는 감염병을 말한다. 감염병과 관련해서는 이 책의 다른 장에서 상세하게 다루었으므로 생략하기로 한다.

### (1) 경구감염병의 종류

병원체가 세균인지 혹은 바이러스인지에 따라 세균성 감염병과 바이러스성 감염병으로 구분한다.

① 세균성 감염병: 장티푸스, 이질, 콜레라, 파라티푸스 등

② 바이러스성: 유행성 간염, 소아마비 등

### (2) 경구감염병의 특성

① 환자, 보균자의 분변으로 배설되므로 식품이 직접 분변에 오염되거나 병원체가 함유되어 있는 분뇨가 2차적으로 물, 손, 파리, 식기 등을 통해 오염될 경우가 있다.

② 식품으로부터 감염되었을 때 폭발적으로 유행하거나 집단적으로 발생되며 특히 여름철에 많이 발생한다.

③ 소화기계 전염병은 잠복기가 세균성 식중독보다 길기 때문에 원인 물질로부터 원인균을 검출하는 것이 어렵다.

④ 장티푸스, 이질 등의 환자 또는 보균자의 분변으로 음식물이 오염되어 집단발생이 일어날 때에는 취사 담당자 등의 분변 검사를 통해 매개자를 발견할 수 있다.

### (3) 경구 감염병의 예방

#### ① 감염원 관리

- 환자의 조기발견 및 격리로 전파 차단
- 식품 취급자의 정기적 건강진단이나 대변검사

#### ② 감염경로 관리

- 상수도, 우물의 위생 관리 및 소독
- 화장실과 하수의 위생 관리
- 구충, 구서
- 식품의 안전성 평가

#### ③ 숙주(Host)대책

- 개인의 건강관리
- 위생적인 식생활과 예방접종의 실시

## 3) 식품과 기생충질환

기생충질환은 주로 야채, 수육, 담수어, 해산어류 등을 익히지 않고 섭취할 경우에 감염된다. 기생충질환에 관련해서는 다음 장에서 보다 상세하게 다루기로 한다.

### (1) 식품섭취와 기생충질환

① 야채 섭취 시 감염되는 질환: 회충, 십이지장충, 편충, 요충
② 수육 섭취 시 감염되는 질환
- 돼지고기: 유구조충, 선모충
- 쇠고기: 무구조충

③ 담수어 섭취 시 감염되는 질환
- 왜우렁이, 담수어: 간디스토마, 참붕어, 간흡충
- 다슬기, 가재, 게: 폐디스토마

④ 해산어류 섭취 시 감염되는 질환: 갑각류, 고등어, 갈치, 전갱이, 대구, 조기(아니사키스증)

### (2) 기생충질환의 예방

① 채소와 관계되는 기생충은 야채를 흐르는 물에 5회 이상 깨끗이 씻는다.
② 수육은 충분히 익혀서 먹고 밀도살 방지와 도축장의 철저한 위생관리를 한다.
③ 민물고기나 생선의 경우에는 생식(생선회)을 금하고 조리 후 도마, 칼, 식기구를 청결히 한다.

# 4 식중독(Food Poisoning)

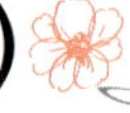

## 1) 식중독의 개념

식중독이란 음식물을 섭취함으로써 일어나는 식성병해 중에서 미생물과 미생물의 대사산물인 독소, 유독화학물질, 식품재료 중의 유해성분 등이 원인이 되어 발생하는 급성 건강장해를 말한다. 식중독의 절반 이상이 세균에 의해서 발생되고 그 환자 수도 대단히 많으나, 사망자의 절반 이상은 독성물질에 의한 것으로 알려져 있다.

식중독의 원인물질로서 가장 큰 비중을 차지하는 것은 어패류 및 그 가공품이지만 이에 못지않은 것이 육류 및 그 가공품으로 이 두 가지 원인 식품이 전체의 52.9%를 차지한다.

식중독이 발생하면 역학적 방법론을 적용하여 그 발생상황, 원인 식품 등을 조사하고 실험적 수법을 통해 병인론적 연구를 실시하여 식중독의 실태를 파악하는 일을 식중독의 역학조사라고 하며 역학조사

에는 사람에 대한 조사, 지역 및 장소에 대한 조사, 시간적 조사, 원인에 대한 조사 등이 포함된다.



## 2) 식중독의 분류

식중독은 원인물질에 따라서 크게 세균성 식중독, 자연독 식중독 및 화학성 식중독으로 분류한다. 세균성 식중독은 다시 세균자체 감염에 의한 감염형과 세균이 배출하는 독소에 의한 독소형으로 구분되며 자연독 식중독은 식물성, 동물성, 곰팡이형으로 분류한다.

〈표 Ⅳ-3-2〉 식중독의 분류

| 종류 | 구분 | 원인 |
|---|---|---|
| 세균성 식중독 | 감염형 | 장염비브리오, 살모넬라, 병원성대장균, 캄필로박터 등 |
| | 독소형 | 포도상구균, 보툴리누스균, 웰치균, 바실러스, 세레우스 등 |
| 자연독 식중독 | 식물성 | 독버섯, 감자싹, 청매, 피마자, 목화씨, 독미나리 등 |
| | 동물성 | 복어독, 마비성 패독, 설사성 패독, 고동(소라, 우렁이) 등 |
| | 곰팡이 | 아플라톡신(aflatoxin) B1, 마이코톡신(mycotoxin), 시트리닌(citrinin), 파툴린(patulin) 등 |
| 화학성 식중독 | 메탄올, PCB, 농약, 세제, 수은, 비소 등의 유해금속류 등 | |

### (1) 세균성 식중독

#### ① 살모넬라 식중독(Salmonellosis)

- **원인균**: 장내 세균의 일종이며 대장균과 유사한 병균으로 균이 장관점막에 작용함으로써 중독증상을 일으킨다. 장내 세균과에 속하며 아포가 없는 그람음성간균으로 호기성 또는 통성혐기성 세균이다. 장염균(*S. enteritidis*), 쥐티푸스(*S. typhimurium*), 돈콜레라균(*S. cholreraesuis*)이 대표적이다. 35~37℃에서 가장 잘 증식하며, 10℃ 이하에서는 거의 발육하지 못하고, 60℃에서 20분 이상 가열하면 사멸하나 토양과 수중에서는 오래 생존하는 특성이 있다.
- **잠복기**: 균종에 따라 다르나 보통 섭취 후 12~24시간(평균 20시간)이며, 발병률은 75% 이상이나 사망률이 낮다.
- **증상**: 급성위장염의 특징을 나타내고 복통, 설사, 전신권태, 두통, 식욕감퇴, 구토가 반드시 일어나며 급격한 발열(38~40도)과 오한, 전율이 같이 오는데, 대개 2~5일 지속된다.
- **원인식품**: 동물성 식품에 의해 여름과 가을철에 많이 생기며 수육제품, 어육제품, 우유, 유제품, 어패류, 샐러드, 마요네즈, 두부류가 원인이 된다.
- **감염경로**: 살모넬라균의 이환 혹은 보균 조수류의 고기를 먹거나 환자, 보균자, 가축, 쥐의 분뇨에 의해 오염된 식품이 감염원이 된다.
- **예방**
  - 도축장의 위생검사를 철저히 한다.

- 환자의 식품 취급을 제한하고 금지한다.
- 식육류의 안전보관과 저온보존을 철저히 하여 균의 증식을 방지한다.
- 식품의 저장을 감소시키고 조리장 등의 방충, 방서 시설을 설치하여 파리 및 쥐 구제를 한다.
- 식품은 먹기 전에 60℃에서 20분간 가열한다.
- 보균자를 철저히 관리한다.

### ② 장염비브리오 식중독(Vibrio Food Poisoning), 호염균 식중독

- **원인균**: 장염비브리오균(*Vibrio Parahaemolyticus*), 해수 세균의 일종으로 2~5% 식염에 잘 자라지만 10%의 염분에서는 성장이 정지되는 포자가 없는 간균으로 편모를 하나 가진 세균이다. 장염비브리오균은 바다나 갯벌에 분포되어 있으며, 수온이 20℃가 넘으면 왕성히 증식하고 저온에서는 활동이 둔화되며 5℃ 이하에서는 거의 증식이 불가능하다. 다른 식중독균에 비하여 증식능력이 좋기 때문에 식중독을 일으킬 수 있는 균량까지 도달하는 시간이 매우 짧다. 그러나 열에 약하여 60℃에서 10분 이내에 사멸한다.
- **잠복기**: 일반적으로 8~20시간이며 평균 12시간이다.
- **증상**: 복통, 설사(2~6회), 구토, 발열(37~38도), 두통, 권태감 등을 특징으로 하는 전형적인 급성 위장염이다. 설사는 수양성 혈변을 동반하여 콜레라나 세균성 이질로 오인되는 경우도 있다. 보통 2~3일이면 회복되며 치사율은 0.5%이다.
- **원인식품**: 70%가 어패류 혹은 그 가공품이며, 그 밖에 2차로 오염된 도시락, 야채 샐러드 등이다.
- **예방**
  - 장염비브리오는 열에 약하고 담수에 의하여 사멸된다.
  - 어패류 중독이 발생하므로 7~9월간 어패류의 생식을 피한다.
  - 조개류의 생식을 피하고 조리기구와 행주 등의 위생적 처리가 필요하다.

### ③ 병원성 대장균(Enteropathogenic, Escherichia Coli) 식중독

- **원인균**: 병원성 대장균(*Entero-Pathogenic Escherichia Coli: EPEC*), 장관침습성 대장균(*Entero-Invasive E. Coli: EIEC*), 독소원성 대장균(*Entero-Toxigenic E. Coli: ETEC*), O-157: H7인 장관출혈성 대장균(*Enterohemorragic E. Coli: EHEC*) 등이다. 이 대장균은 사람과 동물의 장관에서 정상 세균총으로 존재하나 일부의 대장균이 사람과 동물의 장관을 감염시켜 설사나 급성장염을 일으키는 원인이 되는데, 이를 병원성 대장균이라 한다. 대장균은 간균으로 호기성 또는 통성 혐기성균이며 발육에 가장 좋은 온도는 37℃이다. 60℃에서 30분간 가열하면 사멸한다.
- **잠복기**: 성인은 10~30시간으로 평균 12시간이고 유아는 짧다.
- **감염경로**: 영유아에 대해 병원성이 강하며, 사람에게서 사람으로 감염된다.
- **증상**: 병원성 대장균의 일종인 E. Coli O-157은 장관출혈성 대장균으로 주증상은 설사이며 고열, 복통, 두통 등이 수반된다.

• 예방
- 사람이나 동물의 분변에 의해서 식품이 오염되지 않도록 한다.
- 유아에 감염되기 쉬우므로 기저귀, 수건, 목욕물, 침구, 식기 등을 소독한다.
- 보균자를 철저히 가려내어 대책을 강구한다.

### ④ 포도상구균 식중독(Staphylococcal Food Poisoning)

- **원인**: 화농성 질환의 가장 중요한 원인균인 황색포도상구균(Staphylococcus Aures)이 체외독소(Exotoxin)로서 생성하는 장독소(Enterotoxin)가 원인이 되어 발병한다. 장독소는 내열성으로 120℃에서 20분간 가열하여도 거의 파괴되지 않는다(218~248℃에서 30분 동안 가열하면 파괴됨).
- **잠복기**: 일반적으로 1~6시간(평균 3시간)으로 잠복기가 매우 짧다.
- **증상**: 식후 평균 3시간 정도에 발병하는 급성위장염으로 타액분비 증가, 오심, 설사, 구토, 복통 증상을 일으키며, 발열은 38℃ 이하로 거의 없는 편이다. 경과가 짧아 12시간 안에 치유되며 예후가 좋다.
- **원인식품**: 우유 및 버터 치즈 등의 유제품과 육류제품, 떡, 김밥, 도시락, 어패류 및 그 가공품 등이다.
- **감염경로**: 화농성 질환자, 유방염이 있는 젖소나 원인균이 있는 식품으로부터 감염되고 늦은 봄과 가을철에 많이 발생한다. 식품이 포도상구균에 오염되거나 균의 증식에 필요한 온도를 유지하면서 장독소를 생산하는데 필요한 기간이 충족되면 식중독이 발생하게 된다.
- **예방**
  - 식품의 오염 방지를 한다.
  - 깨끗한 조리법을 유지한다.
  - 음식을 저온보존한다.
  - 화농성 질환자의 식품취급을 금지한다.

### ⑤ 보툴리눔균 식중독(Botulism)

- **원인균**: *Clostridium Botulinum*이 분비하는 균체외독소(Exotoxin)인 신경독소(Neurotoxin) 중독을 말한다. 식중독 중에서 사망률이 가장 높은 혐기성 세균으로 아포를 형성하며 운동성이 있는 간균으로 A-G의 7형이 있는데, 그 중 A, B, E형이 식중독을 일으킨다.
- **잠복기**: 12~36시간(평균 24시간)이나 2~4시간 후에도 신경증상이 나타난다.
- **증상**: 신경계 증상을 주증상으로 하며, 복시(Diplopia), 안검하수, 연하곤란, 언어곤란, 호흡곤란, 말초 및 중추신경마비에 이르고 심하면 사망하기도 한다. 신경증상 전에 구토, 복통, 설사 등의 증상이 나타난다. 식중독 중에서 치명률이 가장 높고 예후가 가장 불량하다.
- **원인식품**: 혐기성 상태의 통조림, 소시지 등 밀봉 식품과 식육, 과일, 야채, 어육, 유제품 등을 섭취할 때 문제가 된다.

• 예방
 – 균이 오염되지 않도록 위생적인 조리를 한다.
 – 음식물의 가열 조리 후 섭취한다.
 – 통조림, 소시지의 위생적 보관 및 가공처리를 한다.

### ⑥ 웰치균 식중독

- **원인균**: *Clostridium Welchii*로서 아포가 형성될 때 생성하는 장독소(Enterotoxin)에 의해 식중독이 발생한다. 웰치균에 의한 식중독은 집단급식시설과 같이 많은 사람들의 식사를 조리할 경우 발생되기 쉬운 '집단조리 식중독'이다. 이 장독소는 열에 약하여 70~80℃에서 1분간 가열하면 불활성화되지만, 아포는 100℃에서 4시간 가열하여도 살아남는다.
- **원인식품 및 감염경로**: 주요 감염원은 가금류인데, 이들 동물이 도살장에서 해체될 때 오염되어 발생한다.
- **증상**: 설사, 구토, 복통을 일으키는 것이 특징이다. 식사 후 8~20시간(평균 12시간) 내에 물 같은 설사가 시작되는 것이 보통이며, 건강인은 1일 2~5회 정도의 설사를 하고 2일 정도면 회복된다. 발열은 거의 없으나 노인의 경우에는 격심한 설사 때문에 쇠약해져 열이 날 수도 있으며 잠복기는 6~22시간 정도이다.
- **예방대책**
  - 각종 식품을 오염방지한다.
  - 가열 조리 후 즉시 섭취 또는 급냉 보관한다.
  - 혐기적 조건의 배제를 철저히 하면 웰치균 식중독을 예방할 수 있다.

### ⑦ 기타 세균형: 노로바이러스(Norovirus) 식중독

- **원인균**: 외가닥의 RNA를 가진 껍질이 없는 바이러스로 주로 분변–구강경로를 통해 감염된다. 연중 발병 가능하며 2차 발병률이 높은 것이 특징이다.
- **잠복기**: 24~48시간
- **증상**: 오심, 구토, 설사, 복통, 두통 등이 발생한다.
- **원인**: 사람의 분변에 오염된 물이나 식품에 의해 발생한다.
- **예방**
  - 2차 감염자를 막기 위한 감염자 격리(변과 구토물 처리 등)를 한다.
  - 접촉자에 대해 관리한다.
  - 조리 전 손씻기와 소독을 철저하게 한다.
  - 과일, 채소는 철저히 씻고, 어패류는 완전히 가열해서 섭취한다.

### (2) 자연독 식중독

#### ① 복어독 식중독(Swellfish Poisoning)

- **원인**: 복어의 난소, 간, 고환, 위장 등에 많이 함유된 독성분 테트로도톡신(Tetrodotoxin)이 원인이다. 봄에 독력이 강해지기 시작하여 5~6월에 최고에 달한다. 내열성이어서 100℃에서 4시간 가열해도 파괴되지 않지만, 알칼리에는 약하기 때문에 4%의 수산화나트륨(NaOH)에서 20분간 있을 시 무독화된다.
- **증상**: 섭취 후 30분~5시간 내에 나타나 회복되지만 근육마비 현상은 며칠 동안 계속되고 심하면 1시간 이내에 사망하는 경우도 있다.
  - 제1도: 입술, 혀끝마비, 구토, 두통, 오심, 보행장애
  - 제2도: 촉, 미각의 둔화, 손발의 운동장애, 호흡곤란, 혈압강화
  - 제3도: 운동불능, 연하 호흡곤란, 청색증, 반사기능소실
  - 제4도: 의식불명, 혈압 하강, 호흡정지
- **예방**
  - 복어요리 전문가가 조리한 요리를 먹도록 한다.
  - 유독한 내장, 난소, 간 등의 장기를 제거한 고기만을 식용으로 사용한다.
  - 독어의 유독부분 폐기에 유의한다.

#### ② 패류(조개류) 식중독

- **베네루핀 중독(모시조개, 굴, 고둥, 바지락 등)**: 독성분은 Venerupin으로 100℃에서 1시간 가열해도 파괴되지 않는다. 잠복기는 12~48시간으로 증상은 초기에 불쾌감, 전신권태, 구역, 구토, 변비, 두통 등이 있으며 배, 목, 다리 등에 피하출혈, 반점, 황달 등이 나타나고 중증일때는 뇌증상, 의식의 혼탁, 혈변 등이 발생한다.
- **마비성 조개 중독(검은조개, 대합조개, 섭조개)**: 독성분은 Mytilotoxin(홍합의 간), Saxitoxin이며 증상은 말초신경마비가 나타나는 것이 특징인데 섭취 후 30분~3시간의 잠복기를 거쳐 입술, 혀의 마비로 시작하여 사지마비와 기립 보행이 불가능해진다. 언어장애, 두통, 갈증, 구토 등이 나타나고, 중증이면 호흡마비를 일으켜 사망에 이르게 하며, 열에 강하고, 5~9월 중 한여름에 독성이 가장 강하다.

#### ③ 독버섯 식중독

- **원인**: 외대버섯, 미치광이버섯, 광대버섯, 무당버섯, 화경버섯, 깔대기버섯 등에 함유된 유독성분 무스카린(Muscarin)이 원인이다.
- **증상**: 섭취 후 2시간 안에 부교감 신경의 말초를 흥분시켜 각종 분비물의 증진, 위장장애, 황달, 혈뇨, 발한, 환각, 경련, 혼수 등이 일어난다.

• 예방

– 본인이 확실히 알고 있는 신선한 버섯만을 채취하여 식용한다.

– 민간에 전해 내려오는 식용버섯과 독버섯의 잘못된 구별법을 맹신하지 않는다.

– 버섯 중독은 개인별 차이가 있지만, 버섯을 먹고 현기증, 메스꺼움, 복통, 구토, 설사 등 증상이 나타나면 먹은 것을 바로 토해내고 바로 병원에 가서 치료를 받는다.

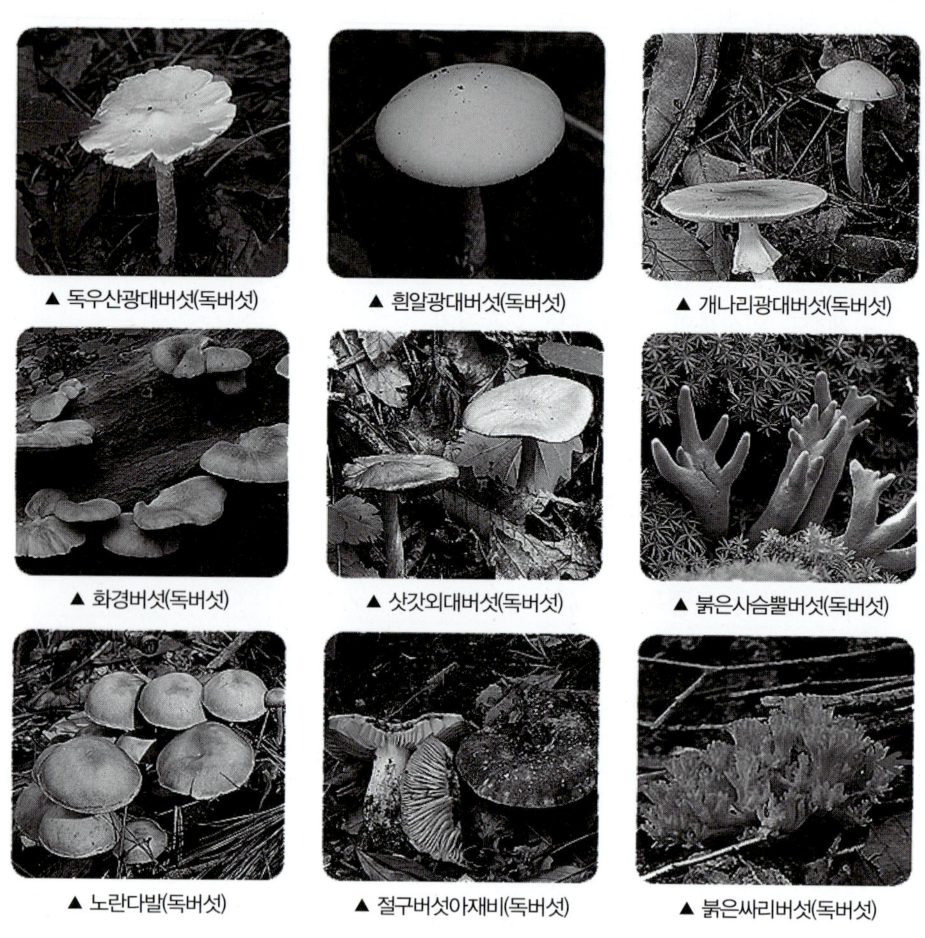

▲ 독우산광대버섯(독버섯) ▲ 흰알광대버섯(독버섯) ▲ 개나리광대버섯(독버섯)

▲ 화경버섯(독버섯) ▲ 삿갓외대버섯(독버섯) ▲ 붉은사슴뿔버섯(독버섯)

▲ 노란다발(독버섯) ▲ 절구버섯아재비(독버섯) ▲ 붉은싸리버섯(독버섯)

〈그림 Ⅳ-3-1〉 독버섯의 종류

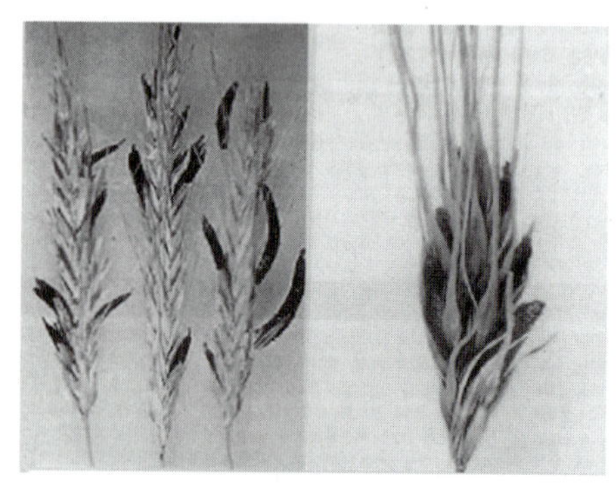

### ④ 맥각 중독

• 원인: 중독성분은 Alkaloid에 속하는 물질로서 Ergotamine, Ergometrin, Ergotoxin의 3군이 있으며 개화기에 발생하는 맥각균의 기생에 의해 맥류의 보리에 활동성이 강한 균핵이 생기는데, 이것이 교감신경에 작용하여 중독을 일으킨다.

• 증상: 구토, 설사, 복통, 경련 등이며 임산부에서는 유산을 일으키기도 한다. 혈관수축제나 자궁수축제로 이용된다.

### ⑤ 감자 식중독

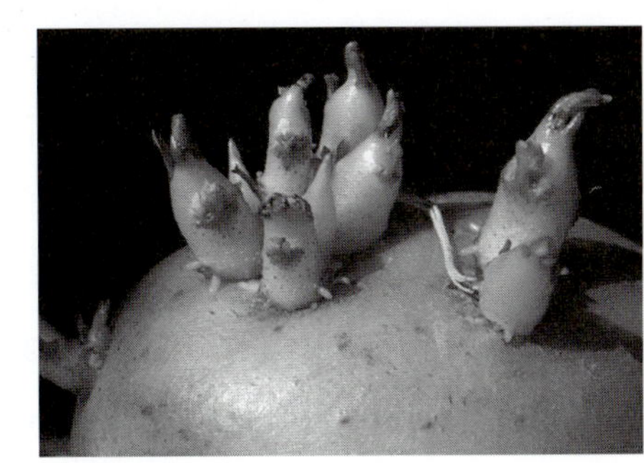

- **원인**: 감자의 발아부위와 녹색부위에 들어있는 독성분 Solanin에 의해 발생한다. 솔라닌은 열에 강하고 물에 잘 녹지 않는다.
- **증상**: 복통, 설사 등 위장장애가 나타나며 두통, 현기증, 구토, 권태감, 언어장애, 의식장애 및 허탈을 일으키나 발열은 없다.
- **예방**: 감자 껍질과 녹색 부분, 특히 눈을 제거하고 섭취한다.

### ⑥ 청매

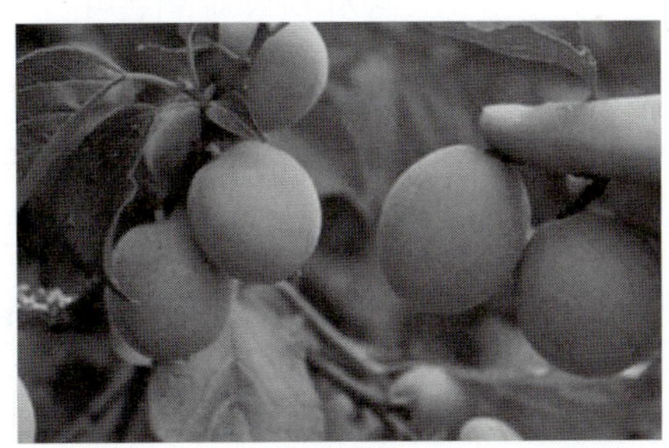

- **원인**: 청매(미숙한 매실)에는 청산 배당체라는 Amygdalin을 함유하고 있으며 섭취 시 효소에 의해 분해되어 청산을 유리함으로써 식중독을 일으킨다.
- **증상**: 생체에 흡수된 청산은 중추신경자극 및 어지러움을 유발하며 혈액의 산화환원작용을 억제하여 치사에 이르게 한다. 은행, 오색콩 등도 청산 배당체를 함유하여 식중독을 일으키는 것으로 알려져 있다.

### ⑦ 곰팡이 식중독

- **아플라톡신(Aflatoxin)**: 곰팡이의 대사물질인 진균독 Aflatoxin은 탄수화물이 함유된 곡물류(쌀, 보리, 옥수수 등)에서 생성되며 간암의 원인이 된다. 온도 25~30℃, 습도 80~85%, 수분은 16% 이상, 산성인 상태에서 잘 번식한다. 자외선이나 방사선에 불안정하며 강산이나 강알칼리에 쉽게 분해된다.
- **황변미**: 14~15% 이상의 수분을 많이 함유하는 쌀의 Penicillium 속의 곰팡이가 번식하면 쌀이 황색으로 변질하여 황변미가 생기는데, 이러한 쌀에는 곰팡이의 대사 산물인 황변미독(Yellow Rice Toxin)이 함유되어 있어 황변미 식중독의 원인이 된다.
  - 톡시카리움(Toxicarium) 황변미: 이 곰팡이의 유해 대사 생산물은 척추의 운동신경기능을 억제하는 신경독으로 상행성 마비가 일어나고 호흡장해, 혈액순환 이상, 경련이 나타나며, 더욱 진행되면 호흡마비를 일으켜 사망한다. 만성중독에서는 빈혈을 일으키는 것으로 알려졌다.
  - Islandia 황변미: 간 독성이 있으며 암을 유발한다.

### (3) 화학물질에 의한 식중독

① 중금속: 비소, 연, 동, 수은, 카드뮴 등이 원인이 된다.

② 살충제: 농약 등이 원인이 된다.

③ 유해성 식품첨가물에 의한 식중독

- **감미료** Cyclamate(시클라메이트): 설탕보다 40~50배의 감미를 갖고 있으며 미국 FDA에서 실험 결과 발암성이 밝혀져 사용이 금지되었다.
- **감미료** Dulcin(둘씬): 감미는 설탕의 250배로 혈액 독, 간 종양, 적혈구 생산 억제, 소화효소 억제를 하며 1996년 금지되었다.
- **색소성 감미료** P−Nitro−O−Toludine: 황색 색소 원료이면서 감미는 설탕의 200배나 되어 살인당, 원폭당으로 불린다. 중독 증상으로는 위통, 식욕감퇴, 구토 등을 보이고 심하면 혼수상태에 빠져 사망에 이른다.
- **황색 인공착색료** Auramine: 염기성 황색 색소로 착색성이 좋고 값이 싸며 빛과 열에 안전하여 단무지, 과자, 카레분, 빈대떡 가루 등에 이용 가능하다. 다량 섭취할 경우에는 20~30분 후 두통, 구토, 사지마비, 심계항진, 의식불명 등의 증상이 나타난다.
- **적색 인공착색료** Rhodamine: 적색의 염기성 색소로 생선묵, 과자, 토마토케첩, 얼음과자의 착색에 널리 이용되고 중독 증상으로는 오심, 구토, 설사, 복통 등을 일으킨다.

그 밖에도 독성이 강해서 사용이 금지되어 있으나 식품의 보존이나 살균을 목적으로 부정하게 사용되는 것으로 방부작용이 있는 붕산, 포름알데하이드, 불소화학물 등이 있다.

유해식품첨가물로 인한 건강상의 피해를 줄이기 위해서는 정부 차원의 엄격한 규제와 철저한 감시체계가 필요하며, 국민들에게는 첨가물의 위해성을 알려서 유해한 첨가물이 함유되지 않은 식품을 선택할 수 있도록 하고 식품관련 업체들에 대해서는 자발적으로 정부가 정한 규정을 준수할 수 있도록 하는 유인 방안이 함께 모색될 필요가 있다.

## 5 식품의 보존

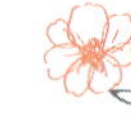

### 1) 식품의 변질

외양적으로나 내용적으로 본래의 성질을 상실하고 식용에 부적당한 상태를 변질(Spoilage)라고 한다. 단백질의 변질을 부패(Putrefaction), 단백질 이외의 성분인 탄수화물과 지질의 분해를 변패(Deterioration)라고 하며, 지질의 경우에는 미생물 이외에 산소, 햇빛, 금속 등에 의해 산화 분해되므로 산패(Rancidity)라고 한다. 일반적으로 식품의 표면에서 호기성 미생물(Aerobic Microorganism)이 잘 번식하고, 내부에서는 혐기성 미생물(Anaerobic Microorganism)이 증식하여 부패가 시작된다. 식품의 부패는 자기소화작용과 부패미생물의 협동작용에 의해서 일어나며 결과적으로 각종의 부패생성물이 생기고 관능적 변화가 일어난다.

식품의 부패를 판정하는 방법으로는 사람의 오감을 이용하는 방법과 미생물의 수를 이용하는 방법, 부패생성물을 화학적으로 측정하는 방법이 있다.

- **관능시험법**(Sensory Test): 사람의 오감에 의해서 식료품, 향료, 주류 따위의 품질을 평가한다. 특히 빛깔, 맛, 향기 등 기호에 관한 것은 물리 · 화학적 계측법으로는 종합적인 평가를 하기 어렵기 때문에 관능검사가 자주 이용되며 검사방법은 목적에 따라서 평점법, 순위법, 역치법 등이 있으며, 얻어진 평가에 대해서는 통계적인 처리를 한다.
- **미생물학적 방법**: 식품 중의 생균 수를 측정하여 판정하는 방법이다.
- **화학적 방법**: 부패생성물을 화학적으로 측정하는 방법을 말한다.

## 2) 식품의 변질 방지

미생물의 생육이나 효소작용에 중요한 인자는 식품 중에 함유되어 있는 수분인데, 특히 미생물이 이용할 수 있는 수분량, 즉 수분활성(Water Activity)을 조절하면 미생물의 발육이 억제되고 식품의 변질도 저지할 수 있다. 식품의 탈수, 건조, 농축, 염장, 당장 등은 이러한 원리를 이용한 식품보존법이다.

### (1) 식품의 물리적 저장법

#### ① 가열법

- **저온 살균법**: 60~65℃에서 30분간 가열하여 식품의 영양 손실을 막고 단백질의 변성을 예방한다.
- **고온 단시간 살균법**: 70~75℃에서 15초간 살균한다.
- **초 고온법**: 130~150℃에서 2~3초간 살균한다.
- **초음파 가열 살균법**: 100~200만 사이클 초음파를 이용하여 세균을 진동시켜 균체를 파괴함으로써 식품의 비타민 파괴를 막고 식품의 변색을 저하시키는 방법이다.

**② 냉장 및 냉동법**: 냉장은 0~10℃, 냉동은 0℃ 이하의 온도로 저장한다.

- 10℃ 이하: 과실과 채소류
- 1~4℃: 야채, 과일, 육류
- 0℃이하: 육류, 어류 등

③ **건조법**: 수분이 15% 이하가 되면 미생물의 생육이 저지되는데, 미생물이 번식하는데 적당한 습도를 제거함으로써 미생물 번식을 억제하는 방법이다.

④ **밀봉법**: 혐기적 환경을 만들어 호기성 세균을 억제하는 방법이다.

⑤ **움저장법**: 농작물을 땅속 1~2m 깊이에 저장하는 것으로 10℃에 습도 85%를 유지한다.

### (2) 물리화학적 저장방법

#### ① 훈연법

주로 육류와 어류의 보존법에 쓰이며 햄, 베이컨에 사용된다. 연기에 함유된 크실렌, 페놀메틸레이트, 포름알데히드, 식초산, 아세톤, 메틸 알코올 등에 의해 살균 및 건조가 일어나 식품의 저장성과 풍미를 향상시키며 수지가 적고 단단한 벚나무와 참나무 등의 목재 및 왕겨가 훈연에 쓰인다.

#### ② 가스저장법

이산화탄소와 질소가스를 어육류와 난류, 야채 저장에 사용한다. 공기 중의 이산화탄소, 산소, 온도, 습도 농도를 조절하여 오래 저장하는 방법이다.

#### ③ 염장법

10%의 소금을 뿌려 저장하는 방법으로 우리나라를 비롯한 동양에서 발달되었다. 삼투압에 의해 미생물의 발육이 억제된다. 식물성 식품(무짠지, 오이지)과 동물성 식품(육류, 어류, 어란)을 저장한다.

#### ④ 당장법

50%의 설탕에 저장하는 방법으로 잼, 젤리 등에 사용된다.

#### ⑤ 산저장법(초절임법)

피클 등과 같이 초산, 젖산 등을 이용하여 식품을 저장하는 방법으로 낮은 산도를 유지하여 미생물의 발육을 억제한다.

## 3) 우유의 살균과 보존

병원 미생물이 우유에 침입하는 경로는 인축공통감염병에 감염되어 있는 젖소로부터 1차적으로 오염되는 경우와 우유의 취급과정에서 환경으로부터 2차적으로 오염되는 경우로 구분된다. 1차적 오염에 관여하는 병원 미생물에는 결핵균, 브루셀라균, 포도상구균, 연쇄상구균, 디프테리아균 등의 세균과 Q열, 리케치아가 있고, 2차적 오염에 관여하는 것에는 티푸스균, 파라티푸스균 등의 살모넬라속균, 이질균, 연쇄상구균, 포도상구균, 디프테리아균 등의 세균과 유행성 간염, 소아마비 등의 바이러스 등이 있는데 이들 병원미생물은 젖소나 우유의 취급자가 이환되어 있거나 보균하고 있을 경우에 우유를 오염시키게 된다.

### (1) 우유의 살균 방법

① **저온 살균법(Holding Method)**: 우유를 62~65℃에서 30분간 보존 살균하는 방법이다.

② **고온 단시간 살균법(High Temperature Short Time Method)**: 71.1℃에서 우유를 급속하게 가열하고 15초동안 보존 후 급냉시킨다. 대량을 연속적으로 할 때 사용되는 방법이다.

③ **초고온 가열 살균법(Ultra High Temperature Short Time Method)**: 우유를 120~150℃에서 1~3초간 가열해 미생물을 완전히 사멸시키는 방법으로 멸균우유를 얻기 위한 방법이다.

### (2) 우유의 냉각

젖소에서 짜낸 생우유는 자기살균작용이 있으며 그 작용은 저온일수록 지속기간이 길어진다. 따라서 착유한 직후에 바로 냉각시키는 것이 우유의 신선도를 유지하는데 효과가 있다고 한다. 우리나라의 식품공전에서 우유 등의 액상제품은 살균 후 즉시 10℃ 이하로 냉각하도록 규정하고 있다.

### (3) 우유의 미생물 오염 방지책

- 젖소의 건강관리
- 착유 시 유방의 청결
- 위생관리 철저
- 우유처리장 관리

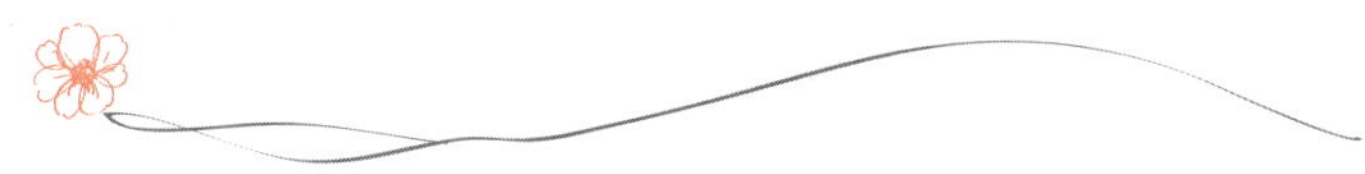

# 6 식품첨가물과 건강

## 1) 식품첨가물의 정의

식품첨가물은 식품을 조리, 가공 또는 제조할 때 식품의 품질을 개량하고, 그 보존성이나 기호성을 향상시키며, 영양적 가치를 증진시키기 위해 식품에 첨가되는 물질이다. 식품첨가물에 대해 WHO의 합동식품첨가물 전문위원회에서는 "식품의 외관, 향미, 조직 또는 저장성을 향상시키기 위해 식품에 보통 미량으로 첨가되는 비영양성물질"이라고 정의하였고, 미국의 식품보호위원회에서는 "생산, 가공, 저장 또는 포장의 어느 국면에서 식품 중에서 첨가되는 기본적인 식량 이외의 물질 또는 이들의 혼합물로서 우발적인 오염물은 이에 포함되지 않는다."라고 정의하고 있다. 우리나라의 식품위생법에서는 "식품을 제조, 가공 또는 보존함에 있어서 식품에 첨가, 혼합, 침윤 및 기타의 방법에 의해 사용되는 물질" 이라고 정의하고 있다.

## 2) 식품첨가물의 종류

### (1) 보존료(Chemical Preservatives)

식품 중의 세균이나 곰팡이들의 미생물의 발육을 억제하여 부패를 방지하고 식품의 선도를 유지하기 위해 사용되는 식품첨가물로 일명 방부제라고도 한다. 식품에 대한 보존기구는 살균작용보다 부패미생물에 대한 정균작용(Bacteriostaric Action)이나 효소의 발효작용억제(Antienzymic Action)이다.

허용 보존료의 종류는 다음과 같다.

① 데히드로 초산(Dehydroacetic Acid)
② 데히드로 초산 나트륨(Sodium Dehydroacetate)
③ 소르빈산(Sorbic Acid)
④ 소르빈산 칼륨(Potassium Sorbate)
⑤ 안식향산(Benzoic Acid)
⑥ 안식향산 나트륨(Sodium Benzoate)
⑦ 파라옥시 안식향산 부틸(Butyl P−Hydroxybenzoate)
⑧ 파라옥시 안식향산 에틸(Propyl P−Hydroxybenzoate)
⑨ 파라옥시 안식향산 이소부틸(Isobuty P−Hydroxybenzoate)
⑩ 파라옥시 안식향산 이소프로필(Isopropyl P−Pydroxybenzoate)
⑪ 프로피온산 나트륨(Sodium Propionate)
⑫ 프로피온산 칼슘(Calcium Propionate)

〈표 Ⅳ-3-3〉 살균료 허용 및 사용기준

| 품명 | 사용기준 |
|---|---|
| 표백분(Bleaching Powder)<br>고도표백분(Calcium Hypochlorite)<br>치아염소산 나트륨(Sodium Hypochlorite)<br>이염화이소시아뉼산 나트륨(Sodium Dichloro Isocyanurate)<br>과산화수소(Hydrogen Peroxide) | 참깨에는 사용 금지하며 최종 제품 및 완성 전에 분해 제거할 것 |

### (2) 살균료(Bacteriocides)

식품의 부패 원인이 되는 미생물이나 병원균을 사멸시키기 위해 사용되는 것을 말한다.

### (3) 산화방지제(Antioxidants)

유지의 산패나 식품의 변색 및 퇴색 등을 방지하기 위해 사용되는 식품첨가물이다. 허용되는 산화방지제의 종류는 다음과 같다.

① 디부틸 히드록시 톨루엔(Dibutyl Hydroxy Toluene: BHT)
② 부틸 히드록시 아니솔(Butyl Hydroxy Anisole: BHA)
③ 티셔리부틸히드로퀴논(Tert-Butylhydroquinone: TBHQ)
④ 몰식자신 프로필(Propyl Gallate)
⑤ 에리소르빈산(Erythorbic Acid)
⑥ 에리소르빈산 나트륨(Sodium Erythorbate)
⑦ L-아스코르빈산(L-Ascorbic Acid)
⑧ L-아스코르빈산 나트륨(Sodium L-Ascorbate)
⑨ 아스코르빌 팔미테이트(Ascorbyl Palmitate)
⑩ Dl-a-토코페롤(비타민 E, Dl-a-Tocopherol)

### (4) 피막제(Coating Agents)

식품의 표면에 피막을 만들어 호흡작용을 억제함으로써 수분의 손실을 제한하여 보존 기간을 늘리고 광택을 부여하여 외관을 좋게 하는 식품첨가물이다. 현재 사용되고 있는 것은 몰호린 지방산염과 초산비닐수지의 2품목이다.

### (5) 착색료

- 식용 Tar 색소
- 식용 Tar 색소 알루미늄 레이크
- 천연색소

### (6) 발색제(Color Fixatives)

〈표 Ⅳ-3-4〉 허용 발색제와 사용기준

| 첨가물명 | 사용식품 | 사용기준 |
|---|---|---|
| 아질산 나트륨(Sodium Nitrite)<br>질산 나트륨(Sodium Niteate)<br>질산 칼륨(Potassium Nitrate)<br>황산 제일철(Gerrous Sulfate) | 식육제품, 경육제품,<br>어육소시지, 어육햄 | 아질산 근으로서<br>0.07g/kg 이하<br>0.05g/kg 이하 |

그 자체는 착색력이 없으나 식품 중에 함유되어 있는 색소와 결합하여 그 색을 고정시킴으로써 식품 본래의 색을 유지하게 하는데 사용되는 첨가물을 발색제라고 한다.

### (7) 비영양성 감미료(Non-Nutritive Sweeteners)

식품에 단맛이 나게 하여 식욕을 돋우기 위해 사용되는 첨가물이며 현재 아래와 같이 7품목이 허용되고 있고, D소르비톨과 D키실리오스를 제외하고는 모두 사용 기준이 있다.

① 사카린 나트륨(Saccharin Sodium)
② 글리실리진산 2 나트륨(Disodium Glycyrrhizinate)
③ 글리실리진산 3 나트륨(Trisodium Glycyrrhizinate)
④ D−소르비톨(D−Sorbitol)
⑤ D−키실로오스(D−Xylose)
⑥ 아스파탐(Aspartame)
⑦ 스테비오사이드(Stevioside)

### (8) 조미료(Seasoning)

조미료는 식품 본래의 맛을 한층 돋우거나 기호에 맞게 조절하여 미각을 좋게 하는 첨가물이며 맛의 종류에 따라서 감미료, 산미료, 염미료, 신미료 등으로 분류할 수 있다. 그러나 식품첨가물의 분류상 조미료는 감미료, 신미료 등 다른 것과 구분하여 음식물의 감칠맛을 증진시키려는 목적으로 첨가하는 물질을 가리킨다. 이들은 화학적으로 아미노산계, 핵산계 및 유기산제로 분류할 수 있는데 모두 사용기준이 규정되어 있지 않으므로 대상 식품이나 사용량의 제한을 받지는 않는다.

### (9) 착향료(Flavoring Agents)

착향료란 상온에서 휘발하여 특유한 방향을 느끼게 함으로써 식욕을 증진할 목적으로 식품에 첨가하는 물질이다.

### (10) 밀가루개량제(Maturing Agents, Dougs Conditioners)

밀가루의 표백과 숙성시간을 단축시키고, 제빵 효과의 저해물질을 파괴시켜 분질을 개량하기 위하여 첨가하는 물질이다.

### (11) 품질개량제(Texturizers, Texture Modifying Agents)

식품 특히 햄, 소시지 등의 식육 연제품류에 사용하여 그 결착성을 높여서 씹을 때의 식감을 향상시키고, 식품의 탄력성, 보수성 및 팽창성을 증대시켜서 조직을 개량함으로써 맛의 조화와 풍미의 향상을 가져오며, 변질, 변색을 방지하게 하는 효과를 갖는 첨가물이다. 일명 결착제라고도 한다.

### (12) 호료(Thickners, Gelling Agents)

식품의 점착성을 증가시키고 유화안정성을 좋게 하며, 가공할 때의 가열이나 보존 중의 경시변화에 관여하여 전도를 유지하고 형체를 보존하는데 도움을 주며, 미각에 대해서도 점활성을 줌으로써 촉감을 좋게 하기 위하여 식품에 첨가되는 것이다.

### (13) 유화제(Emulsifiers)

물과 기름같이 서로 잘 혼합되지 않는 두 종류의 액체를 혼합할 때 분리되지 않고 유화상태를 오래 지속시키기 위하여 사용되는 물질을 유화제라고 한다.

### (14) 용제(Solvents)

식품첨가물은 식품에 사용할 때 식품에 균일하게 혼합되게 하려면 적당한 용제에 녹여서 첨가하는 것이 효과적이다. 현재 허용되어 있는 용제는 Glycerine 뿐이다.

### (15) 이형제(Release Agent)

빵의 제조과정에서 반죽을 분할기에서 분할할 때나 구울 때 달라붙지 않게 하고, 모양을 그대로 유지시키기 위하여 사용되는 것으로 유동 파라핀막이 허용되어 있다.

### (16) 품질유지제(Quality Keeping Agent)

식품에 습윤성(濕潤性)과 신전성을 갖게 하여 그 품질특성을 유지시키기 위하여 사용되는 첨가물을 품질유지제라고 하며 프로필렌 글리콜(Propylene Glycol)만이 지정되어 있다.

### (17) 강화제(Dietary Supplements, Nutrients)

식품의 영양강화를 목적으로 사용되는 것으로서, 비타민, 무기염, 아미노산 등이 강화제로서 첨가된다.

### (18) 껌 기초제(Chewing Gum Bases)

껌에 적당한 점성과 탄력성을 갖게 하여 그 풍미를 유지하는데 중요한 구실을 하는 것으로 원래는 천연수지인 치클이 사용되었으나 현재는 화학적 합성품인 합성수지가 많이 사용되고 있으며 지정되어 있는 것은 다음과 같다.

- 에스테르 껌
- 폴리부텐
- 폴리이소부틸렌
- 초산비닐수지

#### (19) 팽창제(Leavening Agents)

팽창제는 빵이나 카스텔라 등을 부풀려 적당한 형체를 갖추게 하기 위하여 사용되는 첨가물이다. 이에는 천연물인 이스트(효모)가 사용되기도 하지만 합성품도 사용된다.

#### (20) 추출제(Extracting Agents)

추출제는 일종의 용매로서 천연식품 등에서 그 성분을 용해 추출하기 위해 사용되는 것이다.

#### (21) 소포제(Defoaming Agent)

식품의 제조과정에 많이 발생하여 지장을 주는 거품을 없애기 위해 사용되는 첨가물이 소포제이며 규소수지(Silicon Resin)만이 허용되어 있다. 이것은 거품을 없애는 목적 이외에는 사용할 수 없다.

### 3) 건강에 미치는 영향

우리나라는 식품의약품안전처에서 『식품첨가물의 기준 및 규격고시』를 통해 제조기준, 일반 사용기준, 품목별 사용기준을 정하고 있다. 역학조사를 통해서 인과관계가 명확하게 밝혀진 것은 아니지만 이러한 첨가물들을 허용치를 초과하여 섭취하게 될 경우에는 불쾌감이나 구토, 피부염, 위장장애와 같은 경미한 증상에서부터, 신장과 간 손상, 중추신경 억제, 암 유발 등에 이르기까지 건강에 미치는 영향이 심각하다는 의견이 지속적으로 제기되고 있다.

식품첨가물로 인한 건강상의 피해를 최소화 하기 위해서는 가급적이면 식품첨가물이 들어가지 않은 신선한 식품을 섭취하는 것이 좋으며 가공식품을 사용해야 할 경우에는 함유되어있는 식품첨가물을 가열하고 끓는 물에 데치거나 찬물에 우려내는 등의 방법을 통해 식품 속의 첨가물을 어느 정도 제거하고 섭취하는 것이 도움이 될 것이다.

## 7 식품안전관리체계: HACCP

### 1) HACCP(위해요소분석 중점관리기준)의 개념

#### (1) 정의

HACCP은 위해요소분석(Hazard Analysis)과 중요관리점(Critical Control Point)의 약자로서 '해썹' 또는 '위해요소분석 중점관리기준'이라고 한다. 식품을 생산, 가공, 유통, 보관 그리고 최종 소비자가 섭취하기 전까지의 전 과정에서 발생할 우려가 있는 위해인자(물리적, 생물학적, 화학적인 모든 위해요소)를 규명하여 이를 중점적으로 관리하기 위한 중요관리점을 결정하고 자율적, 체계적, 효율적 관리로 식품의 안전성을 확보하기 위한 과학적 위생관리체계이다.

다시 정리하면, 위해요소분석 중점관리기준의 의미는 위해요소를 분석하여 위해요소가 식품에 들어갈지도 모르는 공정에서 예방하고, 검사하여 제거하거나, 허용기준치로 감소시킬 수 있는 공정이나 단계를 중점적으로 관리하는 것이다.

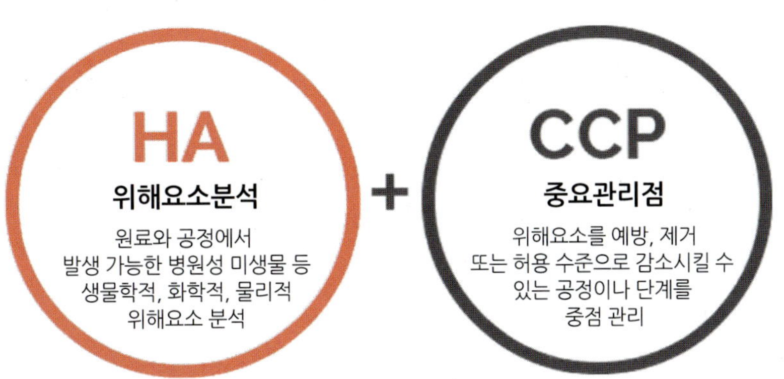


즉, HACCP은 사전예방적 식품안전 관리체계로 원료 생산에서부터 유통의 전 과정에 대한 체계적인 관리를 하는 것이며 이를 통해서 식품위생수준을 향상시키고 종합적인 위생관리체계를 유지할 수 있는 시스템이다.

HACCP은 미 우주국(NASA)에서 우주인의 식량으로 안전한 식품을 만들기 위한 일환으로 시작되어 현재는 전 세계 모든 국가에서 HACCP을 도입하여 적용하고 있으며, 자국에 들어오는 수입식품에 대해서도 HACCP가 적용된 식품만을 수입하는 등 수출 경쟁력 확보 차원에서도 HACCP은 필요성을 인정받고 있다. 해썹(HACCP)은 전 세계적으로 가장 효과적이고 효율적인 식품 안전관리체계로 인정받고 있으며, 미국, 일본, 유럽연합, 국제기구(Codex, WHO, FAO) 등에서도 모든 식품에 해썹을 적용할 것을 적극 권장하고 있는데, 우리나라에서는 한국식품안전인증원에서 인증업무를 맡아서 하고 있다.

### (2) HACCP 적용 절차

식품위해요소중점관리기준(HACCP)은 전 세계 공통적으로 7원칙 12절차의 체계적인 접근방식을 적용하고 있다. HACCP 7원칙은 HACCP 관리계획을 수립하는데 있어서 단계적으로 적용되는 주요 원칙이며, 12절차란 준비단계 5절차와 적용단계의 7원칙을 포함한 총 12단계의 절차를 말한다.

〈표 Ⅳ-3-5〉 HACCP 구축절차

| 단계 | 12절차와 내용 | 원칙 |
|---|---|---|
| 준비 | 절차 1: HACCP팀 구성 | |
| | 절차 2: 제품설명서 작성 | |
| | 절차 3: 용도 확인 | |
| | 절차 4: 공정흐름도 작성 | |
| | 절차 5: 공정흐름도 현장 확인 | |
| 적용 | 절차 6: 위해요소분석 | 원칙 1 |
| | 절차 7: 중요관리점(CCP)결정 | 원칙 2 |
| | 절차 8: CCP 한계기준 설정 | 원칙 3 |
| | 절차 9: CCP 모니터링체계 확립 | 원칙 4 |
| | 절차10: 개선조치방법 수립 | 원칙 5 |
| | 절차11: 검증 절차 및 방법 수립 | 원칙 6 |
| | 절차12: 문서화, 기록 유지 방법 설정 | 원칙 7 |

## 2) 우리나라의 HACCP의 인증

### (1) HACCP 인증기관

우리나라에서는 한국식품안전관리인증원에서 HACCP 인증, HACCP 기술지원, 전문인력 양성 및 교육훈련, 위해요소분석, 정보의 수집 · 제공 및 홍보, 조사 · 연구사업 등을 식품의약품안전처로부터 위탁받아 시행하고 있다.

한국식품안전관리인증원은 한국식품안전관리인증원 「정관」 제2조('14.11.19)에 근거하여 식품안전관리인증기준(HACCP) 적용업체의 공정별 · 품목별 위해요소의 분석, 기술지원 및 인증 등의 업무를 전문적 · 효율적으로 수행함으로써 국민들이 안전한 식품을 섭취할 수 있도록 하여 국민건강증진에 기여하기 위한 목적으로 설립되었다.

### (2) 선행요건 프로그램 개발

해썹(HACCP)을 적용하고자 하는 업체의 영업자는 식품위생법 등 관련 법적 요구사항을 준수하면서 위생적으로 식품을 제조 · 가공 · 조리하기 위한 기본 시스템을 갖추기 위하여 작업기준 및 위생관리기준을 포함하는 선행요건 프로그램을 먼저 개발하고 시행하여야 한다.

선행요건 프로그램에는 영업장 · 종업원 · 제조시설 · 냉동설비용수 · 보관 · 검사 · 회수관리 등 영업장을 위생적으로 관리하기 위한 기본적인 위생관리 내용이 포함되어야 한다. 영업자는 분야별로 작업담당자, 작업내용, 실시빈도, 실시상황의 점검 및 기록방법을 정한 뒤 구체적인 관리기준서를 작성하여 종업원이 준수하도록 시행하고 이에 대한 기록을 보관 · 유지하여야 한다.

### ① 선행요건 프로그램 개발

식품제조 · 가공공장 및 집단급식소에서는 제조 · 조리 공정 및 환경 등에서 발생 가능한 위해로부터 식품이 오염되거나 변질되는 것을 방지하기 위하여 기본적인 위생관리 방법, 절차 등을 규정한 선행요건 프로그램을 개발하여야 한다.

선행요건 프로그램은 1) 영업장 관리, 2) 위생관리, 3) 제조시설 · 설비 관리, 4) 냉장 · 냉동 설비관리, 5) 용수관리, 6) 보관 · 운송관리, 7) 검사관리, 8) 회수 프로그램 관리 등 8개 분야로 구성되며 각각의 분야별로 개별 관리기준서를 작성하여야 한다.

관리기준서에는 최초 완성 시 위생관리 책임자의 서명과 승인 일자를 기입하여야 하며, 이후 수정 · 개정이 되었을 경우 그 이력을 지속적으로 기록 · 유지하여야 한다. 기준서 내용에는 위생관리 방법, 관리활동 확인을 위해 필요한 모니터링의 실시 빈도와 방법, 실시 책임자 및 실시 결과의 기록관리에 관한 사항이 규정되어야 한다.

선행요건 프로그램은 해당 작업장에 적용되는 모든 법률적 요구사항을 충족하고 위생관리가 효과적으로 이루어 질 수 있도록 작성 · 운영되어야 하지만, 세부기준서의 종류, 문서양식, 작성방법 등은 운영자의 편리에 따라 변경될 수 있다.

### ② 선행요건 프로그램 적용

운영자는 최초 수립된 선행요건 프로그램을 작업장에 우선 적용해보고 그 효과성을 평가하기 위한 검증을 실시하여야 한다. 선행요건 프로그램의 효과성 평가 결과 해당 기준서가 법률적 요구사항을 포함한 기본적인 위생 안전성을 확보할 수 있음을 확인하여야 하며, 필요한 경우 수정 · 보완하여야 한다. 또한, 프로그램의 실행 가능성을 평가하여 그 실행이 보장되기 위해 필요한 인적, 물적 자원을 파악 · 보충하여야 한다.

### ③ 선행요건 프로그램 유지 · 관리

운영자는 선행요건 프로그램이 제조 · 가공 공정 및 제조환경 등에서 위해물질에 의한 식품의 직접적인 오염 또는 변질을 효과적으로 예방할 수 있는지, 종사자들이 관리기준에 따라 적절하게 실행하고 있는지 등을 확인 · 평가하기 위하여 정기적으로 검증을 실시하여야 한다. 검증결과를 근거로 선행요건 프로그램이 효율적으로 실시될 수 있도록 관련 규정을 개정하거나 시설, 설비, 기구, 작업방법 또는 담당자를 변경하거나 종업원 교육을 실시하여야 한다. 선행요건 프로그램의 검증은 해썹(HACCP) 시스템의 검증활동과 병행하거나 분리하여 실시할 수 있다.

### ④ 개선조치

운영자는 선행요건 프로그램의 유지 또는 시행이 식품의 안전성을 확보할 수 없다고 판단될 경우 적절한 개선조치를 취하여야 한다.

### (3) HACCP 적용 절차

식품제조, 가공업체 및 집단급식소에서 HACCP 적용을 추진할 때는 다음과 같은 절차를 따른다.

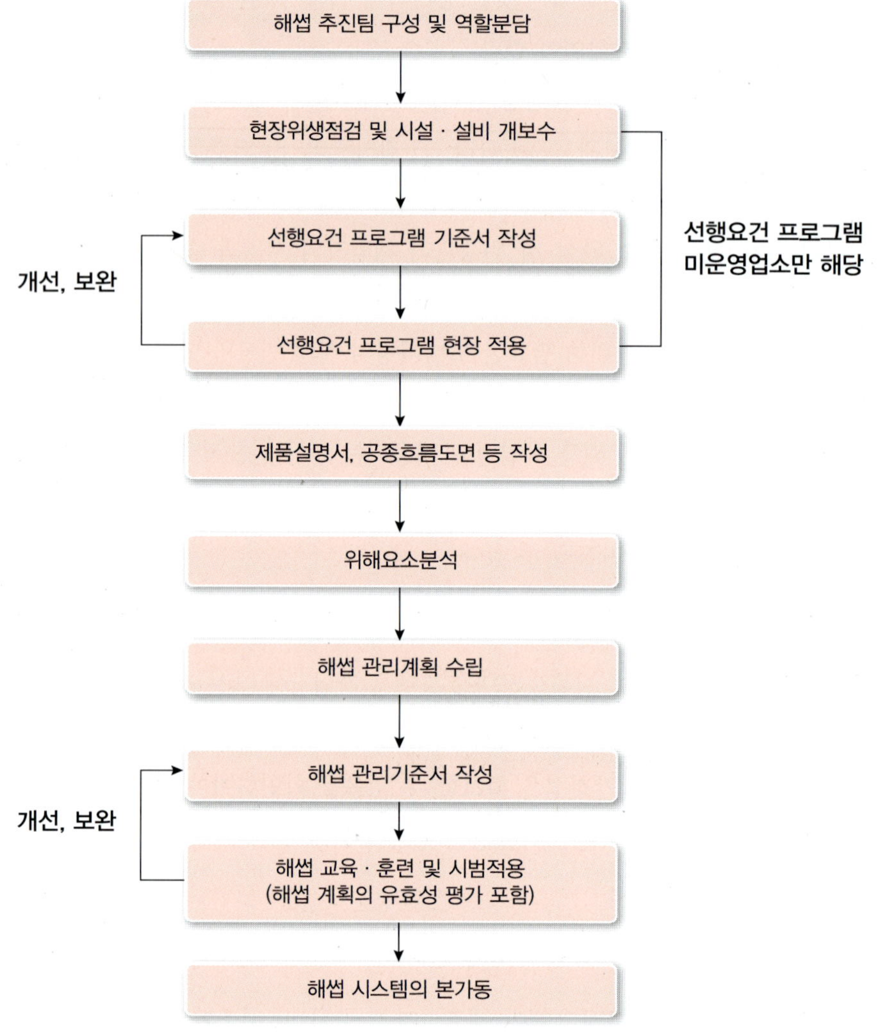


〈그림 Ⅳ-3-2〉 우리나라의 HACCP 적용절차

#### ① 해썹(HACCP) 추진팀 구성 및 역할분담

해썹(HACCP)시스템의 확립과 운용을 주도적으로 담당할 해썹(HACCP)팀은 구성, 품질관리, 생산, 공무, 연구개발 등 다양한 분야의 직원으로 구성하고 팀장 및 팀원별로 각각 구체적이고 실질적인 역할을 분담한다.

#### ② 현장위생점검 및 시설 · 설비 개보수

식품을 위생적으로 생산 · 조리하기 위한 기본적인 위생시설 · 설비 및 위생관리 현황을 점검하고 기본적인 GMP, SSOP 구축 · 운영에 필요한 문제점을 개선 · 보완한다.

③ 선행요건 프로그램 기준서 작성 및 현장 적용

영업장, 위생, 제조시설 · 설비, 냉장 · 냉동설비, 용수, 보관 · 운송, 검사, 회수 프로그램 관리를 포함하는 선행요건 프로그램 기준서를 작성하고 현장 적용 후 실행상의 문제점 · 개선점을 파악한 뒤 기준서를 개정한다.

④ 제품설명서, 공정흐름도면 등 작성

제품 성분, 규격, 유통기한, 사용 용도 등을 포함하는 제품설명서를 작성한다.

⑤ 제조 · 가공 · 조리공정도, 작업장 평면도, 공조시설 계통도, 용수 및 배수처리 계통도 등을 작성

상기 자료는 위해분석의 기초자료로 활용한다.

⑥ 위해요소분석, 해썹(HACCP) 관리계획 수립

원료별, 제조공정별 발생 가능한 위해요소들에 대한 위해평가를 실시, 중요관리점, 한계기준, 모니터링 방법, 기준이탈 시 개선조치 방법 등을 포함하는 해썹(HACCP) 관리계획을 수립한다.

⑦ 해썹(HACCP) 관리기준서 작성

해썹(HACCP)팀 구성, 제품설명서, 공정흐름도, 위해요소분석, 중요관리점 결정, 한계기준 설정, 모니터링 방법의 설정, 개선 조치, 검증, 교육훈련, 기록 유지 및 문서화 등을 포함하는 해썹(HACCP) 관리기준서를 작성한다.

⑧ 해썹(HACCP) 교육 · 훈련 및 시범적용

현장 종업원, 관리자, 해썹(HACCP) 팀원 등을 대상으로 수립된 해썹(HACCP) 관리계획에 대한 교육 · 훈련 후 현장에 시범 적용하여 실제 수립된 계획을 현장에 적용하였을 경우 효과적으로 적용 · 운영되는지 반드시 확인(유효성 평가 실시)한다.

⑨ 해썹(HACCP) 시스템의 본가동

유효성 평가 결과를 해썹(HACCP) 관리계획에 반영하고 문제점을 개선하여 해썹(HACCP) 시스템을 본격적으로 운영한 뒤 지방식품의약품안전청에 해썹(HACCP) 적용업체 인증을 신청한다.

### (4) HACCP 인증 현황

2015년 6월 30일 기준 식품제조 · 가공공장 및 집단급식소 등에서 신청한 6,137개의 제품이 HACCP 인증을 받았다. 식품위생관리의 3대 접근요소는 식품의 안정성(Safety), 완전무결성(Wholesomeness), 건전성(Soundness)의 확보에 있지만 그 중에서도 식품의 안전성이 가장 중요한 요소이다. 아무리 많은 영양소가 내포되었다고 할지라도 안전성이 없는 식품이란 식품으로서의 가치가 없으며, 또한 영양소가 적절히 함유되어 있어도 식품으로서 완전성과 건전성이 확보되어야 한다. 유해식품, 유해첨가물, 부정

식품, 불량가공식품, 불량 식기구, 포장, 용기 등과 부정식품의 유통이 없도록 관리하는 문제는 식품의 안전성 및 건강성을 확보하기 위한 가장 중요한 식품위생의 과제이다.

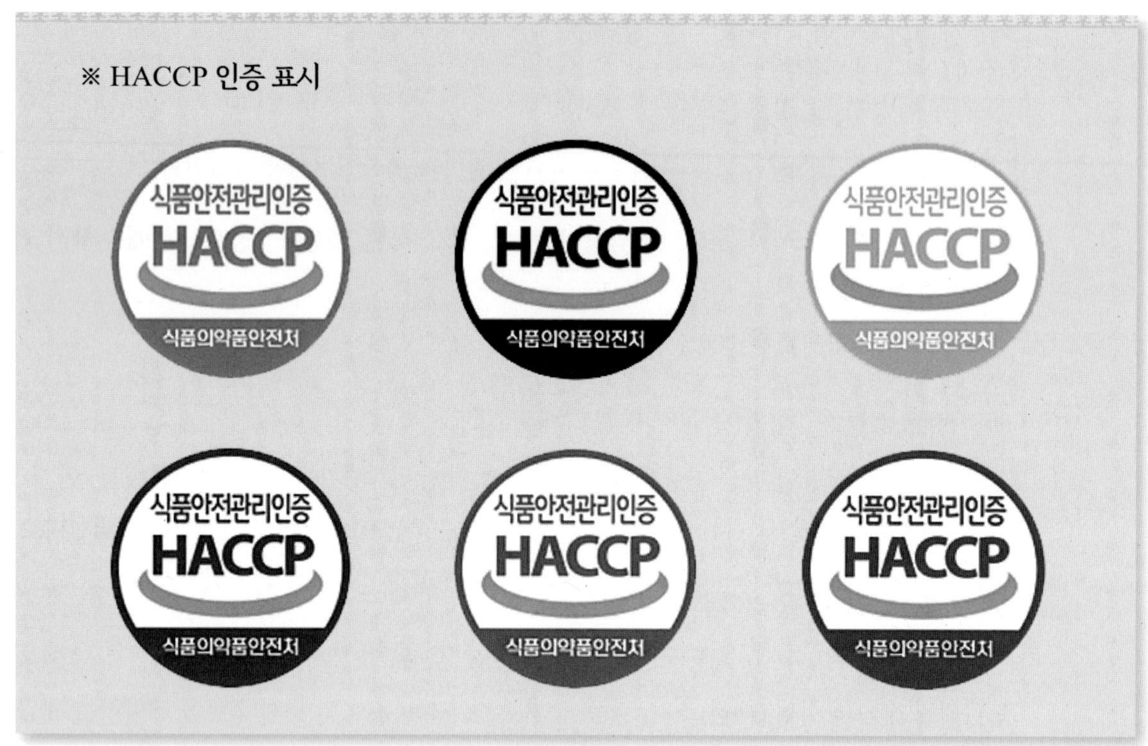

# 제4장 기생충과 건강

기생충은 다른 생물체에 의존해서만 생명을 유지할 수 있다. Parasite라는 용어는 그리스어인 Para(곁)와 Site(먹는 것)에서 유래한다. 기생충은 경구, 경피, 태반 감염하며 그 중 경구감염 기생충이 식품위생과 관계가 깊은데, 감염경로에는 기생충의 알이나 유충이 오염, 부착된 식품을 섭취하여 감염되는 경우와 기생충에 감염된 동물의 고기를 섭취하여 감염되는 경우가 있다.

기생충질환은 생활환경과 관련이 깊다. 과거 1970년대 우리나라의 기생충 감염률은 80%가 넘을 정도로 심각한 보건문제였으나 그 후 경제수준의 향상과 생활환경의 개선, 생활습관의 변화, 화장실 개량 및 영농방법의 개선 등으로 현저하게 감소되어 1997년도에는 2.4%를 기록하였다. 그러나 최근 들어 기생충질환에 대한 경각심이 낮아진 틈을 타고 다시 간흡충과 같은 일부 기생충질환이 눈에 띄게 증가하고 있는데, 그 이유는 감염원인 참붕어, 모래무지 등 담수어를 생식하거나 구충제가 주로 장내 선충에만 작용하기 때문인 것으로 추정된다.

## 1 기생충감염 실태

우리나라는 보건복지부와 질병관리본부를 통해서 1971년도부터 장내 기생충감염 실태조사를 실시해 오고 있다. 장내 기생충감염 실태조사는 『감염병의 예방 및 관리에 관한 법률, 2010.12.30.』에 의거한 국가승인 통계조사로서 우리나라에서 많이 발생하고 있는 기생충질환에 대한 감염양상 분석 등 주기적인 현황자료를 생산하고, 이를 통하여 기생충 관리정책 수립을 위한 기초자료를 확보하는 것이 주된 목적이다.

가장 최근의 조사는 2013년도에 실시되었다(제8차 전국 장내 기생충 감염 실태조사 결과, 2013). 조사에 포함된 장내 기생충은 간흡충, 장흡충, 폐흡충, 회충, 편충, 요충 등이며 11종의 5군 감염병(6종) 및 기타 기생충질환(5종)을 대상으로 인수 공통 및 식품 매개 기생충의 발생 현황과 재유행 가능성을 파악하여 기생충 발생정보를 제공하고자 실시되었다.

지금까지 1차 조사(1971년), 2차 조사(1976년), 3차 조사(1981년), 4차 조사(1986년), 5차 조사(1992년), 6

차 조사(1997년), 7차 조사(2004년)가 실시되었으며, 이번 8차 조사는 2010년도 인구주택총조사자료를 조사 모집단으로 하여 전국 602개 조사구의 9,000가구 약 25,000명을 대상으로 하였다.

조사자 연도별 양성률을 보면 1차 조사(1971년) 84.3%, 2차 조사(1976년) 63.2%, 3차 조사(1981년) 41.1%, 4차 조사(1986년) 12.9%, 5차 조사(1992년) 3.8%, 6차 조사(1997년) 2.4%, 7차 조사(2004년) 3.7%이였으며, 2012년도 실시된 8차 조사에서는 2.6%로 나타났다. 1차 조사(1971년)와 2차 조사(1976년)에서의 양성률은 각각 84.3%, 63.2%로 대부분의 국민들이 1종 이상의 장내 기생충에 감염된 것으로 추정되었는데, 이때의 기생충감염은 회충, 구충, 편충과 같은 토양 매개성 선충이 주요 원인이었다. 3차 조사(1981년)와 4차 조사(1986년)의 양성률은 각각 41.1%와 12.9%로 1차 조사 이후 급격히 감소하였다. 5차 조사(1992년)부터는 양성률(3.8%)이 한 자리 숫자로 더 감소하였고, 이러한 양성률 감소 추세는 8차까지 계속되었다. 7차 조사의 양성률(3.67%)은 6차 조사의 양성률(2.4%)보다 약간 증가하였으나 8차 조사에서는 다시 2.6%로 감소된 것으로 나타났으며, 7차 조사에서의 간흡충과 요코가와흡충의 양성률 반등은 우리나라 기생충 관리정책을 변화시키는 전환점이 되었다.

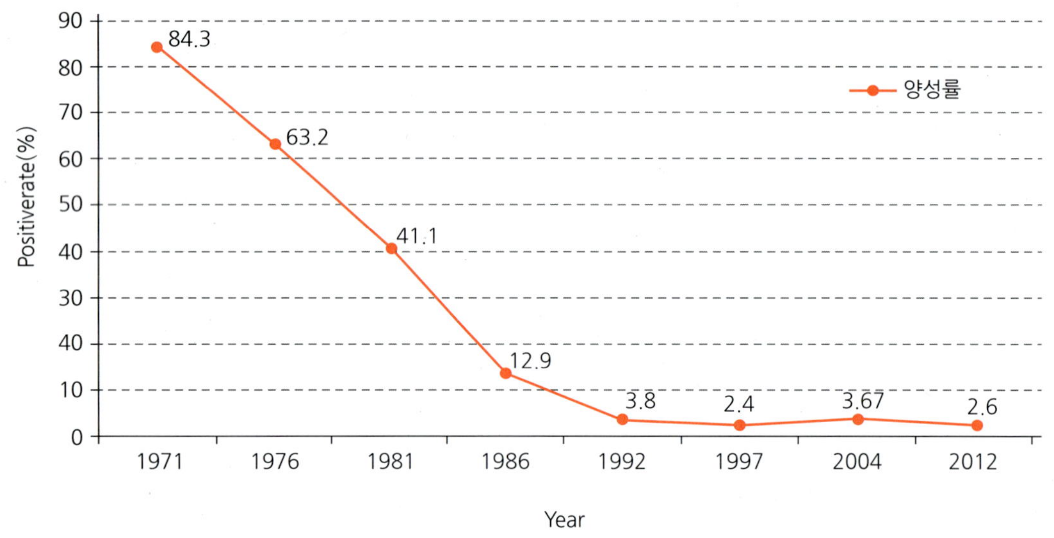


**〈그림 IV-4-1〉 연도별 기생충감염 양성률 추세(1971~2012년)**

2012년 제8차 장내 기생충감염 실태조사에서는 전체 장내 기생충 양성률이 2.6%이고 양성자수는 약 130만 명으로 추정되었으며, 간흡충(1.86%), 편충(0.41%), 요코가와흡충(0.26%)이 최근 우리나라의 대표적인 기생충인 것으로 나타났다. 회충과 유무구조충, 참굴큰입흡충, 광절열두조충, 그리고 요충은 양성률이 아주 미미하였으며, 구충, 동양모양선충, 폐흡충은 검출되지 않았다.

지역별로 양성률을 비교해보면 경북이 8.54%로 가장 높았고, 다음이 전남 7.56%, 경남 6.98%, 그리고 광주 5.86% 등의 순으로 나타났으며, 강원이 0.09%로 가장 낮게 추정되었다. 한편 양성자수 추정값은 인구수가 가장 많은 경기도가 약 26만 명으로 가장 많았으며, 경남 약 22만 7천명, 경북 22만 6천명 순으로 추정되었다.

성별로 보면, 남자 3.24%(811,705명), 여자 1.95%(486,515명)로 남자가 여자보다 양성률이 높게 추정되었다. 이러한 양성률 차이는 어패류 매개성 흡충인 간흡충과 요코가와흡충의 양성률이 남자는 각각 2.47%, 0.30%인 반면 여자는 각각 1.25%, 0.22%로 남자의 간흡충 양성률이 특히 높았기 때문이다.

민물고기 생식, 바다회 생식, 소고기 생식, 돼지고기 생식경험에 따른 양성률은 생식 경험자의 양성률이 생식 무경험자의 양성률보다 매우 높게 추정되었는데, 네 가지 식습관 중에서 민물고기 생식 경험자의 양성률이 4.85%로 가장 높았으며 생식 무경험자의 양성률 2.2%보다 2배 이상 높았다. 그 다음 생식 경험자의 양성률은 소고기 생식(3.77%), 돼지고기 생식(3.61%), 바다회 생식(3.04%) 순이었다.

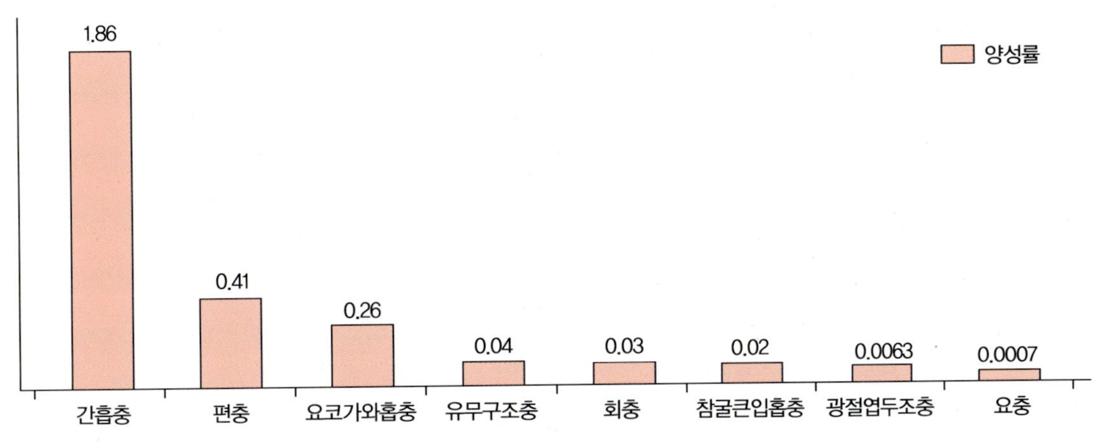


〈그림 Ⅳ-4-2〉 장내 기생충 양성률(2013년)

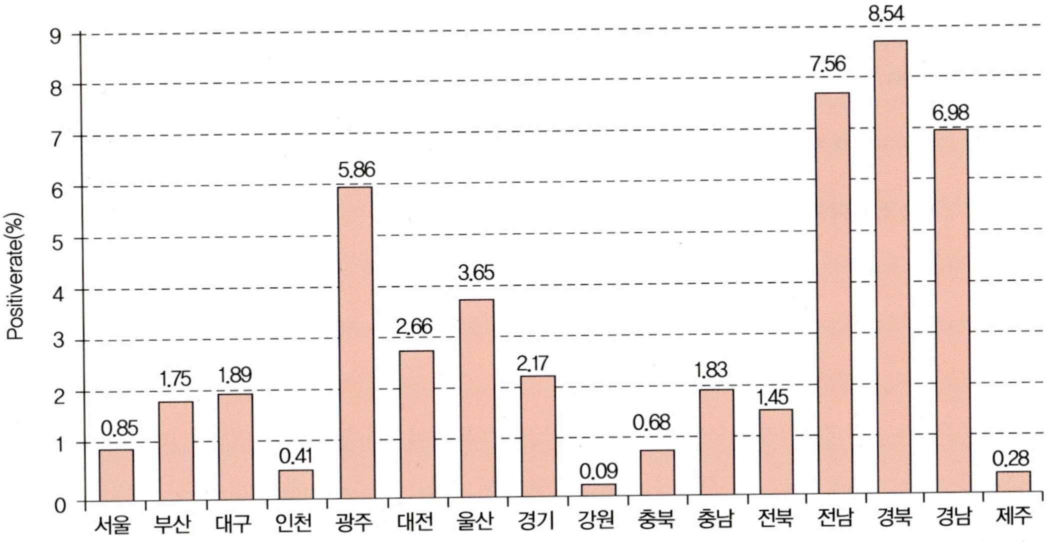

〈그림 Ⅳ-4-3〉 지역별 기생충 양성률

현재 보건분야에서 기생충질환에 대한 중요성은 과거에 비해 많이 낮아졌고, 빠른 속도로 유행을 하는 각종 바이러스성 호흡기질환에 묻혀 주목을 받지 못하고 있다. 그러나 전체 인구 중 130만 명이 기생충에 감염되어 있는 것으로 추정되고 있고 간흡충증, 편충 및 요코가와흡충증과 같은 일부 기생충의 감염은 다시 늘고 있는 추세로 안심할 수 없는 상황이며 기생충관련 질환은 식생활 개선 등 관심을 갖고 대처하면 예방효과가 뛰어나다는 점에서 보건학적으로 중요하게 관심을 가져야 할 문제이다.

## 2 기생충의 종류

기생충은 숙주에 대한 병원성에 따라 병원성 기생충과 비병원성 기생충으로 구별하기도 한다. 그 중에서 병원성이 있는 내부기생충을 생물형태와 전파양식에 따라 분류하면 다음과 같다.

〈표 Ⅳ-4-1〉 기생충의 분류

| (1) 생물형태에 따른 분류 |
|---|
| ① 원충류(Protozoa)<br>• 근족충류: 이질아메바, 대장아메바, 소형아메바 등<br>• 편모충류: 질트리코모나스, 리슈마니아, 람블편모충, 메닐편모충 등<br>• 포자충류: 말라리아 원충, 톡소플라즈마곤디 등<br>• 섬모충류: 대장 발란타디움, 주육포자충 등<br>② 윤충류(Helminths)<br>• 선충류: 회충, 요충, 구충, 편충, 말레이사상충, 동양모양선충, 아니사키스 등<br>• 흡충류: 폐흡충, 간흡충, 요코가와흡충 등<br>• 조충류: 유구조충, 무구조충, 왜소조충, 광절열두조충 등 |
| **(2) 전파양식에 따른 분류** |
| • 토양 매개성 기생충: 회충, 편충, 구충, 동양모양선충 등<br>• 물, 채소 매개성 기생충: 회충, 편충, 십이지장충, 동양모양선충, 분선충, 이질아메바 등<br>• 어패류 매개성 기생충: 간흡충, 폐흡충, 요코가와흡충 등<br>• 수육류 매개성 기생충: 유구조충, 무구조충 등<br>• 모기 매개성 기생충: 말라리아, 사상충 등<br>• 접촉 매개성 기생충: 요충, 질트리코모나스 등 |

### 1) 선충류

선충은 가늘고 긴 원통형으로 충체의 양끝은 뾰족하며, 자웅이 분리되어 있다. 색깔은 유백색 또는 담홍색이며, 성충의 크기는 길이가 2mm 정도에서 수십 센티미터에 달하는 것도 있다. 일반적으로 암컷이 수컷보다 크다.

### (1) 회충(Giant Intestinal Roundworm)

회충은 전 세계에 널리 분포하며, 특히 열대, 아열대, 온대 지역의 개발도상국에서 높은 감염률을 보인다. 우리나라에서도 과거 1971년에는 54.9%의 높은 감염률을 보였으나, 1997년에는 0.06%로 그 감염률이 급격히 감소했다. 중국의 황제시대(B. C. 3700년)와 Hippocrates시대(B. C. 460년)부터 기록되어 세계적으로 널리 분포하였고 Ascaris는 그리스어로 장(腸)의 충, Lumbricus는 라틴어로 지렁이라는 뜻이다.

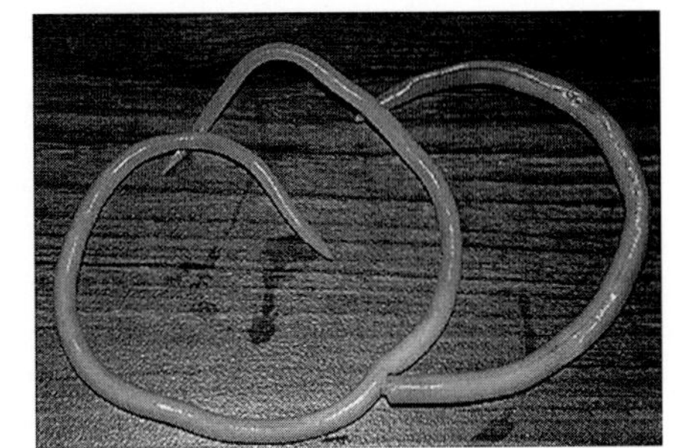
〈그림 Ⅳ-4-4〉 회충의 모양

① **병원체**: *Ascaris Lumbricoides*

② **형태**: 장관 내에 기생하는 선충류 중에서 제일 크며 숫놈은 15~31cm, 암놈은 20~35cm 정도이고 충체의 색깔은 담홍색 또는 회백색이며, 원주상이고, 앞, 뒤, 끝쪽은 가늘다.

③ **생활사**: 회충의 정상 기생부위는 소장, 특히 공장이다. 대변을 통해 체외로 배출된 수정란은 적절한 온도 및 습도에서 약 2주면 감염형인 자충포장란(Embryonated Egg, 감염 가능한 기생충의 알)으로 발육되어 오염된 야채, 불결한 손, 파리의 매개에 의한 음식물의 오염으로 경구를 통해 인체에 침입한다. 그 후 십이지장에서 유충이 된 후 소장벽을 뚫고 장간막 림프관 또는 장간막 소정맥으로 들어가 우심에 이르고 폐동맥을 통해 폐에 도달한다. 이후 다시 기관지, 기관, 후두개를 지나 식도, 위를 경유하여 소장에 도달한 후 성충이 된다. 감염 후 성충이 되기까지 60~75일이 소요되며, 수명은 1년이고, 암컷 1마리는 하루에 10만개에서 20만개의 충란을 산란한다. 회충의 생활사는 충란(암컷 20만개/1일)→감염유충→경구감염→소장(유충)→장벽천공→복강→간(제3기 유충)→심장→폐→기관지→기관→인두→소장(4, 5기 유충)→ 성충→ 충란배설의 과정을 거친다.

④ **감염증상**: 권태감, 복통, 식욕감퇴, 오심, 구토, 발열 외에도 이미증, 장폐색, 폐렴, 경련, 담낭염 등이 있다. 그 외에 장천공, 복막염, 폐기종, 맹장염 등이 나타난다.

⑤ **예방**
- 채소, 야채류를 흐르는 물에 3회 이상 씻은 후 섭취한다.
- 정기적인 검사 및 구충제를 복용한다.
- 인분 비료의 사용 금지 등의 환경개선을 한다.
- 개인위생 향상을 위한 보건교육을 한다.
- 메벤다졸, 피간텔 파모에이트 등의 구충제를 복용한다.

### (2) 편충(Human Whipworm)

편충은 대표적 토양 매개성 기생충으로 지역사회의 회충과 공존하는 경향이 있다. 우리나라에서는 과거 감염률이 65.4%로 기생충 중 가장 높았으나 1997년에는 0.04%로 그 감염률이 크게 줄었다가 다시 2012년도에 0.41%로 증가하였다. 최근 들어 간흡충에 이어서 두 번째로 양성률이 높은 기생충이다.

① **병원체**: *Trichuris Trichiura*

② **형태**: 수컷은 3~4cm, 암컷은 4~5cm의 길이, 전방 3/5는 실같이 가늘고, 후방 2/5는 육질성으로 두터워 마치 작은 말채찍 같은 형태를 띤다.

③ **생활사**: 성충의 기생부위는 대장 상부, 즉 맹장의 충수돌기이지만 감염체 수가 많으면 직장까지 퍼질 수 있다. 인체감염은 충란을 먹을 때 이루어지며, 소장에서 부화하여 하행한 후 맹장 부위에 정착하여 성충이 된다. 인체에 침입하여 성충이 되기까지는 1~3개월이 소요되며, 수명은 보통 4~6년이다.

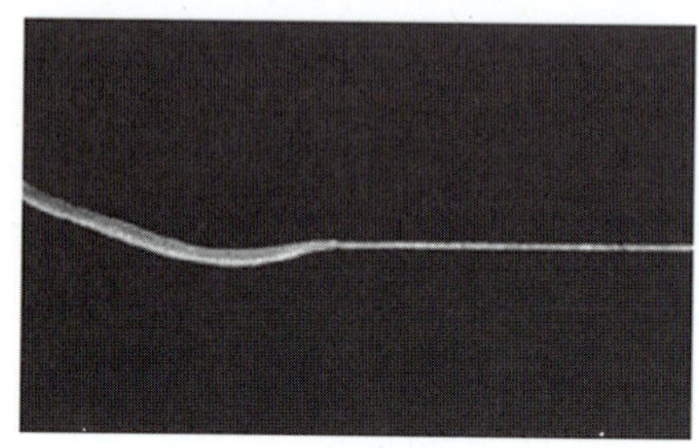

〈그림 Ⅳ-4-5〉 편충의 모양

④ **감염증상**: 소수 기생 시는 신경질, 불면증, 담마진(두드러기) 등을 수반한 호산구증가증, 복통, 변비, 복부팽만감, 요통 등 비교적 경한 증상이 나타나며, 중감염 시는 만성설사 및 점혈변, 빈혈 및 체중감소, 탈항(내치핵) 등의 증상이 나타날 수 있다.

⑤ **예방대책**: 회충증의 예방과 같다.

### (3) 구충(HooKworm)

구충은 입부위에 치아와 같은 흡착기를 갖고 있어 숙주의 장점막에 붙어 흡혈을 하는 특징이 있는데 듀비니 구충(십이지장충)과 아메리칸 구충의 두 종류가 있다. 우리나라는 처음에 십이지장충만 유행하는 것으로 밝혀져 십이지장충이라고 불렀으나, 그 후 아메리카 구충의 인체감염 역시 밝혀지면서 구충으로 부르게 되었다.

#### ① 듀비니 구충(십이지장충, Old Hookworm)

- **병원체**: *Ancylostoma Duodenale*, 이탈리아의 Dubini(1838)가 한 농부의 십이지장(Duodenum)에서 본충을 발견하여 1843년 Ancylotoma Duodenale로 명명하였다.
- **형태**: 암컷은 8~11cm, 수컷은 10~13cm, 너비는 0.5mm의 크기로, 입에 2쌍의 구상치아(Hook-Like Tooth)가 있다. 구충은 사람을 포함한 많은 포유동물에 기생하면서 흡혈을 하는 선충으로 전 세계에 퍼져있으며 모든 연령에서 임상증상을 나타내는 위험한 내부기생충이다. 구충은 날카롭고 둥근 빨판이 있어 피부를 뚫고 들어가기도 한다.

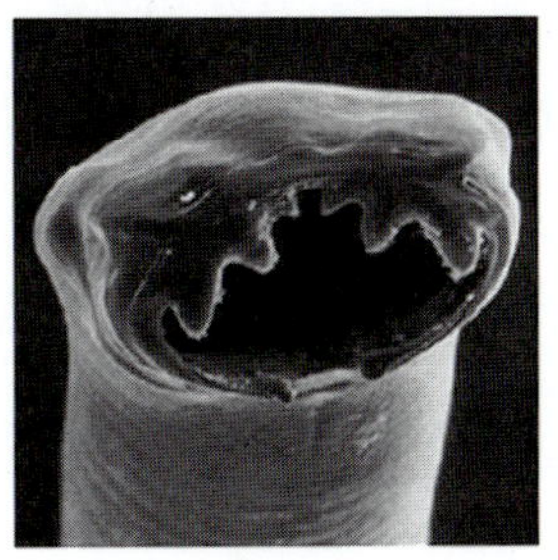
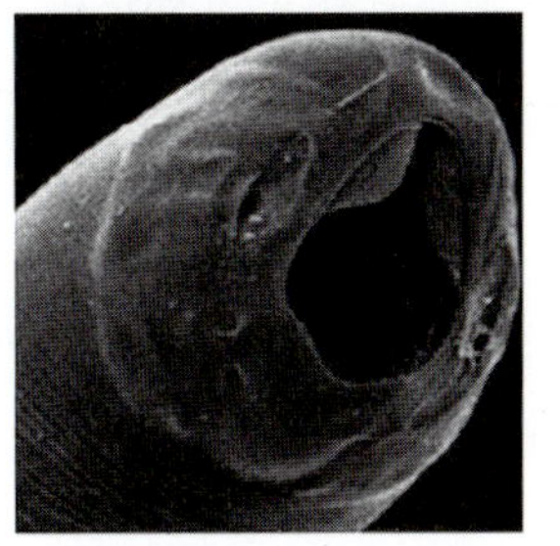

〈그림 Ⅳ-4-6〉 듀비니구충의 빨판

- **생활사**: 감염형인 제3기 유충이 되어 수 주일 동안 토양이나 풀 또는 야채류에서 자유생활을 하다가 인체에 경피적, 경구적으로 침입한다. 피부를 통해 침입한 유충은 진피의 심층 또는 피하조직에서 표재성 세정맥내 또는 림프관으로 유입한 후 우심, 폐, 기관, 후두를 거쳐 다시 소화기 내로 들어와 소장에 정착하게 되고, 한편 입으로 들어온 유충은 위 또는 소장 상부에서 탈피하여 소장에서 성충으로 발육하게 된다.
- **감염증상**: 경피감염 유충으로 인한 피부의 염증, 습진이 생기고 발적, 구진, 화농, 가려움증 등의 피부병변으로 불편감을 느낀다. 경구감염 유충으로 인한 채독증(채소를 날것으로 먹는데서 오는 각종 병증, 십이지장충증), 목이 가렵고, 유충의 폐 이행으로 인한 기침, 가래 등의 호흡기 증상, 구토, 구역질, 장내 기생 성충으로 인한 빈혈, 소화장애, 구토, 다식증, 이미증(별난 음식을 좋아하는 이상증상) 등이 나타난다. 어린이가 심하게 걸리면 신체와 지능 발육이 저하되고 저항력이 떨어져서 질병에 걸리기 쉽다.
- **예방대책**: 회충과 같으며 피부로 침입하므로 인분을 사용한 밭에서 작업하지 말고 일할 때 피부를 보호한다. 알은 회충알보다 약하여 저온에서도 죽으며, 6일간 방치해두면 발육하지 않고, 직사광선이나 소독제에도 약하다. 알은 분변 속에서 겨울에는 13~14일 동안, 다른 계절에는 75일 정도 살며 길게는 130일 정도를 산다.

### ② 아메리카 구충(American Hookworm)

- **병원체**: *Necator Americanus*
- **형태**: 원충목 구충과의 선충으로 몸길이 약 10mm, 너비 약 0.4mm이다. 사람의 소장에 기생하는 인체 기생 구충의 대표적인 종류이다. 듀비니 구충보다 가늘고 성충은 입에 1쌍의 치판(Cutting Plate)이 있으며 소장점막에 붙어서 혈액 및 조직액을 섭취한다. 이때 장으로부터의 실혈량(失血量)은 1마리당 1일 약 0.03ml(십이지장충의 1/5~1/7)로 추정된다.
- **생활사**: 암컷 1마리당 산란수는 1일 5,000~1만 개(십이지장충의 약 1/2)이다. 알이 바깥으로 나온 경우 열대지방 등에서는 토양 속에서 빠르게 발육하고, 약 1주일 지나면 사람에게 감염 가능한 필라리아형 유충(제3기 유충)이 된다. 경구감염도 있지만 주로 피부를 통해서 감염되고 혈행을 통

해 폐에 도달하여 일정한 발육을 한 뒤 기도를 거쳐 인후로부터 소화관으로 들어가 소장 윗 부분에서 성충이 된다. 감염 후 약 6주가 지나면 산란을 시작하고, 중앙 · 아메리카와 아프리카, 아시아의 열대에서 온대까지 고루 분포한다.

- **감염증상 및 예방대책**: 감염 때의 증상으로는 유충에 의한 피부염 · 폐렴, 성충에 의한 소화기의 부정수소(否定愁訴) · 간기능장애 · 철결핍성 빈혈 등 듀비니 구충의 감염과 비슷하다.

### (4) 요충(Pinworm, Seat Worm)

인간에게 가장 흔한 접촉 감염성 기생충으로 온대, 한대 지방에서 더 흔하다. 건조한 실내에서도 장기간 생존하는 요충은 감염력이 높아서 함께 사는 사람들이 집단감염이 되는 경우도 있으며 어른보다는 어린이에게서 많이 유행된다.

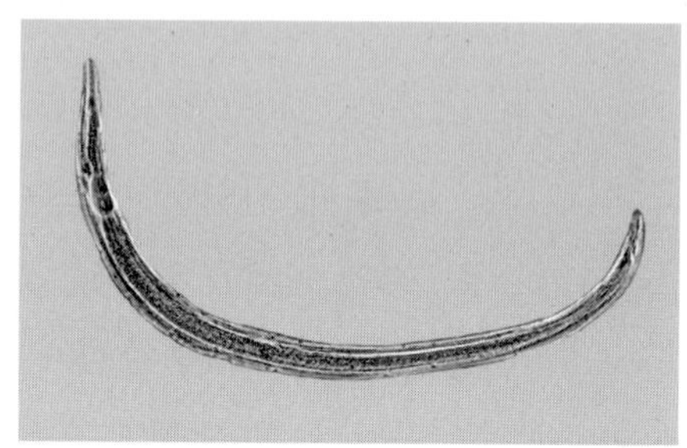

〈그림 Ⅳ-4-7〉 요충의 모양

① **병원체**: *Enterobius Vermicularis*

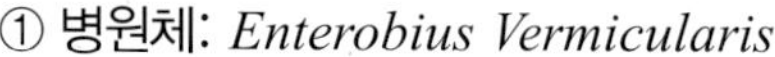

② **형태**: 5~15mm 정도의 크기로, 수컷의 미부는 복측으로 말려 있으며, 암컷의 미부는 침처럼 뾰족한 것이 특징이다.

③ **생활사**: 감염형 자충 포장란의 형태로 경구감염되면 십이지장에서 부화되고, 유충은 소장을 거쳐 맹장의 점막에서 성충까지 발육하며, 직장 내에서 기생하다가 45일 전후면 항문 주위에 기어 나와 항문 주위 피부에 산란하고 다시 직장으로 돌아간다.

④ **감염증상**: 알을 낳기 위하여 항문으로 나오기 때문에 항문 주위나 회음부가 가렵고 심하게 긁으면 상처나 습진이 생기며 불면증, 야뇨증, 오심, 구토, 설사, 신경쇠약, 신경증, 외음부의 충혈과 염증, 여자는 질염이나 백대하증 등이 생긴다. 수가 많으면 충수염을 일으킨다.

⑤ **예방대책**

- 감염자의 전 가족 또는 단체 생활의 경우 전 구성원이 동시에 구충을 실시하는 것이 중요하다.
- 손톱 깎기, 손 씻기, 목욕 등 몸의 청결을 유지하고, 내의, 침구 등을 자주 세탁, 소독한다.
- 요충란은 건조에 강해 방안 먼지 속에서 상당 기간 생존하므로 집안 환경의 청결을 유지한다.
- 치료는 플루벤다졸 등 구충제를 복용한다.

### (5) 말레이 사상충(Malayan Filarial Worm)

사상충과는 인체의 조직이나 체강에 기생하는 선충으로 성충이 실모양으로 가늘고 길어 실타래같이 엉켜서 기생하는 종류이다. 상피병이라고도 하는 사상충증은 세계적으로 열대 및 아열대에 널리 분포하는 중요한 열대성 풍토병이며, 인체와 관련이 깊은 사상충류로는 반크롭프트 사상충, 말레이사상충, 회선사상충, 로이사상충 등이 있는데, 그 중 우리나라에 분포한다고 알려진 것이 말레이 사상충이다. 한때 제주도와 경북 동부지방, 전남 해안지역에 유행했었으나 현재는 거의 찾아보기 힘들다.

① 병원체: *Brugia Malayi*

② 형태: 암컷은 43.5~55.0mm×130~170μ, 수컷은 13.5~23.3mm×70~80μ의 크기로 백색의 가늘고 긴 모양을 지니고 있다. 두부에는 작은 유두(Papillae), 암놈의 꼬리는 둔하고 수놈의 꼬리 끝에는 2개의 교미침이 있다.

③ 생활사: 모기에 의해 감염된 유충이 인체로 들어오면 임파관을 통해 임파결절로 이동하여 1년 정도 발육한 뒤 성충이 되며 성충은 Microfilaria를 산출한다. Microfilaria는 임파관벽을 뚫고 주위의 혈관으로 이동하여 혈류에 나타나는데, 낮에는 주로 내장 등에 머무르고 밤에는 말초혈액에 나타나는 야간 출현성을 갖는다.

④ 감염증상: 잠복기에는 증상이 전혀 없는 것이 특징이고, 급성기에는 고열, 전신근육통, 림프관염 등의 증상이 나타나며, 만성적으로 이러한 과정이 진행되면 사지와 피부가 두꺼워지는 상피증(Elephantiasis)이 나타난다.

⑤ 예방대책

- 환경위생 강화로 중간숙주인 모기류를 구제한다.
- 모기장, 방충망 등을 사용하여 모기에 물리지 않도록 한다.

### (6) 아니사키스(Anisakis)

고래, 돌고래, 물개, 바다표범 등 해산포유류의 위에 기생하는 회충류가 사람에게 인수 공통 감염증을 일으킬 때 이를 아니사키스증이라고 한다.

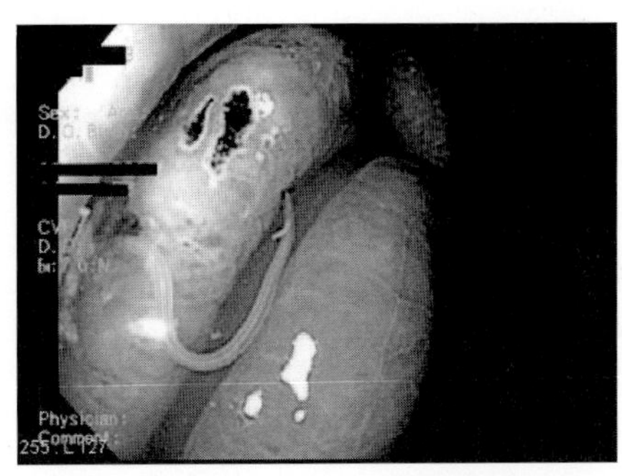

〈그림 Ⅳ-4-8〉 고래회충

① 병원체

- 고래회충(*Anisakis Simplex*)의 유충, Type Ⅰ
- 향유고래회충(*Anisakis Physeteris*), Type Ⅱ
- 물개회충(*Pseudoterranova Decipiens*), Type Ⅲ

② 형태: 성충은 살색을 띠고 있으며 수컷 5~13cm, 암컷 8~20cm이고, 인체에서 발견되는 유충은 실같이 가늘며 전단에 전치(Boring Tooth)라 불리는 돌기가 있다. 이들 유충은 해산어류 또는 낙지 등의 내장벽에 주로 붙어 있으며 단단한 껍질에 싸여 있는 경우가 많다.

③ 생활사: 해산포유류의 분변으로 나온 충란은 제1중간숙주인 해산 새우류, 제2중간숙주인 해산어류나 두족류(오징어 등)를 거쳐 다시 종말 숙주인 해산포유류에 섭취되며 인체감염은 주로 해산어류를 생식할 때 이루어진다.

④ 감염증상: 생선회를 먹은 후 수 시간 후에 상복부의 경련성 동통, 오심, 구토 등 식중독과 같은 증상이 나타나고 위염으로 발전할 수 있다.

⑤ 예방대책

- 생선 어류나 두족류의 생식을 피하며 특히 내장을 날로 먹는 일은 삼가야 한다.
- 해산 어류를 20일 이상 냉장고에 보관하면 이 기생충은 완전히 사멸한다고 한다.
- 고래고기, 참조기, 명태, 붕장어, 방어 등의 어류를 날로 먹지 않고 충분히 익혀 먹어야 한다.

### (7) 동양모양충(Tricostrongyliasis)

분변에 섞여나온 충란으로부터 땅 위에서 부화된 감염성 유충으로, 오염된 야채나 손을 통해 주로 경구감염되며 경피감염은 잘 일어나지 않는다. 감염성 유충은 온도나 화학약품에 대하여 비교적 저항력이 강하기 때문에 때로는 김치를 통하여 감염되는 경우도 있다.

① **병원체**: *Trichostrongylus Orientalis*

② **형태**: 수컷 3.8~4.8mm×0.07~0.08mm, 암컷이 4.9~6.7mm×0.075~0.087mm로 반투명한 회백색에 아주 가늘고 긴 털 모양을 하고 있으며, 머리 부위에 구강낭은 없고 3개의 유두(Papillae)를 가지고 있다.

③ **생활사**: 충란은 적당한 온도와 습도에서 부화한 다음 3~4일 이내에 2회 탈피를 하여 감염형인 제3기 사상유충(Filarform Larva)이 된다. 이 사상유충은 주로 경구를 통해 감염되며, 경구로 침입한 뒤에는 위장을 지난 다음 소장에서 기생한다. 감염 후 25일 정도면 성충으로 성숙한다.

④ **감염증상**: 소장점막에 부착하여 독소를 분비하며 흡혈하고 구충과 유사한 소화장애와 빈혈을 일으킨다.

⑤ **예방대책**: 십이지장충의 예방에 준하며 구충제로는 메벤다졸, 콤반트린 등이 이용된다.

### (8) 선모충증(Trichinelliasis)

감염율은 낮으나 세계적으로 분포하고 있다. 자연계에서는 쥐에 만연되어 있고, 2차적으로 돼지, 개, 여우가 감염된다. 사람은 주로 돼지고기에 의해서 감염되며, 한 숙주에서 성충과 유충을 발견할 수 있는 것이 특징이다.

우리나라는 지난 1997년 오소리 섭취 후 집단발병한 것이 첫 사례이며 현재까지 단 3번의 감염사례만 보고되었을 정도로 비교적 드문 기생충감염인데, 최근 유럽에서 멧돼지 육회를 먹은 뒤 집단발병한 사례가 급증하고 있다.

① **병원체**: *Trichinella Spiralis*

② **형태**: 성충은 회백색으로 수컷이 1.5mm, 암컷이 3~4mm 정도의 크기이다.

③ **생활사**: 피포 유충(Encysted Larvae)이 감염된 돼지고기를 통하여 인체에 경구적으로 침입하면 위에서 탈피한 다음 소장으로 내려와 장점막에 깊이 들어가서 성숙되고, 유충은 장점막의 혈관을 통

하여 심장, 폐를 거쳐서 전신의 근육조직에 침입하여 피포상태로 머물게 된다. 숙주가 될 수 있는 동물로는 돼지, 쥐, 고양이, 여우 등이며 돼지는 주로 쥐를 통해 감염된다.

④ **감염증상**: 유충이 체내조직으로 퍼지게 되면 안검부종, 고열, 근육통, 호산구 증가, 호흡장애 등이 생기고 성충이 소장에 자극을 주게 되면 설사, 구토, 오심 등을 호소한다.

⑤ **예방대책**: 돼지고기 등을 통해서 나타나게 되므로 완전히 익혀서 섭취해야 하며, 저온보관 시에는 −15도에서 20일 이상 보관하면 피포유충이 사멸된다. 구충제로는 디아벤다졸이 이용되고 있다.

## 2) 조충류

조충류(條蟲類)는 편형동물에 속하며 자웅동체로 소화관이 없고 두부에서 이어지는 편절은 수개에서 수천 개까지 이어지는 것도 있다.

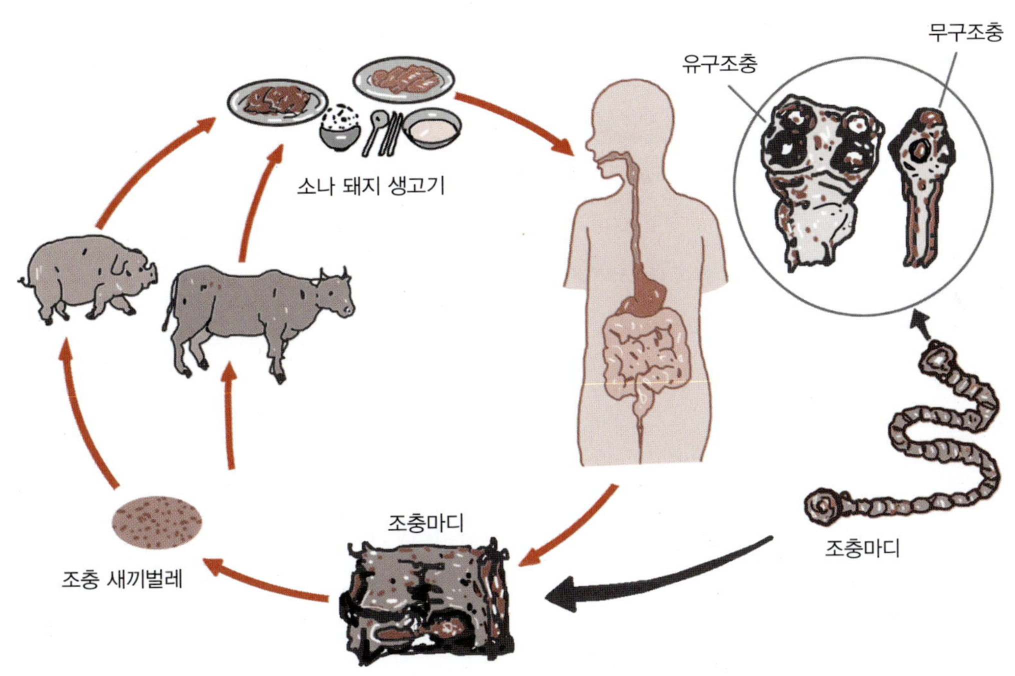


〈그림 Ⅳ-4-9〉 조충의 감염경로

### (1) 유구조충(갈고리 촌충, Pork Tapeworm)

세계적으로 분포하며 특히 돼지고기를 생식하는 곳에서 많이 나타난다. 사람이 유일한 숙주이며 우리나라의 경우 성충에 의한 감염사례보다 충란 섭취로 인한 낭충증감염증이 많다.

① 병원체: *Taenia Solium*

② 형태: 성충의 경우 편절은 1,000개 내외이며 충체의 길이는 2~3m 이고 두부에는 4개의 반원형 흡반을 가지고 있다.

③ 생활사: 성충은 인체의 소장에 기생하며 수태편절이 떨어지면서 자궁이 찢어져 산란한다. 이 수태편절에는 약 10,000여개의 충란이 포함되어 있으며 이 충란이 외계에 나가 중간숙주인 돼지에 섭취된다. 돼지의 근육에서 약 60일이 경과하면 감염력 있는 낭미충이 된다. 이를 사람이 생식하면 인체의 소장에서 8~10주 후에 성충으로 성숙되어 편절을 만들어 분변과 함께 탈출한다.

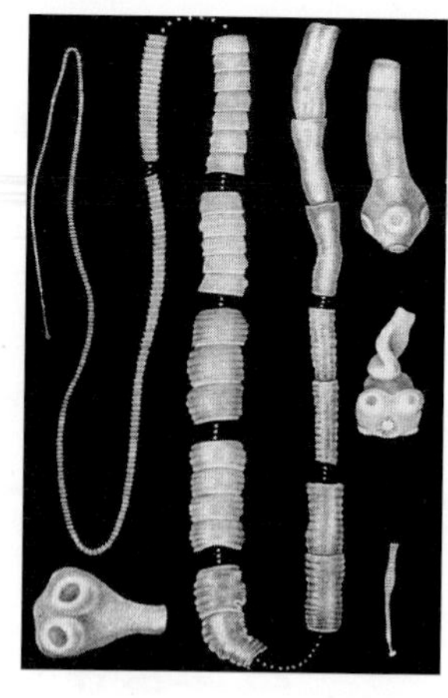

〈그림 Ⅳ-4-10〉 유구조충

④ 감염증상: 감염초기에는 별 증상이 없다가 국소에 삼출성조직반응, 세균침윤, 섬유조직의 증가가 일어나고 나중에는 석회화된다. 뇌에 침입하게 되면 두통, 구토, 경련, 간질 등의 증상이 나타나며 안부에 침입하면 안부낭충증이 발생하여 안구통, 변시, 실명 등의 증상이 나타난다.

⑤ 예방대책

- 개인위생을 철저히 지키고, 주위 환경을 개선한다.
- 돼지고기를 생식하지 말고 충분히 익혀먹으며, 감염이 확인되면 즉시 치료한다.
- 돼지 축사를 청결히 하며, 사료에 분변이 오염되지 않도록 한다.

### (2) 무구조충(민촌충, Beef Tapeworm)

민촌충이라고도 불리는 무구조충은 세계적으로 분포하며 특히 쇠고기를 생식하는 지역에 보다 높게 분포하고 유구조충보다 감염률이 높다.

① 병원체: *Taenia Saginata*

② 형태: 성충의 경우 편절은 2,000개 내외이며, 충체의 길이는 10~12m에 이르고 두부에는 4개의 반원형 흡반을 가지고 있으나 돌출부와 갈고리가 없는 것이 유구조충과는 다른 형태적 특성이다.

③ 생활사: 인체의 소장에서 기생한다. 인체에서 분변과 함께 배출된 편절에서 충란이 유리되고, 충란이 풀이나 사료에 오염되어 중간숙주인 소에 섭취된다. 소의 근육에서 60~75일 정도 경과하면 감염력이 있는 낭미충이 되고, 낭미충에 감염된 쇠고기를 사람이 생식하면 인체의 소장 내 점막에서 약 12주 후에 성충으로 성숙되어 편절을 만든다.

④ 감염증상: 설사, 복통, 구토 등의 소화기 장애를 일으키고, 충체가 길고 크기 때문에 때로는 장폐쇄를 일으키며, 급성충수돌기염의 원인이 되기도 한다.

⑤ 예방대책

- 쇠고기를 날로 먹지 않고 충분히 익혀 먹는다.
- 소가 먹는 풀, 사료 등에 분변이 오염되지 않도록 한다.
- 감염되면 즉시 치료한다.

### (3) 광절열두조충(긴촌충, Broad Fish Tapeworm)

광절열두조충은 인체에 감염되는 조충 중 가장 흔한 것이다. 분포는 세계적이지만 주로 북반구에 나타나는 편이며 호수에서 사는 담수어를 식용하는 지방에서 많이 발생한다. 우리나라에서는 희귀하게 발견되는데, 2014년도에 생선회를 즐겨먹던 13살 어린아이의 몸에서 3.5m나 되는 광절열두조충이 발견되어 이슈가 된 적이 있다.

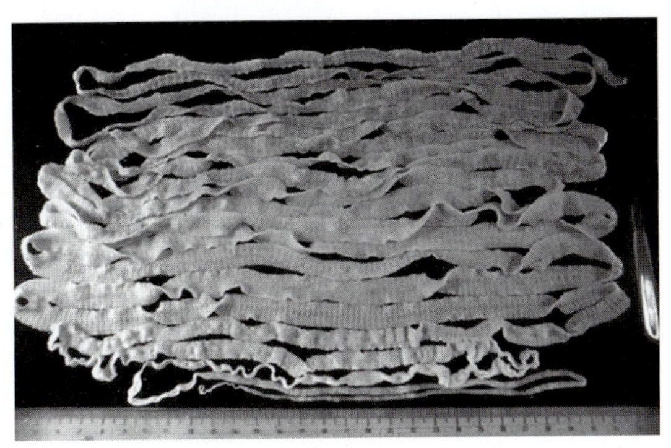

〈그림 Ⅳ-4-11〉 광절열두조충

① **병원체**: *Diphyllobothrium Latum*

② **형태**: 성충은 유백색이며 길이는 3~10m에 이르고 약 3,000개의 편절을 가지는 대형 조충이다.

③ **생활사**: 인체의 기생부위는 소장이며 분변과 함께 체외로 배출된 충란은 수중에서 성숙하여 육구유충으로 발육한다. 그 후 제1중간숙주인 물벼룩 등 수서갑각류에 의해 섭취되며, 감염된 물벼룩을 제2중간숙주인 담수어 또는 반담수어인 연어, 송어, 농어 등이 섭취하면 피하조직이나 근육에서 발육한다. 그리고 이 감염된 어류를 사람이 생식하면 감염된다.

④ **감염증상**: 소화불량, 복통, 설사, 구토, 오심 등이 나타나며 장폐색이 유발되기도 하고 때로는 심한 빈혈증상이 나타나기도 하는데, 이를 열두조충성 빈혈이라고 한다.

⑤ 예방대책

- 송어, 연어, 농어 등의 생식을 금한다.
- 인분과 동물의 분변을 위생적으로 관리, 처리함으로써 담수의 오염을 막는다.
- 생선을 처리하는데 사용된 조리도구를 깨끗이 소독한다.

## 3) 흡충류(Trematoda)

흡충류는 조충류와 비교해 체절 또는 편절이 없으며, 불완전한 소화관이 있고 흡착기관이 매우 발달되어 있는 것이 특징이다.

### (1) 간흡충(Clonorchiasis, Chinese Liver Fluke)

간흡충은 간디스토마라고도 하며 우리나라 및 일본을 포함한 극동지역과 동남아에 많이 분포되어 있고, 우리나라의 경우 민물고기 생식이 용이한 5대강(한강, 낙동강, 금강, 영산강, 섬진강)유역에서 넓은 유행지를 형성하고 있다.

① **병원체**: *Clonorchis Sinensis*

② **형태**: 성충은 길이 10~25mm, 너비 약 3~5mm 크기의 버들잎 모양으로 편평하고 투명하며 전방이 약간 뾰족하다.

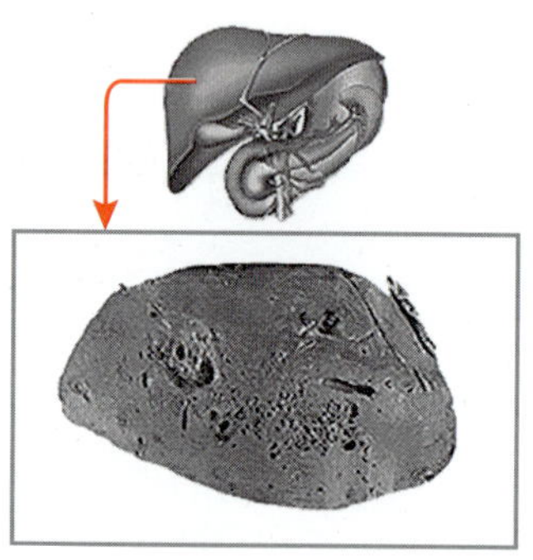

**임상양상**

- 붕어, 잉어 등의 담수어를 날로 먹은 병력
- 디스토마 성충이 간의 담관에서 기생
- 담관의 염증
- 소화불량
- 황달
- 간비대
- 복수

〈그림 Ⅳ-4-12〉 간흡충 감염에 의해 담관이 확장된 간의 단면

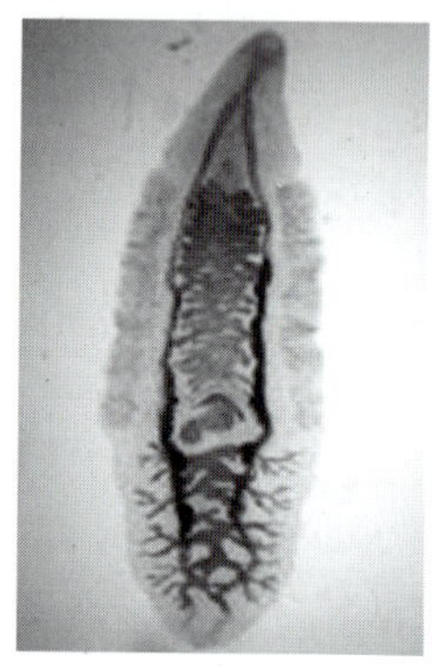

〈그림 Ⅳ-4-13〉 간흡충

③ **생활사**: 간흡충의 인체 기생부위는 간의 담관이다. 충체에 의해 산란된 충란은 분변으로 배출된 뒤 수중으로 흘러들어가 제1중간숙주인 쇠우렁(또는 왜우렁)에게 섭취되어 유미유충이 되고 유미유충은 물속으로 나와 제2중간숙주인 잉어과 담수어(참붕어, 붕어, 잉어 등)의 비늘에 붙은 다음 꼬리는 떨어지고 몸통만 근육 내로 침입하여 피낭유충이 된다. 이 피낭유충이 있는 담수어를 생식하면 인체 내에서 피낭유충이 분리된 후 십이지장에서 소화액의 작용으로 탈낭하며 인체의 총담관을 거쳐 담도의 말단부로 이행하여 기생한다. 충란에서 성충까지의 전 생활사에는 약 3개월의 기간이 필요하며 인체 기생 후 약 1개월 후면 성숙하여 충란이 배설된다. 간흡충의 수명은 15~20년 정도이다. 조리과정 중에 조리기구를 통하여 다른 음식물을 거쳐, 경구감염이 되는 2차 감염도 있다.

④ **감염증상**: 감염 충체수, 감염기간, 숙주의 저항력에 따라 차이가 있지만 일반적으로 소화기 장애, 간종대, 황달 등의 증상이 나타나고 심해지면 간경변과 원발성 간암의 원인이 될 수 있다.

⑤ **예방대책**

- 민물고기의 생식을 금하고, 민물고기 조리 후에는 조리기구를 철저히 소독한다.
- 유행지역에서는 생수 음용을 금지하고 분변 관리를 철저히 한다.
- 환자의 경우 감염 진단 시 즉시 치료하여 충란 배설을 경감시킨다.

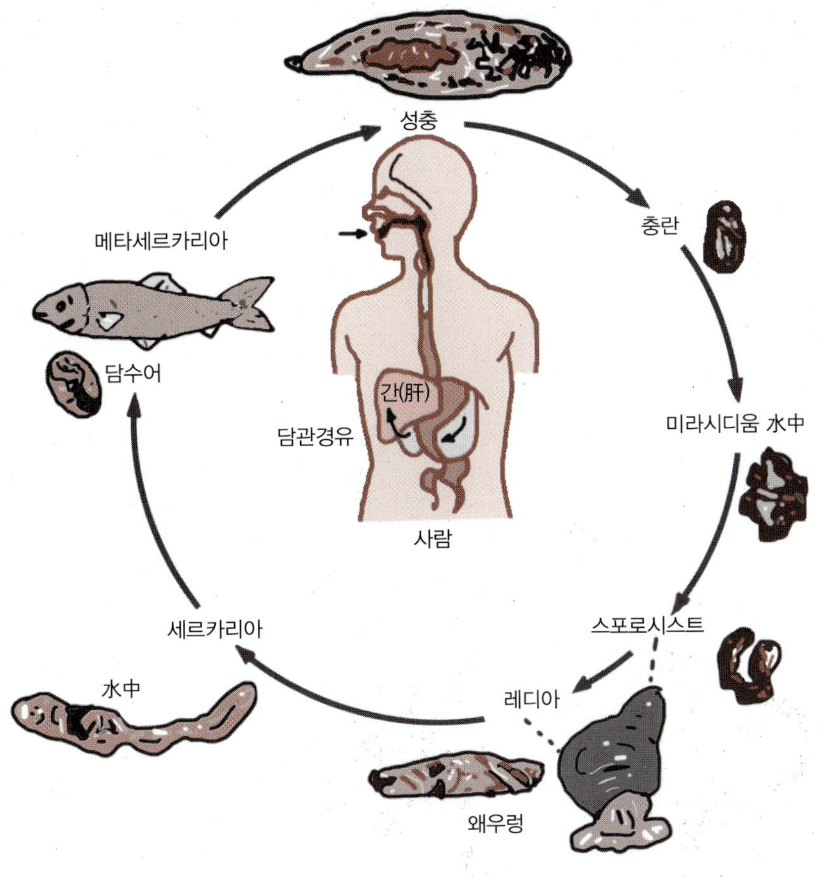


〈그림 Ⅳ-4-14〉 간흡충의 생활사

- 개, 고양이, 쥐 등도 숙주이므로 애완동물이 감염되지 않도록 관리를 철저히 한다.

### (2) 폐흡충(Paragonimiasis, Oriental Lung Fluke)

우리나라, 일본을 비롯하여 인도, 필리핀, 중국 등 극동지역에 분포하고 있으며 우리나라의 경우 전남 및 경남 해안지역, 제주 지역 등에 널리 분포되어 있다. 과거 어린이 홍역 등 열병이나 설사병에 대한 민간요법으로 가재즙이나 게즙을 먹이는 풍습이 있어 소아 폐흡충증이 유행하였다.

① 병원체: *Paragonimus Westermani*

② 형태: 성충은 길이 7~16mm에 너비 4~8mm의 크기로 납작한 땅콩 모양이다.

③ 생활사: 폐흡충의 인체 기생부위는 폐이며, 산란된 충란은 객담과 함께 기관지와 기도를 통해 외부로 배출된 후 수중에서 제1중간숙주인 다슬기에 들어가 유미유충으로 발육한다. 이 유미유충

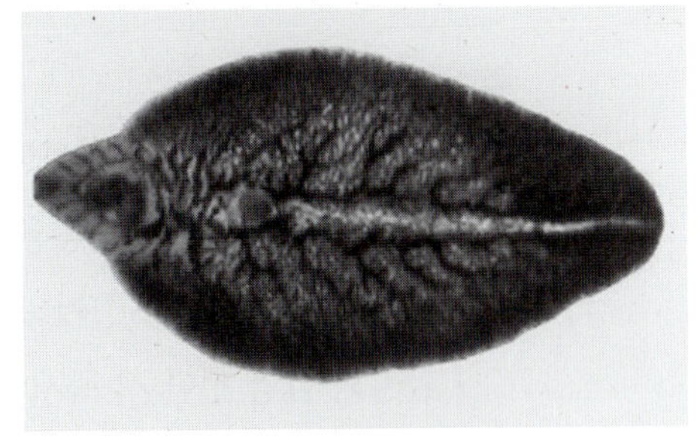

〈그림 Ⅳ-4-15〉 폐흡충

은 물속으로 나와 제2중간숙주인 가재나 게에 침입하여 피낭유충이 되고 피낭유충이 있는 가재나 게를 인간이 생식하면 십이지장을 거쳐 복강, 횡격막 늑막을 뚫고 폐조직에 가서 기생하게 된다. 폐흡충의 숙주로는 사람 이외에 호랑이, 여우, 늑대, 개, 쥐 등이 있다.

④ **감염증상:** 심한 기침, 알레르기 반응, 피 섞인 쇠녹물색의 가래, 피로 등의 증상이 나타나며 합병증으로 기관지염, 기흉, 기관지확장증 등이 올 수 있다. 충체가 정상 기생부위가 아닌 부위에 기생하는 것을 이소적 기생이라 하는데, 이소기생 장소로는 복부, 흉부, 뇌부, 안와부 등이며 특히 뇌부 폐흡충의 경우 간질, 반신불수, 실어증, 신경증상 등이 나타나기도 한다.

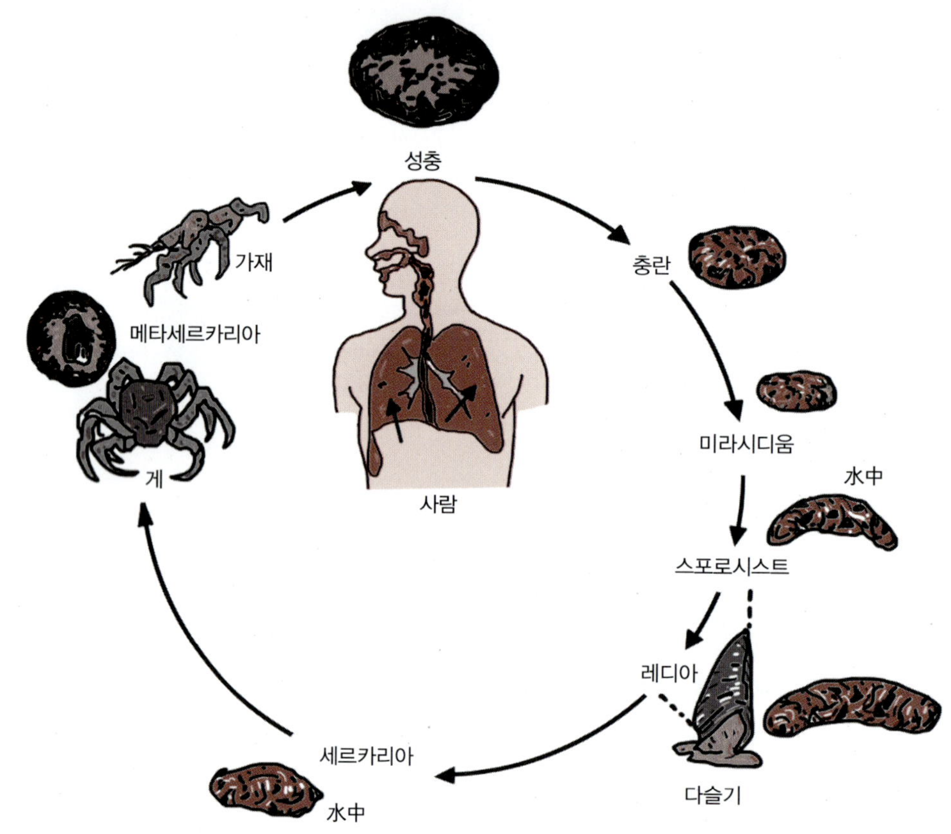


**〈그림 Ⅳ-4-16〉 폐흡충의 생활사**

⑤ 예방대책

- 가재나 게의 생식을 금하고, 게장의 경우 7일 후에 먹을 것을 권장한다.
- 유행지역에서는 생수 음용을 금지한다.
- 조리기구의 소독을 철저히 한다.
- 환자의 감염 진단 시 즉시 치료하며, 객담을 위생적으로 처리한다.
- 숙주 동물의 관리를 철저히 한다.

### (3) 요코가와흡충(Yokogawa's Fluke)

주로 우리나라를 포함한 극동지역에 분포하고 있으며, 간흡충, 폐흡충과 함께 우리나라의 3대 흡충 중의 하나이다.

① **병원체**: *Metagonimus Yokokawai*

② **형태**: 납작하고 약간 길쭉한 1~1.5mm 정도의 작은 흡충으로 타원형 형태를 하고 있다.

③ **생활사**: 인체의 기생부위는 소장이며, 분변과 함께 충란이 배출되면 제1중간숙주인 다슬기에 들어가 유미유충이 되고 유미유충은 수중으로 유출되어 제2중간숙주인 은어, 황어 등의 담수어 비늘에 붙은 다음 꼬리는 떨어지고 몸통만 근육 내로 침입하여 피낭유충이 된다. 이 피낭유충이 있는 은어를 인간이 생식하면 감염되며, 소장점막에서 기생한다.

④ **감염증상**: 소장점막에 염증을 일으키고 설사, 복통, 혈변, 소화기 장애, 식욕이상과 두통 등의 신경증상이 나타난다.

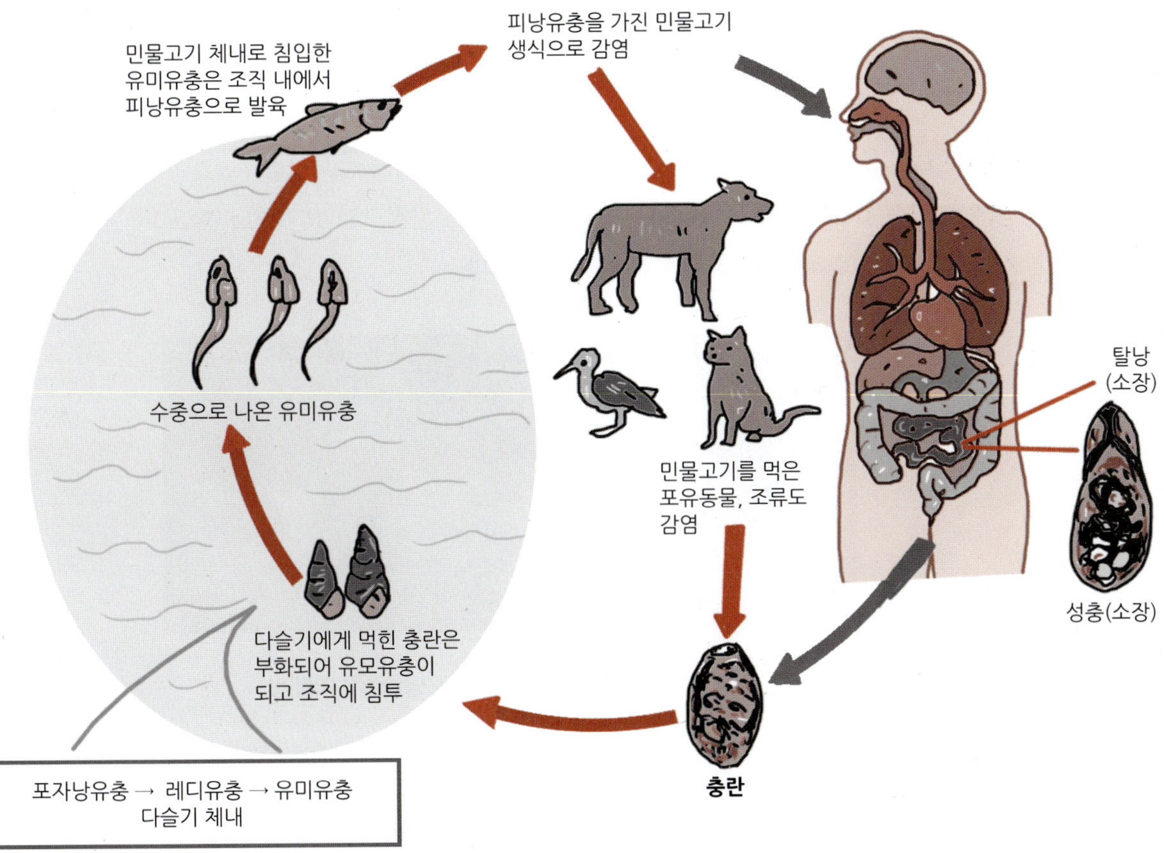


〈그림 Ⅳ-4-17〉 요코가와흡충의 감염경로

⑤ 예방대책

- 은어나 황어의 생식을 금한다.
- 다른 사항은 간흡충의 예방대책과 동일하다.

## 4) 원충류(Protozoa)

원충(Protozoa)은 크기와 모양이 다양한 단세포 생물체 중에서 핵과 세포질이 구분되는 진핵생물로 운동성을 가지는 원생생물군을 말한다. 후생동물과 같이 운동성, 영양분의 섭취, 소화 등의 기능을 가지고 있다.

### (1) 이질 아메바

이질(痢疾)은 대장에서 발병하는 급성 또는 만성질병이다. 전형적인 증세로는 액체와 같은 소량의 설사에 피와 점액이 섞여 나오며 심한 복통이 따른다. 발병 원인에 따라 아메바성 이질과 세균성 이질로 나뉜다. 이질 아메바는 원충류 중 근족충류에 속하며, 전 세계적으로 분포하지만 특히 열대와 아열대 지역에 많이 분포되어 있고, 온대 지역이라 하여도 환경위생이 불량한 곳에서는 열대지역과 유사한 분포를 나타낸다. 우리나라의 이질은 토착성으로 6월과 9월에 유행한다.

① **병원체**: *Entamoeba Histolytica*

② **형태**: 영양형(Trophozoite; Vegetative Form)의 크기는 구형으로 16~60㎛(평균 18~25㎛)의 직경을 가지고, 포낭형(Cyst Form)의 경우는 둥근 구형이다.

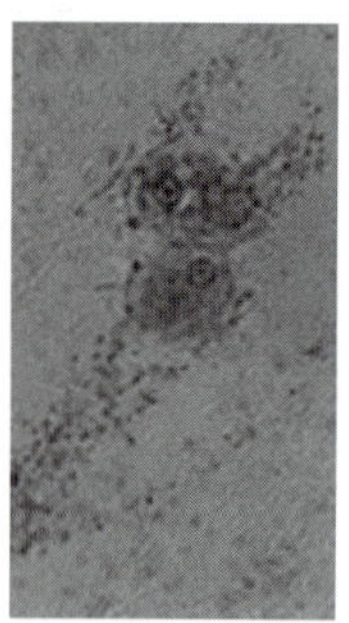

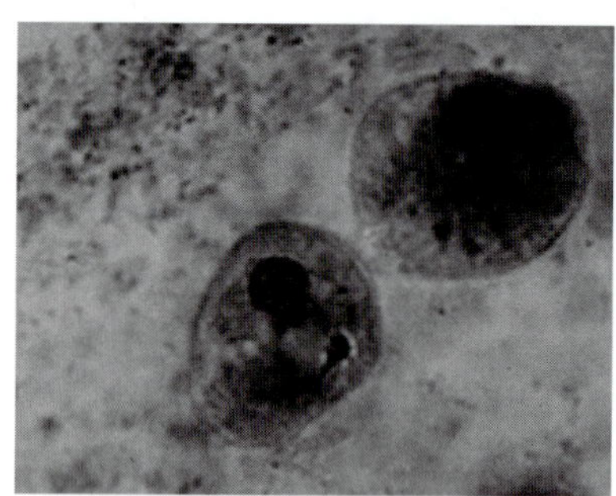

**〈그림 IV-4-18〉 영양형(좌)와 포낭형(우) 아메바**

③ **생활사**: 분변과 함께 배출된 포낭형은 식품, 물 등에 오염되어 경구를 통해 침입하고 회장 하부에서 탈낭한 후 대장점막에 침입하여 분열증식한다. 인체 감염 후 잠복기는 1개월 정도이다.

④ **감염증상**: 장 아메바에서 특징적인 증상은 점혈변, 복통, 후중증(Tenesmus, 대소변이 마려우면서도 잘 나오지 않고 뒤가 묵직한 증세)이다. 그 중에서 가장 빈번히 침범되는 곳은 간이며, 이소적 기생이 되는 경우 복막, 폐, 뇌, 피부 등에도 병변을 보일 수도 있다.

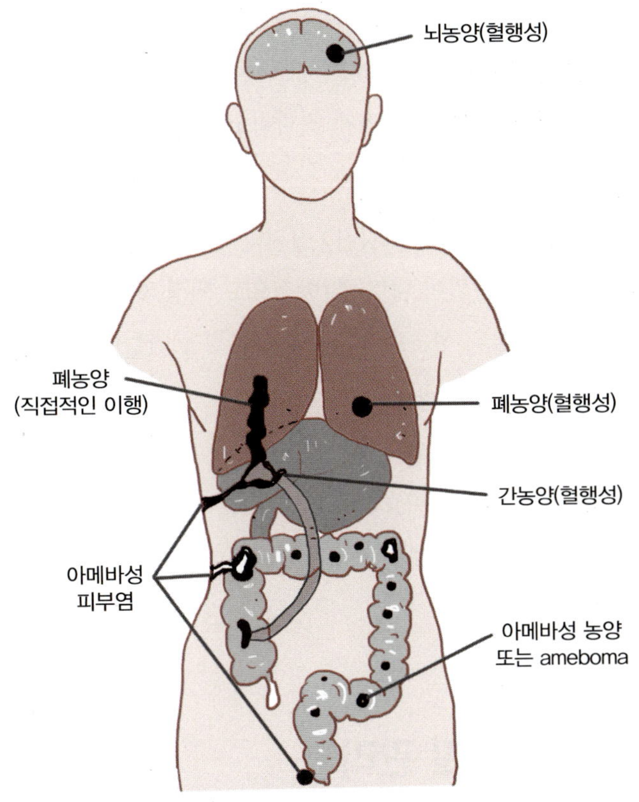


〈그림 Ⅳ-4-19〉 장 아메바증 및 장외 아메바증의 호발 부위

⑤ 예방대책

- 음료수는 반드시 끓여 먹고, 분변을 위생적으로 처리한다.
- 파리, 바퀴벌레, 쥐 등의 전파자들을 구제한다.
- 음식물 취급자의 철저한 관리가 필요하다.
- 조리기구와 내의 등 전파 가능한 물건의 소독을 철저히 한다.
- 환자의 경우 건강인으로부터 격리 치료한다.

### (2) 질트리코모나스(Trichomonas Vaginalis)

원충류 중 편모충류에 속하며 세계적으로 분포되어 있고 성접촉으로 전파되는 특징을 지니고 있다.

① **병원체**: *Trichomonas* V*aginalis*

② **형태**: 서양배 모양으로 전방에 네 개의 편모(세포의 일부가 분화하여 긴 털처럼 된, 운동 및 영양 섭취 기관)를 가지고 있다.

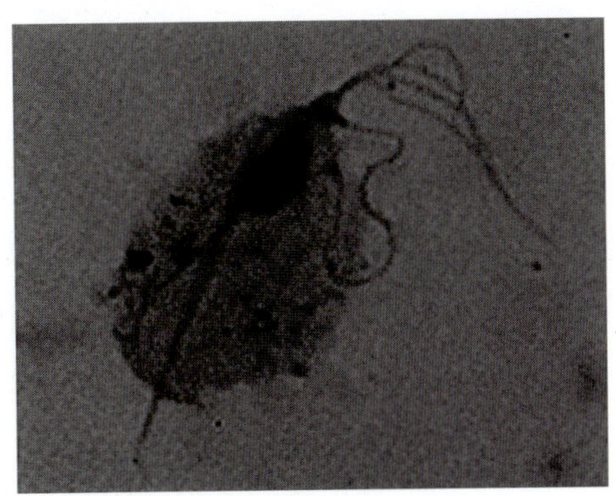

〈그림 Ⅳ-4-20〉 질트리코모나스

③ **생활사:** 인체 기생부위는 여성의 경우 질점막이고, 남성의 경우 전립선과 요도, 방광에도 기생하며, 질, 요도 또는 전립선 세포가 있을 때만 충체가 분열증식하여 콜로니를 형성한다. 대체로 증상이 없는 남성이 성접촉으로 여성에게 전파하고 질조직 내에는 침입하지 못하며 비징상적인 질분비물에서만 발견된다.

④ **감염증상:** 대하증, 빈뇨, 악취, 소양감, 질점막의 발적 등의 증상을 보인다. 단독감염보다도 세균, 진균과 동시에 감염되는 일이 많다. 일반적으로 월경 후에 악화되는 경향이 있는데, 이는 질내 정상 pH가 증가하여 원충의 생존에 좀 더 좋은 환경을 만들어주기 때문이다.

⑤ **예방대책**

- 배우자와 함께 치료해야 한다.
- 변기 내의 위생적인 관리가 필요하다.
- 불결한 성행위 금지를 위한 보건교육이 필요하다.

## 3 기생충감염의 예방 및 관리

기생충질환의 분포 및 발생 정도는 개인과 특정 집단의 위생상태, 생활습관, 행동의 특성 등의 영향을 받는다. 기생충감염을 효과적으로 예방하기 위해서는 감염원을 제거하고 전파경로를 차단하며 개인의 건강관리와 더불어 보건교육이 함께 이루어져야 한다.

### 1) 감염원 차단

기생충감염의 원인을 제공하는 환자, 보유 숙주 등을 찾아내어 치료함으로써 이들이 배출하는 충란, 유충, 포낭 등을 없애거나 감소시켜야 한다.

### 2) 전파요인의 차단

절족동물 특히 흡혈성 곤충인 매개체와 병원성 기생충 간의 생물학적 연결로 및 감염경로를 차단하는 수단의 활용, 식품, 급수 및 오물의 위생적인 관리, 화장실 및 분뇨 처리방법의 개선으로 각종 기생충란과 유충에 의한 토양의 오염방지, 살충제를 사용한 중간숙주나 매개체의 구제, 애완동물의 적절한 관리, 음식물의 위생적 관리와 냉동 및 가열처리 등의 위생적인 생활환경 유지 등 전파요인을 최소화시켜야 한다.

## 3) 개인의 건강관리

개인의 생활습관 특히, 식습관의 개선, 환경개선, 영양섭취, 노출 방지 등을 통해 감염원에 대한 노출을 줄이고 건강유지 및 증진을 통해 면역력을 향상시켜야 한다.

## 4) 보건교육

기생충감염은 생활습관의 개선으로 많은 부분 효과를 볼 수 있다는 점에서 특히 보건교육과 밀접한 관계에 있으며, 기생충감염의 예방 및 관리처럼 보건교육이 절실히 요구되는 경우도 드물다. 개인 및 집단, 지역사회를 통해 기생충질환을 야기하는 병원체, 생활사, 이로 인한 질병과 피해, 예방과 관리에 대한 지식을 교육해야 한다. 예방관리를 위한 교육에 기본적으로 포함시켜야 할 내용은 다음과 같다.

- 손을 깨끗이 씻으며 특히 용변 후 반드시 씻는다.
- 채소를 잘 씻어서 먹는다.
- 불결한 물을 사용하지 않는다.
- 담수어를 생이나 회로 먹지 않는다.
- 게, 가재를 생으로 먹지 않고, 게장도 먹지 않는다.
- 쇠고기와 돼지고기의 생식을 금하고 잘 익혀 먹는다.
- 화장실을 개량하고 인분을 채소재배에 사용하지 않는다.

**효과적인 손 씻기 방법**

알코올 성분의 약제를 사용하는 손 씻기는 약제를 따르는 시간을 포함하여 최소 20~30초 동안 시행하고, 비누 등을 사용하는 손 씻기는 수도꼭지를 트는 시간을 포함하여 최소 40~60초 동안 시행돼야 한다.

- 손 씻기에서 균이 남기 쉬운 곳은 손끝, 손가락 사이, 엄지손가락 근처, 손바닥 주름, 손목 등이며, 이 부위들은 특히 주의해서 씻어야 한다.

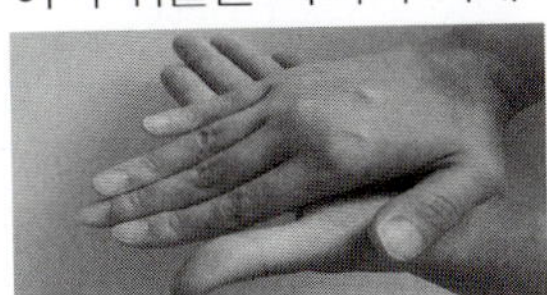

① 손바닥과 손바닥을 마주 대고 문질러 준다.

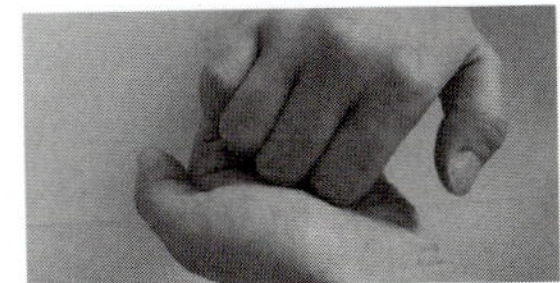

② 손가락등을 반대편 손바닥에 대고 문질러 준다.

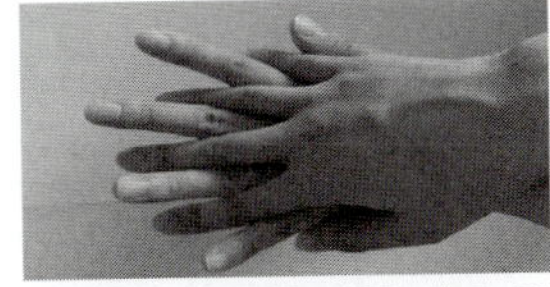

③ 손바닥과 손등을 마주 대고 문질러 준다.

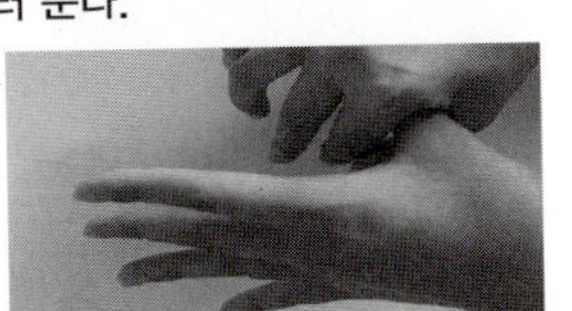

④ 엄지손가락을 다른 편 손바닥으로 쥐고 돌리면서 문질러 준다.

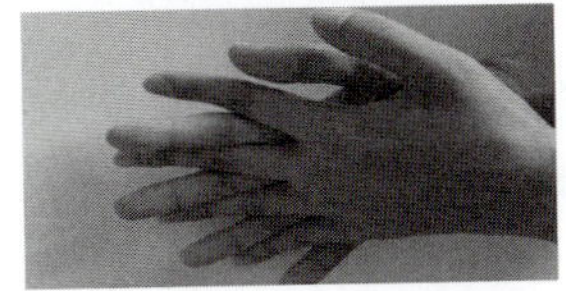

⑤ 손바닥을 마주 대고 손깍지를 끼고 문질러 준다.

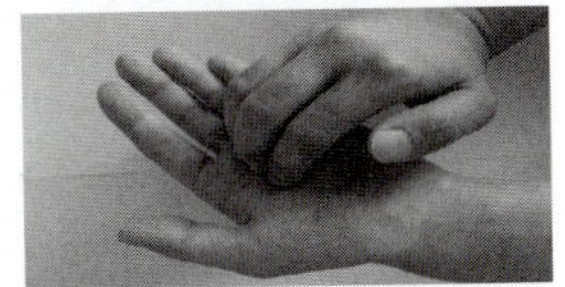

⑥ 손가락을 반대편 손바닥에 놓고 문지르며 손톱 밑을 깨끗하게 한다.

〈그림 Ⅳ-4-21〉 기생충의 주요 종류

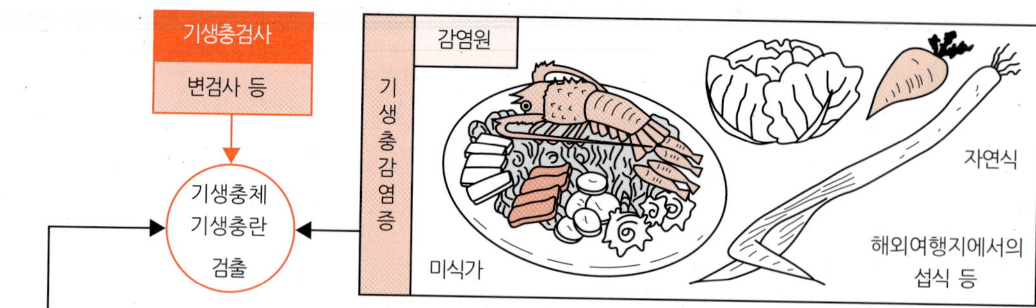


| 기생충의 주요 종류 | | | | | | |
|---|---|---|---|---|---|---|
| | 기생충 | 감염경로 | 기생부위 | 증상 | 검사 | 비고 |
| 주로 소화기관에 기생 | 회충 (Ascaris) 수정란 | 경구 유충란 | 소장 | 복통, 장폐색 (ileus), 폐렴 등 | 변에서 충란 검출 | 폐, 담낭, 충수에 존재하기 때문에 증상은 다양하다. |
| | 광절열두조충(Diphyllobothrium latum) 충란 | 연어, 송어 생식 | 소장 | 복통, 빈혈 | 변 | — |
| | 유구조충 (갈고리 촌충, Taenia solium) | 돼지고기 생식 | 소장, 근육, 뇌 | 복통, 빈혈 | 변에서 편절 검출 | 수입 감염 |
| | 무구조충 (Taenia saginata) | 쇠고기 생식 | 소장 | 복통, 빈혈 | 변에서 편절 검출 | 수입 감염 |
| | 동양모양선충 (Trichostrongylus orientalis) | 유충의 경구 | 소장 | 복통, 빈혈 | 변 | — |
| | 아니사키스(Anisakis) 유충 (Larva) | 고등어, 대구, 청어, 오징어 등의 생식 | 위, 소장 | 급성복증 | 내시경으로 충체를 확인하고 겸자로 충체 적출 | — |
| | 크립토스포리디움 (Cryptosporidium) | 경구 오시스트 | 소장 | 설사 | 변 | 저항력 저하 시 감염 |

| | 기생충 | 감염경로 | 기생부위 | 증상 | 검사 | 비고 |
|---|---|---|---|---|---|---|
| 주로 소화기관에서 기생 | 분선충 (Strongyloides stercoralis) | 경피유충 | 소장 | 궤양 | 변 | 저항력 저하 시 감염 |
| | 요코가와흡충 (Metagonimus yokogawai) | 은어, 뱅어 생식 | 소장 | 복통, 설사 | 변 | — |
| | 이질아메바 (Entamoeba histolytica) | 경구낭자 | 대장, 간, 뇌 | 점혈변(딸기잼모양), 궤양, 간농상<br>※ 발열과 복통이 없는 점이 특징 | 변 | ①신고의무 감염증<br>②저항력 저하 시 감염 혹은 수입 감염 |
| | 십이지장충(Ancylostoma duodenale)<br>아메리카구충(Necator americanus) | 경피, 경구 유충 | 소장 | 빈혈, 피부병 | 변 | — |
| | 요충(Enterobius vermicularis)<br>충란 | 경구유충란 | 맹장 | 항문주위의 가려움증 | 변에서 충란 검출(셀로판 테이프법) | — |
| | 편충 (Whipworm) | 경구유충란 | 맹장, 대장 | 복통, 설사 | 변 | — |
| 주로 소화기관 이외에서 기생 | 람블편모충 (Giardia lamblia) | 경구낭자 | 담낭, 십이지장, 소장 | 설사, 담낭염 | 변 | 저항력 저하 시 감염 |
| | 일본주혈흡충 (Schistosoma japonicum)<br>충란 | 경피 다슬기의 셀카리아 | 문맥 | 간경변, 발열 | 변 | — |
| | 간흡충 (Clonorchis sinensis) | 잉어과 물고기생식 | 간 내 담관, 담낭 | 간경변, 설사 | 변 | — |
| | 에키노코쿠스 (Echinococcus) | 경구충란 | 간장 | 간장 내 압박, 알러지 | 충체 적출 | — |
| | 폐흡충 (Paragonimus westermani) | 참게, 가재, 다슬기 | 폐, 뇌 | 각혈 간질 | 객담 | — |
| | 스파르가눔 (Sparganum) | 뱀이나 개구리 생식 | 근육, 뇌 | 간질 | 충체 적출 | — |

●기생충은 소화관이나 간 등에 기생하고 기생충란의 대부분은 변검사에서 검출된다.

# 연습문제

**1. 먹는 물 수질 기준 중 건강상 유해 무기물이 아닌 것은?**

① 납 ② 비소
③ 암모니아성 질소 ④ 불소
⑤ 페놀

**2. 완속여과에 대한 내용으로 틀린 것은?**

① 1회 사용 일수가 1~2개월이다.
② 이끼가 끼기 쉬운 장소에서는 불리하다.
③ 좁은 면적에서도 여과가 가능하다.
④ 건설비가 많이 든다.
⑤ 세균제거율이 98~99% 정도이다.

**3. 부영양화를 설명한 것이다. 옳지 않은 것은?**

① 미생물에 의한 유기물의 분해로 인해 수중에 영양물질이 많아지는 현상
② 수중에 조류가 많아지는 현상
③ 물의 색이 녹색으로 변하는 현상
④ 물의 자정능력이 커지는 현상
⑤ 합성세제의 유입 현상

**4. 활성오니법과 살수여상법의 설명 중 잘못된 것은?**

① 활성오니법은 시설 설치면적이 작아도 된다.
② 활성오니법은 고도의 숙련이 필요하다.
③ 활성오니법은 해충의 발생이 많다.
④ 살수여상법은 높은 수압이 필요하다.
⑤ 살수여상법은 하수량의 변화에도 조치가 쉽다.

**5.** 적조현상이 증가하면 용존산소는 어떻게 되는가?

① 감소한다.
② 증가한다.
③ 증가하다 감소한다.
④ 감소하다 증가한다.
⑤ 변화없다.

**6.** 온열요소가 아닌 것은?

① 기온
② 기습
③ 기류
④ 기압
⑤ 복사열

**7.** 사람이 생활하기에 적합한 비교습도는 얼마인가?

① 40~70%
② 80~100%
③ 70~80%
④ 40~50%
⑤ 20~30%

**8.** 고온 환경에 순화할 때의 생리적 변화를 잘못 표현한 것은?

① 맥박수의 감소
② 조기발한
③ 발한량 증가
④ 피부온도의 상승
⑤ 발한 시 염분농도의 감소

**9.** 주택의 위생조건으로 틀린 것은?

① 지저수면과 부지는 높아야 한다.
② 남향이 좋으나 동향으로 18도, 서향으로 6도 정도의 편향도 좋다.
③ 자연조도는 100~1000Lux가 좋다.
④ 창문의 크기는 방의 면적의 1/5이 되어야 한다.
⑤ 자연채광은 최저 1/12을 넘어서는 안 된다.

1. ⑤ 2. ③ 3. ④ 4. ③ 5. ① 6. ④ 7. ① 8. ① 9. ①

**10.** 공장화학물의 폐수 오염을 측정할 때 쓰여지는 지표는?

① 용존산소량
② 대장균 검사
③ 부유물질량
④ 화학적 산소요구량
⑤ 일반세균검사

**11.** 다음 중 먹는 물의 수질 기준에 부합하는 것은?

① 일반세균은 1ml 중 100 CFU(Colony Forming Unit)를 넘지 않아야 한다.
② 아황산 환원 혐기성 포자성균은 100ml에서 검출되지 않아야 한다.
③ 총대장균군은 200ml에서 검출되지 않아야 한다.
④ 분원성 연쇄상구균, 녹농균, 살모넬라, 쉬겔라는 500ml에서 검출되지 않아야 한다.
⑤ 일반세균은 10ml 중 100 CFU(Colony Forming Unit)를 넘지 않아야 한다.

**12.** 대장균군에 대한 음용수 수질 기준은?

① 검수 100ml에서 검출되지 않아야 한다.
② 검수 25ml 중에서 검출되지 않아야 한다.
③ 검수 10ml에서 검출되지 않아야 한다.
④ 검수 1ml 중에 30을 넘지 않아야 한다.
⑤ 전혀 검출되지 않아야 한다.

**13.** 대기오염 지표로 옳은 것은?

① 메탄
② 아황산가스
③ 이산화질소
④ 이산화탄소
⑤ 일산화탄소

**14.** 군집독을 유발하는 중요한 원인물질은?

① 일산화탄소
② 이산화황
③ 이산화질소
④ 이산화탄소
⑤ 고온, 고습, 분진, 가스

**15.** 불쾌지수 측정에 필요한 온열요소에 해당하는 것은?

① 냉각력, 기류
② 냉각력, 기후
③ 건구온도, 기류
④ 기습, 풍속
⑤ 건구온도, 습구온도

**16.** 자외선의 인체 내 영향을 설명한 것으로 옳은 것은?

① 설안암, 피부색소 침착
② 열적 반응, 런던 스모그 발생
③ 열중증, 열쇠약의 원인
④ 전기성 안염, 피부암
⑤ 피부홍반작용, 설안암

**17.** 여름철 오존 경보에 해당하는 수치는?

① 0.01ppm
② 0.12ppm
③ 0.2ppm
④ 0.3ppm
⑤ 0.5ppm

**18.** 기온역전현상의 설명으로 올바른 것은?

① 순수한 열섬현상을 의미한다.
② 상층부의 기온이 하층부의 기온보다 높다.
③ 상층부의 기압이 하층부의 기압보다 높다.
④ 기온이 낮아지는 현상이다.
⑤ 지표면에서 위로 올라갈수록 기온이 낮아진다.

10. ④ 11. ① 12. ① 13. ② 14. ④ 15. ⑤ 16. ④ 17. ④ 18. ②

**19.** **오존층 파괴로 인해 인간에게 미치는 직접적 피해는?**

① 지구 온난화가 발생한다.
② 자외선량 증가로 피부암이나 백내장 등의 질병을 유발한다.
③ 인간의 생체 호르몬에 영향을 주어 생식기계를 교란시킨다.
④ 인체의 눈과 목 혹은 폐에 영향으로 호흡기 장애를 유발한다.
⑤ 동물면역을 증가시킨다.

**20.** **토양의 산성화에 영향을 미치는 요인이 아닌 것은?**

① 비료, 농약이 산성화를 촉진한다.
② 분변을 거름으로 사용하면 산성화된다.
③ 아미노산이 질산성 질소로 바뀌면서 토양이 산성화된다.
④ 칼슘 성분이 토양의 산성화를 촉진한다.
⑤ 마그네슘 성분이 토양의 알칼리화를 촉진한다.

**21.** **오존층 파괴의 영향으로 지구와 인류를 보호하기 위해 최초로 만들어진 보편적인 국제협약은?**

① 림사 협약
② 런던 협약
③ 비엔나 협약
④ 몬트리올 의정서
⑤ 바젤 협약

**22.** **제철이나 인산비료 제조, 알루미늄 제련, 도자기 제조 등에서 발생하며 물과 반응하여 연기를 내어 농작물이나 가축에 대한 피해가 큰 가스상 물질은?**

① 황산화물
② 질소산화물
③ 일산화탄소
④ 탄화수소
⑤ 불화수소

**23.** **식중독의 종류 중 감염형 식중독은 무엇인가?**

① 장 출혈성 식중독
② 포도상구균 식중독
③ 보툴리누스 식중독
④ 복어 식중독
⑤ 솔라닌 식중독

**24.** 포도상구균의 특징으로 옳지 않은 것은?

① 식품에서 증식하여 내열설이 강한 장독소를 생산한다.
② 구역질, 구토, 복통, 설사 등 급성 위장염 증세를 일으키는 식중독균이다
③ 잠복기는 1~6시간 정도이며 1~3일간 경과하고 치명률이 매우 높다.
④ 화농소, 손, 식기, 조리기구 등이 주요 감염원이다.
⑤ 피부, 구강, 먼지, 흙, 하수 등을 통해 감염된다.

**25.** 햄이나 소시지를 먹고 식중독 감염이 되었다고 하면 어느 식중독의 감염 가능성이 가장 높은가?

① 살모넬라 식중독
② 장염비브리오 식중독
③ 보툴리누스 식중독
④ 포도상구균 식중독
⑤ 여시니아균 식중독

**26.** 유효기간이 끝난 유제품을 섭취한 뒤 39도의 고열과 두통 및 설사 등이 발생했을 때 예상되는 식중독은?

① 살모넬라
② 포도상구균
③ 보툴리누스
④ 장염비브리오
⑤ 비브리오 패혈증

**27.** 무기질의 역할이 틀린 것은?

① 철분: 혈액의 구성
② 식염: 항산화기능
③ 칼슘: 치아 골격 기능
④ 인: 뼈, 뇌신경 구성
⑤ 요오드: 갑상선 기능 유지

19.② 20.④ 21.③ 22.⑤ 23.① 24.③ 25.③ 26.① 27.②

**28.** 가족 중의 한 사람에게 감염되면 전 가족에게 집단감염될 가능성이 있는 기생충질환은?

① 회충 ② 요충
③ 구충 ④ 편충
⑤ 십이지장충

**29.** 기생충과 중간숙주로서 알맞은 것은?

① 폐흡충: 가재, 게
② 광절열두조충: 뱀장어, 은어
③ 회충: 야채
④ 무구조충: 돼지고기
⑤ 유구조충: 소고기

**30.** 우리나라에서 가장 많이 감염되는 기생충은?

① 폐흡충 ② 간흡충
③ 아니사키스 ④ 십이지장충
⑤ 요충

**31.** 우리나라에서 가장 감염률이 높은 기생충질환과 해당 질환의 전파경로 및 감염 시 나타나는 증상을 올바르게 연결한 것은?

① 간흡충증 – 민물고기 생식으로 전파되며 감염 시에 간과 비장의 비대, 부종, 빈혈, 소화장애, 황달 등의 증세를 보인다.
② 폐흡충증 – 은어 등의 생식으로 감염되며 소장에 염증을 일으키고 설사, 복통, 혈변, 소화기 장애, 두통 등을 일으킨다.
③ 무구조충증 – 민물게, 가재 등의 생식으로 전파되며 기침, 객혈, 흉통, 위장 장애 등의 증상과 심할 경우 반신불수증, 국소마비, 실어증, 시력장애 등의 증상을 보이기도 한다.
④ 요꼬가와흡충증 – 쇠고기를 생식하거나 충분히 익히지 않고 먹을 때 감염되며 식욕부진, 상복부 통증, 소화불량 등의 증세를 보인다.

28. ② 29. ① 30. ② 31. ①

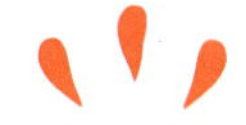

제 Ⅴ 부

# 보건의 과제

# 제1장 재해와 보건 대응

## 1 재해와 보건 대응

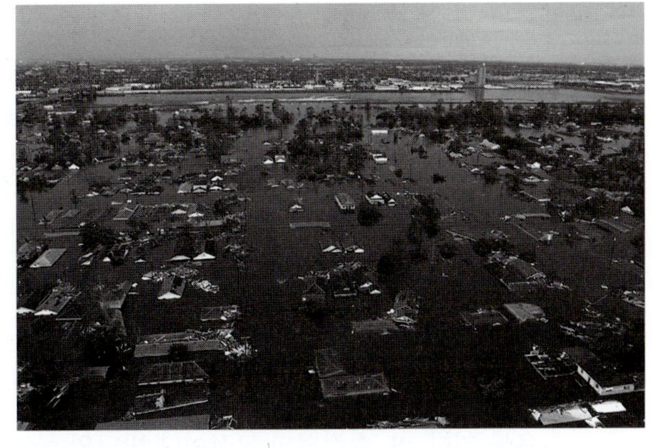

최근 들어 우리나라에서도 크고 작은 안전 문제들이 부각되면서 국가 차원에서 국민의 안전을 위한 대책으로 국가안전처가 신설되는 등 정부조직의 대규모 개편과 사회 전반에 안전의 중요성을 인식하는 분위기가 형성되고 있다. 그러나 매번 새로운 문제가 발생할 때마다 안전에 대한 국가의 대책이 미흡하다는 비판이 국민들로부터 거세게 일어나고 있다.

미국의 경우 9/11 테러와 카트리나 사태를 겪으면서 보건분야에서 재난에 대응하기 위한 다양한 노력을 기울여오고 있다. 우리나라도 예측 가능한 자연재해에서부터 예측 불가능한 여러 가지 인공적 재해까지 다양한 재해의 위험을 안고 있다. 특히 남북이 분단된 상황에서 생물학적 테러를 포함한 각종 테러에 대한 대책도 미리 강구해야 할 필요가 있으며, 따라서 이 장에서는 미국의 사례를 통해 발생 가능한 재해에 대해 보건측면에서 어떻게 접근하고 있는지 살펴보고자 한다.

재해는 의료체계가 적용되어 있는 일상의 긴급사태의 규모를 넘어선 죽음, 부상, 질병, 그리고 재산의 피해를 야기한다. 그러나 허리케인, 눈보라, 그리고 산불 등의 예상 가능한 자연 재해는 이에 취약한 지역들에 이미 대부분 대책이 세워져 있다. 그렇지만 이러한 대책들이 적합한지는 점검을 해보아야 한다. 이러한 대책들은 보통 신체의 악영향과 인명 손실을 막기 위한 사전의 피난계획을 포함하며 지진과 같은 다른 자연재해들은 예상하기 힘들 수 있다. 그러나 이런 예상하기 힘든 재해들 또한 특정 지리학적 위치에 있는 지역에서 일어나기 때문에, 엄격한 건축법규와 쉽게 끄고 켤 수 있는 가스 및 전력 등의 방법으로 지역사회 차원에서 대비할 수 있다.

인공재해 또는 과학 기술에 의한 재해 역시 일반적으로 예측할 수 없다. 그렇지만 잠재적인 파괴력은 일부 예측할 수 있고, 정부의 규제와 지역사회의 계획을 통해 재해가 일어날 가능성을 최소화시킬 수 있다. 인공재해에는 공업 화학 폭발이나 위험 물질의 유출, 건물이나 다리의 붕괴, 그리고 방사능이나 기타 유해화학물질을 포함한 화물의 사고 등이 포함된다.

산업 설비나 원자력발전소 등이 세워져 있는 도시는 발생 가능한 사고에 대해 신속한 긴급재난대책을 세워야 한다. 한편, 위험한 물질을 싣고 운반하던 비행기나 기차, 트럭 등의 충돌 사고는 예측하지 못한 지역에서 일어나기 때문에 구체적인 대책을 세우기가 더욱 힘들다. 또한 대부분의 테러리스트의 범행은 기술적 재해의 카테고리에 속하며, 인간에 의한 생화학 테러가 발생하더라도 자연 재해와 비슷한 양상의 영향을 끼칠 것이라 가정한 뒤 대응할 공중 보건 대책을 세워야 한다.

자연재해와 인공재해를 포함한 대부분의 재해들은 영향을 끼친 지역의 거주자에게 즉각적인 피해를 입히므로 훈련받은 구출 요원들은 때때로 붕괴된 건축물의 파편들 사이에서 조난자들을 구출해야 하며, 산불의 열기 속에서 조난자들을 안전한 곳으로 대피시켜야 한다. 경찰과 소방관들은 최일선에서 재난과 마주하는 사람들이고 다친 사람들은 응급처치와 병원으로의 이송이 필요하다. 만약 위험한 물질이 관여된 사고라면 구출 요원들과 의료진의 안전을 고려해 계획해야 하는데, 때때로 구출 상황에 자원봉사자가 참여하게 된다면 더욱 복잡한 상황이 만들어지고 또 많은 상황에서 가족 구성원들이 조난자를 찾기 위해 불안해하며 사고 현장에서 방황할 수 있다. 이들 또한 재해의 영향에서 보호를 받아야 하는 사람들일 수 있으며, 많은 사망자들이 있다면 그들의 신원을 확인하고 가족들에게 연락하는 절차가 필요하다. 이처럼 재해 발생 시 재해를 해결하기 위한 사람들의 협동은 필수불가결하다.

재해는 생존자들의 건강에 악영향을 끼치는 상태를 만든다. 이러한 상태는 대부분 우리의 일상생활에서 필수적인 공기나 물, 식량의 심각한 오염에 의해 야기되는데 독성 물질이나 방사능에 노출되는 경우도 있다. 또 송전선의 고장이나 빌딩의 불안정성 등도 일어날 수 있다. 이에 따라 생존자들은 식량과 마실 수 있는 물이 필요하고 만성질환을 앓고 있는 사람이 있다면 인슐린이나 심장약이 긴급하게 필요할 것이며 재난으로 집을 잃은 사람들에게는 임시 거주지가 필요할 수 있다.

이러한 모든 활동들에서 보건의 역할은 무엇일까? 가장 중요한 역할 중 하나는 이러한 긴급상황에 대한 대책을 재난이 일어나기 전에 미리 수립하고 다른 기관 및 단체와의 협력관계를 얻어내는 것으로 지역의 보건기관은 생존자들의 건강을 보호해야 하기 때문에 지역과 지역의 자원들에 대해서 파악하고 있어야 한다.

미국이 9/11 테러를 통해 알게 된 대책의 취약점은 긴급사태에 대한 지원자들의 협동과 소통의 부족이었다. 이는 정부의 주도하에 각각의 지역사회에서 차후에 일어날 수 있는 재난에 대응하기 위한 효과적인 대책을 세우는 데 도움이 되었고, 이러한 계획 절차는 재해에 대한 대책을 세우는 과정에서 큰 이득을 얻을 수 있게 해주었다. 사실 많은 개인 단체와 공익 단체들은 '모든 재난 대책' 의 필요성을 홍보하고 있다. 그러나 미국이 9/11 테러 이후에 세운 대책도 허리케인 카트리나를 통해 보완이 필요함을 보여주었다.

## 2 위기대응 기획과 준비의 원칙

미국은 9/11 테러를 계기로 미래의 재해에 대한 더욱 개선된 대책이 필요함을 인식하였다. 그러나 미국 정부는 9/11 테러 이후 재해 대책을 위해 많은 예산을 할애하였음에도 불구하고 허리케인 카타리나의 재해를 막기에는 충분하지 않았는데, 뉴욕과 뉴올린스에서의 피해를 비추어봤을 때 가장 부족했던 점은 바로 협동과 소통이었다. 협동과 소통이 뉴욕에서 이루어지지 못했던 이유는 재해 관리 본부와 연락 안테나가 제 기능을 하지 못했기 때문이며 뉴올리언스에서도 마찬가지로 전력과 휴대전화의 차단이 소통을 원활하지 못하게 하였다. 사실 기존의 긴급 대책과 별개로 이러한 상황들에 대해 이미 추가적인 대책의 필요성을 보였으며 따라서 이러한 기능들을 잃었을 때를 위한 예비 대책이 두 지역에 이미 존재했어야 했다. 그리고 그 예비 대책은 대피 경로 등의 중요한 정보를 세계무역센터 내부의 모든 사람이 알 수 있도록 하였을 것이다. 뉴올리언스의 경우 대피 경보가 울릴 시간에는 이미 허리케인으로 인한 피해가 속출하고 있었음에도 정부와 시장의 협동을 위한 능숙한 공무원이 없었던 이유로, 뉴욕의 경우에는 경찰과 소방서의 경쟁 때문에 상황이 악화되기도 하였다.

### (1) 명령 및 관리시스템 구축

미국은 재해를 신속하게 대응하기 위한 사건명령시스템(Incident Command System)과 비상 시 관련단체들이 서로 협력할 수 있는 국가사건관리체계(National Incident Management System)를 구축하였다.

모든 재해는 많은 단체의 협력을 필요로 하기 때문에, 재해에 대응하기 위한 가장 기본적인 원칙은 사건명령시스템(Incident Command System; ICS)이다. 이러한 접근은 협동과 관리의 책임을 한 사람에게 부여하는 것으로 재해 대응은 일반적으로 지역 정부 단체의 관계자들이 관리하게 되는데, 그 이유는 해당 지역의 관계자들이 가장 가깝고, 지형을 알기에 즉각적인 대응을 할 수 있기 때문이다. 이를 이끄는 단체는 보통 소방서와 경찰이며 주와 연방 정부는 기술적인 지원과 물자 보충을 담당한다.

사건명령시스템에 관계된 단체들엔 긴급작전센터, 소방서, 긴급의료시스템, 공중보건단체, 적십자사, 전력회사, 가스회사, 고속도로 부서, 그리고 9/11 테러의 경우 비행장 관계자와 빌딩의 관리자들이 포함되어있을 수 있으며, 대부분의 단체들은 그들의 책임을 알고 이러한 사건에 대응하는 법을 평소에 연습해두었을 것이다.

각각의 단체들은 다른 소통 네트워크 시스템을 가지고 있겠지만, 가장 중요한 것은 모든 소통이 통합되어야 한다는 것이다. 보건단체는 긴급의료서비스 및 병원과 협동하여 적합한 자원과 사용 가능한 수술실 등 최적의 방법으로 환자들을 직접 돌볼 책임이 있다. 그러나 9/11 테러 당시 근처의 한 병원은 '걸어 다니는 환자'들로 넘쳐났고, 심각한 환자들은 외상 치료 전문센터가 3마일 정도밖에 떨어져 있지 않았음에도 치료를 받지 못하고 대기하였다. 뉴올린스의 경우, 병원과 양로원은 그들의 환자를 대피시키는 대책이 마련되어 있지 않았고, 정부 또한 이들을 지원할 준비가 되어있지 않았다. 따라서 연방 재해 관리 단체(FEMA)는 긴급상황에 대응하는 각각의 단체들에 적용할 수 있는 표준화된 구조,

과정, 절차들을 기록한 국가사건관리체계(National Incident Management System)를 만들었다. 그리고 재해 발생 시 이에 대응하는 정부, 자원단체와 그 외의 단체들의 통합을 위한 가이드라인과 협정서를 제공하였다.

미국 보건단체에서는 재해 대응 보건 관리 가이드를 통하여 재해 발생 시 일어날 수 있는 12가지 과제 혹은 문제점들을 제시하고 있는데, 이러한 모든 과제들은 단체들의 협력을 가장 중요시하며, 사전에 정리되어 재난 발생 이전에 연습이 되어있어야 한다는 점을 강조한다.

### (2) 재해대응 보건지침

- 정보 공유: 쌍방 라디오는 가장 기댈 수 있는 연락망이지만, 가장 대중적인 주파수를 선택하는 것이 중요하다.
- 자원 관리: 개개인은 자신과 주변의 상황을 알리고, 장비와 물자들은 가장 적합한 곳에 나누어져야 한다.
- 경고는 반드시 발표되고 적합한 단체에 의해 대피를 유도 받아야 하며 경고는 듣는 사람이 적합한 행동을 하게 하는 방식으로 전해져야 하는데, 이는 보통 대중 매체에 의해 전달된다.
- 수색 및 구출작전은 조직화되어 사상자들이 바로 응급실과 병원으로 수송될 수 있도록 해야 한다.
- 대중매체는 효과적인 공중보건 측정대로써 대중에게 재해 이후의 건강 위험에 대해 경고해야 한다.
- 부상자의 경중을 파악하는 분류는 숙달된 의료관계자의 도움을 거쳐야 한다.
- 사상자 분산: 여유가 있는 병원이나 다른 시설들로 사상자들이 잘 수송될 수 있도록 프로토콜이 마련되어야 한다.
- 비록 이송된 뒤 생존자들과 환자들을 다시 찾는 것은 쉬운 일이 아니지만, 후의 사고를 대응하기 위해서 다시 찾아 조사하는 것이 필요하다.
- 많은 생존자가 작은 부상에 대한 치료를 요구하며, 만성질환을 위한 처방전을 요구할 수 있기 때문에 환자들을 간호하는 모든 단계에서의 방법은 대책 계획 구상 중 미리 세워져 있어야 하고 지원 준비는 병원이나 다른 시설이 파손되었을 때를 가정하여 전력과 물, 다른 지역으로의 대피를 포함한 환자의 보호 대책을 세워두어야 한다.
- 자원봉사자들과 기부 물품들에 대한 관리방법이 계획되어 있어야 하며, 자원들은 모아 분류해서 진행되고 있는 긴급작업들을 방해하지 않는 방법으로 수송되어야 한다.
- 계획되지 않은 일을 예상해야 하며 예측되지 않은 문제들을 대응할 준비가 되어 있어야 한다.

미국은 이러한 계획들을 적어도 매년에 한 번씩 훈련하는 것을 권장하고 있으며, 이는 책상 시뮬레이션이나, 야외 연습 혹은 훈련의 형태가 될 수 있고, 반드시 재해가 일어나기 전에 실시해야 한다고 강조한다.

9/11 이후 연방정부는 주와 주요 도시들의 보건대책을 위한 상당한 물자를 지원했다. 이는 자연재해, 생물학 테러, 그리고 화학, 방사능 재해의 대책을 위한 것이다. 2002년부터 CDC는 보건을 위협하는 재해를 대응하기 위해 90억 달러 이상(한화로 9조원 이상)의 돈을 투자했다. 이 돈은 계획, 훈련, 소통

및 조직의 원활화, 실험실과 병원의 강화, 그리고 감염병과 질병감시의 강화를 위해 사용되었으며 의료 물품, 항생제, 백신, 그리고 화학물질에 대한 해독제를 전략적으로 비축하여 미국 어디에든 12시간 내에 전달할 수 있도록 하였다.

2003년과 9/11 테러 사이에 12개의 대도시 지역에서 평가된 바에 의하면 비상대비 절차는 나아졌지만, 아직 개선되어야 할 사항들이 남아있다. 연구자들은 특히 대비가 잘된 세 지역으로 뉴욕의 시러큐스, 인디아나의 인디아나 폴리스, 그리고 캘리포니아의 오렌지 카운티를 꼽았는데, 세 지역의 성공에는 지난 재해의 경험이 큰 도움이 되었다. 시러큐스는 주변에 원자력 발전소가 있기 때문에 지역 주민들의 사고 또는 테러의 위협을 더욱 민감하게 받아들이게 되었고, 인디아나 폴리스는 연간 550회의 자동차 경주대회를 비롯한 다른 큰 스포츠 이벤트를 위해 대규모의 대비를 하였으며, 오렌지 카운티는 산불과 지진에 많은 위협을 겪었고 또한 핵융합 발전소가 주변에 있기도 하다. 연구자들은 강한 리더쉽과 성공적 협력, 그리고 알맞은 지원이 다른 성공적 재해 대비 요소를 이끌어 낸다고 결론지었다.

미국 의회는 허리케인 카타리나에 대한 재해대응능력이 어느 정도 향상된 것으로 평가하고 있으나, 전문가들은 아직도 위험할 정도로 적합하지 않다고 비판한다. 또 양당의 감사위원회는 모든 단계에서의 정당의 실패를 이야기하며, "모든 돼지가 짚으로 집을 지었다. 카타리나는 전국적 실패이며, 정당의 가장 중요한 의무인 대중의 안전에 대한 포기이다."라고 역설하면서 재해에 대한 대비가 잘 되었는지는 다음 긴급재난 때까지 알지 못할 것이라고 우려한다.

## 3 생물학 테러 대비(Bioterrorism Preparedness)

2001년 가을의 미국에서 발생한 탄저병 편지 공격[1)]은 비록 적은 숫자의 사상자를 냈음에도 불구하고 비행기 납치나 비행기 사고와 비슷한 테러로 여겨졌다. 탄저병 편지는 탄저 병원균이 인간에게 너무나 희소한 병원균이었던 점과 9/11 테러 이후 경각심이 곤두세워져 있던 이유로 테러라는 것을 재빨리 인식하였다. 1990년대 후반에 이미 탄저병은 가능한 생물병기로서의 가치가 확인이 되었는데, 만약 더욱 눈에 덜 띄는 병원균을 사용한 테러였다면 테러는 더 늦은 시기에 밝혀졌을지도 모른다. 예를 들면, 1984년 오레곤에서 있던 살모넬라 테러는 계속 수면 아래에 있다가 이단자의 다툼에 의해 대중에 밝혀지고 나서, 범죄 수사가 시작되었다.

---

1) 2001년 미국 '탄저균 테러' 사건: 미국 플로리다州 '아메리칸 미디어社' 직원 수 명이 탄저병(炭疽病)에 감염되고, 그 중 한 명이 2001년 10월 5일 사망하면서 탄저테러가 알려지기 시작했다. 탄저테러가 뉴욕과 워싱턴으로 북상하며 주요 방송사와 입법-행정-사법부 등 3부로까지 확산되자 미국인들의 공포는 집단 패닉현상으로까지 발전했다. NBC, ABC, CBS 등 방송사에 주로 배달됐던 탄저균이 美의회 의사당 내 민주당 상원 원내총무실과 백악관 · 대법원의 우편물 처리소에서까지 발견되기 시작하자 미 정부는 초비상 상태에 빠졌고, 의사당 기능이 며칠간 정지됐다. 탄저병은 지난 100년동안 감염 환자가 모두 18명에 불과할 정도로 미국에서는 희귀한 질병으로 환자가 사망한 것도 1976년 이후 25년 만의 일이다. 탄저 공포는 미 전역으로 확산되면서 흰색 가루만 발견되면 항공기 이 · 착륙이 중단되거나 회항하는 등 탄저균 공포 신드롬이 세계 곳곳으로 퍼져나갔다.

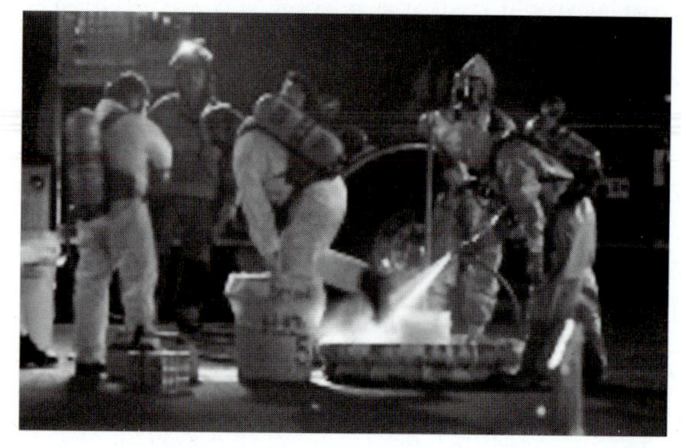

생물학 테러는 허리케인이나 세계무역센터의 붕괴와 같은 재해와는 매우 다른 대책 전략이 필요한데, 생물학 테러 대책의 가장 중요한 점은 테러가 진행되고 있다는 사실을 인지하는 것이다. 미국 CDC(Center for Disease Control; 질병통제센터)는 생물학 테러가 자연 질병 발생과 같은 영향을 끼치는 것을 감안해 공중보건 기반을 강화하였는데, 질병대책센터장 Dr. Julie Gerberding는 "우린 생물학 테러에 대응하기 위한 능력을 보건의 기반 위에 갖추고 있다. 또한 새로운 투자를 통하여 테러를 대응하기 위한 힘을 기르고 있다. 왜냐하면 그 두 가지 프로그램이 불가분하게 연결되어 있기 때문이다."라고 말하였다.

CDC는 테러에 사용될 수 있는 병원균의 종류와 생물학 테러에 대응하기 위한 권고를 제시, 생물학 테러에 이용될 수 있는 병원균을 A군(category A)으로 분류하고 천연두, 탄저병, 에볼라 등과 다른 출혈성 열 바이러스를 포함시켰다. 이러한 병원균들은 쉽게 퍼지거나 사람 대 사람으로 전달될 수 있으며 사망률 또한 높아 공중보건에 심각한 손상을 입힐 수 있다.

### (1) 생물학 테러에 이용가능성이 높은 병원균

미국은 다음과 같은 4가지의 관점에서 생물학 테러 위험성이 높은 병원균 6종을 A군으로 분류하였다.

- 사람에서 사람으로 쉽게 확산 또는 전파된다.
- 주요 보건문제를 야기하며 사망률이 높다.
- 대중들을 공포에 몰아넣고 사회분열을 일으킬 수 있다.
- 보건 측면에서 대응을 위한 특별한 대책을 필요로 한다.

**〈표 V-1-1〉 A군 질병과 병원균의 종류**

- 탄저균: *Bacillus anthracis*
- 보눌리스 중독: *Clostridium botulinum toxin*
- 페스트: *Yersinia pestis*
- 천연두: *Variola major*
- 야토병: *Francisella tularensis*
- 바이러스성 유행성 출혈열: *filoviruses*(예, 에볼라, 마르부크병), arenaviruses(예, Lassa, Junin)

CDC는 위와 같이 생물학 테러 대상 병원균을 분류함과 동시에 생물학 테러의 공격을 준비하는 9단계[2]를 권고하였다.

① 생물학 테러를 감지하고 대응하기 위해 전염병학 능력을 길러라.
② 주와 지역 공중 보건 단체에 진단 시약을 보급하라.
③ 정확한 정보 전달을 위한 소통 프로그램을 개설하라.
④ 보건의료 전문가를 위한 생물학 테러 관련 교육과 훈련을 늘려라.
⑤ 생물학 공격 도중 혹은 이후에 대중을 교육하기 위한 물품을 준비해라.
⑥ 백신과 약을 준비해라.
⑦ 특이하거나 약물에 저항성이 있는 미생물 계통을 포함한 분자 감시체계를 확립하라.
⑧ 진단 테스트의 개발을 지원하라.
⑨ 백신과 항바이러스 약의 개발을 격려하라.

### (2) 생물학 테러에 대응하기 위한 보건역량

질병발생에 대한 인식을 개선하기 위해 강화되고 있는 보건역량에는 다음과 같은 내용이 포함된다.

① 의사 및 의료계 종사자들이 희귀한 질병에 대해 인식하도록 교육
② 특정 증상의 패턴에 대한 응급실 감시
③ 흔치 않은 박테리아나 바이러스를 식별하는 능력을 가진 새로운 실험실 설치
④ 국가 및 지역 차원의 공공보건기관, 전문가, 그리고 환자를 최초로 수용할 가능성이 높은 시설 간의 의사소통 개선

생물학적 테러에 대응하는 미국의 감시활동에는 응급실 방문, 911과 독극물 통제 센터로의 전화, 그리고 일반의약품 및 항생제의 사용 증가를 감지하기 위한 처방 기록이 포함되는데, 1993년 밀워키 시에서 크립토스포리디움증 발생에 대한 조기 지표는 약국에서 설사약이 다 팔려나간 것이었다. 이와 유사한 척도들의 예로는 조류독감, SARS, 한타 바이러스, 광우병, 그리고 장출혈성 대장균(Ecoli P157:H7)이 있다. 컴퓨터 네트워크는 감시 자료에서 중요하거나 특이한 점을 발견해 보건 공무원에게 알려주는 역할을 한다.

보건의 생물테러 공격 감지와 물질 감지 능력 향상에 대한 노력과 더불어 CDC가 실제 사건에 대한

---

2) Steps in Preparing for Biological Attacks
- Enhance epidemiologic capacity to detect and respond to biological attacks.
- Supply diagnostic reagents to state and local public health agencies.
- Establish communication programs to ensure delivery of accurate information.
- Enhance bioterrorism–related education and training for healthcare professionals.
- Prepare educational materials that will inform and reassure the public during and after a biological attack.
- Stockpile appropriate vaccines and drugs.
- Establish molecular surveillance for microbial strains, including unusual or drug–resistant strains.
- Support the development of diagnostic tests.
- Encourage research on antiviral drugs and vaccines.

반응 능력을 향상시키기 위해 앞서 제시하였던 전략적 국가비축(Strategic National Stockpile)[3]은 화학공격을 감지하는데 있어서도 중요하다. 질병관리센터(CDC)는 생물테러와 화학테러에 반응할 수 있는 시, 도, 국가, 군대 그리고 국제 공공 보건 실험실의 통합된 시스템을 구축하였고, 농무부는 이와 유사한 감시체계를 가축 질병과 농업 위협이 될 수 있는 기타 질병들에 대해(의역임) 행하고 있는데, 동물 건강은 식량공급 보전의 필요성과 많은 동물성 질병이 사람에게도 위해가 될 수 있다는 두 가지 이유에서 국토 안보의 중요한 요소이다. 최근에 인간에게 감염될 수 있는 것으로 밝혀진 감염성 질병 중 75%는 동물에게서 유래한 것으로 조류독감, SARS, 한타바이러스, 광우병, 대장성출혈열 등이 있다. 컴퓨터 네트워크는 감시 데이터로부터 특이하고 의미 있는 결과들이 보건당국에 알려질 수 있도록 하며 생물학 테러와 감염원에 대한 인식 능력과 상황발생 시 대응을 향상시키기 위해 CDC는 'Strategic National Stockpile, 전략적 국가 비축'을 포함한 발걸음을 내딛었다.

웨스트 나일 뇌염이 나라를 건너뛰어 퍼지게 된 사건은 공중보건에서 새로운 감염병에 대한 대책의 개발 및 연습의 기회이자 위기가 되었다. 웨스트 나일 바이러스가 1999년 뉴욕에 처음 발생했을 때, 생물학 테러가 아니냐는 하나의 가설이 있었다. 이는 금방 폐기되었지만 질병이 생소한 지역으로 확산되는 것을 가까이서 관찰하게 되었는데, 이 바이러스의 확산 기전은 곧 생물학 테러 사건에서도 유사하게 나타날 것이다.

### (3) 보건위기에 신속하게 대처하기 위한 법적 권한

생물학 테러에 대한 전망은 국가의 대응능력에 변화를 줄 다른 안건을 불러일으켰다. 그 핵심은 보건 관계자가 대중을 보호하고 감염병 발병을 막기 위해서는 법적인 힘 또는 권한을 필요로 한다는 것이었다. 관계자들은 사람들을 격리시킬 권한이 필요하며 보건 활동은 대부분 법에 의해 조정되는데, 많은 보건 관련 법 규정은 질병에 대한 현대 과학적 지식을 따르지 못한다. 많은 법이 오래되어 실정에 맞지 않거나 모순적일 수 있다. 예를 들면, 개인정보보호법은 보건 관계자들로 하여금 병원이나 약국에서 정보를 얻는 과정을 방해할 수 있으며, 감염병 예방 및 관리에 관한 법은 감염된 개개인들에게 불만을 야기할 수도 있다.

2001년의 탄저병 테러 이후, 미국 CDC는 법률 및 보건학자들 단체의 도움으로 관련 법규정이 갱신되도록 하는 '보건위기법(Model State Emergency Health Powers Act)'[4]을 발표했다. 여기에는 긴급상황에 대처하기 위한 계획을 세우기 위해 장려하는 방법, 감시, 백신과 약, 병원들의 유용성을 위한 재산분배, 필요할 때 백신을 강제하고 실험하고 처방하고 격리하고 고립시킬 수 있는 권리, 그리고 대중에게 정보를 제공하는 것을 포함한다. 이러한 방안들은 보건위기 상황이 선언되었을 때 실행되며 공공의 이익을 위하면서도 개인의 권리가 침해되지 않도록 하는 법적 안전장치 또한 포함되어 있는데, 이러한

3) Strategic National Stockpile(SNS): 전략적 국가비축(SNS)은 항생제, 백신, 화학 해독제, 항독소 및 기타 필요한 의료 장비 및 소모품의 저장소이다. SNS는 보건부와 다른 기관의 지원으로 CDC에 의해 관리된다. SNS는 미국 생물학 테러 대응 프로그램의 축이다.

4) The Model State Emergency Health Powers Act (MSEHPA): 감염병 유행과 생물학 테러와 같은 보건위기 상황이 선언되면 신속하게 대처할 수 있도록 다른 법에 우선하여 법적 권한을 주도록 한 법이다.

법안은 2001년 12월에 발표되었고, 대부분의 주들은 적어도 일부의 조항들은 통과시켰다. CDC는 보건 관련 법 프로그램을 통해 이러한 법들을 이해하고 보건을 위한 도구로 사용하는 법을 가르치며, 보건의 목표를 위해 이러한 법들을 더욱 잘 적용시키기 위한 능력을 기르고 있다.



### (4) 생물학 테러 감지 장치

CDC가 생물학 테러 대응책 개발의 중요 임무를 맡고 있을 때, 국토 안보부는 생물학 테러를 최대한 빨리, 심지어 증상이 사람에게 나타나기도 전에, 그리고 병원균이나 화학물질의 정체를 밝혀내면서 감지하기 위한 기술적 방법을 개발하고 있었다. 박테리아, 바이러스 그리고 독을 감지하는 장치는 2002년 Salt Lake 올림픽에서 사용되어 30개가 넘는 미국 도시에 설치되었는데, 이 장치는 주기적으로 교체되는 필터를 통해 공기를 빨아 들이면 필터 종이를 연구소로 가져가 조사하는 방식이었다. 이러한 감지 물품이 얼마나 테러에 유용할지는 아직 미지수지만, 많은 과학자들은 이러한 모니터링 시스템에 대해서 회의적이다. 하지만 국토 보안부는 더욱 정교한 환경 모니터링 방법을 개발하기 위해 지원을 아끼지 않고 있다.

미국 정부는 천연두를 생물학 테러에 사용될 수 있는 가장 위험한 병원균으로 인식하고, 2001년 탄저병 사건 이후 천연두를 이용한 생물학 테러를 방지하기 위해 많은 힘을 쏟았다.

### (5) 가장 공포스러운 생물학 테러-천연두

천연두는 1970년도에 세계보건기구가 공식적으로 지구상에서 완전히 사라졌다고 선언하였지만 일부 국가에서는 바이러스를 보유하고 있을 가능성을 배제할 수 없다. 미국은 천연두가 테러에 사용되면 엄청난 피해를 가져올 것으로 우려하고 있는데 그 이유는 전염성이 매우 강하며, 효과적인 치료방법이 존재하지 않기 때문으로 감염자의 30% 정도가 사망하게 될 것으로 보고 있다.

천연두 테러의 위험은 세계의 모든 사람들이 대상이 될 수 있다. 왜냐하면 35년간 예방접종이 이루어지지 않았기 때문이다. 익명의 테러리스트가 세 백화점에 천연두 바이러스를 살포했다고 가정했을 때, 약 3백만 명의 감염자가 나올 것이고, 이 중 약 백만 명이 사망할 것이다. 또한 훈련을 통해 교훈을 얻듯이 미국은 2001년 탄저병 사건 이후 이러한 테러가 주요 기관의 붕괴, 민주절차의 혼란, 정부에 대한 신뢰 감소, 미국의 전략적 유연성 감소 등을 야기할 것으로 예측하고 있다. 따라서 이제 보건이 국가 안보를 위한 중요한 요소임을 지적했다.

이라크가 생물학 무기를 보유했다고 믿었던 부시 행정부는 많은 양의 백신을 개발하기 위해 막대한 지원을 했고 이에 따라 군인들은 전쟁 전에 예방접종을 맞아야 했다. 정부는 생물학 테러를 대비해 보건 및 의료인력에 대해서도 예방접종을 할 예정이었으나 극소수의 시민들만이 예방접종을 맞길 원했다. 다행히 대규모의 파괴 이후 이라크에 생물학 무기가 없다는 것이 밝혀지면서 천연두에 대한 걱정은 누그러들었다.

### (6) 생물학적 무기 사용 사례

#### ① 생물무기로서의 탄저병 사례

탄저균이 생물학적 무기로 사용되어진 것은 80여 년 전으로 추정된다. 1916년 1차 세계대전에서 연합군에게 탄저균에 감염된 가축이 보내졌고, 또 감염된 루마니아 양을 러시아에 보낸 일이 있다. 현재 17개국 정도가 생물학 무기를 보유하고 있는데, 탄저균의 보유 정도는 알려진 바가 없다. 1945년 이란에서 탄저병의 대유행으로 백만 마리의 양이 죽었고, 1979년 4월 Swerdlovsk, Russia, BW plant에서 소량의 탄저균 발생으로 호흡기 증상의 탄저병이 발생하여 79명의 환자 중 68명이 사망 혹은 치명적 후유증을 남겼다. 그리고 1992년 옐친에 의해 생물무기 생산공장의 사고가 원인이었다는 사실이 확인되었다.

1995년 일본의 Aum Shinrikyo가 지하철에 탄저균과 보툴리늄 독소의 에어로졸 살포를 시도하였으나 질병은 발생하지 않았는데 그 이유는 아직 밝혀지지 않고 있다. 1970년 WHO 전문가위원회는 도시 상공에서 비행기로 50kg의 탄저균을 살포하여 5백만 명이 노출되면 25만 명이 이환되고 10만 명이 사망할 것으로 예측, 보고하였다.

1993년 한 보고에 의하면 Washington D.C.에 100kg의 탄저균 아포 살포 시 13만~3백만 명의 사망이 예상되며 이것은 수소 폭탄보다 더 위력적일 수 있다고 하였다. 무취, 무색인 탄저균 아포는 집 밖의 에어로졸 살포로 집 안에 있는 사람까지 똑같이 이환시키며 노출 시 10만 명당 2,600만 달러의 경제적 손실을 발생시킬 것으로 보고 있다. 2001년에는 9/11 테러 이후 미국 전역에 우편물을 통한 탄저 테러가 발생하여 22명이 감염되고, 5명이 사망하였다.

#### ② 생물무기로서의 리신

리신은 피마자(Ricinus Communis; 아주까리)의 종자에 존재하는 독성을 가진 알부민의 일종으로 많은 식물의 잎, 뿌리, 구근 등과 특히 콩과 식물의 종자에 널리 분포하고 있으며, 적혈구를 응집하는 식물적혈구응집소(Phytohemagglutinin; PHA) 중의 하나이다. 리신은 매우 적은 용량으로도 강력한 독성을 발휘하며 에어로졸 상태로 살포될 수 있기 때문에 미국 CDC에서 Class B로 분류되는 독성물질이다.

전 세계적으로 구하기가 쉽고 독성이 강하며 독성분을 추출하기가 쉬워 생물학적 무기로 쉽게 사용될 수 있다. 또한 탄저균이나 보툴리늄보다 생산하기가 쉽기 때문에 테러분자들이 많이 사용한다. 실제로 2003년 1월 알 자르카위가 보낸 테러리스트들이 영국의 군대 음식에 리신을 넣을 계획을 세웠다가 사전에 적발되었고, 미국에서는 테러 목적으로 추정되는 리신이 동봉된 우편물이 발견되기도 하였으며, 2003년 3월에는 프랑스에서도 알카에다에 의한 리신 테러 정보가 입수되기도 하였다.

이와 같이 최근 리신에 의한 생물학 테러의 움직임이 증가하고 있음을 알 수 있으나, 국내에는 아직 리신에 대한 정보가 부족한 실정이다. 그러나 리신 테러는 우리나라도 예외일 수 없으며 테러 발생 시 이를 치료할 해독제가 없기 때문에 보건당국의 리신 테러 발생에 대한 관리와 대책이 마련되어야 한다.

〈표 V-1-2〉 세계적인 생물학적 무기 사용 사례

| 사례 | 병원체 | 동기/목적 | 이데올로기 | 대상 | 유포 경로 | 결과 |
|---|---|---|---|---|---|---|
| Weather underground (1970) | 협박으로 F.Detrick에서 병원체를 구하려함 | 일시적으로 미국 도시기능을 마비시켜 정부의 무능을 입증 | 미 제국주의와 베트남전에 반대하는 혁명 운동 | 미국 도시 인구 | 화학/생물무기를 도시상수에 유포할 계획이라는 소문 | U.S.Costom에 의해 누출(밀고)되었다고 하나 진위가 불명 |
| R.I.S.E. (1992) | 장티푸스, 디프테리아, 이질, 수막염균을 포함한 미생물 병원체 | 자연의 파괴를 막기 위해 인류를 말살하고 선택된 소수로 문명 재시작 | 범인은 ecoterrorist와 60년대 약물문화에 영향을 받은 대학생 | 초기에는 전세계 인구, 나중에는 시카고 주위의 다섯 개 주 영역 | 공기분사, 도시상수 오염 등의 계획 | 약물집단 발각시 계획 실패, 두 명의 주동자가 쿠바로 도피 |
| Red Army Faction (1986) | 파리의 은신처에서 보툴리눔 독소 배양 | 서독 관료와 기업가들에 대항할 목적 | 마르크스 혁명 이데올로기 | 특정 타겟 불명 | 불명 | 나중에 독일정부(BKA)로부터 배척당했다고 함(잘못된 정보일 가능성이 큼) |
| Rajneeshee Cult (1984) | S.typhimurium | 유권자들을 무력화시켜 선거에서 이기고 지역 정치권을 획득할 목적 | 강력한 주도자에 의해 선도된 인디언 종교 문화 | 달라스, 와스코 카운티, 오레곤의 거주자들 | 주로 식당의 샐러드 바를 오염시키는 등의 여러 방법 | 조직이 붕괴되고 밀고자가 생겨 계획 폭로 |
| Minnesota Patriots Council (1991) | 우편주문한 피마자 씨에서 추출한 리신 | 개인적 복수심으로 연방정부에 위해 | 반정부적 tax-protesters: 우익 애국자 운동 | IRS 관리, U.S. 부사령관, 지역 법 집행관 | DMSO, aloe vera, 건조 분무 등을 통해 경피 침투시킬 계획 | FBI 정보원에 의해 발각, 4명의 주동자 체포 |
| Sverdlovsk, City of Soviet (Ekaterinburg) (1979) | 탄저 | 발생 당시에는 오염된 고기가 원인이었다고 구 소련 정부는 주장하였으나, 사실은 구 소련군 생물무기 시설에서의 과실로 방출 | 구 소련군에서 전쟁시를 대비한 공격용 생물무기를 만들고자 했던 프로그램 | 의도된 목표 대상 없음 | 구 소련군 생물무기 시설에서의 공기 전파 형식으로 누출되었으나 방출 방식이나 방출의 원인이 된 작업내용에 대해서는 알려진 바 없음 | 해당 군 시설이 위치한 지역을 따라 환자가 집단적으로 발생, 94명의 발병자 중 적어도 64명이 사망하였고 해당지역의 가축들도 탄저병으로 사망 |
| Aum Shinrikyo (1995) | 탄저균, 보툴리눔 독소, Q열, 에볼라 바이러스, 그 외 사린가스 등 화학무기 | 묵시록적 교리의 입증, 반대파 제거, 불리한 법정 판정에 반발, 일본의 정부를 장악 | 일본에서 신정주의를 이룩하려는 신세기 종말론자들 | 시민, 반대자들, 진리교에 적대적인 판사와 조사하는 경찰 | 에어로졸 형태로 최소 10건 이상 | 화학무기로는 20명 이상 살해, 1,000명 이상 피해를 입었으나 생물무기는 모두 실패 |
| Larry Wayne Harris (1998) | 페스트, 탄저(백신 스트레인) 등 여러 다른 세균 | 미국에 이라크의 생물무기 위험을 경고하고 미국 내에 백인들만의 분리된 영토를 창설 | 기독교 정체성과 백인 우월주의 | 우익애국자 단체를 대신하여 연방정부에 대해 막연히 위협 | 농약 공중 살포 등의 방법으로 살포 | 생물 테러에 관해 널리 공포, 관리들을 위협할 때 체포 |

| 남아프리카 CBW의 공격용 프로그램 (1970년대) | Infertility Toxin(불임 독) | 남아프리카 내 흑인 인종의 말살을 위한 정치적 목적 | 흑인에 대한 인종 차별주의 | ANC 정치 지도자, 그들의 지지자와 흑인 거주 지역에 사는 사람들 | 목표 대상자의 옷에 독을 묻히거나 초콜릿, 담배 등에 숨겨 섭취하도록 함 | – |
|---|---|---|---|---|---|---|
| 남아프리카 CBW의 공격용 프로그램 (1979년대 후반) | 콜레라, 탄저 | 정부 반군의 소탕 | 독립국 형성을 막으려는 정치 전쟁 | 로데시아 지역 정부 반군(현 Zimbabwe 독립국) | 콜레라의 경우 남아프리카 일부 마을의 수원에 살포, 탄저의 경우에는 게릴라전에 참가한 반군에게 사용할 목적으로 로데시아 군인들에게 제공 | 로데시아 지역에 탄저병이 수천명에서 발병하였으며, 이중 82명이 사망 |
| Gulf War | 탄저, 보툴리눔 독소, 아플라톡신 | 전쟁 무기로 사용 | – | 전쟁에 참가한 군인 살상 | – | 탄저나 보툴리눔 독소 폭로에 의한 장기적 건강 위해는 발견되지 않았으나 아플라톡신은 저농도 폭로 후에도 간암 발생률의 증가 |

## 4 독감 대유행(Pandemic Flu)

1990년대 아시아 조류독감의 발생 이후로, 그것이 유행병이 될 가능성에 대한 우려가 제기되어 왔다. 조류독감은 감염자들 사이에서 놀랄 만큼 높은 사망률을 보였다. 여태까지 조류독감은 사람에게서 사람으로 전파는 되지 않는 것으로 알려졌었다. 그러나 변형된 조류독감 바이러스가 사람들 사이에서

5) 1918년에 발생한 스페인 독감으로 흑사병과 함께 가장 많은 인명을 앗아간 것으로 기록되어 있다. 몇 개월 사이에 2,000만 명가량이 죽었다. 인도에서만 1,250만 명이 목숨을 잃은 것으로 추산되며, 미국에서는 55만 명가량이 죽었다. 첫 사례는 1918년 가을 서부전선에 주둔했던 미군부대로, 4만 4천 명이 희생됐다. 우리나라도 742만 명이 감염되어 14만 명이 사망한 것으로 알려져 있다. 스페인 독감이라는 명칭은 당시 1차 세계대전에 참전하지 않았던 스페인의 방송과 신문의 보도로 인한 것이다. 전선의 참호에서 스페인 방송을 들은 군인들이 이 독감을 스페인 독감이라고 부르기 시작했다.

쉽게 감염될 수 있다는 전망 하에 정부차원에서 그런 일이 발생했을 경우 어떻게 대응할지에 대한 계획을 만들도록 촉구했다.

정부의 대응이 필요한 부분에는 특정 유행병 균주를 표적으로 하는 백신의 신속한 개발 및 제작, 바이러스 전파에 대한 감시, 1918년 독감[5]의 감염자들 중 많은 수를 죽인 이차적 세균성 감염에 대항하기 위한 항바이러스 약제와 항생제 비축 등이 있다.

미국은 부분적으로는 생물 테러에 대한 대응계획을 수립한 덕분에 CDC는 감시를 강화했고, 국가전략비축은 생물 테러 공격 시 만큼이나 독감 유행병의 경우에도 유용하게 사용될 것이다. 백신 생산은 시간이 오래 걸리는 작업이다. 이 기술은 계란 안에서 바이러스를 기르는 것을 포함하는데, 굉장히 많은 양의 계란을 필요로 한다. 대부분의 계절 독감 백신은 3회 혹은 4회분마다 하나의 계란을 필요로 한다. 배양에서 자란 세포를 사용한 백신 생산법을 발전시키려는 연구는 진행중이지만, 아직 허가된 백신을 생산하는 데는 이르지 못했다. 현재의 방법으로 충분한 양을 생산하는 데는 약 6달이 걸린다.

심각한 유행병에 대비하기 위한 계획에서 우려되는 점은 병원 수용력과 인공호흡기에 대한 필요이다. 1918년 독감의 증상들은 SARS의 증상과 비슷하므로 현대적 의료를 통해 1918년에 가능했던 것보다 더 많은 독감 감염자를 살릴 수 있을 것이 예상된다. 그러나 SARS보다 독감이 훨씬 더 쉽게 감염되기 때문에, 1918년에 일어났던 독감의 경우처럼 보건의료체계는 독감 유행병에 의해 빠르게 압도당할 것이다. 따라서 유행병 독감에 대한 대비는 모두가 도움을 받을 수 없을 때 부족한 의료자원을 어떻게 할당할 것인지에 대한 논의를 포함하고 있었다.

1968년 홍콩독감 이래 2009년 예상치 못하게 발생한 유행병은 조류독감이 아니라 돼지 인플루엔자였고, H5N1이 아닌 H1N1이었는데, 조류독감보다 훨씬 덜 심각한 것으로 밝혀졌다. 미국은 그동안 준비가 되어 있었기 때문에 계획을 실천에 옮길 수 있었다. H1N1 유행병은 일반적 유행병 계절의 끝인 봄에 발생했고, 보건 비상사태가 발령되었다. 바이러스는 재빠르게 격리되었고, 백신 제조업체에 제공되어 백신 생산을 시작하도록 독려하였다. 예방접종은 10월에 시작되었지만 백신 생산은 예상보다 느렸으며, 보통의 계절 독감 백신은 H1N1에 대한 보호를 제공하지 못할 것으로 예상되었다. 그러므로 완전한 보호를 위해 두 예방접종 모두가 필요했다. 하지만 백신의 부족 때문에 보건 관계자는 H1N1 백신 접종을 다음과 같은 고위험군에 제한할 것을 권고하였다.

- 임산부: 합병증에 대한 가장 높은 위험을 가지고 있으며, 백신을 맞을 수 없는 영아를 잠재적으로 보호할 수 있기 때문이다.
- 가족 접촉자와 6개월 이하 유아를 돌보는 사람이다.
- 의료업 종사자들과 응급치료 관계자: 취약한 환자들의 감염원이 될 수 있고, 이 인구의 결근은 의료 시스템을 약하게 만들 수 있기 때문이다.
- 생후 6개월~24세: 자주 어린이 시설이나 학교와 밀접한 접촉을 가지기 때문이다.
- 24세 이상의 사람 중 독감 관련 합병증에 취약하게 만들 수 있는 건강 문제를 가지고 있는 사람이다.

2009년 10월 중순, H1N1은 전 미국을 통틀어 가장 지배적인 독감 균주였고, 전국에 걸쳐 퍼졌다. 65세 이상의 사람들은 H1N1 균주에 덜 취약한 것으로 보였는데, 그것은 아마 그들이 앞서 노출되었던 균주와 H1N1이 유사했기 때문일 것이다. H1N1 균주는 2010~2011년 계절 독감 백신에 포함되었고, 미국의 생물학적 테러에 대한 대응체계 덕분에 돼지 인플루엔자는 치명적인 유행병으로서의 위협을 주지는 않았다.

공중보건은 온갖 종류의 긴급상황, 자연재해, 인재에 대비하고 대응하는 데 중요한 역할을 한다. 재난에 대한 긴급대응은 부상자에 대한 응급치료와 생존자 대피를 포함해야 한다. 허리케인의 경우와 같이 재난이 예견 가능한 경우에 가장 안전한 대응은 사람들을 미리 대피시키는 것이다. 이후에는 공기, 물, 그리고 음식이 오염되지 않게 확실히 하는 것과 떨어진 전선이나 불안정한 건물과 같은 부상 위험 요소들을 제거하는 것이 필요하다. 일반적으로 재난 대응은 여러 기관에 의해서 이루어지므로 그들 간의 협력은 매우 중요하다. 9/11 이후 중앙정부는 모든 지역사회의 재난 계획 설립을 지원했고, 그 계획에는 모든 관계 기관들이 참여해야 한다.

국제무역센터 공격에 대한 뉴욕의 대응은 여러 약점들을 보여주었고, 이를 통해 미래 긴급상황에 대한 계획을 세우는 데 포함되어야 할 교훈을 주었다. 가장 심각한 문제는 대응 기관들 간의 형편없는 소통이었는데, 테러 공격에 의해서 도시의 비상관리센터가 피해를 입고, 통신에 필요한 안테나도 피해를 입으면서 소방서와 경찰서가 서로 소통하지 못하였다. 물론 13,000명이 넘는 사람들이 건물로부터 탈출했지만, 2,801명의 죽음 중 몇몇은 더 나은 통신과 합동을 통해 막을 수 있었을 것이다. 맨해튼 남부의 공기는 공격 이후 몇 달 동안 오염되어 있었지만, 현장의 청소노동자 중 많은 수가 호흡방호장비를 사용하지 않았다. 비판자들은 정부기관이 시민들을 안심시키는 데만 주의를 기울이고, 그들에게 건강상의 위험에 대한 진실을 말하는 데에는 관심이 없었던 점에 항의했다.

허리케인 카트리나에 대한 대응 역시 정부 차원에서 충분하지 못했다. 뉴올리언즈 시장과 루이지애나 주지사는 필수적 대피 명령을 주저했고, 인구 중 가장 취약한 사람들에게 대피 정보와 방법을 제공하지 않았다. 협력과 자원을 제공해야 했던 연방정부기관인 연방비상사태관리국(FEMA)은 새 국토안보부에 합병되는 것 때문에 약화된 상태였다. 예산이 심각한 수준으로 감축되었고, 새 국장은 긴급사태 계획이나 대응에 대한 지식 및 경험이 전무했다.

모든 의료 및 안전 대응자(Medical and Safety Responders)가 준수해야 할 재난 대응 원칙들이 있다.

- 모든 관련기관은 계획에 참여해야 한다.
- 모든 대응자들은 계획을 잘 알고 있어야 한다(숙지).
- 그리고 대응은 1년에 적어도 한 번 연습되어야 한다(훈련).

9/11 이래로 연방정부는 37억 달러 이상을 보건 기반 시설을 강화하는데 투자하고 있다. 이러한 준비태세는 재난뿐만 아니라 자연적으로 발생하는 발병 사태 및 다른 공중보건 응급상황들에 대응하기 위한 국가의 역량을 강화하기 위해 계획되었다. 그러나 카트리나는 아직 더 많은 계획이 필요함을 보여주었다.

생물공격에 대한 대비는 공중보건 시스템이 그 감시기능을 정상적으로 수행할 것을 요구한다. 생물 공격은 환자들이 병원이나 의사 진료실에 등장한 이후에서야 인식될 수 있다. 심지어 그 증상은 드문 것이 아닐 수도 있는데, 생물무기에 사용된 병원체의 대부분은 우선 독감과 같은 증상을 유발한다. CDC는 주 및 주요 도시에 병원 응급실, 911 전화, 중독관리센터 전화, 그리고 약국에 대한 감시를 개발하기 위한 재정을 지원하였으며, 생물작용제 및 화학작용제를 시험할 수 있는 실험실을 새로 개설하였고, 의료 및 응급 물품의 전략비축을 지속하고 있다. 농무부는 가축질병에 대한 감시를 시행하였다.

사담 후세인이 대량살상무기를 가지고 있지 않았다는 사실이 이라크 전쟁 이후에 밝혀지자 생물공격과 관련된 많은 우려들이 진정되긴 했지만, 이 계획과 감시 중 몇몇은 2009년 독감 유행에 대응하는 과정에서 유용했다는 점이 증명되었다.

독감 유행은 아시아에서 위험한 균주의 조류독감이 발생한 1990년대 말부터 우려를 낳아왔다. 조류독감은 인간 대 인간 전염이 어렵지만 공중보건 관계자들은 그것이 변종을 일으켜 치명적인 유행병이 될 것을 두려워했다. 그러나 1968년 이후 처음 발생한 2009년의 유행병은 약한 돼지 인플루엔자 균주인 H1N1임이 밝혀졌고, 생물공격에 대한 대비 덕분에 미국은 새 유행병에 어느 정도 성공적으로 대처한 것으로 보인다.

## 5 결론

미국이 9/11과 카트리나의 피해를 통해 수립한 보건차원의 재해대응정책 개발 경험은 우리나라에 시사해 주는 바가 크다. 우리나라도 세월호 침몰 이후 안전이 사회적으로 이슈가 되면서 국가안전처를 설립하고, 각종 재해재난에 대한 대책을 마련하여 대응하려는 노력을 하고 있지만 대부분 해양경찰청과 소방방재청에서 하는 업무들을 모아서 하는 방식으로 이루어지고 있고 보건차원에서의 대응은 매우 미흡한 실정으로, 국가안전처에 보건전문가가 전무하다는 사실과 최근 MERS(중동호흡기증후군)의 유행과 관련한 정부의 초기 대응 실패가 이를 전적으로 입증해주고 있다.

우리나라도 2011년 질병관리본부의 감염병 관리대책의 일환으로 생물테러 감염병에 탄저, 두창, 보툴리늄 독소증, 페스트, 바이러스성 출혈열, 야토병, 리신 등을 지정하고 있다. 그러나 실제로 생물학테러사건이 발생할 경우에 효과적으로 대처할 수 있는 시스템의 구축과 물자비축 등은 막대한 예산을 필요로 한다. 우리나라 보건복지 예산 중 대부분이 보건보다는 복지에 쓰이고 있는 현실에서 미국이 '보건의 위기는 곧 국가적인 위기'라는 인식으로 보건분야의 재해대응 역량을 강화하고, 법적인 권한을 부여하며, 위기상황에 사용할 물자를 전략적으로 비축하는 일련의 과정들은 우리나라에서도 벤치마킹할 필요가 있을 것이다. 또한 재해에 대한 대응은 사전에 철저히 수립되고 훈련되어야 한다는 기본적 원칙이 우리나라에서도 실행되어야 한다. 이를 위해서는 보건분야의 전문가들이 재해와 재난 등 안전 문제에 관심을 갖고 관련 지식의 인프라 구축과 예방전략개발 및 정책개발에 지혜를 모아야 한다.

제2장

# 우리나라 보건의 과제

## 1 우리나라 보건의 과제

### 1) 보건의 과제와 해결방향

현재 우리나라가 안고 있는 보건의 과제는 소득계층 간 건강수준의 격차를 줄이는 것에서부터 인구노령화와 이로 인해 야기되는 만성퇴행성 질환의 관리, 환경오염의 문제, 사회안전망 구축, 재해에 대한 보건대응역량 구축 등에 이르기까지 다양하다.

① 소득계층 간 건강격차의 문제
② AIDS나 유행성 간염과 같은 특수질병예방 및 신종질병의 관리 문제
③ 노령화에 따른 악성신생물, 뇌졸중, 당뇨병, 고혈압 등 만성퇴행성 질환 문제
④ 인구의 도시화나 산업장에서 원인이 되는 공해질병이나 직업병 문제
⑤ 대기, 수질, 토양, 해양오염 등 생활환경의 악화 문제
⑥ 사회보장제도의 발전과 사회안전망 구축 문제
⑦ 인구노령화와 출산력 저하 문제
⑧ 국민의 건강생활기반 구축 및 건강증진사업 활성화 문제
⑨ 자연재해와 생물학 테러 등의 인공재해에 대한 보건대응역량 미흡

위에서 언급한 문제를 해결하기 위해서는 다음과 같은 방안이 강구되어야 한다.

① 소득계층 간, 도시와 농촌 간의 의료의 질적 격차를 해소할 수 있는 제도적 장치가 요구된다.
② 공해 및 직업병의 문제해결, 성인병 관리, 사회보장제도의 확충이 요구된다.
③ 적극적인 보건교육과 지역사회 주민의 참여 활성화가 요구된다.
④ 급속히 진행되고 있는 인구노령화 및 저출산 문제를 해결할 방안이 요구된다.
⑤ 재난대응을 위한 보건역량을 구축해야 한다.

## 2) Health Plan 2020 달성을 위한 과제

보건 분야의 향상을 위해서는 지금보다 더 많은 투자가 요청되며, 지역사회 주민들이 자기 스스로 보건문제를 해결할 수 있도록 적극적인 참여의식을 높여야 한다. 정부는 Health Plan 2020의 목표 달성을 위하여 전반기(2011~2015년) 5년 동안 국비 3.7조원을 투자할 계획이라고 밝혔다. 정부수준에서 수립한 국민건강증진종합계획이 계획을 위한 계획으로 끝나지 않도록 목표 달성 수준을 모니터링하고 관련 정부수준 및 단체들 간 협력과 연계체계를 확고히 구축해야 한다. 특히, 목표 달성도가 미흡한 지표에 대해 주목하고 목표 달성을 위한 방안을 모색할 필요가 있다.

① 소득계층 간 건강격차 해소를 위한 다각적 접근 방안 모색
② 성인 고위험 음주율 감소를 위한 사회 분위기 조성 및 법령 정비와 다양한 정책 실행
③ 운동실천율 향상을 위한 인식개선 및 환경여건 조성
④ 결핵 등 감염병 발생 감시와 전파 차단, 역학조사 등 보건의료 역량 강화
⑤ 자살과 우울증 유병률 감소를 위한 사회적 지지체계 확립과 정신건강증진서비스 제공
⑥ 노인인구 증가에 따른 낙상예방, 노인건강증진 강화 등

# 제3장 우연한 사고가 아닌 손상

전 세계적으로 매년 500만 명 이상이 손상으로 사망하고 있는 것으로 보고되고 있는데 이는 인구 100만 명당 83.7명꼴로 전 세계 사망의 9% 정도를 차지한다. 우리나라의 경우 인구 10만 명당 손상으로 인한 사망자 수는 67.5명으로, OECD 국가 중 두 번째로 많아 다른 나라와 비교할 때 더욱 심각하다. 사회경제적 발전과 의학기술의 발달로 질병으로 인한 전반적인 사망률은 감소하고 있으나 손상으로 인한 사망률은 오히려 증가하는 추세로, 2011년도 총 사망자 257,396명 중 손상으로 인한 사망자 수는 32,445명(12.6%)으로 암, 순환기계 질환과 함께 주요 사망원인으로 나타났으며, 45세 미만 연령층에서는 사망원인 1위를 차지하고 있다.

현 추세대로라면 2020년에는 질병의 사회경제적 부담을 나타내는 장애보정생존년수(Disability-Adjusted Life Years, DALYs) 순위에서 허혈성 심장질환, 우울증에 이어 손상이 3위로 올라서게 될 전망이다. 또한 손상으로 인한 사회경제적 비용은 2006년 한해 29조 4천 3백억 원이 넘는 것으로 추계되어 심각한 보건학적 문제로 부상하고 있다.

## 1 손상의 개념

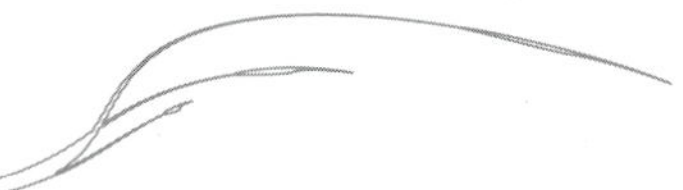

### 1) 사고(Accident)와 손상(Injury)

그동안 우리는 사고와 손상의 개념을 따로 분리하기보다는 혼용해서 사용해 왔다. 여러 문헌 속에서는 다음과 같이 '사고'에 대한 다양한 정의를 내리고 있다.

- "사고란 사물, 물질, 사람 혹은 방사선의 행동이나 반응의 결과로 신체적 상해나 그 가능성을 유발하는 계획되지 않고 통제되지 않은 사건을 말한다(Heinrich, 1959)." [3]

---

3) An accident is an unplanned and uncontrolled event in which the action or reaction of an object, substance, person or radiation results in personal injury or the probability thereof(Heinrich 1959).

- "사고란 해로운 결과로 나아가는 병렬적으로 연결된 사건 과정을 말한다(Saari, 1986)."[4]
- "사고란 역동적이고 안정적인 활동에 위해한 결과를 가져오는 의도하지 않게 상호작용하는 상태의 변화로 전환하는 독특한 일련의 과정이다(Henrick & Benner, 1987)."[5]
- "사고란 결과가 손상으로 나타거나, 나타날 가능성이 있는 사건을 말한다(WHO, 1989)."[6]

위의 정의들을 통해 유추할 수 있는 것은 사고와 손상은 원인과 결과로 상호 연관되어 있으나 명백히 분리된 현상을 의미한다. 사고가 '원인'이 되어 초래된 '위해한 결과'가 바로 손상인 것이며 이를 역학적 관점에서 본다면 '사고'는 곧 '노출'을 의미하고, '손상'은 노출에 의한 '결과'로 볼 수 있는 것이다.

그럼에도 불구하고, 1980년대부터 손상이라는 더욱 '과학적인' 개념을 위해서는 사고라는 용어가 사용되지 말아야 한다는 격렬한 캠페인이 북 아메리카와 호주의 보건 단체들을 중심으로 일어났다. 그들의 주장은 사고란 용어에는 예상할 수 없고 예방할 수도 없는 '신의 영역'과도 같은 함축된 의미를 가지고 있기 때문에 결과적으로 이 용어를 계속 사용한다면 사람들의 초자연적인 설명에 대한 믿음이 강화되어 합리적인 대응을 하지 못하게 할 수 있다는 것이다. 그러므로 사고보다는 '손상'이 더욱 적절하고 과학적으로 더욱 잘 정의된 용어이며, 건강의 측면에서 예방되어야 할 문제라는 점에서 사고라는 용어를 사용하지 말고 손상이라는 용어를 사용해야 한다는 것이다. 이처럼 두 개의 용어는 명백히 다른 현상을 설명하기 때문에, 이 둘은 바꾸어 사용해서는 안 된다.

## 2) 손상의 정의

- 세계보건기구(WHO)는 손상(Injury)을 '의도적 혹은 비의도적 사고의 결과로 발생하는 신체와 정신에 미치는 건강상의 해로운 결과'로 정의하고 있다.
- 미국 손상예방 관리위원회(National Committee for Injury Prevention and Control)에서는 손상을 '신체가 열, 기계, 전기, 화학에너지에 급작스러운 노출, 체온, 하강, 산소 부족으로 인하여 비의도적 혹은 의도적으로 피해를 입는 것'이라고 정의하였다.
- SAVIR(Society for Advancement of Violence and Injury Research)와 STIPDA(State and Territorial Injury Prevention Directors Association): 손상을 '허용 한계를 초과하는 온도, 물리적, 전기적 화학적 에너지의 급성 노출 혹은 열이나 산소 같은 필수 요소들의 부재로 인한 의도적, 혹은 비의도적인 훼손'이라고 정의하였다.
- Baker 등은 '생리적 역치를 초과하는 급격한 에너지(기계, 온도, 전기, 화학, 방사선 등) 노출로 인해 초래된 육체의 기질적 변화를 의미하는 것으로서 익수(Drowning), 조임(Strangulation), 냉동(Freezing) 등과 같이 생명유지에 필수적인 요소들의 부족에 의해 초래될 수도 있는 것'으로 정의하였다.

---

4) An accident is a process of parallel and consecutive events leading to a harmful consequence(Saari 1986).

5) An accident is a special class of processes, by which a perturbation transforms a dynamically stable activity into unintended interacting changes of states with a harmful outcome(Henrick and Benner 1987).

6) An "accident" is an event that results or could result in an injury(WHO, 1989).

이와 같이 손상에 대한 정의는 다소 차이가 있지만 요약해보면 의도적 혹은 비의도적 사고의 결과로 발생하는 신체적 · 정신적 건강의 해로운 결과를 의미한다.

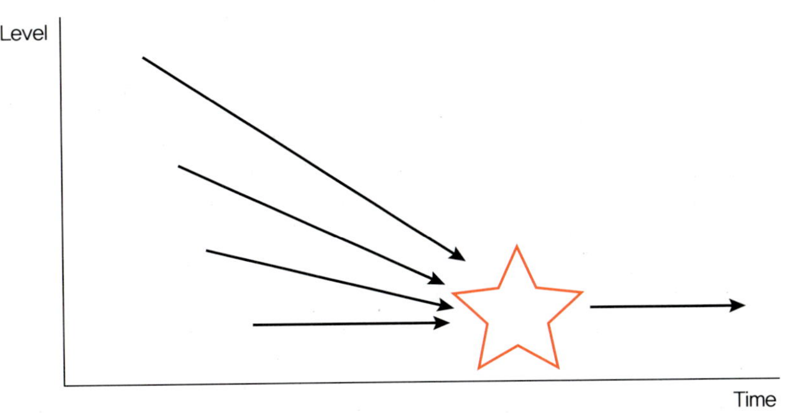


〈그림 V-3-1〉 사고의 결과로서 나타나는 손상

## 3) 손상의 분류

손상의 분류 기준은 다양하다. 즉 손상의 의도성 여부에 따른 분류, 발생 기전에 따른 분류, 유형에 따른 분류, 부위에 따른 분류, 중증도에 따른 분류 등 서로 다른 차원의 기준들이 병렬적으로 쓰이고 있으며, 일반적으로는 세계보건기구(WHO)에서 제시하는 질병부담을 산출하는 분류체계로 손상을 분류하는데, 이 분류체계에서는 우선 손상원인별로 비의도적 손상과 의도적 손상으로 나누고, 2개의 중분류 안에서 9개 항목의 소분류(교통사고, 중독, 추락 등)로 세분하며, 손상 부위를 33개로 구분하여 제시하고 있다.

또한 손상 발생 의도성과 발생기전에 따라 분류한 국제질병분류(International Classification of Disease 10th Revision, ICD-10)의 손상외인코드 체계에서는 손상의 해부학적 부위는 S와 T 코드로 분류하고, 질병이환 및 사망의 외인 분류는 V, W, X, Y 코드를 사용하고 있다.

그러나 ICD-10의 외인코드는 실제 손상의 예방과 통제에 필요한 정보를 충분히 제공하지 못한다는 문제가 제기되어 이를 극복하기 위해 개발된 분류체계로 '손상외인에 관한 국제분류(International Classification of External Cause of Injuries, ICECI)'가 있다. ICECI는 손상의 결과보다는 손상 발생 상황에 대한 포괄적인 정보를 전산처리함으로써 통계적 접근을 용이하게 하고 이를 통해 손상예방에 도움을 주고자 하는 목적으로 개발되었다.

우리나라의 사망원인통계연보에서는 사망의 외인을 운수사고, 추락사고, 불의의 물에 빠짐, 연기·불 및 화염에의 노출, 불의의 중독 및 유독성 물질에 의한 노출, 의도적 자해, 가해, 기타 외인으로 분류하고 있다.

〈표 V-3-1〉 사망원인통계의 손상 분류

| 사망 외인 | ICD-10 |
|---|---|
| • 운수사고 | V01-V99 |
| • 낙상 | W00-W19 |
| • 기계적 힘에 노출 | W20-W64 |
| • 우발적 익사 및 익수 | W65-W74 |
| • 기타 호흡과 관련된 불의의 위협 | W75-W84 |
| • 전류, 방사선 및 극단적 기온 및 기압의 노출 | W85-W99 |
| • 연기, 불 및 불꽃에 노출 | X00-X09 |
| • 열 및 가열된 물질과의 접촉 | X10-X19 |
| • 자연의 힘에 노출 | X30-X39 |
| • 유독성 물질에 의한 불의의 중독 및 노출 | X40-X49 |
| • 상세불명의 요인에 불의의 노출 | X50-X59 |
| • 고의적 자해(자살) | X60-X84 |
| • 가해(타살) | X85-Y09 |
| • 의도 미확인 사건 | Y10-Y34 |
| • 사망 외인의 후유증 | Y85-Y89 |

## 2 손상의 예방 및 관리

### 1) 손상예방에 대한 역학적 관점

1940년대 보건학자 Gordon은 손상이 다른 질병과 마찬가지로 유행(Epidemic)과 계절적 변화, 장기간의 추세, 인구학적 분포를 가진다고 밝혔다. 이를 계기로 손상에도 고위험군(High-Risk Group)이 있으며 개체(Host)와 병원체(Agent) 혹은 매개체(Vector), 환경(Environment)의 역학적 3요소가 서로

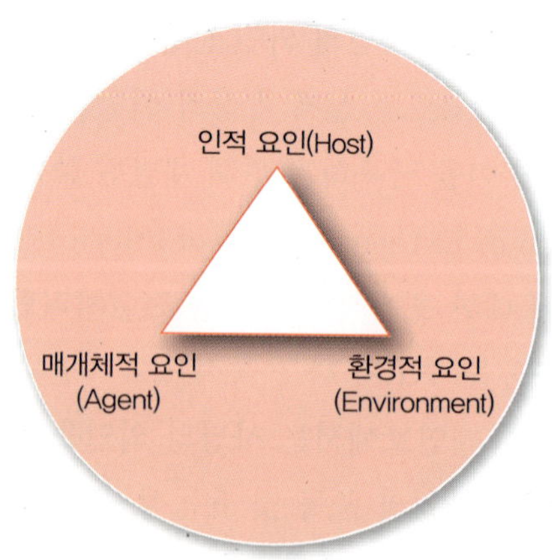


〈그림 V-3-2〉 손상의 역학적 모형

관련되어 손상이 유발되기 때문에 이를 적절히 통제함으로써 예방이 가능하다는 역학적 개념이 적용되기 시작하였다.

과거 손상은 사고로 일컬어지면서 피할 수 없거나 운이 없는 것으로, 혹은 개인이 부주의한 탓에 발생하는 것으로 인식되어 건강증진에 있어서 손상에 대한 관심이 저조하였다. 특히 우리나라의 경우에는 보건 관련 전공자들이 배우는 보건학개론 성격의 전공서에서 조차 손상에 대해 깊이 있게 다루는 파트가 없을 정도로 보건분야에서 손상의 문제는 주요 이슈가 되지 못하였으며, 사고의 다른 이름으로 일부 교통사고, 산재사고와 같이 특정 분야의 사고를 예방하는 영역에만 관심을 가졌다.

손상은 삶의 모든 현장에서 발생하며 삶의 질과 사회경제적 비용에 미치는 영향이 크다. 그러나 손상은 유전과 가족력의 영향을 받는 다른 질병과는 달리 대부분 예방이 가능한 것으로서 건강증진의 중요한 영역이라는 점을 인식하게 되었다.

- 손상은 피할 수 없거나 운이 없는 것으로 여김
- 다치는 것은 개인의 부주의한 탓임
- 건강증진에 있어 손상 영역에 대한 관심이 저조함

- 손상은 역학적 인자가 존재하는 예방 가능한 질병임
- 손상은 하나의 질병으로 국민건강증진에 중요한 영역임
- 손상에 대한 공중보건학적(과학적) 접근을 통해 다양한 예방전략 수립 가능

**〈그림 Ⅴ-3-3〉 손상의 패러다임 전환**

손상(Injury)은 예방으로 인한 삶의 질 향상효과가 극히 높은 영역 중의 하나이다. 더욱이 치명적 손상(Fatal Injury)의 경우 적절한 치료법도 없으며, 장애(Impairment)가 발생하면 재활에 따른 점진적인 향상도 불가능하기 때문에 예방만이 최선의 방법이다.

손상에 대한 보건학적 접근을 통해 체계적이고 다양한 예방전략을 수립함으로써 국민건강증진종합계획의 최종 목표인 건강수명연장과 건강형평성 제고 달성에 기여할 수 있을 것이다.

## 2) 손상의 원인분석: Haddon Matrix

손상의 원인분석에 있어 어떠한 경우든 단일 원인은 거의 없으며 일반적으로 여러 원인이 복합적으로 작용한다. 1970년대 초 Haddon은 손상의 원인분석에 대한 두 가지 차원의 접근 방법을 제시하였는데, 손상의 역학적 세 인자인 인적요소(Host)와 매개체(Agent), 환경(물리적 환경, 사회적 환경)을 시간적 흐름에 따라 사고 전 단계(Pre-Event Phase), 사고 단계(Event Phase), 사고 후 단계(Post-Event

Phase)로 나누어 손상을 분석하였다.

사고 전 단계에서는 사고로 인하여 손상이 발생될 것인지를 결정하는 모든 결정 요소가 포함되고, 사고 단계에서는 사고로 인한 손상의 정도를 결정하는 위험인자들이 포함되며, 사고 후 단계에는 이미 받은 손상의 정도를 최소화하기 위한 인자들이 포함된다. 이러한 Haddon's Matrix는 손상을 예방하는 수단의 개발을 위한 체크리스트로서 사용되며, 각각의 칸은 개별적인 전략들로 개발되어 활용될 수 있다.

〈표 V-3-2〉 Haddon's Matrix를 활용한 교통사고 원인분석

| 시간 | 인적요소 (Host) | 매개체 원인 (Agent) | 물리적 환경 (Physical Environment) | 사회적 환경 (Social Environment) |
|---|---|---|---|---|
| 사고 전 | • 어린이 특성<br>• 알코올 섭취, 약물중독<br>• 시력 혹은 청력약화<br>• 피로<br>• 운전 중 휴대폰 사용<br>• 음식 섭취<br>• 연령, 심리적 상태<br>• 행동특성 | • 타이어 마모<br>• 정비 불량<br>• 차량규격 제정<br>• 비잠금 제동장치 등 | • 도로조건 열약 (급경사, 급커브)<br>• 야간시야확보 어려움<br>• 도로구분불법주정차<br>• 보행자 보호장치 | • 과적, 과속<br>• 법, 규제 위반<br>• 가벼운 처벌<br>• 올바른 차량이용 인지 부족<br>• 통학버스 운전자 안전불감증 |
| 알레르기비염 | • 어린이 카스트 미착용<br>• 오토바이 헬멧 미착용 | • 차량 내 장착물건<br>• 안전벨트, 에어백 | • 충격완화용 장애물 | • 목격자 도움 부족 (신속한 신고) |
| 아토피피부염 | • 건강상태 | • 폭발, 화재 | | • 신속한 응급처치 부족 |

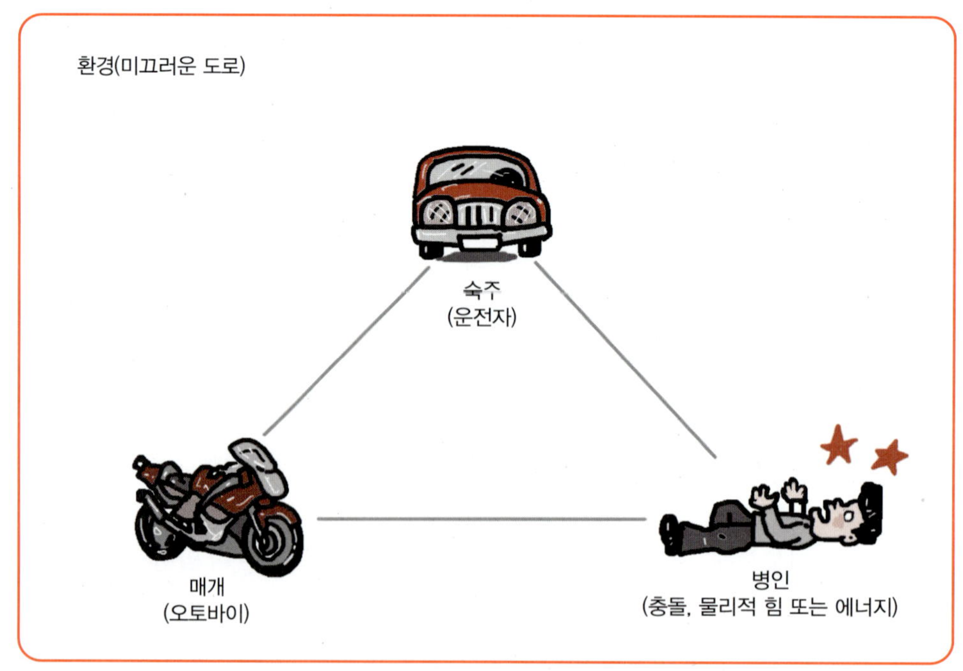


〈그림 V-3-4〉 손상의 3요소

## 3) 손상예방 전략

### (1) 다수준 접근(Multi-Level Approach)

건강과 마찬가지로 손상도 여러 가지 요인이 복합적으로 작용하여 발생한다. 개인은 개인이 속한 집단과 지역사회의 다양한 환경과 상호작용하며 상호간에 영향을 주고 받는 관계 속에 있기 때문에 개인의 손상예방을 위한 전략은 개인의 환경과 규범을 떠나서는 생각할 수 없다. 그러므로 개인의 건강과 안전에 영향을 미치는 개인, 조직, 지역사회, 국가 전체 등 다수준 간의 조화와 노력이 필요하다.

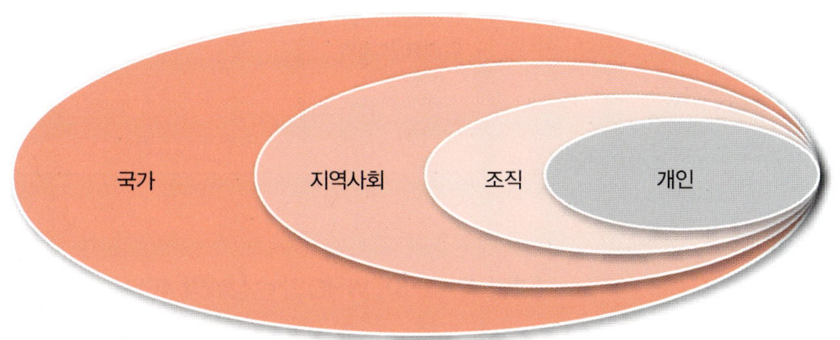


〈그림 Ⅴ-3-5〉 손상예방을 위한 다수준 접근(Multi-Level Approach)

최근에는 개인(인적 요인)에 초점을 맞춘 손상예방 교육사업과 더불어, 사회적 · 물리적 환경의 개선에 초점을 맞춘 지역사회 중심의 접근이 효과적으로 사용되고 있다. 손상예방을 위한 다수준적인 접근 방법이 균형적으로 이루어지기 위해서는 3E전략을 효율적으로 활용하는 것이 요구된다.

3E전략은 교육(Education), 환경 및 공학적 개선(Engineering and Environment), 규제강화(Enforcement) 등의 3가지 접근 방법으로, 교육은 개인적 차원에서, 환경 및 공학적 개선은 조직과 지역사회 차원에서, 규제강화는 지역사회와 국가적 차원에서 효율적으로 접근할 수 있는 방법이다. 이들 3가지 전략은 그 지역사회의 손상문제에 따라 지역사회의 여건과 구성원의 특징에 맞게 적절하게 적용될 때 효과적으로 손상을 예방할 수 있다.

〈표 Ⅴ-3-3〉 어린이 놀이터 낙상예방을 위한 손상예방전략의 예

| 손상의 역학적 3요소 | 손상예방 전략 | | 기대효과 |
|---|---|---|---|
| | 접근 수준(Level) | 접근 방법(3E 전략) | |
| 인적 요인(Host) | 개인적 수준 | 교육(Education) | 놀이기구 사용 규칙을 잘 지키는 어린이 |
| 매개체적 요인(Agent) | 지역사회 수준<br>조직 수준 | 공학적 개선 (Engineering)<br>규제강화 (Enforcement) | 규격 기준의 안전한 놀이기구 |
| 환경적 요인(Environment) | 지역사회 수준<br>조직 수준 | 공학적 개선 (Engineering)<br>환경개선 (Environment) | 안전한 놀이터 환경<br>놀이터 감독자 보유 |

### (2) WHO의 4단계 접근 방법

손상의 예방 · 관리를 위해서는 체계적 접근과 효율적인 사업수행이 필수적이기 때문에 WHO에서는 손상예방을 위한 과학적 접근 방법으로서 다음과 같은 4단계를 제시하고 있다.

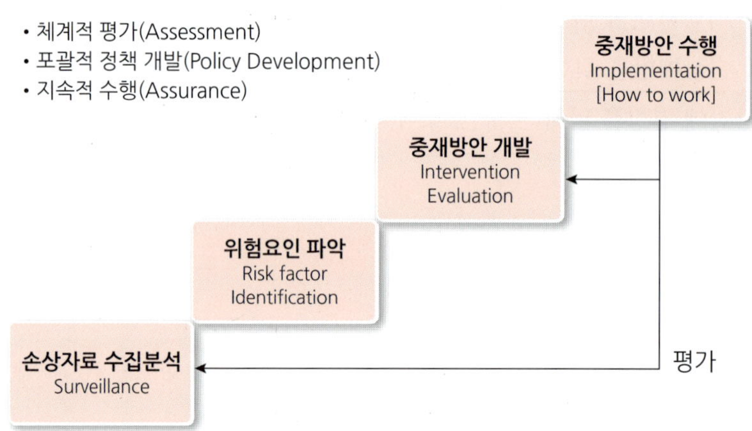


〈그림 Ⅴ-3-6〉 WHO의 손상예방 4단계

- 1단계는 손상감시체계(Injury Surveillance System)를 구축하여 대상 인구 집단이 가지고 있는 손상의 문제를 확인한다.
- 2단계는 손상감시체계를 통해 얻는 정보를 토대로 위험요인을 정확히 분석한다(Problem and Risk Factor Identification).
- 3단계는 얻어진 손상자료를 토대로 손상예방의 우선순위를 결정하고 손상예방 및 안전증진 방안을 모색한다(Priority Setting and Intervention Evaluation).
- 마지막 4단계에서는 지역사회 구성원의 능동적인 참여를 통해 안전증진을 위한 프로그램을 개발하고 적용한다(Program Development and Implementation).

4단계 과정을 모두 마치고 나면 평가(Evaluation)를 통해 프로그램의 수행결과와 효용성을 제시하며, 보완과 지속적 수행, 차후의 상황분석을 위한 정보로 사용한다(Modification and Feedback).

### (3) 손상예방 전략의 틀: Haddon Matrix

Haddon Matrix는 William Haddon Jr.이 1968년도에 발표한 논문에서 어떻게 부상이 발생하는지 이해하고 그 예방 방안을 모색하기 위해 개발된 틀로, 이후 여러 유형의 손상(Injury)의 원인을 파악하고 예방 방안을 고안하는데 도움을 주기 위한 도구로서 확대 적용되어 왔다. Haddon Matrix는 기본적으로 3개의 열(Row)과 4개의 행(Column)으로 구성되는데, 3개의 열은 손상의 발생 시기적 단계(Phase)를, 4개의 행은 손상에 영향을 미치는 요인(Factors)을 나타낸다.

열의 3단계는 사건 발생 전(Pre-Event), 사건 발생 시점(Event), 사건 발생 후(Post-Event) 이고,

각각 예방적 관점, 상호작용 관점, 그리고 결과 및 대응관점을 설명한다. 4개의 행에는 손상발생에 영향을 미치는 요인인 주체(Host), 객체(Agent), 물리적 환경(Physical Environment), 사회적 환경(Social Environment)이 제시된다.

- **주체**(Host): 손상의 위험에 처하거나 손상의 영향을 받는 사람을 의미한다.
- **객체**(Agent): 주체에게 힘을 가하는 것으로 총기나 자동차와 같은 무생물 매개체와 폭력을 가하는 사람과 같이 살아있는 매개체를 모두 포함한다. 생물 매개체로는 가해자 또는 폭행범을, 무생물 매개체로 총기류, 무기, 자동차, 자전거 등을 예로 들 수 있다.
- **물리적 환경**: 주로 공장, 운동장, 고속도로와 같이 손상이 발생된 장소를 의미한다.
- **사회적 환경**: 총 소지의 허용과 오토바이의 규제 적용과 같은 정치적 환경과 안전벨트 착용, 음주운전 처벌과 같은 법적 환경, 그 외 문화적 관습으로 구분된다.

Haddon matrix는 향후 바람직하지 않은 손상 결과에 대해 비용 및 효과의 관점에서 대책 우선순위를 확인하도록 도와준다. 또한 기존의 서술적 접근을 지양하고 상태를 야기하는 원인을 이해하는데 중점을 두어 손상 문제를 다루기 위한 다양한 대책을 판별해낼 수 있는 설득력 있는 틀을 제공한다.

어린이의 놀이터 낙상에 의한 손상을 Haddon Matrix에 적용하여 설명하면 다음과 같다.

**〈표 Ⅴ-3-4〉 Haddon Matrix의 적용: 어린이 놀이터 손상예방 전략**

| Phase | 영향 요인 | | | |
|---|---|---|---|---|
| | Host<br>(어린이) | Agent/vehicle<br>(놀이터 기구 및 장비) | Physical environment<br>(전반적인 놀이터 환경) | Social environment<br>(지역 규범, 정책, 규칙) |
| Pre-event<br>(낙상 전) | 운동장에서의 안전규칙을 따르도록 교육 | 손 미끄럼 방지를 줄이고, 아이들 손에 알맞은 손잡이를 개발 | 아이들이 높이 오르지 못하도록 비탈이 있는 곳에 미끄럼틀을 설치 | 운동장에서 아이들이 순서대로 놀이를 할 수 있도록 도와주는 사회적 규범의 조성 |
| Event<br>(낙상) | 낙상 시 손상을 감소시키는 방법을 교육 | 낙상 시 날카로운 부분에 부딪히지 않도록 돌출된 부분의 수를 줄임 | 표면에 탄성이 있는지 확인함 | 운동장 안전을 모니터링 하기 위한 지역사회 감시체계를 조직함 |
| Post-event<br>(낙상 후) | 손상 발생 시 어떻게 도움을 요청해야 하는지를 교육(예, 응급 공중전화 사용) | 구조하기 쉽지 않은 지역에 추락할 수 있는 기구가 없도록 함 | 아이들이 손상을 입었을 시, 보호자가 잘 관찰할 수 있도록 운동장 모든 지역에 벤치를 설치 | 소아응급상황을 적절하게 대처하기 위한 충분한 응급인력 확보에 대한 지원 |

### (4) 예방 · 중재 · 협력의 3차원 모델

Menckel(1996)은 예방, 협력 및 다양한 종류의 중재 간의 관계를 설명하는 3차원 모델을 제시하였다. 이 모형은 예방, 협력, 중재를 3차원으로 배치하면서 다시 예방은 1차, 2차, 3차로 분류하고, 협력은 개인, 집단, 이익단체, 조직, 사회의 수준으로 구분하고 있으며, 중재에 대해서는 5가지로 분류하여 설명하고 있다.

여러 문헌을 통해 안전증진을 위한 다양한 중재 전략들이 제시되고 있지만 핵심은 위험에 대한 노출위험을 줄이고 손상발생을 막는 것이다. 안전문제의 해결을 위한 해결책으로 포스터나 소책자를 이용한 소극적인 형태와 안전교육과 같은 적극적인 형태가 있다. 중재를 위한 대상으로 개인, 조직 전체, 이익집단 등을 포함하는데 이들은 다시 사회와 국가 전체에 영향을 줄 수 있다.

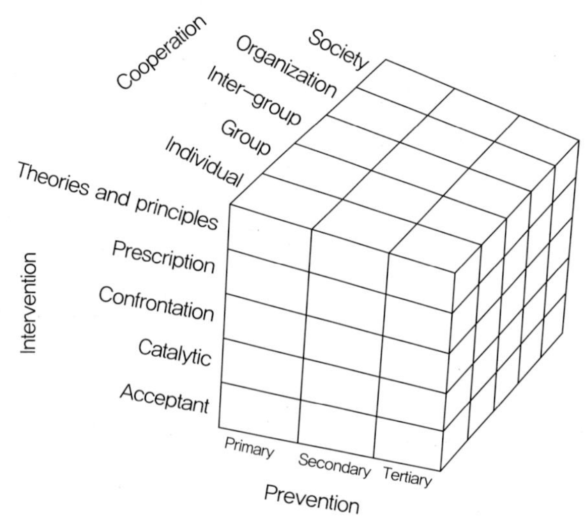


〈그림 V-3-7〉 예방 · 중재 · 협력의 3차원 모델(Menckel, 1996)

이 모형에서 제시한 중재의 5가지는 다음과 같다.

① **이론과 원칙**: 교육과 조언을 통해서 사람들은 그들이 자신의 문제들을 해결할 수 있는 일정한 시각을 갖게 된다.

② **처방**: 설명과 권고를 통해서 사람들은 어떠한 상황에서 무엇을 해야 하는지 들을 수 있다.

③ **직면**: 다양한 해석이나 대립되는 선택지를 보여주고 전시함으로써 사람들은 문제와 이와 관련된 자신의 역할을 더욱 잘 이해하고, 나아가 그들 자신이 해결책을 찾을 수 있게 된다.

④ **촉매**: 지지적 영향을 통해서, 사람들은 문제에 관한 더욱 확장된 지식을 얻을 수 있게 되고 이를 통해서 그들이 문제의 원인과 가능한 해결책을 볼 수 있게 한다.

⑤ **수용**: 도움과 지원을 통해서, 사람들은 안정적인 기초를 공급받아 그들이 문제와 해결책에 대한 그들의 관점을 표현할 수 있게 된다.

실제로 위의 5가지 중재의 종류가 사용되는 것은 제한적이다. 그럼에도 불구하고 이론적으로 5가지를 분류하는 것은 특정 문제가 어떻게 다루어져야 하는지를 논의하는데 도움이 된다. 또한 실행과정에서 위의 5가지의 중재가 모든 단계에서 함께 사용되는 것이 아니라 단계마다 보다 적절한 중재가 선택되어 사용된다.

## 3 생애주기별 기전별 손상예방 전략

### 1) 생애주기별 손상예방 전략

사고 및 손상의 원인은 연령과 관련된 발달단계에 따라 달라진다. 연령대에 따라 손상에 취약한 생리적, 행동적 요인이 있으므로 예방 생활습관을 다르게 제시한다.

#### (1) 영유아기

어린이의 경우에는 해부학적 · 물리적 특성이 손상 발생에 관여한다. 영아의 신체 조직은 에너지 손상에 대한 내약력이 적고, 물리적 충돌에 더 크게 작용하는 위치가 있다. 영아를 자동차 앞좌석에 앉힐 경우 자동차가 충돌하면 차의 내부-정면 구조 사이에서 영아는 충돌하게 되고, 만일 성인 앞에 앉았을 경우 성인의 체중도 함께 가중된다. 따라서 영유아는 자동차 뒷좌석에 앉힌다.

#### (2) 사춘기

청소년기의 미숙함, 위험감수, 감각추구, 충동, 음주와 약물 남용이 손상 발생에 기여하며 어떤 행동이 위험하다는 것을 인지하면서도 의도적으로 위험을 높이는 행동을 하거나 이를 감수하는 위험감수(Risk-Taker) 행태가 청소년 자살이나 폭력행위를 설명하는 근거가 된다. 또한 '위험부정(Risk-Denial)' 또는 '손상에 대한 감수성이 없다는 믿음' 등도 청소년 손상을 설명하는 가설이다.

#### (3) 성인기

특정 직업군에서의 손상을 제외하고 다른 연령에 비해 손상 발생이 낮은 편이다. 이러한 소견은 대체로 손상 위험에 대한 지식과 노출의 차이에서 일부 기인할 수 있다. 그러나 지식의 효과는 사실상 제한적이며 성별, 인종, 직업과 주거환경, 사회적 요인 등과 개인의 행태 요인 그리고 이들 요인의 상호작용이 위험 요인이 될 수 있다.

#### (4) 노년기

나이가 들면서 야간운전이나 장거리 운전과 같은 손상위험 노출이 줄어들기도 하지만 손상으로 인한 입원과 사망률은 더 높다. 시력, 청력, 의식의 감퇴와 같은 생리현상이 손상 발생률을 증가시키는 부분도 있다. 노인에서는 추락으로 인한 고관절 골절의 위험이 증가하기 때문에 다리 힘을 증가시키는 운동을 통해 손상에 대한 감수성을 감소시키는 것이 제기되고 있다.

### 2) 손상 기전별 예방전략

#### (1) 교통사고

교통사고 예방에서 가장 중요한 부분은 잘못된 운전습관을 버리고 교통법규를 지키는 것이다. 안전벨트 착용은 가장 효과적인 교통안전 생활습관이며, 교통사고로 인한 사망을 40~65% 감소시킨다.

우리나라에서는 안전벨트 착용의 법적 의무화 및 강력한 캠페인을 통하여 의무화 직전인 2000년에 23% 정도였던 안전벨트 착용률이 의무화가 된 2001년에는 98%로 증가하였고, 치명적 교통사고 발생률도 5.9% 감소하였다. 그러나 이후 다시 증가하여 현재 70~80%에 머무르고 있어 최근 전 좌석 안전벨트 매기 운동을 시행하고 있다.

또한 영유아용 안전좌석 설치도 치명적 손상을 감소시키며, 오토바이와 자전거 손상에서는 헬멧 착용이 두부손상을 줄이는 중요한 예방 생활습관이다.

#### (2) 추락

환경의 개선과 함께 위험집단에 대해 추락 횟수와 중증도를 줄이는 조치가 같이 이루어져야 한다. 어린이에게는 높은 곳에 올라가지 못하도록 교육이 필요하며 높은 곳에서 작업을 하는 근로자는 반드시 보호장구를 착용하도록 한다. 또한 노인의 경우에는 반복적으로 운동을 하여 추락 손상에 대한 개인의 저항력을 키우도록 한다.

#### (3) 익수

영유아에게는 목욕물도 익사의 위험 요인이 된다. 영유아는 세수할 때는 물론 목욕 시에도 보호자의 관리가 필요하며 동반질환이 있는 경우 위험이 더 높아지므로 특히 주의가 요구된다. 또 수영 가능 여부와 상관없이 물놀이 시에는 반드시 구명조끼 등의 보호구를 사용하는 것이 권장된다.

#### (4) 화상

화재경보기의 사용이 화재로 인한 사망을 줄이는데 중요하다. 또 침대에서의 흡연은 화재의 주요 원인이므로 삼가하고 요리를 하거나 불 근처에서 작업을 할 때 소매나 기장이 긴 옷은 피한다.

## ※ 어린이 손상예방을 위한 개입 방안 예시

(1) 도로 안전

- 음주연령제한법 제출 및 시행
- 초보운전자의 경우 허용 혈중 알코올농도를 낮은 수준으로 제한하고, 위반할 경우 엄격한 처벌을 지정하여 시행함
- 오토바이와 자전거 헬멧 착용
- 안전벨트(좌석벨트) 및 헬멧 관련 법률 지정 및 시행
- 학교, 주거지역과 놀이터 주변에서는 감속
- 도로에서의 차량별 주행 구간 구분
- 주간 운전 시 전조등 사용(오토바이)

(2) 익수

- 위험요소 제거 및 봉쇄
- 수영장 주변의 울타리 설치
- 물놀이 시 구명조끼 착용
- 즉각적인 소생술 시행

(3) 화재

- 화재경보기에 대한 법적 의무화
- 아동은 사용할 수 없게 장치한 라이터를 개발
- 수돗물의 온도를 안전한 범위 내로 유지하도록 법적으로 지정
- 전용 화상 센터에서 환자를 치료

(4) 추락

- 'Children can't fly'와 같은 다각화된 지역사회 프로그램 구현
- 탁아소 가구 등의 물건을 안전하게 제작함
- 놀이터의 적절한 표면 소재의 강도, 기구의 높이 및 유지 보수에 대한 기준을 확립
- 창문 안전장치에 대한 법규 제정

(5) 중독

- 독극물 제거
- 의약물과 독약의 어린이 제한 포장을 위한 법규 제정 및 시행
- 위험한 약은 치명적이지 않을 만큼의 분량으로 포장
- 중독관리센터 설립

# 4 우리나라 손상감시체계

## 1) 손상감시의 개념

일반적으로 '감시(Surveillance)'란 개개인의 건강문제에 대한 기록을 보존하고, 그 기록으로부터의 정보를 지속적으로 수집, 분석·해석하며, 건강증진에 관심이 있는 사람들에게 보급하는 일련의 과정을 의미한다. 이를 통해 보건문제의 규모와 특성, 위험집단, 위험요소 및 경향을 나타내는 자료를 얻을 수 있으며, 이 자료를 근거로 하여 적절한 중재 방안을 기획하고 적용한 후 중재의 결과를 모니터링하고 효과를 평가할 수 있다.

이러한 감시체계의 기본 모형 설정은 근본적으로 감시하고자 하는 건강문제의 특성에 따라 결정되어야 하며, 지역사회의 지리적·인구학적 특성을 고려하여야 한다. 또한 감시체계를 적용하고자 하는 지역의 보건의료 환경과 인력 및 재정 지원 정도도 감시체계를 위한 자료수집 방법 및 자료원을 결정하는 중요한 요소이기도 하다.

손상감시체계(Injury Surveillance System)는 이러한 감시의 개념을 손상 분야에 활용하여, 손상에 관한 다양한 자료들을 체계적이고 지속적으로 수집, 분석, 평가함으로써, 손상의 발생 및 분포 경향을 파악하고, 손상의 위험요인 등에 관한 신뢰성 있는 지표를 산출하는 체계를 말한다.

손상의 연속선은 위해 요인에 숙주가 노출되는 것에서 시작하여 사건이 생기고 손상이 발생한 뒤 결국에는 장애 또는 사망에 이르게 될 가능성이 있다. 이에 따라 감시해야 하는 손상의 특성이 다양하면 그 특성에 따른 감시내용 및 감시자료원을 통한 손상감시의 종류 역시 다양해진다.

손상은 예방이 가능하고 피할 수 있으며, 손상예방은 건강수명연장 및 의료비 절감과 관련되어 있기 때문에 사회양극화시대에 손상예방정책에 대한 수요가 급증하고 있다. 가장 우선적인 단계는 손상 발생, 원인, 위험 요인 등을 포괄하는 문제 확인 단계이다. 이렇게 수집된 손상자료와 산출지표를 이용하여 손상 현황을 모니터링 함으로써, 관련 전문인이나 정책결정자들이 손상예방, 안전증진 정책수립 및 실행의 근거자료로 활용할 수 있다.

## 2) 손상감시의 필요성

손상의 원인, 특이 위험 요인, 위험인구집단, 지리학적 위치, 일시적 문제 등에 분명하게 초점을 맞춘 프로그램을 기획하기 위해서는 손상문제에 대한 충분한 이해가 전제되어야 한다. 손상감시가 필요한 이유는 다음과 같다.

- 손상으로 인한 사망, 상병의 규모와 분포의 추이를 추적하고 모니터링하여 새롭게 출현하는 손상이나 위험요인을 제시하기 위해 필요하다.
- 예방 프로그램에 대한 요구를 설명할 수 있는 손상유형을 설명하기 위해 필요하다.

- 프로그램의 효과를 평가하기 위해 필요하다.
- 연구에 이용할 수 있는 충분한 표본 수를 확보하여 미래의 예방사업을 위한 데이터베이스의 개발과 가설의 일반화를 위해 필요하다.

손상감시는 효과적인 손상예방에 있어 가장 중요한 전제조건이다. 국가단위 또는 지역사회단위의 손상예방전략을 개발하기 위해서는 질 높은 신뢰성이 보장된 정보 없이는 손상예방, 손상의 경감, 손상 입은 사람들의 치료와 재활에 있어 가장 큰 효과를 얻기 위한 자원의 효율적인 분배가 어려울 수 있다. 효과적인 예방전략을 개발하기 위한 손상자료에는 손상의 규모와 형태, 손상발생 당시의 제반 사항, 손상의 중증도, 손상발생 시 응급대처방법 등이 포함되어야 하며, 손상예방을 위한 프로그램 전략 개발 시, 손상문제의 규모는 다양하고 복잡하다는 점을 고려하고, 따라서 이의 수집을 위해 다양한 자료원을 활용할 수 있어야 한다.

국가의 손상관리는 국민에게 손상예방 및 안전증진에 대한 인식과 사고 및 손상에 대한 경각심을 고취시켜 손상의 규모를 감소시키고 국민들의 삶의 질 향상을 최종 목적으로 두고 있다. 이를 위해 국가에서는 손상발생의 분포 및 규모, 손상발생의 위험요인을 파악하고 지속적으로 모니터링하여 손상예방사업을 효과적으로 수행할 수 있도록 하는 제도적 장치를 마련해 주어야 한다.

손상감시체계를 통해 손상으로 인한 국가의 질병부담을 파악하고 국가 손상관리의 정책 우선순위를 설정할 수 있다. 따라서 이를 통해 손상예방을 위한 프로그램의 개발과 평가를 과학적이고 지속적으로 수행하고 표준화된 손상자료를 수집, 분석하여 정책적으로 활용할 수 있도록 노력해야 할 것이다. 이러한 감시체계의 구축과 운영은 궁극적으로 손상으로 인한 조기사망과 합병증 발생을 감소시킬 수 있으며, 손상으로 인한 사회경제적 부담을 줄일 수 있을 것이다.

## 3) 우리나라의 국가통합손상감시체계

### (1) 필요성 및 배경

손상(Injury)은 암과 순환계 질환에 이어 우리나라의 3대 사망원인이며 특히 청장년층의 사망원인 1위이다. 손상으로 인한 사망률이 OECD 회원국 중 수위를 다투는 점에서도 알 수 있듯, 손상 문제는 우리 사회에 이미 막대한 사회경제적 부담을 초래하고 있다. 더욱이 급속한 인구 고령화와 저출산으로 인해 향후 손상의 사회경제적 부담은 더욱 커질 것으로 전망된다.

하지만 이와 같은 문제의 크기와 심각성에도 불구하고 우리나라에서 손상은 아직 충분한 정책적 관심을 받지 못하고 있는데, 이러한 상황이 지속되는 중요한 이유 중 하나가 분절적이고 분산적인 손상감시체계 때문인 것으로 파악되어 이를 해결하기 위해 국가손상통합감시체계가 구축되었다.

또한 이러한 활동의 연장으로 질병관리본부에서는 각 부처와 기관의 손상통계를 유기적으로 연계하고 손상의 통합정보를 제공하기 위하여 「국가손상종합통계」를 발간하고 있다.

국가손상종합통계는 전체적인 손상의 규모와 특성을 파악할 수 있는 전체 손상통계와 특정 손상영역을 감시하는 조사체계가 있으면서 전체 손상에서 큰 비중을 차지하는 교통사고, 산업재해(업무상사고), 학교손상, 농작업손상으로 구성되어 있으며, 국민건강보험공단, 농촌진흥청, 도로교통공단, 소방방재청, 학교안전공제중앙회, 한국산업안전보건공단이 함께 참여하고 있다.

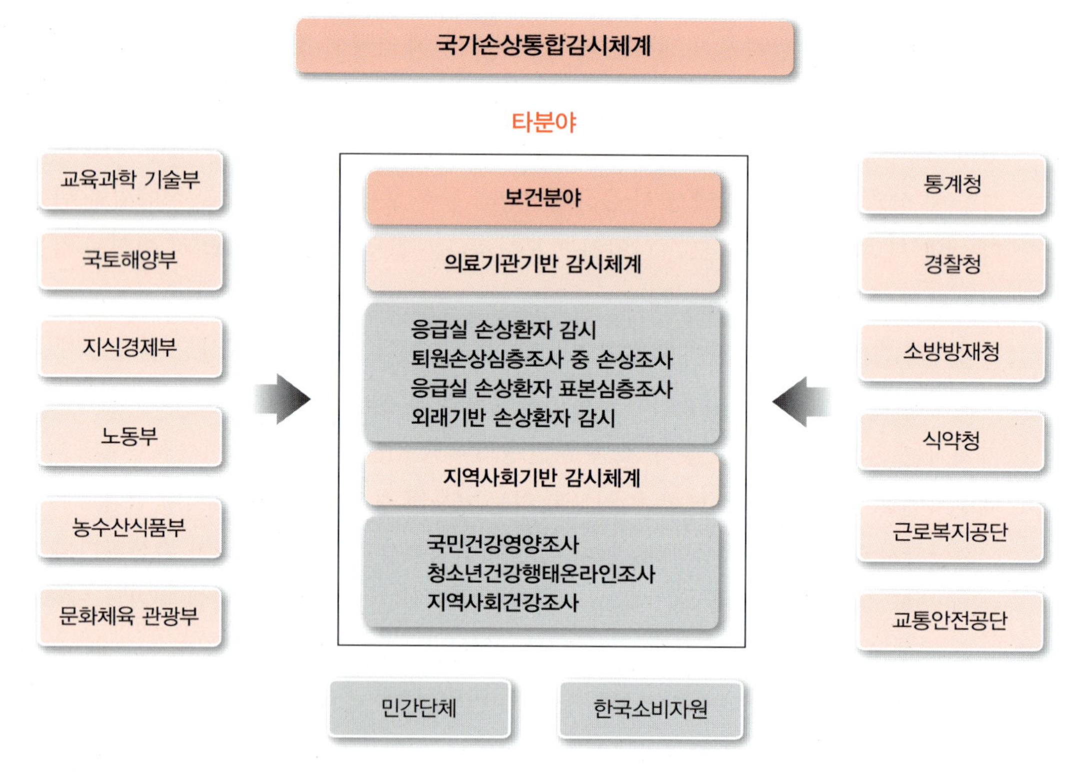


〈그림 Ⅴ-3-8〉 국가손상통합감시체계

### (2) 국가손상통합감시체계 구축

손상 관련 부처 및 기관에 산재되어 있는 손상 자료를 유기적으로 연계하고 손상 통합정보를 제공하기 위해 보건분야를 중심으로 국가손상통합감시체계가 구축되었다. 손상 관련 부처 및 기관은 교육과학기술부, 학교안전공제중앙회, 여성가족부, 노동부, 농림부, 통계청, 경찰청, 소방방재청, 한국소비자원, 근로복지공단, 도로교통공단, 한국산업안전보건공단, 농촌진흥청, 국민건강보험공단 등이다.

보건분야의 손상통계자료에는 의료기반 감시체계(응급실 손상환자 감시, 퇴원손상심층조사, 응급실 손상환자 표본심층조사, 외래손상환자 감시)와 지역사회기반 감시체계(국민건강영양조사, 청소년건강행태온라인조사, 지역사회건강조사)가 있다.

의료기관기반 손상감시체계로는 2005년에 응급실 손상환자 감시, 퇴원손상심층조사가 구축되었고, 2006년부터는 응급실 손상환자 표본심층조사를 실시하는 등 손상 중증도를 고려하여 외래, 응급실, 입원 기반의 감시체계를 단계적으로 구축하고 있다. 퇴원손상심층조사 · 응급실손상환자감시 · 외래손상환자감시는 손상발생규모를 파악하는 데 적합하고, 응급실 손상환자 표본심층조사는 손상위

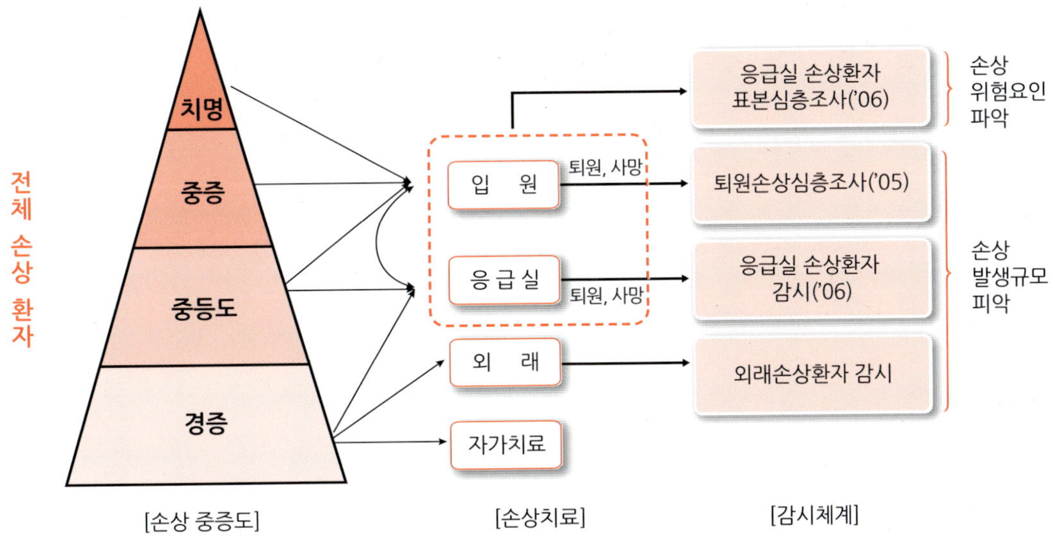


〈그림 Ⅴ-3-9〉 보건분야 손상감시체계 구축

험요인을 파악하여 다양한 역학적 손상지표를 산출할 수 있다.

보건영역 중 의료기반의 감시체계는 손상 중증도 단계를 고려하여 외래, 응급실, 입원 기반의 감시체계를 단계적으로 구축할 예정이며, 구축된 보건영역 감시체계 중 손상발생규모를 파악하는 데는 외래손상환자감시, 응급실손상환자감시, 퇴원손상심층조사가가 적합하고, 손상위험요인의 파악은 응급실 손상환자 표본심층조사가 적합하다.

이러한 노력을 통하여 앞으로 우리나라에서 손상에 대한 범부처적인 관심은 물론 손상예방정책수립과 활동 수준을 향상시킬 수 있을 것이다.

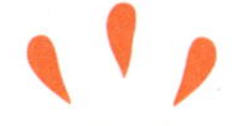

# 부록

- 참고문헌
- 한글색인
- 영문색인

# 참고문헌


강공언 외. 공중보건학, 고려의학, 2010.

강진철 외. 고등셀파 지구과학 1, 천재교육, 2012.

고영미, 이원재. 여성 독거노인의 음주 영향요인. 한국알코올과학회, 14(1),17-32. 2013.

김공현. 건강증진의 개념, 전략, 그리고 과제, 인제대학원대학교, 2011.

김기경 외. 국민건강증진을 위한 음주규제의 법정책과 입법방안- 우리나라, 미국, 영국, 프랑스를 중심으로-. 한국의료법학회지, 18(2),178-200. 2010.

김기훈 외. 공중보건학, 정문각, 2007.

김양호 외. 공중보건학, 현문사, 2014.

김영임 외. 보건 교육, 한국방송통신대학교출판부, 2010.

김종오 외. 공중보건학, 청구문화사, 2007.

남철현 외. 공중보건학, 계축문화사, 2014 .

대한예방의학회. 예방의학과 공중보건학, 계축문화사, 2014.

류성진 옮김. 커뮤니케이션 통계방법론, 서울: 커뮤니케이션북스. 2011.

류황건 외. 알기 쉬운 공중보건학, 수문사, 2012.

박명준 외. 공무원 공중보건학, 지구문화사, 2008.

박명준 외. 위생관계법규, 지구문화사, 2006.

박수범. 담배소비행위에 대한 경제적 비용측정연구, 연세대학교 석사학위논문, 2000.

박재갑. 2000. 흡연과 건강: 건강증진 및 금연심포지움 2000.

박재갑. 흡연과 건강, 건강증진 및 금연심포지움 2000, 국립암센터 · 한국보건사회연구원, 2000.

변종화, 시 · 군 · 구 단위 보건교육사회 활성화 방안, 21세기 국민건강증진을 위한 보건교육 전문인력 활동방안 세미나, 한국보건교육학회, 1997. 7. p.57

배상수 외. 국민건강증진종합계획 2010 평가, 한림대학교, 건강증진사업지원단, 2010.

배상수. 건강증진의 이론과 접근방법, 계축문화사, 2013.

보건복지부. 제3차 국민건강증진종합계획(PH2020), 2011.

보건복지부, 국가 증진사업 운영지침, 2008.

보건복지부 · 질병관리본부(2008). 국민건강통계.

신동천. 니코틴 중독흡수를 높이는 담배회사의 비밀, 담배 속의 새로운 유해물질-다이옥신, 환경호르몬, 중독성 물질, 세미나, 한국금연운동협의회, 2001.

안양희 외. 보건교육학, 현문사, 2013.

안용근 외. 공중보건학, 도서출판 효일, 2011.

예방의학과 보건학, 계축문화사, p.936

유정순, 정현희. 부모의 음주문제와 청소년 자녀의 음주행동과의 관계. 한국알코올과학회지, 13(2),73-87. 2012.

이갑순 외. 보건교육, 현문사, 2006.

이규식. 의료보장과 의료체계, 계축문화사, 2013.

이영미 외. 공중보건학, 구민사, 2013.

이정열 외. 역학과 건강증진, 수문사, 2012.

이종환. 조사방법론 및 SPSS 통계분석. 경기도 고양: 공동체. 2010.

이한기 외. 공중보건학, 현문사, 2013.

임국한 외. New 공중보건학, 지구문화사, 2014.

임국환 외. 보건정보학 개론, 현문사, 2006.

임국환 외. 현대 공중보건학, 지구문화사, 2011.

임국환 외. 환경보건학, 신광출판사, 2008.

장창곡 외. 공중보건학, 한국방송통신대학교출판부, 2001.

전국대학보건관리학교육협의회. 보건교육사를 위한 보건교육학, 도서출판 한미의학, 2014.

전국대학보건관리학교육협의회. 보건교육사를 위한 보건프로그램 개발 및 평가, 도서출판 한미의학, 2013.

전국대학보건관리학교육협의회. 보건교육사를 위한 보건학, 도서출판 한미의학, 2011.

전국대학보건관리학교육협의회. 보건학원론, 계축문화사, 2002.

전국대학보건괄리학교육협의회. 신공중보건학, 계축문화사, 2006.

정애숙. 우리나라 주류 및 음주정책의 변천과 과제, 보건복지포럼, 2015. 3월호, 한국보건사회연구원.

정애숙. 세계각국의 담배규제정책이 흡연에 미치는 영향, 연세대학교 대학원 석사학위 논문, 1999.

정애숙. 보건의료체계 성과결정요인 분석, 연세대학교 대학원, 박사학위논문, 2004.

정영호. 흡연과 음주의 사회경제적 비용. 재정포럼 외부불경제 품목 소비억제를 위한 정책개편방안 정책토론회. 2009.

정영호, 고숙자. Health Plan 2020의 건강성과와 기대효과, 한국보건사회연구원, 건강증진재단, 2011.

정용, 옥치상. 인간과 환경, 지구문화사, 2002.

정우진. 음주의 사회경제적 비용추계, 예방의학회지 39, 2006.

제니 나이두와 제인 윌스 저 지역보건연구회 역. 건강증진 이론과 실제, 계축문화사, 2003.

조경진 외. 공중보건학, 이퍼블릭, 2012.

조우현 외. 우리나라 손상 폐해 감소전략 개발을 위한 사회경제적 비용 추계, 보건복지부 보고서, 2009.

조준필. 손상예방, 2000년 대한응급의학회 춘계학술대회 연제집. 2000.

질병관리본부, 주간건강과 질병 제7권 제5호, 2014. 1. 31.

채서일. 사회과학조사방법론 3판, 서울: 비엔엠북스, 2006.

채정아, 유수현. 후기 청소년의 음주에 영향을 미치는 변이에 관한 연구. 한국알코올과학회지, 13(2),1-12. 2012.

최창현. 조사방법론 SPSS UCINET 활용. 경기도 파주: 학현사. 2011.

통계청. 사망원인 통계, 2011, 2013.

황병덕 외. 새로 쓴 공중보건학, 수문사, 2014

2014 보건복지통계연보, 보건복지부(http://www.mohw.go.kr)

2015 정신건강사업 안내, 보건복지부(http://www.mohw.go.kr)

Ahlborg G.J. and L. Bodin. 1999. "Tobacco Smoke Exposure and Pregnancy Outcome among Working Women", *AM J Epidemiol*, 133: 338-347

ASH(U.K.). 2001. Health Fact Sheet No. 2.(http://www.ash.org.uk)

Baker S.P. et al, The injury fact book, *Oxford University Press*, 1992.

Benowitz NL et al. 1983. "Smokers of low-yield cigarettes do not consume less nicotine". *NEJM*, 309: 139-142.

Bernard K. Turnock, "Essentials of Public Health", Jones and Bartlett Learning, 2012.

Carol W. Runyan, Back to the future-Revising haddon's Conceptualization of injury epidemiology and prevention. Epidemiologic Review, 25, 2003.

Campbell-Lendrum D. et. al. Bulletin of WHO, 2007.

Cook, G.D., P.H. Whincup, M.J. Jarvis, D.P. Strachan, O. Papacosta and A. Bryant. 1994. "Passive exposure to tobacco smoke in children aged 5-7 years: individual, family, and community factors". *BMJ* 308: 384-389.

CW. Runyan(2003). Introduction: Back to the Future-Revisiting Haddon's Conceptualization of Injury Epidemiology and Prevention. 25.

Downie, R. S., Fyfe, C. & Tannahill, A. Health Promotion: Models and Values. Oxford Medical Publications, 1991, p.58.Frank, J., C. Kenneth and E. Warner. 1999(3). "The economics of smoking", *National Bureau of Economic Research*, March.

Geng, G.Y., Z.H. Liang, A.Y. Zhang, G.L. Wu. On the relationship between smoking and female lung cancer: Aoki, M., S. Hisamichi, S. Tomingana et al. Smoking and health 1987: Processing of the 6th World Conference on Smoking and Health, Torkyo, 9-12 1987. Amsterdam, The Netherlands: Elsevier Science Publishers, 483-486.

Glanz S.A. and W.W. Parmely. 1991. "Passive Smoking and Heart Disease". *Epidemiology, Physiology, and Biochemistry Circulation*, 83: 1-12.

Haddon W(1980). Advances in the epidemiology of injuries as a basis for public policy. Public Health Report, 95(5), 411-421.

Haddon W. Strategy in preventive medicine, Journal of Trauma, 1974;14(4):353~354

Hayes, A. F. (2005). p. 43.

Hole, D.J., C.R. Grills, C. Chopra and V.M. Hawthorne. 1989. "Passive smoking and cardiorespiratory health in a general population in the west of Scotland". *Br Bed J* 299.

http://ccnmtl.columbia.edu/projects/qmss/samples_and_sampling/types_of_sampling.html

Hurt RD and Robertson CR. 1998. "Prying open the door to the tobacco industry's secretes about nicotine". The minnesota tobacco trial. *JAMA*, 280(13): 1173-1181.

Lee, P.N., J. Chamberlain and M.R. Anderson. 1986. "Relationship of passive smoking to risk of lung cancer and other smoking-related disease". *Br J Cancer* 54 : 97-105.

Lucie Laflamme 외, "Safety Promotion Research", Karolinska Institutet Department of Public Health Sciences Division of Social Medicine, 1994.

Mary–Jane Schneider, "Introduction to Public Health", Jones and Bartlett Learning, 2014.

McKenzie, J. F., Nelger, B. I., & Thackeray S. Planning, Implementing, and Evaluating Health Promotion Program. Pearson, 2009, p.4.

National Research of Council(NRC), *Environmental Tobacco Smoke*. Meeting Exposures and Assessing Health Effects. National Academy Press, Washington, DC.

Sandler, D.P., R.B. Everson, and A.J. Wilcox. 1985. "Passive Smoking in Adulthood and Cancer Risk", *Am J Epidemiol* ; 121:37-48.

Schmukler, E., Haddon Matrix for Health–Place Injury Prevention: Understanding Medical Work Place Violence Prevention Iitiatives, 2009.

Schmukler. E., Haddon Matrix for health–place injury prevention: Understanding medical work place violence prevention intiatives, Medical Excutive Post, 2009.

Slattery, M.L., L.M. Robison, K.L. Schuman, T.K. French, T.M. Abbott, J.C. J.R. Overall, and J.W. Gardner. 1989. "Cigarette Smoking and Exposure to Passive smoke are Risk Factors for Cervical Cancer", *JAMA*; 261:1593-1598.

Streenland K. 1992. "Passive Smoking and the Risk of Heart Disease". *JAMA*; 267:94-99.

The World Bank. 1999. Tobacco control can Prevent Millions of Death Worldwide New Release No. 99/2189/s. Geneva, May 18.

U.K. ASH. February 2001. FACT SHEET NO. 2. Smoking statistics: illness and death.(http://www.ash.org.uk)

U.S. DHHS. The health consequences of smoking: nicotine addiction: a report of the sugeon general, 1998. Washington DC: US Dept of Health and Human Services, Public Health Service, CDC, Office on Smoking and Health; 1988. Publication CDC 88-8406.

U.S. Public Health Service. 1964. Smoking and Health. A report of the Surgeon General.(PHS publication no. 1103). Washing, DC; US GPO.

U.S. Surgeon General. 1986. The health consequences of involuntary smoking. A report of Surgeon General, Publication DHHS(CDC): 87-839.

WHO(2001). Injury surveillance guidelines. Atlanta: Centers for Disease Control and Prevention.

WHO(2002). Injury: a leading cause of the global burden of disease. Geneva, World health Organization.

WHO(2004). Testing ICECI: Review and Filed Testing. Amsterdam: Consumer Safety Institute, Septemver. WHO–ICECI Coordination and Maintance Group.

WHO, World Health Statistics, 2010.

Wikipedia(2012).Random number table. available:

World Health Organization, 2012. World Health Report.

World Health Organization, Global Strategy to Reduce Alcohol Related Harm, 2010.

건강일본 21(http://www1.mhlw.go.jp/topics/kenko21_11/pdf/all.pdf)

국민건강보험공단(http://www.nhis.or.kr)

국가통계포털(http://kosis.kr/)

노인장기요양보험(http://www.longtermcare.or.kr)

보건복지부(http://www.mohw.go.kr)

4대사회보험 정보연계 센터(http://www.4insure.or.kr)

서울특별시교육청(http://www.sen.go.kr)

질병관리본부(http://www.cdc.go.kr)

한국금연운동협의회(http://www.kash.or.kr)

한국민족문화대백과사전(http://100.daum.net/encyclopedia)

한국식품안전관리인증원(http://www.haccpkorea.or.kr)

해외법률정보 웹사이트(Westlaw International), 42 U.S.C.A. Ch. 6A, Subch. III-A, Pt. B, Subpt. 1, Refs & Annos(http://www.lawnb.com/foreign/westlaw_international_main.asp)

해외법률정보 웹사이트(Westlaw International), 미국연방법전, 21 U.S.C.A(United States Code Annotated). § 1523(http://www.lawnb.com/foreign/westlaw_international_main.asp)

해외법률정보 웹사이트(Westlaw International), McKinney's Alcoholic Beverage Control Law Refs & Annos(http://www.lawnb.com/foreign/westlaw_international_main.asp)

http://www.experiment-resources.com/snowball-sampling.html

# 한글 색인

# 영문 색인

## A



## B



## C



## D



## E



## F



## G



## H

T



U



V



W

Y

## 저자 소개


**고선근** 호남대학교
**김문성** 대원대학교
**김미좌** 경운대학교
**김수태** 동남보건대학교
**김영화** 경일대학교
**김원우** 충북보건과학대학교
**김창성** 동남보건대학교
**김현정** 동의과학대학교
**문성기** 대전보건대학교
**박돈목** 경남대학교
**신정섭** 선린대학교
**오동식** 한서대학교
**유진호** 전남과학대학교
**이상한** 서정대학교
**이재국** 선문대학교
**이준행** 남부대학교
**이창렬** 나사렛대학교
**이춘호** 원광보건대학교
**장근실** 광양보건대학교
**정애숙** 청주대학교
**조만복** 수성대학교
**조현설** 광양보건대학교
**차남현** 안동대학교
**최석주** 대구과학대학교
**최석준** 원광보건대학교
**한효상** 중부대학교


ESSENTIAL OF PUBLIC HEALTH

# 공중보건학


2021년 2월 1일 인쇄
2021년 2월 9일 발행

**저　　자** 고선근 · 김문성 · 김미좌 · 김수태 · 김영화 · 김원우 · 김창성 · 김현정 · 문성기 박돈목 · 신정섭 · 오동식 · 유진호 · 이상한 · 이재국 · 이준행 · 이창렬 · 이춘호 장근실 · 정애숙 · 조만복 · 조현설 · 차남현 · 최석주 · 최석준 · 한효상

**발 행 인** 이승수
**발 행 처** 노서출판 의학서원

**등록번호** 제406-00047호 / 2006. 3. 2
**주　　소** 인천광역시 연수구 송도미래로 30 송도스마트밸리 지식산업센터 D동 504호
**Tel** 032) 816-8070(代) **Fax** 032) 837-5808
**홈페이지** www.dhsw.co.kr
**E-mail** bookkorea@naver.com

**정 가** 30,000원
**ISBN** 979-11-6308-021-3 93510